CLINIQUE MÉDICALE

DE

l'HOTEL-DIEU DE PARIS

PAR

A. TROUSSEAU

PROFESSEUR DE CLINIQUE MÉDICALE DE LA FACULTÉ DE MÉDECINE DE PARIS
Médecin de l'Hôtel-Dieu, Membre de l'Académie de médecine

SEPTIÈME ÉDITION

PUBLIÉE PAR LES SOINS DE M. MICHEL PETER
Professeur à la Faculté de médecine de Paris
Médecin des hôpitaux

Accompagnée du portrait de M. le professeur Trousseau

TOME DEUXIÈME

PARIS
LIBRAIRIE J.-B. BAILLIÈRE ET FILS
Rue Hautefeuille, 19, près du boulevard Saint-Germain

1885

CLINIQUE MÉDICALE

DE

L'HOTEL-DIEU DE PARIS

11

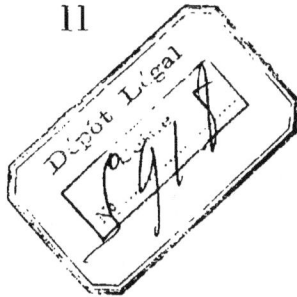

TRAVAUX DU MÊME AUTEUR

Traité pratique de la phthisie laryngée, de la laryngite chronique et des maladies de la voix. Ouvrage couronné par l'Académie de médecine. Paris, 1837, in-8° avec 9 planches gravées. (*En collaboration avec Belloc.*)

Traité de thérapeutique et de matière médicale, Paris, 1877, 2 vol. in-8. (*En collaboration avec M. Pidoux.*) 9ᵉ édit. revue et augmentée par Constantin Paul.

BOURLOTON. — Imprimeries réunies, **B.**

CLINIQUE MÉDICALE

DE

L'HOTEL-DIEU DE PARIS

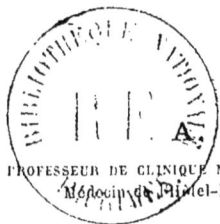

PAR

A. TROUSSEAU

PROFESSEUR DE CLINIQUE MÉDICALE DE LA FACULTÉ DE MÉDECINE DE PARIS
Médecin de l'Hôtel-Dieu, Membre de l'Académie de médecine

SEPTIÈME ÉDITION

PUBLIÉE PAR LES SOINS DE M. MICHEL PETER

Professeur à la Faculté de Médecine de Paris
Médecin des Hôpitaux

Accompagnée du portrait de M. le professeur Trousseau

TOME DEUXIÈME

PARIS

LIBRAIRIE J.-B. BAILLIÈRE et FILS

Rue Hautefeuille, 19, près le boulevard Saint-Germain

1885

CLINIQUE MÉDICALE

DE

L'HÔTEL-DIEU DE PARIS

XXXVII. — PARACENTÈSE DU PÉRICARDE.

Observations. — Aperçu historique. — Innocuité de la ponction et des injections iodées dans le péricarde. — La ponction avec le bistouri doit être préférée à la ponction avec le trocart. — L'hydropéricarde se lie presque toujours à une autre maladie, particulièrement à la diathèse tuberculeuse. — La paracentèse soulage les malades et prolonge leur existence immédiatement menacée. — Facilité de l'opération à l'aide de l'aspirateur Dieulafoy.

MESSIEURS,

J'ai pratiqué devant vous la paracentèse du péricarde chez un malade qui était couché au nº 2 de la salle Sainte-Agnès. Ce malade succomba cinq jours après l'opération, et j'ai mis sous vos yeux les pièces pathologiques que nous avions trouvées à l'autopsie.

C'était un jeune homme de vingt-sept ans, entré dans notre service de clinique le 2 juin 1856, et qui faisait alors remonter à quelques jours seulement le début de la maladie qui l'amenait à l'hôpital. A notre première visite, nous constations une oppression considérable; nous entendions dans la presque totalité de la poitrine des râles sibilants, des râles muqueux et sous-crépitants, tous les signes, en un mot, appartenant au catarrhe capillaire. La fièvre ardente concordait parfaitement avec l'intensité des phénomènes locaux.

Deux ans auparavant, ce jeune homme avait eu, nous disait-il, une affection pulmonaire assez grave pour laquelle on lui avait donné l'huile de foie de morue.

Je prescrivis des préparations antimoniales, de la digitale ; j'administrai des purgatifs, et bientôt les accidents s'amendèrent.

Cependant je ne me rendais pas compte de la persistance de la fièvre, encore moins de la persistance de l'anxiété singulière qu'éprouvait le malade. Examinant alors le cœur plus attentivement, j'entendais un bruit de souffle et de frottement aux deux temps, un peu plus évident à la pointe (ce qui n'est pas ordinaire dans la péricardite, où les bruits de frottement doubles s'entendent surtout à la base du cœur); les battements, d'ailleurs, étaient parfaitement distincts.

Ce jeune homme n'avait jamais eu de rhumatisme. Je pensais donc qu'il existait un peu d'endocardite et une lésion de la valvule mitrale compliquant le catarrhe pulmonaire. Notre attention appelée sur ce point, l'auscultation du cœur fut pratiquée chaque jour avec soin. Une semaine était à peine passée, que les phénomènes stéthoscopiques offraient une étrange modification. Nous entendions distinctement un double bruit de souffle à la pointe, et quelques jours plus tard, un second bruit redoublé de manière à constituer le bruit triple dit *de rappel* ou *de galop*.

La matité à la région précordiale prenait des proportions considérables; les bruits de souffle, de plus en plus éloignés de l'oreille, s'entendaient à peine; les battements du cœur étaient très obscurs, et enfin disparurent; le pouls était toujours fréquent, régulier, assez fort.

La péricardite, dont nous avions suivi les progrès, n'était plus douteuse. La voussure de la région précordiale, les limites de la matité dépassant à droite la ligne médiane, arrivant à gauche à 2 ou 3 centimètres en dehors du mamelon, descendant jusqu'au niveau du diaphragme, remontant jusqu'à la troisième côte, circonscrivant ainsi un espace de près de 20 centimètres, indiquaient clairement l'existence d'un hydropéricarde considérable.

L'anxiété du malade allait croissant à mesure que l'épanchement augmentait, bien que le catarrhe se fût très heureusement modifié. La digitale, le calomel, les purgatifs, les applications de vésicatoires sur la région du cœur, ne purent amener aucun soulagement. Les choses marchaient ainsi en s'aggravant, depuis six semaines, lorsque nous nous aperçûmes qu'il survenait de l'œdème des extrémités, de la bouffissure du visage, et que la peau prenait une teinte profondément pâle. On crut à une complication d'albuminurie : l'analyse des urines fit voir qu'il n'en était rien. Je m'arrêtai donc à l'idée que cette anasarque était sous la dépendance de la gêne des fonctions circulatoires, aussi bien que l'oppression et l'anxiété extrêmes. Le pouls était devenu petit et très fréquent.

Dans ces circonstances, la ponction du péricarde me paraissait indiquée. Néanmoins je laissai passer une quinzaine de jours; car, bien que deux ans auparavant, dans ce service même, je l'eusse faite avec succès dans un cas analogue, j'hésitais avant de recourir à une opération que l'on n'aborde ordinairement qu'en tremblant.

Cependant les accidents devinrent tellement pressants, la mort me parut tellement imminente, que je crus ne pouvoir différer davantage. Le 1er août, je priai mes collègues de l'Hôtel-Dieu de se réunir en consultation.

Je leur soumis une triple question, celle du diagnostic, celle du pronostic, celle du traitement. Tous pensèrent qu'il existait une péricardite avec épanchement que l'on évalua au moins à un litre. Tous pensèrent, d'après l'anxiété du malade, d'après la bouffissure générale et la profonde pâleur des tissus, que la mort aurait lieu sous peu de jours. Tous pensèrent aussi que, bien que l'opération offrît peu de chance de succès, évacuer promptement le liquide par la ponction était encore le moyen thérapeutique qui en présentait le plus.

La paracentèse décidée, je la pratiquai séance tenante.

Je me servis du bistouri pour ouvrir la poitrine. L'incision fut faite au centre de la circonférence indiquée par la matité, au dessous du niveau du mamelon, dans l'espace intercostal le plus voisin. La peau, les muscles étant coupés successivement et avec les plus grandes précautions, j'arrivai sur la plèvre. Cette membrane fut incisée à son tour ; le doigt étant introduit dans la cavité de la poitrine, je sentis une résistance due au péricarde distendu. Je ne sentais pas battre le cœur sous le doigt. Je coupai alors par couches successives, et je me servis de la sonde cannelée, afin d'écarter les tissus incisés. Enfin, la pointe du bistouri pénétrant un peu plus avant, il jaillit le long de la lame une sérosité un peu louche, légèrement rougeâtre. L'incision fut prolongée d'un demi-centimètre seulement à l'aide de la sonde cannelée ; il s'échappa par la plaie un flot de liquide de même nature, qui se répandit dans les alèzes, et dont 100 grammes à peu près furent recueillis dans une palette. Ce liquide se coagula immédiatement comme de la gelée de groseille, puis l'écoulement s'arrêta. J'introduisis plusieurs sondes de gomme élastique, par lesquelles il ne s'écoula plus de liquide. En faisant placer le malade sur le côté gauche, je fis sortir à peu près 200 grammes d'une sérosité d'un jaune citron, par conséquent très différente de celle qui était sortie la première, et qui, reçue dans la même palette, ne se coagula qu'imparfaitement, et tranchait par sa couleur ambrée avec l'aspect gelée de groseille de celle-ci.

L'autopsie vous a démontré, messieurs, que de ces liquides, l'un appartenait au péricarde et l'autre à la plèvre.

Comme il ne s'écoulait plus rien, nous pensâmes que le péricarde était rempli de fausses membranes cloisonnées qui retenaient le liquide. J'essayai de faire une injection iodée dont il ne pénétra rien dans la cavité du péricarde ; peut-être en pénétra-t-il une cuillerée dans la plèvre. La plaie fut fermée avec des bandelettes de diachylon.

Nonobstant la petite quantité de liquide extrait qui fut tout au plus de 400 grammes, en y comprenant celui du péricarde et celui de la plèvre, le malade éprouva un soulagement notable ; le pouls perdit de sa fréquence et reprit une certaine ampleur.

Pendant l'opération un peu d'air avait pénétré dans la poitrine, et avait rendu écumeux le liquide que nous en retirions. En auscultant après le pansement, nous n'entendîmes que le bruit du cœur sans bruit de roue de moulin, qui a été donné comme signe caractéristique de l'hydro-pneumo-péricarde.

Le jeune homme, qui auparavant ne pouvait rester que sur le côté gauche, se trouvait maintenant mieux sur le côté droit. Les choses allèrent assez bien jusqu'au soir ; mais lorsque nous revîmes le malade vers quatre heures, M. Beylard et moi, nous le trouvâmes dans un état d'agitation assez notable, avec une fièvre vive, le pouls à 124. Trois heures environ après notre visite, il fut pris tout à coup d'attaque d'éclampsie ; les convulsions n'occupaient que le côté droit du corps. Ces attaques se répétèrent de demi-heure en demi-heure pendant la nuit.

Le lendemain matin, le côté droit du corps était presque complètement paralysé, ainsi que la langue ; mais, chose étrange, pendant les attaques dont nous fûmes témoins, l'intelligence était en partie conservée. Le malade essayait de répondre, et avec sa main gauche il pressait les muscles convulsés de la joue droite pour résister à leurs mouvements désordonnés.

Messieurs, avant d'aller plus loin, cherchons à nous rendre compte de ces attaques d'éclampsie. Faut-il les attribuer à l'opération ? Laissons de côté pour un instant, si vous le voulez, la question d'opportunité, question résolue d'ailleurs affirmativement par tous mes élèves de l'Hôtel-Dieu comme par moi. Supposons une intervention chirurgicale de cette nature, aussi téméraire qu'on le voudra ; toujours est-il que ce n'est pas là une de ces graves opérations, un de ces grands traumatismes qui provoquent quelquefois la manifestation d'accidents nerveux. D'ailleurs encore, ceux qui survinrent chez notre jeune homme n'avaient rien d'analogue aux phénomènes tétaniques. Supposons que la paracentèse ait augmenté l'intensité de l'inflammation du péricarde ; mais les inflammations des membranes séreuses, quelque violentes qu'elles soient, quelle que soit l'étendue de ces membranes, entraînent-elles d'ordinaire de semblables accidents ? Les faits cliniques répondent. Jamais la pleurésie la plus violente, la péritonite la plus aiguë, celle qui succède aux perforations intestinales, aux étranglements, n'amènent de convulsions, chez les adultes du moins. Avez-vous jamais entendu dire qu'il en fût autrement de la péricardite ?

Les conditions dans lesquelles se trouvait le malade nous donnèrent mieux l'explication de ces accidents. Vous savez, en effet, que l'anasarque générale, alors même qu'il n'existe pas d'albumine, prédispose singulièrement à l'éclampsie. Cela s'observe principalement chez les femmes enceintes et chez les enfants. Un mouvement fébrile, une émotion morale, peut en devenir l'occasion. Vous savez aussi combien l'anémie constitue une condition favorable au développement des convulsions. Chez

notre jeune homme, ces deux causes prédisposantes, anasarque et anémie, étant portées à un très haut degré, il n'est pas étonnant que l'émotion occasionnée par la crainte de l'opération (il avait été très effrayé de
la consultation réunie autour de lui) ait amené les accidents nerveux dont
nous parlons.

Nous les combattîmes par les préparations de musc et de valériane, et
ils parurent se calmer un instant. Nous commencions à espérer que les
choses allaient prendre une marche favorable, rien de nouveau n'était
survenu du côté du cœur, lorsque des accidents reparurent du côté de
l'appareil respiratoire.

Le quatrième jour après l'opération, le 4 août, nous notâmes une oppression plus considérable, de la toux et une expectoration abondante de
crachats légèrement visqueux; nous entendions des râles sous-crépitants.

Le lendemain, ces accidents, encore plus alarmants, me préoccupaient
bien autrement que ceux du côté du cœur.

L'état de faiblesse du malade nous empêchait d'examiner la poitrine
comme nous l'aurions voulu. La matité à la région précordiale indiquait
cependant un épanchement encore assez considérable, beaucoup moindre
toutefois qu'il ne l'était avant la ponction. La mort arriva dans la soirée
du mardi 5 août, cinq jours après l'opération.

L'autopsie fut faite avec le plus grand soin. On scia les côtes du côté
gauche, à partir du creux de l'aisselle jusqu'à la base de la poitrine; à
droite, on sépara le sternum des cartillages costaux, et le sternum fut
détaché, ainsi que la face antérieure de la poitrine, de manière à enlever la trachée, les poumons et le cœur contenu dans le péricarde intact.

Nous trouvâmes dans la plèvre gauche un liquide de couleur citrine, semblable à celui qui s'était écoulé pendant le second temps de l'opération.
D'ailleurs, pas de fausses membranes, pas de flocons fibrineux, pas d'adhérences.

Le péricarde, d'une couleur rougeâtre, ressemblait à un globe énorme
ayant le volume de la tête d'un homme. Il était libre de toute adhérence
avec les côtes, recouvert seulement dans sa partie supérieure d'une lame
mince du poumon gauche qui lui adhérait intimement par du tissu cellulaire d'ancienne date. Placé dans le médiastin antérieur qu'il avait
écarté, il ressemblait à un fruit implanté derrière le sternum, sur une
large base, et flottant dans la cavité pleurale qui avait été ouverte. A peu
près en face du point où l'espace intercostal était ouvert, on voyait, à
l'intérieur du péricarde, une tache violette, vestige de la ponction qui
avait été faite avec le bistouri; l'extrémité mousse d'un styl et y pénétrait
facilement. Les fausses membranes qui doublaient la membrane séreuse
au niveau de cette ouverture étaient colorées en rouge, comme par une
suffusion sanguine récente. En ouvrant le péricarde, il s'en écoula à peu
près 1000 grammes d'un liquide rougeâtre identique avec celui qu'on

avait recueilli dans la palette durant le premier temps de l'opération. On y voyait nager des flocons fibrineux en très petite quantité.

Le cœur était au fond de ce sac, au moins à 10 centimètres de la paroi du kyste et du point où la ponction avait été pratiquée ; il était, ainsi que toute la face interne du sac, recouvert d'une fausse membrane épaisse, réticulée, d'un jaune sale. La paroi du kyste pouvait avoir 5 millimètres d'épaisseur, et lorsque nous coupâmes le cœur, nous trouvâmes au-dessous de la membrane séreuse un tissu cellulaire épais, lardacé, ressemblant à une couche de graisse.

Le viscère était un peu plus volumineux que dans l'état normal ; mais il y avait une hypertrophie concentrique, et les cavités étaient plus étroites qu'elles n'auraient dû être. Le feuillet des valvules était souple, mince, sans altération appréciable ; pourtant les orifices laissaient passer le doigt avec plus de difficulté que dans un cœur ordinaire.

Il y avait des tubercules disséminés à l'état cru, quelques-uns à l'état de ramollissement, dans les poumons et dans les ganglions bronchiques. Près du pancréas se trouvait une masse de ganglions tuberculeux ramollis. Les ganglions mésentériques étaient engorgés ; il y avait quelques adhérences intestinales.

Dans le cerveau, nous trouvions seulement un peu de ramollissement du septum médian ; mais il est essentiel de noter que l'autopsie fut faite par un temps très chaud.

Cet examen *post mortem* nous rendait parfaitement compte de ce qui s'était passé pendant la vie et pendant l'opération. Nous avions eu affaire à un double épanchement péricardique et pleural ; l'arrêt dans l'écoulement du liquide du péricarde s'était produit par un mécanisme facile à comprendre.

Une fois entré dans la plèvre, j'avais craint d'aller trop loin, et je n'avais fait au péricarde qu'une petite ouverture en face de celle de la poitrine. Le parallélisme entre ces ouvertures s'était donc rapidement détruit, dès lors le liquide épanché dans l'enveloppe du cœur était tombé dans la cavité pleurale.

Eussé-je évité cet accident en introduisant tout de suite une sonde qui eût plongé immédiatement dans le péricarde, soit que cette sonde eût été introduite après la ponction avec le bistouri, soit que j'eusse fait la ponction avec un trocart, de façon que le liquide s'écoulât directement par la canule ? Mais, dans ce cas encore, il paraîtra difficile que j'eusse échappé à cet inconvénient, le liquide suintant entre les lèvres de la plaie et les côtés de la canule, et, une fois celle-ci retirée, les parties reprenant la disposition vicieuse que l'on aurait prétendu empêcher.

En discutant avec vous ce qui a trait au procédé opératoire de la paracentèse du péricarde, je reviendrai sur cette question pour vous dire que cet inconvénient a peu d'importance, à mon avis.

Je vous dirai aussi pourquoi je préfère agir avec le bistouri, et non avec le trocart employé par d'autres, et notamment, comme vous l'avez vu faire dans ce service même, dans le cas dont je vais vous parler.

Enfin je vous dirai tout de suite que je rejette le procédé de Riolan, adopté par Skielderup et recommandé par Laennec, procédé qui, consistant à pénétrer dans le péricarde en trépanant le sternum, me paraît au moins inutile.

Messieurs, ainsi que je viens de vous le rappeler, nous avions déjà eu l'occasion de pratiquer la paracentèse du péricarde chez un malade de notre service de clinique. Ce premier fait que nous avions consigné, mon ami M. le docteur Lasègue et moi, dans un mémoire publié par les *Archives générales de médecine* au mois de novembre 1854, pouvait être donné comme un encouragement.

Il s'agissait d'un jeune garçon de seize ans, entré le 2 février 1854, à la salle Sainte-Agnès. Pâle, débile, il déclarait n'avoir jamais été atteint de graves maladies. Quatre ou cinq jours avant son arrivée à l'hôpital, il avait éprouvé une céphalalgie frontale très vive, bientôt suivie de lassitude extrême et de douleur à la région précordiale.

A son entrée, nous constations une dyspnée intense; son pouls était fréquent, à 150 pulsations; sa face pâle, avec une expression d'angoisse: il avait un peu de toux. Par la percussion, nous trouvions une matité considérable à la région du cœur, remontant en haut jusqu'au niveau de la deuxième côte, s'étendant depuis le bord droit du sternum jusque très avant du côté gauche de la poitrine, sans qu'il fût possible de la limiter exactement en ce sens; le côté gauche de la poitrine était, en arrière, moins sonore que le droit; les battements du cœur étaient obscurs et lointains. Le malade n'avait pas de syncope complète, mais il se sentait à chaque instant sous le coup d'une défaillance imminente. Nous fîmes appliquer un large vésicatoire sur la région précordiale, et nous prescrivîmes de l'infusion de digitale pour tisane.

Dans le courant de février, le pouls restant toujours très fréquent, les battements du cœur s'entendaient mieux par intervalles, et redevenaient indistincts dans d'autres moments. La matité de la région précordiale occupait presque invariablement une étendue de 17 centimètres en hauteur et 18 en largeur. Pendant deux jours seulement, du 18 au 20, elle sembla diminuer. Durant ce laps de temps, on perçut un bruit double de frottement cardiaque, sensible surtout à la base du cœur. La voussure de la région précordiale était de plus en plus marquée du côté gauche de la poitrine; les signes de l'épanchement pleural devenaient de plus en plus manifestes: c'étaient de l'égophonie en arrière, au-dessous du scapulum, et du bruit de souffle.

Le 17 mars, la voussure était plus grande depuis huit jours, et il était survenu une diarrhée abondante. Le malade s'affaiblissait, s'amaigrissait, et ne pouvait plus se déplacer de son lit, sans que le moindre mo uvement provoquât une syncope. La face était d'une pâleur livide ; l'oppression était portée au dernier degré ; la respiration était courte, suspirieuse ; la percussion de la région précordiale et même la simple application de la main causaient de la douleur et de l'angoisse ; le pouls, peti t, misérable, battait 120 pulsations ; la matité remontait jusqu'au niveau de la clavicule.

Le lendemain, les accidents ayant acquis plus de gravité, la mort étant menaçante, nous nous décidâmes à faire pratiquer immédiatement la ponc-tion du péricarde. Jobert (de Lamballe) voulut bien s'en charger. Il fit dans le cinquième espace intercostal, à la distance d'environ 3 centimè-tres du bord gauche du sternum, une incision comprenant la peau, le tissu cellulaire, jusqu'aux muscles intercostaux exclusivement. Il plongea alors obliquement, de droite à gauche, un trocart muni d'une peau de baudruche, qu'il fit pénétrer lentement, sans secousses et par un mouve-ment continu. On retira la tige, et il s'écoula par la canule quelques gouttes d'une sérosité rougeâtre. La canule, laissée libre dans la plaie, était agitée par les mouvements du cœur et se soulevait à chaque contraction.

Pendant l'opération, le malade, qui l'avait sollicitée, mais qui s'ef-frayait des préparatifs, était plus pâle et se plaignait en gémissant. Son pouls, très lent, presque imperceptible, ne tarda pas à reprendre sa force et sa fréquence habituelles ; il n'y eut d'ailleurs ni malaise, ni oppression exagérée, ni syncope.

Le liquide coula d'abord assez facilement, quoique sans être projeté en jet. On en recueillit environ 60 grammes. L'écoulement devint plus lent ; on fixa alors la canule dans la plaie, sans solliciter l'évacu ation par au-cune manœuvre, et la sérosité continua à s'échapper en bav ant. L'opéra-tion avait été faite à neuf heures du matin ; à neuf heures et demie, le patient déclarait ne ressentir ni soulagement, ni oppression plus incom-mode. A dix heures et demie, on retira la canule ; il s'était écoulé environ 400 grammes de liquide. Vers midi, le jeune homme se sentit un peu mieux. A notre visite du soir, il disait éprouver un soulagement considé-rable. Il respirait avec calme ; son pouls était plein, à 134. La matité remontait seulement jusqu'à quatre travers de doigt au-dessous de la cla-vicule, et ne dépassait que de 2 centimètres le milieu du sternum à droite ; à gauche, elle s'étendait jusqu'à une ligne verticale qui descen-drait du bord antérieur de l'aisselle. Les battements du cœur étaient beaucoup plus distincts ; et la pointe du cœur s'était sensiblement relevée.

Quarante-huit heures après, nous notions : amélioration soutenue ; so-norité exagérée, presque tympanique, au sommet, en avant et à gauche ; murmure respiratoire perceptible depuis la clavic ule jusqu'à la quatrième côte, où commence la matité ; bruits du cœur de plus en plus distincts ; en arrière et à gauche, matité, souffle, égophonie ; un peu de toux, pres-que pas d'oppression, peu de fièvre.

Le 22 mars, l'épanchement pleurétique faisait des progrès, le cœur était refoulé à droite, et l'ampliation de la poitrine à gauche était considérable. Le malade restait couché sur le côté droit, et se pla ignait d'un point très douloureux. — Jusqu'à la fin du mois, l'épanchement pleurétique alla croissant, la fièvre augmenta, et la toux, plus fréquente, était accompagnée d'une expectororation de crachats blancs, épais ; on entendait quelques râles muqueux au sommet, à gauche. L'oppression était plus prononcée, mais cependant beaucoup moindre qu'elle n'était avant la ponction. Il y avait une diarrhée qu'on modérait par les préparations de nitrate d'argent. — Le 30, en présence d'une hydropisie qui occupait toute la plèvre gauche chez un individu déjà épuisé par la maladie, nous n'hésitâmes pas à pratiquer la paracentèse de la poitrine. Une première ponction, faite dans le sixième espace intercostal, au niveau de l'aiselle, ne donna pas issue à une seule goutte de liquide ; le trocart avait été arrêté par une fausse membrane très résistante. Une seconde ponction, pratiquée un peu plus en arrière et plus bas, permit d'évacuer environ 500 grammes de liquide. L'opération ne fut suivie d'aucun phénomène particulier et n'occasionna pas d'accidents. — Le 2 avril, on entendait quelques râles sous-crépitants dans la portion inférieure du poumon gauche ; mais il n'y avait ni souffle, ni égophonie, ni gêne appréciable de la respiration. La diarrhée persistait ; il y avait de l'insomnie.

Depuis les premiers jours d'avril jusqu'au 28 mai, jour de la sortie du malade, l'épanchement de la plèvre et celui du péricarde ne se reproduisirent pas ; les battements du cœur étaient sensibles à la main ; les bruits s'entendaient sans mélange de souffle et sans frottement ; la matité resta toujours plus étendue qu'à l'état normal ; la voussure s'était complètement effacée ; la respiration était assez libre, le jeune homme ne se plaignait pas de dyspnées, s'asseyait pour jouer dans son lit, il avait de l'appétit, et se déclarait très heureux de sa nouvelle position.

Cependant son état général était loin d'être satisfaisant ; sa toux était devenue plus fréquente ; sa fièvre reparaissait, surtout vers le soir ; sa diarrhée, plus modérée il est vrai, n'étaient pas encore arrêtée ; ses forces ne revenaient pas, malgré l'usage de médications toniques et d'un régime fortifiant. Comme il s'ennuyait à l'hôpital, et qu'il attribuait à son séjour dans la salle la lenteur de sa convalescence, il réclama sa sortie. Les signes de tuberculisation, qui depuis un mois étaient devenus plus évidents, ne laissaient aucun doute au moment de son départ. On notait alors les symptômes suivants : Au sommet du poumon gauche, en avant, matité, râles sibilants, gargouillements dans les fortes inspirations, pas de souffle ; en arrière, râles sous-crépitants au sommet, râles muqueux dans les parties inférieures du poumon. A droite, respiration puérile en avant ; en arrière, expiration soufflante, retentissement de la voix, râles secs et sonores, battements du cœur forts et distincts. Les quintes de toux étaient

répétées sans expectoration spécifique ; il y avait de la dyspnée, une diarrhée persistante, de l'amaigrissement et de la déformation hippocratique
des doigts.

Le malade, malgré son état de faiblesse, put être transporté en voiture
dans le département d'Eure-et-Loir où habitait sa famille. Nous reçûmes
de ses nouvelles dans la première quinzaine de juin ; il était dans le même
état qu'à l'hôpital. Nous ignorons ce qu'il est devenu depuis.

Ce fait, messieurs, comme je vous le disais tout à l'heure, peut être
donné comme un encouragement pour pratiquer la paracentèse, puisque
celle-ci a bien évidemment empêché une mort imminente.

En vous exposant, dans une de nos dernières conférences, un rapide
historique de la paracentèse de la poitrine dans le cas d'épanchements
pleurétiques, je vous ai montré que, bien que ces indications n'eussent
pas été nettement formulées, cette opération avait été pratiquée à différentes époques antérieures à la nôtre. Bien avant qu'on osât la tenter, on
la considérait du moins comme pouvant être utile et complètement
exempte de dangers. Il n'en est plus ainsi de la paracentèse du péricarde.
Aucune considération spéculative ne semble pendant longtemps devoir la
justifier, et lorsque quelques médecins émettent l'opinion qu'on pourrait
probablement essayer dans les épanchements du péricarde une opération
qui, dans les épanchements de la plèvre, présente de réels avantages,
l'idée d'approcher un instrument tranchant d'un organe aussi délicat que
le cœur est repoussée comme une inexcusable témérité.

C'est à Senac[1] qu'on attribue, en général, l'honneur d'avoir indiqué la
possibilité de la paracentèse du péricarde ; toutefois, un siècle auparavant, cette indication avait été déjà formulée par Riolan[2]. Quoi qu'en
aient dit quelques compilateurs, Senac ne l'avait jamais pratiquée. Tout
en enseignant de l'essayer, puisque l'hydropéricarde abandonné à lui-
même cause infailliblement la mort, un certain nombre d'auteurs cités
par Sprengel n'osèrent donner l'exemple. Ainsi, Richter, qui en admettait l'utilité, s'écrie : *Intrepido opus est animo ad talem operationem
instituendam;* et van Swieten[3], qui s'effrayait assez peu des remèdes à
risquer contre les périls extrêmes, n'est pas plus rassuré : *Quam audax
facinus debet videri omnibus si quis cogitaret de pertundendo pericardio
dum hydrope turget,* dit-il. Cependant, malgré les difficultés dont est
entouré le diagnostic de l'hydropisie du péricarde, bien que l'expérience
n'ait pas encore prononcé, il reconnaît que, dans la cruelle alternative où
l'on se trouve de laisser mourir le malade ou d'ouvrir artificiellement une
voie au liquide épanché, il est permis de recourir à l'opération : *Interim
generale axioma practicum omnibus probatur : tentandum esse potius*

1. Senac, *Traité de la stucture du cœur et de ses maladies,* Paris, 1749.
2. Riolan, *Enchiridion anat.,* lib. III, Lugduni Batavorum, 1649.
3. Van Swieten, *Comment. in Aphorismo Boerhaave.* Parisiis. t. IV. p. 122

anceps remedium quam nullum, dum certa pernicies imminet, et il termine en indiquant le manuel opératoire.

Vers la même époque, Benjamin Bell, Camper, Just Arneman, Conradi, conseillaient également de tenter l'opération, en proposant différentes méthodes sur lesquelles nous aurons à revenir ; mais leurs conseils sont purement théoriques. Lorsque Desault, qui primitivement avait jugé la paracentèse du péricarde presque impraticable à cause de la difficulté d'en déterminer les indications, croit avoir rencontré l'occasion de mettre à exécution les préceptes de ses contemporains, sa première tentative est loin d'avoir d'heureux résultats. L'épanchement qu'il voulait évacuer à l'aide de la ponction n'avait pas son siège dans le péricarde, ainsi que le témoigne l'observation consignée avec une simplicité pleine de franchise [1].

Ce fait, qu'on a l'habitude de rapporter comme le premier exemple de paracentèse du péricarde, ne mérite donc pas de figurer dans l'histoire de cette opération, et ne peut être invoqué que comme un argument de plus à l'égard de l'obscurité du diagnostic. L'observation de Larrey [2] n'est pas plus concluante, bien qu'elle soit aussi souvent rappelée.

Ces deux faits de paracentèse prétendue du péricarde, se résumant tous deux en une erreur de diagnostic, et terminés tous deux par la mort, n'avancent guère la question ; aussi les choses en restèrent-elles là. Et si l'on accepte le mémoire intéressant où Skielderup prend la défense de la ponction du péricarde sans citer de faits à l'appui [3], l'opération retombe dans l'oubli ou est jugée avec une extrême sévérité.

Corvisart, qui s'était d'abord contenté de rapporter l'observation de Desault dans son édition de 1806 [4], propose la paracentèse dans son édition de 1818 ; mais il préfère l'incision avec le bistouri à la ponction avec le trocart ; et pense toutefois que les avantages qu'on peut retirer de cette opération contre-balanceront rarement le danger auquel on expose le malade.

En Allemagne, on professe alors la même opinion que Corvisart, et Kreysig pense que la paracentèse du péricarde peut être difficilement utilisée [5]. Outre que la maladie est de telle nature que la ponction doit rendre peu de services, on aura toujours à craindre l'inflammation consécutive du cœur et ses conséquences inévitables. L'introduction de l'air déterminera une suppuration mortelle.

Il ajoute, d'accord en cela avec ses contemporains, que le diagnostic est insuffisant pour excuser jamais une pareille témérité.

1. Desault, *Œuvres chirurgicales*, recueillies par Bichat, t. II, 1798.
2. Larrey, *Sur une blessure du péricarde suivie d'hydropéricarde* (*Bulletin des sciences médicales*, 1810).
3. Skielderup, *De trepanatione ossis sterni et apertura pericardii* (*Acta nova Societatis medicinæ Hafniensis*, 1818).
4. Corvisart, *Maladies et lésions organiques du cœur et des gros vaisseaux.*
5. Kreysig, *Die Krankheiten des Herzens*, Berlin, 1816.

Cependant, en France, Laennec, adoptant les idées de Senac, pense qu'il ne serait peut-être pas impossible de remédier efficacement à l'hydropéricarde au moyen de l'opération chirurgicale; mais il ne s'appuie que sur des présomptions.

Allant encore plus loin que Laennec, Richerand propose d'appliquer, à la cure radicale de la maladie dont il s'agit, le mode de traitement par les injections astringentes, employé contre l'hydropisie de la tunique vaginale.

Tel était l'état de la science quand, en 1839, Schuh, un des médecins en chef de l'hôpital de Vienne, publia un remarquable travail intitulé : *De l'influence que la percussion et l'auscultation sont appelées à exercer sur la pratique chirurgicale* [1]. Il passait en revue les services rendus par ces deux méthodes nouvelles et s'appliquait surtout à faire ressortir les garanties qu'offrirait désormais au chirurgien un diagnostic presque certain. Les épanchements de la plèvre, pour la guérison desquels il avait imaginé un appareil particulier, les épanchements du péricarde, étaient cités comme exemples des plus concluants, et il terminait en déclarant qu'il n'hésiterait pas, le cas échéant, à tenter l'une et l'autre paracentèse.

L'occasion ne tarda pas à se présenter. L'année suivante, la première ponction du péricarde fut faite à l'hôpital de Vienne, dans le service de Skoda, par Schuh lui-même. Mais cette première tentative avait été médiocrement encourageante. Il avait, en effet, fallu faire la ponction à deux reprises différentes. La première avait pénétré dans une masse de matière de nature hétérologue qui, remplissant le médiastin dans une épaisseur de six pouces, avait envahi et transformé le sternum, la partie interne des quatre côtes supérieures et de la clavicule, s'attachait aux vertèbres, adhérait fortement aux poumons, et embrassait les gros vaisseaux, la trachée, etc. Cette première ponction n'avait donné issue qu'à une très petite quantité de sérosité sirupeuse et sanguinolente. Après des tentatives prolongées et inutiles, on retira la canule, et l'on se décida à pratiquer la seconde ponction dans l'espace intercostal situé immédiatement au-dessous de celui par lequel on avait d'abord pénétré. Cette fois on obtint une certaine quantité de sérosité rougeâtre; mais le soulagement éprouvé par le malade n'avait été que de courte durée.

Toutefois, de ce fait ressortait un enseignement considérable; car cette expérience décisive prouvait que la paracentèse du péricarde ne devait pas être reléguée parmi ces hardiesses qu'excuse à peine le succès.

En 1841, le docteur Heger pratique cette opération dans un cas où l'hydropéricarde est malheureusement lié à la tuberculisation pulmonaire; coïncidence fréquente que je vous signalerai tout à l'heure avec Aran.

1. Schuh, *Oesterreich, med. Jahrbücher*, 1839.

Le malade était âgé de dix-neuf ans. Il faisait remonter à environ six semaines le début des accidents. La dyspnée, d'abord peu intense, avait acquis une telle violence, que le 1er juillet (jour de son entrée à l'hôpital) la suffocation semblait imminente. Visage pâle, un peu œdémateux, exprimant l'angoisse; respiration courte, accélérée, pénible, haletante. Le malade se tient à demi assis. S'il essaye de se tourner du côté gauche, il ressent un point de côté, et la dyspnée est plus vive; expectoration d'un mucus épais et jaunâtre. A la percussion, matité complète sous tout le sternum jusqu'au delà de son bord droit, à la portion antérieure du côté gauche du thorax, de la seconde côte à la région épigastrique, et latéralement à partir du bord gauche du sternum jusque dans une étendue de six pouces. Au-dessous de la clavicule gauche, le long de l'omoplate et dans le creux axillaire, son clair; en arrière du même côté, son tympanique. Dans toute la portion antérieure du côté droit jusqu'à la sixième côte, son clair; son obscur, à partir de la quatrième côte, latéralement. En arrière, matité croissante à mesure qu'on descend vers la partie inférieure du côté droit; sonorité tympanique à gauche; saillie du foie qui descend de deux travers de doigt dans l'hypochondre; voussure de la région précordiale. Impulsion du cœur imperceptible; ses bruits sont très obscurs. Dans la région sternale inférieure, bruit de frottement difficile à distinguer au milieu des râles muqueux. Dans toute la portion gauche de la poitrine, respiration rude; râles muqueux et sibilants. A droite, gros râles muqueux en bas et en avant; pas de bruit respiratoire en arrière.

Appétit léger, soif presque nulle; langue sale; chaleur de la peau normale, pouls à 112, petit et irrégulier; ni diarrhée ni constipation; urine rouge et foncée. Sensation de pression à l'épigastre et douleur à la région précordiale, quand le malade s'appuie du côté gauche.

On diagnostique : un épanchement considérable dans le péricarde, suite de péricardite, comprimant le lobe inférieur du poumon gauche; un épanchement peu abondant dans la plèvre droite, avec infiltration du parenchyme pulmonaire consécutive à la pleuro-pneumonie; catarrhe bronchique généralisé.

Les moyens les plus énergiques essayés pour provoquer la résorption du liquide donnèrent quelque soulagement; le pouls devint moins irrégulier. La percussion montrait que l'infiltration du lobe inférieur droit avait diminué; mais l'hydropéricarde restait le même. Le malade s'amaigrissait. Les préparations mercurielles, qui avaient fourni les résultats les plus avantageux, furent inutilement poussées à des doses plus élevées, et ne déterminèrent ni diarrhée ni salivation.

Le 3 août, un mois après l'entrée de cet homme à l'hôpital, on constatait un commencement d'ascite. La ponction du péricarde fut décidée et pratiquée le surlendemain par M. Heger. On choisit dans le cinquième espace intercostal un point éloigné d'environ deux pouces du bord gauche du sternum, où le bruit du frottement ne se faisait pas entendre, et où l'on courait moins de risque de blesser l'artère mammaire interne et les gros vaisseaux. Il s'écoula d'abord lentement 12 grammes environ d'une sérosité rougeâtre. Ni l'introduction d'une sonde, ni l'emploi d'une pompe aspirante ne purent rendre le jet continu; on obtint un écoulement plus actif en engageant le malade à retenir l'air dans sa poitrine et à faire effort, et en exerçant une forte pression avec la main sur l'épigastre. Le liquide ne coulait par jet que sous l'impulsion de la systole; la totalité de la sérosité ainsi obtenue, d'un brun rouge assez clair, et plus tard floconneux, fut de plus de 1500 grammes. Pendant l'opération, le pouls était à 112, petit; on sentait par intervalles le frottement du cœur sur la canule; il ne pénétra pas une bulle d'air dans le péricarde. Presque aussitôt après la ponction, il y eut un soulagement notable; le diaphragme était remonté, la voussure était moindre, le son plus clair dans le deuxième espace intercostal et le long du bord externe de l'omoplate; le bruit du frottement avait disparu. Cependant la matité faisait supposer la présence d'environ 7 à 800 grammes de liquide. La plaie fut recouverte de diachylon, et l'on appliqua sur le côté des compresses imbibées d'eau glacée pour prévenir une trop vive réaction. — A trois heures de l'après-midi, il y eut du frisson, de l'accélération de la respiration, mais pas de toux. Le pouls était à 104. La nuit fut agitée; il y eut de la toux et une douleur insignifiante à la plaie. — Le lendemain, respiration courte, fréquente; accès de toux, expectoration muqueuse; pouls à 112; constipation; matité à gauche du tiers inférieur du thorax, râles sous-crépitants nombreux, bruit de frottement dans la portion inférieure du sternum. On fit faire une saignée pour combattre la pneumonie du lobe gauche; le sang était fortement couenneux.

Jusqu'au 10 août, l'épanchement du péricarde augmenta; le son redevint mat dans le second espace intercostal, le bruit de frottement s'effaçait, les bruits du cœur étaient sourds, la fièvre plus vive, l'amaigrissement plus inquiétant, et l'*on craignait le développement de tubercules.*

Pendant la semaine suivante, l'état général s'améliora; la pneumonie gauche était en voie de résolution, mais il s'était formé un épanchement dans la plèvre du même côté. — Le 17, l'épanchement avait diminué à droite, mais augmenté à gauche; le pouls était à 120-124, petit, irrégulier. Il y avait de l'œdème des deux malléoles et de la jambe gauche. La dyspnée était croissante, et avec agitation. Quatre jours après, l'œdème était plus considérable, et le malade se retrouvait dans le même état local que le jour de son entrée, mais la cachexie était bien plus menaçante.

Une nouvelle ponction du péricarde fut faite, le 22, au même point que la première fois: il s'écoula par gouttes un liquide d'un rouge foncé; le jet ne devint pas continu, malgré tous les efforts. Le patient restant couché sur le bord de son lit, la canule fut laissée en place pendant deux heures, de manière que la sérosité pût être recueillie. On obtint en tout à peine 400 grammes d'un liquide d'un rouge bleuâtre et trouble. La canule fut remplacée par une sonde de caoutchouc fixée solidement, et fermée à son extrémité libre par une valvule mobile de vessie de porc. L'écoulement dura de onze heures du matin à trois heures de l'après-midi, et sa quantité put être estimée très imparfaitement à environ 500 grammes. Après la ponction, la matité persistait, mais on percevait plus distinctement les mouvements et les bruits du cœur. L'individu, épuisé par la longueur de l'opération, n'éprouva pas de soulagement ; son pouls était à 116. Il y eut du frisson à cinq heures du soir, on enleva la sonde, et l'on constata de nouveau une pneumonie du côté gauche avec bronchophonie, souffle, râles et crachats caractéristiques. Cette pneumonie était entrée en résolution quarante-huit heures après, mais la respiration était rude. — Le 29, l'épanchement avait notablement diminué et se résorba graduellement jusqu'au 1er septembre. A cette époque, le bruit de frottement péricardique, qui était revenu, avait cessé. Le son était presque normal jusqu'au niveau du mamelon gauche et dans le creux axillaire ; il était tout à fait clair dans les deux premiers espaces intercostaux en avant. L'œdème était insignifiant, la toux modérée, la respiration presque normale, et cependant le malade allait toujours s'amaigrissant. — Le 4 septembre, il y avait de la diarrhée, de l'œdème des extrémités inférieures et de la face, prédominant à gauche ; le son, en avant et en haut du même côté, était devenu tympanique. — Le 11, l'épanchement pleural gauche remontait jusqu'à l'aisselle. La respiration bronchique s'étendait en arrière ; en avant, la respiration était dure, sifflante. On ne peut limiter avec précision l'épanchement du péricarde. L'anasarque était générale, l'ascite remontait à un demi-pouce au-dessous de l'ombilic ; la dyspnée était extrême, la peau froide et livide, l'asphyxie de plus en plus menaçante, le pouls incomptable. Le malade succomba le lendemain.

A l'autopsie, on trouva le poumon gauche libre dans la cavité thoracique, le droit maintenu par de fortes adhérences cellulo-fibreuses ; la plèvre gauche contenait 8 à 9 livres, la droite 5 livres de sérosité brunâtre. Le poumon droit, refoulé le long du rachis, était légèrement comprimé. Le lobe inférieur était bleuâtre, sec ; le supérieur, infiltré d'une sérosité spumeuse ou sans air. Le poumon gauche, également refoulé et comprimé, avait subi les mêmes altérations, si ce n'est qu'on trouvait une *caverne tuberculeuse*, environnée d'un dépôt de *tubercules crus*. Le péricarde adhérait aux côtes par sa paroi antérieure, de la deuxième à la sixième côte. Dans le médiastin antérieur, il y avait des *ganglions tuberculeux*. Le péricarde avait une épaisseur de plusieurs lignes ; il adhérait au cœur dans la plus grande partie en avant et en arrière, et contenait plusieurs onces d'un liquide jaunâtre et floconneux. Un examen attentif permettait de distinguer trois couches déposées sur le péricarde, dont la moyenne subissait une dégénérescence tuberbuleuse. Le cœur était gros, flasque; ses ventricules dilatés contenaient un coagulum noirâtre et mou. Il y avait un épanchement ascitique. Le foie était brunâtre, hypertrophié.

Messieurs, ce qui frappe dans cette observation, c'est de voir les deux épanchements pleural et péricardique marcher presque de pair, comme chez le jeune homme pour lequel j'ai été forcé de pratiquer successivement la paracentèse de la poitrine et celle du péricarde. La phlegmasie du péricarde se développe lentement, presque sans acuité, elle est sans violente réaction inflammatoire à son début; les symptômes ne s'accroissent que successivement, et à aucune période ils n'ont l'intensité des péricardites aiguës. En revanche, l'épanchement est considérable comme il arrive dans l'hydropéricarde et dans l'hydrothorax. L'œdème chronique du poumon, l'anasarque d'abord limitée aux extrémités inférieures, l'épanchement ascitique, sont un accompagnement presque obligé du trouble de la circulation, et nous n'avons lieu de nous étonner ici ni de leur invasion, ni de leur durée.

C'est avec intention que j'ai insisté sur l'existence des symptômes de la tuberculisation pulmonaire pendant la vie, sur l'existence des lésions caractéristiques de cette maladie après la mort. C'est qu'en effet ce sont là les complications auxquelles je faisais allusion précédemment, en disant que ce sont celles qui coïncident le plus habituellement avec l'hydropéricarde. Vous vous rappelez que je vous ai dit dans nos conférences sur l'hydrothorax, que les épanchements pleurétiques considérables, à marche chronique et latente, étaient bien souvent une manifestation de la diathèse tuberculeuse, en ce sens qu'ils affectaient des individus qui, tout en ne présentant encore aucun signe de la tuberculisation, succombaient plus tard à une affection tuberculeuse, que cette affection eût ou non son siège dans l'appareil respiratoire. Je vous ai cité, à ce sujet, l'exemple du fils de notre confrère M. le docteur Thillaye, qui, quelques mois après avoir subi la ponction de la poitrine pour un épanchement pleurétique considérable dont il avait guéri, mourut d'une méningite tuberculeuse. Eh bien! messieurs, il semble qu'il en soit de même de l'hydropéricarde. C'est là du moins une opinion émise par Aran. Son expérience personnelle, l'étude attentive de faits publiés par d'autres, l'avaient amené à ces conclusions, que l'hydropéricarde à marche chronique et latente coïncidait généralement avec la tuberculisation, et que ces hydropéricardes symptomatiques étaient généralement aussi ceux dans lesquels l'épanchement prenait des proportions assez considérables pour nécessiter la paracentèse.

Pour terminer cette revue historique de la paracentèse du péricarde, je vous rappellerai que M. le docteur Mérat mentionne [1] deux cas de guérison obtenus par le docteur Remero (de Barcelone), et je vous citerai le docteur Bowditch (de Boston), qui a pratiqué cette opération dans des cas désespérés, également avec succès.

Dans une discussion soulevée au sein de la Société de médecine des hôpitaux de Paris, à propos d'un fait communiqué par Béhier, M. H. Roger rapportait avoir vu, lors de son voyage en Allemagne, le professeur Skoda pratiquer une ponction du péricarde qui fut suivie du plus heureux résultat.

Enfin, messieurs, Aran a eu deux fois l'occasion de faire cette opération. Une première fois, à la fin de l'année 1853 ou au commencement de 1854, il la tenta, mais n'osa pas l'achever. Après avoir incisé les parois du thorax et au moment où il arrivait sur le péricarde, sentant le cœur battre immédiatement sous son doigt porté profondément dans la plaie de son bistouri, il craignit de le toucher et renonça à la ponction. On ne saurait blâmer sa prudence. Le fait suivant prouve combien le diagnostic est parfois difficile.

En 1841 ou 1842, alors qu'il faisait l'intérim du professeur Rostan, Vigla trouva dans ses salles un jeune homme dans un état de dyspnée voisin de l'asphyxie. Ce malade était incapable de donner aucun renseignement, on savait seulement qu'il sortait de l'hôpital du Midi. Il portait les cicatrices d'une application récente de sangsues sur la région précordiale. L'habitude extérieure, l'expression de la physionomie, déposaient en faveur d'une maladie récente. En examinant ce jeune homme aussi complètement que sa situation permettait de le faire, Vigla trouva les poumons exempts de lésions appréciables ; mais, à la région du cœur, il y avait une matité énorme ; absence complète de battements, absence de bruits normaux ou anomaux, avec cela une petitesse et une fréquence extrême du pouls. Le diagnostic de tous ceux qui virent le malade fut : épanchement considérable de liquide dans le péricarde, d'une origine récente et de cause inflammatoire. L'imminence d'une mort certaine nécessitait une intervention prompte et décisive, la paracentèse paraissait seule devoir remplir l'indication, on pria le professeur Roux de vouloir bien la pratiquer.

Roux procéda avec une excessive précaution, en employant l'incision de préférence à la ponction ; l'événement démontra qu'il avait sagement fait d'en agir ainsi. Le thorax ouvert, et une fois le chirurgien arrivé sur le péricarde, il sentit et fit sentir le cœur qui battait immédiatement sur le doigt plongé dans la plaie, et un léger frottement de l'organe sur sa membrane d'enveloppe, sans qu'on reconnût la moindre fluctuation. On suspendit l'opération, attendant la mort que rien, désormais, ne pouvait prévenir. Le malade, qui avait à peine eu conscience de ce qu'on lui faisait, succomba tranquillement par les progrès de l'asphyxie.

A l'autopsie, on trouva une dilation *phénoménale*, avec amincissement des parois du cœur; il n'y avait pas de lésions valvulaires, il n'y avait pas de sérosité dans le péricarde.

Le fait suivant qui s'est passé sous vos yeux vient encore à l'appui de ce que je tiens à bien établir. Une jeune femme entrait, au mois de novembre 1862, dans mon sevice à l'Hôtel-Dieu, au nº 12 de la salle Saint-Bernard; récemment accouchée de son quatrième enfant, elle se plaignait de respirer avec peine. Il existait en effet de la dyspnée, le visage était pâle, les lèvres bleuâtres, le regard anxieux; il y avait de l'œdème des extrémités inférieures; le pouls était petit, mais régulier. L'étendue de la matité dans la région précordiale, et la douleur très vive éprouvée par la malade chaque fois que l'on percutait cette région témoignaient de l'existence d'une affection cardiaque. Depuis longtemps cette jeune femme souffrait de battements de cœur, le moindre effort lui donnait de l'oppression; elle disait avoir eu plusieurs attaques de rhumatisme articulaire aigu. L'affection du cœur était complexe; la matité considérable de la région précordiale, des battements sourds et comme éloignés, de plus un bruit de souffle râpeux au premier temps et à la base se prolongeant dans les vaisseaux du cou, la petitesse du pouls; tous ces signes m'autorisaient à penser qu'il y avait épanchement de sérosité dans le péricarde, et en même temps rétrécissement de l'orifice aortique; M. Barth, qui voulut bien, à ma demande, examiner cette malade, partageait mon opinion; de plus il pensait qu'il existait peut-être des caillots dans le cœur. Nous trouvions en outre les signes d'une bronchite généralisée et d'un épanchement pleural peu abondant du côté gauche. Fallait-il pratiquer la paracenthèse du péricarde? nous hésitâmes. Le lendemain l'oppression était moins grande, la matité moins étendue, la percussion moins douloureuse; au bout de quelques jours, l'épanchement pleural était résorbé en grande partie, et peu à peu il y eut une telle amélioration dans l'état général, que la malade, malgré nos conseils, voulut sortir de l'hôpital au commencement de décembre, c'est-à-dire un mois à peine après son entrée dans notre service.

Huit jours plus tard, elle rentrait à l'Hôtel-Dieu. A la suite d'un peu de fatigue son oppression était redevenue extrême; son pouls était petit, irrégulier, et, bien que la matité cardiaque fût toujours considérable, le bruit de souffle au premier temps et à la base paraissait plus superficiel; bientôt la dyspnée augmenta; l'œdème des membres inférieurs fit des progrès; le pouls n'était plus appréciable aux artères radiales, à peine pouvait-il être senti sur le trajet des carotides; les extrémités se refroidissaient, l'oppression était de plus en plus grande : cet état d'agonie dura deux jours, et la malade succomba dans une syncope.

L'autopsie démontra l'existence d'une péricardite ; on retrouvait encore des fausses membranes, de formation récente, flottant dans une petite quantité de sérosité. Le cœur offrait une hypertrophie considérable qui, à elle seule, rendait compte de l'étendue extrême de la matité dans la région précordiale. L'orifice aortique était tellement rétréci par des dépôts calcaires, qu'il pouvait à peine livrer passage à un tuyau de plume d'oie. Dans la plèvre du côté gauche, il y avait encore un peu d'épanchement avec des fausses membranes celluleuses ; les deux poumons étaient œdémateux dans leurs portions postérieure et inférieure ; de plus, les bronches étaient engouées par d'abondantes mucosités, sans que la membrane muqueuse bronchique présentât les traces manifestes d'une inflammation récente.

Ce qu'il importe de faire remarquer, dans ce cas, c'est que l'épanchement du péricade n'avait jamais été aussi considérable qu'on l'avait supposé, que l'étendue extrême de la matité cardiaque pouvait être presque entièrement rapportée à l'énorme hypertrophie du cœur. La faiblesse et l'éloignement des battements du cœur résultaient de la faiblesse de contraction de l'organe, et non de la présence d'une couche épaisse de sérosité interposée entre le cœur et la paroi thoracique.

Les deux exemples que je viens de vous rapporter prouvent donc qu'on ne saurait toujours affirmer l'existence d'un épanchement considérable dans le péricarde, lors même que l'on a constaté la plupart des signes de cet épanchement, et partant, qu'on devra toujours procéder avec une extrême prudence dans le manuel opératoire lorsqu'on croira la paracentèse indiquée.

Le malade d'Aran avait succombé aux progrès de l'asphyxie, occasionnée par l'hydropéricarde. A l'ouverture du cadavre, on avait trouvé l'épanchement diagnostiqué pendant la vie, épanchement assez considérable pour qu'on eût pu faire la ponction sans crainte de blesser le cœur ; et les seules lésions concomitantes étaient quelques granulations tuberculeuses de la plèvre. Évidemment ici l'opération offrait de grandes chances de succès ; aussi Aran se promit-il, le cas échéant, de ne plus laisser échapper l'occasion. Elle ne se fit pas longtemps attendre.

Dans la séance du 6 novembre 1855, notre regretté collègue lisait à l'Académie de médecine une observation de *péricardite avec épanchement, traitée avec succès par la ponction et l'injection iodée* [1].

Le malade était un jeune homme de vingt-trois à vingt-quatre ans, n'ayant jamais eu d'autre affection grave qu'une pleurésie du côté gauche, avec épanchement abondant, à la fin de l'année 1854. Un mois après, douleur vers la troisième ou quatrième côte gauche, avec un peu d'oppression et quelques palpitations de cœur en travaillant. Vers le milieu

1. *Bulletin de l'Académie de médecine*, t. XXI, p. 142.

de juillet 1855, fièvre, céphalalgie, courbature, mais surtout douleur au-
dessous du mamelon gauche, palpitations de cœur et dyspnée.

A son entrée à l'hôpital, le 27 juillet, il ne pouvait y avoir de doute
sur l'existence d'une péricardite avec abondant épanchement. D'une part,
le malade était en proie à un état fébrile très violent (chaleur intense à
la peau, céphalalgie, soif vive, 116 pulsations); de l'autre, les signes locaux étaient les plus caractéristiques : douleurs lancinantes dans le quatrième et le cinquième espace intercostal gauche, en avant, augmentant
par la pression; sensibilité également très vive à l'épigastre sous la pression de la main; matité précordiale considérablement augmentée, commençant supérieurement au-dessus de la troisième côte, s'étendant en
dedans jusqu'à la ligne synchondro-sternale droite, mesurant enfin 12 centimètres verticalement et 14 centimètres transversalement; impulsion du
cœur très difficile à percevoir; bruits du cœur sourds et éloignés.

La constitution chétive de ce malade, l'époque déjà ancienne à laquelle
avaient probablement commencé les accidents du côté du cœur, n'encou-
rageaient pas Aran à employer un traitement antiphlogistique bien énergique. Il avait d'ailleurs du dévoiement depuis huit jours, et l'état un peu
douteux de la poitrine, dans laquelle l'oreille percevait, principalement du
côté gauche, des râles sibilants disséminés, ne l'engageait pas davantage
à faire usage des émissions sanguines d'une manière un peu large. Il
s'en tint donc à l'application de six ventouses scarifiées le premier jour,
à l'administration du calomel à petites doses à l'intérieur, et, afin de
hâter la salivation, il prescrivit des frictions mercurielles trois fois par
jour sur la partie antérieure de la poitrine.

Cette médication n'eut aucun succès, pas plus que l'application successive de deux larges vésicatoires volants sur la région précordiale. Non
seulement les accidents ne furent pas arrêtés, mais l'épanchement faisait
tous les jours du progrès, et avec lui la gêne de la respiration et de la
circulation. Trois jours ne s'étaient pas écoulés que le pouls devenait
faible, irrégulier, inégal et extrêmement fréquent. Il y eut même un moment où le pouls était en discordance complète avec les bruits du cœur
perçus à la région primordiale.

La journée du 6 août et la nuit précédente avaient été affreuses; le
malade avait failli suffoquer et avait passé la nuit assis sur son lit. Il
avait 40 respirations, et le pouls, irrégulier et intermittent, inégal, extrêmement fréquent, battait 120 fois à la minute. Cette gêne de la respiration et de la circulation n'était que trop expliquée par les signes locaux :
la matité s'était étendue, en dehors et à droite du sternum, de 4 centimètres, et mesurait de 14 à 16 centimètres dans le sens transversal, 12
centimètres dans le sens vertical; silence complet des bruits du cœur inférieurement; absence d'impulsion; refoulement du foie de haut en bas
à gauche et sur la ligne médiane.

Il fallait donc apporter à cet état un soulagement immédiat, sous peine de voir périr le malade en quelques heures. Aran se décida à ponctionner le péricarde. Il choisit le procédé qui consiste à pénétrer à travers le quatrième ou le cinquième espace intercostal, au moyen d'un trocart, jusque dans la cavité du péricarde, procédé qui, vous vous le rappelez, avait été employé par Jobert chez le malade de notre service.

Cependant Aran n'était pas sans inquiétude sur le résultat d'une ponction pratiquée avec un trocart ordinaire, et, afin de prévenir un malheur possible, il substitua, comme il l'avait déjà fait avec succès pour la ponction des kystes hydatiques du foie, un trocart capillaire au trocart ordinaire. De cette manière, il se sentait plus fort, convaincu qu'une ponction des parois du cœur avec un trocart capillaire ne serait pas suivie d'une hémorrhagie immédiatement mortelle dans le péricarde. Mais, afin de se mettre plus sûrement encore à l'abri de ce grand accident, il prit les précautions suivantes : la circonférence du péricarde fut circonscrite par une série de lignes concentriques de percussion aboutissant vers le cœur des divers points de la poitrine, et, la forme de la matité ainsi dessinée avec soin, Aran chercha à limiter avec l'oreille la zone dans laquelle le silence des bruits du cœur était complet, celle où l'on commençait à les percevoir et celle où on les entendait d'une manière très nette. Complètement éteints dans la partie inférieure de la matité, reparaissant, mais sourds et éloignés, dans le quatrième espace intercostal, en dedans du mamelon, les bruits du cœur cessaient dans une zone assez étendue dans laquelle on pouvait, à la rigueur, plonger le trocart d'avant en arrière sans courir le risque d'intéresser le cœur. Pour plus de sûreté, Aran choisit dans le cinquième espace intercostal, à deux ou trois centimètres de la limite externe de la matité, un point au niveau duquel il incisa la peau avec une lancette, et, enfonçant lentement le trocart de dehors en dedans et un peu de bas en haut, il arriva en deux temps (après avoir retiré le stylet intérieur une première fois sans voir sortir le liquide) dans le péricarde, et le liquide s'écoula d'une façon saccadée.

On retire ainsi environ 350 grammes d'une sérosité rougeâtre, transparente, qui coula d'abord par jets saccadés, puis en bavant ; mais le malade aidait à évacuer le liquide par des efforts qu'il prolongeait autant que possible tant le soulagement était marqué. La percussion suivait l'abaissement de la matité à mesure que le liquide coulait, et l'auscultation faisait percevoir des bruits du cœur de plus en plus nets, sans frottement ; le pouls lui-même devenait plus plein, plus régulier et moins fréquent ; de 120 pulsations il était descendu à 96 pulsations par minute.

Aran ne s'en tint pas à une seule ponction palliative ; fort des succès qu'il avait obtenus dans la pleurésie, il pratiqua avec précaution une injection iodée composée de 50 grammes d'eau, de 16 grammes de teinture d'iode, et 1 gramme d'iodure de potassium. Contre toute attente, l'injection ne fut pas même sentie ; après l'avoir conservée quelques instants dans le péricarde, Aran laissa sortir quelques grammes de liquide et ferma la plaie avec des compresses graduées et un bandage de corps.

Les suites de cette ponction furent des plus simples ; mais le liquide se reproduisit, et avant peu le malade avait perdu en grande partie ce qu'il avait gagné à l'opération. La respiration devint plus gênée, le pouls plus fréquent et irrégulier ; la matité, qui avait paru d'abord diminuer, augmenta surtout dans le sens transversal ; voussure très évidente : battements de cœur très profonds. Bref, douze jours après la première ponction, Aran en pratiqua une deuxième, également dans le cinquième espace intercostal et en suivant exactement le même procédé. On donna issue ainsi à 1350 grammes d'un liquide verdâtre fortement albumineux, rappelant la bile par sa coloration ; ce liquide coula, comme dans la première ponction, par jets saccadés en commençant, et plus tard en bavant. De l'air pénétra dans le péricarde après l'injection iodée, à laquelle on donna cette fois une plus grande force (eau distillée et teinture d'iode, de chaque 50 grammes ; iodure de potassium, 4 grammes), et qu'on laissa ressortir en presque totalité. On put, par conséquent, constater chez ce malade l'existence de ce signe curieux de l'hydropéricarde, dont nous devons la description à Bricheteau, d'une espèce de bruit de gargouillement, de clapotement analogue à celui que fait entendre une pompe brassant de l'eau et de l'air dans une même cavité. La région précordiale était aussi, après l'opération, le siège d'une sonorité tympanique très évidente.

Les suites de cette deuxième ponction furent non moins simples que celles de la première ; mais le soulagement fut plus marqué encore, en quelques heures le bruit de gargouillement et de sonorité tympanique avait disparu du péricarde. Mais l'épanchement avait commencé à se produire dès le soir même de l'opération. Jusqu'au 21 août, la matité paraissait en voie d'extension ; le 22, elle resta stationnaire, et à partir du 23, elle commença à diminuer, surtout transversalement et par en bas. Bientôt les bruits commencèrent à être perçus, quoique faibles, à la pointe du cœur, et à dater du 28 août la matité ne dépassait pas la ligne médiane en dedans, le mamelon en dehors, la troisième côte supérieurement.

Malgré cette marche, en apparence si favorable de la maladie, ce jeune homme n'était pas au bout des dangers qu'il devait courir. L'affection de poitrine dont il était atteint à son entrée à l'hôpital ne restait pas stationnaire, et à mesure que les accidents paraissaient se calmer du côté du cœur, les signes de la tuberculisation pulmonaire devenaient de plus en plus évidents, principalement dans le poumon gauche ; vers la fin de septembre, de l'œdème se montra autour des malléoles, et les jours suivants l'enflure envahit le scrotum, les membres inférieurs, les parois thoraciques et abdominales.

Grâce à sa jeunesse et probablement aussi grâce à l'emploi des vésicatoires volants appliqués en très grand nombre sur la poitrine, ainsi que des bains de vapeur, l'œdème disparut complètement vers la fin d'octobre. Peu à peu également les phénomènes thoraciques parurent s'amender ; les forces revinrent avec l'appétit ; la respiration reprit sa liberté, et sauf de la toux, qui persista encore la nuit, le malade pouvait se croire entièrement guéri d'une affection qui l'avait conduit aux portes du tombeau. Quant aux signes physiques de la tuberculisation pulmonaire, ils persistaient encore au milieu de l'amendement survenu dans l'état général et local de ce malade.

Ce n'est pas d'ailleurs le seul fait de ponction du péricarde qu'Aran ait eu à enregistrer : peu de temps avant sa mort il me disait que déjà il avait pratiqué trois fois cette opération, et trois fois avec succès.

Ces observations, celles qui me sont personnelles, celles enfin que l'on pourrait ajouter aujourd'hui, démontrent péremptoirement que la paracentèse du péricarde n'entraîne aucun de ces périls imaginaires devant lesquels les expérimentateurs ont reculé si longtemps.

N'étaient les difficultés que présente le diagnostic de l'hydropéricarde, difficultés bien autrement sérieuses que celles du diagnostic de l'hydrothorax, la ponction du péricarde serait une opération aussi simple, aussi facile que la paracentèse du thorax ou de l'abdomen. Bien plus, la ponction de la poitrine, quelque exempte qu'elle soit de dangers dans la majorité des circonstances, pourrait même plutôt inspirer des craintes et donner lieu à des accidents consécutifs.

Non seulement la paracentèse du péricarde est exempte de périls, mais l'expérience semble suffisamment établir l'innocuité de la méthode des injections comme moyen à employer pour la cure radicale de l'hydropéricarde. Ainsi se trouvent réalisées les prévisions de Richerand, à qui appartient la première idée d'appliquer au traitement des épanchements du péricarde ce qui, journellement usité pour le traitement de l'hydrocèle, a été depuis étendu au traitement de l'hydrothorax, de l'ascite, des épanchements articulaires. Dans son *Traité clinique des maladies du cœur* [1], sans oser se prononcer définitivement sur la question de la paracentèse du péricarde et sur la valeur des injections iodées, M. le professeur Bouillaud émettait déjà cette opinion, que « l'on s'est peut-être exagéré les dangers de la péricardite à laquelle il faudrait donner lieu pour obtenir l'adhérence réciproque des feuillets opposés du péricarde, seul moyen de prévenir le retour de l'amas de sérosité à laquelle on aurait ouvert une issue par la ponction » ; et il ajoute que la

1. Deuxième édition, Paris, 1841, t. II, p. 4C3.

péricardite, provoquée par des injections irritantes, serait aussi simple que possible.

Quelques mots, maintenant, messieurs, sur l'*opération* elle-même.

On a proposé plusieurs *lieux d'élection* pour pénétrer dans le péricarde. Senac, Skielderup et Laennec, ainsi que je vous l'ai dit, recommandaient la méthode qui consiste à trépaner le sternum au-dessus de l'appendice xiphoïde, et pour mieux préciser, au-dessous du point où vient se fixer le cartilage de la cinquième côte.

Larrey croyait plus facile et plus commode de faire la ponction entre le bord de l'appendice xiphoïde et le cartilage de la huitième côte du côté gauche. En portant ainsi l'instrument de bas en haut et un peu à droite, on arriverait plus sûrement, suivant lui, dans le péricarde, et l'on donnerait plus de facilité à l'écoulement du liquide. Ce procédé m'avait d'abord paru plus rationnel : mais en songeant que, ainsi que l'ont fait justement observer les chirurgiens, on pourrait rencontrer une branche artérielle quelquefois assez forte qui se détache de la mammaire interne pour gagner l'appendice ensiforme ; en songeant en outre que, suivant la remarque de Velpeau, chez les sujets dont l'œdème ou l'embonpoint est assez prononcé pour empêcher la peau de toucher immédiatement le cartilage et l'appendice, il serait possible que l'instrument ne fût pas porté dans une bonne direction pour rencontrer le péricarde sans danger, j'ai renoncé à cette méthode.

Le lieu d'élection que je crois préférable est celui que vous avez vu choisir à Jobert et à moi chez nos deux malades : c'est le quatrième et le cinquième espace intercostal. Les précautions prises par Aran et indiquées dans son observation sont utiles ; à l'occasion vous ferez bien de mettre ses préceptes à profit.

La *ponction* peut être faite soit directement avec le trocart, soit en incisant couche par couche avec le bistouri les parois thoraciques et le péricarde, soit enfin avec le procédé mixte d'une incision préalable des couches superficielles et d'une ponction avec le trocart, qui traverse les parties sous-jacentes.

La ponction avec le trocart présente quelque chose de plus séduisant que l'incision avec le bistouri, par la simplicité du manuel opératoire. Mais le diagnostic de l'hydropéricarde n'est pas toujours aussi facile qu'on le prétend ; je craindrais de m'exposer au danger de rencontrer le cœur en pratiquant une ponction directe. Je le craindrais d'autant plus qu'en admettant que l'on a réellement affaire à un épanchement dans le péricarde, il se peut que le cœur, au lieu de fuir devant l'instrument, se lance à sa rencontre, comme le dit très bien Senac, et vienne s'embrocher. Même en me servant du trocart capillaire d'Aran, je serais encore loin d'être complètement rassuré à cet égard.

Le seul inconvénient que me paraisse avoir la ponction avec le bistouri, c'est de permettre au liquide épanché dans le péricarde de tomber en partie dans la plèvre, en s'écoulant entre les bords d'une plaie trop large et les parois de la canule qui plonge dans la cavité péricardique. Cet inconvénient est sans importance; il est, en effet, démontré par les expériences sur les plaies de poitrine dont je vous ai longuement entretenus l'autre jour, que le sang épanché dans la cavité pleurale se résorbe très rapidement, et qu'il en doit être ainsi d'un épanchement séreux.

Il n'y a donc aucun danger à laisser tomber dans la plèvre un liquide moins irritant encore que le sang lui-même. Remarquez bien que si la résorption du liquide dans la pleurésie ne se fait pas, c'est que, d'une part, la plèvre est encore enflammée, et que d'autre part, elle est tapissée de fausses membranes qui s'opposent à l'absorption. Mais dans la plèvre saine les conditions sont bonnes pour l'absorption, ce qui fait que les accidents sont moins sérieux et que la guérison est plus sûre.

• Aujourd'hui, si j'avais à faire la ponction du péricarde, je la modifierais peut-être dans le sens que je vais dire. — Je ferais l'incision de la peau immédiatement en dehors du sternum, et au niveau du cinquième, sixième ou septième cartilage sterno-costal, ayant égard, comme le conseille Aran au point où la matité serait la plus grande, et où les battements du cœur seraient le plus difficiles à percevoir. Puis j'essayerais de pénétrer entre les deux cartilages le plus près possible du sternum. Je sais que, en ce point, les cartilages se touchent; mais en se servant d'une spatule ou d'un levier quelconque qui pût atteindre le but proposé, j'écarterais un peu les deux bords des cartilages, et au besoin je n'hésiterais pas à enlever quelques morceaux assez large, pour que la pulpe du doigt pût pénétrer jusqu'au sac péricardique. Le fait rapporté par Vigla prouve combien il est nécessaire de s'assurer par le toucher, que le cœur est suffisamment éloigné du point où l'on va faire la ponction du péricarde.

Cependant, messieurs, pour faciliter l'écoulement du liquide au dehors, ce qui est plus avantageux, il faut laisser quelque temps la canule du trocart dans le péricarde : mais il est sans profit d'essayer de diverses manœuvres qu'on a conseillées pour hâter cette évacuation; l'usage des pompes aspirantes n'est d'aucun secours, et complique d'une manière fâcheuse l'appareil opératoire; toutefois, et bien que la soupape à baudruche, telle que nous l'employons dans la paracentèse du thorax contre les épanchements pleuraux, paraisse ici d'une utilité contestable, il n'y a non plus aucun inconvénient à en munir l'extrémité libre de la canule.

Cette canule une fois introduite dans le péricarde, l'écoulement du liquide a lieu graduellement. Dans les cas qu'il a observés, Aran a vu le jet continu, que ce liquide formait, être projeté quelquefois très loin, par saccades, dans les grandes aspirations, ce qu'il explique par la pression du poumon sur le péricarde. Il n'en était pas ainsi chez nos deux malades, ce fait n'a pas été davantage noté dans les observations que je vous ai rapportées.

Une fois la canule enlevée, il suffit de fermer la plaie avec un morceau de diachylon maintenu par un bandage de corps. Cette plaie ne réclame aucun traitement; elle est à peine douloureuse, ne donne pas lieu à une trop vive réaction inflammatoire, et n'a, dans aucun cas, entraîné de suppuration même très limitée.

Messieurs, la paracentèse du péricarde n'est évidemment indiquée que dans les cas où l'abondance de l'épanchement devient une menace pour la vie. Les occasions d'y recourir seront toujours assez rares.

L'hydropéricarde simple, idiopathique. sans complications d'autres hydropisies ou de lésions sérieuses des organes thoraciques, est certainement une exception peu commune ; le plus fréquemment, il n'est qu'une des expressions de la diathèse tuberculeuse. C'était l'opinion d'Aran, et les deux faits que je vous ai cités au commencement de cette conférence viennent parfaitement à l'appui de cette manière de voir.

Mais si, dans ce cas, en évacuant le liquide contenu dans le péricarde, nous ne pouvons espérer de guérir le malade, du moins sommes-nous certains de le soulager et de prolonger ses jours en faisant cesser une complication sérieuse qui menace immédiatement sa vie. Ne fût-elle secourable qu'à ce titre, la paracentèse du péricarde devrait encore figurer dans le cadre des opérations qu'il importe de conserver et de sanctionner. Quand on est témoin de l'anxiété qui résulte de la pression des liquides sur le cœur, quand on assiste à cette longue et redoutable agonie, on se sent encore trop heureux de ne donner même qu'un soulagement temporaire, et de prolonger une existence qu'on a rendue moins pénible.

Dans le service de M. Frémy, à l'Hôtel-Dieu, la ponction du péricarde a été faite avec l'aspirateur de M. Dieulafoy; et l'opération, des plus simples, a parfaitement réussi [1]. Le malade était dans une situation désespérée : dyspnée intense, pouls filiforme et à 116 ; anasarque considérable; indifférence au monde extérieur. De plus, voussure précordiale considérable; matité s'étendant à droite, à six centimètres de la ligne médiane du sternum, à la hauteur du mamelon, et descendant au-dessous de l'appendice xiphoïde; se confondant à gauche avec la matité d'un épanchement pleural préexistant. Bruits du cœur sensiblement diminués, mais non pas étouffés comme on aurait pu s'y attendre.

L'opération fut faite, le 7 avril 1870, avec une canule aiguisée en biseau de deux millimètres de diamètre, c'est-à-dire ayant à peu près les dimensions du trocart capillaire de trousse. La ponction fut pratiquée à un centimètre au-dessus de la base de la matité et à six centimètres environ à gauche de la ligne médiane du sternum. On enfonça la canule de

1. *Gazette des hôpitaux*, 21 juin 1870. Observation recueillie par M. Ponroy.

bas en haut en lui imprimant un mouvement de rotation; quand elle eut pénétré sous les téguments dans une étendue de sept à huit centimètres, un peu de liquide sortit en bavant; l'aspirateur étant alors appliqué à la canule, on fit l'aspiration. On obtint ainsi huit cents grammes d'une sérosité purulente. L'amélioration ne sembla pas immédiate, bien que les bruits du cœur fussent devenus plus éclatants. Le soir, il y eut un mieux-être manifeste, et six jours plus tard, le 13 avril, le malade se levait; l'anasarque était réduite à un peu d'œdème autour des malléoles; des symptômes de péricardite il ne restait plus qu'une matité très-limitée. Mais si l'état aigu avait disparu, néanmoins le malade était très-amaigri, très-anémié; le moindre effort l'épuisait; le visage trahissait une gêne de l'hématose; il y avait des sueurs nocturnes. Le 27 mai, le malade partait en convalescence pour l'asile de Vincennes; l'épanchement péricardique ne s'était pas reproduit, celui de la plèvre s'était résorbé; mais les malléoles étaient toujours enflées le soir, les sueurs nocturnes continuaient; l'émaciation était persistante; il y avait toujours de la cyanose et les ongles étaient devenus hippocratiques. De sorte que, bien qu'on n'eût jamais encore pu constater les signes physiques de la tuberculisation pulmonaire, il y a quelque raison de la redouter chez ce malade, dont le cas présenterait ainsi une analogie nouvelle avec ceux dont il a été question dans le cours de cette leçon.

Entre autres particularités remarquables de cette observation, nous signalerons la guérison de l'épanchement après une seule ponction et sans injection irritante consécutive; ce qui tient peut-être à ce que le liquide a été complètement évacué du premier coup, grâce à la puissance de l'aspiration. En second lieu, la canule avait été enfoncée à travers un cartilage dont une rondelle avait obstrué près de la moitié de la lumière de la canule; de sorte que c'est à travers un orifice diminué de moitié que le liquide s'était frayé une issue. Ainsi une canule plus fine encore aurait suffi à l'évacuation du péricarde. C'est là un fait qui doit encourager davantage à tenter la ponction dans les cas d'hydropéricarde ou de péricardite avec épanchement rapidement survenu et bientôt périlleux; une canule très-fine exposant à des dangers presque nuls, et l'instrument de M. Dieulafoy permettant d'espérer une évacuation complète et définitive.

C'est dans un rapport de Henri Roger à l'Académie de médecine que vous trouverez exposées de main de maître les indications et contre-indications de l'opération [1].

---

1. H. Roger, *Bulletin de l'Académie de médecine*, 1875.

XXXVIII. — AFFECTIONS ORGANIQUES DU CŒUR.

Considérations sommaires sur ces maladies. — L'insuffisance des valvules aortiques est la plus grave de toutes les lésions des orifices. — Traitement de l'hydropisie par les purgatifs. — La diarrhée demande quelquefois à être arrêtée; dans d'autres cas c'est une crise naturelle qu'il faut respecter. — Le diagnostic des affections cardiaques est souvent difficile. — Un mot sur les embolies et les accidents qu'elles peuvent causer.

MESSIEURS,

Une femme qui, à plusieurs reprises, est venue dans le service de la Clinique, me fournit l'occasion d'entrer avec vous dans quelques considérations pathologiques et thérapeutiques relatives à certaines particularités qui se présentent dans le cours des affections organiques du cœur, considérations dont vous trouverez plus d'une fois l'application au lit des malades.

Cette femme était, en dernier lieu, couchée au n° 34 de la salle Saint-Bernard; elle entrait pour des accidents dépendants d'une affection du cœur dont le diagnostic était des plus simples : la lésion cardiaque se révélait, à l'auscultation, par un double bruit de souffle, ayant son maximum d'intensité au niveau de la pointe du cœur, bruit de souffle rude au premier temps, plus doux au second. Ces phénomènes stéthoscopiques caractérisaient une insuffisance avec rétrécissement de l'orifice auriculo-ventriculaire du côté gauche.

Mon but est moins d'appeler votre attention sur les lésions organiques du cœur, que de vous montrer, d'une part, l'énorme difficulté que nous rencontrons souvent pour asseoir notre pronostic, et de vous indiquer, d'autre part, certaines règles à suivre dans le traitement de quelques-uns des accidents qui les accompagnent.

Toutefois, messieurs, relativement à l'insuffisance valvulaire, je vous ferai observer que, généralement, cette insuffisance coïncide avec un rétrécissement de l'orifice. En effet, les causes les plus ordinaires qui s'opposent à l'accolement des valvules les unes aux autres, sont les altérations de texture de ces cloisons membraneuses; c'est leur épaississement, leur induration, leur transformation fibro-cartilagineuse, cartilagineuse, osseuse ou pétrée; c'est la destruction partielle de leur bord libre, leur perforation, leur rupture, soit à leur partie centrale, soit à leur base, dans une étendue plus ou moins considérable ; c'est enfin la présence de végétations : tous genres d'altérations qui, coexistant le plus habituellement avec l'induration et l'épaississement plus ou moins considérable des valvules, les empêchent de remplir exactement les fonctions dont elles sont chargées. Cette induration, cet épaississement, la présence de végétations un peu volumineuses sur le bord ou sur la surface des valvules, vont nécessairement entraîner, indépendamment de l'insuffisance de ces cloisons membraneuses, le rétrécissement des orifices à l'entrée desquels elles sont placées.

La conséquence de cette insuffisance avec rétrécissement sera une gêne plus ou moins considérable de la circulation du sang dans les cavités du cœur, et cette gêne se traduit par un ensemble de phénomènes, les uns locaux, qui se manifestent du côté de l'appareil central de la circulation, les autres généraux, apparaissant du côté des différents autres appareils de l'économie.

Des *phénomènes locaux*, les uns sont accusés par les malades. Ce sont des palpitations, un sentiment d'embarras, de pesanteur à la région précordiale ou vers le creux de l'estomac, qui augmentent par les efforts musculaires, dans un exercice un peu plus violent que d'habitude, comme dans l'action de monter un escalier. C'est, à un degré plus avancé de la maladie, une gêne plus ou moins prononcée de la respiration. Ces symptômes manquent souvent aussi. Les autres phénomènes locaux, dont l'existence est constatée par les divers modes d'exploration du cœur, nous fournissent des signes plus certains pour arriver au diagnostic de la lésion.

Déjà, à simple vue, l'inspection de la région précordiale nous procure, sur les troubles éprouvés par les mouvements du cœur, des renseignements que l'application de la main met à même d'apprécier encore mieux. Par l'application de la main nous pouvons, en effet, percevoir cette sorte d'ondulation, de frémissement vibratoire que l'on désigne sous le nom de *frémissement cataire*, et qui coïncide avec les irrégularités, les intermittences et les inégalités des battements du cœur. L'auscultation, soit avec l'oreille nue, soit à l'aide du stéthoscope, nous fournit des signes qui consistent en des bruits de souffle offrant les variétés les plus diverses, et dont l'explication physiologique a été et est encore l'objet de différentes théories que je ne crois pas avoir à vous exposer. Je vous dirai cependant que les belles expériences de M. Chauveau sur les chevaux, expériences dont j'ai été témoin, ne sauraient aujourd'hui laisser aucun doute dans l'esprit sur la théorie des bruits normaux et anomaux du cœur; tous ceux qui ont assisté aux expériences dont je vous parle ont eu la démonstration évidente que la théorie de Rouannet était la seule admissible. La percussion, à son tour, nous permet de reconnaître l'augmentation du volume du cœur, due soit à la dilatation anomale de ses cavités, soit à l'hypertrophie de leur parois. Ces altérations cardiaques, qui coïncident presque constamment avec les lésions des orifices, sont la conséquence forcée de la gêne apportée dans le cours du sang. Le mécanisme de leur production est facile à comprendre. Du moment que les contractions musculaires du cœur sont insuffisantes pour lutter contre l'obstacle qui s'oppose à la sortie du sang hors de la cavité qui le renferme, les parois de cette cavité se distendent peu à peu par suite de l'accumulation du liquide qui s'y opère, et la cavité elle-même se dilate. Mais il est rare que cette dilatation soit simple, c'est-à-dire avec amincissement des parois; généralement, pour ne pas dire toujours, cette dilatation est accompagnée de l'hyperthrophie des parois du cœur, hypertrophie reconnaissant en grande partie pour cause un excès d'exercice ou d'action de la fibre musculaire. Bien que je ne veuille pas aborder ici une question de pathologie générale, je vous ferai cependant observer qu'il se passe dans le cœur ce qui se passe dans les autres organes creux que nous voyons se dilater, en même temps que leurs fibres musculaires acquièrent un développement plus considérable, lorsqu'un obstacle, à la sortie des matières que ces organes contiennent, nécessite un surcroît d'efforts pour l'accomplissement de leurs fonctions naturelles. Il se passe pour le cœur ce qui se passe pour la vessie, pour l'estomac, pour les autres portions du tube digestif, pour les bronches, etc. Cette hypertrophie, suivant la juste remarque qu'en ont faite les cliniciens, Hunter, Laennec et Beau, entre autres, l'hypertrophie du cœur, en particulier, est une lésion providentielle employée par la nature pour lutter contre la résistance apportée par l'obstacle au cours du sang. Elle a pour résultat d'assurer pour un certain temps l'exercice d'une fonction essentielle à la conservation de la vie. J'ai dit que cette lésion reconnaissait *en grande partie* pour cause un excès d'exercice et d'action de la fibre musculaire, mais j'admets aussi que le travail pathologique subi par le tissu musculaire, sous l'influence de ce qu'on est convenu d'appeler l'inflammation ou l'irritation, doit entrer en ligne de compte dans la production de l'hypertrophie.

Revenons aux phénomènes qui caractérisent la gêne plus ou moins considérable de la circulation du sang dans les cavités du cœur. Messieurs, si je ne m'arrête pas un instant sur l'étude du diagnostic précis du siège des lésions des orifices, c'est que, de l'aveu même d'un homme éminent, dont personne ne contestera la compétence en pareille matière, cette étude est, au fond, plus curieuse qu'utile[1]. Toutefois, le diagnostic différentiel de l'insuffisance des valvules aortiques est d'une importance très grande dans la pratique. Les causes de mort subite les plus fréquentes sont principalement celles qui dépendent des lésions des valvules aortiques; et c'est un fait également reconnu de la majorité des

1. « Existe-t-il, » d.t M. le professeur Bouillaud (*Traité clinique des maladies du cœur*, 2ᵉ édit., t. II, p. 362), « existe-t-il des signes propres à nous faire connaître le siège précis du rétrécissement dans tel ou tel des orifices du cœur? La solution de ce problème, *qui est au fond plus curieux qu'utile*, va nous occuper quelques instants. »

praticiens, que ces lésions sont celles qui sont le moins souvent accompagnées de cet ensemble de phénomènes morbides qui constituent les phénomènes généraux des maladies du cœur.

Voyons quels sont ces *phénomènes généraux.*

Les troubles des fonctions cardiaques doivent avoir un grand retentissement dans tout l'ensemble de l'appareil circulatoire. Les modifications appréciables dans les battements artériels, dans l'état des veines et des vaisseaux capillaires, témoignent de l'embarras de la circulation. Le pouls, irrégulier, inégal, intermittent comme les battements du cœur lui-même, est généralement petit, mais en même temps, lorsqu'il existe une hypertrophie considérable du ventricule gauche, il est dur, vibrant, et quelquefois présente un frémissement particulier qui n'est nulle part plus appréciable que dans les artères carotides, sous-clavières et radiales. Dans quelques cas, les pulsations artérielles se succèdent coup sur coup, et ce redoublement du pouls coïncide avec un bruit de rappel que l'on entend en auscultant le cœur. L'insuffisance des valvules aortiques est caractérisée par un bruit de souffle à la base, et au second temps, par un pouls fort et rebondissant, avec flexuosité de l'artère radiale; ce signe, déjà signalé par Selle, et sur lequel Corrigan a si particulièrement insisté, est d'une grande valeur pour le diagnostic de cette affection.

Le *sphygmographe* de Marey représente bien ces caractères particuliers du pouls de l'*insuffisance aortique.* Vous savez que, dans cet ingénieux instrument, un bras de levier repose par une de ses extrémités sur une artère dont chaque battement la soulève, tandis que l'autre extrémité, armée d'une plume, dessine les battements de l'artère sur une bande de papier qui se déroule. Eh bien, le bondissement spécial du pouls de Corrigan, qui frappe brusquement le doigt comme le ferait une détente, se traduit sur la bande de papier du sphygmographe par une ligne verticale ascendante, qui se termine par une pointe aiguë ou par une sorte de crochet, et à laquelle succède une ligne descendante, oblique et plus ou moins flexueuse en son milieu. Le tracé définitif est une série de lignes verticales et de lignes obliques réunies entre elles par la pointe ou le crochet que j'ai déjà signalé. La hauteur de la ligne verticale est proportionnelle à la force de la diastole artérielle.

Au contraire, dans le pouls du *rétrécessisement de l'orifice aortique,* la ligne d'ascension du tracé, correspondante à la diastole de l'artère, n'est pas verticale, mais oblique, et celle de la descente est oblique en sens inverse et flexueuse. En tout cas la ligne d'ascension n'a jamais la hauteur de celle du pouls de l'insuffisance.

Dans le cas d'*insuffisance de la valvule mitrale,* le pouls est presque toujours irrégulier et d'une irrégularité absolue, qui n'a rien de typique, c'est-à-dire qui ne se représente pas graphiquement d'une manière toujours la même. Le pouls a moins d'amplitude ; il est souvent impossible

au toucher de saisir certaines pulsations tant elles sont faibles. Sur le
tracé, les diastoles artérielles sont figurées par des lignes verticales d'inégale hauteur, et les systoles par des lignes obliques tremblées, de la
forme la plus irrégulière.

Avec un *rétrécissement de l'orifice mitral*, le pouls est régulier et le
tracé du pouls se rapproche beaucoup de l'état normal. Dans ces cas, où
il y a souffle présystolique, on peut diagnostiquer la nature de la lésion,
précisément par les caractères négatifs du pouls [1].

La gêne de la circulation veineuse se traduit, lorsque la maladie du
cœur est arrivée à une période assez avancée de son développement, par
le gonflement des veines voisines du cœur, telles que celles du cou, de la
face, et qui est manifestée surtout aux veines jugulaires externes, où il est
parfois accompagné d'ondulations, de pulsations analogues et isochrones
aux battements artériels. C'est là le *pouls veineux* que Lancisi, qui, le premier, paraît l'avoir observé, donnait comme le signe de l'hypertrophie du
ventricule droit. Il est l'effet du reflux dans les veines d'une certaine portion de l'ondée sanguine que l'oreillette droite ne peut chasser en totalité
dans le ventricule : soit qu'il existe un rétrécissement de l'orifice auriculo-
ventriculaire ; soit plutôt qu'il existe une insuffisance de la valvulve tricuspide qui permet au sang contenu dans le ventricule de refluer en partie
à son tour dans l'oreillette ; soit enfin qu'en raison des obstacles que le
sang rencontre pour passer des cavités droites dans les cavités gauches,
le ventricule ne puisse pas se désemplir complètement.

A la gêne de la circulation veineuse s'ajoute celle de la circulation
dans les vaisseaux capillaires, gêne qui va nous rendre compte de la
teinte violacée, livide, avec gonflement du visage, bouffissure des paupières,
de la coloration bleuâtre des lèvres, de l'injection plus ou moins prononcée de la peau des extrémités, que nous présentent, à une période assez
avancée de leur maladie, les individus atteints d'affections organiques du
cœur.

C'est aux troubles de la circulation capillaire qu'il faut rapporter les
phénomènes morbides survenant dans les différentes fonctions de l'économie : la *gêne de la respiration*, qui, consistant d'abord en un essoufflement après un exercice un peu violent, une marche un peu plus rapide
que d'habitude, augmente à mesure que l'affection du cœur fait des progrès, et arrive au plus haut degré de la dyspnée ; les *troubles des fonctions
cérébrales* qui surviennent dans la période ultime ; les *congestions sanguines* qui se font dans les principaux viscères, les poumons, le foie, la
rate, l'encéphale, — et qui vont quelquefois jusqu'à l'*hémorrhagie*,
comme, par exemple, la pneumohémorrhagie, complication si fréquente
des maladies du cœur, ou qui entraînent ces altérations de texture telles

1. Voyez Marey, *Physiologie médicale de la circulation du sang*, Paris, 1863.

que la *cirrhose* du foie [1], les *hydropisies*, enfin œdème, des extrémités, anasarque, épanchements, dans les cavités des membranes séreuses, accidents qui ont leur cause principale dans l'enrayement mécanique des fonctions circulatoires.

Je dis leur cause principale, parce qu'en effet cette cause mécanique ne pourrait suffire à elle seule pour expliquer la production des phénomènes morbides dont nous parlons. Cela est si vrai, que, d'un côté, nous voyons des individus succomber rapidement après avoir présenté tous les symptômes généraux et rationnels d'une affection du cœur, dont on n'avait jamais pu reconnaître durant la vie les signes locaux très caractérisés, et sans qu'on trouve, à l'autopsie, des lésions cardiaques suffisantes pour expliquer les symptômes observés et la mort ; que, d'un autre côté, des individus qui offrent tous les signes physiques d'une affection cardiaque vivent longtemps sans paraître éprouver de dérangement notable de leur santé.

A ne tenir compte que de la lésion anatomique, une affection organique du cœur n'est vraiment pas une maladie ; si quelqu'un s'étonnait de cette assertion, nous lui demanderions s'il regarderait comme une maladie l'asphyxie lente et progressive d'un homme auquel on aurait passé un nœud coulant autour du cou et qu'on étranglerait tous les jours en serrant un peu plus la corde, de manière à le faire mourir en un ou deux ans ; cependant les affections organiques du cœur sont toujours ou presque toujours plus qu'un simple obstacle mécanique à la circulation centrale ; l'affection morbide localisée qui a occasionné la formation des obstacles matériels est aussi, pour une grande part, la cause de tous les désordres organiques et fonctionnels qu'éprouvent les différents appareils de l'économie.

Cette manière, vraiment plus médicale, d'envisager et de comprendre les maladies du cœur, est celle d'une grand nombre de cliniciens ; elle a été parfaitement exprimée dans un excellent travail du docteur Mauriac [2].

« Quand il s'agit, dit-il, d'apprécier d'une manière générale les causes de la mort chez les sujets affectés des maladies du cœur, il est indispensable, si l'on veut embrasser le problème dans toute son étendue, et juger la question à un point de vue tout à la fois philosophique et médical, d'examiner en premier lieu le rôle que jouent certaines diathèses dans la production des phénomènes secondaires de ces maladies qui, au bout d'un temps plus ou moins long, jettent l'organisme dans un état cachectique spécial, qu'on est convenu d'appeler *cachexie cardiaque*. On sait que cette cachexie entraîne une modification profonde dans la

1. Voyez plus loin, même volume, la leçon sur la *Cirrhose.*
2. Mauriac, *Essai sur les maladies du cœur. De la mort subite dans l'insuffisance des valvules sigmoïdes de l'aorte* (thèses de Paris, 1860).

crase des humeurs, et que ses deux phénomènes principaux consistent en une asthénie circulatoire de tous les viscères splanchniques d'où résultent les congestions passives de ces organes, et en une exhalation anomale de sérosité au sein du tissu cellulaire et dans les cavités des membranes séreuses. La manifestation de ces troubles généraux se produit quelquefois à une époque si rapprochée du début des accidents locaux du côté du cœur, qu'on doit se demander si la maladie, envisagée dans son ensemble, est primitivement locale ou primitivement générale. Où a-t-elle commencé? Est-ce dans le cœur seulement? est-ce de là que part l'impulsion morbide qui entraînera bientôt tout l'organisme dans son évolution? Ou bien est-ce dans toutes les parties du système circulatoire qu'il en faut chercher l'origine? Ou bien encore tout l'appareil circulatoire est-il malade en même temps, et le cœur ne l'est-il à un plus haut degré que parce qu'il résume pour ainsi dire, en son activité centrale, toutes les forces qui mettent en mouvement le fluide nourricier dans la trame de nos tissus? Ce sont là de grandes questions de pathologie générale, auxquelles il est difficile de répondre.

» C'est un fait acquis aujourd'hui à la science, constaté tous les jours par l'observation et mis hors de doute par les belles recherches de M. Bouillaud, qu'à l'origine de presque toutes les maladies du cœur, on trouve comme cause première une diathèse. Que cet état morbide général, qui concentre son activité sur les organes chargés d'accomplir la grande fonction circulatoire, se rattache à un principe franchement inflammatoire, à un principe rhumatismal ou à un principe goutteux, peu importe; mais ce qu'il est essentiel de ne pas oublier, c'est que le propre de toute diathèse est de faire vivre d'une vie spécialement morbide toute molécule organique, et d'exercer par conséquent, sur toute l'économie, une influence profondément débilitante. Or, si toutes les diathèses affaiblissent la force de l'organisme en modifiant l'acte physiologique de la nutrition élémentaire, les diathèses qui produisent les maladies du cœur n'y arriveraient-elles pas bien plus sûrement en attaquant l'appareil qui conduit dans toutes les parties du corps le liquide où l'assimilation puise les matériaux dont elle nourrit nos tissus? N'est-ce pas là une première cause de la détérioration morbide générale dont il faut tenir grand compte?

» Ce n'est pas tout : le travail pathologique spécial à chaque diathèse, d'où résulte sa physionomie caractéristique, désorganise le tissu du cœur, et dès lors commencent à se dérouler ces séries de phénomènes secondaires qu'on nous semble avoir trop exclusivement rattachés aux enrayements de la circulation du sang dans les cavités cardiaques. Quelques pathologistes ont même été plus loin dans cette voie de localisation; ils n'ont assigné pour cause à ces enrayements de la circulation que des obstacles matériels siégeant aux orifices. Les lésions des orifices, rétrécissements ou insuffisances, ne traduisent qu'une des faces du travail pathologique dont tout le cœur est le théâtre; ils n'offrent qu'un danger relatif. »

Puis, après avoir rappelé à l'appui de ces propositions le fait que je vous signalais tout à l'heure d'individus « qui, avec les signes physiques d'une maladie du cœur en apparence très grave, vivent fort longtemps et sans présenter ces troubles généraux dont l'invasion paraît imminente par la certitude où l'on est d'un obstacle à la circulation intracardiaque, » M. Mauriac continue : « La doctrine des maladies du cœur, qui n'a pour base que la considération des obstacles matériels au cours du sang, ne résout point toutes les difficultés, ne lève point tous les doutes : si elle est séduisante, c'est qu'elle simplifie les phénomènes en subordonnant leur manifestation à une cause mécanique que l'esprit apprécie beaucoup mieux qu'une cause vitale ou diathésique. Mais la nature est essentiellement complexe dans ses opérations : le phénomène pathologique le plus simple au premier aspect implique l'altération persistante ou fugace de tant d'éléments, l'affaiblissement ou l'exaltation de tant de propriétés organiques, qu'on court grand risque de ne voir qu'un côté de la vérité et de laisser les autres dans l'ombre, si l'on fonde une théorie uniquement sur un seul ordre de phénomènes. »

En réalité, un fait pratique domine dans la pathologie du cœur : c'est qu'au lit du malade, les affections de cet organe sont celles qui exposent le médecin aux plus nombreuses déceptions ; si leur diagnostic est ordinairement facile à établir, il n'en est pas de même du pronostic. La marche de la maladie, les accidents qui peuvent la compliquer, sont subordonnés à une foule de circonstances, dont les unes, telles que des affections intercurrentes, sont saisissables, mais dont le plus grand nombre, tout individuelles, nous échappent complètement.

D'une manière générale, nous pouvons dire que la prédisposition aux affections pulmonaires, que la susceptibilité exagérée du système nerveux, placent les individus atteints de maladies du cœur dans de fâcheuses conditions, en raison du retentissement que les affections pulmonaires et les affections nerveuses ont sur l'organe central de la circulation : les premières, en favorisant la stase du sang dans les cavités droites, et consécutivement dans tout le système veineux et capillaire, en favorisant le développement de congestions passives et d'hydropisies; les secondes, en devenant la cause occasionnelle de désordres fonctionnels qui compliquent singulièrement le désordre organique. Mais, en sortant de ces généralités, qui nous expliquera comment tel individu, en dehors de ces conditions morbides appréciables dont nous venons de parler, vivra pendant un temps plus ou moins long, sans paraître éprouver de dérangement notable dans sa santé, avec une lésion cardiaque considérable, tandis qu'un autre succombera rapidement à une maladie du cœur dont les désordres locaux étaient en apparence beaucoup moins sérieux, toute condition du siège étant égale d'ailleurs ? Je fais cette dernière restriction, parce que, ainsi que je vous l'ai dit, l'insuffisance des valvules sigmoïdes de l'aorte est de toutes les affections organiques celle qui, tout en étant le moins souvent accompagnée de phénomènes généraux, est la plus grave et une des causes les plus fréquentes de la *mort subite*.

Maintenant, messieurs, revenons aux faits que nous avons actuellement sous les yeux ; revenons à la malade du n° 34 de la salle Saint-Bernard.

Il y a quatre ou cinq mois, cette femme entrait dans le service, affectée d'une anasarque considérable. Indépendamment de l'infiltration du tissu cellulaire des extrémités inférieures, de la bouffissure du visage, elle avait un œdème pulmonaire, caractérisé à l'auscultation par des râles sibilants et sous-crépitants que l'oreille entendait principalement à la base de la poitrine : la gêne de la respiration était telle, que l'asphyxie paraissait imminente et que l'on pouvait croire que la mort arriverait dans les quarante-huit heures. L'affection du cœur, à en juger d'après les phénomènes locaux que nous pouvions analyser, bien que très difficilement alors, en raison de l'embarras excessif de la respiration et de la circulation, l'affection du cœur n'était pas plus grave qu'elle ne l'est aujourd'hui. Ce n'était pas d'ailleurs la première fois que la malade éprouvait les accidents généraux que nous allions être appelé à combattre. En présence de ces accidents si graves, je n'avais rien autre chose à faire qu'à lutter contre l'hydropisie générale, pensant qu'en sollicitant l'évacuation des liquides infiltrés, qu'en débarrassant le sang du sérum en excès qu'il contenait, je rétablirais l'équilibre des fonctions circulatoires, et que je faciliterais le jeu de l'appareil pulmonaire.

Les purgatifs drastiques, ceux qui déterminent les évacuations séreuses les plus rapides et les plus abondantes, et qui, pour cette raison, ont reçu le nom d'hydragogues, répondant le mieux à l'indication pressante, je prescrivis l'eau-de-vie allemande (teinture de jalap composée) à la dose de 40 grammes. Sous l'influence de cette première et vigoureuse purgation, l'anasarque était, dès le lendemain, sensiblement diminuée. Je répétai la même dose du médicament à ma seconde visite, et j'en obtins le même effet, qui fut plus notable encore. Quelques jours après, l'eau-de-vie allemande fut administrée de la même façon, et deux semaines ne s'étaient pas passées, que l'hydropisie avait complètement disparu, la respiration avait repris sa liberté. Nous constations alors beaucoup plus facilement que nous ne l'avions pu faire lors de l'arrivée de la malade à l'hôpital les signes physiques et locaux de son affection cardiaque.

Sous l'influence de ces remèdes que les anciens appelaient les *panchymagogues*, c'est-à-dire médicaments qui font rendre tous les sucs qui sont dans le sang, nous avions fait disparaître, en quarante-huit ou soixante-douze heures, l'anasarque considérable qui avait donné lieu à de redoutables accidents. Nous avions empêché la mort imminente, et c'était le seul résultat auquel il nous était permis de prétendre, car nous ne pouvions malheureusement rien contre la lésion organique, contre le fond même de la maladie.

Après avoir paré à cette terrible éventualité, nous continuâmes le traitement en donnant le vin diurétique de l'Hôtel-Dieu, et plus tard les amers.

De tous les remèdes hydragogues que j'ai employés dans ma vie, le plus puissant, suivant moi, est un vin dont j'ai imaginé la composition, et qui est connu sous le nom de *vin diurétique de l'Hôtel-Dieu*. En voici la formule :

Vin blanc......................	750	grammes.
Baies de genièvre..............	50	—
Scille.........................	5	—
Digitale.......................	10	—
Faites macérer quatre jours. Ajoutez :		
Acétate de potasse.............	15	—
Filtrez.		

Ce vin, que j'emploie depuis un grand nombre d'années et dont mes collègues ont accepté la formule, est en général facilement supporté; je lui dois dans ma pratique, et à l'hôpital, la guérison apparente des accidents des maladies du cœur dans un grand nombre de cas où il semblait qu'il n'y eût rien à espérer.

Hors de danger pour le présent, la malade se trouva bientôt en assez bon état pour demander sa sortie de l'Hôtel-Dieu; elle ne conservait que de l'essoufflement, conséquence inévitable de la maladie du cœur. Six semaines environ après, elle y rentrait dans une situation exactement semblable à celle qu'elle offrait la première fois.

Je fus d'autant plus effrayé de cette récidive, que je ne pouvais me dissimuler que ces accidents, sujets à répétition, finiraient par être au-dessus des ressources de l'art; qu'il arriverait un moment où, permettez-moi cette expression, le vase étant trop plein, une goutte suffirait pour le faire déborder; qu'enfin cette femme était destinée à succomber au progrès de son mal, dans un espace de temps très rapproché, et qu'elle succomberait probablement, emportée par ces accidents généraux. Cependant ma thérapeutique avait eu trop de succès la première fois pour que je n'y recourusse pas de nouveau. J'employai donc les mêmes moyens, et dès le troisième jour l'anasarque avait disparu de nouveau, la respiration n'était plus embarrassée; la malade demandait à manger, et se plaignait de ce qu'on lui donnait de trop petites quantités d'aliments ; mais une nouvelle complication nous obligeait de ne pas satisfaire son appétit.

En effet, la diarrhée produite par la teinture de jalap et par le vin diurétique persistait. Je ne m'en préoccupais pas, parce qu'il me semblait que cette évacuation que nous avions cherché à provoquer pour combattre l'hydropisie empêcherait celle-ci de reparaître. L'événement ne devait pas répondre à ces prévisions, car, la diarrhée se prolongeant, nous vîmes l'anasarque revenir progressivement au point où elle était lors de l'entrée de la malade à l'hôpital. Il n'était plus possible de recourir à la médication qui, à deux reprises différentes, nous avait merveilleusement réussi, car les drastiques et les diurétiques devaient nécessairement exagérer l'état d'irritation du tube digestif, et augmenter les troubles de la nutrition, d'où dépendaient évidemment maintenant les accidents qui se manifestaient pour la troisième fois. Modifier l'état pathologique de l'intestin, était la première indication, et cette indication remplie nous pouvions espérer de lutter avantageusement contre l'hydropisie en nous adressant aux reins ou à la peau, dont les sécrétions peuvent suppléer celles de l'intestin.

Le sous-nitrate de bismuth, la craie préparée, furent donnés seuls, puis associés l'un à l'autre, sans que nous en eussions obtenu aucun bon résultat. Le nitrate d'argent administré seul et porté jusqu'à la dose de 0^{gr}, 10 en dix pilules, le nitrate d'argent combiné avec l'opium, ne réussirent pas mieux. Loin de se modérer, la diarrhée devenait plus abondante. J'employai alors l'*hydrargyrum cum creta*, le mercure éteint dans la craie, médicament emprunté à la pharmacopée anglaise, où il est désigné sous le nom de poudre grise (*grey powder*), et qui, tout en étant un purgatif comme le calomel, est également, comme celui-ci, lorsqu'on l'administre d'une certaine façon, un excellent modificateur de l'appareil intestinal, merveilleusement utile dans certaines diarrhées. Notre malade en prit 0^{gr}, 10 le premier jour, et dès ce premier jour le flux intestinal se modéra. Le lendemain, j'ajoutai à ma prescription trois gouttes de laudanum à prendre immédiatement après la poudre grise, et sous l'influence de cette médication, il n'y eut plus qu'une ou deux selles dans les vingt-quatre heures, au lieu de sept à huit qu'il y avait auparavant.

Cet heureux résultat obtenu, restait toujours l'hydropisie; ne pouvant plus provoquer les sécrétions intestinales, nous comptions sur les sécrétions urinaires. Mais comme les substances qui agissent sur les reins sont susceptibles d'irriter l'intestin, nous avions à redouter, en les administrant à l'intérieur, de renverser l'échafaudage que nous avions eu tant de peine à élever. Je recourus alors à une médication qui, depuis plus de vingt ans que j'en fais l'expérience, m'a souvent rendu de signalés services : elle consiste dans l'application à l'extérieur des préparations diurétiques.

Je fais faire une forte décoction de bulbes de scille et de feuilles de digitale, ou bien je prends 100 à 150 grammes de teinture de scille et de digitale que l'on mélange avec deux tiers d'eau. De ce mélange on imbibe des flanelles que l'on applique sur le ventre et sur les cuisses du malade, en les recouvrant d'une large plaque de taffetas gommé. En continuant ce moyen, on obtient souvent une évacuation très abondante d'urine. C'est ce que vous avez vu chez notre femme; chez elle aussi cette diurèse a amené la résolution de l'hydropisie, et, pour la troisième fois quitte de ces accidents, elle se trouva assez bien rétablie pour sortir de l'hôpital.

Ainsi chez cette femme, la diarrhée, que nous avions sollicitée pour obtenir la cessation de graves accidents qui entraînaient un danger de mort, est devenue à son tour cause de ces mêmes accidents, et il nous a fallu alors lutter contre elle. Eh bien ! chez une autre femme, que vous avez également vue dans le service, c'est la suppression d'un flux intestinal habituel qui a amené la terminaison fatale.

Cette malade entrait dans nos salles, atteinte, comme la première, d'une affection du cœur caractérisée par des palpitations, de l'irrégularité, de l'inégalité, de la fréquence des battements artériels. A l'auscultation, nous entendions, à la pointe du cœur, un bruit de scie accompagnant le premier temps, couvrant le petit silence et se prolongeant au second temps. Je diagnostiquai un rétrécissement avec insuffisance de la valvuve mitrale, et hypertrophie du cœur; la matité précordiale, à la percussion, s'étendait au delà des limites normales.

La malade nous disait que depuis plus de deux ans elle avait une diarrhée continuelle, mais elle ajoutait qu'elle ne se portait jamais si bien que lorsqu'elle avait des évacuations diarrhéiques. Ne tenant pas grand compte de cette particularité, ne croyant pas devoir m'en rapporter complètement au dire de cette femme, je cherchai à modifier le flux intestinal. J'y parvins en effet, mais j'eus cruellement à m'en repentir, car bientôt survinrent des troubles considérables de la circulation, et trois jours après la guérison de sa diarrhée, cette pauvre femme succombait.

J'ai la persuasion que l'abondante sécrétion qui se faisait à la surface de l'intestin était un moyen de décharge qui devait mettre le sujet à l'abri de ces congestions, de ces hydropisies, cortège habituel des affections cardiaques. Dès que je vis se déclarer les accidents dont mon intervention médicale inopportune fut la cause, j'essayai de provoquer artificiellement la crise naturelle que j'avais imprudemment fait taire; mes tentatives furent inutiles. D'ailleurs, messieurs, l'exemple de la malade dont je vous parlais tout à l'heure tendrait à prouver que ces crises artificielles sont loin de remplacer celles qui se font spontanément.

Il est difficile de formuler des règles générales de traitement; ce qui convient aux uns ne réussit pas chez les autres; les moyens thérapeutiques avantageux dans un cas donné peuvent, chez le même individu, nous faire plus tard absolument défaut; nous devons souvent chercher à arriver au même but par des voies différentes.

Messieurs, je vous disais précédemment que les affections du cœur exposent les médecins à bien des déceptions, en ce sens que rien n'est aussi difficile que de porter un pronostic tant soit peu certain sur leur marche ultérieure. J'ajoute maintenant que, bien qu'ordinairement facile à établir, grâce au degré de perfection auquel est arrivée, à notre époque, l'étude des signes fournis par l'auscultation et par la percussion, le diagnostic de ces maladies présente encore assez souvent de grandes difficultés, soit que des altérations organiques puissent ne pas se manifester du vivant des individus par les phénomènes physiques qui les caractérisent habituellement, ainsi que Stokes (de Dublin) en a rapporté des faits; soit que l'examen cadavérique, suivant la remarque de Beau, vienne nous donner des démentis imprévus, quand nous avons voulu trop préciser le diagnostic de l'affection cardiaque.

Je n'en veux citer que deux exemples : d'abord celui d'un homme dont je vous ai présenté, dans cet amphithâtre, les pièces anatomiques. Il était atteint d'une ancienne hypertrophie du cœur, et nous supposions qu'il y avait aussi insuffisance de la valvule mitrale avec rétrécissement de l'orifice auriculo-ventriculaire. De plus il y avait eu une légère hémoptysie constituée par quelques crachats sanglants, les uns noirs et visqueux, les autres spumeux et rutilants. Enfin une anasarque générale considérable, avec épanchement ascitique, compliquait l'état déjà si grave. Ce malade succombait trois jours après son arrivée dans notre salle.

En ouvrant le cadavre nous trouvions une augmentation notable du volume du cœur. Le ventricule gauche sur lequel portait cette hypertrophie était en même temps dilaté. Mais du côté des orifices nous ne constations qu'un léger épaississement de la valvule mitrale, dont les deux feuillets semblaient d'ailleurs jouer parfaitement bien sans être insuffisants et sans que l'orifice auriculo-ventriculaire présentât de rétrécissement sensible. Une des valvules sigmoïdes de l'aorte était ossifiée à sa base, mais remplissait librement ses fonctions de soupape; elle n'était donc pas insuffisante et l'orifice aortique n'était pas non plus rétréci. Les parois de l'aorte, qui était un peu dilatée, présentaient des incrustations semblables à celles de la valvule sigmoïde.

Les raisons qui m'avaient fait porter le diagnostic : insuffisance des valvules mitrales avec rétrécissement de l'orifice auriculo-ventriculaire, me paraissaient ressortir de l'analyse des symptômes et des signes que j'avais constatés.

Lorsqu'il existe seulement une hypertrophie du cœur avec dilatation sans qu'il y ait une lésion sérieuse des valvulves mitrale ou triscupide, comme cela était, en effet, chez notre malade, la circulation reste généralement régulière.

Il en est de même lorsque les valvulves sigmoïdes de l'aorte sont insuffisantes, ce qu'indiquent le bruit de souffle, au second temps à la base et se prolongeant le long de la crosse de l'aorte, la vibrance extraordinaire du pouls radial, l'énergie et l'amplitude plus grande des battements des grosses artères, carotides, humérales, fémorales, etc.

Les signes physiques qui caractérisent l'insuffisance des valvules aortiques manquant chez notre malade, tandis que, sauf les bruits de souffle que nous n'entendions pas, nous constations tous les phénomènes propres aux lésions des orifices auriculo-ventriculaires, à savoir, l'irrégularité extraordinaire, l'intermittence du pouls jointe à une faiblesse telle, que les pulsations ne pouvaient être comptées, l'anasarque générale enfin, toutes ces considérations nous conduisaient au diagnostic que je posai.

L'autopsie devait me donner tort, et, en l'absence de lésions valvulaires, me démontrer que les symptômes observés pendant la vie, que les troubles excessifs de la circulation dépendaient uniquement de ce que Beau a nommé l'*asystolie* [1]. J'avais bien attribué l'absence des bruits de souffle caractéristiques des lésions de l'orifice auriculo-ventriculaire à cette asystolie ; toutefois je croyais qu'elle dépendait, non d'un défaut dans la contractilité musculaire du cœur, mais de la résistance opposée à cette contractilité par un obstacle siégeant aux orifices ; je me fondais, je le répète, sur l'existence des phénomènes que je vous ai rappelés et qui coïncident rarement avec une simple augmentation du volume du cœur.

C'est là assurément une erreur de diagnostic, mais je doute qu'il soit facile de l'éviter. Quant à moi, j'avoue que, pareil cas échéant, je serais tout aussi embarrassé que je l'ai été dans cette circonstance, et que très probablement je retomberais dans la même faute.

Indépendamment des raisons que je vous ai dites, le fait de l'apoplexie pulmonaire chez notre malade était encore un motif de croire à une lésion de l'orifice auriculo-ventriculaire, puisqu'en effet c'est surtout dans ces cas que la pneumo-hémorrhagie survient le plus communément.

Cette apoplexie pulmonaire avait d'ailleurs été fort peu de chose, et à l'autopsie nous ne trouvions aussi qu'un très petit noyau, gros à peine comme un petit œuf de pigeon, siégeant à la partie postérieure du poumon gauche. Cela nous expliquait pourquoi, durant la vie, l'auscultation ne nous en avait pas révélé la présence, pourquoi nous n'avions entendu que quelques râles muqueux sous-crépitants, sans souffle ni matité correspondants.

Il y avait eu de l'albuminerie, et les reins nous présentèrent tous les caractères de la congestion. Ce n'était pas chose bien extraordinaire, car vous savez que, dans les maladies du cœur à la dernière période, rien n'est plus fréquent que l'albuminerie. Je dis albuminerie et non pas maladie de Bright, ce qui est très différent ; l'albuminerie, en effet, est une expression symptomatique qui se trouve dans un grand nombre de ma-

---

1. Beau, *Traité expérimental et clinique d'auscultation appliquée à l'étude des maladies du poumon et du cœur.*

ladies, fièvre typhoïde, variole, scarlatine, diphthérie, etc., expression symptomatique qui peut être transitoire et tenir alors, soit à un état du rein transitoire lui-même, soit à une modification survenue dans la composition du sang ; tandis que la maladie de Bright, dont l'albuminerie est le symptôme prédominant, spécifique si je puis dire, est caractérisée anatomiquement par une altération plus ou moins profonde et irrémédiable du rein. La présence de l'albumine dans les urines des individus affectés de maladies du cœur dépend probablement de la congestion hyperémique passive, de l'engouement, de l'hypostase qui se fait aussi bien dans les reins que vers d'autres viscères, la tension vasculaire de ces organes laissant transsuder la partie la plus liquide du sang, c'est-à-dire le sérum ; il se passe du côté de l'appareil urinaire quelque chose d'analogue à ce qui se passe dans d'autres appareils, dans le tissu cellulaire, dans les cavités des membranes séreuses en particulier, où, sous l'influence de l'obstacle apporté à la circulation veineuse, nous voyons se faire les congestions passives qui donnent lieu aux hydropisies.

Le second exemple que je veux vous citer est celui d'une femme qui était entrée à l'hôpital avec tous les symptômes locaux et généraux d'une affection du cœur ; matité exagérée de la région précordiale, bruit de souffle remplaçant le claquement valvulaire et ayant son maximum d'intensité à la pointe ; inégalité des battements du cœur et fréquence telle, qu'il était impossible de compter le pouls ; de plus, gêne considérable de la respiration, œdème des extrémités. Les désordres généraux avaient cédé sous l'influence du traitement que nous avions employé, mais les phénomènes locaux avaient gardé leur intensité, sauf l'accélération des battements du cœur, qui avait diminué. J'avais fait inscrire au diagnostic, sur la feuille d'observation : insuffisance avec rétrécissement de l'orifice auriculo-ventriculaire et hypertrophie du cœur. Ce diagnostic était aussi celui des personnes qui suivaient la visite, et qui, à plusieurs fois différentes, à plusieurs jours d'intervalle, avaient examiné la malade attentivement comme je le faisais moi-même. Après être resté quelque temps sans ausculter le cœur, nous fûmes surpris de ne plus retrouver le bruit de souffle dont l'existence jusque-là était si manifeste. Depuis une huitaine de jours il ne s'était pas reproduit, et nous entendions les claquements valvulaires seulement plus sourds qu'à l'état normal. Les accidents généraux ne sont pas d'ailleurs revenus.

Assurément nous ne pouvions avoir la prétention d'avoir guéri une affection du cœur ; nous savons parfaitement que ces sortes de lésions, lorsqu'elles sont arrivées à un certain degré, ne se modifient pas ; que ce qui peut arriver de plus favorable, c'est qu'elles restent stationnaires. Nous avions donc fait une erreur ; erreur jusqu'à un certain point, car le bruit de souffle rude aux deux temps indiquait bien évidemment les désordres locaux occupant l'orifice auriculo-ventriculaire, un obstacle au libre jeu des valvules qui ne le fermaient plus qu'incomplètement, en même temps qu'une diminution dans le calibre de cet orifice. Il y avait donc une lésion cardiaque permanente, vraisemblablement un certain degré d'épaississement des valvules. Il y avait eu une lésion passagère, constituée probablement par ces *végétations* dont la présence sur la surface des valvules a été signalée par Laennec, par le professeur Bouillaud et par d'autres encore.

Sans doute, messieurs, il nous est impossible de diagnostiquer formellement de pareilles lésions, mais du moins il est permis de soupçonner leur existence. Je crois donc que chez notre malade en particulier, il avait dû exister de ces concrétions fibrineuses qui, sous l'influence d'un travail peut-être phlegmasique, étaient venues se déposer sur les lames valvulaires déjà malades, comme, suivant l'heureuse comparaison de M. Bouillaud, il s'en dépose sur les verges avec lesquelles on bat le sang pour en séparer la fibrine. Ces concrétions entravant le jeu des soupapes membraneuses auxquelles elles adhéraient, rétrécissaient aussi le calibre de l'orifice auriculo-ventriculaire, et étaient la cause du bruit de souffle que nous avions entendu. Si ce bruit de souffle a disparu et s'il ne s'est pas reproduit, c'est que peu à peu ces concrétions fibrineuses se sont dissoutes et ont rendu libre le passage qu'elles obstruaient en partie. Je ne saurais, je le répète, expliquer autrement cette production et cette cessation des phénomènes physiques que nous avons tous constatés, bien que je ne dissimule pas les très sérieuses objections que l'on a faites à cette explication.

Que ce soit là un fait exceptionnel, je le veux bien ; mais il n'est pas unique dans la science. Ceux d'entre vous qui suivent ma clinique depuis un certain temps ne sont pas sans avoir vu des malades offrant tous les symptômes locaux et généraux d'une maladie du cœur arrivée à son plus haut degré (anxiété considérable, oppression extrême, coloration violacée de la face, fréquence excessive et irrégularité du pouls), se remettre de ces accidents qu'on ne pouvait guère expliquer que par un obstacle à la circulation causé par la formation de ces concrétions polypiformes.

Indépendamment de ces accidents déterminés par les troubles survenus dans la circulation du sang à travers les cavités cardiaques, il en est d'autres plus graves qui tiennent ordinairement à l'existence de concrétions fibrineuses du cœur ou des vaisseaux ; je veux parler des accidents causés par les *embolies*.

Vous savez que par ce mot *embolie* on entend un corps étranger qui, formé soit dans le cœur, soit dans le système artériel ou veineux, est lancé dans le torrent de la circulation et vient oblitérer plus ou moins complètement le calibre d'un vaisseau dans lequel il s'enclave. Cette migration de caillots sanguins dans le système vasculaire est un fait sur lequel Legroux avait un des premiers appelé l'attention, du moins quant à leur migration dans le système artériel; mais dans ces derniers temps la question a été de nouveau et plus complètement étudiée, surtout depuis les travaux du professeur Virchow [1].

Suivant l'importance des vaisseaux qu'elles obstruent, ces embolies peuvent occasionner des accidents plus ou moins sérieux. Supposons, par exemple, qu'un fragment détaché des concrétions polypiformes dont nous parlions tout à l'heure soit entraîné à travers l'aorte jusque dans l'artère principale d'un membre, que là il s'arrête et forme un bouchon qui mette un obstacle au passage du sang : une gangrène du membre sera la conséquence de cette oblitération. Cette gangrène sera l'analogue de celle que nous avons appelée fort improprement *gangrène sénile* et qui, elle aussi, est la conséquence d'une oblitération artérielle. Mais supposons que cette embolie arrête la circulation dans une des artères principales du cerveau, vous comprenez qu'il en résultera des accidents bien autrement sérieux, s'ils ne sont pas rapidement mortels.

Il y a quelques années, une dame jeune encore, que je voyais en consultation avec M. Voillemier, éprouve des troubles du côté du cœur, puis tout à coup est prise d'un engourdissement douloureux dans les doigts de la main. La peau de ces parties présente une coloration bleuâtre, et bientôt toutes les apparences d'une gangrène sèche qui, heureusement, se limite à l'une des dernières phalanges que la malade perd. Dix-huit mois après, cette dame est frappée subitement d'une attaque qui paralyse complètement un des côtés du corps, et succombe avec tous les symptômes d'un ramollissement cérébral. L'âge de la malade éloignant l'idée d'une simple apoplexie, la brusquerie de l'invasion des accidents, ceux qui s'étaient manifestés dix-huit mois auparavant du côté de la main, nous firent penser que, dans ces deux circonstances, il était arrivé quelque chose d'analogue : une embolie, qui, la première fois, ayant oblitéré une artère de la main, avait causé la gangrène partielle du doigt, et qui, la seconde fois, ayant pénétré dans les artères du cerveau, avait amené une sorte de gangrène cérébrale, le ramollissement, dont l'hémiplégie était l'expression caractéristique.

A peu près vers la même époque, un de mes amis, homme jeune encore, succombait à une attaque de paralysie survenue dans des circonstances semblables ; l'hémiplégie dont il avait été soudainement frappé s'était brusquement déclarée dans le cours d'une affection rhumatismale du cœur.

Deux ans auparavant, un de mes confrères était mandé à Bourges auprès d'un malade affecté d'endopéricardite rhumatismale ; chez ce malade, il était survenu tout à coup une gangrène du gros orteil, caractérisée par du refroidissement et par une teinte bleuâtre des téguments. Après la

1. Virchow, *Ueber die Verstopfung der Lungenarterie* (Froriep's neue Notizen, 1846).

mort, qui arriva rapidement, on trouva dans l'artère poplitée de la jambe correspondante un caillot oblitérant complètement le vaisseau.

Des faits semblables ont été consignés dans différents recueils de médecine. Entre autres exemples, M. J. Worms a rapporté l'observation d'une endocardite aiguë suivie d'une gangrène spontanée de la jambe gauche causée par une embolie qui avait oblitéré le tronc tibio-péronier correspondant [1]. Le malade était un militaire âgé de vingt-neuf ans. Le sphacèle fut complet et entraîna la perte du membre dont les parties mortifiées, comprenant la totalité des deux tiers inférieurs de la jambe, se séparèrent presque d'elles-mêmes, et, six mois après, M. Follin dut régulariser le moignon par une opération.

D'après ce qui se passe pour les membres frappés de grangrène, il est permis de conclure que les accidents apoplectiformes dont je vous ai parlé surviennent par un mécanisme analogue. Toutefois, comme les artères du cerveau ont entre elles des communications anastomotiques si abondantes et si larges, qu'on peut lier une carotide primitive et même les deux sans causer la mort ni même de lésions cérébrales, peut-être dans ces cas d'embolie, les phénomènes apoplectiques sont-ils occasionnés non plus seulement par l'oblitération vasculaire, mais aussi par une action plus directe du caillot, de la concrétion sanguine, sur la substance encéphalique elle-même.

Quoi qu'il en soit, on comprend aussi que les troubles cérébraux soient subordonnés à la cause qui les a produits. Je m'explique : si une embolie est assez peu considérable pour n'obstruer qu'en partie le vaisseau dans lequel elle s'est engagée, si elle est assez peu consistante pour se désagréger et se dissoudre, l'obstacle qu'elle formait au cours du sang disparaissant, le cerveau reprendra ses fonctions ; mais si ces embolies sont, au contraire, assez volumineuses pour boucher complètement le vaisseau, assez résistantes pour ne pas se dissocier et se fondre, la substance cérébrale subira une véritable mortification et le ramollissement pourra entraîner la mort.

Vous vous souvenez parfaitement d'une femme de quarante-sept ans que nous avions au n° 4 de notre salle Saint-Bernard. Elle était entrée à l'hôpital pour une affection du cœur, et nous avions diagnostiqué un rétrécissement de l'orifice auriculo-ventriculaire, avec insuffisance. Nous constations en outre une hydropisie ascite de l'anasarque ; le foie, qui débordait les fausses côtes, nous parut augmenté de volume et nous fit croire à une cirrhose commençante.

Quelque temps après, cette femme allait beaucoup mieux ; l'anasarque avait disparu, l'ascite avait diminué, lorsque dans les premiers jours de décembre, elle éprouva tout à coup une douleur très vive dans le côté

---

1. La *Clinique européenne*, 9 juillet 1859.

droit de la tête et fut frappée d'hémiplégie à gauche. La connaissance fut conservée jusqu'à la mort, qui arriva assez rapidement. Je diagnostiquai un ramollissement cérébral causé probablement par une oblitération artérielle.

L'autopsie fut faite le lendemain, avec le plus grand soin, par M. Ludovic Hirschfeld. L'artère cérébrale moyenne, qui ne présentait aucune trace d'ossification, était complètement oblitérée par un caillot de sang noirâtre et homogène de 3 centimètres de longueur; les rameaux qui se rendaient au corps strié droit, lequel était en voie de ramollissement, étaient oblitérés de la même manière. Toutes les autres artères étaient libres.

Nous trouvâmes d'ailleurs de graves lésions cardiaques aux deux orifices auriculo-ventriculaires dont les valvules indurées et adhérentes étaient insuffisantes; il y avait en même temps dilatation avec hypertrophie du cœur.

La cirrhose du foie, que nous avions diagnostiquée, existait en effet, mais à un degré plus avancé que nous ne l'avions cru; cette augmentation de volume du foie n'était qu'apparente, l'organe étant refoulé en bas par le poumon droit notablement emphysémateux.

Rappelez-vous encore l'observation de cette femme récemment accouchée et qui se trouvait au n° 20 de la même salle. Les gens de service nous apprenaient que, la veille de son entrée à l'hôpital, cette malade avait été frappée de paralysie sans perte de connaissance immédiate; elle avait pu prononcer ces mots : *Qu'on me conduise à l'hôpital*, mais le jour où nous la voyions elle ne pouvait répondre à aucune de nos questions. Nous constations une hémiplégie complète du mouvement du côté droit dont la sensibilité n'était qu'affaiblie.

Le pouls était fréquent, irrégulier ; l'auscultation du cœur permettait de constater l'existence d'un bruit de souffle ayant un maximum d'intensité à la pointe, en dehors du mamelon. Ce bruit était dur et avait probablement pour siège l'orifice mitral. Rapprochant ces deux faits, lésion du cœur gauche et apoplexie cérébrale, nous rappelant les beaux travaux de Virchow sur la migration des caillots, et nous fondant sur la facilité avec laquelle se forment les coagulations sanguines chez les femmes récemment accouchées, sur la rapidité avec laquelle s'étaient développés, ici, les accidents, nous n'hésitâmes pas à penser que nous avions affaire à une embolie qui avait son siège dans l'artère cérébrale moyenne du côté gauche et qui avait déterminé un ramollissement dans la partie correspondante des centres nerveux. La malade, sans avoir présenté de réaction inflammatoire, sans avoir recouvré sa connaissance et sans qu'il se fût manifesté aucun changement dans l'état du côté paralysé, succomba huit jours après son entrée à l'hôpital. L'autopsie vint pleinement confirmer notre diagnostic.

Il y avait un ramollissement de la portion du cerveau en avant du corps strié gauche ; du même côté, le calibre de l'artère cérébrale moyenne, à l'endroit où elle s'épanouit en un riche chevelu vasculaire et dans une étendue de deux millimètres seulement, était oblitéré par un petit caillot fibrineux, jaunâtre, résistant, non adhérent aux parois vasculaires ; puis au delà et en deçà de ce petit caillot fibrineux, on constatait la présence d'un caillot cruorique qui, d'une part, se perdait dans le chevelu de l'artère cérébrale moyenne et qui, d'autre part, s'arrêtait brusquement à l'origine de l'artère de Sylvius. Le petit caillot central, qui faisait bouchon dans l'artère, avait la forme d'un grain de millet. Les parois de l'artère cérébrale moyenne, étaient saines. Il y avait, en outre, au niveau de la bifurcation de la carotide primitive gauche, un petit caillot fibrineux, également de la grosseur d'un grain de millet, qui envoyait trois prolongements filiformes, cruorique et fibrineux, l'un dans la carotide primitive, l'autre dans la carotide interne, et un troisième dans l'artère thyroïdienne moyenne. Enfin on voyait sur la valvule mitrale de petits caillots, sortes de verrues, de volume variable, placées sur la surface auriculaire de la valvule, les unes adhérentes à l'endocarde, les autres libres et presque flottantes. Il serait bien difficile, messieurs, de ne pas voir une relation de causalité entre la lésion mitrale, les caillots fibrineux trouvés dans les artères cérébrales et le ramollissement du cerveau. Notez que les autres artères de l'encéphale, examinées avec soin, ne présentaient aucune coagulation intravasculaire, et qu'en dehors du point ramolli, le cerveau tout entier avait sa coloration et sa consistance normales. Enfin l'analogie de forme, l'identité de structure entre les concrétions fibrineuses de la valvule mitrale et celle de l'artère sylvienne plaidaient encore en faveur de l'embolie.

Relativement au ramollissement du cerveau, je vous ferai remarquer que, le plus souvent, la lésion de consistance et de nutrition a pour siège la portion gauche de l'hémisphère qui est desservie par l'artère cérébrale moyenne ou artère de Sylvius. Or, mon collègue, M. Broca, dans l'intéressant mémoire qu'il a publié sur la perte du langage articulé ou aphémie[1], a localisé la fonction de la parole dans la partie postérieure de la troisième circonvolution frontale du côté gauche ; et la plus grande fréquence du ramollissement cérébral du côté gauche est dans la portion du cerveau desservie par l'artère de Sylvius ; de sorte qu'on est conduit à chercher la relation qui peut exister entre l'embolie, le siège du ramollissement cérébral du côté gauche et l'*aphémie* ou l'*aphasie*, comme j'ai proposé de l'appeler[2].

Il es bien établi que les caillots migrateurs d'un certain volume peuvent,

1. Broca, *Bulletins de la Société anatomique*, 1861.
2. Voyez plus loin la leçon sur l'*Aphasie*.

dans le cerveau ou dans toute autre partie de l'organisme, déterminer le ramollissement ou la gangrène ; il n'en est pas toujours ainsi lorsque ces caillots sont assez petits pour s'arrêter seulement dans les vaisseaux capillaires. Les phénomènes peuvent être alors d'une autre nature, et si les embolies capillaires sont rarement la cause de gangrènes partielles, très limitées, ils peuvent occasionner des ecchymoses multiples, de petits abcès parenchymateux et des dépôts secondaires de fibrine auxquels on a donné le nom d'*infarctus viscéraux*. Ces embolies capillaires résultent de la fragmentation des caillots, de la désagrégation de la fibrine déposée sur les valvules cardiaques, ou encore de l'ouverture spontanée de kystes athéromateux, fibrineux ou purulents des artères.

Dans quelques cas aussi, ces embolies ont eu pour point de départ une *endocardite ulcéreuse*, laquelle peut donner lieu à des phénomènes d'intoxication générale entraînant un état typhoïde[1]. Dès 1841, M. Bouillaud[2] avait rapporté une observation d'endocardite gangréneuse avec ulcération et perforation des valvules aortiques ; mais M. Bouillaud et M. Gigon (d'Angoulême), qui reproduisait la même observation, avaient seulement appelé l'attention sur les phénomènes morbides de l'endocardite et du rétrécissement avec insuffisance des valvules aortiques. Plus tard, Rokitansky, Virchow, Bamberger et Friedreich en Allemagne[3], Charcot et Vulpian[4] en France, établirent que l'endocardite ulcéreuse pouvait déterminer des embolies capillaires ; que de plus elle pouvait, en introduisant dans le torrent circulatoire des éléments morbides, donner lieu à une intoxication putride générale simulant, à s'y méprendre, les phénomènes propres à la fièvre typhoïde et à l'ictère grave.

Le cœur gauche est le plus souvent le siège de l'endocardite ulcéreuse : cela ressort du moins des faits recueillis par MM. Bouillaud, Virchow[5], Bamberger et Friedreich ; cependant MM. Charcot et Vulpian ont publié une observation dans laquelle c'étaient les valvules du cœur droit qui étaient affectées. Pour expliquer les accidents d'intoxication qui se produisent dans ce dernier cas, il faut admettre que les éléments qui sont la conséquence du travail ulcératif passent en partie à travers les vaisseaux capillaires du poumon ; telle est l'hypothèse émise par MM. Charcot et Vulpian. Mais si l'on admet que le sang peut être infecté par les produits

1. Voyez tome III, la leçon sur l'*Endocardite ulcéreuse*.
2. *Traité des maladies du cœur*.
3. A. Friedreich, *Traité des maladies du cœur*, traduit de l'allemand par Lorber et Doyon, Paris, 1873.
4. Charcot et Vulpian, *Cas de tumeurs fibrineuses multiples contenant une matière puriforme* (*Comptes rendus des séances et Mémoires de la Société de biologie*, Paris, 1851, p. 189). *Mémoire sur les kystes fibrineux renfermant une matière puriforme, observés dans deux cas d'anévrysme partiel du cœur* (2e série, t. I, 1854, p. 301).
5. Virchow, *Gesammelte Abhandlungen zur wissenschaftlichen Medicin*, Frankfurt am Mein, 1856.

du travail ulcératif, il n'est pas nécessaire que ces éléments parcourent tout le système vasculaire, il suffit que le sang se trouve en contact avec eux dans le cœur droit pour qu'il s'altère et que l'infection générale en soit la conséquence.

Ainsi, de même que la coïncidence d'une lésion organique du cœur et de l'apoplexie nous conduit à supposer une embolie cérébrale, de même la coexistence de symptômes cardiaques et de l'état typhoïde en dehors de la dothiénentérie nous autorise à croire à la possibilité d'une endocardite ulcéreuse.

Ultérieurement, dans les conférences où nous traiterons de la *phlegmatia alba dolens*, maladie si commune dans les cachexies et dans l'état puerpéral, nous étudierons la question des embolies veineuses.

XXXIX. — DE LA SAIGNÉE DANS L'HÉMORRHAGIE CÉRÉBRALE ET DANS L'APOPLEXIE.

Il ne faut pas confondre apoplexie avec hémorrhagie. — L'hémorrhagie cérébrale débute rarement avec des phénomènes apoplectiques proprement dits. — L'apoplexie peut être l'expression de différentes lésions graves de l'encéphale. — Valeur de l'hémiplégie faciale dans l'hémorrhagie. — Inutilité de la saignée, des émissions sanguines en général, des purgatifs et des vomitifs dans les hémorrhagies et dans l'apoplexie. — Diagnostic différentiel entre le ramollissement et l'hémorrhagie. — Valeur pronostique de certains signes.

MESSIEURS,

Le malade du n° 7 de la salle Sainte-Agnès me fournit aujourd'hui l'occasion de soulever une question d'une importance clinique des plus grandes : je veux parler de l'indication, ou plutôt de la contre-indication de la saignée dans l'hémorrhagie, et, d'une manière plus générale, dans l'apoplexie cérébrale. J'appellerai, en passant, votre attention sur un autre point, à savoir la valeur sémiotique de la paralysie faciale dans les cas où cette paralysie, indépendante d'une affection portant exclusivement sur le nerf de la septième paire, se lie à une lésion de l'hémisphère cérébral du côté opposé. Enfin, je vous dirai quelques mots du diagnostic différentiel entre le ramollissement du cerveau et l'hémorrhagie.

Notre malade entrait à l'hôpital pour se faire soigner d'un catarrhe pulmonaire chronique, qui n'avait d'ailleurs entraîné aucune perturbation notable dans l'ensemble de la santé : il suivait le traitement auquel nous l'avions soumis, lorsque tout à coup il fut pris d'accidents qui, bien qu'il ne s'en plaignît pas d'abord, n'en devaient pas moins éveiller la sollicitude du médecin.

Sans phénomènes prémonitoires, sans mal de tête, sans étourdissements précurseurs, cet homme sentit, il y a quelques jours, que sa langue s'embarrassait et qu'il bredouillait en parlant. Son intelligence n'était en aucune façon troublée, sa vue restait parfaitement nette ; son activité et sa force musculaire ne paraissaient en rien diminuées, ou du moins ses jambes le portaient et se mouvaient comme d'habitude ; sa démarche n'était nullement chancelante. Cependant, ayant eu besoin d'écrire, il s'aperçut, au moment où il prenait sa plume, qu'il la maniait avec un peu plus de difficulté et que les caractères qu'il avait tracés étaient plus mal dessinés que l'ordinaire. Du reste, cet embarras de la parole, cette gêne des mouvements des doigts le préoccupèrent si peu, qu'il ne s'en plaignit à personne, et que le lendemain matin, à la visite, il ne songeait pas même à nous en parler, s'inquiétant seulement de son rhume.

Mais en approchant de lui, nous fûmes immédiatement frappés de l'altération survenue dans les traits de son visage. Il était évident pour nous tous que sa bouche était déviée. Je l'interrogeai, et alors il nous raconta ce qu'il avait éprouvé la veille. Vous l'avez entendu dire et répéter qu'aucun trouble intellectuel, qu'aucun trouble des sens n'avait précédé ou accompagné cet embarras de la parole dont il avait parfaitement conscience, et cette difficulté dans les mouvements des doigts de la main droite.

Vous avez pu étudier les caractères de cette déformation des traits du visage ; du côté gauche, la commissure des lèvres était notablement déviée en haut et en dehors, tandis qu'à droite elle était abaissée en même temps que la joue correspondante était aplatie et presque immobile. Au premier abord, vous avez pu croire qu'il y avait aussi déviation de la langue ; lorsque nous commandions au patient de la tirer, elle semblait se porter à droite de la ligne médiane : toutefois cette déviation n'était qu'apparente et dépendait de ce que la commissure des lèvres étant fortement portée en dehors et à gauche, la langue et l'orifice buccal avaient perdu leurs rapports normaux. Cette paralysie n'était pas uniquement limitée à la face. Indépendamment de cette gêne qu'il avait éprouvée pour écrire la veille, cet homme avait une faiblesse plus grande de tout le membre supérieur droit, et il nous disait, en outre, avoir ressenti le matin même, pendant une ou deux minutes, des fourmillements dans le bougt des doigts de la main correspondante. La sensibilité cutanée restait d'ailleurs parfaitement intacte.

Qu'a eu cet individu ? Je ne doute pas que nous n'ayons eu affaire à une petite hémorrhagie qui s'est produite dans l'hémisphère gauche du cerveau. Toutefois, je le reconnais, le diagnostic, à première vue, présentait quelque difficulté, car on pouvait penser à l'existence d'une paralysie *faciale* pure et simple.

C'était, en effet, à la face que la paralysie était le plus prononcée. Dans le membre inférieur la motilité semblait intacte, si nous nous en rapportions au dire du malade, qui affirmait ne s'apercevoir d'aucune différence entre la jambe droite et la gauche, et avoir conservé d'un côté comme de l'autre la force qu'il avait auparavant. Bien qu'il eût de la paralysie et une paralysie incontestable du bras droit, cette paralysie était très peu prononcée, les petits mouvements seuls était gênés ; encore fallait-il qu'il eût besoin d'écrire pour se douter du changement survenu dans la souplesse de ses doigts. Il n'en était pas ainsi de la paralysie de la face. Celle-ci était évidente pour nous tous, bien plus, il est vrai, que pour le sujet lui-même, qui semblait en avoir si peu conscience, qu'il ne s'en plaignait en aucune façon. Cependant dans cette paralysie faciale, nous pouvions trouver déjà un élément d'une grande valeur pour établir le diagnostic *hémorrhagie cérébrale*, que je faisais inscrire sur la feuille d'observation : c'est que cette paralysie des muscles du visage n'était point aussi complète qu'elle l'est dans les cas où elle dépend exclusivement d'une affection de la septième paire de nerfs.

Dans la paralysie faciale produite par la lésion d'un hémisphère cérébral, qu'elle soit accompagnée ou non de l'hémiplégie des membres du côté correspondant, le malade peut bien être dans l'impossibilité de faire exécuter à la joue paralysée certains mouvements : ainsi il ne pourra pas facilement souffler, ramener dans la cavité buccale le bol alimentaire qui s'engage en dehors des arcades dentaires; mais cette impossibilité n'est pas absolue, la gêne qu'il éprouve n'est pas comparable à celle qu'éprouvent les individus affectés de paralysie faciale proprement dite. De plus, dans le premier cas, vous ne verrez jamais la paralysie du muscle orbiculaire des paupières portée au point où elle l'est dans l'autre cas; si bien que, lorsque vous commandez à celui qui est atteint d'hémiplégie de fermer son œil, il le fait assez complètement pour que le globe oculaire soit recouvert, tandis que la paupière supérieure reste presque immobile et relevée chez celui qui est atteint de paralysie dépendante d'une affection de la septième paire.

Sans chercher à m'expliquer la raison de la différence, je la constate comme un fait que mon expérience m'a depuis longtemps appris, et dont vous comprenez tout de suite la portée au point de vue du diagnostic différentiel qui nous occupe.

Aussi, chez notre homme, cette paralysie faciale incomplète, à défaut même des autres phénomènes caractéristiques d'une hémiplégie plus étendue, suffisait pour me faire penser qu'il s'agissait ici, non d'une affection de la septième paire de nerfs, mais d'une affection siégeant dans l'encéphale lui-même, et plus spécialement dans l'hémisphère gauche.

Mais là, messieurs, n'est pas le point essentiel sur lequel je voulais appeler votre attention.

Le malade du n° 7 de la salle Sainte-Agnès a donc eu une petite hémorrhagie cérébrale. Remarquez que je ne me sers pas du mot *apoplexie;* c'est à dessein. Il y a, en effet, une grande différence entre ces deux termes que quelques médecins veulent encore confondre, bien que la majorité de nos auteurs classiques s'efforce de lutter contre cette déplorable confusion.

Que faut-il entendre par ce mot *apoplexie?* Dans son acception étymologique, ce mot entraîne l'idée d'une affection dans laquelle, suivant l'image qu'en ont présentée les anciens, l'individu tombe frappé tout à coup, comme un bœuf assommé par la masse du boucher. *Apoplexia dicitur adesse quando repente actio quinque sensuum externorum, tum internorum, omnesque motus voluntarii abolentur, superstite pulsu plerumque forti, et respiratione difficili, magna, stertente, una cum imagine profundi perpetuique somni.* Et si à cette description rapide que Boerhaave trace des phénomènes apoplectiques, vous ajoutez ce qui est compris dans la définition donnée par Paul d'Egine, que cette perte du sentiment et de la sensibilité de toutes les parties du corps est produite par une affection du *sensorium commune* (*communi nervorum principio affecto*), vous saurez ce qu'il faut entendre par apoplexie.

Vous comprenez dès lors pourquoi ce mot et celui d'*hémorrhagie* ne doivent pas être pris l'un pour l'autre. D'une part, *apoplexie* est un terme générique qui demande à être spécifié, car les phénomènes apoplectiformes se lient souvent à des états pathologiques très différents de l'hémorrhagie. Ils peuvent être le résultat d'un *ramollissement cérébral*, d'une accumulation rapide plus ou moins considérable de sérosité dans les cavités ventriculaires et dans les membranes qui entourent le cerveau, ce qu'on désigne sous le nom d'*apoplexie séreuse;* ils peuvent dépendre d'une *congestion* sanguine portée au plus haut degré sans épanchement de sang hors des vaisseaux, dans ce qu'on appelle le *coup de sang* (j'aurai le soin de vous dire, dans une prochaine conférence, combien cette congestion apoplectiforme est rare). L'apoplexie peut encore être occasionnée, et les anciens avaient signalé le fait, par ce que nous désignons aujourd'hui sous le nom d'*embolies;* enfin, elle se produit quelquefois en l'absence de toute lésion encéphalique appréciable à l'ouverture du cadavre dans l'*apoplexie* dite *nerveuse.*

D'autre part, l'hémorrhagie cérébrale n'est pas nécessairement accompagnée d'apoplexie; celle-ci ne se produit qu'autant que l'hémorrhagie est assez considérable. De petits foyers peuvent se former, non seulement sans que le malade présente la série des phénomènes qui constituent l'apoplexie, mais sans qu'il éprouve aucun trouble de l'intelligence, aucune perturbation des sens, rien au monde qui indique que le cerveau ait été profondément modifié dans ses opérations. Les seuls symptômes qui caractérisent alors l'accident dont l'individu est atteint sont ceux de la paralysie plus ou moins prononcée et aussi plus ou moins limitée du côté opposé du corps.

Depuis que je fais des leçons cliniques à l'Hôtel-Dieu de Paris, nous n'avons eu que deux hommes et une femme chez lesquels l'hémorrhagie cérébrale ait semblé se présenter d'emblée avec les phénomènes apoplectiques. Vous vous rappelez ce chiffonnier qui, frappé dans la rue, fut apporté dans mon service et couché au n° 5 de la salle Sainte-Agnès; il était dans la stupeur la plus profonde. Il mourut le lendemain, et quand le cerveau fut sur la table de l'amphithéâtre, je vous annonçai que nous allions trouver un épanchement ventriculaire; en effet, le foyer hémorrhagique, qui s'était formé d'abord dans l'un des corps striés, s'était fait jour dans le ventricule latéral du même côté, l'avait rempli, puis avait été remplir l'autre ventricule latéral, après avoir rompu la cloison.

Pendant l'été de 1861, vous avez vu également, salle Saint-Bernard, une femme de soixante-trois ans, qui, l'année précédente, avait eu ce que l'on appelait une attaque de paralysie ; elle avait balbutié tout d'un coup, et l'un des côtés du corps s'était trouvé subitement affaibli. Cet accident, d'ailleurs, n'avait été accompagné ni de chute ni même d'étourdissement. Cette dernière fois, on l'avait trouvée dans son lit, plongée dans le coma le plus profond. Elle mourut sans qu'on parvînt à l'éveiller, et, comme chez l'homme dont je viens de vous raconter l'histoire, nous trouvions, outre les traces de la petite hémorrhagie qui avait eu lieu l'année précédente, un énorme foyer prenant naissance dans une couche optique et remplissant les deux ventricules latéraux.

Enfin, vous pouvez encore avoir présent à l'esprit ce jeune homme couché au n° 15 de la salle Sainte-Agnès : il avait tous les symptômes d'une encéphalite, quand tout à coup il fut pris d'accidents épileptiformes, et mourut quelques minutes plus tard dans le carus. Chez lui, il s'était fait dans le pont de Varole une hémorrhagie qui avait rempli le quatrième ventricule et rompu la valvulve de Vieussens.

Comme je vous le disais tout à l'heure, messieurs, la forme apoplectique proprement dite est fort rare dans l'hémorrhagie cérébrale.

Vous avez vu au n° 34 de la salle Saint-Bernard une femme de quarante-neuf ans, pleine d'intelligence, qui vous raconta avec une parfaite lucidité sa triste histoire. Elle jouissait de la plénitude de la santé, lorsque le matin, vers huit heures, elle s'aperçut que sa langue s'embarrassait, que son bras et sa jambe s'engourdissaient un peu. Inquiète, elle descend ses trois étages, et va chez un pharmacien du voisinage demander des secours. Elle y prend un peu d'éther, puis elle revient chez elle plus péniblement. Elle sentait l'engourdissement augmenter rapidement ; en arrivant au bas de son escalier, elle ne put avancer, s'appuya sur le mur pour ne pas tomber, et s'affaissa sans perdre connaissance, sans éprouver même le plus léger étourdissement. Les voisins lui vinrent en aide e 'amenèrent à l'Hôtel-Dieu. Elle était paralysée du côté droit.

Vous n'avez pas oublié cette autre femme qui entrait dans la salle Saint-Bernard et que l'on couchait au n° 10. Elle venait de préparer et de servir le dîner de la famille : il était quatre heures du soir. Elle mangeait de très bon appétit avec son mari et ses enfants, sans mal de tête, sans aucun phénomène prémonitoire qui pût fixer son attention. Tout à coup elle s'aperçoit qu'elle ne peut couper son pain : elle en fait tout haut la remarque et ne parle qu'en bredouillant. Elle veut se lever, et tombe renversée sur sa chaise, sans perte de connaissance, sans étourdissement. On la relève, elle était hémiplégique, et on l'apporte dans mes salles, où elle nous raconte elle-même ces détails, avec une parfaite lucidité et même avec une certaine gaieté.

J'insiste sur ces deux faits, à cause de la chute qu'ont faite ces deux malades. Celle-ci tombe avec sa chaise au moment où elle se lève; l'autre s'affaisse et tombe en arrivant au pied de l'escalier. Cette chute, veuillez bien le remarquer, est essentiellement différente de la chute apoplectique. Elle ne diffère pas en définitive de celle que fait un soldat dont la jambe vient d'être cassée par une balle. L'impuissance de mouvoir le membre, sa faiblesse extrême, en sont les seules causes; mais l'intelligence reste entière, ce qui n'arrive pas dans l'attaque apoplectique de l'épilepsie ou de l'éclampsie. Ici l'individu est jeté par terre comme le bœuf assommé par le boucher, et les phénomènes qui suivent sont réellement ceux de l'apoplexie, telle que l'entendaient nos devanciers, apoplexie qui ne s'observe, s'il y a hémorrhagie cérébrale, que si l'hémorrhagie a fait irruption dans les ventricules, ou bien si elle occupe le pont de Varole, ou bien encore quand elle forme un énorme foyer dans le centre ovale de Vieussens, ou qu'elle s'épanche en masse dans la grande cavité de l'arachnoïde.

Tout à l'heure, messieurs, je me servais d'une formule restrictive, en vous parlant du chiffonnier qui avait été ramassé dans la rue en état d'*apoplexie;* je vous disais que l'hémorrhagie cérébrale *avait semblé* débuter par des phénomènes apoplectiques, comme si j'avais quelque raison de douter de la vérité du fait.

En effet, messieurs, je doute, et je vous dirai les motifs de cette hésitation. Cet homme avait été ramassé et apporté à l'Hôtel-Dieu, en état d'*apoplexie*, la chose est évidente; la vieille femme dont je viens de vous parler avait été trouvée le matin, dans son lit, plongée dans la stupeur apoplectique, c'est encore certain; mais qui de nous pourrait affirmer que ces phénomènes apoplectiques ont été subits?

Au printemps de 1863, j'étais appelé par Marchal (de Calvi), pour voir un homme de soixante ans que je trouvais dans le carus apoplectique le plus profond. Il avait été frappé le matin. Pendant le déjeuner, il avait tout à coup éprouvé une certaine difficulté à tenir sa fourchette, et il avait senti un léger étourdissement; il voulut parler, il s'aperçut, et ses enfants qui l'entouraient s'aperçurent qu'il bredouillait. Il se leva en chancelant: il était plus faible d'un côté que de l'autre, et avec l'aide de son fils, il put aller à pied jusqu'à sa chambre à coucher. On le déshabille, on le met au lit, et il assiste *intellectuellement* à toutes ces opérations, n'ayant perdu ni l'intelligence ni les mouvements. Cependant l'hémiplégie faisait des progrès rapides, et elle était complète au bout d'une demi-heure; les manifestations de l'intelligence étaient de plus en plus difficiles, et quand, une demi-heure et trois quarts d'heure après le début des accidents, M. Marchal arriva, le malade était dans l'état *apoplectique*

proprement dit. Les choses allèrent en s'aggravant; à cinq heures du soir,
quand j'arrivai moi-même, la stupeur apoplectique était au comble;
le malade mourut pendant la nuit, malgré les plus énergiques traitements.

Presque à la même époque, on venait me quérir en toute hâte pour
voir un malade de soixante-deux ans, auprès duquel se trouvait en ce
moment M. le docteur Revillout. Ce malade était à dîner; tout à coup il
s'aperçut que l'une de ses mains était paresseuse; il n'avait pas d'étourdissements, mais il balbutiait en parlant. Il voulut se lever de sa chaise,
une des jambes était paralysée, et il se laissa tomber sans perdre connaissance. Il fut relevé par ses enfants, et, avec leur aide, il marcha
jusqu'à la chambre voisine, où on l'assit sur un fauteuil. Quand j'arrivai,
il y avait trois quarts d'heure que les premiers symptômes s'étaient manifestés. Le malade avait, ou du moins semblait avoir toute son intelligence; il me répondait pertinemment, bien que la langue fût fort
embarrassée; le bras et la jambe gauches avaient perdu presque complètement le mouvement. Quelques heures plus tard, le carus commença,
et la mort arriva dans la matinée du lendemain.

Enfin, messieurs, tout récemment nous recevions, au n° 11 de la salle
Saint-Bernard, une femme de cinquante-six ans, qui, jadis, avait eu les
migraines périodiques de la goutte, et qui, il y a huit mois, fut prise le
matin des premiers accidents de l'hémorrhagie du cerveau. Elle était
sortie pour aller à ses provisions, aussi bien portante que jamais; en
revenant, elle s'aperçut que son pied droit traînait sur le sol, et que le
bras du même côté était également un peu paresseux. Elle changea
même de main un journal plié qu'elle apportait, craignant de le laisser
tomber dans la boue. Elle remonta à sa chambre, se déshabilla et se mit
au lit. Interrogée par son mari, elle répondit en balbutiant. Cependant
les accidents s'accrurent d'heure en heure, et le soir, à peu près douze
heures après l'invasion, l'hémiplégie était complète, et la perte de connaissance commençait : cette perte de connaissance, accompagnée d'une
violente stupeur, dura trois jours.

Cette femme est intéressante encore à d'autres points de vue, et je
reviendrai sur son histoire un peu plus tard. Chez elle, en effet, contrairement à ce qui se passe le plus souvent, les mouvements sont revenus
dans le bras beaucoup plus vite et plus complètement que dans la jambe,
et je vous dirai quelle valeur a ce signe.

Je reviens à ma proposition. Quand le chiffonnier dont je vous parlais
au début de cette conférence a été trouvé sur la voie publique, la nuit,
dans la stupeur apoplectique; quand la vieille femme a été le matin
trouvée dans le même état dans son lit, par les voisins, qui s'inquiétaient
de ne pas la voir se lever comme à l'ordinaire, qui sait comment les
choses se sont passées au début? qui sait si, pendant une demi-heure,

une heure et même davantage, les accidents n'ont pas eu la marche lente et progressive qu'ils ont eue chez les trois malades dont je viens de vous raconter l'histoire? J'ajoute qu'il est, sinon certain, mais du moins infiniment probable que chez eux la paralysie a eu l'allure qu'elle a eue chez les trois autres.

Si je suis si affirmatif, messieurs, c'est que, depuis plus de quinze ans que mon attention est fixée sur ce point de l'histoire de l'hémorrhagie cérébrale, je n'ai pas eu la chance de voir *une seule fois* un malade frappé subitement d'*apoplexie*, dans le sens classique et étymologique de ce mot; je n'en ai vu ni dans mon service d'hôpital, ni dans ma pratique privée, ni dans celle de mes confrères qui m'ont fait l'honneur de m'appeler en consultation. J'ai vu certes un grand nombre d'individus atteints d'hémorrhagie cérébrale, dans la stupeur apoplectique la plus profonde, mais, toutes les fois, *sans exception*, que l'attaque s'était passée devant des témoins, elle avait été graduelle, en général légère au début, et le carus venait quelquefois dix minutes, une demi-heure, une heure, plusieurs heures après le commencement de l'attaque; mais pas une fois, je le répète, je n'ai pu voir un homme atteint d'hémorrhagie cérébrale, frappé comme par un coup de massue, et tomber immédiatement sans connaissance.

Il est pourtant une circonstance où les choses se passent ainsi, et je me hâte de le dire, de peur d'être à ce sujet taxé d'exagération et de singularité.

Le malade du nº 15 de la salle Sainte-Agnès, dont je vous ai parlé, et qui succombait avec une hémorrhagie de la protubérance annulaire et la rupture de la valvule de Vieussens, est tombé subitement dans le carus, et la stupeur apoplectique n'a cessé qu'à la mort, arrivée peu après. Mais quels sont les renseignements qui nous ont été donnés par l'infirmier qui veillait pendant la nuit? Le malade, vous le savez, avait une encéphalite aiguë, à laquelle il devait succomber quelques jours plus tard, s'il n'était survenu un accident imprévu; tout à coup il est frappé d'une convulsion épileptiforme, et il meurt après quelques minutes, sans être sorti de la stupeur apoplectique la plus profonde. Remarquez ici, messieurs, qu'il s'est joint aux phénomènes ordinaires de l'hémorrhagie une attaque d'éclampsie, qui, seule, et sans autre complication, suffit pour produire la stupeur apoplectique; et j'admets que toutes les fois qu'une hémorrhagie cérébrale débutera avec une attaque épileptiforme, la stupeur apoplectique surviendra soudainement comme elle survient après toutes les attaques d'épilepsie.

J'ajoute une chose pour ce qui regarde notre malade : l'hémorrhagie s'était faite, chez lui, dans la protubérance annulaire, c'est-à-dire dans le point où convergent toutes les fibres nerveuses; quand l'hémorrhagie se fait en ce point si essentiel à la vie, je comprends que les accidents apoplectiformes puissent être subits; mais, encore une fois, à moins de lésion d'une partie centrale, à moins d'une attaque d'éclampsie au début de l'hémorrhagie, ce qui n'est pas très rare, la stupeur apoplectique, comme phénomène initial, est un fait très exceptionnel.

Je n'excepte pas même le cas de rupture du foyer hémorrhagique dans les ventricules latéraux. Avant que le sang s'épanche dans les ventricules, il s'est accumulé dans un point de la pulpe cérébrale voisine de la surface des ventricules, et il a donné lieu déjà à quelques symptômes qui peuvent avoir été méconnus, mais qui, pour un praticien exercé, sont déjà l'indice de l'existence d'un foyer hémorrhagique, ou d'un travail morbide dans lequel se sont produites déjà des hémorrhagies capillaires. Supposons, en effet, messieurs, un travail de ce genre se passant dans le corps strié; supposons qu'il se soit déjà formé une multitude de petits foyers hémorrhagiques dont le volume varie depuis la grosseur d'une petite tête d'épingle jusqu'à celle d'une petite lentille; jusque-là il y aura seulement un peu de pesanteur de tête, de l'engourdissement dans le côté opposé à la lésion, et si tout à coup, un foyer s'ouvrant dans la cavité ventriculaire, le malade tombe frappé d'apoplexie, on dira que les phénomènes observés auparavant n'étaient que des phénomènes prémonitoires, quand ils étaient déjà les symtômes d'une hémorrhagie simple ou multiple existant depuis plusieurs jours. Dans un cas de ce genre, on suppose que l'hémorrhagie ne s'est faite que lorsque le coup apoplectique a eu lieu, tandis qu'il faut admettre que l'hémorrhagie de la pulpe s'est produite auparavant et dès que les premiers symptômes ont apparu, pour se manifester au contraire par de formidables accidents, lorsque, tout à coup, le sang a fait irruption dans les ventricules.

Vous avez vu ce qui est arrivé chez l'homme qui nous fournit l'occasion de cette conférence. Rien ne l'a averti du début de son accident, et une fois celui-ci produit, rien encore n'était assez sérieux pour qu'il s'en préoccupât : tout se bornait à cet embarras de la parole, à cette gêne pour écrire, qui seuls appelaient son attention, à cette déviation des traits du visage dont il n'avait aucune connaissance avant que nous l'eussions nous-même constatée.

Si la soudaineté des phénomènes qui s'étaient manifestés, leur nature franchement hémiplégique, quoique l'hémiplégie se limitât à la face et au bras droit, nous donnaient à penser qu'il s'était fait dans l'hémisphère gauche un foyer hémorrhagique, le peu d'intensité de ces troubles de la motilité nous permettait aussi de croire que ce foyer hémorrhagique était très petit, peut-être du volume d'une lentille ou d'un noyau de cerise. Or, des hémorrhagies de ce genre n'entraînent par elles-mêmes aucune conséquence fatale. Elles annoncent quelquefois, il est vrai, une prédisposition organique fâcheuse au retour des accidents. Par cette prédisposition organique je n'entends parler, messieurs, ni du ramolissement de la substance cérébrale qui, suivant Rochoux [1], précéderait nécessairement l'hémorrhagie, et que, pour cette raison, il appelle hémorrhagipare, ni de ces altérations des vaisseaux de l'encéphale auxquelles Abercrombie [2] attribuait ici le plus grand rôle.

D'accord en cela avec la majorité des médecins, j'admets que le ramollissement cérébral qui accompagne l'hémorrhagie en est l'effet et non la cause. Mais son importance n'en est pas moins grande, car bien souvent ce sera lui, bien plus que l'hémorrhagie elle-même, ce sera le ramollissement aigu, l'encéphalite consécutive qui sera la cause des accidents cérébraux graves et qui entraînera la mort du sujet.

Quant aux altérations des artères, caractérisées par la présence de plaques jaunâtres, de consistance cartilagineuse, incrustées pour la plupart de sels calcaires, ces altérations ne sauraient être une condition essentielle des hémorrhagies cérébrales, puisque, s'il est vrai qu'on les rencontre en quelques cas, ainsi que je vous en ai montré des exemples, le plus souvent on ne trouve rien d'analogue.

Pour revenir à notre malade de la salle Sainte-Agnès, ce qui s'est passé chez lui a revêtu un caractère d'une bénignité telle, qu'il était permis de supposer que la lésion cérébrale qui a déterminé les accidents hémiplégiques était peu importante, et que nous n'avions pas à redouter que les choses prissent une tournure fâcheuse. Cet homme, en effet, quitte aujourd'hui l'hôpital dans des conditions de santé assez satisfaisantes pour qu'il se sente en état de reprendre ses travaux ordinaires.

Peut-être avez-vous été surpris de me voir rester inactif en présence d'une affection de cette nature. Vous vous êtes sans doute demandé pourquoi je me suis croisé les bras, lorsque tant d'autres se seraient empressés, en pareille occurence, d'intervenir très activement à l'aide des émissions sanguines générales ou locales, peut-être des deux à la fois, d'ordonner des purgatifs et des révulsifs. Ceux qui suivent ma clinique depuis quelque temps ont été moins surpris que d'autres, car ils savent que jamais je n'ai recours aux remèdes violents; que non seulement je m'abstiens de toute médication énergique, lorsque les symptômes d'une hémorrhagie cérébrale sont aussi modérés qu'ils l'étaient ici, mais qu'encore je m'abstiens, le plus souvent, dans les cas les plus graves, dans les apoplexies à quelque degré qu'elles se manifestent. Je vous dois la raison de ma conduite.

Si je ne fais rien, ou du moins si je m'abstiens des saignées, des purgatifs ou des révulsifs dans les hémorrhagies cérébrales, qu'elles soient ou non considérables, c'est que mon expérience m'a appris que les malades s'en trouvaient mieux. Que si, maintenant, je cherche à me rendre

1. Rochoux, *Recherches sur l'apoplexie*, Paris, 1833.
2. Abercrombie, *Des maladies de l'encéphale et de la moelle épinière*, Paris, 1835.

compte de ce qui se passe alors, à mon sens, l'hémorrhagie étant un fait accompli au moment où l'on est appelé à en constater les symptômes, je ne vois pas en quoi ces médications pourraient être utiles. Je me demande quelle action auraient sur ce corps étranger constitué par le sang épanché dans le cerveau, les saignées du bras ou du pied, la saignée de la veine jugulaire ou l'artériotomie, les ventouses scarifiées ou les sangsues; je me demande à quoi bon les purgatifs ou les révulsifs. On dit que les émissions sanguines, que les purgatifs, sorte de saignée séreuse, ont pour résultat, en affamant les vaisseaux, de faciliter la résorption du sang épanché. On dit que ces moyens, les saignées surtout, dont l'indication semble forcée pour la plupart des praticiens, ont pour effet de lutter contre la congestion encéphalique qui, suivant ces médecins, précéderait, accompagnerait ou suivrait tout au moins l'extravasation du sang, de débarrasser les vaisseaux, d'empêcher l'afflux exagéré des liquides, de s'opposer par conséquent à ce que l'épanchement devienne considérable ou qu'il s'en produise un nouveau.

Quant au premier point, il est permis de douter que les choses se passent dans les hémorrhagies cérébrales autrement que dans les autres hémorrhagies. Pour prendre un exemple des plus simples, il est permis de douter que dans les épanchements de sang dans le cerveau, les choses se passent autrement que dans les épanchements de sang sous la peau. Or, dans ces derniers cas, a-t-on jamais vu les saignées générales ou locales faciliter cette résorption du sang extravasé? La majorité des chirurgiens ne proscrit-elle pas au contraire les applications de sangsues, qui seraient nuisibles, loin d'être de quelque utilité? Un individu a reçu un coup, ou est tombé sur la tête; cette violente contusion a amené un épanchement plus ou moins considérable de sang dans le tissu cellulaire sous-cutané. Si le médecin est appelé, il ne lui viendra pas à l'idée de faire autre chose que de prescrire des applications de linges imbibés d'eau froide sur la partie affectée, ou d'établir sur elle une compression légère. S'il agit ainsi, c'est qu'il sait bien que toute autre thérapeutique serait au moins superflue. Aurions-nous par hasard plus d'action sur les *ecchymoses* de l'encéphale que sur celles de la surface du corps? Le raisonnement, d'accord avec l'expérience, témoigne donc de l'inutilité des moyens contre lesquels je m'élève.

Quant à cet autre point, que les émissions sanguines sont commandées en vue d'arrêter le mouvement hémorrhagique qui, ayant été la cause des premiers accidents, pourrait en amener le retour, c'est là une question très discutable. Le rôle de la congestion me paraît, en effet, avoir été fort exagéré, et la nécessité de la saignée générale ou locale dont l'indication est tellement précise, pour un grand nombre de praticiens, qu'on ne saurait jamais hésiter à y avoir recours, cette nécessité, je dirai plus, son utilité ne m'est pas parfaitement démontrée.

Connaissons-nous bien les conditions organiques en vertu desquelles se produit l'hémorrhagie cérébrale ? Que la congestion l'accompagne quelquefois, c'est un fait généralement accepté, mais cette fluxion n'est-elle pas plutôt l'effet que la cause de l'extravasation du sang ? Quelle action aurait donc, sur cette hyperémie consécutive, la saignée, qui n'en a aucune sur le corps étranger formé par le sang épanché, point de départ de cette fluxion sanguine ? Bien plus, loin d'être utiles, les émissions sanguines m'ont paru nuisibles, et elles me paraissent même favoriser plutôt qu'empêcher la congestion.

Dans la prochaine conférence, que je me propose de consacrer à l'étude de la congestion cérébrale apoplectiforme, je vous dirai comment je comprends ce qui se passe dans l'apoplexie, je vous parlerai de ce que j'appelle l'*étonnement cérébral*; j'espère vous faire voir que les accidents apoplectiques sont des phénomènes en quelque sorte plus voisins de la syncope que de la congestion, contre-indiquant par conséquent la saignée, loin de la commander.

Voilà ce que mon expérience m'a appris, voilà ce qu'elle a appris à d'autres médecins qui suivent dans la pratique la même règle que moi.

Quelle est donc ma manière d'agir dans les cas d'hémorrhagie, et, d'une manière plus générale, dans les cas d'apoplexie cérébrale ? Au lieu de saigner les sujets, de les mettre à la diète, de les tenir au lit, je m'abstiens de leur tirer du sang, je recommande de les faire lever quand la chose est possible, ou tout au moins de les faire rester assis ; je les alimente. J'ai la conviction que cette médecine est de beaucoup préférable à l'intervention plus active dont, je le répète, on semble ne pouvoir se passer. J'ai la conviction que depuis que j'ai adopté cette thérapeutique expectante, mes malades s'en sont trouvés beaucoup mieux que ceux qu'auparavant je saignais, je mettais à la diète, et que je tenais au lit.

Si je condamne la saignée dans le traitement de l'hémorrhagie cérébrale, ce n'est pas que je ne trouve très plausibles les motifs qui déterminent mes confrères à agir autrement que moi ; moi-même j'ai longtemps agi comme agit la majorité des praticiens, et je croyais ma conduite fort rationnelle. J'ajoute que, malgré nous, nous subissons l'influence de la mode, quelque triste qu'il soit de faire cet aveu. Je commençais l'exercice de la médecine à l'époque où la doctrine de Broussais était dans toute sa splendeur, et quoique j'eusse été élevé à l'école de Bretonneau, qui avait porté les plus rudes coups à l'illustre médecin du Val-de-Grâce, je n'en subissais pas moins sa puissante influence, et je me surprenais à conseiller des sangsues dans des cas où je n'y songe jamais aujourd'hui, par cela seul que tout le monde le faisait, et que l'amour-propre le plus robuste ne peut croire avoir raison contre tout le monde.

J'ai donc saigné dans l'hémorrhagie cérébrale parce que l'on saignait avant moi et autour de moi. Arrivé à un âge avancé, et à une position qui me permet de suivre librement mes inspirations, sans crainte de ce que l'on pourra en dire ou en penser, je comprends encore que le jeune praticien n'ait ni assez de courage ni assez de confiance en lui-même pour négliger une pratique en quelque sorte sanctionnée par l'expérience de plusieurs générations médicales, car je sais toute la peine que j'ai à lutter contre la conviction de mes confrères qui veulent et croient devoir saigner dans l'hémorrhagie du cerveau; je comprends, par conséquent, qu'un jeune médecin ait en quelque sorte la main forcée.

Mais il est, messieurs, une autre circonstance qui rend bien plus difficile encore l'abstention. Je veux parler du mouvement fébrile qui manque rarement dans les hémorrhagies un peu considérables. Ce mouvement fébrile, sur lequel les auteurs classiques insistent trop peu, commence ordinairement vingt ou vingt-quatre heures après le début des accidents, et il est a son summum les deuxième et troisième jours. Le pouls est dur et prend de la fréquence; la peau est chaude et souvent couverte de sueur; le visage est rouge, la respiration difficile. J'avoue que je me suis laissé aller à saigner dans cette occurence, alors que je n'avais pas voulu le faire au début; mais je dois avouer aussi que cette saignée ne m'a jamais semblé utile, que souvent elle a été évidemment nuisible, et que si l'on a le courage de résister à ce qui semble être une pressante indication, la fièvre tombe, et le malade récupère ses forces avec une rapidité beaucoup plus grande que lorsque des saignées ont été pratiquées; mais je comprends mieux encore, dans ce cas, combien il est difficile à un médecin qui débute de ne pas céder à l'indication qui semble urgente, aux sollicitations des familles qui réclament la saignée, aux conseils des confrères qui la regardent comme nécessaire; et comme, dans un certain nombre de cas, cette fièvre du deuxième et troisième jour, dont je ne m'explique pas trop la cause, devient le début d'accidents cérébraux formidables et promptement mortels, je conçois que l'on croie devoir intervenir par une médication antiphlogistique, inutile, hélas! lorsque la maladie prend la marche que je viens de signaler.

Pour sauvegarder votre responsabilité dans ces cas, sans pactiser avec ce que votre conscience vous défend de faire, ouvrez la veine, mais de façon à ne tirer qu'une quantité insignifiante de sang; en expliquant à l'entourage du malade qu'il y aurait danger à aller plus loin.

En beaucoup de circonstances, ce danger sera réel; car il est arrivé que des individus ont été pris d'accidents redoutables après une saignée même peu abondante. Il y a peu de temps, un médecin de mes élèves était mandé auprès d'un magistrat qui venait d'être frappé d'une hémorrhagie cérébrale. Il constatait une hémiplégie très prononcée, avec distorsion du visage et embarras de la parole; l'intelligence était parfaitement conservée. Quoique, dans son opinion, il crût devoir s'abstenir de la saignée, il fut contraint de céder devant l'avis d'un confrère qui avait sur lui l'ascendant de l'âge et plus encore d'une haute position scientifique. La saignée fut pratiquée, mais, quelque prudence qu'on mît à la faire petite, 100 grammes de sang ne s'étaient pas écoulés, que le malade qui, auparavant, dans toute la plénitude de ses facultés intellectuelles, s'entretenait très librement et très pertinemment avec son entourage, tombait dans un état de résolution complète, dont il ne sortit plus jusqu'à la mort, qui survint quelques jours après.

Messieurs, je ne suis pas le seul à proclamer l'inutilité et l'inconvénient de la saignée et des autres moyens vulgairement préconisés dans les hémorrhagies cérébrales et dans les apoplexies. Ainsi, Monneret disait qu'il avait depuis longtemps renoncé à cette thérapeutique active qu'autrefois il employait comme moi. Aujourd'hui, loin de prescrire aux malades un traitement débilitant, il les alimente et les stimule en leur donnant du vin.

Depuis que je me conforme à cette règle de relever et de soutenir les forces des individus par une alimentation modérée, je vois leurs accidents céder beaucoup plus rapidement qu'ils ne cédaient alors que j'intervenais d'une façon perturbatrice ; et le fait qui vient de se passer sous vos yeux arrive encore à l'appui des propositions que j'avance.

Chez notre homme du n° 7 de la salle Sainte-Agnès, il est survenu dans le cours de sa maladie certains phénomènes dont je dois vous parler. Souvent vous l'avez entendu se plaindre, à la visite, d'avoir éprouvé la veille quelques étourdissements qui duraient plus ou moins longtemps, et, sans doute, plus d'un parmi vous n'aura pas manqué de regarder ces accidents comme les symptômes d'un mouvement congestif se faisant du côté de l'encéphale, en concluant que, si j'avais eu recours aux émissions sanguines, j'aurais certainement évité ces nouvelles menaces d'hémorrhagie. Cependant, en interrogeant avec soin notre malade, nous apprenions que ces étourdissements n'étaient jamais plus fréquents qu'alors qu'il était à jeun, tandis qu'après ses repas, ils cessaient immédiatement.

Ce n'était donc pas la congestion cérébrale, ce n'était pas du moins la congestion comme on l'entend généralement, qui était cause des accidents dont je parle. Ceux-ci étaient dus à ce que le sang, loin d'être en excès dans les vaisseaux, n'avait plus les qualités normales pour stimuler le cerveau. Si, afin de combattre ces troubles vertigineux, j'avais employé la saignée pour lutter contre un prétendu mouvement fluxionnaire, je les aurais aggravés, tandis que sous l'influence d'une alimentation réparatrice, ils se sont rapidement dissipés.

Puisque nous en sommes, messieurs, sur le chapitre de l'hémorrhagie cérébrale, permettez-moi de saisir cette occasion pour vous parler du ramollissement du cerveau, et pour répondre autant que je puis le faire aux questions que vous m'adressez si souvent dans le cours de nos visites, questions embarrassantes, car vous me demandez de résoudre un des problèmes sémiologiques les plus difficiles : je veux parler du *diagnostic différentiel entre l'hémorrhagie et le ramollissement du cerveau*.

Au n° 18 de notre salle des hommes, se trouve un malade dont l'histoire nous offre un certain intérêt, précisément à ce point de vue. Il est entré à l'hôpital, il y a quelques jours, affecté d'une hémiplégie complète du côté droit. Son histoire est très courte, et voici ce qu'il nous racontait.

Les accidents dont il est atteint l'ont surpris au milieu de la plus parfaite santé, à cela près que, depuis huit ou dix jours environ, il éprouvait des étourdissements avec douleur de tête qui revenaient de temps en temps, et de temps en temps aussi il avait un peu de confusion dans les idées. Ces phénomènes étaient aussi accompagnés d'une sensation d'engourdissement dans le pied et dans la main du côté droit. Cela toutefois ne l'empêchait pas de marcher, de se mouvoir aussi librement, de continuer à se livrer à ses occupations habituelles, lorsque, il y a quelques jours, il fut tout à coup frappé de paralysie de tout le côté droit.

C'est alors qu'il entra à l'Hôtel-Dieu. Nous constatâmes que le bras et la jambe étaient dans un état de résolution complète, que l'hémiplégie frappait également la face ; qu'indépendamment de la perte du mouvement, il y avait une insensibilité à peu près absolue de toute la peau des parties affectées, un état d'hébétude très notable dans l'expression de la physionomie et dans la parole. Le malade était sans fièvre.

Je pensai à une hémorrhagie cérébrale, bien que d'abord je restasse indécis dans mon diagnostic, en raison de cette perte absolue du mouvement, de cette résolution complète des membres droits, concordant médiocrement avec le peu de gravité des troubles intellectuels.

Il n'est pas ordinaire, en effet, suivant moi du moins, que, dans l'hémorrhagie cérébrale, la résolution des membres frappés de paralysie soit aussi complète qu'elle l'était chez cet homme, sans qu'il y ait en même temps perte de connaissance. Cette abolition absolue des mouvements, sans coma, sans carus qui l'accompagne ou du moins qui l'ait accompagnée au moment de l'attaque, appartient pour moi plus particulièrement au ramollissement.

Déjà, en plus d'une circonstance, et depuis de longues années, j'insiste auprès de vous sur ces éléments de diagnostic différentiel entre l'hémorrhagie et le ramollissement, éléments du diagnostic qui ont été donnés par Récamier, et dont je ne revendique en rien pour moi l'idée. Selon mon illustre maître, quoique les phénomènes qui, en quelques cas, ont précédé l'attaque de paralysie soient d'une certaine valeur, valeur qu'il ne conteste pas, celle des symptômes actuels est bien autrement considérable.

Récamier affirmait, — et dans plus d'une occasion j'ai été à même de vérifier l'exactitude de sa proposition, — que toutes les fois qu'une paralysie étant complète et absolue d'un côté du corps, — fût-elle survenue *subitement*, j'insiste sur ce point, — le malade conserve néanmoins son intelligence et sa sensibilité, on peut dire qu'il y a ramollissement du cerveau.

Quand, au contraire, cette perte absolue du mouvement se lie à la perte de la sensibilité et de l'intelligence, quand surtout l'individu est tombé subitement dans le carus, c'est une hémorrhagie qui s'est produite, et une hémorrhagie considérable.

Mais, lorsque l'intelligence est troublée, sans être tout à fait abolie, lorsque la sensibilité est obtuse sans être complètement éteinte, en même temps qu'il y a paralysie complète du mouvement, comme cela existe chez notre malade de la salle Sainte-Agnès, on doit, toujours suivant Récamier, croire qu'il y a hémorrhagie liée au ramollissement, ou bien qu'on a affaire à cette forme d'hémorrhagie qu'on a appelée hémorrhagie capillaire, laquelle se fait ordinairement dans une portion ramollie de l'encéphale, hémorrhagie capillaire caractérisée à l'autopsie par la présence, soit d'une multitude de petits foyers hémorrhagiques, restant parfaitement isolés les uns des autres, ou se réunissant de façon à former des foyers plus ou moins grands. Dans ces cas, mais dans ces cas seulement, le célèbre médecin de l'Hôtel-Dieu était tenté d'admettre le ramollissement préalable que Rochoux regarde comme la condition organique, le travail pathologique précurseur obligé de toute hémorrhagie cérébrale.

Je suis trop l'élève de Récamier, je l'avoue, pour ne pas me ranger à son avis, dont mon expérience personnelle m'a paru démontrer la justesse. Chez le malade du n° 18, j'incline donc à croire à une hémorrhagie combinée avec un ramollissement cérébral. Je me fonde sur ce que cet homme n'a rien éprouvé de ces accidents graves du côté de l'intelligence, cette perte de connaissance, ce coma ou du moins cette somnolence, qui accompagnent ordinairement les grandes hémorrhagies ; que tout, de ce côté, se résume à un peu de confusion, d'étonnement, d'abasourdissement, coïncidant avec la diminution de la sensibilité cutanée du côté où la paralysie du mouvement est aussi absolue que possible.

En vous parlant plus haut de notre malade qui est couchée au n° 11 de la salle Saint-Bernard, je vous disais que je désirais fixer votre attention sur le phénomène insolite qu'elle présente, phénomène auquel je ne vois pas attacher, en général, une valeur pronostique assez grande.

Cette femme vous a dit, et nous avons pu constater la vérité de ses assertions, que son bras se mouvait plus facilement que sa jambe : elle vous a dit que, dans les premiers mois qui avaient suivi son accident, elle avait marché beaucoup mieux qu'elle ne le fait aujourd'hui. Vous savez que c'est le contraire que l'on observe ordinairement. En effet, dans la grande majorité des cas, le membre inférieur récupère ses mouvements beaucoup plus vite que le bras paralysé. Le pourquoi, je l'ignore, et je ne sache pas que personne l'ait expliqué d'une manière satisfaisante.

Mais il est remarquable que lorsque le bras reprend rapidement ses mouvements, la jambe restant relativement plus fortement paralysée, les choses vont plus mal que lorsque la décroissance des accidents paralytiques a l'allure habituelle.

Il y a trois ans, j'étais mandé auprès d'un officier-général qui me touchait de très près. Il avait été frappé le matin, peu avant son déjeuner, d'une attaque de paralysie qui avait atteint le côté droit : les choses allèrent assez mal pendant trois ou quatre jours; mais bientôt la fièvre cessa, et, quinze jours après l'attaque, le malade pouvait écrire, se raser, et il marchait assez bien; toutefois l'extrême précision des mouvements qui est nécessaire à l'homme qui écrit et qui se fait la barbe indiquait assez que le membre supérieur était infiniment mieux que la jambe, car la claudication était très forte.

Après quelques mois, sa jambe devint roide et douloureuse, sa démarche était beaucoup plus difficile. Bientôt une canne ne lui suffit plus, il lui fallut un bras; plus tard, même avec l'aide d'un bras il ne put marcher; alors le bras lui-même commença à perdre quelque chose, et parallèlement l'intelligence diminua; puis le pauvre malade ne put quitter le fauteuil, souffrant horriblement de son côté paralysé, surtout de la jambe; et il mourut dans un état de profonde imbécillité.

La même chose attend notre femme du n° 11. Elle aussi, comme je le disais tout à l'heure, se sert de son bras infiniment mieux que de sa jambe; mais déjà, depuis deux ou trois mois, cette jambe est, chaque nuit surtout, le siège de vives douleurs; la malade, qui marchait assez bien deux mois après son attaque, ne peut plus aujourd'hui faire un pas que fortement soutenue; et avant que deux ou trois mois soient écoulés, il est probable qu'elle ne pourra plus quitter le fauteuil; qu'avant un an elle mourra misérablement consumée par la douleur, et perdant complètement l'intelligence.

Si maintenant, messieurs, vous me demandez pourquoi nous devons en général porter un pronostic grave quand le bras récupère plus rapidement et plus complètement ses mouvements que la jambe, j'avouerai mon ignorance, me bornant à constater un fait qui s'est présenté assez souvent à mon observation pour qu'il ait fixé mon attention.

Se passe-t-il, autour du foyer hémorrhagique, un travail morbide amenant un ramollissement chronique ou des cicatrices vicieuses, je ne saurais le dire; mais, quelle que soit la cause, le fait reste et il me paraît avoir quelque valeur.

Je ne veux pas abandonner ce sujet, messieurs, sans vous parler d'un autre signe qui, comme le précédent, a une grande signification pronostique. Vous vous rappelez deux femmes, l'une encore jeune, couchée au n° 34 de la salle Saint-Bernard, l'autre âgée de 64 ans, couchée au n° 28. L'une et l'autre avaient été frappées par une hémorrhagie cérébrale qui avait paralysé le côté gauche du corps, l'intelligence n'avait pas été troublée, et l'une et l'autre marchaient avant qu'un mois se fût écoulé depuis le début des accidents ; je vous ai fait alors remarquer que ces deux femmes avaient les doigts fléchis dans la paume de la main, par la contracture permanente des fléchisseurs, et je vous disais aussi, ce qui s'est tristement vérifié, que jamais elles ne pourraient se servir de leurs mains ; que jamais les extenseurs ne reprendraient l'empire qu'ils semblaient avoir perdu, que toujours la main serait crochue, et que le mouvement du membre supérieur resterait presque complètement aboli. C'est encore là un fait que révèle la clinique et que vous ne devez pas ignorer, parce qu'il ne faut pas promettre une guérison ou même une amélioration, alors que les choses, loin de s'amender, iront au contraire, chaque année, en empirant.

XL. — DE LA CONGESTION CÉRÉBRALE APOPLECTIFORME DANS SES RAPPORTS AVEC L'ÉPILEPSIE ET L'ÉCLAMPSIE.

§ 1. Personne ne conteste l'existence de la congestion cérébrale, mais il faut reconnaître qu'on en a singulièrement abusé pour expliquer des accidents cérébraux dans la production desquels cette congestion ne jouait absolument aucun rôle. — Les accidents apoplectiques subits et transitoires sont de ce nombre ; et les prétendues congestions cérébrales apoplectiformes sont, beaucoup plus souvent qu'on ne le croit en général, liées à l'épilepsie. — Quelques considérations sur les impulsions soudaines et irrésistibles chez les épileptiques principalement, et des conséquences à en tirer au point de vue médico-légal.

MESSIEURS,

On désigne ordinairement sous le nom de *congestion cérébrale apoplectiforme* un ensemble de phénomènes transitoires survenant subitement, et ressemblant à ceux de l'apoplexie proprement dite.

Les phénomènes propres de l'apoplexie se trouvent parfaitement indiqués dans cet aphorisme de Boerhaave que j'ai déjà eu l'occasion de vous citer : *Apoplexia dicitur adesse, quando repente actio quinque sensuum externorum, tum internorum, omnesque motus voluntarii abolentur, superstite pulsu plerumque forti, et respiratione difficili, magna, stertente, una cum imagine profundi perpetuique somni*

Lorsque ces phénomènes apoplectiques sont transitoires, on dit qu'il y a eu *congestion cérébrale apoplectiforme*; quand ils persistent, on suppose, le plus souvent, qu'il existe une grande hémorrhagie cérébrale.

Il y a, vous le savez, une opinion qui a cours dans la science : c'est, que la congestion *cérébrale apoplectiforme* est une maladie commune. C'est une chose si bien établie, si bien acceptée, que l'on a mauvaise grâce à paraître en douter. Pendant les premières années de ma pratique, j'ai vu ou cru voir un assez grand nombre de congestions apoplectiformes, mais depuis longtemps je n'en vois plus. Pourtant mes confrères en voient tout autant qu'auparavant. Cherchons donc de quel côté est l'erreur.

Un homme avec ou sans phénomènes prémonitoires tombe subitement frappé d'apoplexie ; on le relève hébété, et pendant un quart d'heure, plus longtemps peut-être, il reste la tête lourde, l'intelligence confuse, la démarche mal assurée. Le lendemain tout est fini.

On dit que le malade a eu une congestion cérébrale apoplectiforme.

Je l'ai dit comme les autres, aujourd'hui je ne le dis plus.

Un autre, tout à coup, en marchant, a un étourdissement; il cesse de voir, de parler, il marmotte quelques mots inintelligibles; il chancelle, il tombe quelquefois, pour se relever incontinent. Cela a duré quelques secondes : il ne reste plus qu'un peu de pesanteur de tête, quelquefois une obnubilation intellectuelle momentannée, et trois ou quatre minutes sufüsent pour que tout rentre dans l'ordre.

On dit que ce malade a eu une congestion cérébrale légère; je l'ai dit comme les autres, aujourd'hui je ne le dis plus.

Pourquoi donc ai-je changé d'idée, messieurs? Ce n'est certes pas par amour du paradoxe; c'est qu'une observation plus complète a fait entrer forcément dans mon esprit une conviction nouvelle.

Un de mes amis, en 1845, fut trouvé dans son lit sans connaissance. Le visage était turgescent, violacé; l'intelligence, les mouvements, la sensibilité, étaient abolis, il y avait de la sterteur. C'était un homme vigoureux, de quarante-deux ans. Depuis quand était-il dans cet état, c'est ce que sa femme ne pouvait dire; elle avait été réveillée par un ronflement, et elle m'avait envoyé quérir.

Déjà à cette époqne j'avais renoncé aux saignées dans l'apoplexie. Je fis mettre le malade dans la position demi-assise, je fouettai le visage avec un mouchoir mouillé d'eau froide, j'appliquai deux ligatures au haut des cuisses, pour retenir momentanément une grande quantité de sang veineux dans les vaisseaux des membres abdominaux, bien qu'en vérité je comptasse peu sur ce moyen d'action, et j'attendis. Une heure s'était à peine écoulée, que les mouvements étaient revenus, la sensibilité se rétablissait, et le malade répondait assez pertinemment aux questions qui lui étaient fait es. Le lendemain, à cela près d'une forte courbature, il ne restait rien de tout cet orage.

A quelque temps de là, on me vint chercher en toute hâte pour un de mes voisins âgé de soixante et dix ans, qui, sur le boulevard, avait été frappé d'apoplexie. Il était resté un grand quart d'heure sans connaissance. J'arrivai au moment où il revenait à lui. Il ne me reconnaissait pas encore, promenait autour de lui des regards hébétés, et agitait ses bras et ses jambes sans avoir conscience de ce qu'il faisait. Les lèvres et le nez étaient gonflés, les yeux injectés. Peu à peu tout se rétablit sans que j'eusse fait aucune médecine active : ce fut l'affaire de quelques heures.

Le valet de chambre me raconta alors que son maître avait eu déjà plusieurs fois des attaques de ce genre, depuis deux ou trois ans, et que ces accidents s'étaient dissipés de la même manière, une fois à la suite d'une saignée, les autres fois après un bain sinapisé.

La même année, je voyais en consultation, dans mon cabinet, un avoué de province, âgé de trente-cinq ans, qui, depuis six mois, avait eu trois attaques d'apoplexie. Il avait été saigné les trois fois, et il s'en féli-

citait beaucoup; on l'avait purgé, on lui mettait chaque mois quelques
sangsues au siège. La dernière attaque avait eu lieu comme il remontait
chez lui, après une importante plaidoirie. La tête avait frappé sur les
marches de l'escalier, et le malade portait les traces d'une blessure assez
profonde qu'il avait au front. Son intelligence, d'ailleurs, sa sensibilité,
ses mouvements, ne laissaient rien à désirer au moment où je le voyais,
et les accidents apoplectiformes avaient duré tout au plus une heure.

Je crois malaisément aux apoplexies chez les gens de trente-cinq ans,
surtout quand ces apoplexies se répètent tous les deux mois ; immédiatement l'idée de l'épilepsie se présenta à mon esprit, et je fis part de mes
craintes à celui de mes confrères qui m'avait adressé le malade. Il me
fut répondu que rien ne légitimait mes soupçons, que jamais on n'avait
vu de convulsions ; je tins bon pour mon diagnostic ; peu après, en pleine
audience, le pauvre avoué fut pris d'une grande attaque de mal caduc
qui ne laissa malheureusement de doute dans l'esprit de personne, et il
fut forcé da quitter sa profession.

Cependant mon attention était éveillée ; je me demandai si tant de gens
que j'avais vus avec des congestions cérébrales apoplectiformes n'étaient
pas épileptiques, et je me tins sur mes gardes.

Mon premier malade eut bientôt d'autres attaques, et maintenant il a
quelquefois jusqu'à quatre ou cinq attaques d'épilepsie par jour, et bien
souvent des vertiges de petit mal ; sa vue est perdue, son intelligence
est profondément altérée.

Quant au vieillard dont j'ai sommairement aussi raconté l'histoire, il
vit encore, et presque chaque année il a eu une ou deux de ces attaques.
Depuis sa chute sur le boulevard, il ne sort jamais sans un domestique,
et celui-ci m'a raconté qu'au moment où son maître est gisant à terre, il
a des grimaces dans le visage, des secousses dans l'un des bras, qui
durent à peine une minute, mais qui suffisent amplement pour caractériser l'épilepsie.

Depuis cette époque, toutes les fois que j'ai été consulté pour une
personne atteinte de congestion cérébrale apoplectiforme, j'ai recherché
avec le plus grand soin si, de temps en temps, pendant le jour, il y avait
des vertiges subits, rapides, avec les caractères que j'ai indiqués plus
haut ; si ces attaques de congestion n'étaient pas plutôt nocturnes que
diurnes, si au début de l'accident, il n'y avait pas eu de mouvements
nerveux, et presque toujours, lorsque le mal avait frappé en présence de
témoins, les convulsions pouvaient être reconnues. Lorsque la congestion
avait eu lieu la nuit, pendant le sommeil, j'apprenais que les urines
s'étaient quelquefois écoulées involontairement ; que, pendant quelques
jours, la langue avait été douloureuse. Le visage, le front, le cou, avaient
été souvent couverts de petites taches ecchymotiques, ressemblant à des
piqûres de puce. J'apprenais surtout que les accidents revenaient à des

intervalles assez rapprochés, ne laissant d'ailleurs aucune trace persistante. En un mot, l'épilepsie apparaissait évidente quand on la cherchait, quand on voulait la trouver.

Il n'y a pas de mois que, dans mon cabinet, je ne voie quelques malades accusés d'apoplexie, qui sont des épileptiques.

Il n'y a peut-être pas de semaine que je ne sois consulté par des gens adultes, vieillards ou enfants, atteints de vertiges comitiaux, et qui me sont adressés comme ayant des congestions cérébrales faibles. Quoique l'épilepsie, dans toutes ses formes, soit aujourd'hui mieux connue qu'elle ne l'était il y a vingt-cinq ou trente ans, cependant bien des médecins se refusent à croire à une aussi terrible maladie; s'ils la reconnaissent, ils ne veulent pas dire à la famille ce qu'ils en pensent, et préfèrent nous laisser cette triste mission.

Bien souvent le vertige comitial se révèle par des accidents toujours attribués à la congestion cérébrale, et sur lesquels les médecins qui s'occupent du traitement des aliénés ont déjà, depuis longtemps, appelé l'attention de leurs confrères.

Après l'attaque vertigineuse, il est assez commun de voir les malades délirer pendant quelques minutes; le délire peut même durer un temps assez long.

Les annales judiciaires, les archives de la préfecture de police, sont remplies de suicides et de meurtres attribués trop souvent par les médecins à ce qu'ils appellent des congestions cérébrales, tandis qu'il les faut imputer à l'épilepsie.

On peut dire, presque sans crainte de se tromper, que si un homme commet subitement un meurtre sans aucun trouble intellectuel préalable, sans avoir jusqu'ici donné signe de folie et en dehors de tout acte passionnel, sans être empoisonné par l'alcool ou par toute autre substance qui exerce une action énergique sur le système nerveux, on peut dire que cet homme est un épileptique, et qu'il a eu une grande attaque, ou bien, ce qui est plus ordinaire, un vertige comitial.

Ces actes étranges sont, je le répète, attribués par la plupart des médecins, par les magistrats, à des congestions cérébrales passagères, par cela même que la grande attaque est quelquefois méconnue, et que le vertige l'est presque toujours.

Je n'ai jamais prétendu, messieurs, qu'il suffit de constater l'épilepsie chez un accusé pour l'exonérer de toute culpabilité. Qu'un avocat se serve de cet argument; qu'il prétende que son client a bien pu n'être pas libre dans le moment où l'acte incriminé a été commis, je le veux bien : mais jamais devant un tribunal je n'oserais soutenir une pareille doctrine. Je suis parfaitement convaincu que beaucoup d'épileptiques sont de grands criminels dans le sens moral de ce mot, et que les actes dont ils se sont rendus coupables ont été prémédités et accomplis en pleine liberté.

Mais dans ce cas, rien, dans la préparation, dans la perpétration du crime, ne diffère de ce qui se passe ordinairement; l'épileptique, s'il n'est pas fou en dehors de ses attaques, rentre dans la règle commune, et doit ressortir à la juridiction commune. Sur ce point, tout le monde est d'accord.

Mais si ce même épileptique a commis un meurtre sans but, sans motif plausible, sans profit pour lui ni pour personne, sans préméditation, sans passion, au vu et au su de tous, par conséquent en dehors de toutes les conditions où les meurtres se commettent, j'ai le droit d'affirmer, devant le magistrat, que l'impulsion au crime a été *presque certainement* le résultat du choc épileptique. Je dis *presque certainement*, si je n'ai pas vu l'attaque; mais si j'ai vu, si des témoins ont vu le grand accès ou le vertige comitial précéder immédiatement l'acte incriminé, j'affirme alors d'une manière absolue que le prévenu a été poussé au crime par une force à laquelle il n'a pu résister, ce qui l'absout aux termes de l'article 64 du Code pénal.

On se tromperait si l'on croyait que les déterminations subites et irrésistibles arrivent chez les épileptiques en dehors et dans l'intervalle des accès. Quand l'épilepsie a conduit le malade à la folie, ce qui malheureusement est fort commun, quand la manie aiguë suit durant quelques jours la grande attaque comitiale, il ne peut y avoir de doutes dans l'esprit de personne; et rarement ces malades, s'ils ont commis quelques crimes ou quelques délits, sont renvoyés devant les tribunaux. Là où la démence est évidente, la loi ne punit pas; le magistrat ordonne la séquestration, parce qu'il doit protection à la société menacée et au pauvre fou lui-même, qui devient légalement incapable.

Mais *le choc épileptique peut frapper la volonté*. La parfaite intelligence de l'épileptique immédiatement avant et peu après l'attaque, la liberté morale absolue dont il jouit en dehors de ses accès, peuvent seules lui donner l'apparence d'un coupable. Ce sont les conditions qu'il faut étudier.

Ordinairement la question de culpabilité ne se pose pas quand le crime ou le délit a été commis immédiatement après la grande attaque, lorsque les témoins du crime ont été en même temps témoins de la convulsion épileptique, pas plus que la question de culpabilité ne se pose pour un maniaque enfermé dans une maison d'aliénés, pour un malade atteint de délire dans un salle d'hôpital, qui se livrent à des actes de violence.

Mais il arrive que l'attaque comitiale se passe sans témoins, ou bien que les actes de violence qui lui succèdent ne s'accomplissent pas devant ceux qui ont assisté à la convulsion, et déjà l'embarras peut naître. Le docteur Josat me racontait le fait suivant : Un jeune homme va, avec quelques amis, dîner dans un restaurant du Palais-Royal. Arrivé place Louvois, il tombe tout d'un coup par terre, se relève bientôt et se précipite sur les passants, qu'il frappe avec violence. On le conduit au poste, et pendant quelque temps il accable d'injures les soldats qui le contenaient, leur crache au visage, et s'il n'y avait pas eu de témoins de l'attaque épileptique qui avait été le début de cette scène étrange, si le malade eût été seul quand l'accident est arrivé, si le médecin auquel je dois ces détails ne fût intervenu, ce jeune homme aurait eu à répondre devant les tribunaux tout au moins du délit de rébellion.

On comprendra aisément combien il sera difficile d'arriver à la vérité si l'épileptique et sa victime se sont trouvés seuls.

Je vous demande la permission de mettre sous vos yeux un certain nombre de faits que j'ai pu observer et de l'authenticité desquels je puis répondre.

Tout récemment, j'étais consulté par deux jeunes gens nouvellement mariés. La dame me racontait que, peu de temps après son mariage, elle avait été subitement réveillée, la nuit, par des mouvements étranges que faisait son mari, puis tout à coup celui-ci l'avait frappée avec une horrible violence, et si une domestique, accourue au bruit de la sonnette, ne l'eût délivrée, elle aurait pu être grièvement blessée. Cette scène s'était encore renouvelée quelques jours avant que l'on vînt chez moi ; cette fois, éveillée à temps, la dame avait pu allumer une bougie, voir les convulsions qui agitaient le malade, et se soustraire par la fuite aux actes de fureur qui avaient immédiatement suivi.

Ces tristes détails m'étaient donnés devant le pauvre malade, qui avait parfaitement conscience d'avoir éprouvé quelque chose dont il ne se rendait pas compte, et qui m'affirmait que souvent déjà avant son mariage il avait eu des vertiges, dont le caractère avait été méconnu par les médecins.

J'ai encore à l'Hôtel-Dieu, dans mon service, une jeune fille, d'un caractère doux et facile, et qui a quelquefois, en vingt-quatre heures, jusqu'à cent attaques de petit mal. La première nuit qu'elle passa à l'Hôtel-Dieu, on la coucha dans une chambre à part, avec une infirmière fort intelligente et fort dévouée. Vers le milieu de la nuit, l'infirmière fut réveillée en sursaut ; la malade s'était levée après une de ces attaques et l'accablait de coups. A peine une demi-minute s'était-elle écoulée, que l'épileptique, revenue à elle, regagnait son lit, ne sachant ce qu'elle avait fait.

Tout le monde, dans cette enceinte, a entendu parler d'une dame de la société qui, dans le monde, au théâtre, à l'église, à la promenade, profère tout à coup, ou les injures les plus graves, ou les mots les plus obscènes, dont elle n'a pas conscience, dit-on. C'est d'ailleurs une femme respectable à tous égards et d'une intelligence fort élevée.

J'ai eu parmi mes amis un magistrat très intelligent, dont j'aurai à vous parler, et qui avait souvent des vertiges épileptiques ; sa sœur avait été enfermée à Charenton, où je l'avais connue. Il présidait un tribunal

de province. Un jour il se lève subitement, marmottant quelques mots
inintelligibles, et va dans la salle des délibérations : l'huissier le suit, le
voit pisser dans un coin ; quelques minutes après, il revenait occuper son
siège et écouter avec intelligence et attention les plaidoiries un instant
interrompues. Il n'avait aucun souvenir de l'incroyable incongruité qu'il
avait commise.

Je pourrais multiplier à l'infini des faits de ce genre en les empruntant
à ma propre pratique et à celle des autres.

Mais je tiens à arriver à l'une des plus graves objections que font les
médecins, et plus encore les magistrats, à la théorie des impulsions soudaines et irrésistibles de certains épileptiques.

Le trouble de la raison qui suit une grande attaque, et surtout le vertige, n'est pas toujours aussi facile à constater qu'on le pourrait supposer
au premier abord. Il nous est arrivé à tous d'être mandés auprès d'un
épileptique immédiatement après l'attaque. Le malade nous répondait
pertinemment, obéissait aux prescriptions médicales qu'on lui faisait,
prenait un bain de pieds, se laissant saigner ou appliquer des sangsues,
indiquait assez bien ses souffrances ; quelques heures plus tard, non seulement il avait oublié toutes les circonstances de son attaque, ce qui est
ordinaire, mais il avait oublié tous les faits que je viens d'indiquer et auxquels il avait semblé participer avec tant de présence d'esprit. Il fallait
donc que son intelligence fût restée bien profondément troublée. Or, qui
peut calculer le degré de liberté d'un homme dans cet état de transition
entre le moment de l'attaque et celui du retour complet de l'intelligence ?
Est-il un médecin assez sûr de lui pour prononcer dans cette question,
pour affirmer qu'un crime commis après l'attaque doit entraîner la responsabilité ?

Non seulement, messieurs, la raison peut rester troublée pendant
quelque temps après l'accès, bien qu'aux yeux d'un observateur superficiel ce trouble n'existe pas, mais il arrive que pendant l'attaque elle-
même l'épileptique semble conserver assez de raison pour paraître libre.

Permettez-moi de vous en citer quelques exemples.

La même jeune fille épileptique dont je vous parlais tout à l'heure
exécute durant ses vertiges des actes qui requièrent, dans une certaine
mesure, la liberté et l'intelligence. Si, quand le vertige commence, on lui
ôte des mains l'objet qu'elle tient, elle se précipite sur vous pour s'en
emparer, elle vous poursuit sans chanceler, sans trébucher, sans se heurter aux obstacles qu'elle sait éviter, se porte même à quelques actes de
violence si vous lui résistez, puis tout à coup, avant qu'une minute soit
écoulée, elle s'écrie : *C'est fini !* Elle s'arrête et tombe dans une sorte
d'anéantissement. Interrogée immédiatement, elle ne conserve aucun
souvenir de la scène qui vient de se passer.

Lorsque nous nous occuperons plus spécialement de l'épilepsie, je vous raconterai l'histoire d'un jeune homme épileptique, grand amateur de musique et violoniste très habile. Sa passion pour l'art musical est telle qu'il va dans certains théâtres faire gratuitement la partie de second violon. Plusieurs fois il a été pris de vertige comitial pendant qu'il exécutait un morceau. Durant l'attaque, qui ne va guère au delà de dix à quinze secondes, il continue à jouer en mesure, avec une parfaite justesse ; puis il reprend connaissance, s'aperçoit à merveille qu'il vient d'avoir une absence, et continue sans trouble.

La dame du monde dont j'ai parlé tout à l'heure, et qui, sous l'empire de ces impulsions irrésistibles, singulières, se met à proférer les paroles les plus étranges, dont elle n'a pas conscience, dit-on, exprime tout haut pendant son vertige, l'idée souvent pleine d'esprit et d'à-propos que la convenance l'empêcherait de manifester. Bien qu'ici l'impulsion soit irrésistible, cependant l'extrême justesse de la réplique ou de l'à-propos doit faire croire, à des hommes peu habitués aux phénomènes de l'épilepsie, que ces paroles ont été prononcées intentionnellement. Au lieu d'une injure, d'une obscénité, d'une épigramme, supposez un meurtre, et dites-moi s'il y a crime, si ce n'est pas le lieu de faire l'application de l'article 64 du Code pénal ?

Le magistrat sur le compte duquel je vous ai raconté tout à l'heure une singulière anecdote restait quelquefois assez longtemps l'esprit troublé après ses vertiges ; mais ce trouble de l'esprit n'était évident que pour sa femme, qui l'entourait d'une extrême sollicitude et qui jugeait son état à merveille. Il était membre d'une société littéraire qui s'assemblait à l'Hôtel-de-Ville de Paris. Un jour, au milieu d'une discussion sur un point d'histoire fort important, il est pris d'un vertige. Il descend rapidement sur la place de l'Hôtel-de-Ville et marche pendant quelques minutes sur le quai, évitant à merveille les voitures, les passants. Il revient alors à lui, s'aperçoit qu'il était sorti sans paletot, sans chapeau, rentre en séance, et se remet, avec une parfaite lucidité d'esprit, à la discussion historique à laquelle il avait déjà pris une part fort active ; il n'avait aucune conscience de ce qui s'était passé entre le début de l'attaque et le moment où il était revenu à lui.

Je demande à tout homme de bonne foi si ce pauvre malade, sur la place de l'Hôtel-de-Ville, eût eu un rixe avec un passant et l'eût tué, quel magistrat eût voulu admettre qu'un homme, qui, cinq minutes auparavant, qui, cinq minutes plus tard, jouissait d'une intelligence supérieure, et qui durant cette prétendue névrose semblait être en possession de son libre arbitre, avait pu commettre un meurtre, contraint par une force à laquelle il n'aurait pu résister.

Il n'y a pas un médecin ayant étudié pratiquement le vertige épileptique qui n'ait vu les malades parlant, répondant pendant l'attaque ; parlant, il est vrai, d'un ton singulier, d'une voix étrange, saccadée, mais répondant pourtant *juste* aux questions qui leur sont adressées. Le paroxysme fini, ils n'ont aucun souvenir de ce qui vient d'avoir lieu.

Ce n'est pas sans motifs, messieurs, que je viens d'entrer dans tous ces détails. Vous allez comprendre que là est le nœud de la question.

Je vous ai fait voir, par de nombreux exemples, que les impulsions soudaines et irrésistibles étaient un fait ordinaire dans le petit mal et assez commun après la grande attaque comitiale ; que les malades devraient être considérés comme irresponsables de leurs actes, soit que ces actes n'aient eu aucune conséquence sérieuse, soit qu'ils aient eu les plus graves et les plus déplorables résultats, car la gravité de l'acte en lui-même ne fait rien à la question. L'individu n'est pas libre, et cette perte de liberté passagère l'exonère de toute culpabilité pour les faits qui se sont passés durant cette période si courte.

C'est là le premier point.

Le second, c'est que l'acte de l'épileptique est accompli sans conscience, sans qu'il lui reste jamais le souvenir de cet acte. Ainsi non seulement l'épileptique n'est pas libre, mais encore il ne sait pas ce qu'il a fait.

Il en est tout autrement de l'insensé, qui est déterminé dans ses actes par des hallucinations ou par des motifs inhérents à son délire, mais qui agit en vertu d'une volonté bien arrêtée, souvent après mûre et longue préméditation, qui sait toujours ce qu'il a fait, qui par conséquent a conscience de son action ; car si l'acte criminel est soudain et quelquefois irrésistible, c'est, le plus souvent, en vertu d'une hallucination qui le légitime aux yeux de l'aliéné qui le commet.

Que le délire vienne dans le cours d'une maladie aiguë, qu'il constitue ce que l'on est convenu d'appeler la folie, qu'il vienne à la suite de l'empoisonnement chronique par les substances alcooliques, qu'il vienne même à la suite d'accès répétés d'épilepsie qui mènent souvent à la démence, les faits qui en sont la conséquence sont volontaires, raisonnés, et les malades en ont toujours le souvenir.

Chez un individu empoisonné par l'alcool, par la belladone, par le haschisch, les actes pourront être irrésistibles, sans préméditation, et le souvenir pourra s'effacer complètement comme chez l'épileptique. Je conviens que l'idiot, dont l'intelligence et le sens moral ne s'élèvent pas à la hauteur de ceux d'un animal, tuera un homme comme il brise un morceau de bois, sans conscience, sans souvenir de ce qu'il fait ; mais je n'ai jamais entendu parler de ces faits particuliers dans la proposition que j'ai émise, puisque j'ai supposé *l'intégrité complète de la raison* immédiatement avant et peu après la perpétration de l'acte incriminé.

Je n'oserais ici, je l'avoue, aborder la question des actes irrésistibles chez les hystériques et chez les femmes enceintes. A cet égard, je ne nie, je n'affirme rien, mais je reste fort incrédule.

§ 2. Indépendamment de l'épilepsie, un grand nombre de cas de prétendue congestion cérébrale, de ce qu'on appelle vulgairement le *coup de sang*, doivent être rapportés à ces accidents éclamptiques que l'on désigne sous le nom de convulsions
internes, aux vertiges liés à une affection de l'oreille interne, aux vertiges dyspeptiques. — Ce qui se passe du côté du cerveau dans ces affections vertigineuses se
rapproche bien plus de la syncope que de la congestion. — La stupeur apoplectique,
dans l'hémorrhagie cérébrale, comme dans l'épilepsie et dans l'éclampsie, dépend de
ce que j'ai nommé l'*étonnement cérébral*. — L'épilepsie et l'éclampsie ont entre elles
une remarquable analogie. — La modalité encéphalo-rachidienne dont l'une et l'autre
sont l'expression, modalité inconnue dans son essence, suffit pour produire la stupeur. — La congestion cérébrale, qui dans les attaques d'épilepsie et d'éclampsie
peut arriver jusqu'à l'hémorrhagie, est un phénomène secondaire, deutéropathique.

Aussi, cette proposition, je la maintiens, et je ne vois pas que les arguments qui lui ont été opposés dans la discussion qui a eu lieu à l'A-
cadémie [1], l'aient jusqu'ici infirmée.

Mais revenons à la congestion cérébrale. Il est une cause qui fait le
plus souvent méconnaître l'épilepsie : c'est la répugnance qu'ont les familles à révéler aux médecins cette triste maladie. Lors même qu'une
mère a été témoin d'une grande attaque, elle refuse de croire à l'épilepsie ; et si le médecin l'interroge, elle parlera du coma, de la perte de
connaissance, mais elle dissimulera le plus souvent les convulsions. Elle
demandera secours contre les accidents qui suivent l'attaque, mais elle
ne voudra pas laisser soupçonner la vérité. J'ai été souvent consulté par
des personnes qui savaient à merveille qu'elles étaient atteintes d'épilepsie, mais qui ne me parlaient que de congestion ; des femmes dissimu-
laient l'état de leurs maris, des maris l'état de leurs femmes, les symptômes éprouvés par leurs enfants.

Le médecin est donc sans cesse trompé quand il s'agit d'épilepsie. Il
l'est par le malade lui-même, qui ne sait rien de son attaque, sinon qu'il
a perdu connaissance et qu'il est resté plusieurs heures dans un état de
demi stupidité. Il est trompé par les parents, qui se résolvent malaisément à avouer, à s'avouer à eux-mêmes qu'ils ont parmi les leurs un épileptique. Il est trompé par les souvenirs de sa première éducation médicale, pendant laquelle on lui a dit et répété que la congestion cérébrale
apoplectiforme était une maladie commune. Ne soyons donc pas étonnés
si la congestion est encore si généralement acceptée.

Nous-mêmes, messieurs, sommes souvent les auteurs et les complices
de ces erreurs. J'avais, parmi mes meilleurs amis, un épileptique. Chez
lui, la maladie étant héréditaire, sa femme redoutait pour son fils unique
ce triste héritage, et le mot *épilepsie* lui inspirait une terreur profonde.
Lorsque je reconnus la triste vérité, j'avoue que je n'eus pas le courage

1. *Bulletin de l'Académie de médecine*, 1861, t. XXVI.

de la lui révéler; je parlai de congestion cérébrale, et je parvins à lui persuader, à persuader à son fils, aux personnes de son intimité, que le mal caduc n'était pour rien dans les terribles accidents que ce malade éprouvait.

Il y a quelques années, dans des circonstances analogues, je commettais volontairement la même erreur. Une jeune demoiselle appartenant à une famille que je connaissais intimement avait été mariée avec un jeune homme recommandable à beaucoup de titres. Un an plus tard, elle me raconta que pendant la nuit elle s'était évanouie, qu'elle avait rendu involontairement ses urines, et qu'elle s'était mordu la langue. Le matin elle s'était éveillée avec de la courbature et un mal de tête violent. Heureusement elle ne couchait pas dans la même chambre que son mari. J'avoue que je n'eus pas le courage de faire connaître à la malade, non plus qu'à sa famille, l'affreuse vérité. Pendant plusieurs années les grandes attaques se répétèrent, mais seulement la nuit; pendant le jour, il y avait souvent des vertiges comitiaux. Elle alla aux bains de mer; elle était sur la plage, baignant un de ses enfants; à peine y avait-il 50 centimètres d'eau. Elle fut prise d'un accès, et mourut noyée en moins de deux minutes. Dans les journaux on parla d'une congestion cérébrale, et je ne fis rien pour rectifier cette erreur.

Il est, j'en conviendrai, une forme convulsive qui peut en imposer pour une congestion cérébrale. Il arrive, quoique bien rarement, qu'au début d'une attaque d'épilepsie, la période tonique, c'est-à-dire celle pendant laquelle les muscles de la poitrine conservent une rigidité absolue, il arrive, dis-je, que cette période tonique dure deux, trois minutes, au lieu de durer seulement quinze à trente secondes, et les individus meurent par asphyxie, comme meurent les tétaniques dans un paroxysme, comme meurent les animaux empoisonnés par les strychnées, ainsi que l'a si bien démontré Ségalas. Comme, dans ce cas, il n'y a pas eu de convulsions cloniques, celles que les gens étrangers à notre art connaissent le mieux; comme pendant toute la durée de la convulsion tonique, le visage a été turgescent, que les vaisseaux du cou ont été distendus et comme noueux; comme, de fait, il y a eu une énorme congestion, mais une congestion toute passive, analogue à celle que produit l'effort, on croit avoir eu affaire à une congestion active, lorsque, en fin de compte, il ne s'est agi que d'une attaque d'éclampsie ou d'épilepsie. — Que les médecins qui s'occupent le plus des maladies des femmes en couches et des enfants recueillent leurs souvenirs, et probablement partageront-ils mon opinion.

Ménière avait observé depuis longtemps un grand nombre de malades qui sont pris subitement de vertiges, de nausées, de vomissements même, qui tombent par terre, après avoir marché comme des gens ivres, se relèvent difficilement, restent pâles, couverts d'une sueur froide, presque lipothymiques, et voient se renouveler ces accidents un grand nombre de fois. Les premières attaques sont considérées comme une congestion cérébrale, on les traite vigoureusement par des saignées, des sangsues, des purgatifs; les rechutes fréquentes modifient peu à peu le diagnostic, mais les malades s'en inquiètent énormément.

Dans l'immense majorité des cas, les individus affectés de ces troubles cérébraux s'aperçoivent bientôt de bruits dans les oreilles, souvent même l'ouïe devient faible, et ces bourdonnements conduisent chez le médecin de l'Institution des sourds-muets de Paris les personnes qui veulent se débarrasser de cette incommodité. Il est facile de constater alors qu'une oreille, souvent même les deux, sont singulièrement affaiblies, et Ménière avait recueilli par centaines des observations établissant que ces prédues lésions cérébrales sont bien véritablement des lésions de l'appareil auditif. Il avait poursuivi cette recherche avec un soin extrême, et était parvenu à établir que le point de départ de ces phénomènes est dans l'oreille interne. La plupart de ces accidents, si mal à propos désignés sous le nom de *congestion cérébrale apoplectiforme*, ont leur siège dans les canaux demi-circulaires, et les lésions de ces organes déterminent les vertiges, les vomissements sympathiques, provoquent la résolution des membres, la perte subite de connaissance; en un mot, beaucoup de prétendues lésions cérébrales appartiennent exclusivement à l'organe de l'audition.

Il est encore une autre maladie qui sans cesse est décorée du nom de congestion cérébrale : je veux parler du *vertige lié à des désordres gastriques*.

Cette forme bizarre de névrose est caractérisée par les phénomènes suivants : Si le malade fait dans son lit un mouvement brusque, il sent aussitôt le lit tourner et l'entraîner dans son mouvement; s'il se lève, et surtout si, levé, il regarde en l'air, le vertige prend des proportions plus grandes. Les objets tournant autour de lui, il chancelle, quelquefois il est impuissant à se tenir debout. En même temps, il éprouve un mal de cœur insupportable et bien souvent des vomissements.

Ces accidents singuliers sont appelés des coups de sang, et, disons-le, la plupart des médecins partagent cette idée. Ils saignent, ils appliquent des ventouses et des sangsues, donnent des pédiluves sinapisés ; ils font tout, en un mot, pour faire disparaître cette prétendue congestion, qu'ils augmentent par leur étrange médication.

Les maladies vertigineuses dont je viens de parler sont plutôt voisines de la syncope, et par conséquent sont juste le contraire de la congestion. Si prodigieux que cela paraisse, il est pourtant vrai que beaucoup trop encore d'entre nous méconnaissent la tendance syncopale et la confondent avec la congestion cérébrale.

Pourtant, messieurs, comme je ne veux rien exagérer, je supposerai que les deux états que je viens de décrire sont rarement méconnus par les cliniciens, et je supposerai que jamais ils ne sont pris pour des congestions cérébrales.

Mais il est un accident qui accompagne souvent les hémorrhagies du cerveau, et qui, pour l'universalité des médecins, est considéré comme une congestion.

Je m'explique.

Lorsqu'un malade est frappé par une hémorrhagie cérébrale, il y a quelquefois une perte de connaissance subite, et l'obtusion de l'intelligence et du mouvement dure plusieurs heures, plusieurs jours, puis tout rentre dans l'ordre, à cela près d'une hémiplégie légère qui diminue lentement, et finit par disparaître après quelques semaines, quelques mois. Comme les premiers accidents ont été presque foudroyants ; comme, entre la gravité de ces premiers phénomènes et les troubles ultérieurs de l'intelligence, de la sensibilité et du mouvement, il ne paraît pas y avoir de relation suffisante, on dit que l'hémorrhagie cérébrale a été accompagnée de congestion ; que la congestion, phénomène essentiellement transitoire, a produit les accidents *apoplectiques* proprement dits; que, dissipée, elle a laissé l'hémorrhagie peu copieuse avec la paralysie, si peu grave d'ailleurs, qui a succédé à ces grands accidents apoplectiques.

Je ne veux pas nier absolument cette congestion, et j'avoue même que je suis tenté de l'admettre dans une certaine mesure; mais il est un autre phénomène dont on n'a pas assez tenu compte, que je sache du moins : je veux parler de cette espèce de stupeur, analogue à celle qui suit la commotion, et que j'ai appelée l'*étonnement cérébral*. Lorsque l'encéphale subit soudainement une déchirure et une compression, il supporte cette grave lésion avec une impatience qui varie suivant les individus, mais qui peut être portée fort loin chez certaines personnes. J'en veux chercher un exemple dans les lésions traumatiques du cerveau. Qu'un soldat reçoive une balle dans la tête; que dans une rixe un individu reçoive un coup de couteau qui pénètre dans le cerveau, ils sont jetés à terre comme s'ils étaient frappés d'un coup de massue; mais, peu à peu, malgré les épanchements sanguins intracrâniens qui sont la conséquence de la blessure, et même malgré la congestion phlegmasique inséparable de la déchirure des tissus, l'intelligence, la sensibilité, les mouvements reviennent quelquefois avec une rapidité étrange, et donnent ainsi au chirurgien inexpérimenté des espérances qui ne se réalisent malheureusement pas. Cette stupeur immédiate est ce que j'ai appelé l'*étonnement cérébral*. Quelque incorrecte que puisse être cette appellation, à laquelle je renoncerais bien volontiers, toujours est-il que le fait existe et ne peut être contesté par personne.

Les expériences sur les animaux donnent des résultats plus positifs encore. Si l'on trépane le crâne d'un chien ou d'un lapin, et que par une incision faite à la dure-mère, on introduise entre le crâne et la surface du cerveau une petite balle de plomb, on observe tout d'abord des phénomènes de stupeur qui se dissipent rapidement pour être remplacés par une hémiplégie proportionnée à la compression.

Dans cette expérience, on ne peut invoquer la commotion cérébrale : il faut bien accepter que l'encéphale est en quelque sorte surpris par un accident qui se traduit par des troubles transitoires. Ne suis-je donc pas en droit de supposer que, lorsqu'il se fait un épanchement de sang subit dans le corps strié ou dans la couche optique, la stupeur immédiate que l'on attribue d'ordinaire à la congestion simultanée peut, en partie tout au moins, être imputée à l'*étonnement cérébral?*

Est-ce à dire, messieurs, que je nie d'une manière absolue la congestion cérébrale? Non certes. J'admets la congestion, l'hyperémie du cerveau; il faudrait être insensé pour en contester l'existence; mais je dis que ce que l'on a appelé la *congestion cérébrale apoplectiforme* est, dans le plus grand nombre des cas, un accident épileptique ou éclamptique, quelquefois une syncope; je dis que, bien souvent, les simples vertiges épileptiques, que les vertiges liés à un mauvais état de l'estomac ou à des maladies de l'oreille, sont considérés à tort comme des congestions de l'encéphale.

Que si les propositions que j'ai cherché à défendre sont vraies, on m'accordera que la thérapeutique devra moins souvent recourir aux médications révulsives et antiphlogistiques, mises sans cesse en œuvre pour combattre ces prétendues congestions cérébrales, et qu'il faudra chercher d'autres indications plus conformes à l'idée que l'on doit se former des états divers que l'on a confondus trop souvent sous la même dénomination.

Vous vous rappelez, messieurs, à quels orages, au commencement de 1861, ont donné lieu les opinions que je soutiens ici devant vous, et que j'étais venu communiquer à l'Académie de médecine [1].

Je n'avais nullement la prétention d'apprendre à mes collègues que les attaques d'épilepsie et d'éclampsie étaient suivies de phénomènes apoplectiques : cela avait été dit de tout temps et par tous. Je ne venais pas annoncer une découverte quelconque, mais seulement dire et essayer de prouver qu'une chose vue et acceptée par quelques médecins, à savoir, que les accidents apoplectiques subits étaient beaucoup plus souvent qu'on ne le croit, en général, liés à la convulsion *épileptique* ou *éclamptique.*

J'avais parlé, en effet, des *phénomènes apoplectiques transitoires* prenant un homme au milieu de la plus florissante santé, avec ou sans ces quelques phénomènes prémonitoires qui précèdent la grande attaque épileptique, et le laissant, peu après, dans l'état où ils l'avaient pris.

1. *Bulletin de l'Académie de médecine,* Paris, 1861, t. XXVI

Je ne vous dirais pas toute ma pensée, messieurs, si tout d'abord je ne déclarais que l'épilepsie et l'éclampsie sont pour moi deux névroses identiques dans leur expression phénoménale et dans leur cause prochaine.

Quand nous parlerons de l'épilepsie, je vous dirai que l'attaque éclamptique ne diffère en rien de l'attaque épileptique; que jamais un médecin ne distinguera la convulsion d'une femme enceinte épileptique depuis lnogtemps, de la convulsion d'une femme qui est prise d'éclampsie au début du travail. Voilà pour l'expression phénoménale. Quant à la cause prochaine, je la crois encore identique dans les deux cas. Lorsque l'épilepsie se manifeste par accès mensuels chez un individu qui a un tubercule cérébral, il n'y a pas, du côté du cerveau et de la moelle épinière, en dehors du tubercule, d'autres lésions appréciables que celles qui existent dans le mal caduc réputé essentiel.

Si l'autopsie est faite et si nous trouvons un tubercule, un cancer ou une tumeur osseuse, le reste de l'encéphale pourra ne présenter rien autre chose que l'état de turgescence vasculaire que l'on trouve dans le cadavre d'un véritable épileptique mort en *état de mal,* pour me servir de l'expression généralement adoptée.

Que devons-nous en conclure? C'est que si la tumeur cérébrale est la cause des phénomènes convulsifs, elle n'en est pas la cause immédiate; cette cause prochaine nous échappe et nous échappera probablement toujours.

L'éclampsie survenue chez un enfant qui fait des dents ou qui a des vers, l'éclampsie éclatant chez un enfant atteint d'anasarque scarlatineuse, ne diffère en rien, quant à la forme convulsive, de l'attaque épileptique; ce qui n'empêche pas que ces maladies ne soient profondément différentes par leur nature.

Ce que je veux dire, c'est que la modalité moléculaire de l'encéphale et de la moelle est peut-être la même dans les deux cas. Permettez-moi de développer ma pensée.

Quand nous voyons un individu rester pendant vingt ans avec des attaques presque périodiques, sans avoir d'ailleurs des phénomènes d'aliénation mentale ou de paralysie générale, nous disons qu'il a une *épilepsie* essentielle.

Si entre les attaques il y a de l'hémiplégie, des douleurs de tête violentes, ou des douleurs exclusivement nocturnes, nous supposons qu'il y a une *épilepsie symptomatique* d'une tumeur cérébrale ou d'une vérole à accidents tertiaires.

S'il s'agit d'une femme enceinte et albuminurique, ou d'un individu ayant une anasarque scarlatineuse, ou d'un homme empoisonné par le plomb, nous disons qu'il y a *éclampsie.*

Nous appelons du même nom les convulsions qui, chez les enfants, annoncent si fréquemment le début des pyrexies exanthémateuses, de la variole, par exemple ; celles qui surviennent à la fin d'une *encéphaloméningite*, de ce que l'on appelle une *fièvre cérébrale*.

Si la convulsion épileptiforme a lieu chez un individu dont nous venons d'ouvrir la veine, chez un animal que nous faisons mourir d'hémorrhagie ; si, comme dans l'expérience si curieuse de M. Brown-Séquard, nous coupons un des faisceaux de la moelle d'un animal, celui-ci prend une attaque convulsive épileptiforme, sous l'influence de certaines excitations extérieures. Nous disons encore qu'il y a *éclampsie*.

Qu'est donc l'éclampsie relativement à l'épilepsie? Qu'est l'épilepsie relativement à l'éclampsie?

En ne tenant compte que de la *forme convulsive*, l'épilepsie *idiopathique* ou *essentielle*, pour me servir des mauvaises divisions de l'école, n'est que de l'*éclampsie à retours*, et l'éclampsie n'est que l'épilepsie accidentelle et transitoire.

On a prétendu que l'éclampsie différait de l'épilepsie par la continuité et la persistance, quelquefois fort longue, des convulsions ; mais on voit des éclampsies à attaque unique, et de véritables épilepsies à attaques continues, bien qu'il y ait quelque chose de vrai dans cette distinction dont je viens de parler.

Or, pour un organicien, et j'avoue que je le suis dans ce sens que je ne comprends pas une lésion fonctionnelle sans une modalité de l'organe qui préside à la fonction, toute épilepsie, toute éclampsie est nécessairement *symptomatique*, tantôt d'une tumeur, tantôt d'un empoisonnement, tantôt d'un état particulier du sang, tantôt d'un état organique absolument inappréciable, comme cela a lieu dans l'épilepsie proprement dite, dans l'éclampsie dite vermineuse, dans celle qui succède à une saignée ou à une grande hémorrhagie.

Nous accceptons, messieurs, dans le langage médical, que je ne défends pas ici, mais dont je me sers faute de mieux, et pour être mieux compris ; nous acceptons, dis-je, la désignation d'*éclampsie* pour les convulsions de la fièvre cérébrale de l'enfant, et nous la refuserions aux convulsions de l'encéphalo-méningite chronique, qui cause, suivant Royer-Collard, Calmeil[1] et beaucoup d'autres, la paralysie générale des aliénés !

Nous acceptons la désignation d'*épilepsie symptomatique* pour les convulsions vermineuses, pour celles qui s'observent chez les individus atteints de tubercules ou de cancers cérébraux, et nous refuserions cette appellation aux mêmes formes convulsives signalant le début d'une méningite tuberculeuse !

Soyons donc conséquents, acceptons que toutes les convulsions épi-

---

1. Calmeil, *De la paralysie considérée chez les aliénés*, Paris, 1826. — *Traité des maladies inflammatoires du cerveau*, Paris, 1859, 2 vol. in-8.

leptiformes, bien que tenant à des causes éloignées très diverses, sont, suivant toute apparence, l'expression de la même modalité intime.

Si nous nous plaçons à ce point de vue, nous comprendrons mieux les relations de l'éclampsie et de l'épilepsie avec ce que l'on est convenu d'appeler la *congestion cérébrale apoplectiforme*.

Ainsi que je vous le dirai, au moment de la période tonique de la convulsion épileptiforme, la glotte se ferme, et il se fait un effort suprême pendant lequel le visage, les vaisseaux du cou, et nécessairement les vaisseaux de l'encéphale, deviennent turgescents. On peut donc considérer ici la congestion cérébrale comme passive et secondaire.

Mais, messieurs, la profonde hébétude qui succède à une attaque d'éclampsie ou d'épilepsie n'est-elle que l'effet de cette congestion passive? J'avoue que je ne le crois pas, car la perte de connaissance subite qui signale le début de l'épilepsie, perte de connaissance accompagnée dès l'abord d'une pâleur mortelle, comme l'a fait si bien observer Calmeil dans son excellente thèse sur l'épilepsie, est le signe d'une modification si profonde dans les fonctions du cerveau et probablement dans sa texture intime, que la stupeur consécutive à l'attaque est plus probablement la suite de cette modification que celle de la congestion passive et secondaire.

Remarquez, en effet, que l'on ne peut admettre, comme le veulent un grand nombre de médecins, que l'attaque éclamptique soit le résultat d'une congestion primitive, lorsque, d'une part, on voit l'intensité de l'attaque d'épilepsie n'être nullement proportionnée à l'état pléthorique préalable, et que, d'autre part, pendant une hémorrhagie terrible, on voit survenir des accidents épileptiformes tout aussi violents que ceux qui s'observent dans des conditions diamétralement opposées. J'ajoute que, ainsi que vous pourrez le lire dans le *Journal de physiologie* de M. Brown-Séquard, au début de l'attaque épileptique, les parties centrales et le bulbe rachidien d'un animal en expérience, au lieu de présenter des signes de congestion, semblent au contraire devenir plus pâles.

D'où résulte que ce que nous appelons tous la *congestion cérébrale apoplectiforme*, que les phénomènes apoplectiques qui succèdent à l'épilepsie ou à l'éclampsie, pourraient bien n'être rien autre chose qu'un état analogue à la *stupeur apoplectique* qui succède immédiatement à une grande commotion du cerveau, *stupeur apoplectique* certainement étrangère à la congestion.

On trouve tout simple que la stase du sang dans le cerveau cause ces phénomènes si graves : or, voyons ce qui se passe chez la femme enceinte et en mal d'enfant. Au moment où la tête va franchir le détroit inférieur et les parties extérieures de la génération, la femme s'épuise souvent en efforts épouvantables; vous voyez la face violette, les lèvres et les paupières gonflées, la peau chaude et couverte de sueur, et vous nè doutez pas que les sinus de la dure-mère, la pie-mère, la substance cérébrale tout entière, ne participent à cette turgescence.

Est-ce dans ces circonstances que les femmes sont frappées d'éclampsie? Demandez-le aux accoucheurs. Ils vous répondront que l'éclampsie qui les surprend et les épouvante se manifeste chez les femmes avant tout travail quelquefois, le plus souvent quand à peine l'utérus a éprouvé ces légères contractions qui n'éveillent pas même l'attention de la malade.

Il y avait, il est vrai, des urines albumineuses ; mais qu'ont à faire les urines albumineuses avec les convulsions, quand on cherche une explication raisonnable ?

Il semble que la convulsion vienne, dans ce cas, sous l'influence d'une cause sympathique aussi légère que la sensation à peine perçue de la présence des vers intestinaux.

Les enfants, au milieu d'accès répétés de coqueluche, arriveront à un tel état de congestion, que le sang jaillira de leur nez, que le visage restera constamment bouffi, que, dans quelques cas, il se formera des ecchymoses sous les paupières. Vous ne doutez pas que le cerveau ne participe à cette congestion. Après l'accès ils resteront un instant comme hébétés ; mais comparez-vous cela au coup de tonnerre d'une attaque éclamptique et aux phénomènes apoplectiques qui la suivent?

On ne voit pas que les bateleurs, qui marchent la tête en bas, aient quelque chose qui ressemble à la stupeur apoplectique ; on ne voit pas que les forts de la halle, qui toute la journée portent d'énormes fardeaux, et qui, sans cesse, sous la puissance de l'effort, ont la face presque violette et les vaisseaux du cou tendus comme des cordes noueuses, aient l'esprit bien troublé et leurs puissances musculaires anéanties dans le moment même où ils déploient le plus de force.

Comprenons donc enfin que le sang, tant qu'il n'est pas altéré dans sa composition intime et qu'il ne s'est pas extravasé, n'est pas si ennemi de nos tissus qu'on se plaît à le dire, et qu'il faut autre chose qu'une congestion purement physique pour produire ces phénomènes apoplectiques qui succèdent à l'éclampsie : tandis que je comprends mieux les désordres qui accompagnent cet état moléculaire spécial essentiellement vital que l'on appelle la fluxion ou l'inflammation.

Il y a donc, et j'insiste beaucoup sur ce point, deux choses très distinctes dans l'attaque d'*éclampsie*, d'*épilepsie* dite *essentielle*, d'*épilepsie symptomatique* :

1° La *modalité encéphalo-rachidienne*, inconnue dans son essence, dans sa nature, qui anéantit en une seconde toutes les manifestations de la vie animale, et celle-là est de beaucoup la plus importante ;

2° La *congestion cérébrale secondaire*, qui, bien que moins importante, peut être portée, dans quelques cas extrêmement rares, jusqu'à l'ecchymose sous-cutanée, jusqu'à l'hémorrhagie cérébrale capillaire, et jusqu'à l'hémorrhagie méningée.

On a appelé à tort, suivant moi, *congestion cérébrale apoplectiforme*, cet état de stupeur qui succède aux troubles complexes dont je viens de parler, et cette appellation a eu une influence fâcheuse sur le traitement et sur l'idée que la plupart des médecins se font de la maladie.

Ne discutons pas sur les mots, sur ces modifications intimes qui caractérisent ce que les médecins appellent la *congestion cérébrale apoplectiforme;* entendons-nous sur le phénomène : il ne peut y avoir de dissidences à cet égard.

C'est cette stupeur profonde, analogue à celle qui s'observe chez les individus frappés d'apoplexie foudroyante, que l'on a appelée congestion cérébrale apoplectiforme; c'est cette stupeur, ce sont ces phénomènes apoplectiques que je considère comme étant, dans la grande généralité des cas, liés à l'épilepsie dite *essentielle* ou *symptomatique,* ou bien à l'*éclampsie.*

J'avais besoin de vous donner ces explications pour établir la proposition suivante : *La même modalité encéphalo-rachidienne qui cause l'attaque épileptique ou éclamptique, l'insultus, l'ictus épilepticus, suffit pour produire la stupeur apoplectique qui suit l'attaque.*

Un enfant est atteint de fièvre cérébrale, il a sans doute de la stupeur, mais cette stupeur existe dans des limites assez restreintes; qu'il survienne une attaque d'éclampsie, et, en une minute d'une stupeur peu notable, l'enfant tombe dans l'état apoplectique.

Ce que je viens de dire de l'encéphalo-méningite aiguë des enfants, je vais le dire de la paralysie générale des aliénés, qui n'est, probablement, en fin de compte, que le symptôme d'une encéphalo-méningite chronique. Ce malade, à cela près des idées délirantes qui l'occupent, à cela près d'une certaine incertitude dans le langage et dans la marche, qui ne trompent guère ceux qui connaissent les aliénés; ce malade, dis-je, jouit d'une santé apparente; il prend une attaque épileptiforme, et à l'instant il est foudroyé et tombe dans l'état apoplectique.

Pour ce malade, pas plus que pour l'enfant dont je vous ai tout à l'heure cité l'exemple, la phlegmasie encéphalo-méningée n'est la cause prochaine de l'attaque convulsive et apoplectique; mais je suis en droit de dire que si, comme je le pense, cette phlegmasie est la cause éloignée de la convulsion éclamptique, la modalité cérébrale, la modification moléculaire intime qui produit l'attaque est la cause des phénomènes apoplectiques.

D'où il suit que l'état apoplectique qui s'observe si souvent chez les aliénés paralytiques serait sous la dépendance de l'éclampsie, comme l'état apoplectique qui succède à l'attaque comitiale sous la dépendance de l'épilepsie.

J'ai démontré que les accidents apoplectiques transitoires qui survenaient chez un homme en bonne santé, et qui laissaient ensuite le malade dans la condition où ils l'avaient pris, étaient, dans la presque universalité des cas, liés à l'épilepsie ou à l'éclampsie.

Je viens de faire voir que dans une phlegmasie aiguë ou chronique du cerveau, et même lorsque les troubles nerveux ne sont que sympathiques, comme dans une dothiénentérie, dans une pneumonie par exemple, les accidents apoplectiques et soudains étaient presque toujours précédés de phénomènes convulsifs et épileptiformes. La même modalité des centres nerveux qui s'exprimait par l'attaque convulsive suffisait pour rendre compte de la stupeur apoplectique, et la congestion inflammatoire préexistante n'impliquait nullement que maintenant cette congestion fût la cause des troubles nouveaux et subitement survenus.

On me reproche de faire bon marché de la congestion cérébrale, de la faire assez légèrement disparaître du cadre nosologique. A Dieu ne plaise, messieurs. Je ne nie pas la congestion cérébrale, je nie la congestion produisant des *phénomènes apoplectiques subits et transitoires*. J'accepte la fluxion irritative du côté de l'encéphale, la fluxion inflammatoire, comme dans tous les autres organes ; et cette fluxion est évidemment acccompagnée de congestion ; cette fluxion même peut aller jusqu'aux symptômes de l'apoplexie, mais ces symptômes ne sont *ni subits ni transitoires*. Je n'ai parlé, encore une fois, que des accidents apoplectiques subits et momentanés, et pour ceux-là je persiste dans ma première opinion.

Si je fais bon marché de la congestion cérébrale, messieurs, si je refuse de la voir là où bien des gens la voient ; d'un autre côté, vous conviendrez avec moi qu'on l'admettait naguère et qu'on l'admet encore bien légèrement.

La migraine, un simple mal de tête, sont des congestions cérébrales. La stupeur de la dothiénentérie, du typhus, de la pneumonie, de la peste, de la variole, de la scarlatine : congestion.

Le délire de la pneumonie, de l'hystérie, de la danse de Saint-Guy, de l'érysipèle, etc. : congestion.

Il n'est pas jusqu'au sommeil dont quelques physiologistes et quelques médecins n'aient voulu faire une congestion cérébrale ; et partant de là, partout où il y avait stupeur et somnolence ; partout où il y avait délire, rêvasseries, on a accepté la congestion cérébrale avec une aisance, une facilité qui aujourd'hui paraît bien étrange à la majorité des médecins. Personne ne sait ce que c'est que le sommeil, et probablement la ressemblance que présentent deux hommes, l'un profondément endormi après une grande fatigue, l'autre après une attaque d'apoplexie, a pu conduire les médecins à attribuer à la même cause des états qui n'ont qu'une ressemblance mensongère.

Mais cette opinion singulière, qui n'était établie sur rien d'expérimental, a eu une étrange influence sur l'idée que l'on se formait de l'action des poisons.

L'opium faisait dormir, c'est qu'il causait une congestion du cerveau; les solanées vireuses, les colchicacées, les renonculacées, la digitale, l'acide cyanhydrique, etc., etc., causaient de la stupeur, c'est qu'ils provoquaient une congestion cérébrale. Il en était de même des venins; il en était de même des poisons animaux, soit qu'ils fussent formés de toutes pièces dans l'économie vivante, dans le cours des maladies septiques, soit qu'ils nous vinssent du dehors. Du moment qu'il y avait stupeur profonde, c'était de la congestion. J'ai dit ce que je pensais de la congestion sanguine et de son innocuité, et il n'est nullement besoin d'invoquer la congestion pour expliquer l'action des poisons, car, puisqu'ils sont absorbés et qu'ils circulent avec le sang, ils se mettent en contact avec toutes nos parties, qu'ils troublent plus ou moins profondément, indépendamment du liquide qui leur sert de véhicule, et souvent, comme le démontrent les expériences de Magendie, en raison inverse de la masse de sang qui est accumulée dans l'encéphale, par exemple.

Pardonnez-moi, messieurs, d'avoir si longtemps insisté. L'opinion que j'avais émise devant vous au début de cette conférence avait semblé d'abord étrange : je suis persuadé qu'elle ne l'est plus autant à vos yeux, et que maintenant, comme moi, vous demeurez convaincus que les phénomènes apoplectiques subits et transitoires sont le plus souvent liés à l'épilepsie ou à l'éclampsie.

XLI. — DE L'ÉPILEPSIE.

§ 1. Observations. — La grande attaque d'épilepsie. — Caractères auxquels on peut reconnaître la maladie simulée. — Trois périodes : convulsions toniques, convulsions cloniques, stupeur. — Synonymie : *morbus major, morbus comitialis, morbus herculeus,* mal caduc, haut mal, etc., etc. — Accidents consécutifs : ecchymoses sous-cutanées, hémorrhagies cérébrales, etc. — Les lésions encéphaliques et médullaires sont les effets et non la cause de l'épilepsie. — Causes occasionnelles. — État du mal (*status epilepticus*). — Petites attaques.

MESSIEURS,

Nous avons eu dans ces derniers temps, dans le service de la Clinique, plusieurs individus atteints d'épilepsie.

L'un d'eux était ce jeune homme de dix-huit ans qui était couché au n° 18 de la salle Sainte-Agnès, et qui nous a présenté cette forme particulière de la maladie que l'on a désignée sous le nom *d'épilepsie partielle.* Elle était caractérisée, chez lui, par des convulsions des muscles du visage exclusivement limitées au côté gauche, sans être accompagnées d'aucun phénomène semblable à ce qu'on observe dans la grande attaque, sans qu'il y eût aucun trouble des facultés intellectuelles. En interrogeant ce jeune homme sur ses antécédents, nous apprenions que la maladie s'était manifestée il y a six ans pour la première fois. Ce fut d'abord la grande attaque qui, d'après ce que le malade nous raconta, se produisit avec tous les caractères que chacun connaît et que je vous rappellerai. Puis ces attaques, d'abord d'une grande violence, changèrent de nature, elles devinrent plus faibles, et bien que de temps à autre il survînt des convulsions, tout consistait généralement en des vertiges épileptiques.

Messieurs, avant d'aller plus loin, j'appelle déjà votre attention sur cette *transformation* de l'épilepsie, fait depuis longtemps signalé par les médecins qui se sont occupés de la question, par Calmeil entre autres. Je dois vous faire observer toutefois que ces médecins ont spécialement indiqué la transformation du *petit mal* en *grand mal,* tandis que chez notre jeune homme c'est l'inverse qui a eu lieu, la grande forme convulsive ayant précédé la forme vertigineuse.

Je vous rappellerai encore un autre malade, cet Américain qui a parcouru pendant assez longtemps les différents services des hôpitaux de Paris, après avoir épuisé bien des juridictions médicales dans son pays, et qui, en définitive, est allé, m'a-t-on dit, mourir à Londres. C'était ce grand et vigoureux garçon que l'on appelait l'*homme bleu,* parce que sa peau avait pris une coloration d'un bleu ardoisé sous l'influence du traitement par le nitrate d'argent auquel, pendant de longues années, il avait été soumis aux États-Unis.

Vous avez été plusieurs fois témoins de ses accès. Tout à coup il poussait des cris, il se débattait en tournoyant sur lui-même, s'accrochant, quand il le pouvait, aux montants des lits de la salle, perdant complètement conscience de ses actes. Cela durait quelques secondes, puis le malheureux revenait à lui pour rester pendant plusieurs heures dans un état d'hébétude et comme d'abrutissement.

Vous vous souvenez quelle était son idée fixe. On lui avait parlé de la castration comme d'un moyen employé pour guérir l'épilepsie, et il ne se passait pas un seul jour qu'il ne réclamât de nous cette opération. C'est lorsqu'il a compris que nous étions parfaitement décidé à ne pas céder à ses instances qu'il a quitté l'hôpital et bientôt la France.

Presque à la même époque que les deux malades précédents, nous en avions un troisième au n° 20 de notre salle Sainte-Agnès. Son histoire mérite d'être rapportée dans d'assez longs détails.

Cet homme, âgé de trente-six ans, était venu tout exprès de Buconville (dans le département des Ardennes), pour se faire traiter à Paris.

Il présentait toutes les apparences d'une constitution robuste, et il nous disait que jamais, en effet, il n'avait été malade. Même pendant un séjour de quatre ans et demi qu'il avait fait à la Guadeloupe, où il servait dans un régiment d'infanterie de marine, sa santé était restée parfaite. La seule petite indisposition dont il eût été affecté était un *rhume de cerveau* habituel, qui durait depuis de longues années, et qui cessa brusquement à l'époque où il éprouva les premières atteintes du *haut mal;* cette coïncidence lui faisait rapporter l'origine de cette dernière maladie à la suppression brusque de son coryza. Il affirmait ne s'être jamais adonné aux liqueurs alcooliques.

Aucune personne de sa famille, dans les ascendants directs ou collatéraux, n'avait, affirmait-il encore, jamais été affectée de troubles nerveux; son enfant, qui était alors âgé de quatre ans, jouissait d'une santé parfaite et n'avait jamais eu le moindre phénomène convulsif.

Il faisait remonter à cinq ans le début de sa maladie. A cette époque, il avait été brusquement éveillé, une nuit, par des cris épouvantables que jetait sa femme et qui lui causèrent une frayeur extrême. A quelques jours de là il eut ses premières attaques.

D'abord elles furent caractérisées par un sentiment de froid intérieur, de frissonnement, pour employer ses propres expressions, de grelottement, occupant tantôt les bras, tantôt les jambes, les cuisses, tantôt le creux de l'estomac, tantôt enfin divers points du corps. Cette sensation, qui s'étendait à tout son être, durait quelques minutes, sans qu'il perdît conscience de lui-même. Ces attaques se renouvelèrent à des intervalles irréguliers, lui laissant rarement plus de quatre ou cinq jours de répit. La plus petite émotion pénible, la moindre variation de température, un courant d'air froid, comme un coup de soleil trop chaud, suffisaient pour en provoquer le retour.

Elles augmentèrent progressivement d'intensité, et à ces accès légers s'en ajoutèrent bientôt d'autres dont le nombre, la fréquence et la violence s'étaient singulièrement accrus depuis quelques mois ; ce furent de grandes attaques convulsives, semblables à celles dont le malade a été pris à son entrée dans nos salles, et dont nous avons été différentes fois témoins pendant la visite.

Le jour de son arrivée, comme il venait de se coucher, il se leva tout à coup pour se cramponner aux tringles qui traversent le ciel des lits, puis, agitant ses bras de tous côtés, il se mit à pousser d'effroyables vociférations. Son visage était d'un rouge pourpre, ses yeux étaient hagards, sa voix forte et sa parole brève; il avait tout l'aspect d'un maniaque en délire. L'accès avait débuté par un de ces frémissements dont il nous avait parlé, les jambes en avaient été le siège, et ce fut aussi par elles que commencèrent les convulsions. Son agitation délirante était telle que les malades de la salle en furent épouvantés. Il s'était précipité hors de son lit, et lorsqu'on l'y eut remis, on fut obligé de l'y maintenir avec la camisole de force dont on eut beaucoup de peine à le revêtir, tant ses mouvements étaient violents. Dans son délire furieux, ayant perdu complètement conscience de ses actes, il accablait d'invectives les personnes qui lui donnaient leurs soins. Cet accès dura à peu près vingt minutes ; sans transition sensible, le calme revint. Il parlait nettement, et, se voyant attaché, il demanda tranquillement qu'on le débarrassât de ces liens désormais inutiles, car il sentait que sa crise était passée. Tout à l'heure, messieurs, je vous rappellerai ces phénomènes de fureur en revenant sur ce que je vous ai déjà dit dans notre dernière conférence; je vous ferai voir quelle valeur ces phénomènes ont au point de vue de la médecine légale, quand il s'agit d'apprécier la liberté morale de certaines personnes qui, sans motif, se sont portées tout à coup à des actes violents, et quelquefois même ont commis des meurtres.

Le lendemain, notre homme nous racontait l'histoire de sa maladie, entrant dans les détails que je vous ai rapportés; ajoutant, ainsi que je vous le disais, que, depuis quelques mois seulement, ses attaques avaient pris ce caractère de violence et étaient accompagnées de perte absolue de connaissance. Une fois, entre autres, sa femme, en rentrant chez elle, fut étonnée de voir du sang sur le parquet de leur chambre ; il en était surpris lui-même, lorsqu'en portant sa main à sa tête, il constata l'existence d'une plaie qu'il s'était faite dans une chute, au moment d'une attaque dont il avait perdu le souvenir.

Généralement ses accès étaient annoncés par les sensations dont je vous ai parlé; puis sa connaissance l'abandonnait, les convulsions commençaient, et immédiatement survenait le délire. La crise durait vingt, trente, quarante, cinquante minutes, jusqu'à une heure. Le calme renaissait ensuite, mais laissait le malade dans un état de lassitude, de courbature générale, accompagné ordinairement d'une douleur de tête qu'il comparait à celle que produirait une pression excercée par un cercle de fer.

Ses accidents survenaient plus habituellement la nuit que le jour.

Enfin, depuis quelque temps, sa mémoire semblait l'abandonner, et, dans quelques cas, ses idées s'embarrassaient; il avait plus de peine à les rassembler, plus de difficulté à les exprimer. Ses facultés viriles étaient épuisées. Pendant son séjour dans nos salles, nous fûmes à même de faire scrupuleusement observer et d'observer nous-même ce qui se passait durant ses attaques. Elles ne se produisaient jamais de la même façon. Une fois il fut pris dans le promenoir, et l'un de ses camarades qui l'accompagnait nous raconta ainsi ce qui était arrivé : Tout à coup, au milieu de la conversation, il l'avait vu pâlir, ses yeux étaient hagards, ses dents claquaient les unes contre les autres, ses bras étaient agités de mouvements désordonnés. On le fit asseoir sur un banc du jardin : son visage devint rouge; il parlait encore, et même, au moment où il portait ses mains sur la capote de son compagnon, comme pour l'en dépouiller, celui-ci lui ayant demandé ce qu'il prétendait faire, il lui répondit qu'il fallait tirer ce vêtement. Sa parole était nette, cependant l'agitation était telle qu'on avait beaucoup de peine à le maintenir assis. Son accès dura dix minutes et fut suivi d'un état d'hébétude, d'un abrutissement complet. Quand on le fit remonter dans la salle, il n'opposa aucune résistance; sa démarche était celle d'un homme pris de vin; revenu à lui, il ne se rappelait rien de ce qui s'était passé.

Une autre fois nous venions de causer avec lui; il était assis sur une chaise au pied de son lit, lorsque subitement nous le vîmes trépigner; son visage était d'une excessive pâleur, ses traits bouleversés, son air hagard. Il cherchait convulsivement de côté et d'autre, sous ses couvertures, sous ses vêtements, en disant : Où est-elle... ma cuiller?... Nous essayâmes en vain de l'interroger, il ne répondait pas et semblait insensible à ce qui se passait autour de lui. Il repoussait néanmoins les mains qui le touchaient. Cette fois il n'eut pas de mouvements convulsifs. L'accès dura deux ou trois minutes et le laissa dans une sorte d'abrutissement.

Ces faits, messieurs, ont pu paraître très singuliers et très exceptionnels à quelques-uns d'entre vous. Ils se rencontrent cependant assez communément. Aussi dois-je aujourd'hui appeler particulièrement votre attention sur eux. Chez ces trois malades, comme chez d'autres que vous avez également vus dans nos salles, nous avions affaire à de l'épilepsie.

Je vais, en vous signalant les différentes formes qu'elle revêt, essayer de vous apprendre à reconnaître jusque dans ses éléments les plus simples,

les moins significatifs en apparence, cette maladie, l'une des plus redoutables qui affligent l'espèce humaine.

Le mot *épilepsie* entraîne dans l'esprit du public, et il faut le dire,
dans l'esprit d'un grand nombre de médecins, l'idée d'une maladie caractérisée par des attaques convulsives, en général de courte durée, avec
perte subite et complète de connaissance, avec turgescence du visage,
distorsion de la bouche et des yeux, immobilité des pupilles, excrétion
abondante d'écume sanglante par la bouche. Telle est, en effet, la définition, définition très imparfaite, de la *grande attaque*. Mais cette grande
attaque ne constitue qu'une des formes de l'épilepsie; à côté de celle-ci
il en est d'autres qui se rencontrent plus communément peut-être, et qui,
toutes différentes qu'elles paraissent être au premier abord, ont entre elles
la plus grande analogie. Malgré leurs variétés, elles sont en définitive
l'expression d'une seule et même maladie.

Cette grande attaque est elle-même souvent méconnue, ou plutôt on
confond avec elle d'autres affections convulsives, telles que les convulsions
hystériques et surtout les diverses espèces d'éclampsie. Les convulsions
éclamptiques, quant à leur forme, rappellent, il est vrai, de façon à s'y
méprendre, les attaques d'épilepsie; mais éclampsie et épilepsie n'en sont
pas moins deux maladies essentiellement différentes.

Il importe donc, messieurs, que je m'efforce de vous faire bien connaître cette première forme de l'épilepsie, de telle sorte que vous puissiez,
d'une part, éviter ces erreurs de diagnostic que je vous signale; que,
d'autre part, dans quelque condition que votre carrière vous place, médecins civils ou médecins militaires, vous soyez en mesure de vous prononcer catégoriquement lorsqu'il s'agira de distinguer une *attaque simulée*
d'avec une attaque vraie. Nos confrères des armées vous diront, en effet,
combien il est fréquent de voir des individus qui, pour se faire exempter
du service de l'armée, se prétendent épileptiques et simulent des attaques [1]; mais l'attaque vraie se reconnaît à certains phénomènes qui n'échappent pas à l'observation attentive du clinicien, et que pourraient simuler
ceux-là seuls qui les connaîtraient parfaitement. Esquirol croyait même
que ceux-là encore n'y parviendraient pas complètement. Il y fut cependant trompé, et voici dans quelles circonstances. Un jour, après sa visite
à la maison de Charenton, nous nous entretenions de ce sujet avec
M. Calmeil et lui. Tout à coup M. Calmeil tombe sur le tapis dans de
violentes convulsions. Esquirol, après un instant d'examen, se tourne de
mon côté et me dit : « Le pauvre garçon, il est épileptique ! » A peine
avait-il achevé sa phrase, que M. Calmeil était debout, lui demandant
s'il croyait encore qu'il fût impossible de simuler l'épilepsie. Bien qu'Es-

---

1. Voyez Boisseau, *Des maladies simulées et des moyens de les reconnaître*, leçons
professées au Val-de-Grâce, Paris, 1870.

quirol s'y fût mépris dans ce cas, je maintiens sa proposition, et je répète
que même un médecin parfaitement au courant de ce qui se passe dans
une attaque ne pourra la feindre qu'imparfaitement, car il est des phénomènes qu'on ne saurait produire à volonté; je vous les indiquerai chemin faisant.

Voyons ce qui arrive le plus ordinairement dans une grande attaque :
Tout à coup, sans aucun signe prémonitoire, le malade pousse un grand
cri et tombe ordinairement la face en avant : c'est là déjà un fait capital,
un fait caractéristique, car le faux épileptique se garde bien de se jeter
ainsi, ou, s'il le fait, il a bien soin de porter ses mains devant lui de manière à se protéger dans sa chute. L'épileptique n'a pas le temps de prendre de semblables précautions ; il est précipité avec une telle violence que,
sans que rien puisse le garantir, sa tête va frapper sur les obstacles qu'il
rencontre. Quelquefois il tombe en arrière, d'autres fois sur le côté, mais
je le répète, c'est le plus souvent en avant : aussi est-ce principalement sur
le nez, le front, le menton, les joues, et en un mot sur les parties saillantes
du visage, que vous trouverez les plaies ou les cicatrices des blessures
que se font si habituellement ces malheureux malades. Au moment où ils
tombent ainsi, complètement privés de connaissance, ils peuvent éprouver
les accidents les plus graves, fractures du crâne, des membres, luxations.
Est-il besoin de vous rappeler ces histoires dont nous avons tous entendu
parler, d'individus précipités dans le foyer de leur cheminée en se faisant
d'horribles blessures; d'autres même que l'on a trouvés morts dans leur
feu, et dont le visage à moitié calciné était méconnaissable?

Revenons à la description de l'attaque.

Le malade a été pour ainsi dire foudroyé, il est à terre, et là nous
assistons à une première scène qu'il est nécessaire d'étudier et de bien
connaître : quoique de très courte durée, elle n'en est pas moins très
caractéristique. Au moment de sa chute, l'épileptique est non pas rouge,
comme on l'a dit et répété à tort, mais d'une pâleur cadavéreuse. C'est
là encore un phénomène qui manque nécessairement, vous le comprenez,
dans l'épilepsie simulée. Immédiatement commencent les convulsions.
Revêtant alors la forme tonique, elles consistent dans une contraction
très énergique des muscles, qui sont violemment tendus sans alternatives
de relâchement. Elles prédominent d'un côté du corps, caractère d'une
grande valeur dans l'attaque d'épilepsie, car il ne manque presque jamais;
quelquefois même ces convulsions toniques sont non seulement prédominantes, mais encore elles restent exclusivement bornées aux muscles
d'un seul côté. Vous verrez, par exemple, soit le bras droit, soit le
gauche, tordu sur lui-même, la main renversée, le pouce, dans une
adduction forcée, fléchi sous les doigts qui le recouvrent en se pliant
eux-mêmes violemment; de plus, le bras est porté en arrière. Le membre inférieur est également convulsé; le pied, tendu, se cambre avec une

excessive énergie ; la jambe, dans une extension forcée, se tord sur elle-même. La roideur musculaire est impossible à vaincre ; tout en se contractant convulsivement avec une certaine lenteur, les muscles sont animés de frémissements fibrillaires que l'on peut facilement sentir ; lorsqu'on les tâte pour les examiner, ils ressemblent, eu égard à leur dureté, à des cordes de fer. La torsion, la pronation forcée des membres est tellement énergique, que des lésions traumatiques peuvent en être la conséquence, et que j'ai vu récemment encore se produire une luxation spontanée de l'épaule, sans que cette luxation ait eu lieu au moment même de la chute.

Ces accidents peuvent même survenir dans le sommeil pendant les attaques nocturnes, et j'aurai à insister plus tard sur leur signification au point de vue du diagnostic. En voici un exemple : — A la fin de 1862, j'étais consulté par un monsieur, âgé de cinquante ans, qui me racontait le fait suivant : Un matin, il s'était réveillé avec de la courbature et une douleur à l'épaule droite, douleur tellement violente, qu'il lui était absolument impossible de remuer le bras. Il avait eu autrefois un rhumatisme articulaire aigu, et le médecin qu'il mandait dans la circonstance présente, ayant examiné la partie douloureuse, crut, comme lui, que cette fois encore il s'agissait d'un rhumatisme. Cependant, la douleur, la roideur extrême de l'articulation persistèrent opiniâtrément, et lorsque, plusieurs mois après, le malade, revenu à Paris, consulta M. Maisonneuve, ce chirurgien constata l'existence d'une luxation dont, en raison de son ancienneté, la réduction présenta de grandes difficultés. A quelque temps de là, le même accident se renouvela dans des circonstances identiques. Cette fois, la réduction de la luxation put être faite immédiatement.

Certes, messieurs, l'épaule ne se démet jamais pendant le sommeil, et quand mon malade m'eut raconté ce qui lui était ainsi par deux fois arrivé, je n'hésitai pas un instant à attribuer cette luxation survenue dans d'aussi singulières conditions à des attaques nocturnes d'épilepsie. Les renseignements qui m'étaient communiqués par ce monsieur lui-même confirmaient mon diagnostic. Il avait eu, en effet, à plusieurs reprises, depuis les accidents nocturnes dont je viens de vous entretenir, des évanouissements subits, des phénomènes vertigineux, sur la nature desquels il n'était possible de conserver aucun doute.

Messieurs, je reviens un instant sur cette particularité que les convulsions toniques, dans la grande attaque d'épilepsie, sont généralement prédominantes d'un côté du corps, et quelquefois exclusivement limitées à ce côté. C'est là un fait qu'ignorent et que ne sauraient d'ailleurs imiter ceux qui simulent des attaques : ils croient toujours devoir être pris également des deux côtés. Ces convulsions toniques occupent non seulement les membres, mais encore les muscles du tronc. Le muscle

sterno-cléido-mastoïdien, par exemple, se contracte de la même façon que
ceux des membres, et cette contraction a pour résultat de fléchir la tête
du malade sur l'épaule correspondante au côté le plus affecté, en dirigeant la face du côté opposé. C'est là encore un fait ignoré de celui qui
simule une attaque. Les muscles du thorax, ceux de l'abdomen, également pris de convulsions, présentent la même rigidité tétanique; les
mouvements respiratoires, l'inspiration et l'expiration sont absolument
suspendus. On n'observe plus que les frémissements fibrillaires que je
signalais tout à l'heure, et que l'on perçoit en appliquant la main sur la
poitrine de l'épileptique. C'est alors, après que les contractions toniques
ont duré quelques secondes, après que la cage thoracique est restée
maintenue dans cette complète immobilité, que la face commence à se
colorer, que la rougeur succède à la pâleur cadavéreuse; c'est alors, mais
alors seulement, et non au moment où l'individu tombe par terre, que
l'on observe la turgescence des vaisseaux du cou, que l'on voit le visage
devenir d'un rouge livide, lividité effrayante, qui persistera pendant un
assez long temps.

Cependant, au moment où se produisaient les convulsions toniques des
membres et du tronc, la face était grimaçante, ses muscles étaient
convulsés comme les autres; à ce moment aussi la langue, violemment
portée en avant par la contraction involontaire des muscles génio-glosses,
sortait turgescente, violacée, entre les mâchoires entr'ouvertes, mais elle
n'était point encore coupée, blessée par les dents, comme fréquemment
elle le sera plus tard. Toutefois, assez souvent, déjà dans ce premier
stade de l'épilepsie, lorsque la bouche, distendue et hideusement
entr'ouverte, vient à se fermer lentement, la langue, prise entre les
arcades dentaires, est profondément mordue.

Voilà ce que l'on pourrait appeler la *première période* d'une grande
attaque d'épilepsie, *période de convulsions toniques*. Lorsque celles-ci
ont duré dix, vingt, trente, quarante secondes au plus, la *seconde période*
commence : c'est la *période des convulsions cloniques*. Tous les muscles, les membres conséquemment, sont agités de grands mouvements
alternatifs de flexion et d'extension. C'est cette période de convulsions
cloniques qui caractérise l'attaque d'épilepsie que chacun connaît, et que
l'on peut simuler plus aisément. Elle dure une demi-minute, une minute,
une minute et demie, deux minute tout au plus; de telle sorte que la durée totale de l'attaque est de deux à trois minutes, le plus souvent moins
encore. Cette limite de temps que je fixe paraîtra probablement très
courte à ceux d'entre vous qui ont assisté à ces accès, c'est que trois
minutes d'un spectacle aussi horrible que celui d'un individu tombé
du *haut mal* sont bien longues en effet, et semblent durer encore trois
ou quatre fois plus qu'elles ne durent en réalité. L'observation, prise la
montre à la main, permet cependant de vérifier l'exactitude du fait que

j'avance, fait que M. Calmeil avait lui-même signalé, en le posant comme une loi générale.

C'est du côté où tout à l'heure les convulsions toniques prédominaient que les convulsions cloniques sont maintenant les plus violentes. Elles se succèdent d'abord de seconde en seconde, quelquefois plus rapidement encore; les muscles du visage en sont affectés, comme ceux des membres et du tronc; la contraction exagérée des muscles de la poitrine, modifiant les mouvements respiratoires, rend la respiration bruyante et saccadée.

Ces convulsions des muscles deviennent de plus en plus larges; elles prennent une amplitude graduellement croissante, jusqu'au moment où tout à coup se fait une grande extension, une grande détente; le malade pousse un profond soupir; l'attaque est terminée; l'attaque convulsive, du moins, car alors commence une troisième période.

C'est le plus souvent pendant cette période de convulsion clonique que l'épileptique se blesse la langue. Portée violemment, ainsi que je vous l'ai dit, hors de la bouche entre les mâchoires entr'ouvertes par la contraction de ses muscles extrinsèques, elle va se trouver serrée, mâchée, coupée par les dents, lorsque les muscles élévateurs et abaisseurs de l'os maxillaire inférieur vont être pris de convulsions cloniques. Les blessures qui en résultent rendent compte des hémorrhagies plus ou moins abondantes, de l'écume sanglante que nous voyons chez un grand nombre de malades. Les hémorrhagies, ce sang mélangé à la salive, qui se sécrète en grande abondance, ont encore pour source soit les fosses nasales, soit les gencives meurtries par suite de la rupture d'une ou plusieurs dents que le malheureux s'est brisées dans sa chute ou pendant la convulsion elle-même.

Les convulsions cloniques, qui ont succédé aux convulsions toniques, terminent l'attaque convulsive proprement dite; mais le malade, alors jeté dans un état apoplectiforme, ressemble à un animal qu'on viendrait d'assommer; il rappelle un individu frappé d'hémorrhagie cérébrale avec un énorme épanchement ou plongé dans l'abrutissement de l'ivresse. Sa respiration est stertoreuse, et dans les mouvements d'expiration, ses lèvres entr'ouvertes donnent passage à une bave écumeuse et ensanglantée. Il reste ainsi pendant un temps plus ou moins long, quelques minutes, un quart d'heure, une demi-heure, dans la stupeur la plus profonde, dans l'immobilité la plus absolue. Ses facultés intellectuelles, sa sensibilité, sont complètement éteintes pendant et immédiatement après l'attaque. Vous pouvez le pincer, le piquer, le brûler, il ne s'en aperçoit pas. Quand, ce qui n'est malheureusement pas rare, il tombe dans le feu, il peut, sans en témoigner, sans en éprouver la moindre douleur, se faire d'atroces brûlures. En soulevant ses paupières, on voit ses pupilles dilatées, ne se contractant plus sous l'influence de la plus vive lumière. Il n'entend rien; il est également indifférent aux excitants odorants les

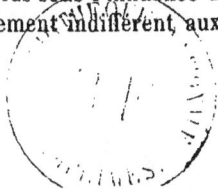

plus énergiques, et vous lui mettrez impunément sous le nez un flacon d'ammoniaque. Ce sont encore là des choses que ne pourrait imiter celui qui simule l'épilepsie.

Enfin, le malade ouvre les yeux. D'abord il promène autour de lui son regard hébété, confus. S'il est encore par terre, il essaye de se relever : mais ses mouvements sont ceux d'un homme ivre ; il semble honteux de sa situation et cherche à éviter les regards des assistants, à se dérober à leur curiosité. Si on l'interroge, il balbutie quelques mots inintelligibles ; c'est à peine s'il peut donner les plus simples renseignements sur ce qui le concerne, tels que de dire son nom, d'indiquer son adresse, ou même il ne répond pas du tout. Cependant il se laisse faire, il se laisse, par exemple, mettre en voiture et reconduire chez lui sans résistance, mais aussi avec une parfaite indifférence, comme s'il n'avait aucune conscience de ce qui se passe.

Pendant quelques heures, un jour, deux jours quelquefois, il conserve du mal de tête, de la confusion dans les idées et surtout dans la mémoire. Quelquefois aussi il reste momentanément paralysé d'un des côtés du corps. Généralement, le lendemain, il est revenu dans son état normal.

Voilà, messieurs, la grande attaque d'épilepsie, le *grand mal*, le *morbus major* de Celse, que vous trouverez désigné dans les auteurs par un grand nombre de synonymes. C'est le *morbus sonticus* (le mal funeste) ; le *morbus lunaticus, astralis*, parce que, à ce qu'on prétendait, les attaques étaient influencées par les mouvements des astres, par ceux de la lune en particulier ; c'est le *morbus caducus* (le mal caduc) ; le *morbus comitialis* (mal comitial), qui faisait, à Rome, suspendre les comices, lorsque, pendant ces assemblées, un individu tombait frappé de la maladie ; c'est le *morbus herculeus, heracleus* (le mal d'Hercule), parce que, dit-on, ce héros en était atteint ; le *morbus sacer*, le *morbus divus*, le mal envoyé par les dieux ; le *mal Saint-Jean*, le *mal Saint-Gilles*, ainsi qu'on l'appelait au moyen âge, ainsi qu'on l'appelle encore dans certains départements du midi de la France ; c'est enfin le *morbus dœmoniacus* (le mal démoniaque), quand on regardait ceux qui en étaient atteints comme des possédés du démon. Toutes ces dénominations s'appliquent au *haut mal*, la forme la plus saisissante, la plus vulgairement connue de l'épilepsie.

Ce que tout le monde ne sait pas, ce qu'il importe par conséquent de dire, c'est que très souvent les *attaques d'épilepsie*, surtout au début, *se produisent la nuit*, et un individu peut en éprouver ainsi pendant huit ou dix ans sans que personne, pas même lui, soupçonne l'existence de cette redoutable maladie.

Certains phénomènes, certains accidents permettent, cependant, de reconnaître une attaque passée. Il en est ainsi des contusions, des bles-

sures plus ou moins graves que le malade a pu se faire en tombant ou
dans ses mouvements convulsifs exagérés, et dont il porte tout au moins
les traces sur quelque partie du corps ; il en est ainsi des luxations de la
mâchoire dont on a cité des exemples, et dont vous comprenez le mécanisme, des luxations de l'épaule, comme dans le cas que je vous rappor-
tais tout à l'heure, accident rare à la vérité.

Mais, indépendamment de ces accidents, il en est d'autres que vous
observerez beaucoup plus communément, et qui ont, dans l'espèce, une
haute signification.

Au commencement de l'année 1863, MM. Tardieu, Legrand du Saulle
et Caffe étaient commis par le tribunal pour se prononcer sur l'état
mental d'une dame qu'il s'agissait d'interdire. Pendant longtemps leurs
investigations étaient restées stériles, et bien qu'ils constatassent un
certain affaiblissement de la mémoire, cependant ce n'était pas de la
démence, et ils étaient fort embarrassés pour donner un avis catégorique,
quand il leur fut dit que cette dame perdait quelquefois ses urines la
nuit et le jour. Ce fut pour ces messieurs un trait de lumière ; en pressant leurs questions, il devint évident que la malade avait souvent des
attaques nocturnes d'épilepsie, pendant lesquelles elle laissait échapper
ses urines ; souvent aussi, dans la journée, elle éprouvait un étourdissement qui durait quelques secondes et pendant lequel ses urines s'échappaient également à son insu. L'épilepsie reconnue de cette façon, on
comprit mieux comment, sous l'influence d'attaques qui restaient méconnues, la raison se troublait quelquefois d'une manière fort grave.

M. Legrand du Saulle, qui racontait ce fait à la Société de médecine
pratique, rappelait, en même temps, que, à Contrexéville, il avait observé
l'épilepsie chez une jeune femme qui urinait assez fréquemment au lit,
et chez laquelle il avait pu constater l'existence de quelques éraillures de
la langue, résultant évidemment de morsures qu'elle s'était faites, et
cela précisément les nuits où avait eu lieu l'émission involontaire de
l'urine.

L'incontinence nocturne de l'urine, incontinence qui peut d'ailleurs,
et cela se conçoit, se produire aussi bien dans les attaques de jour ; j'a-
jouterai l'incontinence des matières fécales, les sujets se trouvant au
matin mouillés et souillés dans leur lit, sans avoir le moins du monde
conscience de ce qui leur est arrivé pendant le sommeil : voilà donc des
accidents qui, se produisant, non seulement chez des individus dont l'é-
pilepsie est reconnue, mais encore chez d'autres qui semblent jouir de la
plus parfaite santé, de la plénitude de leurs facultés, doivent mettre un
médecin en garde contre la possibilité d'attaques nocturnes.

J'appelle donc maintenant votre attention sur d'autres phénomènes
que les auteurs modernes ont laissé passer inaperçus

Si vous examinez attentivement un épileptique au sortir de ses atta-

ques, et mieux encore, plusieurs heures après, le lendemain, par exemple, vous trouverez assez souvent sur son front, sur son cou, sur sa
poitrine, de petites taches rouges ressemblant à des piqûres de puces, ne
disparaissant pas sous la pression du doigt et présentant tous les caractères des *taches ecchymotiques*. C'est là un accident d'une très grande
valeur ; si les auteurs modernes en ont fait trop peu mention, il n'avait
point échappé à l'observation des anciens. « Videmus, post validos
» paroxysmos epilepticos (dit Van Swieten), vasa cutanea minora quan-
» documque rumpi, et *puncta ruberrima* per totam superficiem corporis
» dispersa manere, quæ sensim poste à evanescunt, ubi vero rupta vasa,
» vel dilatata eorumdem extrema, sanguinem rubrum eructaverint in
» tunicam cellulosam, tunc latiores maculæ et ecchymoses apparent.
» Medici in praxi versati frequenter hæc symptomata observaverunt [1]. »
Ainsi, non seulement on trouve le petit pointillé rouge dont nous parlons, mais encore de larges ecchymoses qui se sont produites par le
même mécanisme que le premier, et indépendamment de toute contusion. Ceci, je le répète, a une très grande importance. D'abord, l'existence de ces taches ecchymotiques est un signe certain d'une attaque
d'épilepsie. Un individu vous raconte que le matin il s'est éveillé avec de
la céphalalgie, une certaine pesanteur de tête ; il vous dit que pendant la
nuit il a eu de l'incontinence d'urine ou des garde-robes involontaires ;
il a un certain embarras de la parole, et cet embarras de la parole est dû,
non à de la paralysie, mais au gonflement douloureux de la langue qui a
été déchirée, mordue, quelquefois coupée en plusieurs points ; enfin,
vous apercevez sur la peau du front et du cou des taches ecchymotiques :
vous pouvez alors, non pas présumer, mais affirmer que le malade a eu
pendant la nuit une attaque d'épilepsie.

Ces taches ecchymotiques vont donner, en outre, l'explication des accidents apoplectiformes qui caractérisent la troisième période de l'attaque.

Je vous ai dit, en effet, que la plupart des individus tombés du haut
mal restaient, pendant un temps plus ou moins long, plongés dans le
carus, d'où ils sortaient en conservant une céphalalgie assez semblable
à la pesanteur de tête qui suit les excès de table ou de boisson. Chez
d'autres, — nous reviendrons sur ce sujet qui mérite que nous y insistions, — chez d'autres, à la stupeur succèdent des accidents nerveux
d'un autre genre. Ils sont pris d'hallucinations, de délire furieux, maniaque, quelquefois porté jusque-là que les malheureux veulent attenter
à leur existence ou à celle des personnes qui les entourent. Quelques-
uns, pendant un, deux, trois jours, gardent des troubles cérébraux, de
la perte ou de l'obtusion de la mémoire, de l'incohérence des idées, de
la perversion des facultés intellectuelles. Or, en considérant ces ecchy-

---

1. Van Swieten, *Commentaria in Herm. Boerhaave Aphorismos*, Parisiis, 1769.

moses du tissu cellulaire sous-cutané, on peut se demander s'il ne s'est pas produit quelque lésion analogue dans la substance cérébrale, dans les méninges, dans le cordon rachidien, et si ces lésions ne pourraient pas rendre compte, jusqu'à un certain point, des symptômes cérébraux, qui se sont manifestés ; si elles ne pourraient pas expliquer la paralysie ? qui, se montrant en quelques circonstances, dure pendant quatre, six, huit, dix jours après les attaques, pour céder, en général, complètement jusqu'à ce qu'elle se reproduise sous l'influence d'un nouvel accès, mais pouvant aussi persister jusqu'à la mort.

Ces lésions encéphaliques ou médullaires ont été constatées dans plusieurs autopsies. Calmeil[1] et d'autres, qui ont écrit sur l'épilepsie, les ont indiquées. Non seulement on a trouvé à la surface du cerveau un piqueté semblable aux ecchymoses sous-cutanées, mais encore on a vu des épanchements sanguins dans les méninges, dans la substance cérébrale ou médullaire ; on a vu enfin du ramollissement de l'encéphale et de la moelle.

Nous en avions nous-même un exemple chez une jeune fille qui mourait au nº 30 de la salle Saint-Bernard, quatre jours après son entrée à l'Hôtel-Dieu. Cette petite malade, âgée de seize ans, d'un aspect étrange annonçant une chétive constitution, était sujette depuis trois mois à des attaques d'épilepsie. Dans sa famille, un de ses parents assez proche était atteint de la même maladie. Chez notre jeune fille les attaques avaient une excessive violence et se renouvelaient quatre ou cinq fois par vingt-quatre heures. Nous assistâmes à une ce ces crises, et le diagnostic ne put être douteux pour personne. Les convulsions duraient une minute au plus ; elles étaient accompagnées de contraction des mains et des pieds, des muscles du cou, de roideur du côté de la poitrine vers sa base, roideur qui rendait la respiration anxieuse et difficile. Le quatrième jour de son arrivée dans nos salles, la malade succombait dans un état de profonde stupeur, après avoir eu des attaques presque coup sur coup, et gardant de la contracture des membres, dans les courts intervalles que ces attaques laissaient entre elles. A l'autopsie, nous trouvâmes un ramollissement considérable de la moelle, dont la substance s'écoulait en quelque sorte au travers de l'incision que nous avions pratiquée à ses enveloppes. La dissection, l'ouverture du canal rachidien avaient été faites avec le plus grand soin, de manière à n'altérer en aucune façon les tissus, et à nous préserver de toute chance d'erreur. Le cerveau présentait à la coupe, vers le centre du lobe postérieur gauche, un petit foyer hémorrhagique, dont les parois étaient en voie de ramollissement. Partout ailleurs la substance cérébrale avait sa consistance normale, et était médiocrement injectée. Les principaux viscères ne présentaient aucune altération anatomique appréciable.

---

1. Calmeil, *Traité des maladies inflammatoires du cerveau*, Paris, 1859, t. II.

Les symptômes apoplectiformes persistants, les paralysies plus ou moins permanentes, sont donc bien probablement, jusqu'à un certain point, sous la dépendance d'altérations matérielles appréciables des centres nerveux. Ces altérations matérielles, congestions, hémorrhagies, ramollissement, ne sauraient être considérées comme les causes de l'épilepsie elle-même; nous en dirons autant des épanchements séreux qui se rencontrent quelquefois dans la cavité crânienne ou dans les ventricules cérébraux des individus qui ont succombé à la suite des attaques. Ces lésions anatomiques sont les effets de la maladie et rien de plus; c'est là un point qui a depuis longtemps été parfaitement mis en lumière par les médecins qui se sont occupés de la question. Je parle seulement ici de l'épilepsie proprement dite, car nous verrons que dans ce que nous avons appelé l'épilepsie symptomatique, les accidents épileptiformes sont liés, plus ou moins directement, à l'existence de lésions encéphaliques, tumeurs osseuses, tumeurs cérébrales cancéreuses, syphilitiques, tuberculeuses, etc., qu'il est ordinairement possible de diagnostiquer pendant la vie, et de retrouver après la mort.

Pour l'épilepsie idiopathique, la seule dont nous nous occupons pour le moment, quelques auteurs[1], Bouchet et Cazauvielh par exemple, ont prétendu avoir toujours trouvé des lésions caractéristiques : ce serait, suivant eux, une induration phlegmasique de la substance blanche; mais cela ne ressort en aucune façon des faits exposés par ces anatomopathologistes, et la généralité, pour ne pas dire la totalité des médecins admet aujourd'hui que les recherches nécroscopiques les plus délicates ne nous donnent que des renseignements négatifs sur les conditions organiques du développement de la maladie. Je ne nie pas que les troubles cérébraux qui constituent l'épilepsie soient subordonnés à une affection matérielle des centres nerveux; en parlant de la congestion apoplectiforme, je comprends peu une lésion fonctionnelle sans une modalité de l'organe qui préside à la fonction; mais ce que je soutiens, c'est que cette modalité nous ne pouvons, au moins actuellement, en saisir la nature, c'est que des lésions anatomiques que nous rencontrons à l'autopsie des épileptiques sont les effets de la maladie et non ses causes.

Les observations les plus récentes tendent à démontrer l'influence des lésions du bulbe dans la production de l'épilepsie. Schrœder van der Kolk a remarqué sur les épileptiques une coloration anormale de la face antérieure du quatrième ventricule, l'augmentation de volume des capillaires qui la tapissent et de ceux qui pénètrent dans l'épaisseur du bulbe. M. Auguste Voisin ajoute que toute autopsie d'épileptique permet de constater ces lésions, et que la constance de ce fait semble démontrer

_____

1. Bouchet et Cazauvielh, _De l'épilepsie considérée dans ses rapports avec l'altération mentale, nature et siège de ces deux maladies_ (Archives de médecine, 1825, t. IX et t. X).

son importance dans la pathogénie de l'épilepsie. M. A. Foville place également dans le bulbe le siège anatomique de l'épilepsie [1].

D'un autre côté, dans les expériences dont je vous ai déjà parlé à propos de la *congestion cérébrale apoplectiforme*, M. Brown-Séquard détermine chez les animaux des accidents semblables à ceux de l'épilepsie par le traumatisme de certaines régions de la moelle. Ainsi s'il coupe une des parties latérales ou les deux côtés de la moelle épinière au voisinage de la dixième vertèbre dorsale, et même dans des points plus rapprochés du bulbe chez des cabiais, ces animaux ont des accidents épileptiformes, au bout de trois semaines environ ; et pour déterminer alors les attaques, il suffit d'irriter la peau de la face et du cou, voire même de souffler sur cette région, ce qui prouve que ce n'est pas la douleur qui les provoque. C'est cette région que M. Brown-Séquard a appelée *zone épileptogène* et qui est limitée par deux lignes allant l'une de l'œil à l'oreille, l'autre jusqu'au cou en revenant par un demi-cercle à l'oreille. Ainsi les lésions expérimentales de la moelle n'engendrent pas immédiatement ces attaques, mais rendent l'animal apte à les éprouver après un certain temps. Dans un cas, M. Brown-Séquard a noté la transmission à ces petits par une femelle de cabiai de cette maladie artificiellement produite chez elle [2].

Malgré ces observations et ces expériences, dont on ne saurait nier la valeur, M. Auguste Voisin fait judicieusement remarquer qu'on ne peut révoquer en doute l'existence d'une épilepsie d'origine intracrânienne.

Nous passerons rapidement sur ce qui a trait aux *causes déterminantes* de l'épilepsie. L'influence du plus grand nombre de celles qui ont été signalées n'est rien moins que positivement démontrée, et ce serait tourner dans le cercle des banalités que de les rappeler toutes. Ainsi, on a dit que l'épilepsie se déclarait plus fréquemment chez les femmes à l'époque de la puberté, au moment de la première apparition des règles, que, plus tard, l'âge de la ménopause devenait à son tour l'occasion de sa manifestation. Le rôle de la menstruation est fort contestable. L'épilepsie s'observe chez les individus de tout âge ; il faut reconnaître toutefois qu'elle se montre le plus ordinairement dans l'adolescence, chez les jeunes filles comme chez les jeunes garçons. Si elle est plus commune qu'on ne le croit généralement dans les premières années de la vie, — je vous en citerai plus loin des exemples, — elle n'épargne pas non plus les individus avancés en âge. Le 16 mai 1857, M. le docteur Fantin (de Seineport) m'amenait dans mon cabinet un vieil agriculteur de soixante-treize ans, qui depuis quatre ans seulement avait des accidents épilepti-

1. Aug. Voisin, art. ÉPILEPSIE, dans le *Nouveau Dictionnaire de médecine et de chirurgie pratiques*, t. XIII, 1870.

2. Brown-Séquard. *Journal de la physiologie de l'homme*, 1858 ; — *Archives de physiologie*, 1868 ; — *Bulletin de l'Académie de médecine*, 1869.

ques. Ils avaient commencé par de grandes attaques survenant pendant
la nuit ; le matin, le malade se réveillait tout hébété, la langue mordue
et douloureuse. Sous l'influence d'un traitement par la belladonne exactement suivi pendant trois ans, les grandes attaques avaient entièrement
cessé, et cet individu n'avait plus que ce qu'il appelait des *bêtises*. Tous
les mois, quelquefois à des intervalles un peu plus rapprochés, il avait
une *absence* qui durait jusqu'à quinze à vingt minutes et pendant laquelle
il disait des paroles incohérentes. Puis il revenait à lui sans ressentir
aucune fatigue, mais aussi n'ayant aucun souvenir de ce qui s'était passé
depuis le début de l'attaque.

Une des plus grandes célébrités militaires de notre époque eut, à
l'âge de quatre-vingts ans, les premières attaques de l'épilepsie, dans
l'une desquelles il succomba trois ans après.

Les écarts de régime, les excès de boisson, l'abus des plaisirs vénériens, la masturbation, la continence prolongée, un travail intellectuel
forcé, une contention d'esprit trop longtemps soutenue, les émotions
morales vives, ont été souvent mis en jeu ; reste à savoir la part qui
leur revient en réalité. Mais parmi ces causes occasionnelles, l'*influence
de la peur* ne saurait être niée par personne ; tous les médecins l'ont
notée ; pour ma part, j'ai été plus d'une fois à même de vérifier le fait
que j'admets, tout en me gardant d'en exagérer la fréquence et de le
croire aussi commun qu'il paraîtrait l'être en s'en tenant au dire des
malades et de leur entourage.

Dernièrement encore je voyais chez moi un Brésilien dont les premières attaques semblaient s'être manifestement développées sous l'empire de cette cause occasionnelle. Il me racontait ainsi son aventure.
Pendant un grand voyage qu'il avait entrepris dans l'intérieur de son
pays, il était entré pour se reposer dans une auberge isolée ; là, tandis
qu'il attendait qu'on lui préparât son repas, vinrent à passer un certain
nombre d'individus armés qui s'étaient pris de querelle. Des paroles ils
en arrivèrent aux coups, et l'un de ces hommes, blessé mortellement
d'un coup de fusil et de coups de couteau, tomba expirant sous ses yeux.
Cet événement lui fit une impression terrible ; à quelques jours de là,
étant à table chez un de ses amis, il fut surpris d'un vertige épileptique.
Depuis cette époque jusque cinq ans après, ces accidents se répétaient
presque chaque jour. Ils étaient caractérisés par une sensation de forte
chaleur, qui partait de l'ombilic, montait dans le dos et se terminait par
une perte absolue de connaissance durant environ deux minutes. Ces
vertiges étaient quelquefois si rapides, si passagers, que les assistants ne
s'apercevaient de rien. Cinq ans plus tard survinrent de grandes attaques
que l'on prit d'abord pour de l'apoplexie, et qui revenaient tous les vingt
ou trente jours. Les vertiges n'avaient pas reparu.

Un médecin de Rio-Janeiro conseilla un traitement dont le malade ne m'indiqua pas la nature; mais pendant quatre ans et onze mois, il n'eut aucune atteinte de son mal. Puis les grandes attaques se manifestèrent de nouveau, apparaissant avec la même intensité et avec la même régularité qu'auparavant; elles persistèrent ainsi pendant six ans. A cette époque, elles diminuèrent de violence, mais elles se renouvelèrent à des intervalles plus rapprochés, quelques-unes se produisant pendant la nuit. Jamais, affirmait le malade, personne n'avait présenté dans sa famille aucun accident analogue à ceux dont il était affecté.

Il est facile de rassembler des faits analogues. Ainsi, sur soixante-sept épileptiques observés par Leuret[1], trente-cinq fois les premières manifestations de la maladie s'étaient faites à la suite d'une vive frayeur.

Cependant, messieurs, je ne voudrais pas vous laisser sous l'impression de l'opinion trop absolue de Leuret. J'ai grand soin, lorsque je vois un épileptique, de m'enquérir des causes de sa maladie. Lui-même attribue le plus souvent à la frayeur les accidents qu'il éprouve; mais quand j'examine de plus près, je ne tarde pas à me convaincre que dans la presque universalité des cas, les attaques ne sont survenues que plusieurs semaines, plusieurs mois, plusieurs années après l'accès de terreur. Je constate que cette terreur n'a pas été en définitive plus grande, plus souvent répétée, qu'on ne le voit chez un très grand nombre d'enfants qui n'ont jamais eu d'attaques. Les malades redisent ce qu'ils ont entendu dire par leurs parents; or, le plus souvent, lorsque je puis interroger les parents eux-mêmes et obtenir d'eux la vérité, j'apprends que dans la famille il y a eu des fous, des épileptiques, des idiots, et que la prétendue terreur a été invoquée pour dissimuler la véritable cause qui consiste dans une tache originelle.

Je ne veux pas davantage nier l'influence exercée par les émotions de la mère sur l'enfant qu'elle porte dans son sein; mais je crois que cette cause, comme tant d'autres, comme la précédente, a été singulièrement exagérée.

Étudions maintenant les formes de la maladie. Je vous ai dit que la grande attaque d'épilepsie durait rarement plus de deux ou trois minutes; je reprends cette proposition, en l'affirmant encore, en ajoutant qu'une attaque même de quatre à six minutes est chose tellement rare, qu'un médecin pourrait vivre plusieurs années au milieu d'épileptiques sans en observer jamais une aussi longue.

Vous avez cependant entendu parler de faits dans lesquels des attaques ont duré deux, trois jours, et se sont terminées par la mort. C'est là ce qu'on a appelé, à la Salpêtrière et à Bicêtre, *l'état de mal*.

Il semble qu'entre ces faits et la proposition que j'ai émise et que je

---

1. Leuret, *Recherches sur l'épilepsie* (*Archives générales de médecine*, 1843).

soutiens toujours, il y ait contradiction. Cette contradiction n'est qu'apparente. L'état de mal, le *status epilepticus*, est constitué non par une
seule attaque, mais par une série d'attaques, ce qui est bien différent ;
voici ce qui arrive alors :

L'épileptique tombe du haut mal, absolument comme une femme en
couches est prise d'éclampsie; dans l'un et l'autre cas, la stupeur consécutive aux convulsions dure dix minutes, une demi-heure, trois quarts
d'heure et plus. Avant que la stupeur ait cessé, survient une nouvelle
attaque en tout semblable à celle qui l'avait précédée ; elle est, pour ainsi
dire, subintrante et se confond avec la première. Or, comme on n'a pas
l'habitude de regarder la troisième période de l'attaque d'épilepsie comme
distincte de la période convulsive, l'individu semble être encore en plein
accès, alors que, plongé dans le carus, il ne subit que les conséquences
de cet accès. Il n'est donc pas remis du trouble que lui a fait éprouver
son attaque, qu'une seconde survient, bientôt suivie d'une troisième, d'une
quatrième, d'une cinquième; puis, à mesure que celles-ci se répètent,
la congestion encéphalique augmente, le carus apoplectique se prolonge,
persistant deux, trois, quatre, huit, douze, quelquefois vingt-quatre
heures; bientôt le malade ne sort plus de cet état de mal. Il y a eu, en
réalité, une série d'attaques, et non point une seule et même attaque,
ainsi qu'on est porté à le croire.

Toutefois, dans certains cas, mais dans des cas excessivement rares,
les convulsions elles-mêmes durent au delà du temps que nous avons fixé.
Ces faits sont tellement exceptionnels, qu'alors qu'on étudie l'épilepsie
sur un vaste théâtre, à la Salpêtrière, à Bicêtre par exemple, où les
malades se trouvent réunis en grand nombre, où par conséquent
on peut, comme l'a fait M. Calmeil, passer des journées entières à les
observer, et être témoin de quarante à cinquante attaques d'épilepsie
chaque jour, ces faits, dis-je, sont tellement exceptionnels qu'on reste
deux, trois mois et plus sans en rencontrer.

Dans l'état de mal, où l'état convulsif est presque continu, il se passe
quelque chose de particulier qui demande explication. L'individu est
dans ses grandes attaques; puis, de deux en deux secondes, il a dans le
visage, dans le cou, dans les membres, une petite convulsion, convulsion
très passagère, à peine visible, mais se répétant ainsi pendant deux,
trois, quatre ou cinq heures. Assurément, c'est là une attaque convulsive
continue; mais il importe de faire observer que ce n'est plus là la grande
attaque d'épilepsie; c'est quelque chose de très différent, quelque chose
de spécial, dépendant de l'état particulier d'irritation dans lequel se
trouvent le cerveau et la moelle épinière.

Voilà ce qu'on doit entendre par attaque continue. Ces accidents convulsifs continus s'observent d'ailleurs beaucoup plus fréquemment dans
l'éclampsie que dans l'épilepsie.

Je vous ai décrit l'épilepsie dans sa manière d'être la plus vulgairement connue, il me reste à vous dire que ce haut mal varie en intensité,
en violence, en soudaineté. Il est des individus qui sont foudroyés,
abattus comme des animaux qu'on assomme, sans aucun phénomène
précurseur, sans jeter un cri. Il en est d'autres qui, tandis que vous leur
parlez, fléchissent sur eux-mêmes, et tombent sans connaissance, sans
avoir le plus petit mouvement convulsif. Bien que rare, le fait s'observe.

Il y a quelque temps, on m'amenait un enfant qui présentait cette
singulière forme d'épilepsie. On me racontait qu'il avait des attaques
quatre, cinq et six fois par heure; au moment où ses parents me
rendaient compte de ce dont ils avaient été témoins, le petit malade
tomba devant moi. Tout à coup il glissa du fauteuil où il était assis et
roula sur le tapis. Je l'examinai attentivement et je n'aperçus rien qui
ressemblât à une convulsion.

Un autre individu pour lequel j'étais également consulté, avait des
attaques analogues deux ou trois fois par semaine. Les accidents avaient
débuté par des hallucinations qui duraient une demi-heure; pendant ce
court espace de temps il restait le regard fixe et les bras pendants. Cela
se renouvelait deux ou trois fois par semaine. Les symptômes se modi-
fièrent. Il y eut des attaques avec perte de connaissance qui persistait
pendant dix minutes; on crut à une congestion cérébrale, on lui appliqua
des sangsues, mais, après cette saignée, il eut une seconde crise, accompagnée, cette fois, de convulsions de la face et des yeux.

Cette forme de l'épilepsie consiste donc dans un simple étourdissement et semble ne laisser après elle presque pas de suites, de suites
immédiates du moins; l'individu, lorsqu'il se relève, paraît un peu
étonné, puis bientôt il peut reprendre la conversation interrompue,
comme si de rien n'était. Ce n'a été qu'un commencement d'attaque assez
forte pour prostrer celui qu'elle a frappé, mais qui n'est pas arrivée
jusqu'aux phénomènes convulsifs. Un élément a fait défaut, la première
période s'est seule produite.

Dans d'autres cas, au contraire, cette première période manque.
L'épileptique tombe : ses membres supérieurs, quelquefois les yeux seulement, sont agités de quelques mouvements convulsifs; puis il se relève
presque immédiatement, ayant à peine un peu de stupeur, un léger
trouble des facultés intellectuelles qui ne dure que quelques instants.

D'autres fois, c'est l'attaque dans sa forme habituelle, mais à un degré
excessivement faible. La convulsion tétanique a lieu, elle dure un temps
inappréciable; la convulsion clonique lui succède, et après quelques
secondes arrive la période de stupeur, aussi passagère, aussi peu prononcée que les précédentes. Enfin le malade se relève, son attaque est
terminée; elle a duré une minute tout au plus.

Ce sont là déjà des formes bien différentes de celle que nous étudiions tout à l'heure ; elles vont, pour ainsi dire, nous servir de transition entre la grande attaque et les autres manifestations de l'épilepsie, sur lesquelles je voulais plus spécialement appeler votre attention.

Retenez bien ces faits. Il n'est pas d'épilepsie plus réelle que celle dans laquelle les choses se passent silencieuseme nt, sans grands mouvements, sans grands fracas. Si le haut mal peut être quelquefois simulé, au point de tromper ceux qui ne le connaissent pas parfaitement, il n'en est déjà plus ainsi de ces petites attaques, il n'en est plus ainsi des accidents vertigineux dont je vais maintenant vous entretenir.

§ 2. — Vertige épileptique. — *Aura epileptica*. — Épilepsie partielle.
Angine de poitrine. — Tic douloureux de la face.

Messieurs, les accidents vertigineux sont une expression de l'épilepsie la plus ignorée des médecins ; à son sujet, on commet chaque jour des erreurs de diagnostic qui peuvent avoir de fâcheuses conséquences, en faisant prendre pour une affection bénigne la maladie la plus grave dont on puisse être atteint.

Je vais, en vous citant un certain nombre d'exemples, essayer de vous montrer la multiplicité de formes que ce vertige peut revêtir. Mais je dois encore vous répéter que sous cette multiplicité de formes, c'est toujours la même maladie ; que ces phénomènes bizarres, passagers, consistant uniquement, parfois, en un étourdissement, en un simple étonnement, en une extase, en ce qu'on appelle des *absences*, sont identiques, quant à leur nature, avec les violentes convulsions qui constituent la grande attaque.

Bien plus, les accidents vertigineux caractérisent l'épilepsie beaucoup mieux, en quelque sorte, que ne le fait la forme convulsive. Les convulsions, en effet, peuvent être l'expression d'autres maladies qui, si différentes qu'elles soient de celle que nous étudions, sont fréquemment confondues avec elle. Ainsi chez les femmes, les accès d'hystérie ressemblent quelquefois à s'y méprendre aux accès d'épilepsie ; et les personnes qui ont eu l'occasion d'observer un grand nombre d'hystériques, comme on en voit à la Salpêtrière, savent combien chez quelques-unes la distinction est difficile à établir.

Les vertiges épileptiques, au contraire, aussi bien que les vertiges éclamptiques, ont leur physionomie propre ; une fois qu'on les a étudiés, une fois qu'on se tient sur ses gardes, on ne saurait les confondre avec aucune autre affection.

Interrogez avec soin un individu atteint de cette forme de l'épilepsie, et, alors surtout que vous aurez affaire à un adolescent ou à un enfant, vous reconnaîtrez dans les accidents qu'il vous présentera, dans ceux qu'il vous dira avoir éprouvés, la maladie plus ou moins nettement accusée.

Enfin, messieurs, je vous ai déjà signalé la transformation des symptômes les uns dans les autres : ordinairement, c'est la forme vertigineuse qui a précédé la grande forme convulsive, quelquefois c'est l'inverse qui se produit. Le haut mal qui avait été la première manifestation de la maladie se modifie, les attaques perdent de leur intensité, de leur violence, et l'individu finit par ne plus avoir que des accès de *petit mal* (c'est le nom qu'on a encore donné aux vertiges épileptiques). Le jeune homme du n° 18 de la salle Sainte-Agnès nous en présentait, vous vous en souvenez, un exemple. J'ajouterai qu'il n'est pas rare de voir les attaques convulsives et les accidents vertigineux se développer simultanément, de voir du moins ceux-ci se déclarer fréquemment dans l'intervalle de celles-là, ou même en annoncer le début.

J'ai été appelé à donner mon avis pour un jeune garçon épileptique qui venait du Berry pour me consulter à Paris. Dans le court espace de temps qu'il resta dans mon cabinet, il fut pris de vertiges caractérisés par des éclats de rire saccadés ; l'accès dura à peine quelques secondes, et le malade, reprenant immédiatement sa connaissance, parut très étonné quand je lui ai demandé pourquoi il avait ri ainsi ; il n'avait aucune conscience de ce qu'il venait de faire. Les grandes attaques dont il était affecté débutaient presque toujours par ces accidents vertigineux.

Cette simultanéité, cette concomitance, et, permettez-moi une expression qui n'est pas française, cette alternance, dans la production de ces divers phénomènes morbides, démontrent clairement les rapports qui les unissent entre eux et ne permettent pas de méconnaître l'identité de leur nature.

Passons donc rapidement en revue quelques-uns des types que revêt le vertige épileptique, mais n'oublions pas que ces types varient à l'infini, et qu'on prétendrait en vain les décrire tous.

Chez une jeune fille de seize ans qui était restée longtemps au n° 32 de notre salle Saint-Bernard et sur laquelle j'ai déjà appelé votre attention dans une précédente conférence, vous avez été témoins des accidents qui se répétaient plusieurs fois dans le courant de vingt-quatre heures, et dont la malade fut, à différentes reprises, affectée au moment de la visite. Tout à coup elle perdait conscience de ce qu'elle faisait, lâchant, et plus souvent lançant loin d'elle les objets qu'elle tenait à la main ; tantôt elle se mettait à sauter sur ses pieds, tournant autour de son lit comme pour chercher quelque chose ; tantôt elle tombait par terre ; son visage se couvrait d'une pâleur très passagère, ses yeux se renversaient convulsivement sous la paupière supérieure en gardant une fixité extraordinaire ; ou bien elle se mettait à battre rapidement des mains. Si elle était dans son lit, elle s'asseyait et prenait ses couvertures comme pour les ramener sur elle : l'attaque durait à peine une demi-minute ; alors la malade s'écriait : « C'est fini ! » A peine gardait-elle une légère stupeur très-passagère. Il y avait, chez elle, quelque chose de très remarquable. Si l'on essayait de lui enlever les objets qu'elle tenait quelquefois dans ses mains, elle se précipitait avec une sorte de fureur pour les reprendre, et luttait jusqu'au moment où l'attaque se terminait. — Sa maladie, disait-elle, avait débuté seulement depuis un an, et avait commencé par des vertiges, par ce qu'elle appelait des étonnements ; elle avait jusqu'à cent accès par jour ; quelquefois elle avait de grandes attaques. Ses accidents arrivaient sans aucun symptôme précurseur. — Née de parents qui assuraient n'avoir jamais eu rien d'analogue, elle avait perdu une sœur qui était morte épileptique.

Ainsi, le plus souvent, d'une manière soudaine, sans aucun phénomène prémonitoire, comme dans la grande attaque, l'individu atteint de vertige épileptique éprouve une sorte d'étonnement, une sorte d'absence. S'il parlait, tout à coup il interrompt sa conversation, il n'achève pas la phrase commencée ; il reste, l'air étonné, les yeux fixes ; il ne voit, n'entend, ne sent rien : c'est une sorte d'extase, cependant il ne tombe pas. S'il tenait un objet à la main, il le lâche ou il le jette convulsivement loin de lui. Tout cela dure deux, trois, quatre secondes, quelquefois davantage ; puis l'attaque est terminée ; le malade revient complètement à lui, va se remettre à ses occupations, reprend la conversation au point où il l'avait laissée, et ne se doute pas de ce qui vient de se passer.

M. le docteur Taupin me mandait, un jour, en consultation auprès d'une petite fille de six ans qui, malade depuis cinq semaines, m'avait déjà été amenée par ses parents. Il me racontait qu'il avait été témoin de deux attaques dont elle avait été prise pendant le dîner, et la mère, de son côté, me rendait parfaitement compte de ce qui arrivait habituellement. Au milieu de ses jeux, pendant le repas, l'enfant s'arrêtait tout à coup, puis tournait lentement sa tête à droite, les yeux ouverts, le regard fixe, sans qu'on pût saisir le plus petit mouvement convulsif, la moindre grimace du visage. Sa sensibilité était abolie à ce point qu'on pouvait, dans ces moments, lui pincer impunément la peau, la traverser avec une aiguille sans qu'elle en eût conscience. Elle restait dans cet état pendant quatre ou cinq secondes tout au plus, puis elle revenait à elle, conservant encore un certain air d'étonnement et de mauvaise humeur. Généralement aussi elle témoignait alors le désir de changer de lieu, disant à sa mère de la conduire dans une autre pièce de l'appartement ; mais un quart de minute ne s'était pas écoulé qu'elle était complètement remise, et que, après avoir poussé un grand soupir, elle reprenait le jeu qu'elle avait abandonné ; si elle était à table, elle se remettait à manger.

L'attaque vertigineuse peut être de plus longue durée ; elle peut être accompagnée ou constituée par un délire plus ou moins violent de paroles et d'actions.

J'ai été consulté encore pour une petite fille de quatre ans qui, depuis quinze jours, avait, de deux jours l'un, des accidents de cette nature. Parfaitement portante d'ailleurs, d'une intelligence précoce, elle racontait très bien ce qu'elle éprouvait. Elle ressentait comme une commotion générale, puis elle perdait connaissance et ne savait plus ce qui lui arrivait. Mais sa mère me disait que tantôt son visage prenait alors une singulière expression de gaieté et de vivacité, que tantôt, au contraire, son enfant avait l'air hébété ; après une minute à peine, elle se mettait à crier qu'elle avait peur et se livrait à des actes désordonnés en prononçant des phrases incohérentes. Ces hallucinations se prolongeaient quelquefois pendant sept, huit, dix heures. Depuis deux jours les attaques s'étaient répétées deux fois en vingt-quatre heures. La mère ajoutait qu'il lui semblait que l'intelligence de sa fille s'affaissait notablement.

Un médecin de Versailles m'adressait, en décembre 1860, une jeune fille dont la mère et la grand'mère étaient bien portantes, mais dont la tante et la grand'tante maternelles étaient épileptiques. Elle avait des vertiges tellement fréquents, que je pus en voir quatre ou cinq pendant le cours de ma consultation. — L'enfant poussa un cri plaintif en portant brusquement la main au creux de l'estomac, et en tournant lentement la tête d'un côté ; il y avait, en même temps, de la fixité du regard et quelques grimaces. Avant qu'une minute se fût écoulée, tout paraissait fini ; la malade se levait alors avec un air hébété, en chancelant, et quelquefois elle tombait. Quand on s'approchait d'elle, elle éprouvait une sorte de terreur. Je l'interrogeai vivement ; elle ouvrit la bouche, faisant signe qu'elle ne pouvait parler ; je lui ordonnai de tirer la langue, de faire exécuter des mouvements à cet organe, elle ne put obéir à mon injonction. Quelques instants plus tard, elle proféra quelques mots inarticulés ; j'insistai, et peu à peu la parole devint moins embarrassée, puis tout à fait libre. — Son attaque avait duré en tout quatre à cinq minutes. D'une intelligence très avancée, cette enfant rendait très bien compte de ses sensations ; elle disait qu'au début de l'accès, elle éprouvait une vive douleur au creux de l'estomac ; que presque aussitôt cette douleur gagnait la langue et devenait très intense ; elle perdait alors connaissance pendant une ou deux minutes, puis, quand elle commençait à revenir à elle, elle était empêchée de parler par une sorte de paralysie douloureuse de la langue, qui se dissipait graduellement.

Un individu sujet aux vertiges épileptiques joue aux cartes ; il tient celle qu'il se dispose à jeter sur le tapis ; tout à coup il s'arrête immobile, ses yeux se ferment ou restent fixes ; puis il fait un grand soupir, et, continuant son jeu, jette enfin sa carte, qu'il reconnaît parfaitement, bien qu'un instant auparavant il ne la vît pas, alors qu'il l'avait devant lui.

Ce sont là, messieurs, des types de vertiges épileptiques, et je pourrais multiplier les exemples du même genre. Il en est d'autres de formes différentes, que je dois encore vous indiquer.

Dans les faits qui précèdent, le malade, isolé du monde extérieur, ne voyant, n'entendant, ne sentant rien, reste dans l'immobilité la plus absolue; il paraît, je vous l'ai dit, plongé dans une sorte d'extase. Il en est chez lesquels tout consiste en une sorte de *mâchonnement*, suivi d'un bruit guttural analogue à celui que produit la déglutition quand elle se fait à vide. D'autres ont, pendant quelques secondes et quelques minutes même, les idées confuses, troublées, mais personne ne s'aperçoit de ce qu'ils viennent d'éprouver.

Enfin, dans quelques cas, l'épileptique peut continuer d'exécuter les mouvements qu'il a commencés; il en fait d'autres, et les accomplit avec une certaine régularité, bien qu'il n'ait absolument aucune notion de ses actes.

J'ai rapporté, en plusieurs occasions, l'histoire de cet ecclésiastique qui, au moment où il remplissait les fonctions de diacre et encensait l'évêque officiant, fut pris d'un accès d'épilepsie et continua d'encenser tout en tournant la tête d'une façon bizarre, tout en grimaçant de telle sorte que l'accident n'échappa à personne. Sujet à ces vertiges, il les avait eus souvent, alors qu'il était en chaire ou alors qu'il célébrait la messe. Ces troubles nerveux étaient si passagers, que jamais le malade n'avait été forcé d'interrompre son sermon ou de quitter l'autel; mais comme alors il chantait d'une façon étrange, que quelquefois il avait laissé échappé des paroles incohérentes, que ces actes étaient fort peu en harmonie avec la dignité du sacerdoce, on fut obligé de lui interdire l'exercice de son ministère. Il vint me consulter, et c'est de lui-même que je tenais tous ces détails.

Je connais un jeune homme de bonne famille, passionné pour la musique, à ce point que, pour ne perdre aucune occasion de faire sa partie dans un concert, il va jouer dans les orchestres de théâtre. Ce jeune homme est affecté de vertiges épileptiques. Quelquefois ses accès se déclarent pendant qu'il joue du violon, au milieu du morceau qu'il exécute. Cependant il continue de jouer, et, chose remarquable, quoique restant absolument étranger à ce qui l'entoure, quoiqu'il ne voie et n'entende plus ceux qu'il accompagne, il suit la mesure. On dirait que, bien que sa conscience fasse défaut, sa volonté reste assez puissante pour diriger les mouvements pendant un temps donné, très court il est vrai. On dirait que ses mouvements sont guidés par le souvenir, le malade exécutant sans se tromper la ligne de musique qu'il vient de lire au moment où son esprit s'est troublé.

Beaucoup d'entre vous se rappelleront le fait suivant, pour me l'avoir entendu raconter : Un architecte de Paris, épileptique depuis longtemps, ne craint pas de monter sur les échafaudages les plus élevés des maisons en construction. Il n'ignore point pourtant que ses accès se sont déclarés souvent alors qu'il marchait ainsi sur des planches étroites, situées à une assez grande hauteur. Jamais il ne lui est arrivé d'accident. Au moment de sa crise, on le voit courir précipitamment sur les échafaudages, prononçant ou plutôt criant son nom d'une voix haute et brève. Un quart de minute après, il reprend son travail, se remet à parler à ses ouvriers, à leur donner ses ordres ; mais si on ne le lui disait, il n'aurait aucune idée de l'acte singulier auquel il s'est livré.

J'avais pour ami le président d'un tribunal de province : c'était un homme d'une intelligence supérieure, mais il avait eu des aliénés parmi ses parents, et sa sœur, entre autres, était folle. Lui-même était affecté d'accidents nerveux épileptiques, sans être jamais tombé du *haut mal*. Un jour, au milieu d'une audience qu'il tenait, il se lève, en marmottant entre ses dents quelques mots inintelligibles ; il passe dans la salle du conseil, puis rentre en séance quelques secondes après sans savoir ce qu'il vient de faire, si bien que ses collègues lui ayant demandé où il était allé, il ne comprend pas ce qu'ils veulent lui dire et n'a nul souvenir de s'être absenté. A quelque temps de là, la même chose lui étant arrivée, l'huissier fut chargé de le suivre : il le vit pisser dans la chambre du conseil, puis reboutonner sa culotte et rentrer dans la salle des séances, ne se doutant pas plus que la première fois de son incongruité. Cependant il s'apercevait bien que, pendant quelques minutes après cet accès, ses facultés étaient un peu troublées.

Un jour qu'il occupait son siège, il se lève, fait quelques pas dans la salle et tient aux assistants un langage incohérent. Presque immédiatement après, il avait repris sa place, et, sans trouble appréciable de la pensée, il continuait à diriger les débats. Toutefois le scandale avait été assez grand pour que les juges qui l'assistaient dussent le prévenir de la scène à laquelle il avait donné lieu. Il comprit que, dans sa situation, il courait tout au moins le risque de voir invalider ses jugements, les parties condamnées pouvant invoquer, comme motif de cassation, les absences de celui qui les avait prononcés, et prétendre, à tort ou à raison, qu'il n'avait pas son entière lucidité d'esprit. Il donna donc sa démission.

Étant venu habiter Paris, il s'y livrait avec ardeur à des travaux historiques et était membre d'une société qui s'assemblait à l'hôtel de ville. Un jour, au milieu d'une discussion, il se lève, sort et descend sur le quai de Gèvres, où il reste exposé, nu-tête et sans manteau, au vent et au froid. Revenu à lui, il est fort surpris de se trouver là ; il rentre auprès de ses collègues, prend part de nouveau à la discussion, il soutient ses opinions, combat celles de ses adversaires, avec son intelligence, sa verve et son savoir habituels. Ainsi, tout en perdant, pendant ses attaques, la conscience de ses actes, il marchait et se dirigeait assez pour éviter les obstacles, les voitures, les passants qu'il avait dû rencontrer sur son chemin. Jusqu'à un certain point, c'était quelque chose d'analogue au somnambulisme naturel.

Lisait-il, il suspendait tout à coup sa lecture, répétant avec volubilité le dernier vers, le dernier membre de phrase sur lequel il s'est arrêté. Sa physionomie offrait alors une expression qui ne lui était pas ordinaire; mais presque tout de suite il reprenait son livre et continuait de lire.

Non-seulement vous rencontrerez des malades agissant pendant les accès de vertige épileptique, mais encore vous en rencontrerez qui peuvent parler quand on les interpelle, sans savoir toutefois ce qu'ils répondent, parce qu'ils ont perdu connaissance comme les autres. C'est, ainsi que je le faisais observer tout à l'heure à propos du magistrat, quelque chose de comparable au somnambulisme, ou pour mieux dire, c'est quelque chose de comparable à ce qui arrive à certains individus qui, dans l'état de sommeil, répondent aux questions qu'on leur adresse, et, une fois éveillés, ont perdu tout souvenir de ce qui s'est passé.

J'ai donné des soins à une jeune fille atteinte de cette forme vertigineuse de l'épilepsie. Au moment de ses crises, tantôt une expression de terreur, tantôt une expression de colère était empreinte sur son visage. Lorsqu'on lui parlait, elle ne répondait pas; mais quand on l'interpellait d'une manière brusque, avec le ton du commandement, elle répondait à vos questions d'une voix brève et en criant. Puis tout à coup elle s'arrêtait; si l'on continuait de l'interpeller, elle restait abasourdie pendant quelques instants. Son attaque durait quinze, vingt, trente secondes. L'accès fini, et une fois la malade revenue à elle, elle ne se souvenait en aucune façon ni de ce qu'on lui avait dit, ni de ce qu'elle avait répondu.

Un autre enfant, quand on voulait lui faire respirer pendant ses accès, de l'éther ou de l'ammoniaque dont l'odeur lui était insupportable, se mettait à crier avec une sorte de rage : « Va-t'en! va-t'en! va-t'en! » et l'accès terminé, il ignorait qu'il l'eût eu.

Ce sont là, messieurs, des accidents en apparence bien légers, bien fugitifs, qui sembleraient ne pas devoir impressionner bien vivement le système nerveux et par suite l'organisme entier, il n'en est rien cependant : le coup porté est plus profond qu'il ne paraît l'être à l'examen superficiel. Vous allez en juger.

Un médecin aliéniste très distingué, M. Auguste Voisin, médecin de la Salpêtrière, a eu l'heureuse idée d'appliquer le *sphygmographe* à l'étude de l'épilepsie, et il est arrivé de la sorte à des résultats inattendus et d'une importance capitale, selon moi[1].

En effet, dans le simple vertige, voire même dans la plus légère absence par leur fait et à leur suite, pendant une heure au moins le pouls prend et conserve un caractère particulier : il est plus rapide et dicrote. Mais

1. Auguste Voisin, *Leçons cliniques sur les maladies mentales.*

voici d'abord les faits, j'essaierai ensuite d'en faire ressortir l'importance au triple point de vue de la psychologie, de la physiologie et de la pratique.

« Le vertige et même la plus légère absence, dit M. Auguste Voisin [1], sont accompagnés et suivis de modifications du pouls que le toucher et le sphygmographe démontrent de la façon la plus nette. Les tracés pris avec cet instrument montrent que les pulsations deviennent de trois à cinq fois plus hautes ; que la ligne d'ascension est verticale, l'angle supérieur aigu, et que la ligne descendante offre une dépression très accusée comme dans le dicrotisme le plus évident.

» En même temps, le nombre des pulsations augmente de vingt à quarante à peu près par minute.

» Ces modifications durent une heure et demie à deux heures ordinairement, ainsi que je l'ai observé en particulier dans le cas suivant de vertige :

» Le nommé Gr... s'affaisse brusquement sur lui-même ; il est pâle, sa tête est réfléchie ; il ne prononce aucune parole, n'est atteint d'aucune convulsion ; il secoue sa casquette, fait quelques pas et cherche sous un lit. La physionomie est très hébétée ; il déchire sa casquette et épluche la ouate qui s'y trouve. A une question que je lui fais il répond d'une façon inintelligible. Ces phénomènes durent cinq minutes, au bout desquelles il revient entièrement à lui, et paraît être dans un état entièrement normal.

» Cependant il n'en est rien, si l'on en juge par le pouls qui, de 92 qu'il était au début du vertige, n'est tombé qu'à 84, et est resté impulsif et dicrote au bout de vingt minutes. Une heure et demie après le vertige, le pouls bat encore 72 fois par minute, il est dicrote et fort, et les tracés sphygmographiques ne montrent pas de notable différence avec le pouls pris quelques minutes après le début du vertige. L pouls ne reprit entièrement ses caractères normaux qu'une heure quarante minutes après le commencement des accidents.

» Ces phénomènes ont été à peu près les mêmes chez plusieurs individus atteints de vertiges et d'absences.

» Cette forme et cette durée des modifications du pouls, ajoute M. Auguste Voisin, m'ont paru d'autant plus importantes à signaler que l'on pourrait croire, en voyant les malades et eu égard au léger accident épileptique éprouvé, que l'état général est peu influencé et que l'absence ou le vertige passés, le patient ne présente plus rien de morbide ; eh bien ! mes observations m'ont prouvé qu'il n'en est rien et que le vertige et l'absence agissent sur tout le système circulatoire d'une façon au moins aussi intense que les grandes attaques.

1. Aug. Voisin, *Communication orale*, mars 1867 — Voyez aussi *Nouveau Dictionnaire de médecine et de chirurgie pratiques*, 1870, t. XIII.

» Ce phénomène n'a du reste rien de très surprenant, si l'on réfléchit que l'absence est le résultat d'une action sthénique morbide qui s'exerce sur les vaso-moteurs du cerveau et principalement de la substance grise périphérique, et qui produit même à la longue dans l'épilepsie des lésions de nutrition signalées par tous les auteurs. »

L'action qu'exerce sur le pouls le vertige épileptique démontre que, même dans sa forme la plus légère et la plus fugitive, l'épilepsie ébranle tout l'organisme; que ce n'est pas seulement l'intelligence et par conséquent le cerveau, mais aussi la circulation et par suite la moelle et le trisplanchnique qui sont touchés par la névrose; et si le grand sympathique est influencé, il est vraisemblable que toutes les fonctions, la respiration comme les sécrétions, sont troublées également. Voilà pour le fait physiologique.

Voici la conséquence psychologique : puisque la circulation reste influencée un certain temps après le vertige, ainsi que le prouve matériellement le tracé sphygmographique, n'est-il pas logique d'en conclure que l'intelligence peut et doit être un temps au moins aussi long sous le coup de l'attaque ? Mais si l'intelligence est troublée par le vertige, la responsabilité morale n'existe pas tout le temps que dure ce trouble intellectuel, car une action criminelle commise alors a pu l'être sans l'intervention de la conscience.

Enfin la dernière conséquence pratique à déduire des recherches de M. Aug. Voisin, c'est que la simulation se reconnaîtrait à l'absence des modifications du pouls à la suite d'une attaque de vertige simulé [1].

Maintenant, messieurs, je dois insister sur les troubles intellectuels qui, se liant habituellement aux phénomènes convulsifs ou vertigineux de l'épilepsie, semblent quelquefois aussi la seule manifestation de la maladie. Cependant, avant d'aborder ce sujet, dont j'ai d'ailleurs eu déjà l'occasion de vous dire puelques mots dans notre conférence *sur la congestion cérébrale apoplectiforme* [2], il me reste à vous signaler d'autres troubles de l'innervation du même ordre que ceux que nous venons d'étudier : je veux parler de l'*aura epileptica*.

Ces troubles singuliers du système nerveux, qui quelquefois annoncent le début des attaques d'épilepsie, plus ordinairement peut-être le *grand mal* que le *petit mal*, constituent en quelques circonstances, à eux seuls, toute l'attaque elle-même, et en cela ils appartiendraient bien plus à la forme vertigineuse qu'à la forme convulsive.

Une sensation particulière, que celui qui l'éprouve compare à une vapeur, à un vent, à un fourmillement, part d'un point du corps, monte

1. Aug. Voisin, *Nouveau Dictionnaire de médecine et de chirurgie pratiques*, t. XIII, page 632. — *Leçons cliniques sur les maladies mentales.*
2. Voyez plus haut, dans ce volume, p. 68.

vers la tête, et tout à coup l'individu entre dans son attaque. Si c'est le haut mal, il tombe frappé et les convulsions se produisent; si c'est le petit mal, il a ses accidents vertigineux.

Lorsque cet *aura* part de la main, du bras par exemple, le malade accuse cette sensation bizarre courant le long du membre, qui est parfois agité de mouvements convulsifs à peine appréciables. Elle gagne rapidement les parties supérieures, envahit la tête, et l'attaque se prononce. Vous observerez ce phénomène chez un grand nombre d'épileptiques. Plus ou moins passager, il dure une, vingt, trente secondes, quelquefois une minute.

En certains cas, ce n'est pas seulement une sensation bizarre, c'est une douleur aiguë occupant la main, le pied, se propageant comme celle-là, et avec la même rapidité, dans le bras, dans la jambe, dans la cuisse, gagnant le tronc, la tête, et arrivée là, étant suivie des symptômes ordinaires de la crise.

D'autres fois, l'*aura* est accompagnée de troubles matériels apréciables, dont les organes qui ont été le point de départ de cette sensation morbide peuvent être le siège. C'est un mouvement congestif : le doigt, par exemple, se gonfle ; la peau rougit et passe successivement, mais dans un temps très court, du rouge à la teinte violette plus ou moins foncée ; ou bien, au contraire, vous verrez les téguments, d'abord colorés, devenir d'une excessive pâleur. Le gonflement est aussi réel qu'apparent, car les doigts ainsi tuméfiés sont serrés subitement par les bagues qui les entourent.

L'*aura epileptica* est encore caractérisée d'emblée par des phénomènes convulsifs. C'est ce qui avait lieu chez un petit malade, dans le service de l'hôpital des Enfants que je dirigeais en 1848. Plusieurs fois, ce jeune garçon fut pris de ces attaques au moment de notre visite ; nous l'entendions alors s'écrier : « Cela me prend ! » et nous voyions ses mains agitées de mouvements involontaires, puis, après quelques secondes, les muscles de sa face l'étaient à leur tour ; le malade tombait alors dans les grandes convulsions de l'épilepsie. Cet enfant succomba. L'autopsie nous démontra l'existence de tubercules cérébraux, auxquels il fallait rattacher les accidents épileptiformes observés pendant la vie.

Il y a un an, un fait analogue se produisait devant vous, chez un jeune homme couché au n°9 de la salle Sainte-Agnès, et chez lequel aussi les accidents épileptiformes se liaient incontestablement à la présence d'une tumeur encéphalique. Cet individu resta un mois soumis à notre observation. Durant ce temps, nous fûmes témoins de huit à dix de ses accès ; ils se déclaraient tout à coup par une vive douleur que le malade accusait dans le pied ; lorsque nous le découvrions, nous constations que ce pied était agité de mouvements convulsifs et qu'il se cabrait ; les convulsions gagnaient la jambe, puis le malade s'écriait : « Ça me

monte au bras ! » Son bras, en effet, s'agitait convulsivement ; ses convulsions duraient quinze à vingt secondes, pendant lesquelles son intelligence conservait toute sa lucidité ; il continuait à parler avec une parfaite
netteté d'esprit. L'*aura* gagnait ainsi progressivement, mais très rapidement la tête, et alors le malheureux tombait sans connaissance.

Dans ces deux circonstances, il s'agissait d'épilepsie symptomatique ;
mais je vous l'ai dit déjà, je vous le répéterai encore plus loin, l'épilepsie symptomatique et l'épilepsie vraie ont entre elles la plus grande
analogie, je dirai même une ressemblance absolue quant aux manifestations qui constituent les attaques.

Relativement à son siège, l'*aura* peut-être *viscérale*. Quand elle occupe,
quand elle a pour point de départ un organe intérieur, elle est souvent
méconnue, et peut donner lieu à des méprises, à des erreurs de diagnostic
dont il est essentiel d'être prévenu, afin de les éviter.

Une jeune fille éprouvait, au début des grandes attaques, une douleur
aiguë au cœur, bientôt suivie de violentes palpitations, puis d'étourdissements et d'un malaise syncopal.

Il y a sept ou huit ans, on m'amenait en consultation un enfant d'une
dizaine d'années qui, quatre ou cinq fois par jour, après comme avant le
repas, toujours sans cause appréciable, se plaignait d'éprouver tout à
coup un sentiment de pression au creux de l'estomac, bientôt suivi de
vomissements : aussitôt après avoir vomi, il avait un violent étourdissement et son visage était d'une pâleur cadavéreuse ; les accidents duraient
en tout à peu près une minute. Le confrère qui me l'avait adressé,
croyant à une dyspepsie, avait inutilement essayé tous les moyens
propres à la combattre. La soudaineté des accidents, la violence de la
douleur dont l'enfant rendait parfaitement compte, le sentiment de suffocation qui l'accompagnait, le trouble momentané de l'intelligence, la
pâleur des téguments, la rapidité enfin avec laquelle ces phénomènes
disparaissaient, me firent écrire que, suivant moi, il n'était pas seulement
probable, il était certain, que nous avions affaire au *morbus comitialis*.
J'invitai, en conséquence, mon honorable confrère à surveiller de près le
petit malade, car j'étais convaincu que, tard ou tôt, cette névrose pren-
drait un caractère plus net, qui ne laisserait aucun doute sur sa nature.
Le père, alarmé de mon diagnostic, après avoir cherché la signification
de cette expression *morbus comitialis*, refusa d'abord d'y croire, et entraîna à son avis le médecin qui, pour sa part, n'était pas non plus très
porté à se rendre à mon opinion. Mais l'année suivante on revenait me
trouver ; cette fois mes prévisions s'étaient réalisées ; de grandes attaques
d'épilepsie, qui s'étaient répétées, n'avaient que trop démontré l'exactitude de ma manière de voir.

Cette *aura viscérale* échappe d'autant plus à l'observation du médecin,
que, dans un grand nombre de circonstances, elle simule d'autres

affections. Si elle est stomacale, utérine, si elle est accompagnée de ce sentiment de constriction du côté de la gorge, assigné comme un des caractères des symptômes de l'hystérie, alors surtout qu'elle se manifeste chez une jeune fille, elle peut être confondue avec l'*aura hysterica*. Mais une observation attentive, une analyse rigoureuse des phénomènes, permettront de distinguer l'une de l'autre. Bien qu'elle semble avoir le même siège, bien qu'elle occupe les mêmes parties du corps, et qu'elle ait les mêmes points de départ, l'*aura hysterica* met, en général, un assez long temps à parcourir le chemin qu'elle doit suivre; elle ne marche pas avec la rapidité, elle n'a pas la soudaineté de l'*aura epileptica*. Les spasmes hystériques, lorsqu'ils frappent la gorge, par exemple, persistent plus longtemps que les accidents épileptiques. Ceux-ci, vertiges ou convulsions, durent à peine quelques secondes, une ou deux minutes au plus, sauf à laisser après eux la stupeur apoplectique dont il a été question : dans l'hystérie, les troubles nerveux ont une durée tout autre; une fois qu'ils sont passés, le malade n'éprouve plus rien de comparable à cet étourdissement de l'individu atteint du mal caduc; et il n'est personne qui, en y réfléchissant, n'ait été à même de constater cette différence entre les deux maladies.

Généralement les sensations, les phénomènes qui constituent l'*aura epileptica* suivent une marche *ascendante;* c'est-à-dire que, partant soit des extrémités des membres, soit d'un point du corps, elles remontent et gagnent la tête. Il est des cas cependant où, suivant une marche inverse, l'*aura* est *descendante*. C'est d'abord une sensation soit vertigineuse, soit douloureuse, qui, partant de la tête et descendant toujours avec la même rapidité que lorsqu'elle est ascendante, gagne les extrémités.

Elle peut aussi, mais le cas est rare, être à la fois ascendante et descendante. Ch. Bonet [1] raconte avoir vu un homme de cinquante ans chez lequel se produisit d'abord un gonflement de la région inguinale gauche, puis le malade éprouvait une sensation de fourmillement qui descendait graduellement le long de la cuisse, en gagnant le pied; arrivée là, elle remontait avec une extrême rapidité vers les parties supérieures, et le cerveau était pris.

Ces singuliers phénomènes avaient été depuis longtemps signalés par tous les observateurs. Morgagni, en rapportant des faits qui lui sont personnels, d'autres empruntés aux médecins ses contemporains ou à ses devanciers, leur consacre une longue scholie [2] et rappelle une observation de Tulpius : on provoquait l'épilepsie en pressant avec un seul doigt la région de la rate.

1. Bonet, *Sepulcretum anatomicum*, liv. I, section XII, p. 291.
2. Morgagni, *De sedibus et causis morborum*, troisième lettre de son livre.

Je vous ai dit que l'*aura epileptica* était quelquefois la seule manifestation de l'épilepsie. Quelquefois, en effet, partie d'un point du corps, ou de l'une des extrémités, ou même de la face, elle reste à peu près limitée au siège qu'elle occupe, ou du moins elle ne s'étend pas loin; elle ne gagne pas le cerveau, et n'amène aucun des accidents plus essentiellement caractéristiques de la maladie : c'est là ce qu'on pourrait appeler l'*épilepsie partielle.*

Lorsque je dirigeais un des services de l'hôpital Necker, j'avais dans mes salles une femme qui, jusqu'à quatre, cinq, et même jusqu'à sept fois par heure, avait de ces sortes d'accès d'*aura* convulsive. Cette *aura* restait limitée à un côté du corps et commençait par la jambe; les convulsions étaient violentes, douloureuses, s'étendant au tronc, au bras, à la face. Pendant ce temps, la malade jetait des cris qui lui étaient arrachés par les horribles souffrances qu'elle accusait. Elle gardait la parfaite lucidité de son esprit, tout en ayant une certaine difficulté de la parole qui dépendait de la convulsion des muscles du visage et probablement aussi de ceux de la langue. Une minute, une minute et demie après leur début, les accidents cessaient complètement, et la malheureuse femme revenait dans son état normal. Elle fut rapidement guérie par l'emploi de la belladone.

Un grand nombre de faits d'*angine de poitrine* ne sont assurément qu'une espèce de cette épilepsie partielle. Je me propose de revenir sur ce sujet en traitant de l'*angor pectoris*. Je vous dirai que, si généralement l'atroce douleur qui caractérise cette affection part de la région précordiale pour irradier dans toute la poitrine, dans le cou, dans les deux bras, de préférence dans le bras gauche, accompagnée d'engourdissement dans le membre où cette douleur a été la plus vive, d'une anxiété, d'une terreur indicible, l'accès peut, dans quelques circonstances, suivre une marche inverse, partir du bas, irradier au cou, au tronc, pour gagner la région précordiale et amener l'angoisse.

Le jeune homme du n° 18 de notre salle Sainte-Agnès nous offre encore un exemple d'épilepsie partielle, et, chez lui, l'enchaînement des phénomènes ne peut échapper à personne. La maladie, vous le savez, a commencé autrefois par des attaques convulsives, qui diminuèrent graduellement d'intensité; aujourd'hui tout se borne à des convulsions de la face, exclusivemeut limitées au côté gauche, sans troubles des facultés intellectuelles. Le malade éprouve au sommet de la poitrine une sensation pénible, douloureuse, qui, tout à coup, du tronc s'étend au visage dont les muscles sont agités de frémissements. Comme chez la femme de l'hôpital Necker, il y a de l'embarras de la parole, dépendant aussi de la contraction involontaire des muscles de la langue et des joues.

Peut-être devrait-on ranger à côté de ces épilepsies partielles une affection des plus intéressantes à étudier, dont j'aurai plus tard à vous entretenir. C'est celle que j'ai appelée la *névralgie épileptiforme*, et dont il est permis, jusqu'à un certain point, de saisir la liaison avec les différentes formes d'*aura*, et conséquemment avec les autres formes de l'épilepsie que je vous ai indiquées.

Messieurs, je me suis longuement étendu sur les vertiges épileptiques, sur les *aura*, qui, vous ai-je dit, appartiennent bien plus encore peut-être à cette forme de la maladie qu'à la grande forme convulsive; je suis entré dans d'assez nombreux détails sur l'épilepsie partielle. Il me semblait, en effet, très important de vous parler ainsi de ces formes si particulières et si spéciales de l'épilepsie; cela importait d'autant plus que, d'une manière générale, les accidents vertigineux sont ceux que l'on observe le plus fréquemment. Pour ma part, il n'est pas de mois, je dirais presque de semaine, où je ne sois appelé à voir dans mon cabinet un assez grand nombre d'épileptiques qui me sont adressés de différents points de la France et même des pays étrangers. J'ai donc eu l'occasion, autant que qui que ce soit peut-être, d'étudier les faits que j'avance; je suis à même aussi de constater combien les médecins, et des médecins les plus instruits, les plus éclairés, méconnaissent souvent ces formes si nettement tranchées cependant, et tout à la fois si graves, de la maladie dont j'ai voulu vous entretenir.

Ce qui caractérise encore le vertige épileptique, c'est la grande fréquence des accès. Un malade peut en avoir jusqu'à cinquante et cent dans le courant de vingt-quatre heures; jamais nous n'observons rien de semblable dans la grande attaque.

Rien, du reste n'est plus irrégulier que l'épilepsie relativement à ses allures, à sa marche, à la fréquence de ses attaques, soit chez des malades différents, soit chez un même malade.

Je ne reviendrai pas sur ce que je vous ai suffisamment dit de la prédominance exclusive de la grande forme convulsive chez certains épileptiques, de la forme vertigineuse chez d'autres, de la transformation de ces deux formes, de leur combinaison chez d'autres encore. Je vous rappellerai, sans m'y arrêter davantage, que vous rencontrerez des individus ayant des attaques le jour, ou alternativement le jour et la nuit, tandis que d'autres, et cela plus communément peut-être qu'on ne le croit généralement, n'auront leurs accès que pendant la nuit.

Mais, relativement à la fréquence de ces attaques, il est des malades qui, dans le cours de leur existence, n'en auront qu'un très petit nombre plus ou moins éloignées les unes des autres, ou même qu'une seule; il en est chez lesquels ces accidents, affectant une sorte de périodicité, reviendront à des intervalles à peu près inégaux, plus ou moins rapprochés, ou qui se reproduiront coup sur coup, comme par série, pour cesser de se manifester pendant un assez long temps; d'autres en auront tous les deux mois, tous les mois, tous les quinze jours, toutes les semaines, tous

les jours ; les attaques enfin, j'ai insisté sur ce fait en vous parlant de
l'*état de mal*, peuvent se multiplier de telle sorte que, se confondant les
unes dans les autres, elles simulent un accès continu qui va durer jusqu'à
deux ou trois jours.

Cette fréquence des attaques n'est jamais plus considérable que dans la
forme vertigineuse. On comprend dès lors comment le *petit mal* conduit,
non pas plus souvent, ainsi qu'on l'a prétendu à tort, mais plus vite que
le *haut mal*, à la démence, puisque les troubles cérébraux qui précèdent,
suivent ou accompagnent les accès d'épilepsie se répétant à des intervalles
plus rapprochés, amènent plus promptement l'affaiblissement des facultés
intellectuelles, qui en est la conséquence presque fatale.

§ 3. — Rapports de l'épilepsie avec l'aliénation mentale.

Ici, messieurs, j'arrive à cette grande et intéressante question des *rapports de l'épilepsie avec l'aliénation mentale.*

« L'épilepsie, dit Esquirol [1], n'est pas seulement une maladie épouvantable par la violence de ses symptômes » (alors qu'elle se présente sous
la forme de ces horribles convulsions dont la vue inspire à ceux qui en
sont témoins autant de terreur que de pitié), « ce n'est pas seulement une
maladie désespérante par son incurabilité, elle l'est encore par ses
funestes effets sur le physique et le moral de ceux qui en sont atteints...
Les fonctions de la vie organique s'altèrent, languissent. Les épileptiques sont sujets à de la cardialgie, aux flatuosités, aux lassitudes spontanées, au tremblement ; ils font peu d'exercice ; ils tombent dans l'obésité ou dans l'amaigrissement ; ils sont enclins aux plaisirs de l'amour, à
l'onanisme. Peut-être les excès auxquels ils se livrent produisent-ils les
lésions organiques et les désordres qui se manifestent lorsque l'épilepsie
a duré pendant longtemps. En général, les épileptiques ne parviennent
pas à une longue vieillesse. Les fonctions cérébrales, les facultés intellectuelles se dégradent de plus en plus. »

Je ne vous apprendrai rien, messieurs, en vous rappelant que cette
funeste influence du mal comitial sur les facultés intellectuelles, dont la
démence, l'idiotisme et la paralysie générale sont le dernier terme, est un
fait avéré et de tous temps signalé par les observateurs.

S'il est des épileptiques qui, en dépit de la maladie dont ils ont eu de
plus ou moins fréquentes attaques, conservent jusqu'à la fin d'une carrière même assez longue, non seulement la plénitude de leur raison,
mais encore l'intégrité de leur intelligence, et, comme ces grands génies
dont l'histoire nous a transmis les noms, d'une intelligence supérieure
qui leur permet de s'élever au-dessus du niveau ordinaire des hommes,

---

1. Esquirol, *Des maladies mentales*, t. I, art. ÉPILEPSIE, p. 282 et 283.

les exemples qu'on en peut citer sont trop exceptionnels pour infirmer en rien la règle générale. Le plus habituellement, bien qu'au début, et alors que les accès sont rares, les malades puissent jouir de toutes leurs facultés, bien que « une merveilleuse aptitude à concevoir vivement les choses, à les envisager sous leurs aspects les plus brillants et les plus poétiques, puisse être, ainsi que le fait observer M. Morel [1], l'apanage de quelques-uns d'entre eux, » à mesure que les accidents se répètent et se multiplient, à mesure que la maladie marche, les facultés s'affaiblissent, se perdent et finissent par s'éteindre pour arriver à l'aliénation mentale.

Souvent déjà, chez ces individus dont l'activité intellectuelle est entière, une singulière variabilité de sentiments, d'humeur et de caractère, de violentes passions qu'ils ne peuvent maîtriser, témoignent d'un état mental particulier qui, chez le plus grand nombre des épileptiques, se traduira par des phénomènes physiques plus caractérisés, mais toujours du même ordre, par des troubles cérébraux plus sérieux, tels que des accès de délire, tantôt passagers, tantôt prolongés, et méritant spécialement alors le nom de *folie épileptique*.

Le plus ordinairement en relation avec ce qu'on appelle les symptômes physiques de la maladie, c'est-à-dire avec les accidents convulsifs ou vertigineux, qu'ils se montrent dans l'intervalle, au début des attaques, ou, ce qui est le plus commun, plus ou moins immédiatement après elles, ces phénomènes psychiques, ces troubles cérébraux semblent quelquefois être la seule manifestation de l'épilepsie. Dans tous les cas, ils présentent dans leurs allures quelque chose de très caractéristique et d'une très grande signification au point de vue surtout de la médecine légale.

Ce chapitre de l'histoire de l'épilepsie a été, dans ces dernières années, l'objet d'études toutes spéciales et a fourni matière a de nombreux travaux, parmi lesquels je citerai le mémoire de M. Jules Falret [2].

« Les troubles intellectuels que l'on observe chez les épileptiques, dit l'auteur auquel je vais emprunter la majeure partie de ce que j'ai maintenant à vous exposer, les troubles intellectuels doivent être divisés en trois catégories principales : 1° ceux qui, se manifestant chez les malades dans l'intervalle de leurs accès, sont indépendants de ces accès et constituent l'état mental habituel des épileptiques ; 2° ceux qui, survenant passagèrement avant, pendant ou après l'attaque, peuvent être considérés comme de simples épiphénomènes de cet attaque elle-même ; 3° enfin des troubles intellectuels d'une plus longue durée, qui, survenant sous forme d'accès, soit en relation directe avec les accidents convulsifs ou ver-

---

1. B. A. Morel (de Saint-Yon), *Traité des maladies mentales*, Paris, 1860, p. 696.
2. Jules Falret, *De l'état mental des épileptiques (Archives générales de médecine*, décembre 1860, avril et octobre 1861).

tigineux, soit d'une manière indépendante, méritent spécialement (ainsi que je vous le disais tout à l'heure) le nom de folie épileptique. »

Messieurs, ainsi que je vous le disais tout à l'heure, bien que quelques individus puissent jouir pendant toute la durée de leur existence de l'intégrité absolue de leurs facultés et n'offrir dans leur manière d'être rien de sensiblement appréciable, du moins au début de la maladie ou lorsque celle-ci se borne à quelques crises rares, cependant très fréquemment, le plus souvent, les épileptiques, ceux surtout qui sont sujets à des attaques plus ou moins répétées, présentent, *dans l'intervalle de ces attaques*, certains phénomènes qui se rattachent évidemment à un *état mental particulier* que l'on ne saurait encore qualifier du nom d'*aliénation.*

Ce qui domine chez ces malades, c'est l'extrême variabilité de leur humeur et de leurs dispositions mentales au moment où on les observe : c'est une véritable intermittence de ces phénomènes psychiques, soit dans l'ordre des sentiments et du caractère, soit dans celui des facultés intellectuelles.

« Tantôt, en effet, on les voit tristes, maussades, découragés et comme sous le coup de la douleur ou de la honte que leur fait ressentir leur affreuse maladie ; tantôt, au contraire, ils ont un sentiment intérieur de bien-être et de satisfaction qui les porte à nourrir de vastes projets ou à concevoir les plus irréalisables dans leur triste situation. Tantôt ils sont taquins, disposés à la controverse, à la discussion, aux querelles et même aux actes de violence ; tantôt, au contraire, ils montrent une douceur, une bienveillance, une affectuosité, et des sentiments religieux, de soumission et d'humilité aussi exagérés et aussi peu motivés que l'étaient précédemment les manifestations opposées.

« Les mêmes contrastes que l'on observe dans leurs sentiments, on les constate dans le degré de leur intelligence et dans la nature des idées qui les préoccupent. Rien n'est mobile comme leurs dispositions d'esprit et le niveau de leur intelligence : tantôt les épileptiques ont l'intelligence confuse, la mémoire affaiblie, l'attention et la compréhension difficiles ; ils éprouvent une grande difficulté à réunir leurs pensées, et ont eux-mêmes conscience de l'obtusion de leur intelligence et de la confusion de leurs idées ; tantôt, au contraire, ils présentent une véritable activité intellectuelle, une circulation rapide des idées, qui correspond à un certain degré d'excitation cérébrale. Ils peuvent alors se livrer à un travail suivi dont ils seraient incapables dans d'autres moments, et se rappeler certains faits et certaines idées que, dans d'autres instants, ils semblaient avoir complètement oubliés.

» Cette irrégularité qui existe dans leurs sentiments et dans le degré de leur intelligence se reflète nécessairement dans leurs paroles et dans leurs actes. Aussi leur conduite et leur manière d'être envers les personnes qui les entourent sont-elles essentiellement variables. Pendant certaines périodes de leur existence, ils se montrent laborieux, exacts, attentifs aux travaux de leur profession, soumis et dociles, et ceux qui vivent avec eux ou qui les emploient n'ont qu'à se louer de leurs relations ou de leurs services. Mais, dans d'autres moments, leur conduite se modifie tout à coup et présente les plus grandes irrégularités : ils sont alors incapables de remplir les fonctions qui leur avaient été confiées; ils deviennent négligents, paresseux, indolents. Ils oublient les choses les plus élémentaires, passent leur temps dans l'inaction ou errent çà et là sans but et sans direction, et ils constatent eux-mêmes le vague et la confusion qui existent dans leurs idées. On voit en même temps se développer chez eux les plus fâcheuses tendances et les plus mauvais penchants : ils deviennent taquins, menteurs, voleurs ; ils cherchent querelle à tous ceux qui les entourent, se plaignent de tout et de tous, s'irritent avec une grande facilité pour les plus légers prétextes, et se portent même fréquemment à des actes violents instantanés, le plus souvent sans provocation aucune de la part de ceux qui en sont les victimes[1]. »

Nous avons vu, messieurs, que le plus généralement, sinon toujours, les épileptiques, *pendant leurs attaques,* perdent complètement connaissance, et que cette perte de connaissance était même un des caractères de la maladie. Cependant nous avons vu aussi, et je vous en ai rapporté des exemples, que, dans quelques cas, les malades, sans rapport d'ailleurs avec le monde extérieur, proféraient certaines paroles, accomplissaient certains actes, comme cela arrive dans le somnambulisme naturel. J'ajouterai que, tandis que les uns ne conservent aucun souvenir de ce qui s'est passé, d'autres ont une souvenance plus ou moins vague des idées qui les préoccupaient, se rappelant confusément qu'ils étaient alors comme « sous le coup d'un rêve pénible, d'un état de profonde souffrance, comme sous l'impression d'un violent remords de conscience ou d'un malheur insurmontable dont ils ne pouvaient parvenir à découvrir le motif. » Ces singulières perturbations intellectuelles se manifestent principalement dans les attaques d'épilepsie, qui, suivant la remarque de M. J. Falret, tiendraient le milieu entre le simple vertige et les grandes attaques convulsives, attaques incomplètes sous le rapport des troubles de mouvement comme sous celui de la perte de connaissance.

Mais les phénomènes psychiques qui peuvent se produire *avant* ou après les accès sont bien plus intéressants à étudier, bien plus importants à connaître. A côté de malades dont les attaques surviennent brusquement, sans aucun symptôme prémonitoire, vous en observerez chez lesquels des modifications appréciables d'humeur et de caractère annonceront, comme des nuages précurseurs de l'orage, une crise plus ou moins prochaine : « Ainsi, par exemple, certains épileptiques deviennent

---

1. Jules Falret, *loc. cit.*, décembre 1860, p. 669 et suiv.

tristes, maussades, irritables, querelleurs, souvent plusieurs heures avant
leur accès ; d'autres éprouvent de la lenteur dans leurs conceptions, de
l'affaiblissement dans la mémoire, de l'obtusion dans les idées, une sorte
d'hébétude ou de prostration physique et morale qui, pour les personnes
habituées à vivre avec eux ou pour ces malades eux-mêmes, sont un
présage certain de l'approche de l'accès. D'autres, au contraire, manifestent une gaieté insolite, un sentiment de bien-être physique et moral
exagéré, une confiance extrême dans leurs forces, quelquefois même un
état de mobilité et de loquacité qui peut aller jusqu'à l'excitation maniaque ou à des emportements violents.

« Indépendamment de ces symptômes précurseurs qui peuvent survenir à une distance plus ou moins éloignée de l'accès épileptique, il est
d'autres prodromes du même ordre, sorte d'*aura intellectuelle*, qui ne
devancent l'accès convulsif que de quelques minutes et qui en constituent
en quelque sorte le premier symptôme[1]. » Ce sont des hallucinations,
des sensations fausses, variables à l'infini chez les différents malades,
mais se reproduisant avec une singulière uniformité chez le même malade.

Ainsi une jeune fille épileptique me disait qu'au moment de ses accès
elle entendait des voix, des sons, qui formaient une harmonie, une mé-
lodie incomparables.

D'autres malades vous disent qu'ils entendent des bruits de cloche ou
bien une voix déterminée qui prononce un même mot ; d'autres, qu'ils
sentent toujours l'odeur d'une même substance ; d'autres encore, qu'ils
voient un spectre, un fantôme, des flammes, des cercles de feu, fréquemment la couleur rouge ou pourpre ; que, ainsi que cela arrivait au
Brésilien dont je vous parlais dans notre dernière conférence, ce qui les
entoure prend un éclat inaccoutumé, leur semble beau et forme devant
leurs yeux un spectacle magique. Ces sensations bizarres et excessivement variables sont comparables à celles qui naissent chez certains individus sous l'influence enivrante du haschisch.

Chez d'autres enfin, l'aura intellectuelle consistera dans le souvenir
d'un fait, dans la reproduction d'une idée qui, s'étant produits lors d'une
première attaque, en auront été la cause ou tout au moins l'occasion.
« Beaucoup de malades, dit M. J. Falret, devenus épileptiques à la suite
d'une violente émotion morale ou d'une profonde terreur, voient apparaître dans leur esprit ou sous leurs yeux, à chaque nouvel accès, les
circonstances pénibles ou la scène effrayante qui ont déterminé chez eux
la maladie pour la première fois. »

Un jeune homme de dix-sept ans, observé par M. Potain, offrait un
exemple de ces singuliers phénomènes. Né d'un père qui, à différentes
reprises, avait manifesté de la tendance au suicide ; d'une mère qui, d'a-

----

1. Jules Falret, *loc. cit.*, p. 664.

près les renseignements recueillis sur elle, était sujette à des accidents convulsifs, peut-être épileptiques, mais tout au moins hystériques, ce jeune homme avait eu sa première attaque d'épilepsie à l'âge de onze ans; il l'avait eue à l'occasion de la mort de sa mère, dont il avait été vivement impressionné. Au début de ses accès, dont il était maintenant fréquemment tourmenté, ce cruel événement lui revenait invariablement à l'esprit : « Cela, disait-il, me prend par *pensée;* » et il expliquait que cette pensée était toujours la même, se rapportant constamment au malheur qui l'avait frappé.

Messieurs, habituellement les épileptiques, au sortir de leurs attaques, restent pendant un temps variable, de quelques minutes à plusieurs heures, dans un état d'engourdissement, de demi-hébétude plus ou moins prononcé. Ils ont de la peine à coordonner leurs idées, à se rendre compte des personnes et des choses qui les entourent; quelquefois ils gardent, pendant un ou plusieurs jours, de la confusion de l'esprit et surtout de la mémoire. Mais, si c'est là le fait le plus ordinaire, il n'est pas rare que cette perturbation de l'intelligence, après s'être traduite par une stupeur et un abattement qui ont duré plus ou moins longtemps, se manifeste tout à coup par une excitation cérébrale, par un délire furieux, qui pousse les malheureux individus à commettre des actes d'une violence extrême, si bien que, chacun le sait, il n'est pas de sorte d'aliénés plus méchants et plus dangereux.

« On ne peut, sans en avoir été témoin, écrit l'auteur de l'excellent travail dont je vous recommande la lecture, on ne peut se faire une idée exacte de l'espèce de rage qui s'empare alors subitement de ces malades et qui les porte à frapper ou à briser indistinctement tous les objets qui tombent sous leurs mains. Dans ces accès de fureur passagère, ils deviennent tellement redoutables pour ceux qui les entourent et pour eux-mêmes, qu'on ne saurait trop attirer l'attention de l'autorité et des médecins sur ces états de violence instinctive et aveugle que tous les auteurs ont signalés comme succédant fréquemment aux accès d'épilepsie. Ils peuvent entraîner à leur suite les blessures les plus graves, le suicide, l'homicide et l'incendie, sans que l'individu qui en est atteint puisse être considéré comme responsable, à un degré quelconque, des actes violents commis par lui au milieu de ce délire tout à fait automatique, quoique de courte durée [1]. »

Dans notre conférence sur la *congestion cérébrale apoplectiforme,* je vous ai rapporté un certain nombre de faits de ce genre. J'ajouterai ici le suivant. — A la fin de décembre 1860, nous recevions dans notre salle Saint-Bernard une jeune femme en proie depuis quelques heures à un accès de fureur nerveux, nous disait-on. Je vous déclarai, en la voyant, que

---

1. Jules Falret, *loc. cit.,* p. 667.

cette malade était épileptique, et le lendemain son mari venait me donner de précieux renseignements justifiant en tous points ce diagnostic. Il nous racontait, en effet, que sa femme était épileptique depuis plus d'un an; que la veille du jour de son entrée à l'hopital elle avait eu, pendant son dîner, un vertige passager suivi de quelques minutes d'égarement; pendant la nuit elle avait été prise d'une attaque terrible d'épilepsie, à la suite de laquelle avait éclaté l'accès de fureur dont nous étions témoins. Cet accès dura cinq à six jours.

Dans certains cas, ces accès de délire, dont la durée peut n'être que de quelques heures, se prolongent pendant douze ou quinze jours, mais d'ordinaire ils ne persistent pas au delà de deux ou trois fois vingt-quatre heures.

Chez quelques individus « le trouble intellectuel temporaire qui succède aux attaques d'épilepsie ne se manifeste pas sous sa forme de violence instinctive et aveugle, mais sous celle d'une excitation maniaque simple, plus ou moins prononcée. Le malade parle alors constamment et d'une manière incohérente. Il s'agite en tous sens et se livre à des mouvements plus désordonnés que violents. Il est même quelquefois dominé par des idées délirantes empreintes de satisfaction, qui alternent rapidement chez lui avec des conceptions de nature triste et avec des hallucinations terrifiantes, surtout de la vue. Mais ce délire maniaque temporaire consiste plutôt dans la succession rapide de pensées incohérentes, et dans un grand désordre des actes, que dans leur extrême violence, qui se rencontre au contraire chez les malades dont nous parlions précédemment [1]. »

J'aborde maintenant, messieurs, l'étude des *phénomènes psychiques* morbides qui, survenant, soit en relation directe avec les accidents convulsifs et vertigineux, soit d'une manière indépendante, sous forme d'accès de plus longue durée, méritent plus spécialement le nom de *folie épileptique.*

Suivant M. J. Falret [2], deux espèces de trouble intellectuel bien caractérisé, constituant de variables accès de folie, peuvent survenir chez les épileptiques, à divers intervalles, d'une manière irrégulière, comme les attaques convulsives elles-mêmes, tantôt en rapport direct avec ces attaques, tantôt, au contraire, en dehors de leur influence. Pour les distinguer nettement et rappeler l'analogie frappante entre ces deux formes du délire épileptique, et les deux espèces d'attaques que les auteurs ont distinguées, M. J. Flaret appelle l'un le *petit mal* et l'autre le *grand mal.*

« Dans le *petit mal,* les épileptiques éprouvent de temps en temps des troubles intellectuels plus prononcés, qui tiennent le milieu entre les

---

1. Jules Falret, *loc. cit.,* p. 607.
2. *Ib.*, *ibid.*, p. 671.

maladies légères qui caractérisent l'état mental habituel de ces individus et les accès de fureur maniaque. Les troubles intellectuels, dont la durée varie de quelques heures à plusieurs jours, se produisent sous forme d'accès. Ils consistent principalement dans une grande confusion des idées, accompagnée le plus souvent d'impulsions instinctives instantanées et d'actes violents, phénomènes tout à fait spéciaux aux épileptiques, et intermédiaires entre la lucidité d'esprit des delires partiels et le trouble complet des délires généraux.

» Les épileptiques atteints de cette forme particulière de délire commencent habituellement par devenir tristes et moroses sans motifs, puis tombent tout à coup dans un profond découragement accompagné d'obtusion dans les idées et d'irritation contre tout ce qui les entoure. Ils se sentent alors comme étourdis, ils ont une demi-conscience de l'état de vague dans lequel se trouve leur esprit, de l'affaiblissement de leur mémoire, de la difficulté qu'ils éprouvent à réunir leurs idées et à fixer leur attention, ainsi que les impulsions violentes qui surgissent en eux involontairement. La plupart d'entre eux ont de plus, dès le début de leur accès, un sentiment profond de l'impuissance où ils se trouvent de résister à une force supérieure qui domine leur volonté et les pousse malgré eux à des actes violents. Ils expriment ce sentiment d'une manière différente, selon le degré de leur éducation ou selon leur position sociale ; mais, dans presque toutes les observations de ce genre, on retrouve des expressions analogues pour rendre compte de ce même sentiment intérieur. Ces malades disent, par exemple, qu'ils ne sont plus eux-mêmes, que le mal les pousse, qu'ils ont en eux un mauvais esprit qui les domine, etc., etc. Mais tous, sous une forme ou sous une autre, constatent cet entraînement de leur volonté, qui paraît être un trait caractéristique de ce genre de délire, et qui persiste à divers degrés pendant toute sa durée.

» Sous l'influence de cet état mental, ces malades quittent brusquement leurs occupations ou leur domicile pour errer à l'aventure dans les rues ou dans la campagne. Ce besoin de marcher au hasard, de vagabonder en un mot, est presque constant dans cette situation d'esprit et mérite au plus haut degré d'être signalé. En proie à une anxiété vague, à un profond dégoût de la vie, à une terreur instinctive et non motivée, à un besoin de mouvement automatique et indéterminé, ces pauvres malades marchent sans but et sans direction. Au milieu de la confusion de leurs idées, ils récapitulent en eux-mêmes toutes les idées pénibles qu'ils ont conçues à diverses époques de leur existence et qui leur reviennent spontanément, et toujours les mêmes, à chaque nouvel accès. Ils se sentent horriblement malheureux. Ils se croient victimes et persécutés par les membres de leurs familles ou par leurs amis. Ils accusent tous ceux avec lesquels ils ont été en rapport d'être la cause de leurs anxiétés ou de leurs tourments. S'ils ont nourri précédemment des sentiments de haine et de vengeance contre un individu, ces sentiments se trouvent ranimés par la maladie et élevés tout à coup à un degré extrême de vivacité qui les fait passer immédiatement à l'action. Le caractère *essentiellement impulsif et instantané* du délire épileptique est vraiment très remarquable. Dans cet état de trouble très étendu des idées, d'anxiété générale et d'impulsions instinctives, ces malades se livrent alors, de la manière la plus inattendue et la plus subite, à tous les genres d'actes violents, tel que le suicide, le vol, l'incendie et l'homicide. Les uns, pour se soustraire à l'anxiété intérieure qui les dévore, ne songent qu'à se donner la mort, vont se jeter dans une rivière qui se trouve sur leur passage, ou bien ont recours à un autre mode de suicide. Les autres, poussés par le même désespoir et par le même besoin d'échapper à cette situation intérieure intolérable, se frappent la tête contre les murs, ou bien, saisissant le premier instrument qu'ils trouvent sous leurs mains, frappent ou brisent indistinctement tout ce qui les entoure, et épuisent ainsi leur rage contre les objets inanimés. D'autres enfin se précipitent avec une véritable fureur contre la première personne qu'ils rencontrent, la frappent à coups redoublés, et font ensuite plusieurs victimes, si d'autres personnes arrivent au secours de celle qui a été attaquée en premier lieu. *Cette circonstance de frapper à coups redoublés et de faire plusieurs blessures ou plusieurs victimes* mérite, selon nous, d'être remarquée ; elle nous paraît *caractéristique de cet état de fureur épileptique*, et peut avoir une véritable importance au point de vue de la médecine légale.

» Aussitôt après l'accomplissent d'un acte violent, les épileptiques atteints du genre de délire que nous décrivons peuvent se trouver dans deux situations morales très différentes : ou bien l'acte accompli devient pour eux comme une sorte de soulagement ou de détente, et fait cesser tout à coup l'anxiété indéfinissable et l'obstusion des idées qui existaient chez les malades ; ils sont alors comme dégrisés instantanément ; ils recouvrent en partie la connaissance, et commencent à se rendre compte, quoique d'une manière très incomplète, de la gravité de leur acte ; ou bien, au contraire, ils continuent à courir devant eux dans un état de grande excitation et de trouble général, dans lequel ils n'ont qu'une conscience très imparfaite de l'action qu'ils viennent de commettre ou même n'en conservent aucun souvenir. *La confusion très grande des souvenirs, sinon l'oubli complet d'un grand nombre de faits*, est donc, dans les deux cas, un symptôme presque constant de ce genre de délire.

» Lorsque les malades reviennent à eux-mêmes, soit immédiatement après l'acte violent qui sert de crise à leur accès, soit au bout d'un certain temps, ils parviennent quelquefois, à force d'efforts, à retrouver dans leur memoire plusieurs détails des faits qui se sont produits pendant leur accès, surtout ceux qui ont eu lieu dans les derniers moments ; mais il reste toujours à cet égard une grande incertitude dans leurs souvenirs. Cette incertitude des souvenirs a surtout été regardée à tort comme simulée, mais elle est bien réelle et caractérise cette situation mentale d'une manière tout à fait spéciale. Les épileptiques sont alors dans un état comparable à celui dans lequel on se trouve en sortant d'un rêve pénible. Les principales circonstances de l'accès leur ont d'abord échappé; ils commencent par nier les faits qui leur sont imputés; peu à peu ils se rappellent un certain nombre de détails qu'ils semblaient d'abord avoir oubliés; mais, en somme, leurs souvenirs sont toujours très incomplets. »

Dans tous les asiles d'aliénés il existe un certain nombre d'épileptiques affectés de cette forme de délire, à laquelle M. Jules Falret donne le nom de *grand mal intellectuel*, et qui est connu généralement sous le nom de *manie avec fureur*.

« Un premier caractère, propre à la manie épileptique, dit M. J. Falret, c'est son *invasion beaucoup plus rapide que celle des autres variétés de la manie*. Tantôt, en effet, elle débute brusquement, sans être prédédée d'aucun symptôme précurseur. Dans d'autres circonstances, il existe quelques prodromes physiques, tels que la céphalalgie, les vomissements, la rougeur ou l'éclat brillant des yeux, l'altération de la voix, de légers mouvements convulsifs de la face ou des membres, ou bien, au moral, une période prodromique de tristesse, d'irritabilité ou de légère excitation ; mais ces prodromes ne précèdent guère que de quelques heures au plus l'explosion de la manie épileptique, sous la forme la plus accusée.

» Un autre caractère également très important de la manie épileptique (caractère qui lui est du reste commun avec la plupart des manies intermittentes), c'est la *ressemblance absolue de tous les accès chez le même malade, non seulement dans leur ensemble, mais encore dans chacun de leurs détails*. Lorsqu'on observe avec soin les diverses phases d'un premier accès de manie épileptique, on est vraiment frappé d'étonnement en constatant que le même malade exprime les mêmes idées, profère les mêmes paroles, se livre aux mêmes actes, éprouve, en un mot, les mêmes phénomènes physiques et moraux, à chacune des périodes de chaque nouvel accès. Ses idées, ses paroles et ses actes sont comme empreints de fatalité et se reproduisent avec une surprenante uniformité à tous les accès.

» Pendant ces paroxysmes, les épileptiques présentent la plupart des phénomènes psychiques qui caractérisent l'état maniaque en général. Leurs idées se succèdent avec une grande rapidité. Ils parlent sans cesse. Ils passent sans interruption par les séries d'idées les plus variées, et leurs actes sont aussi désordonnés que leurs paroles. Un trait particulier de leur agitation, noté par tous les auteurs, consiste dans l'excessive violence de leurs actes, qui les porte à frapper et à briser avec une sorte de rage tous les objets qui les entourent, à mordre, à déchirer, à crier

sans interruption, et à se frapper eux-mêmes avec un véritable acharnement la tête contre les murailles. Cet état d'agitation poussée jusqu'à la
fureur est quelquefois porté si loin, que ces malades deviennent les plus
dangereux de tous les aliénés, sont redoutés de tous dans les asiles, et
ne peuvent être contenus et protégés qu'à l'aide des moyens restrictifs
les plus énergiques, tels que la camisole ou le séjour prolongé dans une
cellule.

» Mais ce caractère d'extrême violence n'est pas le seul qui distingue
la manie épileptique des autres états maniaques. Un fait également très
remarquable, c'est la *nature terrifiante des idées* qui dominent ces maniaques, et la *fréquence des hallucinations* de même nature qui se produisent chez eux, hallucination de l'ouïe, de l'odorat et surtout de la vue.
Ces malades ont des visions presque continuelles; ils voient des objets
effrayants, des spectres, des fantômes, des assassins, des hommes armés
qui se précipitent sur eux pour les tuer; ils aperçoivent sans cesse des
objets lumineux, des flammes, des cercles de feu, et, chose digne de
remarque, la couleur rouge et la vue du sang prédominent fréquemment
dans leurs visions.

» Ces accès de manie présentent encore une autre particularité très
importante à signaler. Malgré le désordre et la violence de leurs actes, *les
paroles prononcées par les malades épileptiques sont, en général, beaucoup moins incohérentes que celles de beaucoup d'autres aliénés.* On est
étonné, au milieu d'une aussi forte agitation, de pouvoir suivre assez
facilement la série des idées exprimées par les malades. Le délire est
plus suivi et plus compréhensible qu'il ne l'est habituellement dans la
manie. Ils comprennent mieux les questions qui leur sont adressées; ils
y répondent plus directement, d'une manière plus exacte, et s'aperçoivent
plus souvent de ce qui se passe autour d'eux que la plupart des aliénés
atteints de délire général avec excitation. L'incohérence moins grande du
délire et la netteté plus prononcée des idées pendant les accès de délire
épileptique sont d'autant plus curieuses à signaler qu'elles contrastent
singulièrement avec l'absence presque complète de tout souvenir de l'accès
après sa cessation, absence de souvenir qui est également un symptôme
presque constant des accès de manie épileptique.

» Les accès ne se prolongent ordinairement que pendant quelques
jours, et ont ainsi une durée beaucoup moins longue que les autres accès
de manie. Enfin, *leur cessation est habituellement aussi brusque que l'a
été leur invasion.* En quelques heures, quelquefois même plus rapidement, ces maniaques reviennent presque sans transition à leur état normal. C'est à peine si, dans quelques cas, ils présentent une courte période
de légère stupeur ou de torpeur physique et morale, avant le retour complet à la raison. Ils guérissent de leurs accès comme on sort d'un rêve; ils
se réveillent comme à la suite d'un cauchemar pénible, en ne conservant

presque aucun souvenir des faits qui ont eu lieu pendant toute la durée de leur maladie. »

Ces deux formes du délire épileptique, le *petit mal* et le *grand mal intellectuel*, tout en ayant des caractères différentiels aussi tranchés que ceux que l'on constate, chez les aliénés, entre les délires partiels et les délires généraux, présentent entre elles de nombreuses analogies qui dénotent leur communauté d'origine. Dans l'une et l'autre, le délire survient sous forme d'accès d'une durée relativement courte, si on les compare à ceux qui caractérisent d'autres espèces de maladies mentales. Son explosion est rapide, sa cessation non moins brusque, et après sa cessation, le malade a perdu complètement ou à peu près complètement le souvenir des idées qui ont traversé son esprit, des actes auxquels il s'est livré; idées pénibles, hallucinations terrifiantes, actes instantanés remarquables par leur extrême violence.

Ce qui démontre l'identité de nature de ces deux variétés de folie épileptique, c'est que l'une et l'autre se manifestent fréquemment chez le même malade, en alternant entre elles; c'est que, soit chez un même individu, soit chez des individus différents, on peut observer une foule d'états intermédiaires formant comme une série non interrompue, depuis le simple obscurcissement passager de l'intelligence, jusqu'à l'agitation maniaque la plus furieuse; c'est qu'enfin, ces deux variétés du délire épileptique sont l'une et l'autre en relation directe plus ou moins immédiate : l'une, le *petit mal*, avec les accidents vertigineux; l'autre, le *grand mal intellectuel*, avec les accidents convulsifs de l'épilepsie.

Les troubles des facultés intellectuelles marchent, pour ainsi dire, proportionnellement avec le nombre des attaques du mal comitial; la rapidité de leur apparition étant subordonnée à la fréquence de ceux-ci, la première période de la maladie est presque toujours exempte de délire, qui se montre de préférence dans la période moyenne, c'est-à-dire alors que l'épilepsie s'est manifestée à intervalles plus ou moins rapprochés, déjà depuis quelques années.

Dans la dernière période, lorsque les accès ont été fréquents et renouvelés pendant longtemps, les malades arrivent peu à peu à un état continu de démence et même d'idiotie, interrompu de temps en temps seulement par des phases d'agitation de courte durée.

Cette subordination des troubles de l'intelligence à l'ancienneté de la maladie, à la fréquence des attaques, explique comment l'aliénation mentale peut survenir à tout âge.

J'en voyais dernièrement un remarquable exemple chez un enfant de quatre ans et demi. Il était épileptique depuis l'âge de dix-huit mois; à cette époque il avait eu ses premiers accidents vertigineux, consistant en une sorte d'hébétude, d'abasourdissement dans lequel il tombait tout à coup et qui durait quelques secondes. Dans l'espace de deux mois, le

petit malade eut cinq ou six accès; après être resté un an sans paraître
rien éprouver d'analogue, il fut repris vers l'âge de trois ans ; cette fois,
il eut de grandes attaques convulsives, en même temps que les phénomènes vertigineux se reproduisaient par intervalles. Quand je fus appelé
près de lui, il avait depuis trois semaines des crises fréquentes de convulsion, et les vertiges étaient presque continuels. Entre les accès, sa raison
était troublée; il poussait des cris sauvages, proférait des paroles incohérentes et souvent il lui arrivait de mordre les personnes qui lui donnaient
leurs soins, sans épargner même sa mère.

En raison aussi de cette subordination sur laquelle nous insistons, on
comprend pourquoi, lorsque l'épilepsie se montre tard dans la vie, la
folie peut ne pas en être la conséquence. Cependant M. Calmeil a rapporté
le fait d'une femme de soixante-treize ans, devenant aliénée au moment
où elle éprouva la première attaque du mal comitial.

C'est que, messieurs, les phénomènes psychiques présentent, dans cette
terrible et singulière maladie, les mêmes variétés d'allures, de fréquence,
de mode de succession, que les phénomènes physiques.

Ainsi, tantôt, — c'est là à la vérité les cas les plus rares, — les grandes
attaques ou les vertiges sont invariablement compliqués de délire; tantôt,
— c'est là ce qui se rencontre le plus habituellement, — les accidents
convulsifs ou vertigineux se manifestent seuls; tantôt enfin, ce sont les
accès de manie qui seuls à leur tour attirent l'attention, que ces accès de
manie surviennent dans l'intervalle des grandes ou des petites attaques
chez des individus connus comme épileptiques; qu'ils surviennent chez
des individus dont l'épilepsie est méconnue, comme cela arrive par
exemple chez des malades sujets seulement à des attaques nocturnes ; qu'ils
surviennent enfin chez des épileptiques qui, au moment où on les observe,
n'ont plus depuis longtemps ni accidents convulsifs, ni vertiges, la maladie ayant subi une véritable transformation.

Si, en règle générale, les accès d'épilepsie fréquents et renouvelés pendant longtemps ont, ainsi que je vous l'ai dit, pour conséquence l'affaiblissement absolu de l'intelligence dont le dernier terme est la démence
et l'idiotie, vous rencontrerez des épileptiques qui, malgré l'intensité et
la fréquente répétition de leurs attaques, conserveront l'intégrité de
leurs facultés et ne présenteront tout au plus que ces légères perturbations de l'intelligence et du caractère qu'on ne saurait qualifier de folie.
Puis, à côté des malades dont les accès de délire reviendront à intervalles
très rapprochés, vous en verrez d'autres dont la raison parfaitement saine
ne sera troublée que par un très petit nombre d'accès très éloignés les
uns des autres, ou bien qui, dans tout le cours de leur existence, n'auront qu'un seul accès.

Laissant de côté les faits exceptionnels, je terminerai par une dernière remarque empruntée encore à M. J. Falret, sur les conditions qui

favorisent le plus la production du délire; ainsi lorsque l'épilepsie est restée longtemps suspendue, elle fait souvent explosion avec une nouvelle intensité, en même temps sous la forme convulsive et sous la forme délirante. D'autres fois, lorsque les accès épileptiques se reproduisent à intervalles très rapprochés, par séries, et comme coup sur coup, on voit fréquemment apparaître le délire; surtout lorsque ces attaques successives, en quelque sorte avortées, ne se manifestent que d'une manière incomplète, et que *le mal ne sort pas*, pour me servir d'une expression souvent employée par les malades eux-mêmes ou par ceux qui les entourent. Ainsi se trouvent conciliées, selon M. J. Falret, les deux opinions en apparence opposées, exprimées par plusieurs auteurs. M. Delasiauve, par exemple, pense « que les symptômes maniaques ont d'autant plus de chances de se produire, que les accès épileptiques sont plus rapprochés, plus multipliés, plus intenses, et qu'ils reconnaissent une origine plus ancienne. » M. Morel, au contraire[1], a remarqué que les accès épileptiques étaient compliqués d'une exaltation d'autant plus grande que ces accès étaient plus éloignés et que les individus jouissaient, dans les intervalles, d'une raison parfaite. Puis il déclare adopter également l'opinion de M. le professeur Cavalier (de Montpellier), relativement à l'influence plus grande des accès avortés d'épilepsie pour la production du délire.

M. J. Falret résume ces opinions qui paraissent contradictoires, dans cette proposition : « *Le délire se produit, surtout, à la suite d'attaques épileptiques répétées à intervalles rapprochés, après une longue suspension de la maladie.* »

§ 4. — Rôle de l'hérédité, comme cause prédisposante de l'épilepsie. — Influence des mariages consanguins.

Messieurs, dans une de nos dernières conférences, je vous ai parlé de quelques-unes des causes réputées occasionnelles de l'épilepsie, je veux aujourd'hui vous entretenir de sa cause prédisposante la plus puissante.

L'hérédité a certainement une grande influence dans la production de l'épilepsie, et j'ai peine à comprendre comment des auteurs recommandables ont mis en doute un fait accepté par la généralité des praticiens. Ce qui a pu tromper ces médecins, c'est que les perturbations du système nerveux qui se traduisent chez les uns par l'épilepsie, se traduisent chez d'autres par des phénomènes d'un tout autre ordre en apparence. Cette *transformation des affections nerveuses* les unes dans les autres est une immense question qui comporte des développements dans lesquels je ne puis entrer ici; mais pour rester dans les limites du sujet que nous traitons, interrogez scrupuleusement les malades, étudiez attentivement tout

---

1. Morel, *Études cliniques*, Paris, 1853, t. II, p 319.

ce qui se rattache à leurs antécédents, et dans bien des circonstances vous retrouverez, soit dans leurs ascendants directs, soit chez leurs collatéraux, ou bien des accidents analogues à ceux qu'ils éprouvent eux-mêmes, ou bien l'aliénation mentale, sous une de ses formes diverses, ou bien seulement des singularités de caractère ou de manières, ou bien enfin des troubles de l'innervation caractérisés par des symptômes bizarres, par des phénomènes nerveux singuliers, qui témoignent d'une triste prédisposition transmise de génération en génération.

A l'appui de cette proposition, je veux vous citer quelques exemples. En voici d'abord un qui m'a singulièrement frappé, et que des relations de clientèle toutes spéciales m'ont permis d'étudier avec soin.

Un monsieur, actuellement âgé de quatre-vingt-huit ans, est tombé, à l'âge de soixante-quatre ans, dans un état de manie mélancolique dont il est parfaitement guéri. Il a eu trois enfants, deux garçons et une fille. Le fils aîné est d'un caractère triste ; d'ailleurs il est parfaitement sensé. Le fils cadet a été atteint d'ataxie locomotrice et est mort fou. Le fils de celui-ci, âgé aujourd'hui de trente ans, est resté jusqu'à présent sain d'esprit ; mais il est marié depuis quatre ans et il a un fils idiot. La fille, dépourvue d'intelligence et d'ailleurs assez bizarre, a eu deux fils : l'aîné est mort fou et paralytique, le second est presque idiot.

Ce monsieur avait une sœur qui est devenue folle à trente ans, laissant un fils et une fille. Le fils a été héméralope dès son enfance ; il est épileptique maintenant ; la fille est morte amaurotique et folle, laissant aussi un fils qui déjà a eu des troubles notables du côté de l'intelligence.

J'étais mandé près d'un enfant affecté d'accidents vertigineux épileptiformes, et né d'un père dont l'intelligence est plus bornée que chez le commun des hommes : cet état se liait incontestablement à un vice d'organisation cérébrale. Chose curieuse! tandis que je donnais mon avis sur l'enfant pour lequel on m'avait appelé, sa mère me racontait que le frère du petit malade avait été pris depuis deux mois d'une toux convulsive, bizarre, ressemblant jusqu'à un certain point à la coqueluche, mais en différant essentiellement par certains autres caractères. Cette toux qui l'obsédait sans trêve ni repos, qui l'empêchait de dormir, avait tout à coup cédé après l'administration de deux granules de santonine qui avaient déterminé l'expulsion de quelques ascarides lombricoïdes.

En eux-mêmes, ces accidents nerveux, cette toux convulsive, ne présentaient rien de bien extraordinaire. Depuis longtemps, ils avaient été signalés comme faisant partie du cortège des phénomènes morbides liés à l'existence des affections vermineuses ; et, entre autres exemples, quelques-uns de ceux qui m'écoutent connaissent celui qui est consigné dans les *Leçons cliniques* de Graves.

Il s'agit d'une jeune fille qui, pendant plusieurs mois, fut tourmentée par une toux incessante, accompagnée de fièvre et d'un état général fâcheux; la malade maigrissait considérablement; elle présentait de tels troubles généraux, que Graves et sir William Crampton, qui la virent en consultation, l'avaient considérée comme phthisique, bien qu'ils n'eussent jamais pu trouver les signes de la phthisie. Cependant la toux persistait, la fièvre hectique et l'amaigrissement se prononçaient davantage, lorsqu'un beau jour, après avoir pris pendant quelque temps de l'essence de térébenthine que lui donna une vieille garde-malade, cette jeune fille rendit un ténia, et fut à tout jamais délivrée de ses accidents.

Chez le frère du petit malade dont je vous parlais, les accidents nerveux n'avaient donc rien de bien extraordinaire, mais ils témoignaient d'une susceptibilité nerveuse héréditaire, que l'on pouvait rattacher à l'imbécillité du père, et qui, chez l'autre enfant, se traduisait par les phénomènes vertigineux épileptiques pour lesquels on me demandait mon avis.

Ces exemples de la prédisposition à des troubles nerveux divers transmise de père en fils abondent dans l'histoire de la science; et, parmi ceux que j'ai moi-même observés, je vous rapporterai encore le suivant.

J'ai connu le chef d'une nombreuse famille qui offre le type le plus accusé de la susceptibilité nerveuse héréditaire se manifestant sous les formes les plus variées. Dès son enfance, il était atteint lui-même de cette singulière affection de l'appareil visuel, qui rend incapable de juger les couleurs, affection signalée par les ophthalmologistes sous le nom de *daltonisme*, et dont Mackenzie a rapporté plusieurs faits[1]. Fils d'un peintre célèbre, M. X... dessinait dans la perfection; placé dans l'atelier de Gros, il fut cependant obligé de renoncer à la peinture, ou du moins, il dut se borner à faire de la sépia, parce qu'il lui était impossible de distinguer le rouge du vert. Ainsi, les fleurs, les fruits rouges de son jardin lui paraissaient colorés absolument de la même manière que les feuilles des arbres ou l'herbe de ses gazons; le ruban de la Légion d'honneur dont il est décoré ressemble en tout point, à ses yeux, au ruban vert d'un autre ordre. C'était assurément là déjà un fait aussi étrange qu'inexplicable, car, d'ailleurs, la vue est parfaite. C'était un trouble dépendant d'un vice d'organisation du système nerveux, mais il n'y avait jamais eu d'autres désordres.

Eh bien! de sept enfants qu'il eut, tous, un seul excepté, furent sujets aux convulsions dans leur bas âge; et l'un d'eux, que j'ai longtemps soigné, éprouva des accidents éclamptiques à l'occasion de toutes les maladies dont il fut affecté : catarrhe aigu, pneumonie, rougeole, scarlatine, aussi bien qu'à l'occasion du travail un peu laborieux de sa dentition. Quelques années se passèrent; l'enfant, arrivé à l'adolescence, fut pris d'attaques d'épilepsie franchement caractérisées, et, à l'âge de vingt ans, il fut emporté par cette terrible maladie.

---

1. Mackensie, *Traité des maladies des yeux*, Paris, 1857.

Tout récemment encore, nous avions dans la salle Saint-Bernard une femme de quarante ans, atteinte, depuis trois ans, de vertige épileptique. Pendant l'accès, la malade court rapidement droit devant elle, puis tombe au bout de quelques secondes, sans perdre complètement connaissance, se relève hébétée, et reste ainsi durant quelques heures. Une de ses sœurs a des attaques semblables aux siennes, et leur père avait un caractère tellement violent, qu'il voulut un jour tuer sa fille à coups de hache, à propos d'un fait peu important, et cela, huit jours avant sa mort, qui survint au milieu d'accidents nerveux.

Ainsi, les antécédents héréditaires d'un épileptique peuvent consister uniquement en des phénomènes nerveux bizarres très différents de l'épilepsie elle-même ; ces mêmes perturbations peuvent aussi se retrouver seules dans sa descendance directe ou collatérale.

Messieurs, j'appelle toute votre attention sur ce fait, que la transmission de génération en génération de l'épilepsie, et, d'une manière plus générale, des affections nerveuses sous leurs diverses formes, comme d'ailleurs de toutes les maladies héréditaires, peut s'opérer directement ou indirectement. Je m'explique : dans un grand nombre de circonstances, en interrogeant les antécédents d'un épileptique, vous rencontrerez chez son père ou chez sa mère, quelquefois, quoique cela soit assurément beaucoup plus rare chez les deux à la fois, les traces originelles de la maladie, ou bien l'épilepsie elle-même dans les variétés qu'elle comporte, ou bien une de ces affections dont elle peut être la transformation, et dans lesquelles elle peut à son tour se transformer, ou bien des maladies cérébrales comme le ramollissement, l'hémorrhagie, etc. Dans d'autres cas, plus communs peut-être, ces traces originelles du mal comitial ne se trouvant plus chez le père ou chez la mère, c'est chez les ascendants, c'est chez les consanguins directs ou collatéraux, chez les aïeux, chez les oncles et tantes paternels ou maternels, chez les cousins de l'une ou l'autre branche, qu'il vous faudra les rechercher. La transmission héréditaire, dans ces cas, aura pu réellement sauter par-dessus une génération qu'elle aura complètement épargnée ; mais aussi la maladie, d'abord latente chez les parents, pourra se déclarer plus tard chez eux alors que les enfants en auront les premiers présenté les manifestations [1].

N'en serait-il pas, en outre, de l'épilepsie comme d'autres maladies ? Les auteurs les plus recommandables rapportent que *des individus nés d'un second mariage contracté par une femme parfaitement saine avec un homme également sain, ont été affectés de la même maladie que les enfants issus d'une union antérieure, maladie dont était atteint le premier mari de la mère.*

1. Voyez, sur l'hérédité des névroses, sur leurs transformations et sur la relation qu'elles ont entre elles dans une même famille, les leçons sur la *Spermatorrhée* et l'*Incontinence nocturne de l'urine*, dans ce même volume.

« Selon Olgive, » cité par Boudin dans un travail [1] dont j'aurai tout à l'heure à vous présenter une sorte d'analyse ; « selon Olgive, une femme d'Aberdeen, mariée deux fois, avait eu des enfants des deux lits. Tous ces enfants étaient scrofuleux comme l'avait été le premier mari de leur mère, quoique celle-ci, ainsi que son second mari, fussent tout à fait exempts de cette maladie. »

Vidal (de Cassis) raconte [2] qu'une femme dont le premier mari avait eu une vérole très rebelle, eut un enfant qui mourut avec les signes les plus évidents da la syphilis ; puis, après la mort de ce mari, cette femme, qui était parfaitement saine, ayant contracté un second mariage avec un homme complètement sain, mit au monde, quatre ans après sa première union et après des rapports seulement avec son nouveau mari, un enfant syphilitique.

Quelque peu concluants que soient ces faits pris isolément, quelque singuliers qu'ils paraissent, ils perdent, ce me semble, une partie de leur singularité et donnent tout au moins à réfléchir, lorsque l'on considère qu'il peut arriver dans l'ordre des faits pathologiques ce qui arrive dans l'ordre des faits biologiques, aussi bien d'ailleurs dans l'espèce humaine que dans les divers degrés de l'échelle animale.

Or, il est maintenant acquis à la science zoologique que des femelles, — l'expérience en a été souvent renouvelée chez les animaux domestiques, — sont susceptibles de produire, dans une seconde parturition, des individus ayant des traits de ressemblance marqués avec des mâles par lesquels leurs mères avaient été fécondées à une époque antérieure. Pour prendre un exemple vulgaire, beaucoup d'entre vous savent assurément qu'il n'est pas rare de voir des chiennes mettre bas des petits ressemblant, soit de forme, soit de couleur, à ceux d'une précédente portée, et ne ressemblant en rien à leur père.

Relativement à l'espèce humaine, le docteur Nott [3] parle de négresses qui, après avoir eu des enfants d'un blanc, continuèrent de produire des enfants mulâtres avec un mari nègre. D'après le docteur Simpson (d'Édimbourg), une jeune femme, née de parents blancs et qui avait un frère mulâtre né avant le mariage, portait des marques incontestables de sang noir [4]. Le docteur Dyce dit avoir connu une femme créole ayant eu des enfants blonds d'un Européen, et qui, mariée ensuite avec un créole, aurait eu de ce dernier des enfants ressemblant à son premier mari, autant par les traits que par le teint.

1. Ch. Boudin, *Dangers des unions consanguines et nécessité du croisement dans l'espèce humaine et parmi les animaux* (*Annales d'hygiène publique et de médecine légale*, 2ᵉ série, t. XVIII, 1862, et tirage à part).

2. Vidal (de Cassis), *Traité des maladies vénériennes*, 2ᵉ édit., Paris, 1855, p. 539.

3. Nott, *Types of mankind*, 4ᵉ édit., p. 396.

4 Simpson (d'Édimbourg), *Gazette médicale de Paris*, 16 avril 1859, p. 231.

Qu'on les explique par l'impression qui, éprouvée par les organes de la génération de la femme dans une première fécondation, persiste jusque dans les fécondations suivantes ; qu'on renonce à les expliquer, ces faits existent ; ils ouvrent un large champ à l'étiologie des maladies diathésiques, et nous devons en tenir compte dans le sujet qui nous occupe.

Messieurs, à cette question de la transmission héréditaire des maladies s'en rattache une autre, qui, préoccupant à bon droit les esprits sérieux, est aujourd'hui plus que jamais à l'ordre du jour : je veux parler des *funestes influences des unions consanguines sur la propagation de l'espèce.* Il importe d'autant plus d'en dire ici quelques mots, que ces influences jouent un certain rôle dons l'histoire de l'épilepsie.

Vous n'êtes sans doute pas sans connaître quelques-uns des curieux et intéressants résultats fournis par les recherches statistiques faites en Amérique, en Angleterre, en Allemagne et en France. De ces recherches, de celles en particulier que Boudin a consignées dans le travail auquel je faisais, il y a un instant, des emprunts, il ressort que les alliances consanguines peuvent avoir pour conséquence, soit l'*infécondité absolue,* ces mariages restant stériles ; soit la *fréquence plus grande des avortements ;* soit de donner naissance à des enfants « qui meurent en bas âge dans une proportion plus forte que ceux nés sous d'autres conditions, ou qui, s'ils franchissent la première période de la vie, sont moins aptes à résister à la maladie ; soit de produire des sujets lymphatiques et prédisposés aux affections qui relèvent de la diathèse scrofulo-tuberculeuse [1] ; » soit enfin de procréer des individus affectés de dégénérescence, d'infirmités physiques ou intellectuelles.

Ce sont des *monstruosités* telles que la polydactylie, le spina-bifida, le pied-bot, le bec-de-lièvre, monstruosités dont M. le docteur Devay a rapporté des faits [2] en signalant encore le retard dans la dentition comme une des conséquences de la même cause.

C'est l'*albinisme* que, chez les animaux, on crée presque à volonté par les unions successives entre proches parents ; et cette singulière dégénérescence chez l'homme, où l'on en trouve d'assez nombreux exemples, ne reconnaîtrait peut-être pas d'autre origine que celle que nous indiquons.

Ce sont des *maladies de l'appareil de la vision,* consistant tantôt en des troubles bizarres de la vue, tantôt en la cécité complète, ou en cette affection décrite sous le nom de *rétinite pigmenteuse,* « caractérisée, pendant l'enfance, par un affaiblissement de la vue au crépuscule et par le resserrement du champ visuel à une faible lumière ; plus tard, vers

---

1. Rilliet (de Genève), *Note sur l'influence de la consanguinité sur les produits du mariage* (*Journal de chimie, médecine et pharmacie,* 20 juin 1856), cité par M. Boudin, t. XVIII, p. 61.

2. Devay, *Traité spécial d'hygiène des familles.*

l'âge de trente à quarante ans, par l'abolition de la vision, en ce sens que les malades ne peuvent plus se conduire seuls, bien que parfois ils réussissent encore à déchiffrer les plus fins caractères dans une étendue très minime du champ visuel. L'ophtalmoscope révèle l'existence d'altérations graves de la choroïde et du nerf optique ; la rétine, plus ou moins atrophiée, et recouverte de taches noires de pigment qui s'unissent pour former un réseau[1].

Afin de vous montrer la relation évidente entre ces troubles de la vision et la consanguinité des unions d'où sont issus les malheureux qui en sont atteints, permettez-moi de vous présenter quelques chiffres que je prends dans le mémoire de Boudin : « Vingt sept mariages de consanguins féconds, observés en Amérique par M. le docteur Bemiss (de Louis-ville), ont produit deux enfants aveugles et six autres avec des troubles divers de la vision. » De son côté, « M. le docteur R. Liebreich estime que près de la moitié (27 sur 59) des individus atteints de rétinite pigmenteuse sont issus de mariages consanguins. » Chez ces 59 malades, la rétinite coïncidait 18 fois avec la surdi-mutité, 2 fois avec l'idiotie ; sur ces 18 sourds-muets, 9 étaient nés de mariages entre cousins, et il en était de même de l'un des 2 idiots. « Cette coïncidence entre la surdi-mutité et la pigmentation rétinienne est d'autant plus fréquente, suivant la remarque de M. Liebreich, que la rétinite pigmenteuse est plus rare ; d'autant plus frappante que les deux affections atteignent simultanément les enfants appartenant à des familles dans lesquelles ces maladies apparaissent et ne se montrent pas isolément[2]. »

De toutes ces funestes conséquences des unions consanguines, la plus fréquente est sans contredit la *surdi-mutité*.

« La proportion des sourds-muets de naissance, dit Boudin, croît avec le degré de consanguinité des parents. Si l'on représente par 1 le danger de procréer un enfant sourd-muet dans un mariage ordinaire, ce danger est représenté par 18 dans les mariages entre cousins germains, 37 dans les mariages entre oncles et nièces, 70 dans les mariages entre neveux et tantes[2].

L'hérédité morbide que l'on a voulu invoquer sans apporter de faits à l'appui de la théorie, l'hérédité morbide occupe une si petite place dans l'étiologie de la surdi-mutité, que les exemples de transmission héréditaire de la maladie sont exceptionnels. Bien plus « habituellement, dans l'immense majorité des cas, les sourds-muets mariés à des sourdes-muettes ont des enfants qui entendent et qui parlent. Cela est vrai, à plus forte raison, quand le mariage est mixte, c'est-à-dire quand un des époux

1. Richard Liebreich, *Annales d'oculistique*, fascicule du mois d'avril 1861 (cité par M. Boudin, t. XVIII, p. 55).

2. Boudin, *loc. cit.*, t. XVIII, p. 54, 55, 56, 57 et 58.

3. *Id.*, *ibid.*, p. 80.

seul est sourd-muet[1]. » Voilà ce que professait Ménière, dont l'opinion est d'une incontestable autorité en pareille matière.

« La surdi-mutité, dit encore Boudin[2], ne se produit pas toujours *directement* par les parents consanguins; on la voit se manifester parfois *indirectement* dans les mariages croisés, entre individus parfaitement sains et exempts de tout espèce d'infirmité, mais dont l'un était issu d'un mariage consanguin. »

A l'appui de cette proposition, l'auteur rapporte[3] l'observation suivante : « M. L..., maire de C... (Dordogne), avait épousé la fille de son cousin. Il eut de cet union un garçon et une fille, non seulement exempts d'infirmités, mais encore doués, comme leurs parents, de la meilleure santé. Mlle L..., mariée avec un jeune homme plus âgé qu'elle de quelques années, et avec lequel elle n'était parente à aucun degré, a donné le jour à une fille atteinte de surdi-mutité congénitale. Le père et la mère de cette enfant habitent un pays élevé, très salubre ; leur habitation est à l'abri de l'humidité ; leur position pécuniaire leur permet de vivre, sinon dans le luxe, du moins dans l'aisance. Aucun autre sourd-muet n'existe à C... Il n'y a jamais eu d'autre sourd-muet dans la famille... Enfin, la grossesse de la mère n'a été signalée par aucun fait particulier[4]. »

Ce qui, dans ce cas, s'applique à la surdi-mutité ne pourrait-il pas s'appliquer aussi à toutes les fâcheuses conséquences des alliances consanguines?

Pour en finir avec cette digression à laquelle je me laisse aller sans regrets, personne n'a prétendu que les alliances entre proches parents eussent nécessairement, fatalement, des suites fâcheuses. Ce que l'on a cherché à établir, ce que démontre d'une manière incontestable l'observation médicale, d'accord en cela avec celle des législateurs qui, dans un grand nombre de pays, se sont, pour cette raison, opposés à ces sortes d'alliances, c'est que la proportion des accidents que nous avons indiqués est relativement beaucoup plus forte chez les individus issus de mariages consanguins que chez ceux nés de mariages mixtes; e'est que, en définitive, et cela aussi bien chez l'homme que chez les animaux sur lesquels l'expérimentation peut être faite et a été faite sur une grande échelle, ces mariages entre parents compromettent l'espèce par la stérilité, par les infirmités et les maladies qui peuvent atteindre les produits, lorsque ces

1. P. Ménière, *Recherches sur la surdi-mutité* (*Gazette médicale de Paris*, 3ᵉ série, t. I, p. 243).

2. Boudin, *loc. cit.*, t. XVIII, p. 21.

3. *Id.*, *ibid.*, p. 10.

4. L. T. Chazarain, *Du mariage entre consanguins, considéré comme cause de dégénérescence organique et particulièrement de surdi-mutité congénitale*, thèse de Montpellier, 1859.

unions sont fécondes; c'est que, à ne considérer que l'espèce humaine, ces mariages, lorsqu'ils se répètent pendant plusieurs générations, amènent la dégénérescence physique, morale, intellectuelle et finalement l'extinction de la famille[1]. »

Relativement au sujet qui nous occupe aujourd'hui, les influences fâcheuses des alliances consanguines se traduisent souvent par des affections mentales. C'est là un fait signalé par Esquirol et après lui par tous les aliénistes, que l'idiotie et l'aliénation mentale étaient, dans un grand nombre de cas, la conséquence de mariages entre proches parents.

Il en est de même de l'épilepsie. Voici les exemples : J'étais mandé naguère dans une famille napolitaine. L'oncle avait épousé sa nièce : il n'y avait dans la famille aucun antécédent fâcheux. Sur quatre enfants, la fille aînée est de nature fort bizarre; le second fils est épileptique, le troisième enfant est très sensé, le quatrième est idiot et épileptique.

Je suis lié d'amitié avec une autre famille dont l'un des chefs a également épousé sa nièce. De cette union sont issus quatre enfants, l'un a été pris à sa naissance de convulsions éclamptiques graves, un autre fils est idiot et épileptique.

Dernièrement encore, je voyais avec M. le docteur Moynier un jeune garçon épileptique né de cousins germains; et à quelque temps de là j'avais occasion d'observer deux faits analogues : l'un chez un jeune homme de trente-deux ans, l'autre chez un enfant idiot et épileptique.

Maintenant que je m'enquiers avec soin chez mes malades de ce qui a rapport à la consanguinité, alors que j'ai affaire à des sourds-muets, à des idiots, à des épileptiques, je ne saurais vous dire combien cette influence me paraît active dans l'étiologie de ces affections.

§ 5. — Diagnostic entre l'épilepsie et l'éclampsie. — Transformation de l'éclampsie en épilepsie. — Diagnostic différentiel avec l'hystérie. — Épilepsie symptomatique. — Traitement de l'épilepsie.

Messieurs, dans la question du diagnostic différentiel entre l'épilepsie et les autres affections convulsives, l'*éclampsie* occupe la première place en raison même de l'extrême difficulté que ce diagnostic présente. Bien souvent, en effet, j'ai déjà signalé ce fait, l'éclampsie et l'épilepsie sont confondues l'une avec l'autre; et cette confusion, vous ai-je dit aussi, est presque inévitable, car, à ne tenir compte que des accidents convulsifs qui les caractérisent, rien ne distingue ces deux affections.

Considérez une femme atteinte d'éclampsie au huitième, au neuvième mois de la grossesse ou au moment de l'accouchement; observez un

---

1. L. T. Chazarain, *thèse citée.*

enfant pris de convulsions, soit au début d'une fièvre éruptive, soit au moment de la dentition, et quelque prévenus que vous soyez, quelque attention que vous y apportiez, vous ne sauriez saisir aucune différence entre ces attaques et la forme convulsive du mal caduc.

Rappelez-vous ce qu'est l'éclampsie chez la femme enceinte, par exemple.

Tout à coup les convulsions surviennent, quelquefois précédées d'un grand cri poussé par la malade; ses membres se tordent principalement d'un côté, sa tête est renversée sur l'épaule, la face dirigée du côté opposé; la langue, sortie de la bouche, peut-être blessée, coupée, déchirée par les dents; une écume ensanglantée souille les lèvres et les joues, absolument comme nous le voyons chez l'individu tombé du haut mal. Cette attaque convulsive dure une, deux minutes; la stupeur apoplectiforme lui succède. Tout ressemble ici à l'épilepsie; mais ce qui tout de suite nous permettra de reconnaître l'éclampsie, c'est, d'une part, le retour ordinaire des attaques qui se succèdent assez rapidement; ce sont, d'autre part, et surtout, les circonstances dans lesquelles elle est survenue; ce sont certains phénomènes qui l'ont précédée et qui l'accompagnent.

Tandis que l'épilepsie est une maladie qui, lorsqu'elle affecte la forme convulsive très prononcée, se reproduit à des intervalles assez éloignés, — je laisse de côté, bien entendu, l'*état de mal;* — tandis que les grandes attaques ne reviennent généralement qu'à un an, six mois, trois mois, deux mois, huit jours de distance, l'éclampsie a une marche plus continue, ses accès sont très rapprochés, ils restent imminents tant que la cause de laquelle ils dépendent persiste et est en pleine activité. Mais aussi, cette cause ayant disparu, les retours de l'affection convulsive ne sont plus à craindre en général, tandis qu'une première atteinte du mal comitial donne toujours lieu d'en redouter d'autres et engage presque fatalement l'avenir.

Chez la femme en état de grossesse ou en couches, par exemple, les attaques d'éclampsie vont se répéter huit, dix, quinze, vingt fois dans les vingt-quatre heures; nous allons retrouver là quelque chose d'analogue à ce *status epilepticus*, à cet état de mal dont je vous ai parlé, et auque tout à l'heure encore je faisais allusion. Le malade n'est pas encore quitte d'un accès qu'un autre commence, les accidents convulsifs se reproduisant alors que dure encore la stupeur qui constitue la seconde période de l'attaque.

Il en est de même des convulsions de l'enfance. Les attaques se pressent, et, lorsqu'elles ne consistent pas en de grands mouvements musculaires, nous voyons souvent se manifester deux ou trois jours de suite ces phénomènes décrits sous le nom de *convulsions internes*, qui rappellent, en quelques points, les accidents vertigineux de l'épilepsie. Ou bien ce sont des mouvements singuliers des globes occulaires qui se renversent sous la paupière supérieure ; ou bien le visage du petit malade prend une expression grimaçante ; ou bien c'est un spasme de l'appareil respiratoire, la respiration étant momentanément interrompue pour reprendre, quelques secondes après, la régularité qu'elle présentait auparavant.

Cette fréquence dans la répétition, cette continuité dans la succession des attaques d'éclampsie, a souvent pour résultat d'entraîner la mort. Celle-ci peut être occasionnée par la commotion des centres nerveux qui accompagne les phénomènes convulsifs ; elle peut arriver aussi par asphyxie, lorsque la convulsion tonique persistant trop longtemps dans les muscles qui servent à la respiration, les fonctions de l'hématose ont été plus ou moins longtemps suspendues.

Vous comprenez dès lors comment, en ne considérant que la convulsion, la terminaison fatale est bien plus souvent la conséquence immédiate de l'éclampsie que de l'épilepsie. Il est rare, en effet, de voir un épileptique enlevé dans une attaque, en dehors des cas où il succombe accidentellement, comme lorsque, dans sa chute, il s'est fait des blessures graves et mortelles ; il n'est que trop fréquent, au contraire, de voir mourir des femmes dans des attaques d'éclampsie ; il est encore plus commun que des enfants soient emportés dans les convulsions.

Ce que je viens de dire de l'éclampsie des femmes enceintes, des convulsions des enfants, s'applique à l'*éclampsie saturnine*, à l'*éclampsie albuminurique*. Rien, quant à la forme des accidents convulsifs, ne saurait les faire distinguer de l'épilepsie. Ce qui les en distingue assez bien, c'est ce retour incessant des attaques, c'est leur continuité, qui est le fait habituel dans les unes, et qui, je le répète, ne se retrouve qu'exceptionnellement dans l'épilepsie.

Mais ce qui permet surtout d'établir le diagnostic entre l'éclampsie et le mal comitial, ce sont les circonstances dans lesquelles les accidents se sont manifestés, c'est l'existence ou l'absence de certains phénomènes précurseurs ou concomitants dont il importe essentiellement de tenir compte.

Dans la presque universalité des cas, l'épilepsie frappe l'individu au milieu de la plus parfaite santé. Rien n'annonce l'attaque ; une minute avant qu'elle ait lieu, qu'elle commence par une aura, qu'elle survienne sans avoir été précédée de ce symptôme prémonitoire, l'individu qui va l'éprouver était aussi bien portant que huit jours auparavant. Telle est la règle, et les exceptions sont bien plus apparentes que réelles, car généralement elles ont trait seulement aux attaques de l'épilepsie symptomatique, laquelle, à vrai dire, ne devrait pas être séparée de l'éclampsie.

L'éclampsie, au contraire, ne survient que dans certaines conditions données, plus ou moins facilement appréciables ; elle se lie à un état pathologique caractérisé par d'autres symptômes. C'est au début, c'est dans le cours, c'est au déclin d'une maladie aiguë ou chronique ; souvent même, il sera permis de prévoir la possibilité de ces attaques.

Ainsi l'albuminurie, qu'elle soit idiopathique, que ce soit la maladie de Bright, qu'elle se rattache à une scarlatine antécédente, qu'elle s'observe chez une femme grosse, l'albuminurie, dans ces deux derniers cas, encore plus que dans le premier, nous fait redouter la possibilité des accidents éclamptiques. Lorsque ceux-ci sont déclarés, indépendamment des autres symptômes généraux ou locaux qui appartiennent à l'albuminurie, la présence seule de l'albumine dans les urines nous dit assez à quelle affection nous avons affaire. Il est, bien entendu, des cas où ce diagnostic est tout à fait impossible : ce sont ceux dans lesquels les individus pris d'éclampsie dans les conditions que nous venons de signaler étaient antérieurement épileptiques.

Ainsi, encore, en présence de convulsions survenant chez un enfant à l'époque de la dentition, ou bien au début d'une maladie aiguë fébrile, vous reconnaîtrez tout de suite que vous avez affaire à de l'éclampsie, ou du moins l'idée de l'épilepsie ne se présente que secondairement à votre esprit.

Toutefois, messieurs, il est des réserves à faire. Ces convulsions éclamptiques, quelle qu'ait été leur cause occasionnelle, sont souvent, en effet, de véritables attaques du mal caduc. Alors surtout que ces accidents convulsifs surviennent chez des enfants qui ont passé l'âge de cinq à six ans, et même chez des enfants plus jeunes, lorsqu'ils se répètent fréquemment à la moindre occasion, il y a lieu de redouter l'épilepsie pour l'avenir. De même, j'ai quelquefois rencontré celle-ci chez des femmes qui, plus ou moins longtemps auparavant, avaient eu pendant leurs couches des attaques d'éclampsie. Je me suis toujours demandé si, dans ces cas, il n'y avait pas de relations à établir entre cette éclampsie et l'épilepsie, inclinant à résoudre la question par l'affirmative.

Ces considérations, relativement à l'éclampsie de l'enfance, sont surtout applicables à cette forme de convulsion partielle qui frappe les muscles du larynx, et que l'on a fort improprement appelée l'*asthme thymique.*

Vous en avez eu un exemple chez un enfant de notre crèche, âgé de huit mois et très bien portant d'ailleurs; ce petit malade était fréquemment pris d'accidents dont sa mère nous rendait ainsi compte :

Qu'il fût assis dans son berceau, qu'il fût tenu dans les bras, il poussait tout à coup un grand cri, comme s'il éprouvait une vive douleur. Ce cri ressemblait à celui de la colère, mais il était immédiatement suivi d'une inspiration bruyante et sifflante, analogue à celle de la coqueluche. La face était rouge, les veines du cou étaient gonflées; après quelques secondes, le calme renaissait et tout rentrait dans l'ordre.

Cet enfant avait eu, en outre, de grandes attaques convulsives.

Dans ces cas, — je reviendrai un jour sur ce point qui est de la plus haute importance pratique, — soyez très réservés dans votre pronostic. Bien qu'en général ces accidents ne soient pas graves, déjà, cependant, la vie du malade peut être immédiatement menacée, lorsque l'accès convulsif laryngé se prolonge au delà d'un certain temps; il suffit qu'il dure deux minutes pour amener l'asphyxie. De plus, je le répète, ces convulsions partielles peuvent être une manifestation de l'épilepsie qui, tôt ou tard, se traduit par des phénomènes plus nettement caractérisés.

Messieurs, le *diagnostic différentiel entre l'hystérie et l'épilepsie* présente en certaines circonstances de grandes difficultés, c'est là un fait que je vous ai déjà signalé. Ainsi, généralement précédée de symptômes nerveux très caractéristiques, la grande attaque convulsive de l'hystérie peut quelquefois être soudaine; ou bien la femme qui l'éprouve a accusé dès le début une sorte d'aura, une sensation spasmodique qui, partant d'un point du corps, s'est propagée partout et présente quelque analogie avec l'*aura epileptica*. Hâtons-nous d'ajouter que ce sont là des cas tout à fait exceptionnels. Le plus ordinairement les convulsions hystériques sont annoncées par des phénomènes qu'il suffit d'avoir une fois observés pour ne plus les méconnaître; quant à l'*aura hysterica* elle-même, elle est bien différente de l'*aura epileptica*. J'ai déjà appelé votre attention sur ce fait, mais il me paraît d'une trop grande importance pour que je ne craigne pas d'y revenir. Partant à peu près constamment du même point, l'*aura hysterica* est une sensation que les malades comparent à celle d'un corps étranger, d'une boule exerçant une constriction à la région ombilicale et à la région épigastrique, puis qui, remontant le long de l'œsophage, arrive à la gorge où elle détermine un sentiment de strangulation. Quelque courte que soit cette sensation, elle dure ordinairement beaucoup plus longtemps que celle qui constitue l'*aura épileptica*, dont la rapidité est presque toujours comparable à celle de l'éclair.

Un autre fait important, c'est que l'hystérie s'observe presque exclusivement chez la femme; déjà cela doit vous mettre en garde et vous éclairer sur la nature des accidents dont vous êtes témoins.

La physionomie des hystériques présente en outre une expression toute différente de celle des épileptiques.

Quant à l'attaque en elle-même, elle est tumultueuse dans l'hystérie, elle est plus silencieuse dans l'épilepsie. L'individu tombé du haut mal s'agite quelques instants dans les convulsions ; puis, après quelques secondes, il reste immobile, frappé de stupeur; à la pâleur cadavéreuse du visage a succédé une rougeur plus ou moins livide et violacée. Les convulsions hystériques sont, si je puis ainsi dire, à plus grand spectacle : ce sont de grands mouvements, n'affectant pas spécialement un côté, comme dans l'épilepsie, mais à peu près également les deux côtés du corps, excepté dans les cas où il y a complication de catalepsie ou de paralysie. Il faut le concours de plusieurs personnes pour contenir la malade. Que l'épileptique soit pris de son accès au moment où il est couché, il reste dans son lit; s'il est debout, il tombe et quitte rarement la place où il est tombé. L'htérique, au contraire, s'agite dans tous les sens; si elle était au lit, elle se lève, se jette à droite, à gauche. Tandis que le premier, après avoir poussé le cri qui précède habituellement son accès, demeure silencieux, la seconde continue de crier pendant l'attaque, de se plaindre, ou bien, vers la fin, elle se met à pleurer ou à rire sans motifs. Enfin, tandis que la grande attaque d'épilepsie dure rarement trois minutes, les convulsions hystériques se prolongent pendant un temps beaucoup plus long.

Tels sont, d'une manière très générale, les caractères distinctifs de la grande attaque du mal comitial et de l'attaque d'hystérie ; quant aux différences fondamentales entre ces deux maladies, je n'ai pas besoin d'y insister ici.

Cependant, messieurs, il est certains cas dans lesquels les accidents qu'on observe se trouvent réellement sur la limite des deux névroses. Vous vous rappelez une infirmière que nous avions dans notre salle de femmes, et qui maintenant est à la Salpêtrière. Elle était bien certainement hystérique ; mais ses attaques avaient quelquefois au début les caractères de l'accès épileptique. Dans la même salle vous pouviez voir en même temps cette jeune fille dont je vous ai déjà parlé, et qui, pendant ses attaques épileptiques, qui, à vrai dire, ne duraient qu'une minute, s'agitait assez souvent avec la violence et l'espèce de jactitation qui appartiennent à l'hystérie.

Disons encore (les exemples en sont assez nombreux à la Salpêtrière) que certaines femmes sont, en même temps, hystériques et épileptiques ; en vérité, on ne comprendrait pas pourquoi l'épilepsie serait une cause d'immunité pour l'hystérie, et réciproquement.

J'arrive maintenant à un autre point de la question du diagnostic de l'épilepsie.

Un individu est affecté d'une tumeur cérébrale, production tuberculeuse, syphilitique, cancéreuse, etc. ; il a des accidents éclamptiques. Doit-on appeler cela de l'*épilepsie ?* Un grand nombre de médecins répondront affirmativement, mais en ajoutant au nom de la maladie l'épithète *symptomatique.* Il est vrai de dire que ces convulsions épileptiformes ne diffèrent en rien, quant à leur manière d'être, des convulsions de la véritable épilepsie, mais l'attaque est quelquefois annoncée par des douleurs de tête plus ou moins violentes, et dont le malade précise souvent le siège ; quelquefois aussi il existe une paralysie plus ou moins complète, limitée à l'un ou à l'autre côté du corps, aux muscles de la face, aux yeux, au voile du palais ; paralysie du mouvement à laquelle s'ajoute en quelques cas celle de la sensibilité : il peut y avoir, enfin, des désordres intellectuels, tous symptômes qui témoignent de l'existence d'une altération organique plus ou moins profonde de l'encéphale.

Voici un remarquable exemple, un des premiers que j'ai été à même d'observer, et, bien que plus de trente ans se soient écoulés depuis cette époque, j'en ai gardé le fidèle souvenir.

Un jeune homme tombe un soir frappé d'épilepsie dans les salons de l'ambassade d'Angleterre : c'était sa première attaque, mais à quelque temps de là, les accidents se reproduisent. Un jour, entre autres, il est précipité de cheval au milieu d'une promenade aux Champs-Élysées, et se fait à la tête une blessure assez grave; il renonce alors à aller dans le monde, puis, après avoir consulté Dupuytren, qui lui conseille les remèdes vantés contre l'épilepsie, et qui restent aussi inefficaces qu'ils le sont malheureusement le plus souvent, le malade se met entre les mains d'A-lexandre Lebreton, praticien fort habile. Lebreton l'interroge avec soin; en remontant dans ses antécédents par un scrupuleux examen, il apprend que ce jeune homme a eu, à une certaine époque, de violentes céphalées revenant principalement la nuit. Il m'adjoint alors à sa consultation; nous étudions attentivement les symptômes de la maladie, nous reconnaissons que les douleurs nocturnes occupent presque exclusivement un même côté du crâne. La périodicité des accidents, leur exacerbation nocturne, nous font penser à la vérole; nous apprenons qu'en effet ce jeune homme en a été affecté cinq à six ans auparavant, et qu'elle a passé pour lui inaperçue. Nous plaçant alors au point de vue d'une exostose intercranienne, d'une tumeur de nature syphilitique, nous prescrivons un traitement dont la liqueur de van Swieten fait la base. Les accidents cessent dès lors complètement, et le malade guérit radicalement.

Nous avions donc affaire à des convulsions épileptiques ou à de l'éclampsie, en acceptant la dénomination qui a cours dans la science; mais à coup sûr ce n'était pas de l'épilepsie dans le sens que l'on attache ordinairement à ce mot.

Dans quelques cas la forme des attaques rappelle encore davantage l'épilepsie.

L'année dernière, je voyais dans mon cabinet une dame âgée de soixante et un ans, qui depuis l'âge de quarante ans était sujette à des accès se répétant avec une fréquence de jour en jour croissante, à ce point qu'elle était arrivée à en avoir jusqu'à vingt et un dans les vingt-quatre heures.

Chez cette dame, le diagnostic était inscrit en gros caractères sur sa figure. Elle portait, en effet, au front une cicatrice large, profonde, qui, placée au-dessus et en dehors de la région sourcilière droite, pénétrait jusqu'à l'os coronal qui avait été nécrosé; il y avait eu en outre une nécrose des os propres du nez, et celui-ci était écrasé, cassé.

Sous l'influence d'un traitement antisyphilitique, des mercuriaux, de l'iodure de potassium, les accidents s'amendèrent rapidement, de telle sorte que dès le premier mois il n'y eut qu'une seule attaque et ce fut la dernière.

Dans quelques circonstances, la lésion qui provoque l'attaque est si légère, qu'il est difficile d'en soupçonner l'importance. M. Foville voyait avec M. Alph. Robert un jeune clerc de notaire qui, depuis quelques

années, avait, chaque mois, plusieurs attaques d'épilepsie. Bien des
moyens avait été inutilement tentés, lorsque M. Foville proposa l'avulsion
de dents cariées qui faisaient habituellement souffrir le malade. Les dents
furent enlevées, et depuis cette époque pas un accident n'est revenu.

Le 2 mars 1861, M. le docteur Monnier, médecin à Saint-Paul (Py-
rénées-Orientales), me communiquait un fait non moins intéressant et qui
rappelle, dans une certaine mesure, celui de Graves, que je vous citais
dans notre dernière conférence. Un homme de quarante ans, d'une haute
stature, d'une constitution robuste, éprouva à plusieurs reprises, et à des
intervalles assez rapprochés, de violentes attaques épileptiques. M. Monnier
apprit de ce malade qu'il rejetait souvent, avec ses déjections, des fragments de ténia. De fortes doses d'huile de ricin furent administrées, et
firent rendre un ténia entier. A partir de ce moment, les attaques convulsives ne se reproduisirent plus.

Que de fois, messieurs, alors qu'il nous est permis de croire à de semblables causes, et lorsque nous parviendrons à éloigner ces causes, que
de fois, dis-je, la névrose comitiale continue à affliger les malades! Nous
n'en devrons pas moins tenter ces médications quelquefois heureuses, et
satisfaire à toutes les indications qui se présentent.

Le peu d'efficacité des traitements opposés à l'épilepsie avait, dans
l'antiquité, valu à cette névrose le nom de *morbus sacer*, de fléau envoyé
par la colère des dieux. Celui qui en était frappé était fatalement voué aux
convulsions, et il ne fallait rien moins qu'une intervention spéciale de la
divinité pour l'arracher au sort qui l'attendait. Les progrès des sciences
ont peu changé la face des choses, et le mal comitial est généralement
aujourd'hui tout aussi incurable qu'autrefois. Je dis généralement, et je
fais cette restriction, parce qu'il n'est pas de médecin, ayant une longue
expérience, qui n'ait pu voir guérir quelques épileptiques. Vous aurez occasion aussi de voir un certain nombre de malades rester sept, huit, dix
ans et plus sans avoir de nouvelles attaques, après en avoir éprouvé jusque-là de fréquents retours. Or, dans une maladie de la nature de celle
que nous étudions, une longue trêve ressemble beaucoup à la guérison.

Lorsqu'une maladie comporte un aussi fatal *pronostic*, le nombre des
remèdes à l'aide desquels on prétend la guérir se multiplie avec un luxe
infini. Et comme, en quelques rares circonstances, la guérison s'opère
spontanément, on s'empresse d'attribuer au *traitement* l'honneur d'une
cure dont la nature a fait tous les frais ; mais il arrive un jour, qui ne se
fait pas attendre, où de nouveaux insuccès viennent démontrer l'inéffica-
cité de la médication.

L'épilepsie ne pouvait point échapper à la règle commune. Son incurabilité devait nécessairement porter les médecins à user, pour la combattre,
de toutes les ressources de l'arsenal thérapeutique. Substances tirées de
la matière médicale connue ; moyens nouveaux, les uns rationnels en

apparence, les autres empiriques, quelquefois les plus étranges, tout a été essayé, et il serait difficile de dresser la liste des prétendus spécifiques tour à tour préconisés contre le mal caduc, et bientôt, à bon droit, abandonnés, depuis ceux dont nous parlent les anciens auteurs, quelques-uns, remèdes abominables inventés par la superstition, *quædam satis abominanda superstitiosa plurima*, jusqu'à ceux dont l'ignorance et la mauvaise foi ne craignent pas aujourd'hui encore d'exalter les vertus.

La médecine était-elle donc complètement désarmée en présence de ce terrible mal? Au milieu de ce fatras de moyens thérapeutiques n'y a-t-il donc rien de bon? Ce bon se résume malheureusement en peu de chose. Cependant il est une médication qui, si elle ne guérit que très rarement l'épilepsie, procure du moins, à un assez grand nombre de malades, de réels soulagements : c'est la *médication par la belladone*.

Bien qu'on puisse faire à ce mode de traitement les reproches qui s'appliquent aux autres, en arguant de la difficulté que l'on a d'en juger les effets, le scepticisme toutefois ne doit pas dépasser certaines bornes, et l'on ne saurait se refuser à croire aux témoignages de médecins graves. Depuis longtemps, au dire de Murray, J. E. Greding[1] avait plusieurs fois administré la belladone, soit en poudre, soit en extrait, à des malades atteints d'une épilepsie simple ou compliquée; et s'il n'avait pas obtenu la guérison, il avait singulièrement amendé les accidents. Ces observations ont été confirmées par celles de Leuret, à l'hospice de Bicêtre, et par celles de Ricart; mais c'est Bretonneau qui, de nos jours, a manié ce remède avec le plus de persévérance et de succès.

Presque en même temps que l'illustre médecin de Tours, le Père Debreyne, médecin de la Trappe de Mortagne, et trappiste lui-même, obtenait les mêmes résultats[2]. Pour ma part, depuis plus de trente ans que j'expérimente cette médication, elle m'a paru la moins inefficace que j'aie jamais tentée ou vu tenter. Aujourd'hui, en effet, je compte un certain nombre de guérisons solides, et dans beaucoup de cas j'ai obtenu une amélioration que je n'osais espérer.

Avant toutes choses, il est un point essentiel à établir : c'est que l'on ne doit compter sur le remède qu'autant qu'il sera administré suivant certaines règles dont il est impossible de se départir. Il est un grand principe de thérapeutique qu'ici, moins que jamais, il ne faut oublier, à savoir que lorsqu'une maladie est profondément entrée dans l'organisme, lorsqu'elle domine pour ainsi dire toute sa substance, on ne saurait avoir la prétention de faire taire ses manifestations, de la guérir en un court espace de temps. A maladie chronique il faut un traitement chronique. Ainsi quand la vérole remonte à cinq, six, huit, dix ans, vous ne pouvez espérer

1. J. E. Greding, *Sämmtliche mediäidische Schriften*, Greitz, 1790.
2. Debreyne, *Des vertus thérapeutiques de la belladone*, Paris 1852.

la guérir qu'à la condition de faire suivre au malade un traitement de très longue durée ; qu'à la condition de l'y soumettre pendant cinq, six mois d'abord, pour le suspendre pendant quelque temps, y revenir encore, et ainsi à diverses reprises. A cette condition, mais à cette condition-là seulement, vous déracinerez le mal, vous en chasserez jusqu'au souvenir.

Or, s'il faut une action thérapeutique aussi continue dans une maladie telle que la vérole, combien plus soutenue cette action doit-elle être quand on veut combattre l'epilepsie, maladie dont l'organisme porte généralement le germe en lui depuis sa formation ! Il est donc nécessaire que la médication soit continuée, non plus cette fois cinq, six, dix, vingt mois, mais plusieurs années de suite, avec une grande persévérance. Le mal doit être attaqué presque sans trêve, l'économie doit être sans cesse sous l'empire du médicament, si vous ne voulez pas qu'elle retombe sous le joug de la maladie que vous forcez à se taire. Voilà, messieurs, ce dont vous devez être bien convaincus ; voilà ce dont vous devez, avant toutes choses, prévenir le malade qui se met entre vos mains et sa famille qui vous demande vos conseils.

Voyons par conséquent comment la belladone doit être administrée.

On fait préparer des pilules ainsi composées :

℞ Extrait de belladone............ 1 centigramme (1/5e de grain).
   Poudre de feuilles de belladone.. 1 centigramme.
F. s. a. une pilule et en préparer 100 semblables.

Pendant un mois, le malade prend chaque jour une de ces pilules : le matin, si les accès ont lieu surtout dans la journée, le soir, si les accidents surviennent particulièrement la nuit. Chaque mois, on donne une pilule de plus, et quelle que soit la dose, on l'administre *toujours au même moment*. On arrive ainsi à faire prendre cinq, dix, quinze, vingt pilules et même davantage, sans qu'il soit possible de dire d'avance quelles sont les doses auxquelles on doit s'arrêter. Ces doses n'ont, en effet, d'autres limites que la tolérance du malade et l'influence que le médicament exerce sur la maladie. La dilatation excessive des pupilles, la sécheresse trop ncommode du gosier, indiquent un effet toxique qui ne doit pas être dépassé. Si la belladone est très difficilement supportée, on n'augmente la dose que tous les deux, trois, quatre mois.

Lorsque la névrose paraît heureusement se modifier, on maintient d'abord la dose administrée en dernier lieu ; puis on descend suivant une progression inverse ; on essaye enfin de suspendre, pendant quelque temps, la médication, pour la reprendre après cet intervalle de repos dont la longueur est subordonnée elle-même à l'amélioration du mal.

Je ne saurais assez vous répéter que la patience de la part du médecin et de la part du malade est la condition capitale du succès. Une année, quelquefois, suffit à peine pour connaître l'influence de la belladone ; et si, l'année d'après, il y a quelque amendement, il faut insister encore deux,trois, quatre ans, suivant les règles que je vous ai indiquées, de manière à maîtriser complètement le système nerveux.

Depuis quelques années j'emploie l'atropine de préférence à la belladone. Je fais préparer la solution suivante au centième :

> Sulfate neutre d'atropine........... 5 centigrammes.
> Eau-de-vie blanche................ 5 grammes.

Une goutte de cette solution, c'est-à-dire un centième de grain ou un demi-milligramme de sel atropique, remplace la pilule d'extrait et de poudre de belladone dont j'ai tout à l'heure indiqué la formule, et j'augmente la dose d'une goutte de mois en mois, comme j'augmentais d'une pilule.

Bien que cette médication, je le dis encore, soit celle qui m'ait paru la moins inefficace, le plus souvent, je dois l'avouer aussi, je l'ai vue complètement échouer. La belladone n'est donc pas, il s'en faut de beaucoup, le spécifique de l'épilepsie ; mais elle rend plus de services que les préparations d'argent, de cuivre et de zinc : ce qui n'empêche pas que, lorsque la première est restée sans effet, nous ne recourions quelquefois à celles-ci avec un certain avantage.

Le plus souvent, il m'arrive de combiner ces diverses médications. Ainsi la belladone étant prise le matin, je donne du *nitrate d'argent*, le soir, dix jours de suite, chaque mois.

Je fais préparer des pilules selon la formule suivante :

> ℞ Nitrate d'argent cristallisé....... 10 centigrammes (2 grains).
> Gomme arabique............... }
> Eau distillée.................. } aa q. s. pour faire *dix pilules*.

Même à un enfant, entre quatre et dix ans, on administre, chaque jour, deux de ces pilules.

Les dix jours suivants, je remplace le sel d'argent par la *limaille de cuivre*.

> ℞ Limaille de cuivre.............. 1 gramme (1/4 de gros).
> Sucre....................... 4 grammes (un gros).
> Mêlez et divisez en vingt paquets.

Le malade en prend d'abord deux chaque jour, et il en augmente la dose qu'il porte progressivement jusqu'à six, en ayant toujours égard à la tolérance de l'estomac. Si c'est un enfant, chaque paquet ne contiendra qu'un ou deux centigrammes de limaille, au lieu de cinq.

Les dix derniers jours du mois, je remplace encore le cuivre par les *préparations de zinc* à doses un peu élevées. Je donne le *lactate de zinc* associé au sucre, comme dans la formule précédente, pour le faire prendre en poudre ; ou à la conserve des roses pour le faire prendre en pilules : la dose est de 10 à 40 centigrammes (2 à 8 grains environ).

Enfin je reviens au nitrate d'argent, puis aux préparations de cuivre et de zinc.

Tels sont, messieurs, les moyens auxquels j'ai habituellement recours.

Parmi tous ceux que j'ai employés ou vu employer, ils m'ont paru les moins inefficaces, et modifier, en quelques cas, très avantageusement une maladie à juste titre réputée presque incurable. Ces heureuses modifications, vous les obtiendrez bien plus dans la grande forme convulsive de l'épilepsie que dans la forme vertigineuse. Le petit mal, en effet, est bien autrement rebelle que le grand mal.

Dans ces dernières années, MM. H. Gueneau de Mussy, G. Sée, Pidoux, A. Voisin, etc., à l'exemple de Laycock, ont donné avec un réel avantage le *bromure de potassium* pour toutes les formes de l'épilepsie, idiopathique ou symptomatique, ainsi que pour les phénomènes épileptiformes. La dose pour l'adulte peut aller de 2 à 12 grammes par jour, en arrivant à cette dernière par une lente progression. On donne le médicament avant les repas. Suivant M. A. Voisin, il agirait en diminuant la force excito-motrice du bulbe, dont nous avons vu l'intervention probable dans la pathogénie de l'épilepsie. Ce serait même là une raison de sa moindre efficacité chez les enfants dont l'épilepsie est plus souvent liée que chez l'adulte à des lésions cérébrales tuberculeuses ou scrofuleuses ou à des états congénitaux de l'encéphale. Pour les enfants, M. A. Voisin conseille, de deux à trois ans, la dose de 50 centigrammes à 1 gramme 50 centigrammes; de cinq à dix ans, 2 à 5 grammes; de dix à quinze ans la même dose qu'aux adultes[1].

Considérant que les modifications de la circulation entraînent souvent des modifications corrélatives de l'innervation, M. Duclos (de Tours) a eu l'idée d'employer dans le traitement de l'épilepsie la *digitale*, ce puissant modificateur des fonctions circulatoires. Dans un certain nombre de cas, il a vu des attaques hebdomadaires ou mensuelles diminuées dans leur intensité, éloignées même, au point de rester vingt-sept mois sans paraître. Il a vu encore des épileptiques traités par lui, n'avoir d'attaques nouvelles que cinq et même sept ans après la cessation du traitement. Celui-ci consiste dans l'administration de l'extrait hydroalcoolique de digitale. Il en fait diviser 5 grammes en 100 pilules. Le premier jour, il ne donne qu'une pilule; le second jour, il en donne deux, une le matin et une le soir; le troisième jour, trois, une le matin et deux le soir; le quatrième jour, quatre, deux le matin et autant le soir; enfin le cinquième jour, cinq, deux le matin et trois le soir; et il continue ainsi jusqu'à ce qu'un effet sensible, notable, soit produit sur la circulation : ce qui a lieu ordinairement au bout d'une douzaine de jours. Il inter-

---

1. Aug. Voisin, *Leçons cliniques sur les maladies mentales et les affections nerveuses*, 1881.

rompt alors la médication pendant dix jours; puis reprend à doses progressives pour cesser encore, en continuant longtemps ainsi. A mesure que le traitement se prolonge, il augmente la durée des intervalles de repos : de dix jours, il les porte à vingt, à trente, à quarante, et cesse enfin au bout d'une dizaine de mois. Je vous ai donné·tous ces détails, messieurs, parce qu'il s'agit d'une médication où l'art d'administrer les médicaments entre pour une très grande part dans le succès, et parce que le médecin qui a préconisé cette médication est l'un des plus habiles représentants de la grande école de Bretonneau.

Je vous ai dit que quelques individus étaient prévenus du retour de leurs accès par une sensation particulière qu'on appelle l'*aura*. On a cité des cas dans lesquels la crise avait été empêchée par une forte compression exercée entre le point de départ de cette aura et les centres nerveux, lorsque l'aura occupait un membre; des faits de ce genre ont été rapportés par les auteurs les plus dignes de foi. On a même imaginé des appareils ingénieux pour faciliter aux malades le moyen d'exercer cette compression énergique. Ainsi un fabricant d'appareils orthopédiques avait inventé pour un jeune homme épileptique, chez lequel l'aura, partant du pouce, gagnait le bras et la tête, une sorte de bracelet de cuir muni de boucles, qui pouvait se passer rapidement au poignet et se serrer avec une excessive énergie. Je doute, messieurs, que ces moyens aient la puissance qu'on leur accorde; il ne faudrait donc pas trop compter sur leur efficacité.

J'en dirai autant des moyens chirurgicaux mis en usage, et dont quelques-uns me semblent tout au moins inutiles. Ainsi on a proposé non seulement la cautérisation avec le fer rouge sur le trajet des nerfs que l'aura est supposée suivre, mais on a été jusqu'à proposer encore la *castration* dans des cas où l'aura semblait avoir son point de départ dans les testicules. Bien plus, les auteurs d'une singulière théorie, qu'ils ont appelée la *théorie du laryngisme,* suivant laquelle l'épilepsie serait due à l'occlusion de la glotte par le spasme des muscles du larynx, de façon, disent-ils, qu'il suffirait d'ouvrir à l'air une voie que les muscles convulsés ne puissent fermer, pour que tous les accidents soient conjurés, ces auteurs ont proposé comme *un remède bien simple...* la trachéotomie! S'ils n'ont pas la prétention de guérir l'épilepsie, et je m'étonne qu'ils n'aient pas cette prétention, du moins ils ont celle d'en prévenir les accès, d'en détourner les dangers.

J'aurais passé sous silence cette sauvage méthode, si, dans ces derniers temps, elle n'avait eu un certain retentissement. Mais en vous la rappelant ici pour la stigmatiser, ce serait vous faire injure que de croire qu'il est nécessaire d'entrer dans une discussion sérieuse pour vous démontrer l'absurdité d'une théorie aussi étrange, et la barbarie d'une pratique qu'aucun vrai médecin ne serait tenté de suivre.

XLII. — NÉVRALGIE ÉPILEPTIFORME.

A son siège ordinaire dans les branches du nerf trifacial. — Est accompagnée le plus
souvent de convulsions partielles. — Est à peu près incurable. — Analogie avec
l'aura épileptique. — Diffère de l'épilepsie. — S'observe quelquefois chez les épileptiques. — Est soulagée par la section du nerf douloureux. — Par de hautes doses
d'opium.

Messieurs,

La névralgie épileptiforme présente deux variétés. L'une, et c'est la
plus commune, est caractérisée par des douleurs névralgiques non
accompagnées de mouvements convulsifs.

L'autre est accompagnée de mouvements convulsifs. Je la désigne sous
le nom de *tic*, et je l'appelle *tic douloureux*, pour la distinguer de ce
qu'on entend ordinairement et de ce qu'on entend avec raison par *tic*.
Celui-ci, espèce de chorée, très distincte d'ailleurs de la danse de Saint-
Guy, est une affection convulsive non douloureuse que vous avez eu bien
souvent occasion de rencontrer. Elle consiste en des mouvements involontaires passagers, rapides, qui se passent soit dans la face, soit dans
le cou, soit dans les membres, et qui varient à l'ifini. Le *tic douloureux*,
aussi bien que la névralgie épileptiforme non douleureuse, occupe toujours le même siège ; du moins, jusqu'ici, je ne les ai jamais observés
l'une et l'autre que dans les branches de la cinquième paire.

Un individu qui, un instant auparavant, n'éprouvait aucune sensation
extraordinaire, et témoignait hautement de l'absence totale de souffrance,
est tout à coup pris d'une horrible douleur au moment où il vous parle.
Vous le voyez porter la main à son visage, qu'il presse avec une force
extrême, qu'il frictionne avec une énergie extraordinaire, au point que
ces frictions répétées finissent par détruire complètement le système
pileux du côté malade. (Je fais ici allusion, entre autres exemples, à cet
homme qui depuis si longtemps est dans les salles de la Clinique, et dont
je vous rappellerai l'observation.) Il balance sa tête entre ses mains en
poussant des gémissements étouffés. Cette scène dure dix, quinze
secondes, une minute au plus, et le tout est fini sans convulsions. L'individu reprend son discours interrompu, jusqu'au moment où il vous
rendra témoin d'un paroxysme nouveau. Voilà la *névralgie* épileptiforme
simple.

Ou bien au moment où la douleur commencera, vous verrez tous les
muscles dn côté du visage agités de mouvements convulsifs rapides et
l'attaque, comme pour le malade précédent, sera accomplie en une

minute au plus : voilà la *névralgie épileptiforme convulsive*, le *tic douloureux*.

Ainsi que tout le monde, j'avais confondu les *névralgies épileptiformes*
avec toutes les douleurs qui, occupant le trajet des nerfs de la cinquième
paire, sont comprises sous la dénomination commune de *névralgies faciales*; mais il m'a fallu peu d'années de pratique pour en reconnaître la
nature. Tandis que celles-ci n'avaient en général aucune gravité, et
cédaient, les unes spontanément, après quelques heures, quelques
jours, les autres obéissent à un traitement général ou topique convenablement dirigé, j'ai bien vite appris que celles-là résistaient avec une
opiniâtreté désespérante à tous les efforts de la thérapeutique; à ce point
qu'aujourd'hui encore, depuis plus de trente-six ans que j'ai commencé
ma pratique médicale, *je ne l'ai pas encore vue guérir une seule fois
sans retour*.

Je n'ai pas tardé à m'apercevoir que cette forme, rebelle à toute médication, avait les allures du vertige ou de l'aura épileptique, qu'elle en
avait la soudaineté, la durée, qu'elle en avait surtout la presque incurabilité. En la comparant aux vertiges épileptiques accompagnés ou non
d'une *aura* douloureuse, aux attaques du mal caduc, commençant par un
membre et y restant bornées, en la comparant à l'angine de poitrine, je
ne pouvais pas ne pas être frappé de l'analogie, de la ressemblance de
toutes ces névroses.

Le premier individu que j'ai vu, ou plutôt le premier sur lequel j'ai
étudié cette névralgie bizarre dont nous nous occupons ici, était placé,
en 1831, dans notre même salle Saint-Bernard, où je remplaçais alors
mon illustre maître le professeur Récamier; j'avais l'honneur d'avoir
pour interne A. Bonnet (de Lyon). Le pauvre malade, qui avait été employé subalterne à l'hôpital Saint-Antoine de Paris, était atteint de la
névralgie convulsive depuis longues années. Ses accès duraient tantôt
quelques secondes seulement, tantôt jusqu'à une minute; ils se reproduisaient dès que le patient parlait, buvait, mangeait, dès que l'on
touchait avec le doigt les quelques dents qui lui restaient; la douleur
siégeait dans toutes les branches du nerf trifacial d'un côté, mais surtout
dans la branche sous-orbitaire. Déjà il avait subi la section de plusieurs
cordons nerveux avec un soulagement temporaire, et le mal était toujours
opiniâtrément revenu après quelques semaines, quelques mois de répit.
L'avulsion de ce qui lui restait de dents ne donna aucun soulagement;
les applications longtemps continuées d'une solution de cyanure de
potassium firent du bien; mais le mal restait toujours là, horrible,
insupportable, et je résolus de faire faire la section de la branche sous-
orbitaire au point d'émergence. Bonnet pratiqua très habilement cette
opération; le malade, à l'instant soulagé, fut guéri pendant quelques
mois. L'année suivante, je le revis, souffrant de la même façon dans un

autre rameau de la face, avec les mêmes convulsions. Le professeur Roux, autant que je puis m'en souvenir, fit encore la section de quelques nerfs. Enfin, en 1841, Piédagnel retrouvait, dans son service de la Pitié, ce malade qu'il avait connu à trente ans de là, lorsqu'il était interne de l'hôpital Saint-Antoine. Il le retrouvait le visage balafré de blessures chirurgicales; car le pauvre diable, à bout de souffrances, implorait le secours du bistouri, qui du moins lui donnait quelques jours, quelques mois de soulagement.

Presque à la même époque, je voyais, dans le quartier du Marais, une dame de cinquante ans à peu près, qui, depuis vingt ans, était atteinte de la *névralgie épileptiforme de la face*. Elle avait, chaque jour, dix, vingt, cent attaques; quelquefois elle restait un jour, une semaine, un mois, sans paroxysme. La convulsion ne durait guère plus d'une minute, et n'occupait que le côté gauche du visage; la douleur était atroce. Cette dame n'avait un peu de soulagement qu'en pressant le côté affecté avec ses deux mains, et de cette pression, continuée pendant une si longue série d'années, était résulté un aplatissement du côté droit du visage. Le maxillaire inférieur, l'os de la pommette, avaient été en quelque sorte écrasés. Lebaudy pratiqua la section de la portion temporale du nerf trijumeau; il y eut un soulagement momentané, mais tout revint ensuite avec une violence nouvelle dans les autres branches qui étaient naguère moins douloureuses. Cette triste maladie accompagna cette dame jusqu'à la mort.

En 1846, je voyais entrer dans mon cabinet un homme de cinquante-cinq ans environ, semblant appartenir à la classe la plus élevée de la société. Il s'était à peine assis auprès de moi, que tout à coup il se dressa comme s'il eût été mû par un ressort, en portant rapidement les mains sur le côté droit du visage qui grimaçait convulsivement; il se mit à se promener en frappant du pied avec une sorte de rage, gémissant, blasphémant comme un insensé. Cette scène étrange dura une minute, et mon homme se rassit. « Monsieur, lui dis-je, avant qu'il eût lui-même dit un mot, je sais ce que vous avez; je vous soulagerai peut-être, je ne vous guérirai pas. » Quoique mon entrée en matière ne fût pas de nature à lui inspirer beaucoup de confiance, il me remercia d'une franchise qu'il n'avait encore trouvée, dit-il, chez personne, et dont il me savait gré : il me conta que depuis vingt ans il était sujet à cette odieuse névralgie, qui toujours avait occupé le même ordre de nerfs, et qui, disparaissant pendant quelques jours, quelques mois, revenait avec une opiniâtreté désespérante, défiant les traitements les plus divers et les plus énergiques. Six ans après je le revoyais; il était encore dans l'état où je l'avais vu auparavant; il n'avait pas voulu se soumettre à la médication palliative dont je vous parlerai plus tard.

Enfin, messieurs, vous avez actuellement encore sous vos yeux, au

n° 8 de notre salle Sainte-Agnès, le malade auquel je faisais allusion tout
à l'heure. Vous avez été frappé de l'air de souffrance empreint sur sa
physionomie. Bien qu'il soit âgé seulement de quarante-huit ans, son
visage est sillonné de rides profondes, qui se sont creusées par le fait des
contractions dont les muscles de sa face sont presque continuellement
agités.

Ce malheureux nous raconte qu'il a toujours souffert des dents, mais que,
depuis quatre ans environ, ses douleurs ont pris une intensité telle, qu'il
a été obligé de se mettre entre les mains d'un médecin. Des vésicatoires
volants, une médication intérieure composée de pilules dont il ne connaît
pas la composition, calmèrent momentanément ces névralgies ; toutefois
l'amélioration ne fut pas de longue durée : un an après, il venait à Paris
où il fut admis à l'hospice de Bicêtre. Là on le soumit pendant deux mois
à un traitement qui consista encore en des applications de vésicatoires volants saupoudrés de chlorhydrate de morphine. Sorti de Bicêtre, il fut
obligé de rentrer à l'hôpital de la Pitié ; indépendamment de ses douleurs
habituelles, il avait été pris de fièvres intermittentes qui furent coupées
par l'emploi du sulfate de quinine, sans que la névralgie fût en rien modifiée. Huit mois plus tard il se faisait admettre, pour la seconde fois,
dans le même établissement, où il fut soigné par M. Marrotte. Le sulfate
de quinine, l'iodure de potassium donnés à hautes doses, les vésicatoires
avec le chlorhydrate de morphine, les bains sulfureux, la faradisation, les
cautérisations au fer rouge sur la joue et le front, ne produisirent aucun
résultat.

Aussi, à deux mois de là, le vîmes-nous arriver ici. Sa maladie était
nettement caractérisée ; j'essayai tout de suite les préparations narcotiques
à haute dose qui, dans des cas analogues, m'avaient paru avoir une grande
utilité. Je lui prescrivis l'extrait gommeux d'opium, en commençant presque d'emblée par 0^{gr}, 50 (10 grains) que je portai progressivement et rapidement jusqu'à 15 grammes qui étaient pris dans les vingt-quatre heures.
Peu de jours suffirent pour le soulager. Quatre à cinq mois après, il se
trouvait si notablement mieux, qu'il demanda sa sortie.

Cette amélioration ne se maintint pas longtemps. Pendant trois mois le
malade n'éprouva plus que quelques attaques modérées de son mal, il put
boire, manger, dormir et se remettre à ses occupations de tourneur en
cuivre ; mais bientôt les accès reprirent leur intensité première. Rentré
de nouveau dans nos salles, de nouveau soumis au traitement qui lui avait
si bien réussi, il nous quittait encore notablement soulagé.

Cependant, l'année dernière, il revenait à l'Hôtel-Dieu, et était placé
dans un autre service, où il fut traité par les mêmes moyens que nous
avions employés. Toutefois, les douleurs étant moins vives que précédemment, on n'eut pas besoin de porter les doses d'opium aussi loin que
nous avions été obligé de le faire.

Depuis cette époque il était resté presque un an sans grandes douleurs, lorsqu'au mois d'avril 1860, ces douleurs ayant repris leur intensité première, le malade entra pour la troisième fois à la salle Sainte-Agnès, d'où il demande à sortir, se trouvant en bon état.

Au point de vue de ses antécédents personnels, il affirme que jamais il n'a eu d'accidents vénériens; la seule maladie grave dont il ait été atteint est une attaque de colique de cuivre qui le força de cesser momentanément son métier : cette attaque fut d'ailleurs très courte. Vous savez qu'en outre il eut des fièvres intermittentes, mais elles ne durèrent pas longtemps. Quant à ses antécédents héréditaires, il dit ne connaître, dans sa famille, aucun exemple d'affection nerveuse.

Relativement à l'affection qui le tourmente depuis de si longues années, il raconte qu'indépendamment de ces accès de douleurs, il éprouve constamment dans le côté affecté une sensation pénible qu'il compare aux battements oscillatoires du balancier d'une pendule, puis dans l'espace de cinq minutes surviennent sept, huit, dix, quinze crises d'une douleur excessivement aiguë. Partant indifféremment de trois points constants qu'il indique parfaitement, c'est-à-dire des points d'émergence du nerf trijumeau, cette douleur est accompagnée d'une contraction convulsive des muscles de la face; elle est atroce et porte le malade à saisir violemment la partie affectée, à la frotter avec une sorte de rage. Cela le soulage un peu. Ainsi que je vous le disais tout à l'heure, ces frictions sont si énergiques, elles sont si fréquemment répétées, que ce côté du visage est devenu complètement glabre. Les accès se répètent nuit et jour : une émotion morale, la transition du chaud ou du froid, les éveillent, et ils ne sont jamais plus fréquents ni plus violents que par les temps humides ou par les variations atmosphériques. Ils sont généralement accompagnés d'une sécrétion plus abondante d'urine. Ces douleurs presque continuelles ont jeté ce malheureux dans un état de crainte perpétuelle; ses facultés intellectuelles ne paraissent d'ailleurs troublées en aucune façon, sa mémoire est parfaitement conservée.

Chose remarquable! lorsque l'usage prolongé de l'opuim a calmé ses souffrances et l'a parfaitement guéri, le malade est averti du retour de ses crises par des douleurs lombaires, par l'exagération de la secrétion de la salive (principalement en hiver), enfin par l'apparition d'une éruption prurigineuse siégeant surtout dans le dos et lui causant des démangeaisons insupportables.

Ses douleurs névralgiques ont toujours occupé la même région, et jamais il n'a rien éprouvé du côté droit. Ses sens fonctionnent régulièrement; cependant toute lecture un peu prolongée lui est interdite, sous peine de voir ses accès se reproduire. Il lui suffit aussi de mâcher quelque chose de dur pour en provoquer le retour. Sa parole est embarrassée, mais cet embarras provient de ce que, de peur de réveiller ses douleurs, il n'ose faire mouvoir sa bouche ni faire contracter les muscles de la face. Son appétit est toujours resté bon; ses digestions n'ont jamais été troublées.

Cette fois, comme précédemment, je l'ai soumis au traitement par l'opium à haut dose, et, sous l'influence de cette médication, la même amélioration s'est fait sentir.

Chez quelques malades, les douleurs névralgiques cèdent peu à peu, et finissent par disparaître pendant deux, trois, quatre mois; puis, lorsque les pauvres patients se croient guéris, la maladie revient avec une fureur nouvelle pendant deux, trois et jusqu'à six mois et un an. Tout ré· cemment je voyais dans mon cabinet un cabaretier de Meaux, qui m'était adressé par mon honorable confrère M. le docteur Charpentier : il avait, quand je le vis, des attaques qui duraient de quinze à vingt secondes, et qui revenaient à des intervalles de deux ou trois minutes au plus. Lorsqu'elles cessaient, et elles cessaient quelquefois pendant deux et trois mois, la guérison était absolue, en ce sens que le nerf maxillaire inférieur, qui était le siège de la douleur, était tout à fait insensible.

Mais dans les cas malheureusement les plus nombreux, le soulagement est incomplet, lors même qu'il n'y a pas d'accès depuis plusieurs mois, le malade conservant toujours un sentiment un peu douloureux au point d'émergence du nerf affecté.

Quelque analogie que l'on observe entre la névralgie épileptiforme, dont je me suis efforcé de tracer le tableau, et l'épilepsie véritable, je ne puis pourtant me dissimuler qu'il n'y a entre ces maladies qu'une grande analogie et non point identité. En effet, quand on voit survenir chez un individu des vertiges ou des *aura* épileptiques, il est rare que la grande attaque ne s'observe pas quelquefois, il est rare surtout que l'intelligence ne soit pas légèrement troublée pendant et après le vertige. Or, jamais encore, dans les attaques de névralgie épileptiforme, je n'ai constaté la moindre altération de l'intelligence.

Cependant, messieurs, quelques faits recueillis dans ma pratique sembleraient donner à penser que, dans quelques cas, la névralgie épileptiforme est une des manifestations de l'épilepsie véritable.

Je donnais des conseils à un confrère de province atteint du tic douloureux; pendant bien des années, nous luttâmes avec énergie contre cette terrible affection, et, dans les derniers temps de la vie du pauvre malade, il y eut de véritables accès d'épilepsie.

M. Beylard et moi, nous traitons un Américain qui, depuis plus de trois ans, a des accès de névralgie épileptiforme horriblement douloureux, et des attaques comitiales très bien caractérisées.

Peut-être dans ces deux exemples n'y a-t-il que simple coïncidence, mais, si la véritable épilepsie se rencontrait plus souvent liée à la névralgie dont nous nous occupons, il faudrait séparer moins que je ne l'ai fait les deux affections, et voir entre elles une sorte de parenté.

J'avoue que j'ai négligé, dans l'histoire des malades, la recherche des antécédents héréditaires ; mais si, comme pour l'épilepsie, on trouvait dans leur famille des aliénés, des ataxiques, des hypochondriaques, il faudrait peut-être ranger la névralgie épileptiforme à côté du mal comitial, et considérer ces deux maladies comme l'expression de la même cause.

Bien qu'en raison même de sa nature, la névralgie épileptiforme doive être considérée comme presque incurable, je me suis toujours fait un devoir d'employer, pour la combattre, les moyens thérapeutiques les moins inefficaces et les plus énergiques dont je pouvais disposer. J'y étais d'ailleurs encouragé par les exemples très authentiques, quelque rares qu'ils fussent, de guérison du mal comitial.

Les moyens chirurgicaux dont je contestais tout à l'heure et dont je conteste encore l'utilité quand il s'agit de l'*aura epileptica*, les moyens chirurgicaux rendent quelquefois ici de réels services. Vous comprenez tout de suite la raison de cette différence. Dans l'aura, rien ne nous dit que la sensation se passe dans un nerf plutôt que dans un autre, tandis que dans la névralgie épileptiforme, la localisation du mal est facile à saisir. Aussi la section des nerfs affectés, dans les points où ils peuvent être atteints sans péril, donne presque certainement un soulagement immédiat. Mais, je me hâte de le dire, si je n'hésite pas à conseiller cette section des branches douloureuses du nerf trifacial, je ne compte pourtant pas sur un succès durable ; et lors même que, pendant un temps assez long, je verrais le malade en meilleur état, je craindrais toujours les retours de son affection. J'ai cru autrefois, comme beaucoup d'autres, à l'entière efficacité de ce moyen thérapeutique ; en vieillissant, j'ai malheureusement perdu mes illusions à cet égard.

En 1836, un M. N..., employé au ministère des finances, vint me consulter pour une *névralgie épileptiforme* dont le point de départ était dans la langue. L'aura se manifestait d'abord dans la moitié gauche de cet organe, et de là gagnait les lèvres, tout le côté correspondant de la face, accompagnée de douleurs horribles et de légères convulsions. Je mis en œuvre tous les agents stupéfiants les plus énergiques. Les applications directes d'extrait de belladone et de datura stramonium, les vésicatoires recouverts de sels de morphine, l'usage interne des stupéfiants à doses très élevées, amenèrent un soulagement temporaire ; mais le mal revenait avec une opiniâtreté désespérante. Je résolus de faire la section du nerf lingual. Cette opération n'était pas sans périls ni sans difficultés ; je résolus d'éviter au moins le danger, et je procédai de la manière suivante :

Une aiguille ronde et recourbée fut armée d'un fil d'argent, je saisis la langue par le bout, en interposant du linge entre mes doigts et l'organe douloureux, puis j'introduisis l'aiguille par la partie inférieure et je la fis ressortir par la face supérieure ; réunissant alors les deux fils, de manière à comprendre dans l'anse le côté gauche de la langue, je plaçai ces deux fils dans un petit serre-nœud à écrou, que le malade, de cinq minutes en cinq minutes, serrait un peu.

Le premier temps de cette petite opération ne fut pas très douloureux, et la pression successivement augmentée, produite par le serre-nœud, le fut beaucoup moins que je ne l'avais supposé. Cinq heures suffirent pour couper complètement la partie considérable de la langue qui était comprise dans l'anse du fil ; cela se fit sans la moindre hémorrhagie.

Dès que la compression commença à être un peu énergique, toute *aura douloureuse* cessa de se faire sentir ; il n'y eut plus que la douleur inséparable de la section progressive de l'organe. Quand tout fut terminé, il n'y avait plus de douleur, et le malade se croyait guéri. Les choses allèrent au mieux pendant près d'un mois. Je me félicitais d'un succès sur lequel, à vrai dire, j'avais un peu compté ; mais bientôt de petits éclairs de douleur se manisfestèrent à la lèvre supérieure, du même côté, conservant toujours le caractère épileptiforme : ils étaient accompagnés de petites grimaces saccadées, durant moins d'une minute.

Peu de jours s'étaient à peine écoulés, que le mal commença à s'étendre à la lèvre inférieure, aux deux arcades dentaires, aux nerfs sous-orbitaire et mentonnier ; quoique l'attaque fût en définitive infiniment moins douloureuse, elle n'en existait pas moins, et elle se reproduisit pendant plusieurs années, après quoi je perdis le malade de vue.

Le professeur Nélaton ne fait plus seulement la section du nerf, il en enlève une partie, dans une étendue d'un demi-centimètre. Il m'a souvent affirmé que, par la névrotomie ainsi pratiquée, il avait obtenu deux guérisons solides. Il est vrai que deux années ne s'étaient pas encore écoulées lorsqu'il m'entretenait du succès de ses deux opérations.

Est-ce donc à dire, messieurs, qu'il ne nous soit jamais donné de soulager, de telle manière que ce soulagement puisse équivaloir à une sorte de guérison ? Je vous confesse ici tout haut que je n'ai jamais guéri un seul malade, un de ceux du moins que j'ai pu observer pendant quelques années ; mais j'ai rendu la vie tolérable à quelques-uns, ainsi que vous avez pu le constater vous-mêmes chez l'individu qui est encore dans notre salle, et dont je vous racontais tout à l'heure l'histoire.

Voici par quels moyens. Je dirai tout de suite que la belladone, qui, dans les grandes formes convulsives de l'épilepsie, nous rend quelques services, la belladone ne peut presque rien dans la névralgie épileptiforme, tandis que l'opium procure incontestablement du soulagement.

Une vieille dame d'Anvers se confia à mes soins, en 1843 ; elle était atteinte d'une *névralgie épileptiforme de la face* depuis plus de dix ans. Elle avait d'abord des douleurs assez légères, mais toujours passagères, dans le trajet de l'un des rameaux du trifacial ; plus tard, ces douleurs avaient pris une intensité considérable, et des traitements divers étaient restés inutiles.

Les accès névralgiques duraient depuis quelques secondes jusqu'à trois minutes ; ils commençaient tantôt par le nerf sous-orbitaire, tantôt par le mentonnier, tantôt par le sus-orbitaire. Le mal irradiait rapidement dans les trois rameaux, et, lorsque le paroxysme était à son summum de violence, les muscles du visage grimaçaient convulsivement. La pauvre dame avait quelquefois vingt accès par heure, qui revenaient à l'occasion du moindre mouvement. Elle ne pouvait parler, tousser, manger, boire, sans être prise d'un paroxysme atrocement douloureux. Pour modérer la douleur, elle portait rapidement la main au visage, qu'elle pressait avec violence, faisant mouvoir la peau sur les os. Quand la douleur était plus aiguë, elle se dressait avec une sorte d'emportement, parcourait son appartement en frappant du pied et en poussant de sourds gémissements ; c'en était arrivé au point qu'elle était devenue une gêne pour tous ses voisins, qu'elle réveillait la nuit.

Quelquefois le mal cédait pendant huit, quinze, trente jours, et même davantage ; puis il revenait avec une nouvelle fureur.

Ce qu'il y avait de remarquable, c'est que la douleur disparaissait complètement après chaque paroxysme, à cela près d'un sentiment d'engourdissement qui n'avait d'ailleurs rien de pénible.

Je ne veux pas dire tout ce qui avait été essayé. Médications dites *rationnelles*, médications empiriques, avaient eu toutes le même résultat. M. le docteur Sommé (d'Anvers) avait fait la section du nerf sous-orbitaire. Cette opération avait amené une guérison apparente ; mais peu de mois s'étaient écoulés, que le mal revenait comme auparavant.

Après avoir repris avec méthode et persévérance plusieurs médications qui me semblaient n'avoir pas dit leur dernier mot, je restais désarmé devant un mal si violent, si opiniâtre. Je résolus cependant de tenter un remède palliatif, qui devait donner des résultats plus notables, s'il était supporté. Je choisis l'opium ; j'y étais invité par le soulagement très évident que j'avais obtenu, chez cette dame et chez d'autres, de l'application des sels de morphine sur le derme dénudé.

Je donnai d'abord la morphine à l'intérieur, en commençant par des doses assez élevées, 15 à 20 centigrammes par jour, bien résolu d'élever ces doses, si les premières étaient bien supportées. J'arrivai ainsi, en moins de quinze jours, à donner chaque jour jusqu'à *quatre* grammes (*un gros*) de sulfate de morphine. L'amélioration était immense ; c'est à peine si dans le courant de la journée il y avait de petits éclairs de douleur obtuse dans les cordons nerveux du trifacial. Les fonctions digestives étaient peu troublées, les fonctions intellectuelles restaient en bon état. Mais il se présenta une grande difficulté : la malade avait une fortune bornée, le prix énorme de la morphine la mettait presque dans la misère ; j'eus recours à l'opium ; dans l'espace d'un an, elle en consomma pour *douze cents francs*. C'était encore trop. Elle recommençait à souffrir dès que, pendant huit ou dix jours, elle cessait d'employer le médicament, et de nouveau elle se voyait dans la nécessité de réduire une dépense à laquelle elle ne pouvait plus faire face. J'obtins alors d'un pharmacien qu'il consentît à lui céder de l'opium brut au prix du commerce de la droguerie, et ainsi elle put acquérir à la fois au prix de 40 ou 50 francs, un kilogramme d'opium brut. Elle en faisait elle-même des bols d'un gramme, et elle en prenait, suivant la nécessité *cinq, dix, vingt* par jour.

Il est assez remarquable que ces doses énormes d'opium ne troublaient pas notablement la digestion, il n'y avait pas de somnolence, et, pendant la nuit, le sommeil venait comme à l'ordinaire. Pendant plus de six ans, j'ai vu cette dame de temps en temps, et j'ai pu constater les effets thérapeutiques suivants. Elle restait quelquefois un, deux, trois mois, sans attaques; elle suspendait alors l'opium, après en avoir graduellement diminué la quantité à mesure que les douleurs diminuaient elles-mêmes et s'éloignaient; puis la névralgie épileptiforme revenait tout à coup avec une violence nouvelle; alors d'emblée elle prenait, dès le premier jour, jusqu'à 15 et même 20 grammes d'opium brut, et se maintenait à cette dose jusqu'à ce que les accidents se fussent calmés; dès que les accès s'étaient éloignés et atténués, elle diminuait encore la quantité de l'opium, parce qu'elle ne pouvait plus le supporter à cette dose sans éprouver des nausées et beaucoup de malaise. Peu de jours suffisaient pour amener la malade à un état fort supportable, je dirais presque à une guérison, si de petites douleurs n'étaient venues de temps en temps l'avertir qu'elle n'était pas guérie; on continuait l'opium, et enfin elle arrivait à ne plus souffrir du tout pendant un temps plus ou moins long.

L'opium donnait donc un soulagement immense, mais non une complète guérison, et, je le répète, depuis que mon attention est fixée d'une manière plus expresse sur cette espèce de névralgie, je n'ai jamais vu un cas de guérison durable.

C'est donc à l'opium que j'ai toujours recours maintenant; c'est à lui que je me suis immédiatement adressé chez notre homme du n° 3 de la salle Sainte-Agnès; et en peu de jours, comme vous l'avez vu, je suis monté jusqu'à 10 et 15 grammes d'extrait thébaïque. Mais je trouve souvent des malades qui s'effrayent d'un remède aussi énergique, d'autres qui n'en peuvent supporter, sans vomir, des doses suffisantes.

Au commencement de l'été de 1852, le même jour, par un hasard singulier, je recevais dans mon cabinet deux vieux officiers, tous deux atteints depuis longues années d'une névralgie épileptiforme : l'un m'était adressé par M. le docteur Pillon; l'autre venait chez moi de la part d'une personne que j'avais guérie d'une névralgie simple et par un traitement fort simple aussi. Les accès revenaient à peu près toutes les dix minutes, et duraient quarante ou cinquante secondes : ils occupaient le nerf mentonnier et le nerf sous-orbitaire, accompagnés de petites secousses con-

vulsives dans tout le côté du visage affecté. Je proposai l'opium ; le malade
dut, dès le premier jour, en prendre à peu près 20 centigrammes (quatre
grains), divisés en quatre pilules, dont le nombre serait augmenté chaque
jour, jusqu'à ce que les douleurs fussent notablement réduites en durée
et en violence.

Il fallut à peine 20 centigrammes pour produire beaucoup de somnolence, des nausées, de l'inappétence ; mais les accès diminuèrent immédiatement et devinrent très supportables. J'augmentai la quantité de
l'opium, que je portai à 50 et même à 75 centigrammes par jour. La névralgie fut merveilleusement modifiée ; mais le médicament troublait tellement les digestions, et jetait le malade dans un état d'engourdissement
si pénible, que je ne pus en augmenter les doses de manière à faire complètement disparaître la névralgie.

Voici l'histoire du malade qui m'était adressé par M. Pillon.

Ce monsieur, âgé de cinquante-quatre ans, avait fait la plupart des
campagnes d'Afrique, et avait eu des fièvres intermittentes rebelles et
des accidents gastriques assez sérieux ; à cela près, sa santé avait toujours
été bonne.

En 1845, il ressentit pour la première fois, dans la joue droite, des
douleurs d'abord peu accusées, avec une sensation alternative de chaleur
et de fourmillements ; leur siège était variable ; tantôt leur maximum d'a-
cuité était vers la région de la dent canine, tantôt vers la région menton-
nière ; leur durée variait de quelques secondes à deux ou trois minutes.

Peu à peu ces douleurs prirent le caractère qu'elles avaient lorsque le
malade me fut adressé : les accès étaient plus ou moins fréquents, mais
apparaissaient toujours avec la même instantanéité, arrachant des plain-
tes au malheureux patient, le sollicitant à se cramponner aux objets qui
l'entouraient ; tous les muscles de la face du côté affecté se contractaient
avec violence, entraînant tous les traits à droite ; puis, après douze à quarante secondes, la douleur, qui avait été horriblement violente, cessait
aussi brusquement qu'elle était apparue ; le malade reprenait son sourire interrompu et le fil de sa conversation, puis il jouissait de la plus parfaite tranquillité pendant un temps qui variait depuis un quart d'heure
jusqu'à plusieurs heures.

Quelquefois la maladie prenait une forme un peu différente ; presque
sans cesse, durant plusieurs heures, plusieurs jours, il n'y avait pas d'accès véritables, mais seulement de petits avertissements, de petits élancements, d'autant plus fréquents qu'ils étaient moins nettement dessinés.

M. Pillon, en souvenir d'une fièvre palustre, peut-être contractée en
Afrique, donna le sulfate de quinine à haute dose sans aucun avantage ;
puis l'électricité fut employée par M. Duchenne (de Boulogne), le galvanisme par M. Delacroix ; le professeur Chomel prescrivit la valériane, la
belladone, le cyanure de potassium. Rien ne réussit.

C'est dans ces circonstances que je vis le malade. A cette époque, ses accès avaient pris une fréquence et une acuité qui rendaient son existence aussi horrible que possible ; son appétit se perdait, et chaque fois qu'il essayait de prendre quelque nourriture, les mouvements nécessaires à la mastication déterminaient les douleurs les plus atroces ; l'intervalle de ses accès était tout au plus de quelques minutes : M. Pillon en put compter dix-sept pendant une heure qu'il passa auprès de lui. La vie lui était insupportable, et des idées de suicide traversaient quelquefois son esprit. Je résolus d'employer l'opium à haute dose. Dans la première quinzaine de juin, le malade prit chaque jour 40 à 50 centigrammes d'opium brut, il en prit 60 dans la seconde quinzaine ; du 1er au 15 août, il arriva à 80 centigrammes. Pendant tout le mois d'août que les doses furent continuées, les accès devinrent très rares, surtout très faibles ; la vie était devenue supportable, mais une diarrhée violente, une céphalalgie opiniâtre, des nausées continuelles, forcèrent à interrompre le traitement.

Nonobstant cette interruption, l'amélioration produite par ces doses fort modérées d'opium se continua jusqu'à la fin du mois d'octobre. A cette époque, il n'y avait plus que dix ou quinze accès par jour au lieu de quinze ou dix-huit par heure, et dans la nuit il n'y en avait plus que trois ou quatre.

Ce ne sont pas là de beaux résultats, mais enfin ce sont des résultats comparativement heureux. De tous les agents thérapeutiques que j'ai employés, et j'en ai employé un bien grand nombre avec une extrême persévérance, l'opium est donc celui qui m'a donné le moins de mécomptes.

Mais, rappelez-vous bien ceci, messieurs, l'opium, dans le traitement de la névralgie épileptiforme, doit être administré à hautes doses, et ces doses n'ont rien de nettement déterminé ; elles doivent être telles que les douleurs soient calmées, et elles peuvent être augmentées tant qu'elles n'amènent pas d'accidents.

On peut dire, comme règle générale, que les mêmes doses qui, dans l'état normal, donnent lieu à des troubles fonctionnels fort notables, sont au contraire d'autant plus facilement supportées, que les douleurs sont plus vives. Il y a ensuite des dispositions individuelles qu'il est impossible de connaître à l'avance et qui peuvent empêcher absolument d'administrer l'opium à doses suffisantes.

L'excitation électrique superficielle a, entre les mains de M. Duchenne (de Boulogne), rendu de grands services dans le traitement de cette névrose si rebelle[1] . On obtient quelquefois un soulagement presque immédiat ; mais malheureusement cette importante médication est le plus souvent impuissante à soulager la névralgie et à en prévenir le retour

---

1. Duchenne (de Boulogne), *De l'électrisation localisée et de son application à la pathologie et à la thérapeutique*, 3e édit., Paris, 1872.

XLIII. — CONVULSIONS DE L'ENFANCE.

Les altérations organiques sont souvent l'effet et non la cause des convulsions. — Cependant ces lésions anatomiques secondaires devront être prises en considération. — Causes prédisposantes, héréditaires, acquises. — Causes occasionnelles. — L'acte convulsif comprend deux périodes, l'une de contraction tonique, l'autre de mouvements cloniques. — Une troisième période, de collapsus, est l'effet de la convulsion elle-même. — Les convulsions présentent des variétés infinies. — Convulsions générales, partielles. — État de mal. — Convulsions internes. — Asthme thymique. — Accidents consécutifs. — La mort, quand elle a lieu, arrive par asphyxie, par syncope nerveuse. — Pronostic. — Traitement.

MESSIEURS,

C'est à peine si quelques-uns d'entre vous auront vu un petit malade qui, entré avant-hier au n° 17 de notre salle Saint-Bernard, succombait le soir même de son arrivée à l'hôpital.

Cet enfant, âgé de dix-neuf mois, et qui n'avait encore que six dents, était, depuis huit jours, pris de convulsions dont les accès se répétaient à quatre ou cinq reprises dans les vingt-quatre heures. Déjà, il y a près d'un an, il en avait été atteint, à l'occasion de l'évolution de ses premières dents, et, comme cette fois-ci, l'attaque avait duré huit jours; mais les accidents, revêtant une forme différente de celle qu'ils nous ont présentée, avaient constitué ce qu'on appelle des *convulsions internes.*

Lorsque sa mère l'amena à l'Hôtel-Dieu, l'enfant était donc malade depuis huit jours. Toutefois, dimanche dernier, il n'avait pas eu de mouvements convulsifs; tout pouvait paraître fini, quand le lendemain les accidents reprirent avec une nouvelle intensité, à ce point que depuis mardi soir (le malade est entré dans nos salles le jeudi suivant) ils se succédèrent presque sans interruption. Depuis lors aussi, ce petit garçon refusa de teter et resta dans un véritable *état de mal.*

Ces convulsions se renouvelaient toutes les quatre ou cinq minutes; chaque accès durait de trente-cinq à quatre-vingts secondes. Quelque rapides qu'ils fussent, il nous fut possible de saisir les deux périodes très distinctes qui les constituaient, une première période de convulsions toniques, auxquelles succédaient les convulsions cloniques, qui, dans l'intervalle des accès, persistaient encore à un certain degré pour s'exagérer au moment de la crise. Les bras et les jambes étaient agités de grands mouvements déterminés par la contraction involontaire et par le relâchement alternatif des muscles de ces parties. Il y avait en outre, dès le commencement de l'accès, un strabisme convergent, les yeux étaient abaissé vers la paupière inférieure; il y avait de plus émission involontaire d'urine.

Nous constations de la réaction fébrile, caractérisée par la chaleur à la peau, par l'accélération du pouls, qui battait 168, et la mère nous disait que la fièvre s'était déclarée dès le début. Enfin l'enfant toussait; mais, en examinant attentivement sa poitrine, nous ne constations aucun phénomène anomal.

A l'autopsie, nous ne trouvions aucune lésion des centres nerveux; toutefois il nous sembla que la substance grise des circonvolutions cérébrales était d'une couleur un peu plus violacée qu'elle ne l'est normalement. Les poumons, légèrement engoués, présentaient de l'emphysème, principalement le lobe moyen du poumon droit.

Les convulsions chez les enfants sont des accidents que vous serez fréquemment appelés à observer dans le cours et dès le début de votre carrière médicale. Je vous ai déjà dit quelques mots en différentes occasions, notamment dans nos conférences sur les fièvres éruptives, et, plus récemment encore, à propos de l'épilepsie; mais le sujet est d'une trop grande importance pour que je ne lui consacre pas une ou plusieurs leçons, me réservant de revenir, chemin faisant, sur quelques points que j'ai seulement indiqués.

Envisagée d'une manière générale, — je n'ai pas besoin d'insister longtemps sur ce fait, — la convulsion est un symptôme commun à un grand nombre d'états pathologiques de nature très diverse. En quelques cas, elle paraît dépendre de lésions anatomiques évidentes du système nerveux; dans d'autres, elle ne semble se lier à aucune affection matérielle, ou du moins l'examen nécroscopique le plus rigoureux ne nous révèle l'existence d'aucune altération organique à laquelle il soit permis de rattacher les phénomènes morbides qui se sont manifestés pendant la vie. De là une première et grande distinction entre les *convulsions* dites *symptomatiques* et les *convulsions* dites *idiopathiques* ou *essentielles*.

Celles-ci peuvent être l'expression et quelquefois l'unique expression de maladies très différentes. Nous avons vu qu'à elles seules elles caractérisaient la grande forme du mal comitial; et vous n'ignorez pas le rôle important qu'elles jouent dans l'hystérie. Ce sont elles encore qui constituent les phénomènes prédominants dans les diverses espèces de chorées, et les contractions musculaires permanentes involontaires du tétanos et de la maladie décrite sous le nom de contracture essentielle ne sont rien autre chose qu'une convulsion tonique. Enfin, sous le terme générique de convulsions idiopathiques, il faut comprendre les diverses variétés de l'*éclampsie*, à laquelle on doit rattacher les *convulsions de l'enfance*.

Avant d'aborder leur étude clinique, une première question demande à être élucidée. J'ai dit que ces convulsions essentielles ne pouvaient être rattachées à l'existence d'aucune altération anatomique appréciable; je n'ai pas voulu prétendre par là qu'elles étaient indépendantes d'une affection matérielle, dont les centres nerveux sont incontestablement le siège,

je prétends seulement que les dissections les plus minutieuses ne nous ont
point encore fait connaître, si tant est qu'elles y parviennent jamais, l'état
organopathologique en vertu duquel l'acte convulsif se produit. Je conteste encore moins que l'on trouve, à l'autopsie des individus enlevés par
ces accidents, des lésions plus ou moins considérables de l'appareil de
l'innervation ; mais, je répète ici ce que j'ai dit à propos de l'épilepsie,
ce que je dirai pour toutes les névroses, que si ces lésions tiennent, sans
contredit, leur place dans l'histoire de la maladie, c'est une place secondaire. Elles sont, pour la plupart, le produit de troubles survenus dans le
système nerveux, peut-être de ces modifications organiques inappréciables auxquelles nous avons fait allusion, et que l'appareil de l'innervation
a subies, mais elles en sont le produit et non le point de départ

Ainsi un enfant est pris de convulsions et succombe. A l'autopsie, on
constate une congestion plus ou moins considérable des méninges, du cerveau, de la moelle, un épanchement séreux dans les ventricules ou dans
la cavité arachnoïdienne ; quelquefois on pourra trouver un ou plusieurs
foyers hémorrhagiques. Devra-t-on considérer cette congestion, cet épanchement, comme la cause des accidents convulsifs qui se sont manifestés?
Non ! assurément non ! Ils n'en sont pas plus la cause que les congestions
encéphaliques, que les hémorrhagies cérébrales qui surviennent dans les
attaques d'épilepsie ne sont la cause de l'épilepsie ; pas plus que l'engouement pulmonaire, que les épanchements séreux dans les plèvres consécutifs aux accès d'asthme ne sont la cause de l'asthme. C'est quelque chose
d'analogue à cette congestion fugace qui colore les joues d'un individu
sous l'empire d'un mouvement de colère et d'une émotion morale vive,
congestion, en quelques cas, portée à un très haut degré et se produisant
jusque dans l'encéphale ; c'est quelque chose de tout à fait comparable à
ces fluxions qui accompagnent les affections névralgiques, phénomènes
sur lesquels j'appelle à chaque instant votre attention, et qui ont été signalés par M. le docteur Notta[1].

L'opinion que je soutiens et qui est acceptée par la plupart des praticiens, est loin d'être une opinion nouvelle ; Morgagni la professait très
explicitement, lorsqu'il écrivait dans sa *Huitième lettre sur le siège et la
cause des maladies* : « La cause des convulsions qui consiste dans un changement invisible opéré dans le cerveau et dans les nerfs ne tombe pas
sous nos sens après la mort ; on n'observe que ses effets, qui varient suivant la violence et la durée de ces convulsions.

Cependant, messieurs, il ne faudrait pas aller au delà de ma pensée,
et croire que je n'attache aucune importance à ces lésions matérielles. Tout

---

1. Notta, *Mémoire sur les lésions fonctionnelles qui sont sous la dépendance des
névralgies* (*Archives générales de médecine*, 5ᵉ série, t. IV, juillet, septembre, novembre 1854).

en n'occupant ici qu'un rang secondaire, en tant qu'effets et non causes des convulsions, elles n'en doivent pas moins être prises en considération. Si, lorsqu'elles sont légères, elles disparaissent rapidement et spontanément une fois que la cause qui les a produites cesse elle-même d'agir, portées à un très haut degré, elles sont susceptibles d'introduire dans l'état du malade les complications les plus sérieuses. Souvent répétées, elles peuvent amener des désordres anatomiques, et consécutivement des désordres fonctionnels irrémédiables; si la vie n'en est pas immédiatement menacée, du moins les individus conservent-ils des infirmités incurables, comme nous avons vu les épileptiques rester quelquefois paralysés à la suite de leurs grandes attaques; à plus forte raison, devrons-nous tenir compte des épanchements de sang qui sont le résultat de l'attaque d'éclampsie. J'aurai à revenir sur ces faits.

Ce que les anciens appelaient la cause prochaine des convulsions nous échappe donc, mais nous connaissons mieux leurs *causes prédisposantes* et leurs *causes occasionnelles*.

Dans nos conférences sur l'épilepsie, j'ai cherché à vous démontrer par des faits l'influence de la *prédisposition héréditaire* sur les affections convulsives. Cette susceptibilité nerveuse se manifeste dans les générations différentes par des phénomènes différents ou par des phénomènes identiques. Il est assez ordinaire que des parents, que des mères surtout, sujets dans leur enfance à des accidents éclamptiques, donnent le jour à des individus qui à leur tour sont affectés d'accidents analogues.

Une des observations les plus extraordinaires que je connaisse en ce genre est celle qui a été rapportée par mon ancien élève et ami M. le docteur Duclos (de Tours), dans sa remarquable thèse[1]. C'est l'histoire d'une femme de trente-quatre ans, sœur de dix enfants dont six étaient morts de convulsions, et qui elle-même avait eu jusqu'à l'âge de sept ans de fréquentes attaques d'éclampsie; elle en avait conservé un peu de déviation de la bouche et de prolapsus de la paupière supérieure du côté gauche. Cette femme eut dix enfants. Tous eurent des convulsions : six avaient succombé, cinq dans les deux premières années, un autre à l'âge de trois ans. Son dernier, qu'elle amenait dans mon service, à l'hôpital Necker, était une petite fille de six mois. A l'âge de trois mois elle avait eu une première attaque qui avait duré dix minutes environ, et que la mère attribuait à une vive impression morale éprouvée par elle : immédiatement après un accès de colère, elle avait donné le sein à son enfant, la convulsion était survenue dès le lendemain. Cette petite fille succomba, trois mois après, à une encéphalo-méningite.

Les médecins qui s'occupent spécialement des femmes en couches ont

---

1. Duclos (de Tours), *Études cliniques pour servir à l'histoire des convulsions de l'enfance*, Paris, 1847, p. 75.

souvent observé que des enfants dont les mères avaient eu, peu de temps avant leur accouchement, des attaques d'éclampsie, étaient pris de convulsions peu après leur naissance. En quelques cas, ils succombent à la violence des accès; d'autres fois ils guérissent, bien que les accès se soient répétés en grand nombre et à des distances très rapprochées. Bien plus, les mêmes auteurs racontent avoir vu des nouveau-nés venir au monde avec des contractures des membres ou des muscles du cou; et ces affections étaient, suivant eux, la conséquence des convulsions, ou du moins de quelque chose d'analogue que ces enfants avaient éprouvé alors qu'ils étaient enfermés dans le sein maternel, les mères ayant eu pendant leur grossesse de accidents convulsifs.

Indépendamment de cette prédisposition transmise des parents aux enfants, il est une série de causes qui prédisposent singulièrement aux convulsions : ce sont toutes celles qui tendent à affaiblir l'économie. Aussi ces accidents ne sont-ils jamais plus fréquents que chez les enfants dont *l'alimentation est insuffisante*, que chez ceux qui ont éprouvé des *pertes de sang*, relativement considérables, soit que les hémorrhagies aient été spontanées, soit qu'elles aient été provoquées artificiellement par une saignée ou par une application de sangsues. Des *diarrhées* abondantes ou longtemps prolongées agissent dans le même sens et de la même façon. Il n'y a rien là qui doive surprendre, lorsqu'on réfléchit à cette grande loi de physiologie, que plus le système nutritif et les phénomènes végétatifs sont pauvres et languissants, plus aussi les phénomènes nerveux sont mobiles, exaltés, irréguliers, loi admirablement formulée dans cette simple observation d'Hippocrate : *sanguis moderator nervorum*, si l'on réfléchit surtout que cette subordination du système nerveux au système sanguin, à la force plastique, n'est chez personne plus évidente que chez les jeunes sujets.

Je ne suivrai pas les auteurs dans la longue énumération qu'ils vous ont donnée des causes occasionnelles des convulsions de l'enfance. Je vous rappellerai seulement que le séjour dans une température élevée, que l'exposition subite au froid, que des émotions morales, des *irritations locales*, ont pour effet d'amener ces accidents.

Il y a quelques années, j'étais mandé avec Blache auprès de l'enfant d'un ministre étranger. Cet enfant était depuis quelques heures pris d'accès convulsifs : on l'avait fait mettre au bain. Les accidents ne cessaient pas, lorsque Blache, en ôtant le bonnet du petit malade, aperçut un brin de fil posé sur le crâne. En cherchant à l'enlever, il attira à lui une longue aiguille à laquelle ce fil tenait, et qui était enfoncée profondément dans le cerveau. Les convulsions s'arrêtèrent immédiatement, mais peu de temps après il survint une hydrocéphale qui entraîna la mort.

Un autre malade, un fils du professeur Soubeiran, ayant succombé à des convulsions dont on ne pouvait saisir la cause, l'autopsie fut demandée et l'on trouva, fixée dans le foie, une aiguille à laquelle on attribua les accidents mortels que rien ne pouvait expliquer.

Underwood [1] rapporte un fait analogue au premier. Un enfant, dit-il, après des cris continuels, était tombé dans des convulsions dont le médecin ne put absolument rendre raison et dont la cause ne fut connue qu'après la mort. En ôtant le bonnet qu'on n'avait pas encore enlevé, on découvrit une petite épingle fichée dans la grande fontanelle.

N'oubliez pas ces faits, car il pourra vous arriver de voir cesser des convulsions, lorsqu'en faisant déshabiller le petit malade, vous aurez découvert qu'une épingle mal attachée dans ses vêtements, ou même une constriction trop douloureuse exercée par des langes, en étaient le point de départ.

N'oubliez pas non plus que ces accidents sont souvent occasionnés par des vésicatoires, par des sinapismes que l'on aura appliqués sur les membres des malades sous prétexte de combattre des troubles nerveux sans aucune gravité. Que de fois j'ai vu survenir des convulsions mortelles chez des enfants que l'on avait couverts de vésicatoires ; que de fois j'ai vu des médecins lutter par des vésicatoires nouveaux contre le mal qu'ils avaient causé, oublieux des accidents nerveux qui accompagnent si souvent la brûlure au premier degré !

C'est en grande partie à l'irritation ocasionnée par l'évolution difficile des dents qu'il faut attribuer les accidents éclamptiques si nombreux, si communs chez certains sujets, non seulement à l'époque de la première dentition, mais encore, ce qui est beaucoup plus rare, à l'époque de la seconde.

Au point de vue de l'étiologie, les convulsions, liées à des états physiologiques bien définis, sont assurément les plus intéressantes à étudier. Celles qui dépendent d'une affection matérielle appréciable des centres nerveux, comme les convulsions de la méningo-encéphalite, ne doivent pas nous occuper, et l'histoire de ces *convulsions symptomatiques* se rattache à celle de l'affection dont elles sont une des manifestations. Mais les *convulsions* qui, survenant au début, dans le cours et à la fin de diverses maladies, sont dites *sympathiques*, *deutéropathiques*, appartiennent bien à l'éclampsie proprement dite, dont ces maladies doivent être considérées comme les causes occasionnelles : ce sont celles qui surviennent au début des fièvres éruptives et dont je vous ai parlé ; au début de la rougeole et de la variole, bien plus qu'au début de la scarlatine ; au début des affections catarrhales pulmonaires et intestinales ; au début, en un mot, de la plupart des phlegmasies ou des pyrexies que l'on observe chez les enfants.

---

1. Underwood, *Traité des maladies des enfants*, traduit de l'anglais par Lefebvre de Villebrune, Paris, 1786 ; 1823.

En dehors de ces phlegmasies catarrhales ou franchement inflammatoires, en dehors des flux diarrhéiques qui agissent à la façon que je
vous ai dite, les *affections des voies digestives* ont la plus grande influence
sur la production des convulsions.

L'*indigestion* en est une des causes les plus fréquentes, que cette indigestion ait été causée par des aliments pris en trop grande quantité,
comme lorsque des femmes donnent à profusion à leur nourrisson un lait
de bonne qualité d'ailleurs ; qu'elle ait été causée par l'ingestion de substances grossières, non adaptées à l'âge, aux forces digestives, aux dispositions individuelles du sujet, comme chez les enfants à la mamelle nourris de trop bonne heure de bouillies épaisses, de haricots, de lentilles, de
pommes de terre, etc., ainsi que vous n'aurez que trop souvent occasion
d'en être témoins.

Je veux insister fortement sur ce point que j'ai déjà indiqué et sur lequel je ne saurais trop revenir, à savoir, que contrairement à l'opinion
généralement reçue, les enfants à la mamelle qui sont sujets à la diarrhée
éprouvent des convulsions bien plus souvent que ceux dont les garde-robes
sont habituellement régulières ; non que la diarrhée dispose plus particulièrement à l'éclampsie, mais bien parce que les individus à entrailles
délicates, et souvent dévoyées, sont bien plus exposés que les autres à
l'indigestion, cette cause puissante de phénomènes convulsifs. Aussi est-
ce une règle que je me suis imposée depuis bien des années, de ne pas
laisser la diarrhée même aux enfants qui font des dents.

On a cité des faits dans lesquels des enfants avaient eu des convulsions
après avoir pris le sein au moment où leurs mères venaient d'éprouver
une émotion vive.

J'ai vu l'éclampsie survenir, dans le service de l'hôpital Necker dont
j'ai longtemps été chargé, chez un petit malade dont la nourrice avait eu
un violent accès de colère un instant avant de lui donner à téter.

Andral racontait, dans ses cours, des faits plus curieux encore, et qui
prouvent qu'il existe de singulières idiosyncrasies en vertu desquelles le
lait d'une nourrice est bien supporté par les uns et ne l'est point par les
autres. « Une femme, dit mon honorable collègue, nourrissait son propre
enfant sans inconvénient ; elle donne le sein à un second enfant qui fut
pris de convulsions, à un troisième qui le fut également. » Dans tous ces
cas, les accidents convulsifs se produisent sans qu'il y ait aucun autre
symptôme d'indigestion ; il semble que le lait, sous l'influence d'une cause
ou d'une autre, change de nature et devienne un véritable poison dont
les effets se font sentir sur le système nerveux.

Déjà, dans bien des occasions, j'ai appelé votre attention sur ce fait
important signalé depuis quelques années, que l'éclampsie, chez les enfants aussi bien que chez les adultes, survenait à la suite de l'albuminurie,
soit que la sécrétion albumineuse se fît dans le cours d'une maladie aiguë,

comme je vous ai dit que cela arrivait souvent à la fin de la scarlatine, soit qu'elle fût l'expression de la maladie de Bright.

Dans ce cas, généralement, les individus ont ou ont eu une anasarque plus ou moins considérable; mais il ne faudrait pas croire, ainsi que quelques médecins semblent l'admettre, que cette anasarque soit la condition la plus favorable au développement des convulsions; car, d'un côté, chez les enfants qui sont pris d'anasarque sans albuminurie à la suite de la dysenterie, d'une diarrhée opiniâtre, d'une rougeole même, l'éclampsie est rarement à craindre; tandis que, dans l'albuminurie sans anasarque, les convulsions se manifestent fréquemment, et cette fréquence est telle, que certains auteurs n'ont pas craint d'affirmer que, dans la presque universalité des cas, les convulsions de l'enfance étaient un des symptômes de l'albuminurie; ce qui me paraît exagéré. Ils ont voulu même faire de l'existence des urines albumineuses dans les convulsions un signe diagnostique entre l'éclampsie et l'épilepsie.

Je vous ai souvent rappelé la curieuse expérience de M. Claude Bernard, relativement à l'influence que les lésions du quatrième ventricule exercent sur la sécrétion urinaire. Si l'on blesse, chez un animal, un certain point de ce ventricule, peu après, les urines contiennent de la glycose, en même temps qu'elles sont plus abondamment sécrétées. Si la lésion est faite dans un autre point, il y a une polyurie simple, sans sucre dans l'urine. La lésion d'un autre point encore de ce même ventricule rend bientôt les urines albumineuses[1].

Peut-on supposer alors que la même modalité nerveuse qui causerait chez la femme et chez l'enfant l'albuminurie, disposerait aux convulsions éclamptiques?

La présence de *vers intestinaux* dans les voies digestives a été signalée par tous les auteurs comme une des causes occasionnelles les plus ordinaires des attaques d'éclampsie de l'enfance; et je vous ai déjà raconté l'histoire d'un épileptique guéri après l'expulsion d'un ténia. Cet ordre de faits rentre dans ce qu'on a appelé les *convulsions par action réflexe*.

Sans vouloir passer en revue toutes les causes des convulsions de l'enfance, j'appellerai votre attention sur cette particularité, que les circonstances les plus insignifiantes en apparence peuvent en être le point de départ, chez les sujets prédisposés; qu'il est des enfants qui entrent en convulsion aussi facilement que d'autres sont pris de rêvasseries et même de délire; et que, si cette prédisposition peut être acquise, elle est surtout héréditaire. En vous renvoyant ici à ce que j'ai longuement établi à propos de l'épilepsie, je vous répéterai que cette susceptibilité, que cette excitabilité nerveuse, peuvent en quelques cas se prévoir.

---

1. Claude Bernard, *Leçons de physiologie expérimentale appliquée à la médecine, faites au Collège de France*, p. 339 et 340.

Il importe cependant de ne pas prendre pour des convulsions les mouvements rapides et *involontaires* que l'on voit se produire, même à l'état de veille, chez certains sujets dont le système nerveux est très excitable, lorsqu'ils sont surpris par des bruits inattendus ou lorsqu'ils éprouvent une émotion un peu subite. Ces mouvements, en apparence convulsifs, manquent des caractères essentiels de la convulsion proprement dite.

Voyons donc quels sont ces caractères.

Considérée dans son élément le plus simple, la convulsion se compose de deux temps successifs et bien distincts. C'est d'abord une période de contraction, sans secousses, consistant dans une contraction graduelle, mais rapide, de la fibre musculaire, qui se traduit par une dureté et une roideur quelquefois invincible des muscles affectés. Cette *période de tonicité* est bientôt suivie d'une *période de clonicité*, dans laquelle se produit une série de mouvements alternatifs de contraction et de relâchement indépendants de la volonté, et qui est aussi impuissante à les suspendre ou à les modérer qu'elle l'a été à les provoquer.

La période tonique précède toujours la période clonique ; mais la durée et l'intensité de celle-ci ne sont en aucune façon subordonnées à l'intensité et à la durée de celle-là. Ainsi, des mouvements cloniques d'une grande violence succèdent souvent à une contraction tonique légère, et réciproquement une contraction tonique d'une excessive énergie peut être suivie de mouvements cloniques très modérés. Ainsi, la durée de la première période est parfois si rapide, la seconde arrive si promptement pour se prolonger pendant un temps plus ou moins long, qu'il semblerait à un observateur non prévenu ou inattentif que les mouvements cloniques ont signalé le début des accidents. Dans d'autres circonstances, plus rares il est vrai, la période clonique manque, et l'on ne constate pendant toute la durée de l'acte convulsif qu'une contraction musculaire plus ou moins énergique et persistante. C'est là le cas de la contracture dont nous n'avons point à nous occuper pour le moment, mais dont j'aurai certainement à vous entretenir un jour. Dans l'éclampsie, et plus spécialement dans l'éclampsie des enfants, objet unique de cette conférence, l'absence des mouvements cloniques s'observe lorsque, pendant l'accès et par le fait même de la longue durée de la convulsion tonique, la mort survient par asphyxie ou par syncope, suivant un mécanisme que nous étudierons ultérieurement.

De ce que je viens de vous dire ressort ce fait très remarquable, que la tonicité paraît être l'élément essentiel, obligé, de tout acte convulsif : il ne manque jamais et peut même exister seul ; qu'il constitue la convulsion tout entière, comme dans la contracture ; que cette convulsion reste incomplète comme dans l'éclampsie, lorsque la période clonique n'a pas le temps d'arriver ; tandis que les mouvements cloniques ne se produisent peut-être jamais d'emblée.

Il est une troisième période qui, bien que ne faisant pas partie de l'acte convulsif lui-même, n'en doit pas moins être indiquée : c'est la *période de collapsus, de stupeur* ou *de coma*. Qu'il soit la conséquence de l'étonnement du cerveau produit par la congestion encéphalique ou par l'épuisement de l'incitabilité nerveuse, ce collapsus est l'effet, mais non un élément de la convulsion. Si la plupart des malades tombent, à la suite de leurs attaques d'éclampsie, dans cette stupeur plus ou moins profonde, plus ou moins passagère, en quelques circonstances, très rares à la vérité, entre l'attaque éclamptique et le retour à un état normal, il n'y a aucune transition.

Messieurs, après vous avoir présenté cette analyse des divers phénomènes constitutifs de l'acte convulsif, abordons l'étude plus générale des convulsions de l'enfance, et essayons d'en donner une description aussi complète que possible. C'est là un sujet d'une excessive difficulté.

L'éclampsie revêt en effet les formes les plus variées. Le plus ordinairement elle se manifeste à la façon de la grande attaque d'épilepsie. Rien n'annonce l'invasion de l'accès, et pour ma part je n'ai jamais observé ces phénomènes précurseurs dont Brachet a dressé le tableau [1] que d'autres ont cru devoir copier d'après lui. Cet état d'impatience, d'inquiétude, d'agitation, de malaise dont on parle, ce sommeil léger ou ces insomnies, remplacées quelquefois au contraire par de l'abattement, par de l'hébétude, par de la somnolence, sont les prodromes de la maladie dont les accidents convulsifs vont être une première manifestation, et ne sauraient être rapportés à la convulsion elle-même.

Celle-ci survient brusquement. Tout à coup l'enfant pousse un cri, perd connaissance, se roidit et se tord, la poitrine immobile, la respiration suspendue ; le visage, d'abord pâle, devient rouge, violet ; quelquefois les yeux se remplissent de larmes qui s'échappent et coulent sur les joues ; les veines du cou se dessinent en cordes noueuses. Alors commencent les secousses cloniques, caractérisées par des mouvements désordonnés et involontaires d'un grand nombre de muscles ; les membres se plient et s'étendent tour à tour ; les doigts et les orteils sont alternativement fléchis et étendus, écartés ou rapprochés les uns des autres, mais le plus souvent dans une flexion forcée ; le pouce, porté dans l'adduction, est caché sous les doigts qui le couvrent. La tête se renverse en arrière ou se fléchit en avant, et parfois est entraînée latéralement par des mouvements irréguliers et saccadés de rotation ; les muscles du visage participent à la *convulsion générale* ; les yeux, agités de mouvements saccadés, oulent dans leurs orbites ; généralement renversés en haut sous la paupière supérieure, plus rarement ils sont entraînés en bas, et il y a un strabisme convergent. Les commissures des lèvres, tirées en dehors et

---

1. Brachet, *Traité pratique des convulsions dans l'enfance*, Paris, 1837, 2ᵉ édit.
TROUSSEAU, Clinique.   II. — 12

en haut, donnent à la physionomie un air grimaçant quelquefois effrayant
à voir; puis à chaque secousse convulsive, l'air, passant dans l'espèce
d'entonnoir que forment les coins de l'orifice buccal entr'ouvert, produit
un bruit de succion accompagné d'un écoulement de salive écumeuse,
parfois ensanglantée. C'est qu'ici comme dans l'attaque d'épilepsie, la
langue, poussée en dehors, peut être mordue et déchirée par les dents.
Les muscles du tronc étant également affectés pendant la période tonique,
les muscles inspirateurs sont immobiles, et le larynx lui-même, spasmo-
diquement contracté, n'offre plus un libre accès au passage de l'air. La
convulsion des muscles de l'abdomen chasse au dehors les urines et les
matières fécales, qui s'échappent involontairement. Les mouvements
convulsifs cloniques, d'abord rapides et petits, deviennent plus lents et
plus étendus; enfin une profonde expiration, suivie d'une détente complète, indique la fin de l'accès. L'enfant tombe alors dans la somnolence
et la stupeur.

Messieurs, ces divers phénomènes s'accomplissent en beaucoup moins
de temps que je n'en ai mis à les décrire, et l'accès, toujours trop long
pour la mère épouvantée, dure une ou deux minutes.

Lorsqu'il est complètement terminé, et que, la stupeur ayant à son
tour disparu, tout est rentré dans l'ordre, il est impossible de saisir la
moindre trace du passé, si ce n'est que l'enfant garde de la lassitude, qui
se traduit par des pandiculations, par des bâillements, par de la tendance
au sommeil.

L'attaque peut se composer d'un seul accès, mais il est rare qu'il en
soit ainsi. Ordinairement, après un intervalle de repos plus ou moins
prolongé, un nouvel accès se produit avec une forme analogue à celle du
précédent, dure le même temps, pour se terminer comme lui par le carus
et aboutir en retour à l'état normal.

Survenant, ainsi que le premier, sans cause appréciable, mais survenant aussi sous l'influence d'une émotion, d'une contrariété, d'une douleur, d'un mouvement, il peut se répéter d'heure en heure, de demi-
heure en demi-heure, et même à des intervalles encore plus rapprochés.

L'attaque d'éclampsie, ainsi composée de plusieurs accès, peut durer
une demi-journée, un, deux ou trois jours; mais il est loin d'être sans
exemple qu'elle se soit prolongée bien au delà, l'enfant restant aux prises
avec des convulsions qui, revenant à des distances plus ou moins courtes
dans le courant des vingt-quatre heures, se reproduisent pendant cinq,
six, sept, quinze jours, comme M. Duclos en rapporte des exemples[1], et
même pendant dix-huit jours, ainsi que nous l'avons vu à l'hôpital
Necker, chez un enfant de cinq mois.

Dans le cours d'une coqueluche, cet enfant eut chaque jour un ou deux

---

1. Duclos, *Études cliniques pour servir à l'histoire des convulsions de l'enfance*, p. 23.

accès formés d'une série d'attaques subintrantes, c'est-à-dire se succédant de telle sorte que le paroxysme précédent n'était pas encore terminé lorsque le suivant commençait; le grand accès durait ainsi sans la moindre interruption pendant deux, trois et même quatre heures [1].

Ceci, messieurs, vous donne déjà la confirmation de ce que je vous disais tout à l'heure de la variété de formes des convulsions de l'enfance.

Ordinairement *intermittentes*, séparées par des intervalles de repos pendant lesquels tout semble rentré dans l'ordre, d'autres fois vous les voyez, comme dans le cas de cet enfant, se succéder sans interruption. L'accès, qui a duré une ou deux minutes, est à peine fini qu'il est suivi d'un autre, auquel succèdent un troisième, un dixième, un vingtième : de sorte que le petit malade ne cesse de s'agiter dans les contorsions de la convulsion que pour tomber dans une stupeur plus effrayante encore, et beaucoup de médecins peu attentifs considèrent cet état comme une convulsion continue.

Il suffit d'un peu de soins pour reconnaître une succession de paroxysmes dont la violence n'est pas ordinairement aussi grande que celle des convulsions intermittentes. C'est là quelque chose de tout à fait semblable à ce que dans l'épilepsie nous avons appelé *l'état de mal*, état de mal qui se rencontre beaucoup moins fréquemment, je vous l'ai dit, dans cette dernière maladie que dans l'éclampsie.

Cette convulsion, en apparence continue, est susceptible d'avoir une durée considérable; elle peut se prolonger jusque pendant huit à dix heures, puis, après un intervalle de repos plus ou moins long, reprendre sa forme continue, et se reproduire un, deux et se même quinze à dix-sept jours de suite.

Cette forme de l'éclampsie ne diffère donc de celle dans laquelle les accès sont franchement intermittents que par la manière dont les accidents se succèdent.

Il existe pourtant une *forme continue*, qui se rencontre assez souvent après un accès épileptiforme violent. Au moment où l'on s'attend à voir cesser les secousses, celles-ci se répètent de seconde en seconde, ou bien à des intervalles un peu plus éloignés, et cette scène dure un quart d'heure, une heure ou même des journées entières.

Dans ce cas, nous avons vraiment affaire à la même attaque. Ce n'est pas que de temps en temps la convulsion ne semble se modérer pour reprendre avec une intensité nouvelle; mais enfin il n'y a jamais ni une cessation complète, ni cette stupeur profonde, avec résolution générale, qui suit un paroxysme ordinaire.

Cependant, dans cette forme d'éclampsie continue, il existe une chose capitale sur laquelle je veux tout de suite appeler votre attention. Tandis

1. Duclos, *ibid.*

que dans les deux premières formes il y avait perte de connaissance, dans celle-ci, au contraire, l'enfant, tout en s'agitant dans les convulsions, semble n'avoir pas perdu tout à fait la conscience de lui-même, et ne reste pas complètement étranger à ce qui se passe autour de lui. Il crie pour exprimer un besoin ou pour se plaindre d'une douleur; il retire quelquefois avec assez de vivacité la main que l'on pince, le pied que l'on chatouille, et pourtant la convulsion persiste dans le membre même où la volonté n'a pas cessé d'exercer son empire.

A vrai dire, cette convulsion qui frappe toutes les parties du corps n'est pas si *universelle* qu'elle semble l'être, puisqu'elle laisse des muscles obéir à l'intelligence qui commande; elle est donc *partielle* rigoureusement parlant.

Nous allons voir maintenant la convulsion se localiser davantage.

Les *convulsions partielles* présentent les différences les plus tranchées, et la diversité infinie de leur expression est en rapport avec le siège qu'elles occupent.

Il arrive quelquefois qu'après une grande attaque épileptiforme, la *moitié du corps* reste pendant plusieurs heures agitée de mouvements spasmodiques cloniques, qui se répètent à des intervalles d'une à plusieurs secondes. Cependant l'intelligence de l'enfant est entière; les mouvements de l'autre moitié du corps ont une facilité, une harmonie, qui contrastent singulièrement avec l'agitation du côté affecté.

Je me souviens d'avoir vu un jeune garçon de onze mois qui était sous l'empire de la diathèse tuberculeuse. A la suite d'un accès violent d'éclampsie, il revint à lui; mais, durant plusieurs heures, il avait le côté droit du visage et le bras droit agités de mouvements convulsifs violents. Il reconnaissait sa mère et sa nourrice, buvait, quoique avec assez de difficulté, dirigeait un regard attentif et intelligent sur les objets qui l'entouraient, retournait vivement la tête pour regarder les personnes qui entraient dans l'appartement, et quelquefois même, importuné par les secousses du bras droit, y portait la main gauche, et s'efforçait de lutter contre la violence des mouvements convulsifs.

Dans d'autres cas, la *convulsion des membres,* au lieu d'affecter comme ici la totalité des muscles d'un côté du corps à un égal degré, affectera à des degrés différents tel ou tel muscle, et souvent des muscles qui ne sont pas animés par la même paire nerveuse. Un seul muscle du bras, le biceps par exemple, sera pris, tandis que les autres resteront dans une parfaite immobilité, dans un état de relâchement complet; les mouvements convulsifs ne se produiront que dans un ou plusieurs doigts. Quelquefois, quoique cela soit beaucoup plus exceptionnel, c'est dans les membres inférieurs que ces phénomènes s'observent.

Ils sont fréquemment précédés et accompagnés de troubles généraux qui caractérisent la grande attaque d'éclampsie : cri, perte subite de connaissance, pâleur du visage; souvent aussi l'accès se termine également par la période de stupeur et de carus. Ces phénomènes ne sont jamais plus manifestes que dans les cas où les accidents convulsifs se limitent au tronc, lesquels, sans être rares, sont cependant beaucoup moins communs que ceux où la convulsion reste bornée aux membres.

Les *convulsions partielles du tronc* revêtent d'ailleurs deux formes bien distinctes. Tantôt incomplet, l'acte convulsif consiste dans une contraction exclusivement tonique des muscles de la gouttière vertébrale, et représente un véritable accès tétanique. Le corps se roidit; la tête, renversée en arrière, reste dans une immobilité absolue; puis, sans qu'il y ait eu aucun mouvement de flexion, la contraction cesse, et tout rentre dans son état habituel. Tantôt cette période tonique est si passagère, qu'elle semble ne pas exister, et l'on n'observe que des contractions cloniques, en vertu desquelles la tête exécute des mouvem nts, soit de rotation, soit de flexion en avant et en arrière, la convulsion paraissant exclusivement bornée aux muscles du cou. Je vous ferai ici la même remarque que je vous ai faite précédemment sur la nécessité de ne pas confondre avec les accidents convulsifs certains mouvements ayant avec ceux-ci une certaine ressemblance, et que vous verrez se produire chez un grand nombre d'enfants sous l'influence d'une maladie fébrile. Ces mouvements, par lesquels se traduit l'excitation du petit malade, bien qu'ils dépendent d'une surexcitation du système nerveux, n'ont en réalité rien de convulsif.

De toutes les convulsions partielles, les plus fréquentes sont assurément *celles du visage*. Tantôt elles occupent tous les muscles de la face d'un seul côté; les paupières, les globes oculaires, les ailes du nez, les joues, sont agités de mouvements convulsifs; la bouche est grimaçante, la mâchoire inférieure, portée en bas, se tord à gauche, à droite; les dents sont serrées les unes contre les autres, ou il y a une sorte de mouvement continuel. Tantôt la convulsion, encore plus limitée, occupe seulement, soit l'orbiculaire des paupières, et consiste dans un clignotement involontaire précipité qui dure plus ou moins longtemps, soit quelques faisceaux musculaires des joues et des lèvres dont la commissure est alors entraînée violemment en haut et en dehors, soit les muscles qui se rendent aux ailes du nez, lesquelles se dilatent et se serrent alternativement.

Les muscles de la *langue* sont quelquefois affectés, et alors l'articulation des mots devenant impossible, il se produit une espèce de bégayement d'ordinaire passager, mais qui persiste quelquefois.

Les *convulsions des muscles de l'œil* sont les plus communes de toutes les convulsions partielles de la face, et je ne crains pas d'ajouter que ce sont peut-être aussi celles qui passent le plus souvent inaperçues. Si généralement elles annoncent le début des attaques d'éclampsie, quelquefois aussi elles sont la seule manifestation de cette maladie. En quelques cas, elles sont exclusivement toniques; le globe oculaire reste renversé en haut sous la paupière supérieure, ou bien il y a un *strabisme* double et convergent: exceptionnellement il est divergent. D'autres fois, un seul œil est affecté, l'autre restant dans une parfaite immobilité; le strabisme est alors presque toujours convergent. Il peut arriver aussi qu'il y ait strabisme convergent d'un côté et divergent de l'autre. Ordinairement les convulsions des muscles de l'œil sont complètes, c'est-à-dire qu'à la contraction permanente succédant la période de mouvements cloniques, les globes oculaires sont agités d'une oscillation continuelle, se renversant sous la paupière supérieure, puis sous l'inférieure, se portant en dedans bien plus ordinairement qu'en dehors.

Il est une particularité dont vous devez être prévenus. Vous serez probablement plus d'une fois appelés auprès d'enfants que l'on vous dira atteints de convulsions, parce que chez eux on aura pris pour un acte convulsif le renversement du globe oculaire qui, dans l'état de sommeil, est un phénomène essentiellement physiologique. Ce renversement est quelquefois porté à ce point, qu'en entr'ouvrant les paupières, il est absolument impossible d'apercevoir l'iris, et surtout la pupille. Celle-ci est d'ailleurs parfaitement contractée, tandis que dans la convulsion elle est au contraire plus ou moins dilatée. Ce phénomène physiologique en impose fréquemment, alors surtout que les enfants ont eu récemment de véritables attaques d'éclampsie.

Messieurs, dans ces différentes formes que je viens de passer en revue, l'éclampsie est facile à reconnaître, quelque élémentaire, quelque partielle qu'elle puisse être. Ces formes sont bien distinctes, bien spéciales, et les médecins restent d'accord, sinon sur le fond de la maladie, du moins sur la dénomination à imposer au phénomène. Il s'agira toujours d'une *convulsion*.

Mais dans les formes que nous allons maintenant étudier, les opinions ont été et sont encore très divergentes : je veux parler des *convulsions internes*, auxquelles quelques auteurs ont réservé, lorsqu'elles sont légères, le nom de *spasmes*, et qui, suivant les muscles qu'elles vont frapper, produisent les accidents qui sont diversement et quelquefois singulièrement interprétés.

On entend vulgairement par convulsions internes, des convulsions partielles qui occupent plus particulièrement le pharynx, le larynx et tout l'appareil musculaire de la respiration. Cette dénomination de convulsion interne n'a pas sans doute un sens bien précis et bien net; mais enfin, telle qu'elle est, elle est suffisante, du moment qu'on s'est entendu sur le sens qu'il convient de lui donner.

La forme la plus ordinaire de la convulsion interne est caractérisée par ce renversement avec mobilité du globe de l'œil dont je viens de vous entretenir; par la perte presque complète de connaissance, ou tout au moins par une stupeur assez profonde; par la difficulté extrême ou l'impossibilité de la déglutition ; par une respiration inégale, tantôt à peine perceptible, tantôt large, profonde et soufflante, ce qui indique que le diaphragme et les muscles respirateurs de l'abdomen et de la poitrine sont plus spécialement pris ; quelquefois, pendant une, deux ou plusieurs minutes, on entend un bruissement laryngé singulier qui indique un obstacle à l'entrée et à la sortie de l'air ; nous allons revenir tout à l'heure sur ce fait.

Ces convulsions internes peuvent se manifester concurremment avec les convulsions générales ou partielles qui occupent les membres et le visage, — je vous ai déjà dit que les convulsions des globes oculaires les accompagnaient habituellement; — elles peuvent exister seules.

Dans l'un et l'autre cas, elles peuvent encore être complètes, c'est-à-dire toniques et cloniques ; ou incomplètes, se bornant par conséquent à la période de contraction tonique. Si dans le premier cas on examine le malade mis à nu, on voit la *convulsion du diaphragme* et des muscles respirateurs se traduire par des mouvements peu étendus, mais très répétés, très précipités, de la base de la poitrine; dans le second cas, la base de la poitrine, violemment resserrée, reste dans une immobilité absolue.

La convulsion clonique, en raison même de son retour fréquent et du peu d'étendue des mouvements qui la constituent, amène nécessairement une perturbation profonde dans l'acte de la respiration, qui s'embarrasse, et conséquemment dans l'hémathose. De plus, les secousses convulsives expliquent les petites quintes de toux particulières qui accompagnent souvent les convulsions internes.

La convulsion tonique enraye brusquement et suspend complètement les fonctions de l'appareil respiratoire. Dès lors vous comprendrez facilement qu'elle ne peut durer longtemps sans interruption, sous peine d'entraîner la mort. Aussi, tandis que les convulsions des membres et de la face se prolongent sans inconvénients pendant une minute et demie, deux minutes, la convulsion tonique du diaphragme et des muscles inspirateurs doit essentiellement être passagère et ne saurait persister au delà d'une minute sans danger immédiat.

La convulsion interne consiste donc principalement dans la convulsion du diaphragme et des muscles respirateurs de l'abdomen et de la poitrine; mais il arrive aussi que les muscles propres du larynx sont convulsés en même temps que ceux-ci, et de cette *convulsion laryngée* résultent encore des désordres du côté de la respiration, susceptibles, dans quelques cas, d'inspirer des alarmes sérieuses.

On amenait un jour, dans mon service de l'hôpital Necker, un jeune enfant rachitique et sujet d'ailleurs à des convulsions épileptiformes qui, depuis quelques mois, se renouvelaient plusieurs fois par jour à l'occasion du moindre accès de colère. Il avait en outre, de temps en temps, des accidents dont sa mère ne nous rendait pas bien compte, et qui, suivant elle, avaient encore plus de gravité que les grandes convulsions. Nous fûmes témoin de plusieurs de ces attaques.

L'enfant tout à coup se renversait en arrière, le cou tendu, la bouche entr'ouverte, les yeux fixes, les bras et les jambes agités de saccades convulsives légères. Cependant des mouvements rapides d'inspiration faisaient dans la poitrine un vide que l'aplatissement des côtés comblait immédiatement; l'air ne semblait pas pénétrer dans le larynx, ou bien s'il en pénétrait quelque peu, c'était avec un sifflement aigu, assez semblable à celui que l'on entend quelquefois pendant les plus violents paroxysmes d'orthopnée croupale. Tant que durait l'accès, le visage, le cou, la poitrine, la membrane muqueuse de la bouche, prenaient une teinte de plus en plus livide, jusqu'au moment où, le spasme cessant, une ou plusieurs inspirations profondes terminaient cette scène terrible. Alors survenait un accablement profond, identique avec celui qui succède à une attaque d'éclampsie.

Ce sont ces convulsions frappant d'une manière plus expresse sur l'appareil respirateur, et notamment sur le larynx, qui constituent l'affection décrite par Kopp sous le nom d'*asthme thymique*, le *laryngismus stridulus* de Hood et de Ley, dont M. Hérard a fait le sujet d'une bonne monographie[1].

Permettez-moi, messieurs, de m'arrêter un instant sur cette question qui a soulevé de nombreuses discussions. Vous n'ignorez pas en effet que l'affection dont nous parlons a été considérée comme occasionnée par un développement anomal du thymus; mais il est péremptoirement établi qu'elle en est parfaitement indépendante. Tout d'abord est-il nécessaire de dire que le thymus, ainsi que les capsules surrénales, organes de transition, organes destinés à l'atrophie après l'éclosion de l'œuf humain, sont moins que tous les autres organes du corps dans les conditions de l'hypertrophie? Pour ma part, je suis resté pendant plus de vingt ans chargé d'un service important de très jeunes enfants, et je n'ai pas vu *une seule fois* un gonflement du thymus capable de produire le plus léger accident. Comment imaginer d'ailleurs que le thymus puisse acquérir un volume tel, qu'il oblitère en grande partie la trachée, sans qu'une dyspnée habituelle ait averti la famille et le médecin? Et s'il n'y a jamais eu de dyspnée, comment comprendre que le gonflement d'un organe si peu vasculaire puisse en quelques instants devenir cause de la mort, ou tout au moins d'accidents horriblement graves? Si maintenant on suppose que la glande, en s'hypertrophiant ou en s'altérant, a pu embrasser le nerf récurrent laryngé, comme cela s'est vu à la suite de

1. Hérard, *Du spasme de la glotte*, thèse de Paris, 1847.

l'engorgement tuberculeux des ganglions lymphatiques du cou et de la racine des bronches, comment croire qu'il n'en sera résulté aucune modification dans la voix, dans la respiration, et que la maladie va se révéler par une attaque subite d'orthopnée?

L'anatomie pathologique a suffisamment éclairé aujourd'hui ce point litigieux, en nous faisant voir que si le thymus était quelquefois développé d'une façon anomale, cette hypertrophie pouvait exister chez des enfants qui durant la vie n'avaient présenté aucun des symptômes de ce prétendu asthme thymique, tandis que chez d'autres, qui avaient été enlevés par des convulsions internes analogues à celles que l'on décrit sous le nom d'asthme thymique, la glande n'offrait aucune altération.

L'étude des symptômes devait du reste amener à ce résultat, qu'il ne s'agissait véritablement ici que d'accidents convulsifs; car, en suivant la dégradation des formes de l'éclampsie, on reconnaît aisément la convulsion frappant l'appareil respirateur, le diaphragme, et plus spécialement le larynx.

Qui ne voit qu'il suffit d'un défaut d'harmonie entre les mouvements spasmodiques du diaphragme et ceux des muscles qui meuvent les cartilages aryténoïdes pour produire tous ces sifflements laryngés, toute cette orthopnée? Dans l'acte régulier de l'inspiration, la partie supérieure du larynx s'entr'ouvre, en même temps que le diaphragme, en s'abaissant, fait le vide dans la poitrine; que si cet abaissement du diaphragme s'opère trop rapidement, et si en même temps il y a spasmes dans le larynx, comme cela a lieu dans la coqueluche, l'inspiration est rendue presque impossible et est accompagnée d'un sifflement très violent.

Mais dans le cas qui nous occupe, il n'est pas besoin d'invoquer un défaut d'harmonie entre les mouvements du diaphragme et ceux des muscles du larynx; il suffit de supposer que la volonté ou l'instinct ne préside plus pour un moment aux mouvements des cartilages aryténoïdes; les muscles qui meuvent les cartilages, n'obéissant plus à aucune impulsion nerveuse, se trouvent pour un moment dans la condition de ceux des animaux auxquels on a coupé le nerf récurrent laryngé.

Ce qui se passe profondément dans le larynx peut quelquefois se passer sous les yeux de l'observateur. Pour juger de la réalité de la théorie que je m'étais faite du prétendu *asthme thymique*, il m'est arrivé de rester longtemps auprès d'un enfant atteint de convulsions du diaphragme sans participation du larynx, et d'amener à volonté les accidents de l'*asthme thymique*, en fermant pour un instant la bouche et le nez de l'enfant.

Mais si l'on fermait la bouche, et si l'on pinçait un peu les narines de manière à les obturer pendant une seconde seulement et à les laisser ensuite à demi fermées, au moment où une grande convulsion du diaphragme entraînait l'air plus rapidement à travers les fosses nasales, on voyait les ailes du nez, obéissant à la pression de l'air, s'appliquer sur la cloison, intercepter le passage, et une suffocation immédiate en était la conséquence. Cela tenait à ce que, pendant la convulsion, les ailes du nez ne s'entr'ouvraient pas au moment de l'inspiration forcée, comme cela a lieu dans l'état physiologique et même dans l'état pathologique.

Je n'ai pas besoin de vous rappeler la distinction à établir entre l'*asthme thymique* et l'*asthme aigu* de Millar : celui-ci est la laryngite striduleuse, dans laquelle le spasme du larynx qui la caractérise se lie à une inflammation des organes respiratoires.

L'*asthme thymique* peut être précédé ou accompagné des autres accidents de l'éclampsie; mais il peut en être aussi la seule manifestation. Il peut survenir tout à coup, au milieu de la plus belle santé en apparence, sans cause appréciable; plus souvent il survient à l'occasion d'une émotion morale, d'une peur, d'un accès de colère. J'ai été consulté pour un petit garçon qui, depuis le début jusqu'à la fin de la première dentition, resta sujet à ce genre d'accidents. D'une nature très excitable, l'enfant avait des attaques sous l'influence de la plus petite contrariété; quoiqu'il ait gardé sa susceptibilité nerveuse, il n'éprouve plus aujourd'hui rien de semblable.

Je vous rappelerai ce que je vous ai déjà signalé dans nos conférences sur l'épilepsie, à savoir, que ces accidents spasmodiques laryngés, comme l'éclampsie d'ailleurs, sont, en certaines circonstances, l'expression du mal comitial qui, à mesure que l'individu avancera en âge, se traduira par des troubles plus nettement caractérisés, et que c'est là, par conséquent, une raison d'être extrêmement réservé sur le pronostic de l'asthme thymique; ce qui doit vous engager à plus de réserve encore, c'est la crainte de voir les malades emportés dans un accès, lorsque celui-ci se prolonge outre mesure, bien qu'en général ces accidents, quand ils ont une très courte durée, n'aient en eux-mêmes aucune gravité.

Messieurs, c'est en effet quelque chose de bien remarquable que l'éclampsie des enfants ne laisse ordinairement après elle aucune trace de son passage, alors même que ses attaques ont été fréquentes, violentes, et qu'elles se sont répétées pendant cinq, huit, dix jours et même davantage. La petite fille dont je vous ai parlé précédemment guérit complètement, et sa santé ne sembla avoir souffert en aucune façon des convulsions qui s'étaient répétées pendant dix-huit jours.

Il arrive cependant que ces convulsions entraînent en quelques circonstances des *accidents consécutifs*, les uns très passagers, les autres plus persistants et irrémédiables.

Ainsi, les muscles qui ont été le plus spécialement et le plus violemment affectés restent quelquefois, après l'attaque d'éclampsie, le siège d'assez vives douleurs qui reconnaissent pour cause, soit des déchirures de fibres, soit des épanchements de sang, lorsqu'elles ne sont pas tout simplement l'effet de la lassitude qui suit les efforts musculaires exagérés.

Dans d'autres cas, aux accès éclamptiques succèdent des difformités plus ou moins incurables. Vous n'ignorez pas que parmi les théories émises pour expliquer certaines distorsions du cou chez les enfants nouveau-nés, certaines *déformations congénitales des membres*, les *pieds-bots* en particulier, il en est une qui admet l'influence des convulsions éprouvées par le fœtus enfermé dans le sein maternel.

Ces infirmités peuvent se produire après la naissance, et vous savez que l'éclampsie est signalée comme une des causes les plus fréquentes du *strabisme* et du *bégayement*.

Ces infirmités acquises sont le plus ordinairement liées aux convulsions symptomatiques d'une lésion appréciable des centres nerveux, et qu'elles dépendent alors moins des accidents éclamptiques que de la cause matérielle persistante qui a provoqué ceux-ci.

L'éclampsie est quelquefois encore accompagnée ou suivie de *paralysies*. Tantôt ce sont les parties affectées de convulsions qui, après l'attaque restent dans un état d'affaiblissement notable, qui peut être porté jusqu'à la perte absolue du mouvement; tantôt la paralysie se produit dans les membres du côté opposé; enfin le membre supérieur peut-être convulsé, tandis que le membre inférieur du côté correspondant est paralysé. Ordinairement passagères comme les convulsions qu'elles accompagnent, ces paralysies persistent parfois après l'attaque d'une façon plus ou moins permanente; elles peuvent aussi être partielles, et n'affecter, de même que les convulsions, qu'un ou plusieurs muscles.

Cela s'observe surtout à la face, et ces accidents, qui se produisent, soit du côté où les convulsions se sont produites elles-mêmes, soit du côté opposé, paraissent être l'origine d'un certain nombre de *paralysies faciales* dont on cherche en vain ailleurs le point de départ.

Ces accidents paralytiques donnent pour leur part la raison de quelques-unes des difformités dont nous parlons. Ces difformités sont dues en effet à la contracture permanente d'un ou de plusieurs muscles; or, si cette contracture peut être consécutive aux convulsions, il est parfaitement connu aussi qu'elle affecte après un temps plus ou moins long les muscles qui ont été longtemps frappés de paralysie.

Enfin, nous voyons bien souvent l'*idiotie* succéder aux convulsions de la première enfance, et il est rare que, dans ce cas, il n'y ait pas un côté du corps plus faible que l'autre, le côté paralysé prenant moins de développement. Il est probable qu'alors les convulsions ont été accompagnées ou suivies de profondes lésions des centres nerveux.

Messieurs, ces accidents consécutifs aux convulsions, quoique n'étant pas très rares, le sont cependant, relativement à l'extrême fréquence de l'éclampsie, et nous pouvons répéter ce que nous disions il y a un instant, que, d'une manière générale, celle-ci est habituellement sans gravité. Toutefois les cas malheureux auxquels j'ai fait allusion en plus d'une circonstance, et dans lesquels la *mort* a été la *conséquence immédiate des attaques*, ces cas se rencontrent trop souvent encore pour que vous ne soyez pas prévenus de la possibilité de cette redoutable terminaison. Elle est à craindre, non seulement à la suite d'accès multipliés et très rapprochés les uns des autres, mais encore dès une seule et première attaque.

La mort arrive alors, soit par *asphyxie*, c'est le fait le plus ordinaire, soit par *syncope*, soit enfin par épuisement nerveux.

L'asphyxie peut être la cause des convulsions internes; elle peut survenir après les grandes attaques.

Dans le premier cas, elle se produit de manières très distinctes.

Elle peut être immédiate; l'enfant meurt dans un accès de *suffocation;* il meurt comme étranglé, ou comme si on lui eût violemment et brusquement serré la poitrine dans un cercle de fer. C'est là, je vous l'ai dit, ce que nous observons dans l'asthme thymique, dans la convulsion du diaphragme, lorsque la contraction tonique, se prolongeant outre mesure au delà d'une minute et demie, deux minutes au plus, enraye complètement les mouvements respiratoires, et suspend les fonctions d'un appareil dont l'exercice est immédiatement nécessaire à l'entretien de la vie.

C'est ainsi qu'a succombé sous nos yeux un jeune enfant dont je vous ai plus d'une fois entretenus, et dont l'histoire détaillée trouve ici sa place.

Cet enfant, âgé de onze mois, avait été amené à l'hôpital Necker, où il fut couché au n° 12 *bis* de la salle Sainte-Julie, dans le service que je dirigeais à cette époque. Il était atteint de diarrhée chronique, qui s'amenda sous l'influence de l'administration du calomel et de l'opium associés, à petites doses. En dehors de cela, ce petit malade, qui était allaité par sa mère, ne nous avait présenté rien d'extraordinaire, lorsqu'une nuit, il fut pris tout à coup, sans accident précurseur, sans aucun symptôme préalable, d'une attaque d'éclampsie. La convulsion occupa le bras droit, et fut d'ailleurs légère. Cependant l'inspiration était accompagnée d'une espèce de sanglot assez semblable à celui de la coqueluche. Ces accidents, qui se reproduisirent à des intervalles assez rapprochés, persistaient encore à l'heure de la visite. Ils se répétèrent à différentes reprises pendant que j'étais dans la salle; chaque accès durait moins d'une minute, sans qu'il y eût d'oppression notable.

Après avoir vu les autres malades, je revins vers l'enfant, que je fis tenir par une infirmière et mettre complètement nu, afin de bien l'examiner. A peine y était-il, que tout à coup, sous nos yeux, il fut saisi d'un mouvement convulsif tonique du bras droit, en même temps que de mouvements respiratoires rapides, accompagnés du bruit dont nous avons parlé. Huit ou dix secondes ne s'étaient pas écoulées que la rigidité tétanique avait envahi les bras, les jambes, le tronc tout entier, rigidité tétanique analogue à celle que l'on observe dans le premier stade d'un accès d'épilepsie. Les parois de la poitrine étaient roides et immobiles ; nous ne voyions aucun mouvement du diaphragme ; la respiration était complètement interrompue. Nous observions le malade avec une grande anxiété, attendant impatiemment un mouvement clonique, la moindre agitation musculaire, lorsque, après moins d'une minute d'immobilité absolue, nous vîmes la peau, qui jusque-là avait conservé sa coloration naturelle, bleuir ; la face devenir turgescente ; la langue tuméfiée sortir de la bouche, en poussant un peu d'écume ; l'urine s'écouler en grande abondance. Nous essayâmes d'exciter les mouvements en pressant et frictionnant la poitrine ; nos efforts furent inutiles, l'enfant tombait dans la résolution : il était mort.

A l'autopsie, nous trouvâmes la pie-mère légèrement injectée, ainsi que la substance grise ; et le cerveau peut-être un peu plus mou que d'habitude, circonstance que pouvait expliquer la température élevée de la saison. L'examen le plus minutieux ne nous fit découvrir aucune autre altération. Le thymus, un peu plus gros qu'il ne l'est ordinairement, n'offrait ni induration, ni trace d'injection, et ne comprimait en aucune façon la trachée. Dans les poumons, rien qu'une congestion vive de sang noir, et les bronches contenant un peu d'écume. Un des ganglions bronchiques était légèrement tuméfié et ramolli.

L'autre mécanisme suivant lequel les convulsions internes produisent l'asphyxie est tout différent. C'est lorsque, la convulsion étant complète, les mouvements alternatifs de contraction et de relâchement des muscles respirateurs se succèdent à des intervalles si rapprochés, qu'ils ne permettent plus à la cage thoracique, et, par suite, au poumon de se développer suffisamment ; c'est lorsque, le spasme de l'orifice supérieur du larynx se répétant presque sans interruption, le libre passage de l'air dans le larynx, la trachée et les bronches est intercepté. L'hématose ne se fait plus régulièrement, parce que, d'une part, l'appareil respiratoire ne reçoit plus une quantité suffisante d'un air réparateur ; parce que, d'autre part, il ne se débarrasse plus de celui qui, ayant perdu son oxygène, est devenu impropre à la respiration. Celle-ci est alors insuffisante, incomplète, et l'asphyxie survient comme chez les individus qui succombent à des affections organiques du larynx, à l'angine laryngée œdémateuse, par exemple.

La mort par les poumons est encore la conséquence des grandes attaques, conséquence beaucoup moins immédiate que dans les deux cas précédents. Il se passe ici, suivant la juste remarque de M. Duclos, quelque chose d'analogue à ce qui se produit si fréquemment à la suite de quelques trachéotomies pratiquées dans la période extrême du croup. Il semble qu'une fois que l'ouverture faite à la trachée aura donné une libre entrée à l'air dans le poumon, on ait paré aux accidents que l'on voulait combattre. Cependant l'asphyxie continue, ou du moins nous ne sommes plus maîtres d'empêcher les effets que les troubles de l'hématose trop longtemps prolongés ont amenés dans l'économie, effets que les belles expériences de M. le docteur Faure nous ont si clairement démontrés[1]. L'individu est frappé à mort, et, tout en enlevant l'obstacle mécanique qui a primitivement produit l'asphyxie, nous sommes désormais impuissants à opérer une résurrection.

Or, après des convulsions qui, pendant plusieurs heures, se sont répétées presque sans interruption, et surtout après ce qu'on a appelé l'état de mal, les enfants succombent d'une manière analogue. Ces mouvements convulsifs répétés amènent une perturbation considérable dans la respiration et dans la circulation. Le visage se congestionne, devient d'un rouge livide; l'oppression arrive et va en augmentant; l'accès est à peine terminé qu'un second commence, pour être suivi d'un troisième, de telle sorte que la respiration et la circulation n'ont pas le temps de reprendre leur régularité. Aussi, lorsque l'attaque étant passée, le calme lui succède, lors même que la respiration paraît régulière, c'est un calme trompeur, et le malade succombe en quelques heures, sans qu'aucune convulsion se soit de nouveau produite, sans oppression notable, sans qu'aucun symptôme grave se soit manifesté. Il meurt, si je puis ainsi parler, non par asphyxie, mais des suites de son asphyxie.

La congestion, qui est la conséquence et non la cause de l'éclampsie, la *congestion cérébrale*, lorsqu'elle est portée à un très grand degré, peut avoir une certaine gravité. Mais, tandis que cet accident a été longtemps et est encore considéré par quelques-uns comme le plus commun, comme le plus habituel, il ne se présente au contraire que très exceptionnellement.

La mort par asphyxie, voilà donc celle qui survient ordinairement, alors que les convulsions se terminent fatalement. Cependant on ne peut pas ne pas admettre que, dans quelques cas, les individus sont emportés par une *syncope;* soit qu'on explique celle-ci par l'ébranlement considérable éprouvé par le système nerveux, soit qu'on l'explique par une convulsion affectant l'organe central de la circulation, de façon à en empêcher les mouvements.

1. Faure, *Archives générales de médecine,* 5ᵉ série, t. VII et suivants.

Messieurs, rien n'est aussi difficile, à mon avis, que de formuler d'une manière générale le *pronostic* des convulsions de l'enfance. Ce pronostic est subordonné à une foule de circonstances. Ce que nous venons de dire vous montre déjà que les convulsions internes sont beaucoup plus redoutables que les grandes attaques convulsives occupant presque exclusivement les membres; que pour les premières, il est encore des distinctions à établir entre les convulsions incomplètes, dans lesquelles la période de contraction tonique se montre seule et persiste outre mesure, et la convulsion complète avec ses alternatives de tension et de relâchement musculaires. Pour les grandes attaques, les différences portent sur l'intensité, la durée, la répétition plus ou moins fréquente des accidents.

S'il est un ordre de considérations vraiment digne du plus haut intérêt dans cette question du pronostic, c'est assurément celui qui a trait aux convulsions qui surviennent, soit *au début*, soit *dans le cours*, soit à la *fin de certaines maladies*, car il importe singulièrement de tenir compte alors du moment de leur apparition.

C'est ici le lieu de vous répéter ce que je vous ai dit ailleurs. A bien analyser les phénomènes dont il se compose, le frisson n'est rien autre chose qu'une convulsion à un faible degré. Partiel ou général, il est caractérisé par du tremblement, par des mouvements involontaires des parties qui en sont le siège, produits par la contraction et le relâchement alternatifs des muscles; il n'est donc pas extraordinaire que chez un individu dont le système nerveux est excitable, comme il l'est chez les enfants, ces phénomènes s'exagèrent, et arrivent jusqu'à constituer la véritable attaque d'éclampsie.

Aussi dans le jeune âge, principalement chez les sujets dont la susceptibilité nerveuse est portée à un très haut point, le moindre mouvement fébrile est-il annoncé par les accidents dont nous parlons, que ce mouvement fébrile soit occasionné par un simple trouble de la digestion, qu'il soit sous la dépendance d'une affection catarrhale, d'une phlegmasie intestinale ou pulmonaire, qu'il fasse partie des prodromes d'une pyrexie.

Ces *convulsions initiales* ne sont toutefois jamais plus fréquentes qu'au début des fièvres éruptives, de la rougeole en particulier, et plus encore de la variole. Leur manifestation à cette époque des pyrexies exanthémateuses est si commune, que quelques auteurs, Sydenham entre autres, ont voulu la poser comme une loi presque absolue, et que, suivant eux, leur apparition chez un enfant ayant passé l'âge de la première dentition devait faire soupçonner l'imminence d'une de ces maladies. Bien plus, Sydenham voulait que ces convulsions fussent un symptôme favorable et annonçassent que la fièvre éruptive serait bénigne.

Nous sommes loin de partager son avis à cet égard. Tout en admettant que les convulsions du début de la rougeole et de la variole sont presque toujours des accidents sans gravité, nous croyons aussi, d'une part, qu'elles ne préjugent rien sur la marche extérieure de la maladie, et, d'autre part, qu'elles peuvent être elles-mêmes, bien qu'exceptionnellement, des complications fàcheuses, soit en raison de leur intensité et de leur fréquence, soit en raison du siège qu'elles occupent; mais ce qui les rend encore exceptionnellement graves, c'est l'intervention intempestive de la médecine. Dans nos conférences sur la rougeole, j'ai longuement insisté sur ce fait malheureusement trop commun. Combien de fois des personnes étrangères à notre art et même des médecins ne se hâtent-ils pas, en présence d'un enfant pris de convulsions, de faire une médication toujours trop active et perturbatrice ? C'est une application de sangsues derrière les oreilles, en vue de combattre une congestion célébrale dont on se préoccupe par-dessus tout, et cette saignée, contrairement au but qu'on se propose d'atteindre, met le malade dans les conditions les plus favorables à la production des accidents nerveux; ce sont des bains, des affusions froides, des applications de glace sur la tête, qui, si l'éclampsie survient au début d'une rougeole, par exemple, vont augmenter l'inflammation catarrhale des bronches qui en est le cortège habituel, et transformer en une affection grave ces épiphénomènes d'ordinaire sans importance; ce sont encore des applications sur les membres de vésicatoires, ou même de linges trempés dans l'eau bouillante, et la douleur occasionnée par ces brutales vésications va exalter un système nerveux dont il faudrait avant tout calmer l'éréthisme.

Si, toutes choses égales d'ailleurs, les convulsions initiales sont, je le répète, généralement sans gravité, il n'en est plus ainsi de celles qui apparaissent dans la période d'acuité des maladies, et à plus forte raison des *convulsions terminales.*

Celles-ci ont une signification funeste. Qu'il s'agisse d'une phlegmasie, d'une affection pulmonaire ou intestinale ; qu'il s'agisse de la coqueluche, de la rougeole, de la variole, les convulsions, survenant dans le cours ou vers la fin de ces maladies, indiquent un danger dépendant d'une complication fâcheuse qui s'est introduite dans l'état du malade. L'attaque convulsive est alors précédée de phénomènes cérébraux semblables à ceux que l'on observe dans les fièvres typhoïdes : elle se renouvelle pendant deux, trois, quatre jours ; dure quelquefois seulement quelques heures, quelques minutes, et amène ordinairement la mort.

Ces accidents ne sont jamais plus redoutables que dans la scarlatine. Déjà, je vous l'ai dit et répété, lorsqu'ils se produisent au début de cette pyrexie, ils ont un caractère bien autrement sérieux que les convulsions initiales de la rougeole et de la variole; mais lorsqu'ils surviennent dans la troisième période, ils sont presque constamment mortels. Ils se lient le plus ordinairement alors à l'existence d'un œdème général et à l'albuminurie qui accompagne l'anasarque; mais quelquefois aussi ils se manifestent en dehors de toute infiltration séreuse, au même titre que l'agitation, le délire, les vomissements, en un mot que tous les troubles nerveux que je vous ai signalés dans l'histoire de la fièvre rouge.

Le pronostic des convulsions de l'enfance dépend non seulement du siège qu'elles occupent, de la marche qu'elles suivent, de l'époque de leur apparition dans le cours des différentes maladies où elles se montrent, il dépend encore d'autres considérations que le praticien doit connaître et apprécier.

Il est un fait d'expérience clinique, c'est que les convulsions sont d'autant moins dangereuses qu'elles sont plus faciles à exciter, et l'on peut appliquer aux individus dont la susceptibilité nerveuse est exagérée ce que Stoll disait des enfants en général : « *Convulsio et spasmus, uti frequentior in infantibus, ita minus periculosus iis plerumque est quam adultis.* » Il est en effet des sujets qui, à l'occasion de la cause la plus légère, seront pris de ces accidents, et ces accidents eux-mêmes n'auront aucune conséquence fâcheuse.

Toutefois, ayez toujours présent à l'esprit que cette susceptibilité nerveuse peut être héréditaire, et que si elle se traduit dans le jeune âge par des attaques d'éclampsie, elle pourra se manifester ultérieurement par des affections nerveuses fort graves, telles que l'épilepsie. Rappelez-vous à ce sujet les faits que je vous ai rapportés à propos de cette névrose, rappelez-vous surtout que les convulsions sont des accidents qui exposent le médecin aux plus fâcheux mécomptes. Même celles qui se présentent dans les conditions les plus favorables peuvent avoir une terminaison funeste; aussi, lorsque vous serez appelés près d'un enfant atteint d'éclampsie, tenez-vous dans une prudente réserve.

Messieurs, d'après ce que je viens de vous dire, il me semblerait que le médecin doive intervenir toujours et quand même pour combattre les convulsions de l'enfance. Ma conviction est tout opposée. Je crois bien fermement que, moins nous ferons, mieux nous ferons en général, et que notre *traitement* doit être expectant. Interrogez les mères dont les enfants ont été plus d'une fois sujets aux attaques d'éclampsie; elles vous répondront souvent qu'elles les ont fait cesser, soit en mettant dans la bouche du malade une pincée de sel, soit en lui faisant respirer du vinaigre ou de l'eau distillée de fleur d'oranger, soit en lui jetant au visage quelques gouttes d'eau froide, soit par toute autre médication aussi insignifiante.

Mais de ce que nous avons rarement à intervenir, en faut-il conclure que nous n'ayons qu'à nous croiser les bras quoi qu'il advienne? Non, à coup sûr; car, en présence de semblables accidents, l'attention doit être plus que jamais en éveil. Si avant toutes choses il faut se garder de ces moyens perturbateurs, saignées, sangsues, prétendus révulsifs cutanés,

toujours dangereux, presque jamais utiles, il est essentiel aussi de ne pas
quitter un instant le malade. Si l'attaque d'éclampsie, en considérant sa
marche, sa durée, le siège des convulsions, semble ne pas présenter de
gravité, on se bornera à employer des moyens qui, sans nuire au malade, consolent une famille, soutiennent son espoir, et peuvent laisser au
médecin l'honneur de la cure. Quelques-uns de ces moyens d'ailleurs ont
une réelle utilité, et les antispasmodiques occupent ici le premier rang.
Ce sont des préparations d'*éther* seules ou associées au *musc*, à la
belladone; le musc à la dose de 25, 30, 40 centigrammes; la belladone à
la dose de 1 à 2 centigrammes.

Lorsque les accidents se prolongent en se répétant, il faut avant tout
en rechercher la cause et, ainsi que je vous l'ai dit, il suffira, en quelques
circonstances, d'enlever celle-ci pour guérir le mal. Un vomitif, un lavement purgatif, administrés à propos, ont fait cesser les convulsions occasionnées par un embarras des premières voies; dans d'autres cas, les
attaques se sont terminées après qu'on eut changé de langes un enfant
chez lequel une épingle mal placée, un bandage mal appliqué, les avaient
provoquées.

Mais quand la cause des convulsions nous échappe, ou bien quand elle
échappe à nos moyens d'action, comme dans l'éclampsie liée aux douleurs
de la dentition par exemple, dans certaines éclampsies symptomatiques,
et quand ces convulsions se prolongent, il est encore des moyens thérapeutiques d'une puissante efficacité. Je vous ai déjà parlé de la *compression
des carotides* pratiquée suivant les préceptes que je vous ai assez longuement exposés[1] pour qu'il soit inutile d'y revenir. Il en est un autre
qui dernièrement encore m'a rendu un incontestable service; ce sont les
inhalations de chloroforme.

Vous comprenez, messieurs, avec quelle prudence cet agent anesthésique doit être manié. C'est en tenant en main le pouls du malade, c'est
en comptant ses pulsations, et en en appréciant la force, que vous devez
faire respirer le chloroforme; et en prenant ces précautions indispensables, il vous sera permis de pousser l'opération très-loin.

Au commencement de l'année 1860, j'étais appelé pour un jeune enfant
de cinq ans qui, la veille, avait eu une attaque d'éclampsie très passagère.
Ce petit garçon, atteint d'une affection cérébrale qui a arrêté son développement intellectuel, venait de tomber de nouveau dans des convulsions.
Cette fois les accès avaient une violence et une énergie épouvantables.
Quand j'arrivai, je constatai une congestion de la face portée à ce point
que le malade paraissait au dernier degré de l'asphyxie. Je donnai le
chloroforme en le faisant respirer sur un mouchoir que j'avais soin de
tenir assez loin des narines et de ne laisser que quelques minutes, tout

1. Tome Ier, p. 192

en ayant la précaution de tâter constamment les battements du pouls. De six heures à minuit, pendant six grandes heures! le chloroforme fut ainsi administré presque sans interruption, et je ne saurais vous dire la quantité que j'en employai. Grâce à cette médication, cet enfant, qui était à la dernière extrémité, revint à la vie, et aujourd'hui il est aussi bien portant qu'auparavant.

Je me suis élevé et je m'élève encore contre l'application des révulsifs cutanés, en particulier contre les vésicatoires dont l'emploi m'a paru, en général, plus nuisible qu'utile. Il est des circonstances cependant où l'on est forcé d'avoir recours à ces moyens et dans lesquelles ils peuvent être d'une réelle efficacité. C'est lorsque l'on a affaire à ces convulsions *internes*, qui, prenant le diaphragme, le cœur lui-même, restent toniques et se prolongent au point de déterminer l'asphyxie ou la syncope. Dans ces cas, une révulsion violente et rapide produite sur la peau de la poitrine, comme celle que l'on obtient avec l'ammoniaque, peut être avantageuse en déterminant une excitation qui provoque les mouvements des appareils musculaires dont le jeu est indispensable aux actes de la respiration et de la circulation.

XLIV. — ÉCLAMPSIE DES FEMMES ENCEINTES
ET EN COUCHE.

Influence incontestable et prépondérante de la primiparité, de la susceptibilité nerveuse, de l'albuminurie. — Relation de l'éclampsie puerpérale avec la manie et la paralysie.

MESSIEURS,

Certains détails dans lesquels je suis entré dans nos dernières conférences me permettent d'être bref sur ce que j'ai à vous dire aujourd'hui de l'*éclampsie puerpérale* à propos d'une malade qui était accouchée au n° 28 de notre salle Saint-Bernard.

S'il me fallait vous donner une description détaillée des symptômes de cette maladie, j'aurais à vous reproduire, en grande partie, le tableau que je vous ai tracé des convulsions de l'enfance ; et ce tableau de l'éclampsie de l'enfance ressemblait déjà lui-même singulièrement à celui des attaques du mal comitial, car, à ne tenir compte que de leurs manifestations extérieures, ces affections convulsives ont entre elles la plus parfaite analogie.

Rappelez-vous ce qui s'est passé chez notre jeune femme de la salle Saint-Bernard, et ceux qui ont été témoins des accidents éclamptiques dont elle était violemment agitée ont pu voir combien ces convulsions ressemblaient à celles de l'épilepsie.

Elles se sont produites dans les circonstances suivantes : la veille de son entrée, la malade, arrivée au terme d'une première grossesse qui, dans son cours, n'avait rien présenté d'extraordinaire, était accouchée à trois heures du matin. La sage-femme qui l'assistait crut devoir administrer, après la délivrance, une forte dose d'ergot de seigle, probablement en vue d'arrêter une perte de sang abondante. Deux heures après, l'éclampsie survenait, et dans la journée cette jeune femme était amenée à l'hôpital.

A la visite du soir, mon chef de clinique, M. Moynier, jugea à propos de pratiquer une saignée du bras de 800 grammes. Mais de huit heures à minuit les accidents se répétèrent avec une extrême intensité.

Les convulsions avaient cessé quand nous vîmes la malade, le lendemain matin. La cyanose du visage, qui la veille était portée à un très-haut degré, avait presque entièrement disparu. Nous trouvions sur la langue de nombreuses traces de morsures. Nous prescrivîmes une potion composée de : musc, 50 centigr. ; extrait de valériane, même quantité ; incorporée à 80 gr. d'eau de mélisse sucrée avec sirop d'éther et de fleur d'oranger, de chaque 20 gr.

Le surlendemain, vers onze heures du matin, survint une nouvelle attaque aussi violente que celles qui l'avaient précédée, et à laquelle succéda, comme les premières fois, une stupeur profonde avec une perte absolue du sentiment.

Les convulsions puerpérales s'étaient manifestées dans les conditions où elles ne se montrent pas le plus habituellement, c'est-à-dire après la délivrance.

Les maîtres dans l'art des accouchements vous enseignent, en effet, que l'éclampsie, rare avant le sixième mois de la gestation, s'observe un peu plus souvent après la délivrance que pendant la grossesse, mais qu'elle n'est jamais plus fréquente que pendant le travail.

Nous n'avons pu saisir, chez notre malade, les *causes occasionnelles* qui ont provoqué les accidents, et la seule circonstance étiologique à laquelle nous ayons pu les rattacher, était la *primiparité*.

L'*influence d'une première grossesse* sur la production de la maladie dont nous parlons est, en tant que cause prédisposante, un fait admis par la plupart des accoucheurs. Au dire de Cazeaux[1], les sept huitièmes des cas d'éclampsie ont été observés chez les femmes primipares.

Mais de ce que la primiparité joue ici ce rôle considérable, il n'en faudrait pas conclure qu'une femme qui a traversé sans encombre une première grossesse et un premier accouchement soit à tout jamais à l'abri des convulsions puerpérales, pas plus d'ailleurs que la production de ces convulsions dans une grossesse antérieure n'entraîne nécessairement leur retour aux grossesses suivantes.

Si vous vous rappelez ce que je vous ai dit à propos de l'épilepsie et des convulsions des enfants, il est certain que la *susceptibilité nerveuse*, qui chez certaines femmes a pu se traduire dans leur enfance par des accidents convulsifs, plus tard, par des phénomènes hystériques, ou par ces troubles plus ou moins bizarres de l'innervation, il est certain, dis-je, que cette sensibilité nerveuse est une cause prédisposante, dont la connaissance pourra préoccuper l'esprit du médecin.

Je ne passerai pas en revue toutes les causes occasionnelles mises en avant dans les traités classiques; il en est une cependant sur laquelle je dois appeler votre attention, bien que chez notre jeune femme elle ait complètement fait défaut : je veux parler de l'*albuminurie*.

Que l'albuminurie des femmes grosses reconnaisse pour cause unique au début une compression exercée sur les reins eux-mêmes, sur les veines iliaques ou sur le tronc de la veine cave inférieure par l'utérus; qu'elle dépende, ainsi que l'admet M. Braun (de Vienne)[2], de cette com-

1. Cazeaux, *Traité de l'art des accouchements*, 6ᵉ édition.
2. Braun, *Des convulsions urémiques des femmes grosses*, traduction de Pétard, Paris, 1858.

pression, de la stagnation du sang veineux qui en est la conséquence, et des modifications particulières subies par le sang pendant la gestation; qu'elle ait sa raison d'être dans la perturbation nerveuse qui accompagne si souvent la grossesse, ce sont des explications que je n'ai point à discuter ici. Il est suffisamment établi, par les faits cliniques, que cette albuminurie est un accident assez fréquent dans le cours de la grossesse, principalement chez les primipares, chez les femmes qui ont une conformation vicieuse du bassin, un utérus trop élevé ou considérablement augmenté de volume, soit par la présence d'un fœtus volumineux lui-même, ou d'un produit de conception multiple, soit par une quantité exagérée des eaux de l'amnios. Il est suffisamment établi aussi que cette albuminurie exerce assez souvent une influence fâcheuse sur la grossesse, sur sa marche, sur l'accouchement et sur ses suites, et enfin, bien que quelques auteurs se soient refusés à l'admettre, qu'il existe une relation, tout au moins une coïncidence entre l'albuminurie et la convulsion puerpérale.

Il est vrai d'ajouter, messieurs, que cette coïncidence est loin d'être constante. Il en est des rapports de l'albuminurie avec l'éclampsie comme des rapports de l'albuminurie avec l'anasarque. Bien que l'une et l'autre coïncident souvent ensemble (et alors il y a une relation évidente entre l'albuminurie et l'anasarque), celle-ci peut se montrer sans que jamais l'examen le plus attentif des urines y révèle la présence de l'albumine, et réciproquement une hydropisie partielle ou générale peut complètement manquer, bien qu'il y ait une albuminurie abondante. De même, quoique les convulsions surviennent fréquemment chez les femmes albuminuriques, — M. Imbert-Gourbeyre les a rencontrées 94 fois sur 159[1], — quoique par conséquent l'existence de l'albuminurie pendant la grossesse doive faire redouter le développement de l'éclampsie à une époque plus ou moins avancée, il ne faut pas oublier que, dans un grand nombre de cas, celle-ci ne s'est pas produite, bien que celle-là existât depuis longtemps.

Enfin, l'observation de notre jeune femme, d'autres faits dont j'ai été témoin, sont en formelle opposition avec cette loi qu'on a voulu poser, que chez toutes les femmes éclamptiques on trouvait invariablement de l'albuminurie. J'ai fait examiner à différentes reprises les urines de notre malade, et jamais ni par la chaleur, ni par l'acide nitrique, nous n'avons obtenu le plus petit flocon albumineux.

J'ai dit, messieurs, que je ne m'arrêterais pas à la description de l'éclampsie puerpérale, j'ajouterai seulement que le plus ordinairement, si ce n'est toujours, les convulsions sont générales comme elles l'ont été

---

1. Imbert-Gourbeyre, *De l'albuminurie puerpérale et de ses rapports avec l'éclampsie* (*Mémoires de l'Académie de médecine*, Paris, 1856, t. XX).

dans le cas que vous avez actuellement encore sous les yeux. Il arrive néanmoins quelquefois qu'elles soient *partielles*. Bien que le fait soit rare, il s'observe, et à ce propos permettez-moi de vous rapporter une observation que j'ai retrouvée dans les notes recueillies dans mon service à l'hôpital Necker, observation qui me paraît présenter quelque analogie avec cette éclampsie partielle.

Le 16 janvier 1846, entrait au n° 24 de la salle Sainte-Anne une femme de vingt et un ans, accouchée à terme, six mois auparavant, d'un enfant qu'elle allaitait. Habituellement de bonne santé, cette jeune femme avait été prise, deux mois avant son accouchement, d'une convulsion qui survint tout à coup, et sans cause appréciable, dans la journée, et qui, ayant occupé tout le côté gauche du corps, laissa après elle une hémiplégie incomplète qui dura une heure. Pendant cette attaque la malade ne perdit pas connaissance.

Au moment de la couche elle n'eut aucun accident, mais deux mois après sa délivrance, elle fut prise, cette fois pendant la nuit, d'une nouvelle attaque, qui se répéta trois semaines plus tard, se composa de plusieurs accès, dura d'une demi-heure à une heure. Ces accidents se renouvelèrent ensuite tous les huit jours, puis toutes les vingt-quatre heures. A partir du 28 ou du 29 décembre 1845, jusqu'au 16 janvier de l'année suivante, époque où nous voyions la malade, les attaques s'étaient répétées presque sans interruption ; à partir aussi de ce moment, la jambe et le bras étaient restés paralysés.

Cette jeune femme se plaignait d'éprouver, dans les parties affectées, une sensation non douloureuse qu'elle comparait à « quelque chose qui coulerait sur sa jambe » ; bientôt la convulsion commençait : occupant d'abord le pied, elle remontait successivement jusqu'au tronc, envahissant le bras et même les muscles du visage ; d'autres fois, au lieu d'être ascendante, la convulsion était descendante, et d'autres fois aussi elle restait limitée à la face.

Elle commençait par une roideur tétanique avec distorsion des membres affectés, roideur presque immédiatement suivie des secousses convulsives, et l'accès se terminait par la résolution. Au milieu de tout cela, la santé restait bonne ; l'appétit était conservé ; et nous ne constations aucun autre signe d'affection locale, soit du côté de l'encéphale, soit du côté des organes thoraciques ou abdominaux.

Peut-être trouverez-vous, messieurs, que ces accidents ne présentaient, en vérité, d'autre rapport avec l'éclampsie, que de s'être primitivement manifestés pendant la grossesse ; que d'ailleurs ils ne ressemblaient en rien aux convulsions puerpérales, et que leur forme rappelait plutôt celle de l'épilepsie partielle précédée de son *aura*. Je vous ferai cependant observer que, s'ils étaient épileptiformes, ces accès, par leur mode d'invasion, par leur marche, différaient essentiellement des attaques du mal comitial.

La malade resta à l'hôpital jusqu'au mois de mars suivant. Sous l'influence des préparations de strychnine, auxquelles nous substituâmes bientôt une médication narcotique, dont la belladone, donnée d'emblée à la dose de 15 centigrammes (3 grains), fut la base, les attaques convulsives diminuèrent graduellement de fréquence, d'intensité, et avaient complètement cessé le 24 février. La paralysie persista plus longtemps ; dès le commencement de mars, il n'y avait plus qu'un peu d'engourdissement dans les extrémités affectées, et quand cette femme nous quitta, le 20 de ce mois, elle paraissait depuis plusieurs jours complètement guérie.

A ceux qui verraient dans ce cas une espèce de chorée, nous répondrons que la danse de Saint-Guy n'a ni cette forme ni ces allures ; qu'il en est de même de la chorée, ou si vous l'aimez mieux du tremblement hystérique ; qu'enfin, si absolument on ne peut considérer ce fait comme un exemple d'*éclampsie* partielle, du moins, faute de pouvoir le rattacher à une espèce nosologique bien déterminée, est-il permis d'en parler à propos de convulsions provenant chez les femmes à l'occasion de la grossesse.

Je reviens à la malade de la salle Saint-Bernard. Après ces attaques d'éclampsie dont la dernière eut lieu le 11 septembre, elle resta quarante-huit heures dans un état comateux-profond ; dans la nuit du 13 au 14 elle fut prise de délire, avec une agitation telle, que, pour la contenir, on fut obligé de lui mettre la camisole de force. Les journées du 16 au 20 se passèrent bien, le calme semblait revenu, et il ne restait plus que l'hébétude qui n'avait jamais disparu, lorsque le 21, pendant la visite, survint un accès de *manie* aiguë. Tout à coup nous entendîmes la malade crier ; et, lorsque nous approchâmes d'elle, nous la vîmes l'œil animé, demandant, en criant « ma fille ! ma fille ! » qu'on lui donnât son enfant dont on avait été obligé de la séparer. Elle ne paraissait avoir nullement conscience de ses actes, de ses paroles, et gardait cet air d'hébétude qui ne l'avait pas quittée depuis les premiers accidents. Néanmoins, la malade ne tarda pas à guérir.

Cette *manie* est assez souvent encore une des suites de l'éclampsie ; il n'est pas sans exemple que les malheureuses femmes soient restées dans cet état de délire maniaque, et quelquefois de démence plus ou moins complète. Ordinairement, l'attaque passée, les facultés intellectuelles sont troublées pendant plus ou moins longtemps ; la mémoire surtout est très affaiblie, quelquefois complètement perdue, et pendant plusieurs jours les malades n'ont aucun souvenir, non seulement des accidents qu'elles viennent d'éprouver, mais encore des faits qui les ont précédés. Chez quelques-unes cette perte de la mémoire est partielle et ne porte que sur certains faits, elles ont oublié les noms de certaines personnes, même de celles qu'elles voient le plus habituellement et qui leur sont le plus chères.

De ces suites fâcheuses de l'éclampsie la *paralysie* est une des plus fréquentes ; elle peut dépendre alors d'une lésion matérielle de l'encéphale, d'une hémorrahagie méningée ou parenchymateuse.

Il arrive ici ce qui arrive dans l'épilepsie. Dans l'un et l'autre cas, les choses se passent absolument de la même façon, c'est-à-dire que la congestion cérébrale, portée, en quelques circonstances, au point de produire cette hémorrhagie, n'est pas plus la cause des convulsions puerpérales qu'elle n'est la cause de l'épilepsie ou de l'éclampsie des enfants ; elle en est l'effet et rien de plus.

Je ne comprends donc pas plus dans le *traitement* de l'éclampsie, les *saignées générales* ou *locales* destinées à combattre cette prétendue cause des convulsions puerpérales, que je ne les comprends dans l'épilepsie ou dans l'éclampsie des enfants.

Les *antispasmodiques* trouvent au contraire formellement ici leur indication, et les *inhalations anesthésiques* semblent parmi ces moyens occuper aujourd'hui le premier rang.

On connaît maintenant un assez grand nombre de cas dans lesquels le *chloroforme* a rendu d'incontestables services. En y revenant à plusieurs reprises, en le maniant avec prudence, on a vu des attaques violentes se suspendre complètement et les malades rentrer immédiatement en convalescence. Nous citerons à cet égard, comme pouvant être consultées avec fruit, les observations de M. L. Gros[1], de M. Richet ; et M. Campell nous racontait dernièrement encore, entre autres faits qui lui sont personnels, les merveilleux résultats que cette médication avait eus chez la fille d'un personnage des plus haut placés dans l'État. J'ajouterai que plusieurs accoucheurs recommandables, et parmi eux je nommerai M. Blot, qui s'étaient élevées longtemps contre l'emploi du chloroforme dans le traitement de l'éclampsie des femmes en couche, reconnaissent et proclament aujourd'hui hautement l'utilité de cet héroïque remède.

Lorsque l'éclampsie survient au huitième ou neuvième mois de la grossesse et qu'elle a résisté aux médications mises en usage pour faire cesser les attaques, l'accouchement provoqué est un moyen employé par la plupart des accoucheurs, moyen conseillé par M. Stoltz[1], et approuvé par des hommes de la plus haute valeur. Quand les accidents surviennent pendant le travail, il faut hâter sa terminaison si les attaques sont violentes, pour soustraire la mère et l'enfant aux dangers qui les menacent. Cependant, messieurs, bien que dans la majorité des cas, les convulsions cessent peu après la délivrance, chez certaines femmes ces accidents marchent, se répètent, avec une violence nouvelle et les conduisent rapidement à la mort.

1. L. Gros (de Sainte-Marie-aux-Mines), *Éclampsie après l'accouchement* (*Bulletin général de thérapeutique*, janvier 1849).

2. Stoltz, *Nouveau Dictionnaire de médecine et de chirurgie pratiques*, article Ac-COUCHEMENT.

XLV. — TÉTANIE.

Causes : l'allaitement et l'état puerpéral sont les plus fréquentes; influence d'une diarrhée antérieure; action du froid. — Forme bénigne; les manifestations locales sont tout. — Forme moyenne : les contractures se généralisent. — Forme grave : intensité des accidents convulsifs; mort possible. — Nature de l'affection. — Traitement.

MESSIEURS,

Je consacrerai cette conférence à l'étude clinique d'une étrange affection dont j'ai souvent eu occasion de vous montrer des exemples dans nos salles : je veux parler de ce que l'on a successivement désigné sous les noms de *tétanos intermittent*, de *contracture* et de *paralysie idiopatique*, de *spasmes musculaires idiopathiques*, de *contracture des extrémités*, de ce que j'ai appelé moi-même *contracture rhumatismale des nourrices*, dénominations auxquelles je préfère, pour des raisons que je vous exposerai, celle de *contracture rhumatismale intermittente*, et mieux de *tétanie*.

Généralement sans gravité, bien que parfois elle effraye les malades qui en sont atteints, et qu'elle puisse en imposer aux médecins qui la méconnaissent, cette affection se développe dans les conditions qui se rencontrent trop habituellement, sous l'influence de causes trop communes, pour ne pas avoir existé de tout temps. Cependant, soit qu'elle fût restée ignorée, soit plutôt que les accidents qui la caractérisent aient été confondus avec d'autres espèces de phénomènes convulsifs, il n'en existe aucune description dans les anciens auteurs, et c'est à peine si dans leurs écrits nous trouvons épars quelques faits présentant une certaine analogie avec ceux que nous observons aujourd'hui. L'histoire de la tétanie appartient donc à notre époque. C'est en effet depuis trente ans, c'est surtout dans ces dernières années, que l'attention a été plus particulièrement appelée sur elle.

Le mémoire de Dance[1] date de 1831. A ce travail, le premier qui parut sur la matière, succédèrent bientôt ceux de MM. Tonnelé[2], Constant[3], Murdoch[4], de La Berge[5]. Depuis lors la tétanie eut sa place dans

1. Dance, *Observations sur une espèce de tétanos intermittent* (*Archives générales de médecine*, 1831).
2. Tonnelé, *Mémoire sur une nouvelle maladie convulsive des enfants* (*Gazette médicale*, t. III, n° 1, 1832).
3. Constant, *Observations et réflexions sur les contractures essentielles* (*Gazette médicale*, 1832, p. 80; et *Bulletin de thérapeutique*, 1835).
4. Murdoch, *Considérations sur les rétractions musculaires et spasmodiques* (*Journal hebdomadaire*, t. VIII, 1832, p. 416).
5. De La Berge, *Note sur certaines rétractions musculaires de courte durée, etc.* (*Journal hebdomadaire des progrès, etc.*, t. IV, 1835).

les ouvrages classiques, ou du moins MM. Rilliet et Barthez, M. Barrier, dans leurs traités spéciaux sur les maladies des enfants, MM. Monneret et de La Berge[1], leur consacraient d'importants articles. En 1843, paraissait le mémoire de MM. Teissier et Hermel[2], et l'année suivante, M. Imbert-Gourbeyre prenait pour sujet de dissertation inaugurale : *De la contracture des extrémités.*

Les observations s'étaient multipliées, plusieurs avaient été consignées dans différents journaux de médecine; pour ma part, j'en avais recueilli un nombre assez important dans le service de l'hôpital Necker dont j'étais chargé, et j'en avais plus d'une fois fait l'objet de mes leçons cliniques, lorsqu'en 1846, M. Delpech, alors mon interne, soutint sa thèse sur les *spasmes musculaires idiopathiques,* résumant avec talent les travaux antérieurs et ajoutant des faits nouveaux à ceux jusque-là connus. Six ans plus tard, M. Lucien Corvisart reprenait le même sujet, proposant de remplacer le nom de *contractures des extrémités* par celui de *tétanie.* En 1855, une communication de Aran à la Société de médecine des hôpitaux de Paris, devenait le point de départ d'une intéressante discussion sur cette maladie. Enfin, plus récemment encore, en 1857, M. Rabaud exposait le résultat de ses *Recherches sur l'histoire et les causes des contractures des extrémités*[3]. Toutefois, l'auteur de cette monographie, longue et consciencieuse d'ailleurs, tombait dans une déplorable confusion, en comprenant sous un même titre toutes les espèces de contractures.

L'affection dont je veux vous entretenir est une espèce bien distincte. Les conditions de son développement, les causes qui semblent la produire, la forme des accidents, leur marche, constituent pour elle autant de caractères nettement définis.

Comme les premières malades que j'en vis atteintes dans mon service de l'hôpital Neker étaient exclusivement des femmes récemment accouchées, qui allaitaient leurs enfants, je crus d'abord que cette affection était spéciale aux nourrices, et je l'appelai *contracture rhumatismale des nourrices;* mais je ne tardai pas à me convaincre, d'ailleurs d'autres l'avaient dit avant moi, que l'allaitement n'était pas la seule *condition de son développement.*

On doit néanmoins le reconnaître, l'*allaitement* constitue peut-être la cause prédisposante la plus active et la plus fréquente des contractures intermittentes. Je ne chercherai pas à vous expliquer pourquoi et comment il en est ainsi; mais à défaut de l'explication, l'observation clinique reste; et, à n'en juger que par ce qui se passe sous nos yeux, cette influence est incontestable, puisque dans cette partie de notre salle Saint-

1. *Compendium de médecine pratique.*
2. Teissier et Hermel, *De la contracture et de la paralysie idiopathiques chez l'adulte (Journal de médecine,* 1843).
3. Rabaud, thèse de doctorat, 1857.

Bernard réservée aux nourrices, et qui ne contient que douze lits, nous en avons toujours observé un plus grand nombre de cas que dans tout le reste du service.

La *menstruation*, *l'état puerpéral*, la *grossesse* surtout, ont été mis en cause, et il est permis de voir une liaison entre les phénomènes dont nous parlons et les autres troubles de l'innervation qui accompagnent si fréquemment ces différents états intermédiaires à la santé et à la maladie; cependant, les contractures non seulement surviennent chez les femmes, en dehors même de ces circonstances, mais encore elles affectent aussi les individus de l'autre *sexe*.

Elles se rencontrent le plus habituellement chez les personnes jeunes; la plupart de nos malades, hommes ou femmes, avaient de dix-sept à trente ans. Toutefois une femme couchée au n° 20 de la salle Saint-Bernard, accouchée depuis deux mois, et chez laquelle les accidents avaient une certaine intensité, était âgée de quarante-six ans. On en a cité des cas chez des sujets de cinquante-deux ans et même de soixante ans. Les exemples n'en sont pas rares chez les enfants, et même chez ceux du premier âge, entre un ou deux ans. Vous vous rappelez en avoir vu un très remarquable chez une petite fille de vingt et un mois.

Cette enfant, le huitième d'une mère âgée de trente ans, avait eu en naissant de grandes attaques d'éclampsie, et présentait encore des convulsions partielles, consistant en un tremblement spasmodique de la paupière supérieure et du globe oculaire; quelquefois en des spasmes de la glotte, se produisant sous l'influence d'une émotion morale, d'une contrariété, et caractérisés par une inspiration prolongée et sifflante. Les contractures des extrémités, phénomènes du même ordre que ceux-ci, étaient très prononcées. Aux mains, le pouce, dans l'adduction forcée, était fléchi dans la paume de la main sous les doigts serrés les uns contre les autres. Il y avait en outre de l'œdème des pieds, et ce gonflement œdémateux occupait également les extrémités supérieures à un même degré. La petite malade, d'une chétive constitution, était d'ailleurs affectée de stomatite ulcéro-membraneuse, et les exsudations, d'un blanc grisâtre, s'étendaient sur la langue; de plus, elle était sujette depuis neuf mois à une toux qui depuis quelque temps avait pris un caractère convulsif.

La *dentition*, qui prédispose si évidemment, soit d'une manière directe, soit d'une manière indirecte, aux accidents éclamptiques, a été regardée comme ayant aussi une influence sur le développement de la tétanie; mais on comprend combien une cause de cette nature est difficile à apprécier, d'autant plus qu'elle se complique presque toujours d'états pathologiques divers auxquels les accidents sembleraient plutôt devoir être rattachés.

De ces états pathologiques, la *diarrhée*, alors surtout qu'elle a été abondante et rebelle, est celui dont l'action est la plus évidente. Cette cause *occasionnelle* m'avait, dans le principe, complètement échappé. M. Lasègue l'a le premier parfaitement mise en lumière, et depuis, elle a été signalée par d'autres, par Aran en particulier. Aujourd'hui son intervention, dans la majorité des cas, est acceptée par tous les praticiens, et en interrogeant les malades de la clinique, vous avez pu vous-mêmes vous assurer de son existence presque constante.

Cependant, chez un jeune homme de notre salle Sainte-Agnès, la contracture qui coïncidait avec une *constipation* opiniâtre cédait, au contraire, quand, par des purgations, on provoquait les évacuations alvines.

C'était ce gros et vigoureux garçon, ouvrier sellier, âgé de vingt et un ans, qui resta à peu près cinq semaines au n° 7. Il faisait remonter à quatre ans le début de son affection. Toujours de bonne santé jusque-là, sa première attaque l'avait pris subitement pendant un voyage en chemin de fer. Bien que ce fût en hiver, il affirmait ne s'être pas refroidi. Il s'était tout à coup aperçu que ses doigts restaient fermés, sans qu'il lui fût possible de les étendre et de s'en servir. L'accès dura deux ou trois heures, et, pendant trois mois se répéta tous les jours, la santé générale n'étant d'ailleurs en aucune façon troublée. On le traita par les émissions sanguines; mais, d'une part, immédiatement après chaque saignée, la contracture, non seulement devenait plus violente, mais encore se généralisait, occupant les extrémités et tous les muscles du tronc, ceux de la face, à ce point que pendant une minute environ, il ne pouvait plus bouger, que sa respiration était gênée et sa parole embarrassée; d'autre part, à mesure que les saignées du bras se répétaient, les crises augmentaient d'intensité, si bien qu'elles ne furent jamais plus fortes qu'après la quatrième. Toutefois une application de douze ventouses scarifiées le long de la colonne vertébrale parut avoir un résultat tout opposé, et faire cesser les accidents qui ne se reproduisirent plus une seule fois dans l'espace de dix mois. A partir de cette époque ils reparurent, et depuis lors ils revinrent chaque année, se répétant chaque jour pendant deux mois et toujours à la fin de l'hiver. Pendant l'hiver qui précéda son entrée à l'hôpital, le malade eut deux ou trois crises passagères, il est vrai, et assez faibles pour qu'il ne fût pas forcé d'interrompre ses occupations. La santé générale, je le répète, restait bonne; l'appétit avait une régularité parfaite; mais (et c'est le fait sur lequel j'appelle votre attention) à la liberté du ventre, dont ce jeune homme jouissait d'ordinaire, avait succédé une *constipation opiniâtre*. Quand, par les purgatifs (50 grammes de Sedlitz) qu'il prenait tous les huit jours, il avait sollicité les évacuations, il était momentanément guéri de ces accidents convulsifs; mais la constipation revenait plus opiniâtre, et pendant quatre ou cinq jours il n'avait plus de garde-robes.

Ce fait, messieurs, est trop exceptionnel pour infirmer en rien la règle générale que l'on pourrait formuler relativement à l'influence de la diarrhée sur le développement des contractures intermittentes.

Celles-ci surviennent encore après les grandes maladies, et dans l'épidémie de *choléra* de 1854, nous les avons vues se manifester chez beaucoup de ceux qui avaient été atteints par le fléau. Elles surviennent aussi après les fièvres graves, après la *fièvre typhoïde* en particulier, ainsi que M. Demarquay, cité par M. Imbert-Gourbeyre, ainsi que M. Delpech, en ont rapporté des cas.

Peut-être invoquera-t-on ici encore l'influence des flux intestinaux, phénomènes morbides prédominants dans le choléra et dans la dothiénentérie; mais je vous ferai observer que la contracture affecte également, bien que moins fréquemment, les individus dans la convalescence d'autres maladies où la diarrhée ne se montre pas d'habitude, où du moins elle ne constitue qu'un épiphénomène passager et sans grande valeur, et que dès lors les spasmes musculaires doivent être considérés, à plus juste titre, comme étant des accidents du même ordre que les phénomènes nerveux, paralysies, etc., accidents que les maladies de longue durée, que les fièvres graves surtout laissent après elles, et qui sont le résultat, soit d'une action directe de la cause morbide sur l'appareil de l'innervation, soit de l'éréthisme nerveux qui accompagne l'affaiblissement des forces générales de l'économie.

En dehors de ces causes prédisposantes, il est un certain nombre de *causes occasionnelles* que j'ai à vous indiquer. L'influence des *émotions morales* notée par les auteurs est à mon sens très douteuse, relativement du moins au développement d'une première attaque. J'admets pourtant que chez un malade affecté de contractures, les émotions morales puissent devenir l'occasion du retour des accès.

Chez une femme de vingt et un ans couchée au n° 11 de la salle Saint-Bernard, et qui au cinquième mois d'une seconde grossesse fut prise de contractures, les accidents devenaient plus violents lorsqu'elle éprouvait une émotion.

Si ce genre de causes ne doit pas être accepté sans réserves, il n'en est point ainsi du *froid* signalé par tous les médecins. Son influence est incontestable non seulement en tant que cause occasionnelle, mais en tant qu'elle suffit à elle seule pour produire l'affection dont nous nous occupons.

Je ne citerai que quelques faits. Un individu de notre salle Sainte-Agnès attribuait lui-même les accidents qu'il éprouvait à un refroidissement qu'il avait eu en sortant au mois de décembre couvert de vêtements trop légers pour la saison, et le froid l'avait d'autant plus fortement saisi, qu'il travaillait dans une chambre habituellement très chaude.

Un autre, couché au n° 23 de la même salle, avait passé la nuit dehors étant en état d'ivresse, et avait été trouvé le lendemain matin, dans l'état où nous le vîmes lorsqu'on nous l'envoya de la préfecture de police.

Une femme, sur l'histoire de laquelle j'aurai à revenir, avait été prise de contractures pour avoir été, par des nuits d'hiver, puiser de l'eau à la fontaine dans la cour de l'hôpital. Cette cause agit d'autant plus activement sur elle, que, récemment accouchée avant terme, elle était d'une constitution délabrée par la misère et affaiblie par une diarrhée rebelle dont elle était à peine débarrassée.

Enfin, en vous exposant les phénomènes qui caractérisent les contractures, je vous ferai voir que la compression exercée sur le membre affecté les fait infailliblement et très rapidement revenir.

Afin de mieux vous faire saisir les principaux traits de la tétanie, j'admettrai trois formes distinctes, bien que ces divisions soient en réalité très arbitraires.

Dans une première forme que j'appellerai *forme bénigne*, les *manifestations locales* sont tout.

C'est une sensation de fourmillements dans les mains et dans les pieds, puis une certaine hésitation, une certaine gêne dans les mouvements des doigts et des orteils qui n'ont plus leur liberté habituelle d'action. Bientôt la convulsion tonique commence et se traduit par la roideur des parties affectées, roideur que la volonté est impuissante à vaincre complètement, quoiqu'elle lutte encore contre elle, et que les malades puissent encore faire agir dans une certaine limite les muscles contracturés, mouvoir et même étendre un peu les doigts; cette contraction involontaire augmente, elle est douloureuse, et tout à fait analogue à la crampe à laquelle d'ailleurs les patients la comparent.

Aux extrémités supérieures, le pouce est énergiquement entraîné dans l'adduction forcée, les doigts, serrés les uns contre les autres, se fléchissent à demi sur lui, le mouvement de flexion ne s'opérant ordinairement que dans l'articulation métacarpo-phalangienne; la main, dont la paume se creuse par le rapprochement de ses deux bords externe et interne, affecte alors la forme d'un cône, ou, si vous le voulez, celle que prend la main de l'accoucheur lorsqu'il veut l'introduire dans le vagin. Cette forme, que vous observerez le plus habituellement, est tellement spéciale, que déjà elle suffit souvent à elle seule pour caractériser cette espèce de contracture. D'autres fois, l'index, plus fortement fléchi que les autres doigts, se place en partie sous eux; en d'autres cas, la flexion est plus générale et plus complète. Le pouce, plié dans la paume de la main, est recouvert par les doigts pliés eux-mêmes, et si fortement que les ongles s'impriment sur la peau, tellement serrés les uns contre les autres que dans une observation rapportée par M. Hérard, de véritables eschares furent la conséquence de cette compression longtemps prolongée. La convulsion peut n'affecter que le pouce, tandis que les doigts sont à peine contractés;

mais le fait est rare, et il est plus commun de voir la contracture s'étendre, le poignet se fléchissant à son tour, la main s'inclinant fortement en dedans sans qu'on puisse la redresser.

Aux extrémités inférieures, les orteils se fléchissent sous la plante du pied, en se resserrant les uns contre les autres, le pouce se portant au-dessous d'eux, la face plantaire se creusant d'une manière analogue à celle de la main ; tandis que la face dorsale se cambre vigoureusement, le talon est tiré en haut par la contraction des muscles de la partie postérieure de la jambe, celle-ci est étendue sur la cuisse et la cuisse sur le bassin.

Les contractures peuvent simultanément occuper les extrémités supérieures et les extrémités inférieures, comme elles peuvent les occuper alternativement ou rester limitées à l'une d'elles. Exceptionnellement les membres inférieurs sont pris seuls, et c'est le plus généralement les mains qui sont affectées.

Les muscles convulsés résistent aux efforts qu'on fait pour changer la position des parties, et si l'on y parvient, les doigts se fléchissent de nouveau lorsqu'on cesse de les tenir redressés, ou bien, et c'est là l'exception, ils gardent la position nouvelle qu'on leur a donnée, tout en restant contracturés. A la pression, les muscles offrent une dureté plus ou moins considérable qui les fait ressembler à des cordes solidement tendues ; mais je n'ai jamais constaté ces contractions fibrillaires dont ils sont, dit-on, agités. Les efforts pour vaincre la résistance musculaire sont généralement très douloureux pour le patient. En quelques circonstances cependant, les malades semblent éprouver du soulagement.

Ces convulsions toniques durent sans interruption cinq, dix, quinze minutes, quelquefois même une, deux, trois heures de suite : la sensation de fourmillement se manifeste de nouveau, et de même qu'elle avait annoncé le début de l'accès, elle en annonce aussi la fin. Les parties affectées reprennent leurs mouvements jusqu'à ce que, après un intervalle de repos variable, se reproduisent de nouveaux accès dont la série constitue l'attaque, laquelle est susceptible de se prolonger pendant plusieurs jours, et même pendant un, deux et trois mois.

Tant que celle-ci n'est pas terminée, vous pouvez à volonté faire revenir les accès, alors même que les malades en seraient quittes depuis vingt-quatre, trente-six, quarante-huit, soixante-douze heures, et davantage. Il suffit pour cela, ainsi que je vous l'ai dit il y a un instant, d'exercer *une compression sur les membres affectés, soit sur le trajet des principaux cordons nerveux qui s'y rendent, soit sur les vaisseaux, de façon à gêner la circulation artérielle ou veineuse.*

Le hasard m'a fait découvrir cette influence de la compression. Assistant à une saignée du bras que je faisais pratiquer à l'hôpital Necker chez une femme atteinte de contractures, je vis, aussitôt que la constriction fut opérée avec la bande, un accès se produire dans la main correspondante. Je pensai d'abord que la congestion veineuse déterminée par la compression des veines en était la cause. Cependant, cherchant à me rendre compte du phénomène, je vis chez d'autres malades que la compression des artères agissait identiquement de la même manière. J'ai, depuis, répété l'expérience un grand nombre de fois, et comme elle n'a aucun inconvénient pour les patients, puisque les accidents cessent aussitôt qu'on la suspend, je l'ai souvent faite devant vous. Or, vous avez vu que non seulement en interrompant la circulation artérielle ou veineuse, mais encore en exerçant la compression soit sur le nerf médian au bras, soit sur le plexus brachial au-dessus de la clavicule, la contracture se manifestait immédiatement précédée des fourmillements, qui en sont les premiers symptômes. En comprimant l'artère crurale, en appliquant une ligature sur la cuisse, ou plus simplement en la serrant vigoureusement avec ses deux mains, en comprimant le nerf sciatique, les psasmes musculaires surviennent, quoique avec moins de facilité, aux extrémités inférieures.

Dernièrement, vous avez pu voir, chez une femme couchée au n° 26 de la salle Saint-Bernard, la compression déterminer une série de phénomènes très curieux et sur lesquels je vous demande la permission d'insister un instant. Cette jeune femme, âgée de vingt-quatre ans et d'un tempérament très nerveux, entra chez nous, le 2 février 1864, pour une contracture des extrémités supérieures. Le 9, la contracture avait cessé et, devant vous, je fis les expériences suivantes : je comprimai en masse le bras droit, et, peu après, la main se contractura ; mais, ce qu'il y eu de plus remarquable, c'est que la main du côté opposé ne tarda pas à se contracturer à son tour. Le même phénomène se produisit par le fait de la compression du plexus brachial, et la contracture persista un assez long temps.

Le 15, la contracture était revenue plus forte aux mains ; elle ne se manifestait aux pieds que quand la malade était debout. Ce jour-là, je comprimai devant vous la fémorale droite, et, presque immédiatement, vous avez pu constater la roideur tétanique des orteils ; puis, au bout de quelques minutes, les orteils du côté gauche se roidirent à leur tour. La roideur cessa bientôt dans les orteils, mais fut suivie de douleurs dans les mollets et les pieds, puis, finalement, de crampes dans les mollets. Ainsi la suspension de l'ondée artérielle avait produit directement la contracture dans le pied droit, et l'état particulier de l'innervation locale que cette contracture suppose avait provoqué, par action réflexe, la contracture du côté opposé.

Je passe rapidement sur les alternatives de la tétatinie chez cette malade, qui eut des rechutes fréquentes sous l'influence du retour de la diarrhée, pour arriver à la mention d'un fait plus remarquable encore : le 18 mars, je plaçai une ligature sur la cuisse droite, de manière à comprimer les

muscles, les vaisseaux et les nerfs; les orteils correspondants se contracturèrent rapidement, puis, bientôt après, ceux du pied gauche entrèrent
en contracture. Mais la synergie réflexe ne s'arrêta pas là : presque aussitôt les deux mains se contracturèrent, et enfin la malade eut une violente
attaque d'hystérie. Ainsi, contracture provoquée directement dans un
membre par la compression de ce membre, — contracture par action
réflexe *latérale* dans le membre homologue, — contracture par action réflexe *ascendante* dans les membres supérieurs, — et enfin attaque d'hystérie; ou, en analysant davantage encore, modification fonctionnelle de
l'innervation périphérique d'un membre par action exercée sur un segment de ce membre, — modification fonctionnelle de la moelle par suite
de la modification de la périphérie, — et enfin, modification fonctionnelle
du grand sympathique par suite de la modification fonctionnelle de la
moelle.

Ce fait est un exemple de ce qu'on a appelé un peu prétentieusement
les lois de Pflüger, à savoir, que la réflexion était *unilatérale*, c'est-à-
dire se produisait du même côté que l'excitation, quand celle-ci était modérée; que la réflexion était *symétrique*, c'est-à-dire se produisait des
deux côtés homologues, quand l'excitation d'un seul de ces côtés avait été
plus énergique, et qu'enfin la réflexion *se généralisait*, quand l'excitation
était plus énergique encore.

Ce phénomène peut fournir un élément de diagnostic, et jamais dans
aucune autre affection convulsive vous ne produirez un effet de ce genre
par des moyens analogues.

Chose extraordinaire! le froid, dont l'influence est si évidente sur le
développement de cette affection, *le froid, appliqué sur les parties malades, fait quelquefois cesser les accidents.* Ainsi dans un grand nombre de
circonstances, il suffit aux individus atteints de contracture des extrémités inférieures de poser leurs pieds sur un sol carrelé ou dallé pour que
la convulsion cède presque immédiatement et pour que les mouvements
reprennent leur liberté. En diverses occasions j'ai suspendu des accès
occupant les extrémités supérieures en faisant plonger les bras et les
mains dans un bassin d'eau froide. Cette suspension est, il est vrai, très
momentanée, et les accidents reparaissent aussitôt après l'immersion.

Les contractures intermittentes sont d'ordinaire précédées et accompagnées d'impuissance musculaire. Les mouvements d'extension enrayés
par la contraction convulsive des muscles ne sont pas seuls abolis, les
mouvements de flexion le sont également. Les doigts, par exemple, lorsqu'ils sont à moitié fléchis, n'obéissent plus à la volonté, et le malade ne
peut pas les fermer davantage; cette roideur qui, dans les formes graves,
est quelquefois portée à un très haut degré, cette roideur, légère dans la
forme bénigne, jointe à la roideur convulsive des mains, rend les individus maladroits, les empêche de faire un libre usage de leurs mains; si ce

sont des nourrices, elle les empêche de donner à leurs enfants les soins accoutumés, de les habiller et même de les tenir dans leurs bras.

Il y a en outre de l'*anesthésie*. Les fourmillements, les picotements, l'engourdissement sont déjà des phénomènes qui s'y rapportent ; la sensibilité tactile est plus ou moins émoussée ; les malades perdent la faculté d'apprécier le volume et la dureté des objets qu'ils prennent dans leurs mains et qui leur paraissent enveloppés dans une étoffe épaisse ; s'ils posent leurs pieds à terre, il leur semble, suivant une comparaison qui leur est habituelle, qu'ils marchent sur un tapis. Or, ces troubles de la sensibilité cutanée, dont l'intégrité est si nécessaire à la régularité des fonctions musculaires, contribuent pour leur part à entraver les mouvements.

Je vous ai dit que la contracture était habituellement douloureuse : ces douleurs occupent les muscles affectés, s'étendent dans la continuité des membres, sur le trajet des principaux nerfs, et irradient quelquefois sur le tronc. Ces douleurs, dont l'existence n'exclut nullement l'anesthésie, sont, dans la forme bénigne, souvent très modérées, et comme, d'un autre côté, les phénomènes convulsifs sont très passagers, il en résulte que les malades ne se plaignent de rien, et que, en quelques cas, le hasard seul nous fait découvrir l'affection dont ils sont atteints. C'est ce qui est arrivé, entre autres exemples, chez une femme, au n° 20 de notre salle Saint-Bernard. Elle entrait à l'hôpital pour une diarrhée dont elle était tourmentée depuis assez longtemps, et si, au moment de la visite, nous n'avions pas été témoins d'un accès de contracture aux mains, elle n'aurait pas songé à nous parler de ces accidents qui ne la préoccupaient en aucune façon.

Il n'en est point ainsi dans les deux autres formes.

Dans la *forme moyenne* déjà, l'intensité de la douleur et des phénomènes spasmodiques est plus prononcée. Ces manifestations locales se compliquent en outre de *symptômes généraux*, mouvement fébrile caractérisé par l'accélération du pouls, le malaise, la céphalalgie, la perte d'appétit. Mais cette fièvre ne prend jamais une grande vivacité et n'est jamais accompagnée d'une élévation notable de la température de la peau.

Des congestions passagères se produisent vers différents points du corps : vers les membres, la face, les yeux, les oreilles ; elles sont quelquefois accompagnées d'éblouissements, d'obscurcissement de la vue, de bourdonnements, de tintements d'oreilles.

Aux extrémités, ce mouvement congestif amène en quelques cas des gonflements, des empâtements œdémateux, qui ont été signalés dans différentes observations, principalement chez les enfants.

Quant à la contracture elle-même, non seulement elle est plus énergique que dans la forme bénigne, non seulement ses retours sont plus fréquents, mais encore, au lieu de rester bornée aux extrémités, elle se généralise, affectant les muscles du tronc et de la face, et quelquefois aussi les muscles de la vie organique.

D'ordinaire les spasmes musculaires ne prennent pas simultanément le tronc et les extrémités. Les membres supérieurs sont habituellement envahis les premiers, et tandis que l'engourdissement, les fourmillements précurseurs ont suivi une marche descendante, partant du bras pour gagner la main, la convulsion, suivant une marche inverse, occupe d'abord les doigts, pour remonter progressivement au poignet, au coude. Rarement les membres inférieurs sont pris avant les supérieurs ; des extrémités qu'elle quitte, la contracture gagne d'autres parties du corps, et sa courte durée dans un même lieu, la mobilité de l'affection, lui constituent un caractère dont nous tirerons parti lorsqu'il s'agira d'établir sa nature.

Les muscles de l'abdomen peuvent être affectés, et, dans une observation publiée par M. Hérard, les muscles droits se dessinaient comme deux cordes fortement tendues. On a cité aussi des cas dans lesquels le spasme s'étant étendu à la vessie, il y avait rétention d'urine. On a vu les muscles grands pectoraux, les sterno-cléido-mastoïdien violemment contracturés, et il n'est pas rare que cette convulsion tonique s'observe à la face. La physionomie prend alors une expression particulière, suivant que tel ou tel ordre de muscles est plus spécialement affecté : si ce sont les muscles de l'œil, il en résulte du strabisme interne ou externe, convergent ou divergent ; d'autres fois les mâchoires sont serrées l'une contre l'autre, et la gêne que les malades éprouvent alors dans la parole peut dépendre aussi de ce que la langue se prend à son tour. La contracture s'étendant au pharynx, la déglutition est gênée ; quand elle affecte le larynx, il se produit, comme chez la petite fille dont il a été question au commencement de cette conférence, tous les accidents de l'asthme thymique. Ce spasme laryngé, la contracture des muscles abdominaux, celle des muscles de la poitrine, occasionnent une dyspnée plus ou moins considérable, mais qui n'est jamais portée plus loin que lorsque le diaphragme est mis en cause.

C'est la prolongation de ces accidents, c'est leur répétition à de courts intervalles, c'est leur plus grande intensité, qui constituent la *forme grave* des contractures dont il me reste à vous parler.

Au mois de décembre 1856, M. Lasègue, se trouvant à la préfecture de police, où l'appelle chaque jour son service de médecin du dépôt des aliénés, fut consulté pour un malade que l'on croyait atteint d'épilepsie : c'était ce jeune homme de dix-huit ans que vous vîtes plus tard au n° 23 de la salle Sainte-Agnès. On l'avait trouvé le matin, couché dans la rue, où il avait passé la nuit en état d'ivresse ; tous ses muscles paraissaient violemment contracturés, il était roide comme une barre de fer : mais il

avait toute sa connaissance, et bien que sa parole fût considérablement
gênée en raison du resserrement des mâchoires qu'il ne pouvait ouvrir,
il répondait nettement aux questions qu'on lui adressait, et se plaignait de
beaucoup souffrir. La persistance de cette convulsion tonique générale,
la conservation parfaite de l'intelligence, excluait tout d'abord l'idée
du mal comitial : la forme des accidents, celle surtout qu'ils avaient revêtue aux extrémités supérieures, les mains présentant l'aspect caractéristique que j'ai essayé de vous décrire, permirent à M. Lasègue de poser
immédiatement son diagnostic, et il fit envoyer cet individu à l'Hôtel-
Dieu.

Les accès intermittents laissaient entre eux de très courts intervalles.
Tous les muscles, aussi bien ceux du tronc et ceux de la région cervicale
que ceux des membres, semblaient frappés simultanément, et dans l'impossibilité où il était de faire des mouvements, le malade tombait par
terre dans un état de roideur tétanique. Les contractures étaient très
douloureuses ; au bout de quelques instants survenait une gêne de la respiration causée par la convulsion tonique des muscles de la poitrine, de
l'abdomen et du diaphragme : le larynx n'était pas épargné. La face devenait rouge, les lèvres violettes, les veines se tuméfiaient, et pendant
cet accès de dyspnée épouvantable, accompagné d'engouement pulmonaire, comme dans l'épilepsie ou pour mieux dire dans le tétanos, on
pouvait craindre la suffocation. Cette scène était heureusement très
courte.

Plus d'une fois, au moment de la visite, vous avez été témoins de ces
horribles crises. Survenant brusquement et annoncées par une sensation
de fourmillements, elles duraient plusieurs minutes, et se prolongeaient
même pendant un quart d'heure et une demi-heure. Le malheureux patient conservait la netteté de son esprit, et pouvait parler, quoique la
contraction des muscles des mâchoires le gênât considérablement ; il gardait même, malgré ses souffrances, un certain enjouement.

L'accès cessé, il se levait, et se remettait à ses occupations, qui consistaient à rendre à ses camarades de salle les services dont ils avaient
besoin, et à remplir les fonctions d'infirmier. Dans l'intervalle de repos
que ses accidents lui laissaient, il lui semblait que sa santé générale
n'était en rien troublée. Ces crises cependant laissaient après elles de la
courbature, du brisement, principalement dans les articulations, et un
certain état de faiblesse et d'accablement qui persistait pendant un certain temps ; en plusieurs occasions nous constatâmes qu'il y avait du
mouvement fébrile.

Les accès s'éloignèrent progressivement et, après un séjour d'un mois
à l'hôpital, le jeune homme voulut retourner chez lui. Six semaines après
il était repris de contractures, et rentrait à l'Hôtel-Dieu dans les salles
de Rostan, où il succomba à la phthisie pulmonaire. La tuberculisation

resta latente jusqu'au dernier moment, et ne se révéla par aucun phénomène stéthoscopique; cette particularité a été spécialement indiquée dans une note qui m'a été remise sur ce malade; l'état de faiblesse générale, la toux, la dyspnée habituelle, firent seuls soupçonner son existence.

A l'autopsie, on trouva les poumons farcis de tubercules, et un ramollissement peu considérable de la moelle épinière à sa partie supérieure.

Messieurs, j'aurai tout à l'heure à revenir sur ce fait lorsque je vous donnerai mon opinion sur la nature de la tétanie, et lorsque je vous parlerai des rapports qui existent entre elle et les lésions anatomiques qu'on a pu rencontrer. J'aurai à vous dire alors que les accidents convulsifs que nous observâmes chez ce jeune homme ne dépendaient en aucune façon de la tuberculisation, dont on ne trouva aucune manifestation matérielle dans les centres nerveux, et que le ramollissement de la moelle devait être considéré non comme la cause, mais comme l'effet de la maladie. Je m'expliquerai sur ce point que j'ai d'ailleurs développé dans nos conférences sur l'épilepsie et sur les convulsions.

En supposant, ce que je conteste, que les contractures fussent ici sous la dépendance de la diathèse tuberculeuse, il n'en est plus de même dans l'observation suivante, recueillie dans le service de M. Cullerier, par M. Léon Blondeau, pendant son internat à l'hôpital de Lourcine : Une femme de vingt-huit ans entrait, le 20 janvier 1848, au n° 32 de la salle Sainte-Marie. Enceinte de huit mois, elle était affectée de syphilis et portait aux parties génitales externes de nombreuses plaques muqueuses ulcérées. Elle avait, en outre, une diarrhée très abondante et très opiniâtre.

Cette femme était tombée dans un état d'affaiblissement et de marasme considérable; le 13 février, elle accouchait d'un enfant mort. Deux petites contractions utérines à peine sensibles avaient suffi pour expulser le fœtus et pour opérer la délivrance.

La diarrhée céda enfin, après l'administration de lavements de nitrate d'argent; cinq jours après l'accouchement, elle était complètement arrêtée, l'appétit revenait, toutes les fonctions digestives reprenaient leur régularité, et de jour en jour on notait un changement notable dans l'ensemble de l'état général; la malade avait même récupéré ses forces et un certain embonpoint, lorsque le 27 février elle fut prise d'accidents dont la terminaison allait être fatale. A la visite du matin, elle se plaignit d'un peu de gonflement des pieds et exprima la crainte de devenir paralysée comme elle l'avait été, disait-elle, antérieurement. Elle ajoutait que, du reste, elle allait bien; en effet, en dehors de ce gonflement léger des extrémités inférieures, on ne constata rien qui parût devoir appeler l'attention. Cependant, la nuit suivante, elle eut un violent mal de tête, et le lendemain on la trouva en proie à une attaque de tétanie. Les mains et les pieds étaient énergiquement convulsés; les doigts et les orteils à demi fléchis, dans la position qu'il n'est pas besoin de décrire de nouveau. Cette contraction muscuslaire était telle, que les efforts que l'on faisait pour la vaincre étaient inutiles. La contracture avait envahi les muscles de la face; les mâchoires étaient convulsivement serrées l'une contre l'autre et rendaient la parole difficile. Toutefois la malade répondait encore aux questions qu'on lui adressait, et son intelligence était par faitement conservée; les muscles du cou et ceux de la poitrine participant à cette convulsion générale, la respiration était embarrassée, le visage rouge, congestionné.

On apprit alors que, depuis son accouchement et même à l'époque où elle était à peine guérie de sa diarrhée, cette femme s'était, à différentes reprises, levée la nuit pour aller, dans la cour de l'hôpital, puiser de l'eau à la fontaine. Dans la nuit du 27 au 28 février, elle avait commis encore cette imprudence, et c'est alors que se déclarèrent les accidents qui menaçaient déjà la veille et qui se manifestèrent avec une épouvantable intensité.

La suffocation semblait imminente, et l'on avait à craindre aussi une congestion du côté de la tête. Une saignée du bras fut immédiatement pratiquée. Quatre heures après, on venait chercher M. Blondeau. La contracture avait diminué du côté des extrémités, mais du côté de la respiration les phénomènes s'étaient encore exagérés. Les muscles du cou et de la face étaient plus violemment contracturés que le matin; la rougeur violacée du visage, la fixité du regard, la respiration anxieuse et déjà stertoreuse, le pouls d'une telle fréquence qu'on n'en pouvait compter les battements, indiquaient une asphyxie portée au plus haut degré et une mort imminente; néanmoins, au milieu de cet orage, la malade paraissait conserver sa connaissance. On ordonna une application de douze sangsues derrière les oreilles, mais à peine eut-on le temps d'en poser deux ou trois que la malheureuse femme expirait.

A l'ouverture du cadavre, tous les viscères furent examinés avec le plus grand soin, et l'on ne trouva aucune autre lésion matérielle appréciable que des traces de congestion dans les méninges, dont les veines contenaient un peu plus de sang noir que d'habitude.

Messieurs, cet exemple est le seul que je connaisse dans lequel les contractures aient amené la mort, car le jeune homme que vous avez vu dans notre service et qui a été finir ses jours dans les salles de Rostan a succombé à la phthisie tuberculeuse, et non à son affection convulsive. Il est probable aussi que, chez cette femme, la mort a été provoquée par l'état puerpéral compliqué de la cachexie syphilitique.

Malgré le fait que je viens de vous citer, le *pronostic* de la tétanie n'est pas grave. Même dans ses formes les plus sérieuses, et bien que les accidents aient revêtu quelquefois une apparente sévérité qui pouvait faire redouter un dénoûment fatal, je n'ai jamais vu mourir un seul malade;

or, le nombre de ceux que j'ai observés est aujourd'hui très considérable.

Après que le mal a duré pendant un certain temps qui varie de plusieurs jours à un, deux, trois mois, comme je vous l'ai dit, la guérison s'opère, alors même que l'affection a été abandonnée à elle-même, et les attaques qui, ne laissant après les accès qu'une courbature, qu'une faiblesse passagère, ne semblent avoir aucun retentissement profond sur l'organisme et ne porter nulle atteinte à la santé générale.

L'anatomie pathologique est à peu près muette encore ; et il n'est guère permis de croire que des accidents aussi mobiles, aussi passagers, puissent se lier à l'existeuce de lésions matérielles sérieuses. Celles que certains auteurs, M. Imbert-Gourbeyre entre autres, ont voulu considérer comme la cause des contractures, se rapportaient aux maladies auxquelles les individus avaient succombé et dans le cours desquelles s'étaient développés les accidents convulsifs.

Chez la femme qui mourut dans le service de M. Cullerier, on trouva, il est vrai, un certain degré de congestion encéphalique, mais cette congestion était l'effet et non la cause des convulsions ou plutôt de l'asphyxie qui avait déterminé la mort. Le ramollissement de la moelle qui existait chez le jeune homme de notre salle était lui-même une altération consécutive, analogue à celles que nous voyons se produire chez les individus affectés de maladies convulsives, et sur lesquelles j'ai appelé votre attention à propos de l'épilepsie.

La contracture intermittente a donc été, à bon droit, rangée parmi les *névroses*, névrose convulsive au même titre que l'éclampsie, que l'hystérie, que l'épilepsie ; mais nous sommes moins éclairés sur la *nature* de cette névrose.

Toutefois les conditions qui favorisent son développement, l'influence évidente du froid sur sa production ; la soudaineté de l'invasion des accidents qui constituent l'attaque, leur mobilité, et, pour employer une expression qui n'est pas française, leur fugacité, l'intermittence des accès, me font penser qu'elle est de *nature rhumatismale*. A l'appui de cette manière de voir, qui est aussi la leur, plusieurs médecins ont signalé la coïncidence de cette affection avec le rhumatisme, et ils ont insisté, ainsi que je l'ai fait moi-même, sur ce que le sang tiré de la veine était généralement couenneux. Ce dernier argument a beaucoup moins de valeur peut-être que nous ne lui en avons attribué.

Wunderlich[1] a constaté que dans le tétanos la température s'élève considérablement, qu'elle peut continuer de s'élever encore après la mort et n'atteindre son maximum qu'une heure après la terminaison fatale. Ainsi, dans un cas de tétanos rhumatismal, non seulement il constata pendant

---

1. Wunderlich. *Archiv der Heilkunde*, 1861, page 547, et 1862, page 175. — *De la température dans les maladies*, traduit de l'allemand sur la deuxième édition, par Labadie-Lagrave, Paris, 1872.

la vie une chaleur plus forte qu'en aucune autre maladie, mais encore cette chaleur ne fut maxima qu'une heure après la mort, et atteignit alors le chiffre de 45, 4°. Voici quelle avait été, le dernier jour de la vie, la marche de la température : le matin elle était de 40°,2, le soir à 6 heures de 39°,8, à 9 heures 20 de 43°,4, à 9 heures 35, moment de la mort, de 44°,9; et 55 minutes après la mort elle était de 45°,4, c'est-à-dire qu'elle s'était élevée d'un demi-degré. Puis la chaleur s'abaissa lentement, de sorte qu'elle était encore de 38°,4 plus de treize heures après la mort.

Dans un autre cas, ce ne fut également qu'après la mort que le maximum (42°, 4) fut atteint.

Deux observations de Leyden[1], une observation de Rivolta sur un cheval tétanisé[2], enfin les expériences de Billroth et de Fick sont venues confirmer l'observation de Wunderlich. Ainsi, Rivolta a constaté chez le cheval 42° avant la mort et une demi-heure plus tard 43,5 *dans la cavité thoracique.*

Cependant, si, comme Wunderlich, nous avons pu observer l'élévation progressive et considérable de la température dans le cas de tétanos aux dernières heures de la vie, nous n'avons pas trouvé, comme lui, que l'élévation continuât après la mort.

Le 30 septembre 1864, entrait dans mon service une femme atteinte de tétanos spontané datant de trois jours et ayant débuté par du trismus. Le 1er octobre, on constate l'état suivant : les mâchoires sont violemment rapprochées et la malade ne peut desserrer les dents, les masséters sont contracturés ; les muscles temporaux sont durs et résistants à la pression la malade se plaint de la constriction qu'elle en éprouve aux tempes. Il y a de l'opisthotonos, les muscles de la poitrine et ceux de l'abdomen, contracturés, s'opposent à l'accomplissement régulier de la respiration et il en résulte de la cyanose. Les muscles des membres supérieurs et inférieurs sont moins rigides que ceux du tronc; ainsi on peut fléchir et étendre les membres sans faire trop souffrir la malade, mais celle-ci ne peut que très incomplètement les mouvoir. Il y a des douleurs atroces dans le dos, et la malade nous supplie de l'asseoir dans son lit, le décubitus dorsal étant intolérable. L'intelligence est très nette; la face est pâle, mais les lèvres sont bleuâtres. La peau est très chaude au toucher, et cependant le thermomètre, mis dans l'aisselle à dix heures du matin, n'accuse que 37°,3, bien que le pouls soit à 120.

J'administrai moi-même à la malade le chloroforme avec les plus grandes précautions; néanmoins une attaque d'éclampsie survint à la suite des premières inspirations de cet anesthésique. Le regard devient fixe, les lèvres se devièrent convulsivement, et il y eut du tremblement des

1. Beiträge zur Pathologie des Tetanus, *Archives de Virchow*, Berlin, 1863, t. XXVI, p. 538.

2. *Il medico veterinario*, Turin, mai, septembre 1863.

membres supérieurs. Je m'arrêtai alors, pour recommencer dès que cessaient les accidents, et ainsi plusieurs fois de suite. Le sommeil anesthésique entraînait la résolution musculaire, mais avec le réveil reparaissaient la contracture et la roideur tétanique. Cependant le résultat final fut la facilité plus grande de la respiration et la diminution notable des douleurs dorsales. Du sulfate d'atrophine injecté toutes les deux heures à la dose de dix gouttes entraînait aussi un relâchement des muscles, très incomplet il est vrai. On continua l'éthérisation toute la journée.

Malgré ces pratiques, le 2 octobre la malade est plus mal; la face est grippée, les lèvres sont livides, l'anxiété respiratoire est excessive; la peau est couverte d'une sueur froide, le nez, les extrémités se sont refroidis, et cependant, M. Peter, alors mon chef de clinique, continuant ses investigations thermométriques, trouva dans l'aisselle, à 8 heures du matin, 40°,3, bien que le pouls ne fût qu'à 100 et les respirations à 56. A 10 heures du matin la température était à 41°, et l'agonie commençait; à 11 heures 5, moment de la mort, elle était de 42°; 30 minutes *après* la mort elle était de trois dixièmes de degré *plus basse* (à 41° 7); une demi-heure plus tard encore elle tombait à 40°,8.

Ainsi, messieurs, contrairement aux observations des auteurs que je vous ai cités, la température, quoique très haute encore après la mort, ne s'éleva pas alors, mais décrut assez rapidement.

Pour en revenir à la tétanie, il serait important de rechercher, — ce qui n'a pas encore été fait, que je sache, — quel est l'état de la température centrale dans cette névrose, et de voir si, comme dans le tétanos, elle s'élève, ou si, au contraire, elle reste à peu près stationnaire. Il y a là des recherches intéressantes à faire et sur lesquelles j'appelle votre attention.

Invoquant les travaux de M. J. Béclard, M. Leyden avait proposé d'expliquer ainsi le développement exagéré de la chaleur dans le tétanos : toute contraction musculaire produit du mouvement et de la chaleur; il est par suite bien évident que si, pour une contraction musculaire donnée, le mouvement est minimum, la chaleur sera maxima; or, dans le tétanos, il y a contraction musculaire exagérée, et le travail mécanique est nul, par suite la production de chaleur doit être considérable.

Mais on peut faire observer avec Wunderlich que la température ne s'élève qu'aux dernières heures de la vie, alors même que parfois les convulsions toniques sont devenues moins fortes, tandis que la chaleur reste normale pendant plusieurs jours de contractions violentes. Aussi, M. Peter a-t-il simplement rapporté cette élévation excessive de la température à *l'asphyxie terminale* d'une part et à *l'intégrité de l'organisme* d'autre part. Alors, en effet, dit-il, une des sources de refroidissement de l'organisme, la réfrigération par le poumon, s'amoindrit rapidement en raison de l'asphyxie croissante, et néanmoins la calorification continue par la persistance du fontionnement des organes thermogènes, tels que le foie, les reins, la rate, etc., qui sont intacts. De sorte qu'il n'y a pas dans ce cas une plus grande quantité de calorique produit, mais une accumulation de ce calorique par moindre déperdition pulmonaire. Cette accumulation, dit-il encore, que l'on observe dans l'agonie aiguë, et qui est le résultat de l'asphyxie, ne serait aussi considérable dans les névroses terminées par la mort que par le fait même de l'intégrité de l'organisme, où jusqu'au dernier moment le calorique se produit. Ainsi s'expliquerait ce fait, que les températures élevées, excessives ou hyperpyrétiques, ont été observées dans tous les cas où l'organisme, à peu près intact, a été en quelque sorte surpris par la mort[1].

Il me semble dfficile de confondre cette affection avec aucune autre. Dans ses formes moyenne et grave seules, le doute serait un instant permis, car alors on pourrait se demander, au premier abord, si l'on n'a pas affaire au *tétanos spontané*. Mais tandis qu'ici les accidents, qu'ils soient régulièrement toniques ou mêlés de convulsions cloniques qui les ont précédés, débutent par les muscles des mâchoires, par le trisme, par les muscles du tronc, pour envahir progressivement et affecter simultanément les extrémités, la contracture rhumatismale procède suivant une marche inverse; de plus, il est rare que les membres et les autres appareils musculaires soient pris ensemble; enfin, la possibilité de la faire naître par la compression des membres, ainsi que je vous l'ait dit, est un caractère important qui appartient à elle seule.

Dans les contractures symptomatiques d'affections cérébrales ou médullaires, la forme des accidents n'a qu'une analogie très éloignée avec ceux dont nous parlons; en outre, les contractures symptomatiques, généralement limitées à un certain nombre de muscles, et exclusivement limitées à eux, sont précédées ou accompagnées d'un ensemble de phénomènes, troubles de l'intelligence, troubles de la sensibilité, paralysies persistantes, symptômes fébriles, qui diffèrent essentiellement de ce que nous observons dans la tétanie, où presque tout se borne aux manifestations locales présentant elles-mêmes un caractère très spécial.

Si vous voulez bien vous rappeler ce que je vous ai dit de l'épilepsie, soit qu'on la considère dans sa grande forme convulsive, soit qu'on le fasse dans sa forme partielle, vous comprendrez pourquoi je n'insiste pas davantage sur un point de diagnostic qui, à mon avis, ne présente aucune difficulté. La conservation de l'intelligence dans les cas où les contractures généralisées sont portées au plus haut degré suffit à elle seule pour permettre, dès le premier abord, de les distinguer d'une attaque du mal comitial, et si l'hésitation était possible, ce serait seulement dans ce cas.

1. Michel Peter, *Réflexions à propos d'un cas de rage*, Paris, 1868; — et *Leçons de clinique médicale*, 1872.

Quel est le *traitement* de la tétanie?

Les émissions sanguines, dès le principe, m'avaient paru formellement indiquées en vue de combattre les phénomènes congestifs qui, dans les premiers cas qui se présentèrent à mon observation, m'avaient beaucoup effrayé. Quelque faux que fût mon point de départ, j'avais été ainsi conduit à appliquer la médication qui aujourd'hui encore m'a rendu ici le plus de services. Alors surtout que j'ai à traiter des malades d'une constitution vigoureuse, alors surtout qu'il existe une réaction fébrile très prononcée, c'est à la *saignée du bras*, c'est aux applications de *ventouses scarifiées* le long de la colonne vertébrale, que j'ai recours, Qu'on interprète comme on le voudra l'action de cette médication, ses heureux effets sont incontestables, et je ne suis pas suspect lorsque j'en proclame l'utilité, car, vous le savez, il est peu de médecins aussi sobres que moi de la saignée.

Lorsque plus tard j'eus l'idée que cette névrose était de nature rhumatismale, je pensai à administrer le *sulfate de quinine*, dont l'efficacité dans le rhumatisme est reconnue par la plupart des praticiens. Les avantages que j'en retirai, quelque réels qu'ils soient, ne sont cependant pas comparables encore à ceux des émissions sanguines.

Mais il est des cas où celles-ci ne sauraient être appliquées, et alors le sulfate de quinine doit faire les frais principaux du traitement. Ainsi, lorsque les malades affectés de contractures sont des individus de faible constitution ou affaiblis, par exemple, par une diarrhée persistante, comme l'était une femme que vous avez vue au n° 20 de la salle Saint-Bernard, et qui allaitait deux enfants jumeaux dont elle était accouchée un mois auparavant, dans ces circonstances, dis-je, où les émissions sanguines auraient une déplorable influence, il faut, avant toute chose, combattre les accidents intercurrents ; arrêter à tout prix le flux qui épuise le sujet, et lorsque les voies digestives sont en état de le supporter, il faut donner le sulfate de quinine.

L'*opium*, la *belladone*, à petites doses, sont d'utiles adjuvants de la saignée ou de la médication quinique.

En présence d'accès violents, dans la forme grave, dans les cas analogues à celui de la femme de l'hôpital de Lourcine, les *inhalations de chloroforme*, faites avec toute la prudence que commandent et un pareil moyen et les idiosyncrasies, sont aussi bien indiquées que dans les convulsions en général. Pendant ses crises, notre jeune homme de la salle Sainte-Agnès les réclamait lui-même, tant il en espérait un soulagement qui, en effet, quelque momentané qu'il fût, ne lui avait jamais fait défaut.

Aran [1] rapporte une observation d'un cas de contracture des extrémités

1. Aran, *Effets remarquables de l'emploi du chloroforme intus et extrà dans le traitement de la contracture spasmodique des extrémités (Bulletin de thérapeutique,* mars 1860, t. LVIII, p. 241).

guérie par l'emploi du *chloroforme appliqué topiquement* sur les parties correspondantes aux muscles contracturés, en même temps que le médicament était administré à l'intérieur, à la dose de 40 à 50 gouttes dans une potion gommeuse de 125 à 150 grammes prise par cuillerée d'heure en heure.

Le chloroforme a une action très agressive sur la peau, et par conséquent chez les personnes à peau fine et délicate, il ne faut pas employer une trop grande quantité de ce liquide. Un linge fin et simple, imprégné de chloroforme, suffit très bien, et il n'est pas même nécessaire que le linge soit imbibé partout, mais seulement dans la partie qui se trouve en rapport avec les muscles contracturés. Aran se demande encore jusqu'à quel point, chez les femmes à peau très fine et délicate, il n'y aurait pas avantage à mélanger le chloroforme à parties égales ou au double de son poids d'huile d'amandes douces ou d'huile de camomille camphrée. Dans tous les cas, le contact du chloroforme avec les parties malades doit être assuré par plusieurs tours de bandes.

XLVI. — DES CHORÉES.

MESSIEURS,

Ceux d'entre vous qui suivent assidument depuis plusieurs années ce cours de clinique auront vu, tant dans notre salle des hommes que dans notre salle des femmes, un assez grand nombre d'individus atteints d'affections convulsives ayant pour caractère commun une agitation musculaire, des mouvements, des contorsions plus ou moins désordonnés, plus ou moins bizarres, affections auxquelles le terme générique de *chorées* (du mot grec χορεία, *danse*) serait parfaitement applicable.

Nous avions à la même époque, dans notre salle Saint-Bernard, trois femmes : l'une, âgée de vingt ans, couchée au n° 2 ; la seconde, une jeune fille de seize ans, au n° 30 ; une troisième, âgée de dix-neuf ans, au n° 31 *bis*, qui toutes trois étaient affectées de la même maladie, survenue dans des circonstances très différentes, et dont nous retrouvions tous les symptômes chez un jeune homme de dix-neuf ans entré au n° 4 de la salle Sainte-Agnès. Chez ce jeune homme, vous avez été de prime abord frappés de l'air d'hébétude et d'imbécillité qu'il présentait. Sans cesse grimaçant, ricanant à tous propos, il répondait mal aux questions que nous lui adressions, et semblait à peine les comprendre. L'affaiblissement de ses facultés intellectuelles était cependant encore plus apparent que réel, car ce qui lui donnait cette apparence d'un imbécile, cet air grimaçant et ricanant qui a tout de suite appelé votre attention, c'était l'agitation convulsive continuelle des muscles de sa face ; c'étaient aussi les mouvements désordonnés, les contorsions bizarres auxquels il se livrait, et qui n'étaient nulle part plus prononcés que dans les membres, et principalement dans les bras.

Dans cette même salle Sainte-Agnès, aux n° 8 et 9, vous voyiez deux hommes : celui-ci âgé de cinquante et un ans, chapelier de son état, profession dans laquelle on emploie, pour fouler le feutre dont on fait les chapeaux, les préparations hydrargyriques, le nitrate acide de mercure ; celui-là exerçant le métier de peintre en bâtiments, et nous affirmant qu'il n'avait jamais eu de coliques de plomb, aucun accident saturnin, mais avouant aussi qu'il avait l'habitude de boire chaque matin à jeun de l'eau-de-vie, sinon de manière à s'enivrer, assez du moins, suivant son expression, pour s'exciter. Ces deux hommes étaient pris d'un tremblement universel des membres supérieurs et inférieurs ; tremblement tel, que le malade du n° 9 ne pouvait se tenir debout, alors même qu'il s'appuyait le long des montants de son lit ; qu'il pouvait à peine manger, tant il lui était difficile de porter ses aliments à sa bouche, et que, sa langue elle-même participant à l'affection des muscles, il parlait avec la plus grande difficulté.

Enfin, au n° 6 de la salle Saint-Bernard, était couchée une jeune fille de treize ans et demi, également atteinte d'une agitation convulsive qui s'était produite à la suite d'accidents qu'elle racontait ainsi. Elle était habituellement bien portante; réglée depuis dix-huit mois, ses fonctions menstruelles, qui s'étaient tout de suite bien établies, n'avaient jamais été troublées; jamais non plus elle n'avait eu d'attaques de nerfs, mais elle riait, pleurait sans motif réel, s'effrayait d'un rien, et présentait tous les attributs de la mobilité nerveuse. Seize mois environ avant le début de la maladie qui l'amenait à l'hôpital, elle avait eu une fièvre typhoïde qui avait duré six semaines, et avait laissé pour reliquat des maux de tête continuels auxquels elle n'avait jamais été sujette auparavant. Cinq semaines avant son entrée dans nos salles, elle s'était rendue à son ouvrage comme d'ordinaire, lorsque dans le courant de la journée, elle fut prise de mouvements convulsifs des bras et des jambes, mouvements assez modérés d'ailleurs, car elle continua de travailler. Le lendemain, ces mouvements devinrent plus violents, et de plus d'autres phénomènes les accompagnèrent. Sans raison, la jeune fille eut des accès d'une gaieté exagérée qui ne se calmèrent même pas lorsqu'elle alla voir sa mère qui était malade, et bien que, dit-elle, cette visite l'eût vivement émue; loin de là, cette gaieté folle augmenta de plus en plus toute la journée. Le jour suivant, elle retourna à son atelier, et malgré les mouvements dont ses mains et ses bras étaient toujours agités, elle se livra à ses occupations habituelles; elle les avait encore reprises le lendemain, lorsque vers onze heures du matin se déclarèrent des accidents plus sérieux. Tout à coup elle devint pâle et perdit presque connaissance. Cette lipothymie persistant, on la reconduisit chez elle; elle se plaignait alors de frissons, d'une sensation générale de froid qui la faisait grelotter et claquer des dents. A quatre heures du soir, elle eut une syncope complète, bientôt suivie d'une attaque de convulsions assez violentes pour qu'on fût obligé de la maintenir à l'aide d'une camisole de force. Cette attaque dura une heure et demie, accompagnée de délire pendant lequel la malade chantait et poussait alternativement des cris furieux qui mirent toute la maison en émoi. Pendant cette crise, son visage était rouge, turgescent, son air hagard. C'est alors qu'on la transporta à l'Hôtel-Dieu. Là cette grande crise se calma d'elle-même rapidement, mais laissa à sa suite l'agitation musculaire convulsive que nous avons vue.

La malade étant étendue dans son lit, ces convulsions consistaient en des mouvements alternatifs de flexion et d'extension se répétant d'une façon continue, mais toujours dans le même sens. Si on l'invitait à prendre un objet qu'on lui présentait, cet objet fût-il d'un petit volume, comme une épingle, par exemple, elle le saisissait, en portant sa main vers lui par saccades; mais elle y arrivait sans peine et en suivant une ligne directe. L'objet saisi, elle ne le lâchait plus, et, tout en continuant de trembler, elle pouvait fixer cette épingle à son fichu; elle pouvait encore manger sans avoir besoin d'aide, en dirigeant facilement la cuiller de son écuelle à sa bouche, ce que ne pouvaient faire notre homme du n° 9 de la salle Sainte-Agnès, le jeune garçon du n° 4, les trois malades des n°ˢ 2, 30 et 31 *bis* de la salle Saint-Bernard.

Messieurs, le premier fait sans contredit qui vous a frappés chez tous ces malades a été l'existence de mouvements *choréiques;* mais avant de rechercher les autres éléments qui pouvaient éclairer votre diagnostic en dehors de ce caractère commun, déjà dans cette agitation musculaire, dans ces mouvements involontaires qui la constituaient, un moment d'attention vous avait permis de saisir des différences tellement tranchées, que non seulement vous avez pu reconnaître, dans le genre, des espèces bien définies, mais qu'encore vous avez été amenés à conclure que certaines de ces espèces devaient appartenir à des genres pathologiques très différents.

Ainsi, tandis que chez nos jeunes femmes des n°ˢ 2, 30 et 31 *bis* de la salle Saint-Bernard, et chez ce jeune homme du n° 4 de la salle Sainte-Agnès, nous avions affaire à cette espèce de chorée que depuis Sydenham on était convenu d'appeler la *danse de Saint-Guy;* chez la jeune fille du n° 6 de notre salle des femmes, nous avions affaire à une affection choréiforme hystérique; chez nos deux hommes des n°ˢ 8 et 9 de la salle Sainte-Agnès, il s'agissait, pour l'un d'une chorée alcoolique, pour l'autre d'une chorée mercurielle, ou, si vous le voulez, de *tremblements,* dénomination sous laquelle ces espèces de chorées sont inscrites dans les cadres nosologiques.

On m'a reproché d'avoir changé l'acception du mot *chorée,* admis, dit-on, par tout le monde, pour désigner ce que j'appelle, avec Sydenham, *danse de Saint-Guy,* et d'avoir ainsi confondu avec la chorée propement dite les diverses affections choréiformes, telles que le tarentisme, la choréomanie hystérique, la chorée hystérique, les tremblements, que personne ne songeait à confondre entre elles. Je ne suis pas le seul qui ait pris dans son acception la plus large un mot essentiellement générique. Quant à cette confusion dont on m'accuse, c'est tout justement parce que je vois trop souvent les médecins y tomber que je vais chercher à vous mettre en garde contre elle, sinon en vous faisant l'histoire de toutes les chorées, dont quelques-unes d'ailleurs, telles que la choréomanie épidémique du moyen âge, telles que le tarentisme, ont presque disparu de la pathologie, du moins en en passant quelques-unes en revue, et surtout en vous parlant de la danse de Saint-Guy.

DANSE DE SAINT-GUY.

(*Chorea sancti Viti* de Sidenham.)

Pourquoi le nom de *danse de Saint-Guy* me paraît préférable à celui de *chorée*. — Conditions qui prédisposent à son développement : âge, sexe, hérédité ; états pathologiques : chlorose, diathèses tuberculeuse et strumeuse, rhumatisme. — Causes occasionnelles : émotions morales, peur. — Tableau de la maladie. — Phénomène· précurseurs. — Phénomènes convulsifs, leur caractère spécifique. — Paralysie. — Troubles de la sensibilité. — Affaiblissement des facultés intellectuelles. — Elle guérit habituellement. — Sa durée moyenne. — La mort peut en être la terminaison, et comment. — L'anatomie pathologique n'enseigne rien. — Influence des maladies fébriles intercurrentes sur la marche de la maladie. — Rechutes et récidives ; leur durée est moins longue que celle des attaques précédentes. — Traitement : bains froids et tièdes, bains sulfureux, gymnastique. — Médications internes : tartre stibié, strychnine, opium à haute dose dans les cas graves ; moyens hygiéniques.

MESSIEURS,

Il est incontestable, surtout après les belles recherches historiques de MM. Germain Sée[1], Roth[2] et de quelques autres sur ce sujet, que le nom de danse de Saint-Guy a été primitivement donné à une singulière maladie très différente de celle que nous connaissons aujourd'hui, maladie qui, à la fin du xiv° siècle et au commencement du xv°, régna épidémiquement dans plusieurs villages des provinces allemandes. Il lui avait été donné parce que les individus affectés de cette choréomanie, véritable frénésie extatique à laquelle on avait pu comparer celle des convulsionnaires de Saint-Médard, se rendaient en pèlerinage à la chapelle de Saint Guy, à Dresselhausen, dans le district d'Ulm, en Souabe : saint-Guy ayant, disait-on, le pouvoir de les guérir, comme de nos jours encore des légendes populaires accordent à d'autres saints un pouvoir analogue dans d'autres maladies. Quel qu'ait été son point de départ, le nom de *danse de Saint-Guy*, détourné de son sens primitif, et attribué par Sydenham[3], qui ne se piquait pas d'érudition, à la maladie dont nous allons nous occuper, se trouve consacré, depuis lui, dans les écrits du xviii° siècle, et aujourd'hui il est compris de tout le monde. Vos auteurs classiques eux-mêmes l'ont adopté et vous le présentent comme synonyme de *chorée*, terme générique que Bouteille, en 1810, a proposé

1. Germain Sée, *De la chorée* (*Mém. de l'Académie de médecine*, 1850, t. XV, p. 373.
2. Roth, *Histoire de la musculation irrésistible*, Paris, 1850.
   Sydenham, *Sched. monit. de nov. febris ingressu.*
   TROUSSEAU, Clinique.   II. — 15

de lui substituer [1] ; il est si bien entré dans le langage médical, que les efforts tentés pour lui rendre sa signification première sont restés impuissants.

Si, au point de vue historique, il y a là quelque chose de regrettable, la science et la pratique, hâtons-nous de le dire, perdent peu à cette erreur d'érudition de Sydenham ; c'est d'ailleurs à ce grand praticien que nous devons la première exposition vraiment scientifique des symptômes de la maladie. Quant à moi, du moment que chacun s'entend, maintenant, sur ce qu'il faut comprendre par *danse de Saint-Guy*, cette dénomination me paraît préférable à toute autre, préférable à celle de *chorée* qui, dans son acception générique, embrasse bien des choses et n'en spécifie aucune, tandis que la première s'applique uniquement à une seule chose et à toute cette chose, ce qui est la règle en bonne logique. Elle a cet immense avantage de désigner la maladie dont il s'agit, mieux que ne le ferait toute autre dénomination formée suivant les principes du nosologisme le plus correct ; quelle que soit l'idée que l'on se fasse de la nature de l'affection, elle ne préjuge rien, et toutes les théories pourront s'y adapter commodément. Il en est de ce mot comme de tous ceux qui, acceptés par l'usage, ne signifient rien en eux-mêmes : ce sont les meilleurs, car ils comportent toute une définition, en représentant à l'esprit l'idée tout entière de l'objet qu'ils désignent Il en est de ce mot comme des mots *coqueluche* et *vérole*, par exemple, qui, malgré l'étrangeté de leur étymologie, et peut-être à cause de cela, ont passé dans la langue du vulgaire aussi bien que dans celle des médecins, et qui ne pourraient être remplacés par un autre, emprunté à une nomenclature ayant de hautes prétentions à l'exactitud scientifique.

Cela dit, abordons l'étude de la danse de Saint-Guy.

Bien que chaque année vous en observiez un certain nombre de cas dans nos salles où sont admis seulement des individus passé l'âge de seize ans, ces cas sont rares, relativement à ceux que vous rencontrez dans les hôpitaux réservés aux enfants. Je ne vous apprendrai du reste rien que vous ne sachiez, en vous disant que la danse de Saint-Guy est une *maladie de la seconde enfance et de la puberté ;* que c'est généralement entre les âges de six à quinze ans qu'elle est le plus fréquente. Si elle s'est quelquefois montrée chez des jeunes enfants avant l'époque de la seconde dentition, ce sont là des faits exceptionnels, mais il est beaucoup plus commun de la voir survenir après la puberté, jusqu'à l'âge de vingt-cinq ans. On en a même cité des exemples au delà de cette période de la vie. Ainsi, M. Germain Sée l'a observée chez une femme de trente-six ans, chez une autre de quarante-quatre ans, et chez un homme de cinquante-neuf ans ; Jeffreys l'a vue chez un individu âgé de soixante ans, Powel et

---

1. E. M. Bouteille, *Traité de la chorée ou danse de Saint-Guy*, Paris, 1810.

Maton chez un autre de soixante et dix ans.; Bouteille l'a rencontrée chez un malade de soixante-douze ans; enfin, dans ces derniers temps, M. Henri Roger a rapporté[1] l'histoire d'une danse de Saint-Guy chez une dame de quatre-vingt-trois ans.

Cette observation de mon savant et honorable collègue est trop intéressante, par sa singularité même, pour que je ne vous demande pas la permission de vous la communiquer intégralement :

« Madame ***, âgée de quatre-vingt-trois ans, est d'une constitution aussi forte, d'une intelligence aussi nette que le comporte son âge avancé. A part un peu de faiblesse dans les jambes; à part des palpitations qui se font sentir depuis une dizaine d'années, sans bruit anomal, sans matité notable à la région du cœur, sans rhumatisme articulaire aigu antécédent; à part, enfin, un peu de constipation assez opiniâtre et quelques douleurs vagues rhumatismales dans les lombes et dans la continuité des membres, la santé de madame *** est actuellement aussi satisfaisante que possible. Je dois rappeler pourtant que j'ai soigné madame***, il y a huit ans, pour une pleurésie, avec épanchement, du côté droit; il y a deux ans, pour une sciatique, dont l'intensité et la durée ont été médiocres; l'année dernière, pour une congestion cérébrale qui s'est dissipée en peu de jours.

» Le 15 mai dernier, appelé auprès de madame***, je constate facilement l'existence d'une chorée. C'est depuis trois ou quatre jours seulement que madame *** a éprouvé, sans cause appréciable, sans émotion morale vive, et sans état prodromique, un peu d'incertitude et d'exagération dans les mouvements du bras et de la jambe droite. Ces deux membres sont actuellement le siège d'une mobilité assez grande ; le bras est, à intervalles très rapprochés, pris de mouvements brusques et saccadés. Ramené en avant par la volonté de la malade, il est bientôt poussé plus en avant ou rejeté en arrière par des contractions involontaires; il exécute des mouvements bizarres, irréguliers, mal coordonnés ; il en est de même pour la jambe, qui, bien que reposant sur le lit, remonte par une contraction soudaine, de telle sorte que le pied est lancé au hasard dans des directions différentes.

» L'ordre du médecin et les effets de la volonté de la malade peuvent un instant arrêter ces mouvements, mais pour recommencer presque aussitôt. L'incertitude et l'irrégularité des mouvements augmentent encore lorsque madame *** est levée. Elle peut à peine se soutenir sur ses jambes, et encore est-elle forcée incontinent de se rasseoir; elle peut, avec de l'attention et avec un peu de temps, arriver à manger seule. La face n'est que légèrement grimaçante, les muscles de la face étant agités de contractions beaucoup moins fréquentes et beaucoup moins intenses

1. Henri Roger, *Union médicale*, numéro du 24 septembre 1854

que ceux des membres. La parole est presque intacte; ce n'est qu'à de rares intervalles qu'elle est entrecoupée.

» Les muscles des parois du thorax et de l'abdomen ne sont point le siège de contractions particulières. Les sens ne présentent point d'altération notable. Il y a de la fatigue générale, résultant de l'exagération de la motilité. La sensibilité générale n'est ni diminuée ni altérée ; il y a de la tristesse ou plutôt de l'impatience provoquée surtout par l'insomnie ; celle-ci n'est pourtant pas complète et le sommeil fait cesser la chorée. Les fonctions animales (digestion, circulation, sécrétion urinaire) s'exécutent normalement. Les détails qui précèdent suffisent pour prouver l'existence d'une chorée essentielle. Disons, sans insister davantage, que cette chorée, d'abord modérément intense, augmenta après trois ou quatre jours. Les mouvements étaient plus violents, plus incessants, toujours plus marqués dans le bras et la jambe, et toujours à droite exclusivement. La malade ne pouvait manger seule ; la marche était impossible, la chorée persistait la nuit presque entière, et empêchait le sommeil. Elle dura ainsi jusqu'au 1er juin, c'est-à-dire environ deux septénaires. Elle décrut graduellement à partir de ce jour, et le 15 juin, c'est-à-dire après cinq semaines, la guérison était complète ; il n'y eut du reste à noter aucune atteinte de la santé générale pendant tout ce temps ; aucun phénomène concomitant ne mérite mention, si ce n'est la coexistence de douleurs névralgiques dans la longueur du bras, au niveau de l'insertion du deltoïde et au niveau du coude (sans gonflement ni rougeur des parties, et sans fièvre).

» Le traitement fut simple : à l'intérieur, il consista en un mélange de poudre d'oxyde de zinc et de poudre de belladone, porté graduellement de 25 centigrammes à 1 gramme pour l'un, et de 5 à 10 centigrammes pour l'autre ; à l'extérieur, applications de chloroforme étendu d'eau au trentième, qui calmèrent les douleurs du bras agité de mouvements choréiques, et massage des membres, de la jambe surtout qui n'était point douloureuse. »

Un fait analogue est rapporté dans les *Leçons cliniques* de Graves, qui observa une danse de Saint-Guy très violente chez un pharmacien de Dublin âgé de soixante et dix ans.

M. Henri Roger fait remarquer, avec juste raison que, chez sa malade, il s'agissait bien d'une danse de Saint-Guy : « L'intégrité complète des fonctions du système nerveux, avant la manifestation de cette affection convulsive, l'absence de maladie cérébro-spinale antécédente ou consécutive, la forme non équivoque des acccidents, qui étaient bien choréiques et non choréiformes, la durée de la névrose qui fut à peu près la durée ordinaire, sa terminaison heureuse, » justifieraient pleinement ce diagnostic.

Ces exemples rares de danse de Saint-Guy survenant chez des indivi-

dus qui ont passé l'âge de la puberté ont été recueillis presque exclusivement chez des femmes. Le *sexe* joue donc ici, en tant que cause prédisposante, un rôle fort important. Cette influence du sexe féminin
est très remarquable dans les périodes de la vie où la chorée se montre
le plus ordinairement; la statistique démontre, en effet, que la proportion entre les filles et les garçons est comme 3 est à 1. Cette proportion
est encore plus grande après la puberté, et l'on peut dire que, passé l'âge
de quinze ans, la danse de Saint-Guy est une exception chez les hommes,
tandis qu'on en citerait encore un assez bon nombre d'exemples chez les
femmes. A ce propos, messieurs, je ne puis m'empêcher de vous faire
observer que le rhumatisme articulaire sévit plus fréquemment sur les
hommes que sur les femmes, ce qui tendrait à donner moins de valeur à
l'opinion qui fait de la danse de Saint-Guy une expression de la diathèse
rhumatismale.

Répéter, avec les auteurs qui se sont crus obligés de l'indiquer, que le
tempérament nerveux prédisposait plus que tout autre à cette névrose, me
paraît une banalité dont M. Germain Sée a fait justice, ainsi que de l'influence de la constitution.

Il n'en est pas de même de la *prédisposition héréditaire*. Celle-ci est
incontestable, et alors que des statistiques judicieusement faites ne l'auraient pas démontrée, on aurait pu se demander pourquoi la danse de
Saint-Guy ne serait pas sujette à la loi qui régit toutes les affections nerveuses, dans lesquelles l'hérédité occupe une place si importante.

En remontant dans les antécédents des individus atteints de danse de
Saint-Guy, vous retrouverez, soit dans les ascendants directs, soit dans
les ascendants collatéraux, — dont on a dit, je ne sais pourquoi, qu'il ne
fallait pas tenir compte, — vous retrouverez des névroses diverses, l'hystérie, l'épilepsie, les accidents éclamptiques ; ou bien vous retrouverez,
pour la danse de Saint-Guy comme pour les autres névroses, des manifestations diathésiques, et en particulier la diathèse tuberculeuse. Et ici nous
touchons de nouveau à la question de la transformation des affections
diathésiques héréditaires les unes dans les autres, grande question de pathologie générale à laquelle j'ai déjà fait plusieurs fois allusion.

Divers états pathologiques ont été considérés comme des causes prédisposantes de la maladie que nous étudions; mais pour la plupart, leur influence n'est rien moins que démontrée. Je ne parle pas des métastases
des affections dartreuses, de la gale, des éruptions fébriles, des métastases
consécutives aux suppressions de flux habituels, trop souvent rangées à
tort dans l'étiologie des maladies dont la cause réelle nous échappe ; je ne
dirai rien non plus des affections gastro-intestinales, des affections vermineuses qui, si elles ont une influence marquée sur le développement
des accidents nerveux éclamptiques, n'ont avec la chorée que des rapports
très douteux de causalité. J'ajouterai que les troubles des fonctions diges-

tives, complications très communes, ainsi que je vous le dirai plus tard, de la danse de Saint-Guy, sont la conséquence de la perturbation apportée dans le système général de l'innervation par le fait de cette maladie, et n'en sauraient être regardés comme le point de départ.

Il est hors de doute que souvent la danse de Saint-Guy a sur le développement de la *chlorose* une influence marquée. Il l'est également qu'un grand nombre, le plus grand nombre même, des femmes affectées de chorée étaient préalablement chlorotiques, et que chez elles la guérison s'opère, lorsque, par la médication indiquée en pareil cas, on a guéri la chlorose. Il est évident que, très souvent, celle-ci est tout au moins un état concomitant dont il faut tenir grand compte dans le traitement de la danse de Saint-Guy. Je dirai plus : la chlorose, comme toutes les causes capables d'affaiblir l'organisme et de jeter le système nerveux dans l'éréthisme, joue un rôle capital dans l'étiologie de cette singulière névrose. Dans la *grossesse*, qui peut être considérée comme une circonstance favorable à la production de l'affection nerveuse dont nous parlons, c'est encore à la chlorose qui l'accompagne si fréquemment que les accidents doivent être rapportés. Cette influence indirecte de la grossesse sur la danse de Saint-Guy n'est niée par personne; M. Germain Sée en a rassemblé seize exemples chez des femmes de dix-neuf à vingt ans; mon collègue M. Horteloup en a observé un chez une jeune femme de seize ans.

Messieurs, je vous disais il y a un instant, à propos de la prédisposition héréditaire, que la danse de Saint-Guy pouvait être la manifestation de certaines diathèses qui se seraient montrées, chez les ascendants directs ou collatéraux, dans leur forme habituelle. Je n'oserais pas dire, avec J. Franck [1] et M. Germain Sée, que la diathèse tuberculeuse ou strumeuse joue un rôle important dans la production de la chorée, bien qu'une grande proportion de choréiques aient été atteints de tubercules. Il faudrait, au préalable, établir la proportion qui existe entre d'autres maladies chroniques et les tubercules.

Mais de toutes ces causes pathologiques prédisposantes, celle dont l'action est la plus marquée et la plus incontestable, c'est assurément le vice rhumatismal. Les *rapports du rhumatisme avec la danse de Saint-Guy* avaient été entrevus par Stoll, par Copland et Bouteille, par Abercrombie, Begbie, Bright, Gabb, Richard; d'autres encore avaient signalé la coïncidence da la péricardite et de l'endocardite avec la chorée. M. le docteur Botrel était allé plus loin, lorsque, en 1850 [2], il émettait l'opinion professée avant lui par le docteur Hugues, que la première n'était qu'une manifestation particulière de la seconde; mais dans son remar-

---

1. J. Frank, *Praxeos medicæ*, pars sec. vol. I, sect. II. *De chorea sancti Viti*, Lipsiæ, 1841.

2. Botrel, thèse inaugurale, *De la chorée considérée comme affection rhumatismale.*

quable *Mémoire sur la chorée et les affections nerveuses*, etc., couronné
en 1851 par l'Académie de médecine, M. le professeur Sée a tellement
mis le fait en lumière qu'à lui véritablement revient la plus grande part
de cette découverte.

Les intéressantes recherches de mon collègue l'ont amené à cette conclusion que presque toujours un individu affecté de danse de Saint-Guy
avait eu au moins des douleurs de rhumatisme. Toutefois, M. Germain
Sée n'a pu se défendre d'une certaine exagération, en confondant sous un
même titre les affections rhumatismales, les simples courbatures et les
douleurs musculaires qui accompagnent si fréquemment le début de la
chorée.

Cette loi, en retranchant ce qu'elle aurait alors de trop exclusif, n'en
reste pas moins acquise à la science, et il n'est pas de médecin aujour-
d'hui qui n'ait été à même de la vérifier. En plusieurs circonstances,
je vous en ai montré l'application chez les malades que nous voyions
ensemble, et entre autres chez une malheureuse jeune fille de notre salle
Saint-Bernard, chez laquelle une danse de Saint-Guy des plus violentes,
qui l'emporta, s'était déclarée dix ou quinze jours après l'apparition d'un
rhumatisme articulaire aigu.

Au sujet de cette malade, je vous racontais que, vers la même époque,
Legroux m'avait prié de venir voir la fille d'un tailleur de la rue Richelieu, affectée de rhumatisme articulaire aigu généralisé. Nous constations
l'existence d'une endocardite. Dix à quinze jours après le début du rhumatisme, les douleurs persistant encore, cette jeune fille eut la danse
de Saint-Guy qui, d'abord modérée, se compliqua bientôt de désordres
musculaires épouvantables, de délire, enfin d'accidents comateux qui
enlevèrent la malade au dix-septième jour.

M. E. Moynier a rapporté le fait suivant que je lui avais communiqué[1].
Une jeune fille prend, à l'âge de dix ans et demi, une première attaque
de chorée et reste hémiplégique. A quatorze ans elle a un rhumatisme,
et consécutivement une seconde attaque de danse de Saint-Guy légère.
Son frère avait eu, à l'âge de treize ans, un rhumatisme, et deux mois
après la même affection convulsive que sa sœur. Ces enfants étaient nés
d'un père qui avait eu cinq attaques de rhumatisme articulaire, mais qui
n'avait jamais eu de chorée.

Un enfant de cinq ans et demi prend, le 1er janvier 1859, un rhumatisme articulaire qui dure un mois. Le 1er février suivant il eut une danse
de Saint-Guy qui durait encore le 7 mars, quand je vis le malade, et je
constatais une endocardite caractérisée par un bruit de souffle rude au
cœur.

Combien de faits qui me sont personnels, et dont quelques-uns sont tout

1. E. Moynier, *De la chorée*, thèse inaugurale, 1855.

récents, pourrais-je ajouter à ceux-ci, maintenant que je ne laisse plus échapper l'occasion de rechercher la loi de coïcidence sur la qu'elle les travaux de MM. Hugues, Botrel et Germain Sée ont plus spécialement éveillé mon attention !

Instruit par eux, j'ai pu prédire, en bien des circonstancee, que la danse de Saint-Guy affecterait des enfants que je voyais atteints de rhumatisme. De plus, j'ai pu prédire, réciproquement, que des enfants que l'on m'amenait affectés de la danse de Saint-Guy auraient tot ou tard du rhumatisme. Toutefois vous verrez rarement la chorée précéder le rhumatisme, tandis que souvent elle lui succède, et cela dans la proportion du tiers des cas.

Cette proportion, qui est à peu près celle que M. Germain Sée a indiquée, semblera peut-être exagérée, si l'on ne tient compte des faits de rhumatisme franchement articulaire ; mais ici la grande loi pathologique posée par Bouillaud, cette grande loi de coïndence des affections cardiaques et du rhumatisme, nous vient en aide.

En effet, si chez un assez grand nombre de sujets atteints de danse de Saint-Guy vous ne trouvez pas de rhumatisme articulaire, vous retrouverez les signes d'une endocardite ancienne, manifestation du rhumatisme, lequel, pour avoir épargné les articulations, n'en a pas moins existé et touché profondément l'organisme.

Le 9 janvier 1861, nous recevions dans le service de la Clinique une jeune fille de quatorze ans non encore réglée, et affectée de danse de Saint-Guy prédominant du côté gauche. Elle était malade depuis douze jours, et ne pouvait fournir sur ses antécédents que des renseignements très incomplets. Cependant nous apprenions que déjà, dans son enfance, elle avait eu des mouvements choréiques et des douleurs articulaires. Sa figure avait une expression d'hébétude très accusée ; elle pouvait à peine parler, et ses lèvres exécutaient des mouvements singuliers. Lorsqu'elle voulait prononcer quelques mots elle portait sa langue hors de sa bouche par saccades ; lorsqu'elle buvait, la déglutition se faisait d'une façon spasmodique ; la marche etait presque impossible ; le bras gauche, la main et la jambe du même côté étaient agités de mouvements désordonnés ; elle était obligée de garder le lit et ne pouvait manger seule. La sensibilité était émoussée du côté gauche, à la face et sur les membres. Il n'y avait point de troubles du côté de l'intestin ; la respiration et la circulation étaient normales ; cependant au cœur, et surtout à la pointe, on entendait au premier temps un bruit de souffle doux qui ne se prolongeait pas dans les vaisseaux.

Le 16 janvier, apparurent sur les membres des saillies veloutées, semblables à de l'urticaire ; le 17, nous notions de la fièvre caractérisée par la fréquence du pouls, par la chaleur de la peau ; la malade se plaignait de douleurs rhumatismales dans plusieurs articulations, et nous trouvions un épanchement manifeste dans le genou droit. Le bruit de souffle cardiaque était mieux accusé et plus prononcé.

Pendant sept jours, l'affection rhumatismale se porta sur plusieurs articulations qu'elle abandonna pour y revenir de nouveau, et pendant ce temps, les mouvements choréiques furent presque nuls. Le 25 janvier, l'expression de stupeur était très marquée avec une grande immobilité de la physionomie, les pupilles étaient dilatées. L'enfant restait dans le décubitus dorsal, les douleurs articulaires étaient presque nulles, et il y avait du strabisme convergent. Nous notions cependant une diminution très notable du pouls et des mouvements respiratoires. Depuis le 20 janvier, on avait cessé l'administration de la digitale, qui avait été donnée pendant plusieurs jours, sans avoir amené aucune modification sensible des battements cardiaques, qui avaient jusqu'à cette époque présenté la fréquence et l'ampleur observées ordinairement dans le rhumatisme. La céphalalgie frontale, le strabisme, la stupeur, la dimution des mouvements du cœur et de la respiration, la cessation presque complète des douleurs articulaires, disaient assez que le rhumatisme s'était porté sur le cerveau ; toutefois la tache cérébrale ne devint manifeste que le 26 janvier, mais alors elle était très marquée. Ajoutons qu'il y avait de la constipation.

Les symptômes cérébraux persistèrent pendant quatorze jours, les battements du cœur étaient devenus de moins en moins fréquents (48 pulsations par minute), et la respiration était lente, parfois interrompue pendant quelques secondes. On avait administré d'abord 125 grammes d'infusion de café par jour, puis on eut recours au calomel *fracta dosi*. Le 4 février, c'est-à-dire quatorze ou quinze jours après le début du rhumatisme cérébral, il y eut un amendement de tous les symptômes cérébraux : il y avait moins de stupeur, l'intelligence était plus nette, le strabisme était moins accusé, les pupilles étaient moins dilatées, la malade répondant volontiers, ce qu'elle n'avait pu faire depuis plusieurs jours ; le pouls reprenait de la fréquence ; la respiration devenait plus régulière ; la figure n'avait plus la même teinte cyanosée ; la tache cérébrale, moins prononcée, persistait moins longtemps ; de jour en jour, à partir de ce moment, le mieux fit des progrès sensibles et continus ; bientôt tous les symptômes cérébraux disparurent ; il n'y eut point de nouvelles douleurs articulaires. L'appétit était revenu, on put donner quelques aliments. La jeune fille entrait franchement en convalescence ; toutefois son visage gardait encore une singulière expression, et, bien qu'il n'y eût plus de convulsions choréiques, cependant il y avait toujours une légère incertitude des mouvements volontaires. La guérison fut complète.

Dans ce cas, messieurs, la danse de Saint-Guy ayant ouvert la scène morbide, peu après nous voyions apparaître le rhumatisme articulaire aigu précédé d'accidents du côté du cœur, puis survint cette grave complication du rhumatisme cérébral.

Le rhumatisme chez les enfants est plus commun qu'on ne le croit. Indépendamment des causes qui l'amènent chez les adultes, et qui n'épargnent pas plus les jeunes sujets que les autres, il en est une à laquelle ils sont plus que d'autres exposés : je veux parler de la scarlatine. Dans nos conférences sur cette pyrexie exanthématique, j'ai longuement insisté sur la coïncidence du rhumatisme avec la scarlatine, et je vous ai dit qu'il était assez commun (moins cependant chez les enfants que chez les adultes où cela s'observe dans un tiers des cas) de voir des affections rhumatismales survenir dans la période aiguë de la fièvre éruptive ; mais comme le rhumatisme ne se traduit pas par les symptômes généraux qui le caractérisent habituellement, comme les malades s'en plaignent peu d'ailleurs, comme il reste borné le plus ordinairement à trois ou quatre articulations, principalement à celles du poignet, il est souvent méconnu. Toutefois, ai-je ajouté, en interrogeant avec soin les sujets, en examinant attentivement leurs articulations, en exerçant sur elles une certaine pression, on constate les douleurs articulaires qui apparaissent du troisième au huitième jour de la maladie, quelquefois plus tard. Ces accidents vous expliquent, ai-je dit encore, les endocardites, les péricardites, complications qui se montrent dans le décours de la scarlatine : la péricardite un peu plus rarement que l'endocardite. En vous signalant enfin la danse de Saint-Guy parmi les accidents consécutifs de la scarlatine, en vous faisant observer que cette affection était tout entière sous la dépendance du rhumatisme concomitant, je vous avais indiqué la loi posée par M. Germain Sée, et sur laquelle je devais particulièrement revenir ici.

Les *émotions morales vives* sont des *causes déterminantes* de la danse de Saint-Guy, et parmi elles la *peur* est assurément la plus puissante.

Vous en avez eu un exemple chez cette jeune fille de seize ans couchée au n° 30 de la salle Saint-Bernard. Toujours bien portante antérieurement, n'ayant jamais eu de douleurs rhumatismales (et en auscultant attentivement son cœur nous ne trouvions aucun signe de lésion cardiaque), elle était tombée malade quinze jours auparavant. En descendant le soir son escalier qui n'était pas éclairé, elle se sentit saisir par un homme et fut tellement effrayée, qu'elle eut une attaque de nerfs et qu'aussitôt elle éprouva les accidents dont vous la voyiez affectée. La danse de Saint-Guy, portée chez elle à un assez haut degré, pouvait être offerte comme un des types de la maladie.

Plusieurs d'entre vous se rappellent une autre jeune fille de dix-sept ans, que Jobert fit passer dans mon service, au mois de décembre 1860. Elle avait un anus contre nature à la région ombilicale, qui venait de nécessiter une opération chirurgicale. Cette malade, toujours très nerveuse, et d'un caractère fort bizarre, très épouvantée de cette opération, avait été immédiatement prise d'une danse de Saint-Guy qui fut très grave, accompagnée de délire, et qui ne guérit que lentement.

Le *début* de la danse de Saint-Guy est rarement brusque, ainsi qu'il l'a été chez ces deux jeunes malades ; dans l'immense majorité des cas, la maladie s'annonce par des *phénomènes précurseurs* qui, passant souvent inaperçus, ont pu laisser croire que les mouvements choréiques s'étaient produits d'emblée.

C'est du côté des *fonctions intellectuelles* que ces accidents prodromiques se manifestent. L'enfant se fait remarquer par un changement de caractère ; à la gaieté de son âge succède une tristesse, une morosité qui ne lui étaient pas habituelles ; il devient capricieux, agité ; pour le motif le plus futile on le voit verser d'abondantes larmes ; il est irascible, sa timidité naturelle s'exagère, il recherche l'isolement et fuit ceux dont il partageait naguère les jeux. En même temps il devient incapable de fixer longtemps son attention ; son aptitude au travail diminue, sa mémoire faiblit, et ces troubles intellectuels, qui n'échappent point aux mères elles-mêmes, toujours si portées à exalter les qualités de leurs enfants, augmentent encore à mesure que la maladie fait des progrès. J'aurai à revenir tout à l'heure sur ce point important.

D'ordinaire aussi le malade se plaint de malaise, de céphalalgie, de douleurs vagues dans les membres, d'anxiété précordiale. Les fonctions digestives perdent de leur régularité accoutumée ; l'appétit est diminué, la digestion plus difficile ; il y a de la constipation. L'agitation convulsive s'annonce déjà par un besoin continuel de déplacement, par des inquiétudes dans les jambes ; cette agitation se prononce de plus en plus, et enfin les convulsions choréiques se produisent ; la danse de Saint-Guy est déclarée.

Les *symptômes* de la maladie confirmée se montrent tantôt dans les membres supérieurs, tantôt dans les membres inférieurs, tantôt les uns et les autres sont pris à la fois. Quelquefois c'est la face qui devient grimaçante, mais, le plus souvent, ce sont les extrémités supérieures qui sont les premières affectées. Il est surtout très rare que la danse de Saint-Guy soit d'emblée généralisée.

Ordinairement, je le répète, elle débute par un seul côté et gagne progressivement l'autre, envahissant le tronc, le visage. En quelques cas très rares, elle reste localisée pendant toute la durée de la maladie, et une malade de notre salle Saint-Bernard vous a offert un exemple de cette *hémichorée*. Chez elle c'est le côté droit qui en était le siége, tandis que le plus habituellement la chorée unilatérale affecte le côté gauche. Les chorées généralisées ont cependant toujours quelque chose de la forme unilatérale, en ce sens qu'il y a ordinairement prédominance des mouvements convulsifs d'un côté par rapport à l'autre, et plus particulièrement à gauche. On voit aussi cette prédominance se manifester alternativement, l'agitation cesser dans le côté qui d'abord était le plus malade, et devenir plus violente dans l'autre.

En quelques cas, la *chorée*, primitivement *partielle*, reste telle pendant toute sa durée, ou bien, après s'être généralisée, elle n'affecte plus que quelques muscles. Ces cas sont rares, et un grand nombre de ceux qui avaient été donnés comme exemples avaient trait, non à la danse de Saint-Guy, mais à des *tics*, espèces de chorée qu'il faut bien se garder de confondre avec celle-ci.

Si, lorsque la maladie commence, les accidents qui la caractérisent sont assez légers pour ne pas attirer l'attention des parents, s'ils consistent alors seulement en un défaut de précision des mouvements volontaires, ou bien en une sorte de carphologie, ou en quelques contorsions plus ou moins passagères du tronc et de la face; quand les phénomènes sont nettement déclarés, la danse de Saint-Guy ne saurait plus être méconnue, et la description la plus minutieuse ne pourrait donner une idée exacte du tableau bizarre et varié que présente l'individu qui en est affecté.

Ce qui frappe à première vue, c'est la singularité, l'instabilité, l'irrégularité des mouvements dont il est agité. Ainsi l'enfant ne peut rester un instant en repos. S'il est debout, la station est difficile, les jambes plient sous lui pour se redresser à l'instant, la marche a quelque chose de particulier; il court plutôt qu'il ne marche. S'il veut faire un pas en avant, il porte son pied plus haut qu'il ne voudrait; il le lance de droite et de gauche, et à peine ce pied a-t-il de nouveau touché le sol, que l'autre, l'abandonnant à l'instant, se meut de la même façon; c'est un sautillement perpétuel, une sorte de danse mal cadencée; et ce qui donne à cette danse un caractère plus grotesque et plus pénible à voir, ce sont les mouvements irréguliers des membres supérieurs, les contorsions du tronc et de la tête, qui, suivant la comparaison de M. Rufz, font ressembler les malheureux choréiques à ces pantins que l'on fait mouvoir à l'aide d'une ficelle[1].

Lorsque les accidents sont portés à un très haut degré, la station debout, la progression, sont tout à fait impossibles, et le malade est forcé de rester couché sous peine de tomber et de ne pouvoir se relever.

Les membres supérieurs se meuvent également dans différents sens. Passant avec une excessive rapidité de la flexion à l'extension, de la pronation à la supination, ces divers mouvements se succèdent sans régularité. Pour amener sa main dans une direction déterminée, le choréique n'y parvient qu'après beaucoup d'efforts. S'il veut, par exemple, la mettre sur sa tête, il porte, après bien des détours, son bras en haut, se frappant le visage, le front, et une fois là, il ne peut garder longtemps la position qu'il a prise. S'il cherche à saisir un objet qu'on lui présente, il lance sa main

---

1. Rufz, *Recherches sur quelques points de l'histoire de la chorée chez les enfants* (*Archives générales de médecine*, 1834, tome IV)

comme si son bras obéissait à l'action d'un ressort, puis il la retire en arrière avec la même brusquerie, n'arrivant pas jusqu'au but qu'il se propose d'atteindre, ou le dépassant et ne l'atteignant en définitive qu'après
de nombreuses tentatives ; et encore s'il atteint ce qu'il désire, c'est souvent en le renversant, en le lançant loin de lui. S'il l'a saisi, il va le lâcher tout à coup ; s'il le tient enfin, si c'est son verre et qu'il veuille boire,
il n'y parviendra qu'à grand'peine, et, ainsi que le dit Sydenham, avant
d'y parvenir, il fera mille contorsions, allant de droite et de gauche, jusqu'à ce que le hasard lui faisant rencontrer ses lèvres, il avale la boisson
d'un seul trait ; ou bien encore il prend le verre entre ses dents, et ne le
lâche qu'une fois qu'il l'a vidé. Vous comprenez, messieurs, combien,
dans ces circonstances, l'alimentation devient difficile, et pourquoi les
malades réclament, pour manger, le secours des personnes qui les assistent.

La physionomie prend un aspect singulier d'imbécillité que lui donnent
les convulsions des muscles du visage, produisant les expressions grimaçantes les plus opposées ; les sourcils, la peau du front, les ailes du nez,
se contractent et se relâchent, les paupières s'abaissent et s'élèvent successivement, les lèvres sont tirées dans divers sens alternativement, la
bouche s'ouvre et se ferme sans cesse, les yeux enfin roulent convulsivement dans leurs orbites.

Les muscles de la langue n'étant pas plus respectés que les autres, la
parole est souvent embarrassée ; il y a une hésitation, un véritable bégayement, et les individus ont de la difficulté à se faire comprendre. La parole
est d'autant plus gênée que quelquefois les muscles du larynx eux-mêmes
sont pris, et alors, le son de la voix étant changé, les choréiques font entendre une sorte d'aboiement.

Il se produit quelquefois des sons étranges tenant à ce que le son vocal
se fait durant l'inspiration, au lieu de se faire dans l'expiration. Pendant
que le malade expire pour parler, tout à coup les muscles inspirateurs se
contractant convulsivement font pénétrer rapidement l'air dans le larynx,
et cette espèce d'antagonisme entre l'intelligence qui commande la parole
et les muscles inspirateurs produit une altération bizarre de la voix.

Enfin le pharynx et d'autres muscles de la vie organique peuvent être
affectés ; on observe alors la gêne de la déglutition, tandis que le relâchement des sphincters du rectum et de la vessie amène l'incontinence des matières fécales et de l'urine ; ces cas sont assez rares.

Les convulsions choréiques portent donc presque exclusivement sur les
appareils de la vie de relation, et si les mouvements sont involontaires
comme dans toute convulsion, la volonté cependant exerce encore sur eux
un certain empire. Le défaut de coordination semble résulter de ce qu'un
certain nombre de contractions sont involontaires, d'autres volontaires,
mais insuffisantes, pour neutraliser les premières. Je m'explique.

Lorsque la volonté commande librement, lorsqu'elle commande, par exemple, au bras de se lever, à la jambe d'avancer, les muscles chargés d'exécuter ces mouvements le font avec une régularité absolue. Ces actes sont synergiques et suivent un ordre parfaitement harmonique. Or, tandis que cette harmonie existe encore dans la chorée hystérique, dans les diverses espèces de tremblements où la volonté, incapable d'empêcher les convulsions, commande cependant aux mouvements d'ensemble, il n'en est plus ainsi dans la danse de Saint-Guy. Ici, au contraire, il semble que la volonté, assez puissante pour mettre en jeu les actions musculaires, ne le soit plus pour les diriger, ni pour les modérer, à l'aide des muscles antagonistes, une fois l'impulsion donnée ; il semble qu'au lieu d'obéir alors à une seule volonté, chaque muscle se contracte à sa guise ou obéisse à des volontés diverses. C'est là un fait capital qui s'observe dans la danse de Saint-Guy, et quelquefois aussi dans l'*ataxie locomotrice*, comme je vous le dirai plus tard.

Il est un autre phénomène également propre à cette espèce de chorée : c'est la *paralysie*, accident qui ne manque à peu près jamais. Cette paralysie occupe les membres les plus affectés de mouvements choréiques : ainsi, le bras le plus agité de convulsions est celui dans lequel la force musculaire est le plus diminuée. L'enfant se plaint souvent que ce bras est plus lourd que l'autre. La jambe la plus malade est aussi celle qui supporte moins bien le poids du corps, et que le patient traîne le plus en marchant. Cette coïncidence d'une agitation convulsive plus grande et d'une diminution de la force musculaire est d'autant plus inexplicable, que la paralysie est aussi mobile que l'affection choréique à laquelle elle se lie. Ainsi, lorsque la chorée a primitivement frappé plus spécialement un côté du corps, et que de ce côté aussi la paralysie a été le plus prononcée, si les accidents convulsifs deviennent prédominants de l'autre côté, cet autre côté sera à son tour le plus paralysé.

Cette paralysie, qui disparaît d'ailleurs presque toujours, et se guérit en même temps que cesse et se guérit l'agitation convulsive, peut, en quelques cas, persister après la guérison de la chorée et être compliquée de l'atrophie des muscles qui ont été le plus atteints, constituant alors une infirmité plus ou moins durable. Dans quelques cas plus rares encore, les accidents paralytiques (je ne parle pas seulement d'un affaiblissement de la force musculaire, mais de véritable paralysie) précèdent les manifestations des phénomènes convulsifs.

Une jeune fille de dix-huit ans est amenée à Paris par sa mère, inquiète de la voir devenir, depuis quelque temps, paralysée de tout le côté droit du corps. Andral et moi nous constatons, indépendamment d'un affaiblissement notable de la force musculaire, une diminution très appréciable de la sensibilité cutanée du côté droit. Le pied de ce côté exécutait à chaque instant de petits mouvements d'adduction et d'abduction, tandis

que la main était également dans une agitation continuelle, les doigts se
fléchissant et se redressant sans cesse. En outre, la jeune fille, la tête
inclinéeen avant sur la poitrine, avait une expression singulière de tristesse et de crainte. L'idée de danse de Saint-Guy nous venant à l'idée,
nous interrogeâmes la mère pour savoir si ces mouvements que nous
observions s'étaient manifestés depuis longtemps; elle ne les avait pas encore remarqués. Les accidents caractéristiques qui se déclarèrent
bientôt après donnèrent complètement raison à notre diagnostic.

La diminution de la sensibilité que nous notions chez cette jeune fille,
vous l'avez également notée chez la plupart de nos malades. Les *troubles
de la sensibilité* dans la danse de Saint-Guy sont, en effet, presque constants. Je vous ai parlé déjà des douleurs vagues éprouvées dans les membres, qui, annonçant le début de l'affection, persistent dans la période
d'état de la chorée. Il s'y joint alors des sensations de fourmillements, de
picotements, une *anesthésie* plus ou moins prononcée, et toujours davantage du côté où la chorée elle-même est prédominante. Vous m'avez vu
piquer, pincer la jeune femme du n° 31 *bis* de la salle Saint-Bernard, et
constater cette perversion de la sensibilité tactile. De plus, cette malade nous a dit que la vue du côté droit était un peu troublée, et que la
faiblesse de l'œil droit, qui s'était manifestée pendant la première attaque
qu'elle avait eue un an avant celle-ci, ne s'était pas modifiée. Ces *troubles
de la vue*, dépendant vraisemblablement d'une paralysie de la rétine, ont
été signalés par quelques auteurs; M. Germain Sée [1] dit en avoir observé un
exemple; il ajoute avec juste raison que cet accident est excessivement rare.

Les convulsions, les paralysies du mouvement et du sentiment, ne témoignent pas seules de la perturbation éprouvée par le système nerveux.
A de rares exceptions près, tous les malades éprouvent à un degré plus
ou moins prononcé un certain *affaiblissement des facultés intellectuelles*.
Ce n'est pas seulement de la timidité, ce n'est pas seulement cette modification dans les dispositions morales que je vous ai indiquées; c'est une
perturbation plus profonde. Je ne dis pas, messieurs, que les individus
affectés de danse de Saint-Guy tombent dans la démence ou dans l'imbécillité; mais si leur physionomie prend une expression de stupidité due
à la mobilité singulière des traits du visage, due aussi à l'embarras de
la parole, expression de la physionomie, gêne dans l'articulation des sons
qui peuvent certainement en imposer et faire croire que l'affaiblissement
est plus grand qu'il ne l'est réellement, il est incontestable que le niveau de
l'intelligence des choréiques est abaissé. S'ils sont au collège, on s'aperçoit du changement opéré en eux aux résultats de leur travail. Alors
qu'auparavant ils occupaient les premiers rangs dans leurs classes, ils
descendent dans les derniers. Dans quelques cas exceptionnels, les trou-

1. Germain Sée, *Mémoires de l'Académie de médecine*, 1850, t. XV, p. 402.

bles intellectuels ont été portés jusqu'à devenir de véritables symptômes de folie. Vous en avez vu un exemple chez la jeune fille dont je vous ai parlé tout à l'heure, et qui était devenue choréique après une opération pratiquée par M. Jobert.

Les troubles intellectuels sont d'ailleurs aussi passagers que l'affection elle-même qu'ils accompagnent. Il existe cependant des exemples, rares à la vérité, d'enfants qui ne sont jamais remontés au degré d'intelligence d'où la danse de Saint-Guy les avait fait descendre, et l'on a cité des individus chez lesquels cette maladie avait laissé des traces profondes, un certain degré d'hébétude et même d'aliénation mentale.

Il est plus ordinaire que certains malades conservent une susceptibilité nerveuse, une sensibilité morale exagérées.

Enfin l'intelligence peut être frappée d'une façon plus complète encore : il y a des *hallucinations*. Ce trouble de la pensée, que Marcé a surtout signalé [1], n'est pas aussi fréquent que cet observateur semblait le croire. Toutefois il peut exister à un faible degré et être alors méconnu. L'hallucination des choréiques a ce caractère particulier de revenir ou d'être plus prononcée le soir, dans l'état intermédiaire au sommeil et à la veille. Il il a des visions fantastiques, ce sont des figures grimaçantes, des animaux qui escaladent le lit; une jeune fille, dont Bouteille a rapporté l'histoire, qui se croyait chaque nuit poursuivie par un chien noir, et sa chorée reconnaissait pour cause la frayeur qu'un chien de cette espèce avait autrefois provoquée.

L'hallucination est ordinairement passagère et peu intense; mais d'autres fois elle peut persister, puis être accompagnée de conceptions délirantes d'une autre nature, et le malade arrive ainsi à la *manie* proprement dite, l'hallucination ayant été le trait d'union entre les deux névroses. Alors, c'est tantôt un délire aigu, avec agitation excessive; les mouvements choréiques s'exagèrent, les malades, qu'on peut à peine contenir, ont la face animée, le corps baigné de sueurs, le pouls fréquent, ils poussent des cris effrayants et succombent en peu de jours. D'autres fois, le délire est moins aigu ; les conceptions délirantes, toujours tristes, jettent le malade dans un état de dépression et d'hébétude assez analogue à celui qu'on observe à la suite des fièvres typhoïdes graves.

Ces troubles de l'innervation se manifestent encore du côté des appareils de la vie organique, et c'est à eux qu'il faut rapporter l'anxiété à la région précordiale, les palpitations de cœur éprouvées par les sujets. Ces palpitations sont accompagnées d'un bruit de souffle doux s'entendant à la base du cœur, se propageant dans les vaisseaux du cou, bruit de souffle anémique qu'il ne faut pas confondre avec le souffle rude caractéristi-

---

1. Marcé, *De l'état mental dans la chorée* (*Mémoires de l'Académie de médecine*, 1859, t. XXIV, p. 741).

que de l'endocardite rhumatismale dont je vous ai parlé. Il dépend de la chlorose qui, ainsi que je vous l'ai dit, si elle n'a pas précédé le développement de la danse de Saint-Guy, la complique souvent et peut être considérée comme l'effet du retentissement que la perturbation du système nerveux a sur la nutrition. La chlorose est d'ailleurs caractérisée par la décoloration des téguments, par les vertiges, la céphalalgie, les douleurs névralgiques les bourdonnements d'oreilles, quelquefois par de la bouffissure du visage, et, chez les jeunes filles, par la dysménorrhée et même par la suppression des règles.

Les troubles des fonctions digestives, qui se sont manifestés dès le début, persistent ou reparaissent, et consistent en des accidents gastralgiques. Il arrive un moment où l'appétit, devenu d'abord capricieux, se perd, où les digestions sont pénibles, et où il survient un véritable embarras gastrique; de plus, la constipation que je vous ai signalée est un phénomène habituel depuis longtemps noté par Sydenham.

Les émotions morales augmentent l'intensité de l'agitation convulsive et c'est là une circonstance dont le médecin doit être prévenu, sous peine de se méprendre sur la gravité réelle des accidents, lorsqu'il est pour la première fois appelé auprès d'un choréique qui n'est pas encore accoutumé à sa vue.

Chose remarquable, et qui n'a contre elle aucun fait contradictoire, ces mouvements convulsifs, quelque désordonnés, quelque violents, quelque persistants qu'ils soient, lorsque l'individu est éveillé, sont complètement suspendus par le sommeil, durant lequel le malade est dans une tranquillité aussi parfaite que s'il était bien portant.

Toutefois, dans les cas graves, le sommeil est parfois agité, de courte durée et interrompu par des rêves pénibles; dans des cas plus graves encore, l'exaltation excessive du système nerveux produit l'insomnie, et celle-ci devenant à son tour une cause d'excitation plus grande, le malheureux malade n'a plus un instant de repos; il est pris, alors, d'accidents cérébraux, de délire, de phénomènes comateux, et tombe dans un état d'épuisement qui va le conduire au tombeau. Lorsqu'il sera question du traitement, je vous dirai les moyens de combattre cette funeste complication, qui, si vous n'intervenez pas à temps, va prendre une telle intensité, que bientôt elle sera irrémédiable; je vous dirai que ces moyens d'une utilité réelle et incontestable, cessent d'être utiles et doivent être remplacés par d'autres, une fois que la maladie a repris ses allures ordinaires.

Bien que la *terminaison* habituelle de la danse de Saint-Guy soit la guérison, après une *durée* qui varie d'un à plusieurs mois, cette maladie peut non seulement, ainsi que je l'ai dit, laisser après elle une excessive susceptibilité nerveuse, des paralysies partielles, de la débilité intellectuelle, mais elle peut encore causer la *mort*. Quelque rares que soient ces faits, ils ne sont encore que trop fréquents ; la jeune fille de la salle Saint-Bernard que je vous rappelais tout à l'heure, la malade que nous traitions ensemble Legroux et moi, en sont de tristes exemples ; pour ma part, dans le cours de ma carrière médicale, j'en compte déjà cinq à six semblables, et, dans sa thèse, M. Moynier en a rapporté plusieurs.

La mort arrive lorsque l'agitation choréique est poussée à l'extrême ; si elle n'est pas le fait de l'épuisement nerveux, si elle n'est pas causée par un rhumatisme cérébral ainsi que je vous en citerai des cas, elle est la conséquence d'autres accidents non moins formidables. Les malades meurent consumés par une fièvre analogue à celle qui enlève les malheureux atteints de larges brûlures ; l'analogie est d'autant plus frappante, que cette fièvre reconnaît pour cause des plaies plus ou moins nombreuses, plus ou moins étendues, qui se sont produites de la manière suivante :

Je vous ai dit que, dans certaines circonstances, les individus affectés de danse de Saint-Guy, incapables de se tenir sur leurs jambes, étaient forcés de rester couchés ; vous les verrez alors dans un état d'agitation excessive, ne pouvoir plus même être maintenus dans leur lit qu'avec une grande difficulté. Sans cesse agités de mouvements désordonnés et violents, ils se frappent à chaque instant au bois, au fer de leur couchette ; ils se donnent des contusions profondes qui, s'enflammant, deviennent le point de départ de phlegmons, d'érysipèles phlegmoneux. Ou bien ils s'écorchent ; ils usent littéralement leur peau par les frottements continuels avec les draps qui les couvrent et qu'ils mettent en lambeaux ; il en résulte d'horribles plaies qui, creusant de plus en plus les téguments, arrivent jusqu'aux saillies osseuses des talons, des malléoles, des coudes, du rachis, du scapulum. On peut s'imaginer les conséquences que vont avoir ces horribles lésions, en raison des douleurs qu'elles occasionnent, des immenses suppurations dont elles sont le siège.

Ces plaies se produisent d'autant plus facilement qu'il peut arriver, quand la danse de Saint-Guy est portée au plus haut degré, ce qui arrive dans une fièvre grave, dans toutes les maladies qui ont profondément frappé le système nerveux, lesquelles ont une tendance marquée à la suppuration et à l'ulcération.

Le fait suivant est, à ce point de vue, d'une grande importance.

Une jeune fille, née d'une mère bien portante, mais d'un père sujet à des affections dartreuses, elle-même d'une complexion délicate, et ayant eu l'année précédente un eczéma qui occupa la tête, le cou et l'épaule, fut atteinte de danse de Saint-Guy. En quelques jours, celle-ci acquit une telle intensité, que l'alimentation devint impossible. La strychnine administrée à doses croissantes, jusqu'à 6 centigrammes dans les vingt-quatre heures, sans amener de roideurs tétaniques, calma sensiblement les accidents, et bientôt la malade put boire seule presque sans difficulté. Cependant l'extrémité du pouce de la main droite était devenue le

siège d'une tourniole qui guérit rapidement, mais deux jours après la
cicatrisation, et alors que les phénomènes convulsifs s'étaient sensiblement
amendés, l'enfant fut prise d'une fièvre intense avec diarrhée ; bientôt on
constata l'existence d'un phlegmon diffus de la main, phlegmon qui, en
moins de vingt-quatre heures, envahit toute la face dorsale du poignet,
de l'avant-bras, et nécessita plusieurs incisions.

Dès le début de la chorée, on avait eu soin de prendre les plus
grandes précautions pour prévenir les excoriations que l'agitation faisait
craindre. Couchée à terre sur des matelas, la jeune fille était constamment gardée à vue par plusieurs personnes ; plus tard, quand ces convulsions furent devenues plus violentes, on avait enveloppé ses membres de
coussinets et, ainsi garnie, on l'avait revêtue de la camisole de force.

Le phlegmon du membre supérieur semblait marcher vers une bonne
terminaison ; la suppuration diminuait, les parois des foyers tendaient à
se recoller, la fièvre était tombée, l'amendement obtenu dans les accidents convulsifs se maintenait, lorsque de nouveau la fièvre et la diarrhée
reprirent avec une plus grande véhémence. Un nouveau phlegmon survint
au membre inférieur, envahissant en deux jours le jarret, la cuisse, la
jambe droite, et cette fois devant résister au traitement qu'on lui opposa.
La suppuration devint de mauvaise nature, la peau se décolla dans une
grande étendue, la plaie s'ulcéra et creusa les parties molles en mettant
à nu les tendons. De plus, de nombreuses phlyctènes remplies de sérosité
trouble et purulente se développèrent sur le cou, le tronc, les membres,
principalement sur les bras, les unes ayant le diamètre d'une lentille,
les autres plus larges ; des ulcérations se montrèrent sur les lèvres, sur
la langue, jusque dans le pharynx. La fièvre augmenta d'intensité, accompagnée de symptômes, typhoïdes, et la malade succombait trois
semaines environ après l'apparition du premier phlegmon.

La mort a été la conséquence de l'épuisement nerveux produit par une
agitation excessive, qu'augmentait encore l'insomnie, car la pauvre enfant
avait à peine quatre heures de sommeil, et d'un sommeil interrompu,
dans le courant des vingt-quatre heures ; cet épuisement était augmenté
par l'état d'inanition où était tombée la malade, qui ne pouvait pas s'alimenter, enfin par la vaste suppuration des érysipèles phlegmoneux, dont
elle fut atteinte, érysipèles phlegmoneux qui, ainsi que les phlyctènes,
avaient eu eux-mêmes pour point de départ l'adynamie consécutive à cet
épuisement nerveux.

Dans quelques cas la mort arrive par l'effet des complications rhumatismales du cœur, comme le prouve le fait suivant qui s'est passé dans
notre service :

Le 3 février 1861, entrait dans la salle Saint-Bernard une jeune femme
de vingt-quatre ans ; elle nous racontait, et sa mère confirmait son dire,
que le 1er janvier elle avait eu, avec sa belle-sœur et son mari, une que-

relle assez vive dont elle fut vivement émue : bientôt on s'aperçut qu'elle était plus irascible que de coutume. Le 15 janvier, elle n'était plus entièrement maîtresse des mouvements de sa main droite, de telle sorte qu'elle éprouvait quelque difficulté à coudre et à repasser ; à ce désordre de la motilité qui augmenta rapidement dans tout le membre droit, s'ajouta une certaine agitation lorsque la malade marchait. Elle continua cependant de vaquer aux soins de son ménage, allaitant son dernier enfant qui était âgé de cinq mois. — Dans les derniers jours de janvier, le désordre dans les mouvements du côté droit du corps était devenu plus grand, et fit chaque jour des progrès appréciables. Quand cette jeune femme entra dans nos salles, les mouvements étaient plus désordonnés dans son bras et sa main du côté droit qui sans cesse étaient agités d'une façon saccadée ; sa marche était incertaine et elle s'appuyait instinctivement contre le mur ou contre le lit quand elle voulait se tenir debout ; sa sensibilité était normale partout ou nous l'explorions ; son intelligence était intacte ; les mouvements choréiques des muscles de la face et surtout des lèvres donnaient à sa physionomie quelque chose d'étrange. De plus, il y avait dans sa façon de parler une précipitation notable et une extrême versatilité dans ses idées qui semblaient d'ailleurs fort nettes ; ainsi, lorsque nous lui proposâmes de lui enlever son enfant qui courait le risque d'être jeté à terre lorsqu'elle le tenait dans ses bras, elle se mit à pleurer, mais se consola facilement en demandant qu'on le remît à sa famille, pour réclamer un instant après qu'on le lui laissât encore. Déjà depuis plusieurs mois elle ne dormait plus que quatre à cinq heures par nuit, et ne faisait même que sommeiller, se plaignant d'éprouver dans les membres des engourdissements qui se dissipaient seulement lorsqu'elle s'agitait, ou qu'elle se levait et marchait. Jamais elle n'avait eu de douleurs rhumatismales, nous ne trouvions aucun bruit de souffle au cœur ; d'ailleurs, elle disait s'être toujours bien portée jusqu'au 1er janvier. Au dynamomètre elle donnait 24 kilogrammes pour la main droite et 18 pour la main gauche.

Les deux premiers jours de son arrivée à l'Hôtel-Dieu, nous lui fîmes prendre deux cuillerées de sirop de strychnine. L'agitation continuant, nous eûmes bientôt recours au sirop d'opium administré d'heure en heure afin d'obtenir du sommeil, et bien que la dose d'extrait d'opium ainsi donnée se fût élevé, le premier jour, à 55 centigrammes, nous n'obtînmes pas plus de quatre heures d'un sommeil interrompu. Les jours suivants, la dose d'opium fut augmentée progressivement sans bénéfice. Le 9 février, l'agitation était toujours extrême, la malade poussait des cris, se roulait dans la salle afin de trouver de la fraîcheur ; son intelligence n'était pas troublée en ce sens qu'elle répondait nettement aux questions qu'on lui adressait. Mais son agitation, sa parole brève, saccadée, sa physionomie singulière, les mouvements continuels des muscles de son visage, une insomnie complète depuis trois jours, témoignaient d'une grande excitation cérébrale. Le 9 février, la dose d'opium lui encore portée plus haut, au sirop diacode on ajouta des gouttes de laudanum, de telle sorte que, de neuf heures du matin à six heures du soir, cette jeune femme prit d'heure en heure la valeur de deux grains (10 centigrammes) d'extrait thébaïque ; on diminua un peu ces doses dans la soirée. A minuit, elle s'endormit après avoir ainsi absorbé à peu près 1 gramme, 1^{gr},10 de ce narcotique. Le lendemain matin, sa respiration était calme, son pouls battait à 120-130 avec une grande régularité et une certaine force, ses pupilles étaient resserrées ; elle dormait encore d'un profond sommeil, dont nous ne cherchâmes point à la tirer. Cependant vers midi et demi la respiration parut subitement gênée : on entendait un peu de râle trachéal ; puis la respiration cessa brusquement d'être appréciable, et la malade qui paraissait toujours dormir était morte sans agonie, sans avoir eu de nouvelles convulsions.

A l'autopsie faite quarante-quatre heures après la mort, on ne trouva aucune modification notable dans le cerveau et la moelle. Il y avait seulement un peu d'injection des méninges cérébrales, sans sérosité abondante dans les ventricules. Les substances blanche et grise à la périphérie et dans les centres avaient leur coloration et leur consistance normales. La pie-mère put être enlevée sans arracher la substance cérébrale ; il n'y avait point de taches opalines dans les scissures interlobaires.

Les poumons n'offraient d'autres lésions que des cicatrices dans les sommets ; il n'y avait pas d'enjouement. Le cœur avait ses rapports habituels, ses dimensions et sa coloration normales. Dans les cavités droites et l'artère pulmonaire, il n'y avait ni caillots fibreux ni concrétions cruoriques, les orifices étaient intacts et libres. L'endocarde présentait une coloration rose plus marquée que de coutume dans les cavités droite et gauche. L'orifice aortique était libre, sans altérations des valvules sigmoïdes. L'orifice mitral avait ses dimensions normales ; mais, vers son bord libre et sa surface auriculaire, la valvule mitrale était couverte de petites concrétions polypeuses, roses et jaunâtres, agglomérées, mûriformes, très adhérentes, demi-transparentes, ne se laissant point écraser par la pression. Examinées au microscope, à un grossissement de 600 diamètres, ces concrétions étaient composées de granulations amorphes et de rudiments fibrillaires de tissu conjonctif.

Il y avait là une *endocardite valvulaire* qui ne s'était révélée pendant la vie par aucun bruit de souffle, car nous avions seulement noté du claquement valvulaire sec.

Ce fait d'une endocardite sans rhumatisme articulaire concomitant, vient à l'appui de la doctrine de M. G. Sée sur la nature rhumatismale de la chorée. Dans un travail sur ce sujet, M. H. Roger a bien fait voir les relations entre la chorée, le rhumatisme et les maladies du cœur; de sorte que l'observation de notre malade, non moins que les recherches de M. H. Roger, prouvent qu'une affection organique du cœur peut avoir eu pour maladie génératrice une endocardite aiguë survenue dans le cours d'une attaque de chorée [1].

Messieurs, ainsi que pour les autres névroses, *l'anatomie pathologique* ne nous apprend presque rien relativement aux altérations matérielles des centres nerveux dans la danse de Saint-Guy. Vous ne trouverez dans les auteurs que des faits et des opinions contradictoires. Pour celui-ci, la lésion caractéristique sera l'inflammation ou l'induration des tubercules quadrijumeaux; pour celui-là, ce sera l'induration, l'hypertrophie du cerveau, de la moelle ou un ramollissement plus ou moins étendu de l'appareil cérébro-spinal; pour un troisième, ce seront des concrétions calcaires de l'encéphale; pour un autre, des kystes de la glande pinéale, ou bien des ostéides du canal vertébral; que sais-je encore? Mais la diversité même de ces lésions trouvées sur le cadavre ne prouverait-elle pas déjà le peu de rapports qui existent entre elles et les phénomènes dynamiques, quand du reste on n'aurait pas constaté qu'il n'y avait eu le plus souvent aucune modification anatomique appréciable du système nerveux? Pour ma part, dans les rares occasions que j'ai eues de faire l'autopsie d'individus affectés de danse de Saint-Guy qui avaient succombé au milieu des symptômes les plus violents de leur maladie, je n'ai jamais rien rencontré, je ne dis pas qui pût m'expliquer la mort (car dans les affections, quelles qu'elles soient, où il y a une relation évidente entre certains symptômes et certaines lésions organiques, celles-ci sont loin de rendre toujours compte de la cessation de la vie, surtout lorsqu'il s'agit d'affections cérébrales), mais qui me parût concorder avec les phénomènes convulsifs de la chorée.

Que, dans quelques circonstances, on ait trouvé des tubercules cérébraux, personne n'en conclura que ce genre d'altération constitue la lésion caractéristique; dans ces cas mêmes il est permis de se demander s'il y a eu corrélation entre la tuberculisation encéphalique et la danse de Saint-Guy. Il n'est pas question ici, bien entendu, des cas dans lesquels il s'agissait d'accidents choréiques, accidents qui, n'étant pas plus la danse de Saint-Guy que les accidents épileptiformes ne sont l'épilepsie, sont évidemment sous la dépendance plus ou moins directe de l'altération matérielle appréciable. Mais, lorsqu'on a eu affaire à une vraie danse de Saint-Guy, on peut se demander s'il n'y a pas eu une simple coïncidence entre cette névrose et la lésion organique cérébrale, si l'une et l'autre n'ont pas été deux manifestations de la diathèse et rien de plus. Cette manière de voir est très admissible, ou tout au moins très

1. H. Roger, *Archives générales de médecine*, 1866-1867

discutable, lorsque l'on considère que la danse de Saint-Guy peut se manifester chez les phthisiques, à l'autopsie desquels on ne découvre aucune lésion tuberculeuse des centres nerveux, bien que ces lésions occupent d'autres appareils, le péritoine par exemple, comme dans le fait de M. Rufz[1]; les poumons, comme chez un de mes malades de l'hôpital Necker. Ce n'est donc pas telle ou telle lésion qui a été la cause du développement de l'affection convulsive, c'est la diathèse elle-même qui s'est non seulement révélée, pendant la vie, par les symptômes qui lui sont spéciaux, et, après la mort, par les caractères anatomiques qui lui sont propres, mais qui s'est encore traduite par la danse de Saint-Guy, comme, en d'autres cas, elle se traduit par d'autres névroses.

Quant aux *lésions organiques rhumatismales* du cœur, des membranes séreuses, elles sont la preuve matérielle des rapports qui existent entre le rhumatisme et la danse de Saint-Guy; mais personne n'a songé à les présenter comme étant caractéristiques de cette maladie.

Il est un point de symptomatologie sur lequel je veux appeler votre attention, c'est celui qui a trait à l'*influence qu'exercent sur la danse de Saint-Guy les maladies fébriles intercurrentes*, et réciproquement. « Si la chorée, dit M. Germain Sée[2], n'imprime que peu de modifications aux maladies intercurrentes, il n'en est pas de même de celles-ci à l'égard de la chorée : les complications et surtout les affections fébriles exercent sur la marche des phénomènes nerveux en général une influence incontestable qui se trouve nettement formulée déjà dans les livres de l'antiquité. « Il vaut mieux, dit Hippocrate, que la fièvre vienne à la » suite d'un spasme que le spasme à la suite de la fièvre. » Ailleurs, il dit plus explicitement que « le spasme peut être dissipé par une fièvre aiguë, » axiome fécond en applications, qui a cependant trouvé de nombreux contradicteurs, parce qu'il implique en effet des restrictions importantes qui, pour avoir été méconnues, ont fait mettre en doute le principe même de cette sentence. On trouve, il est vrai, des exemples de chorées dont les symptômes se suspendent pendant la durée d'un exanthème pour reprendre ensuite momentanément leur cours, et se dissiper enfin rapidement avec ou sans le secours de l'art. Mais à côté de ces faits qui démontrent d'une manière irréfragable l'action de la fièvre sur la marche de la chorée, on en a cité d'autres non moins probants dans lesquels la formule hippocratique se trouve complétement en défaut. Ainsi M. Rufz, qui en récuse la vérité, rapporte successivement l'histoire de deux chorées compliquées de rougeole, dont l'une se continua jusqu'à la mort sans se modifier.

« Pour interpréter ces difficultés et concilier des opinions si con-

1. Rufz, *loc. cit.*
2. G. Sée, *Mémoires de l'Académie de médecine*, 1850, t. XV.

traires, il n'est d'autre moyen que d'interroger l'observation et d'en soumettre les résultats à une analyse rigoureuse. Or, sur 128 observations que nous avons recueillies et dont 70 présentaient des complications fébriles, nous avons compté 25 fièvres rhumatismales, 17 fièvres exanthématiques, savoir : 10 scarlatines, 4 varioloïdes, 3 rougeoles, 12 fièvres éphémères essentielles ou catarrhales, et 16 phlegmasies dont 7 pneumonies, 3 angines, 4 phlegmons, 2 diphthérites.

» Toutes ces maladies disparates, et qui n'ont d'autres liens communs que le mouvement fébrile, se comportent de la même façon à l'égard des phénomènes nerveux. Quand ceux-ci sont près de s'éteindre, la fièvre les fait cesser brusquement ; mais c'est là l'exception. Quand ils ne sont pas en voie de décroissance, elle commence par produire une excitation générale accompagnée d'une exaspération évidente des mouvements choréiques qui se continuent aussi longtemps que durent l'état prodromique, la fièvre d'invasion et la période d'augment de la maladie (vingt-quatre à trente-six heures dans les fièvres éphémères, deux à sept jours dans les pyrexies ou les phlegmasies), puis au moment où l'érétisme fébrile se trouve avoir atteint son maximum d'intensité, la jactitation choréique commence à s'apaiser, et à partir de l'époque où la réaction vient à cesser, bien que le pouls et la chaleur conservent encore un certain degré d'élévation, les mouvements spasmodiques diminuent et disparaissent d'une manière définitive, cédant aux seuls efforts de la nature, avec d'autant plus de facilité que la névropathie date de plus loin. Enfin une chorée à son début ou dans sa période d'accroissement n'éprouve d'autre modification favorable que celle qu'elle doit au bénéfice du temps qui s'est écoulé depuis l'invasion de la fièvre. Il en résulte que la fièvre est de courte durée et qu'elle ne laisse pas aux accidents nerveux le temps de s'amender, ceux-ci persistent jusqu'à la chute des forces, et quand l'état général est de nature à compromettre les jours du malade, les gesticulations se répètent jusqu'à l'agonie. Sur neuf cas qui sont devenus mortels, les désordres musculaires se sont continués ainsi jusqu'à la mort, en suivant parallèlement et pour ainsi dire fatalement les phases de la maladie intercurrente. Toutes ces circonstances semblent contredire formellement le principe énoncé par Hippocrate. C'est qu'en effet pour avoir exprimé un fait réel et certain, ce fait ne trouve son entière application qu'autant que l'on veut bien tenir compte du moment précis où s'opère la crise. La solution des phénomènes nerveux, loin d'avoir lieu au début de la fièvre, ne s'opère *ordinairement* qu'après la rémission des accidents fébriles et à la condition expresse que l'état nerveux soit arrivé lui-même à son déclin; mais chaque fois qu'un mouvement fébrile surviendra chez un chorérique qui a dépassé la cinquième ou sixième semaine de sa maladie, la fièvre jugera le spasme : *spasmos febris accedens solvit.* La plupart de ces données s'appliquent aux diverses espèces de chorées. »

Je vous ai dit, messieurs, qu'après une durée dont la moyenne a été diversement appréciée, la danse de Saint-Guy se terminait le plus ordinairement par la guérison ; la résolution des accidents suit une marche à peu près uniforme, les convulsions cédant dans les membres inférieurs avant d'abandonner les membres supérieurs; ils vont diminuant d'intensité; et il arrive un moment où ils se manifestent plus que dans les mouvements qui exigent une certaine énergie ou beaucoup de précision. Cependant les traits du visage gardent encore quelque temps une expression grimaçante ; l'intelligence reste affaiblie. Enfin tout cesse, et le retour à l'état normal est complet.

Mais il n'est pas rare que cette guérison ne soit que momentanée ; au bout d'un temps plus ou moins long, au bout de quelques semaines, les accidents reparaissent, il y a une *rechute*. Dans d'autres circonstances, plusieurs mois, une, deux, trois années, se passent avant que l'individu affecté une première fois de danse de Saint-Guy en ait une *récidive*.

La durée de la maladie, dans ces rechutes et dans ces récidives, est ordinairement moins longue que dans les premières attaques. Cette loi de décroissance n'a toutefois rien d'absolu. A côté d'observations dans lesquelles elle se vérifie, on peut en citer d'autres qui la contredisent. Ainsi, M. Moynier a vu un enfant de dix ans dont la première attaque de danse de Saint-Guy dura deux mois, une seconde deux mois et demi, une dernière trois mois ; chez une autre malade, une première attaque dura deux mois, la seconde trois, la troisième cinq. Mais comme la loi de décroissance s'applique à la généralité des faits, il est nécessaire d'en être prévenu, et d'en tenir grand compte afin de pouvoir apprécier la valeur du traitement qu'on aura mis en usage.

C'est parce qu'on n'a pas assez fait attention à la marche naturelle de la maladie, c'est parce qu'on n'a pas voulu se dire que la danse de Saint-Guy, après avoir parcouru ses différentes périodes et avoir duré un temps déterminé, guérissait généralement d'elle-même, qu'on a attribué soit à des médicaments institués suivant des théories plus ou moins fausses, soit à certains remèdes empiriques, les heureux résultats dont l'honneur revenait tout entier à la nature. Si dans un grand nombre de circonstances, si dans la majorité peut-être des cas il en est ainsi, dans d'autres, cependant, le médecin peut intervenir d'une façon utile en modérant les accidents, en abrégeant un peu et quelquefois très notablement leur durée; il intervient surtout très efficacement pour combattre certaines complications, qui, abandonnées à elles-mêmes, auraient les plus fatales conséquences.

Voyons donc, messieurs, quels moyens la thérapeutique met à notre disposition dans le *traitement de la danse de Saint-Guy*.

Je vous épargnerai la fastidieuse énumération d'un grand nombre de remèdes recommandés en vue de certaines idées théoriques éminemment fausses; je ne vous dirai rien de ces prétendus spécifiques imaginés par la superstition ou par un empirisme grossier, et qui sont aujourd'hui justement tombés dans l'oubli; je vous parlerai seulement des médications qui, reconnues d'une réelle efficacité, amènent le moins de perturbation dans les phénomènes naturels de la maladie, entraînent le moins de dangers pour les malades, et sont acceptées par la généralité des bons praticiens.

L'hydrothérapie, préconisée d'abord par Dumangin, ancien médecin de l'hôpital de la Charité, par Bayle et plus tard par Jadelot, à l'hôpital des Enfants, consiste en des *bains d'immersion* ou en des *lotions froides*, avec de l'eau à la température de 10 à 16 degrés du thermomètre centigrade. Ces bains ou ces lotions répétés deux à trois fois dans le courant de la journée, durent à peine chacun une ou deux minutes, puis l'enfant, rapidement essuyé et habillé, doit, immédiatement après, faire autant d'exercice que possible. Cette médication agit tout à la fois par les propriétés sédatives et toniques du froid, et aussi par la perturbation momentanée qu'elle occasionne dans le système nerveux; si elle n'enraye pas les accidents, si elle n'abrège pas sensiblement la durée du mal, elle en modère l'intensité, et par l'influence favorable qu'elle exerce sur l'ensemble des fonctions de l'organisme, elle met les individus dans de bonnes conditions pour supporter les attaques.

Des *bains de rivière*, les *bains de mer*, sont les mêmes moyens sous d'autres formes, et je me rappelle avoir vu dans un établissement d'eaux minérales, administrer ces eaux suivant un procédé qui avait la plus grande analogie avec ce qu'on appelle les *bains de lame*. Vous savez ce que sont ceux-ci; eh bien! dans le procédé en question, le malade était placé sur une espèce d'escarpolette disposée de façon que dans les mouvements d'oscillation, il pût traverser très rapidement la couche la plus superficielle du bain de piscine au-dessus de laquelle il se balançait.

Ces bains d'eau froide ont cependant d'incontestables inconvénients : d'une part, les enfants les prennent avec une certaine répugnance ; d'autre part, alors même qu'il sont administrés avec la plus grande précaution, ils peuvent réveiller les accidents rhumatismaux lorsque ces accidents sont imminents, les augmenter quand ils existent encore; aussi dans ces cas doit-on absolument s'en abstenir.

La crainte de ces inconvénients avait fait remplacer, à l'hôpital des Enfants, les bains froids par des bains à la température de 15 à 18 degrés, et moi-même j'ai conseillé de se borner à plonger les malades, à deux ou trois reprises, dans de l'eau dont la température d'abord de 24 degrés serait graduellement abaissée chaque jour.

Les *bains sulfureux* que Baudelocque conseilla le premier, et dont il régla le mode d'administration en en précisant les indications, les bains sulfureux présentent des avantages assez réels pour former, encore aujourd'hui, la base du traitement adopté par les hommes les plus recommandables et entre autres par M. Blache. Ces bains doivent être préparés avec 15, 20, 30 grammes de sulfure de potassium pour 100 litres d'eau, leur température doit être de 30 à 31 degrés centigrades et leur durée d'une heure au plus. Il importe essentiellement de les répéter tous les jours avec une grande régularité.

Les réflexions que nous avons faites à propos de la médication précédente s'appliquent également à celle-ci, à savoir, qu'il importe de tenir compte des imminences rhumatismales et de s'abstenir dans ces cas.

De plus, messieurs, nous retrouvons ici l'application de cette grande loi médicale sur laquelle j'insiste tous les jours, tant son application est de chaque instant, et qui a trait aux influences des constitutions médicales sur les actions thérapeutiques; ainsi, Baudelocque et Bouneau, avaient constaté que, dans l'espace de huit à dix ans, ils s'étaient vus forcés de changer leur médication dans le traitement de la chorée, qui, d'abord rapidement guérie par l'eau froide, demandait, quelques années plus tard, des bains sulfureux; tandis que ces bains, devenus inefficaces, durent être ultérieurement remplacés avec avantage par les préparations martiales.

Parmi les moyens de traitement de la chorée, la *gymnastique* occupe assurément un rang assez important. Blache en a fait l'objet d'une intéressante communication à l'Académie de médecine[1], dans laquelle il a consigné le résultat de sa longue expérience. Si son application a été, de nos jours, remise en honneur, ce moyen n'est pas nouveau. En 1827, M. Louvet-Lamarre, publiait[2] une observation tendant à prouver l'efficacité de la gymnastique, et cette gymnastique se bornait principalement, pour lui, à prescrire aux enfants de sauter à la corde.

J'ai entendu bien des fois Récamier vanter les heureux effets de ce qu'il appelait la gymnastique commandée et ordonnée, *jussa et ordinata*, qui consistait à faire exécuter aux malades des mouvements en mesure. Ainsi, lorsqu'il avait à traiter des enfants atteints de la danse de Saint-Guy, il les envoyait suivre au pas les tambours battant la retraite, il recommandait aux parents de les exercer, plusieurs fois dans le courant de la journée, à battre la mesure. J'ai mis souvent à profit cette idée de Récamier, en conseillant de faire exécuter aux choréiques des mouvements rhythmiques en les plaçant devant l'instrument appelé métronome, ou, à son défaut, devant le balancier de ces horloges de village appelées coucous, et en les forçant de mettre leurs mouvements en mesure avec les oscillations de ce balancier. On commence par faire exécuter à

---

1. Blache, *Du traitement de la chorée par la gymnastique* (*Mémoires de l'Académie de médecine*, Paris, 1855, t. XIX, p. 598). — Voyez aussi le savant rapport de M. Bouvier (*Bulletin de l'Académie de médecine*, t. XX, p. 882).

2. Louvet-Lamarre, *Nouvelle Bibliothèque médicale*, t. XVII, p. 408.

commandement des mouvements partiels, puis des mouvements d'ensemble, en permettant d'abord d'aller rapidement, ce qui est plus facile, et ensuite plus lentement. Par ces moyens j'ai réussi à modifier, non seulement les accidents de la danse de Saint-Guy, mais encore d'autres chorées et en particulier les tics, dont j'aurai à vous entretenir.

Il semble que dans cette méthode de traitement, une volonté étrangère finisse par se substituer à la volonté du malade, impuissante à coordonner les mouvements qu'elle commande.

Le principe suivant lequel le gymnasiarque dirige les individus qui lui sont confiés, ne diffère en rien de celui que je viens d'indiquer, lorsque, leur faisant exécuter des mouvements qu'il exécute lui-même devant eux, il les leur fait suivre harmoniquement en s'accompagnant de chants réguliers qu'ils répètent avec lui. Pour commencer, il se borne à leur faire faire des mouvements simples, comme d'allonger et de plier les bras, fléchir et tendre les genoux, frapper du pied le sol en mesure ; puis, lorsque les enfants sont parvenus à les exécuter régulièrement, il essaye de les faire marcher au pas, ralenti ou précipité, il les fait courir ; enfin il les fait se suspendre et s'élever par la force des bras, en passant ainsi à des manœuvres graduellement plus compliquées. Ces exercices, qui sont répétés chaque jour, ne doivent pas être prolongés au delà d'une demi-heure, de façon à éviter les fatigues musculaires qu'entraîneraient des séances trop longues. Au début, on a certainement bien des difficultés à vaincre, mais bientôt et dès les premiers essais, on obtient une certaine régularité des mouvements pendant quelques instants, et cette régularité se prononce de plus en plus.

A défaut de la gymnastique ordonnée, qui n'est pas à la portée de toutes les familles, on peut y suppléer, je le répète, par les mouvements réglés à l'aide du métronome ou d'un pendule, par des exercices, comme la danse ou le saut de la corde, mais les avantages de la première l'emportent de beaucoup sur ceux des autres.

Quels que soient ces avantages incontestables, c'est surtout vers la fin de la maladie qu'ils se font sentir ; la gymnastique n'est donc qu'un moyen accessoire dans le traitement de la danse de Saint-Guy, et j'accorde donc une plus grande confiance aux médications internes.

De ces *médications internes* les unes s'adressent à l'état général de l'économie qui, compliquant la chorée, la tiennent plus ou moins directement sous sa dépendance.

A ce titre, les *toniques* et les *ferrugineux* tiennent le premier rang, lorsque la danse de Saint-Guy se lie à l'existence de la chlorose, qui non seulement l'accompagne, mais encore la précède souvent.

On a pu conseiller les *préparations arsenicales*, l'arsenic ayant la propriété de produire une excitation générale et surtout une vigueur insolite des extrémités inférieures. Ainsi Rayer, qui a employé ce médicament dans des chorées anciennes et rebelles qui avaient résisté à tous les traitements usités en pareils cas, a obtenu de l'amendement et même des guérisons complètes. Cependant, messieurs, quoique des exemples analogues de succès aient été rapportés par Thomas Martin, qui, le premier, y eut recours, par Grégory, Latter et plus récemment par Babington, Hughes et Begbie [1], soit à cause de la difficulté que présente son administration, de la prudence que celle-ci exige, soit qu'en réalité ses succès aient été très contestables, l'arsenic a été abandonné même par ceux qui s'en étaient d'abord déclarés les partisans ; pourtant, disons-le tout de suite, l'arsenic se manie avec plus de facilité que l'iode et surtout que la strychnine dont j'aurai tout à l'heure à vous entretenir.

L'iode et l'iodure de potassium ont été vantés également et trouveraient leur indication en ce qu'ils modifieraient une diathèse strumeuse et les tempéraments lymphatiques prédominants.

D'autres médications s'adressent directement au système nerveux lui-même. Parmi elles il en est une sédative par excellence, qui, déjà employée autrefois avec avantage par Rasori, dit-on, et très certainement par Laënnec en 1822, a été remise en honneur dans ces dernières années après être, pendant assez longtemps, complétement tombée en désuétude : je veux parler du *tartre stibié administré à haute dose.*

C'est en 1857 que Bouley eut l'idée de reprendre cette médication en la modifiant, et à la même époque Gillette l'expérimentait de son côté à l'hôpital des enfants. Les résultats de ses expérimentations furent consignés par E. Bonfils, dans une excellente thèse [2]. Grâce aux modifications que Gillette lui a fait subir et aux succès qu'il en a obtenus, on a pu dire que l'emploi du tartre stibié à haute dose occupait dans le traitement de la chorée une place des plus importantes.

Voici le mode d'administration que proposait Gillette et auquel M. Henri Roger s'est rigoureusement conformé, dans les faits qu'il a communiqués à la Société de médecine des hôpitaux [3].

La cure totale se compose le plus ordinairement de plusieurs cures partielles ou de séries. Chaque série comprend trois jours et est séparée de la suivante par intervalle de trois à cinq jours.

Le premier jour, on commence par donner le tartre stibié à la dose de 20 à 25 centigrammes dans les vingt-quatre heures. Cette dose est doublée le deuxième jour et triplée le troisième ; cela fait, on laisse reposer le malade pendant trois à cinq jours.

1. Begbie, *Chorée guérie par l'acide arsénieux* (*Edinburgh medical Journ.* 1858, et *Bulletin de thérapeutique*, 1859, p. 538).

2. Bonfils, thèse de Paris. 1858. *De l'emploi de l'émétique à haute dose dans une série de chorées observées à l'hôpital des Enfants malades,* en 1857.

3. Henri Roger, l'*Union médicale*, juin et juillet 1858. — *Séméiotique des maladies de l'enfance*, Paris, 1864.

Si une deuxième série est nécessaire, c'est-à-dire si la chorée persiste
au même degré, ou bien si les mouvements convulsifs ont éprouvé seulement de la diminution, on prend le tartre stibié pendant trois autres
jours, en commençant par la même dose que le premier jour de la pre-
miére série, mais augmentée de 5 centigrammes.

Si, après quatre ou cinq jours d'un nouveau repos, la guérison n'est
pas obtenue ou n'est encore qu'incomplète, on entreprend une troisième
série, en suivant la même règle ; on donnera par conséquent la dose du
premier jour de la deuxième série, cette dose augmentée encore de 5
centigrammes. De telle sorte que, si dans la première série on a débuté
par 20 centigrammes, par 25 dans la seconde, dans la troisième on ad-
ministrera d'abord 30 centigrammes, et l'on arrivera ainsi à donner 90 centigrammes le dernier jour.

Chez une malade de notre service chez laquelle, il est vrai, la danse de
Saint-Guy était compliquée d'hystérie, vous m'avez vu employer cette médication ; l'amélioration ne se fit sentir qu'après plusieurs semaines. Bonfils,
qui dirigeait le traitement, ne regarda pas ce fait comme un exemple de
succès, et d'une observation unique il ne nous est pas possible de tirer une
conclusion ; mais celles en grand nombre publiées par Bonfils, sans être
toutes également probantes, nous paraissent néanmoins de nature à appeler l'attention sur l'émétique administré suivant la méthode de Gillette.

Assez souvent, après une première série, il arrive, disent les auteurs
que j'ai cités, que la chorée se trouve très notablement amendée, et quelquefois même, si la maladie n'a qu'une intensité moyenne, on obtient
immédiatement la guérison. Mais, de leur propre aveu, dans la majorité
des cas, il est nécessaire de recourir à deux ou trois séries successives
pour arriver à une terminaison complète et définitive. Or, si l'on réfléchit
que ces séries successives comprennent un espace de temps de vingt et un
jours, qu'il faut tenir compte de la durée de la maladie depuis son début, de
la question des récidives, quelques doutes devront s'élever dans l'esprit sur
l'efficacité de cet agent thérapeutique. En relisant attentivement les observations de Bonfils, en les analysant, on verra que la durée du traitement a
varié de quatorze à vingt-cinq jours ; que le début de la maladie remontait, dans les cas où il a été noté, à quinze jours et même trois semaines ;
qu'enfin, chez quelques individus, il s'agissait de récidives toujours plus
courtes que les précédentes attaques. Il serait donc permis de se demander quels avantages présente le tartre stibié sur les affusions froides, les
bains sulfureux, sur les préparations strychnées, dont je vais vous parler
tout à l'heure, à l'aide desquels nous menons généralement à bien la
maladie. On pourrait se demander à quoi bon, dès lors, remettre en honneur une médication déjà essayée, puis abandonnée et qui a en soi quelque chose de violent, surtout chez des personnes délicates, comme le sont
beaucoup de jeunes filles choréiques.

Je vous accorde que la médication stibiée devra rencontrer plus d'une fois ses contre-indications et ses difficultés. Mais, si la chorée cède géné-ralement aux traitements ordinaires et encore plus au bénéfice du temps, il est malheureusement certains cas où l'agitation convulsive est d'une violence telle, que tous les moyens connus sont sans action aucune, et que le médecin ne voit que trop souvent encore périr misérablement sous ses yeux de pauvres jeunes filles, la peau usée et profondément ulcérée par des frottements qu'aucun moyen de contention ne peut empêcher.

Or, si le tartre stibié à haute dose vient nous offrir une ressource nouvelle là ou tout a échoué jusqu'ici, — déjà même quelques faits ten-dent à donner l'espoir que, grâce à l'énergie de ce médicament, à la fois perturbateur et sédatif, on parviendra à maîtriser et à briser en quelque sorte les chorées jusqu'ici indomptables, — quand bien même la médica-tion nouvelle devrait être réservée exclusivement à ces cas exceptionnels, Gillette aurait encore rendu un véritable service à la thérapeutique en lui offrant une chance de succès là où elle était réduite à confesser sa com-plète impuissance.

Cependant, messieurs, la médication qui m'a semblé la plus avanta-geuse, celle que vous me voyez généralement suivre, c'est la médication par les *préparations de strychnine*.

L'emploi de la noix vomique avait été indiqué par Lejeune ; Niemann et Cazenave (de Bordeaux) avaient également, en désespoir de cause, traité par ce moyen une chorée qui avait été bien guérie, lorsque, de mon côté, en 1831, j'y avais eu recours chez un individu atteint en même temps de paralysie et de chorée, moins dans l'intention de guérir la danse de Saint-Guy que dans celle de remédier à la paralysie.

C'est en 1841 seulement que j'ai formulé nettement cette méthode de traitement de chorée, et mes expériences se faisaient publiquement à l'hôpital. A peu près à la même époque et sans que nous eussions, ni les uns ni les autres, connaissance des essais qui se faisaient ailleurs, MM. Fouilloux[1] et Rougier (de Lyon) conseillaient l'administration mé-thodique de la strychnine dans la danse de Saint-Guy. Tandis que, de mon côté, je recueillais et faisais publier des observation de guérison par la noix vomique, M. Rougier rendait publics ses résultats et ses ; travaux seulement au lieu de la noix vomique il conseillait la strychnine.

C'est celle-ci que j'ai désormais également adoptée, et la préparation qui me parait la plus commode à manier est un *sirop de sulfate de stry-chnine* renfermant 5 centigrammes de sulfate pour 100 grammes de sirop de sucre ; et je préfère le sulfate à la strychnine, parce que celle-ci ne se dissout que difficilement, tandis que celui-là est soluble en toutes propor-

---

1. Fouilloux, *Recherches sur la nature et le traitement de la danse de Saint-Guy*, Lyon, 1847.

tions. 100 grammes de sirop contiennent à peu près vingt cuillerées à café, chaque cuillerée à café contient donc 2 milligrammes et demi ou un vingtième de grain de principe actif. Deux cuillerées à café représentent une cuillerée à dessert, et celle-ci contient par conséquent environ 10 grammes de sirop, 5 milligrammes ou un dixième de grain de sulfate ; la cuillerée à bouche étant double de celle-ci, contient 20 grammes de sirop, un cinquième de grain ou un centigramme de sel de strychnine. Je dois vous prévenir que ce sirop n'est jamais préparé d'avance dans les officines, il est donc nécessaire de le formuler et de bien préciser que c'est du *sirop de sulfate de strychnine* et non du *sirop de strychnine* que vous demandez. Malgré son amertume, les enfants n'ont pas trop de répugnance à le prendre.

J'appelle maintenant, messieurs, toute votre attention sur le *mode d'administration* de ce sirop. En tenant compte de l'âge du malade on en donne, le premier jour, deux à trois cuillerées à café, en ayant bien soin d'insister sur ce point qu'il faut les faire prendre à des intervalles égaux dans le courant de la journée, une le matin, une le soir, l'autre au milieu du jour, de façon à pouvoir en surveiller les effets et à ne point outrepasser le but qu'on se propose d'atteindre. Si cette dose de trois cuillerées est bien supportée, on la continue d'abord pendant deux jours, puis on l'augmente d'une cuillerée ; vous attendez encore deux jours et vous arrivez ainsi jusqu'à six cuillerées à café, en espaçant toujours les moments où elles doivent être prises.

Cette dose atteinte, vous substituez une cuillerée à dessert à une cuillerée à café, et, en suivant les mêmes règles, vous arriverez à six cuillerées à dessert, par conséquent à 60 grammes de sirop, contenant 3 centigrammes de sulfate de strychnine. Vous remplacerez alors une des cuillerées à dessert par une cuillerée à bouche, et, en augmentant progressivement, avec la même prudence, avec la précaution essentielle de distribuer le médicament à des intervalles sensiblement égaux dans le courant de la journée, vous arrivez à donner aux enfants de cinq à dix ans, 50, 60, 80 et jusqu'à 120 grammes de sirop ; ou 25 milligrammes, 3, 4, jusqu'à 6 centigrammes de sulfate de strychine.

Au-dessus de cet âge vous commencez par des doses plus fortes, par la cuillerée à dessert, et vous arrivez graduellement, chez les adolescents, jusqu'à 200 grammes de sirop, 10 centigrammes de principe actif. Mais encore une fois, messieurs, retenez bien ceci, c'est un fait capital ! Commencez toujours par de faibles doses, surveillez leur action, et avant d'aller plus loin, maintenez-y les malades pendant deux jours. Il est d'autant plus essentiel de surveiller la médication que le médicament doit être porté à des doses suffisantes pour que son action se traduise par des effets physiologiques. Il est nécessaire aussi de prévenir les parents ou les personnes qui entourent le malade de ce qui doit arriver.

Au bout de très peu de jours et lorsque vous avez commencé à augmenter les doses primitives, le malade éprouve, dans certains moments de la journée, vingt minutes, une demi-heure après avoir pris son sirop, un peu de roideur dans la mâchoire, du mal de tête, des troubles de la vue, un peu de vertige, et quelques roideurs dans les muscles du cou ; il se plaint de démangeaisons dans les points de la peau qui sont recouverts de poils, au cuir chevelu ; ces démangeaisons s'étendent aux parties glabres et quelquefois il survient une éruption prurigineuse. Si l'on augmente les doses du médicament, les roideurs se généralisent, occupent les membres les plus affectés de convulsions, qui, vous le savez, sont aussi les plus paralysés. En même temps se produisent, en quelques cas, des secousses musculaires, et souvent, lorsqu'on a affaire à des hystériques, des spasmes, des convulsions. Ces secousses se produisent surtout lorsque le malade est surpris, lorsqu'on lui donne un ordre qui devance subitement sa volonté, et elles peuvent être telles, que les individus soient précipités à terre. Je me rappelle une jeune fille de dix-huit ans, traitée pour la danse de Saint-Guy, dans la salle Sainte-Anne, à l'hôpital Necker : la religieuse du service lui ayant adressé la parole au moment où elle ne s'y attendait pas, elle fut prise de ces contractions tétaniques et lancée en avant comme par un ressort. Ces contractions tétaniques sont douloureuses, principalement quand les individus veulent y résister et rester sur leurs jambes ; mais il suffit de coucher les malades à plat sur le dos pour calmer presque immédiatement tout cet orage.

Lorsque ces effets physiologiques se manifestent, il faut bien se garder d'augmenter les doses, car la strychnine, comme toutes les préparations de noix vomique, est un de ces médicaments qui, en vertu de leur longue portée thérapeutique toute spéciale, et d'une sorte d'accumulation d'action des plus remarquables, sont susceptibles de déterminer des accidents tout à fait imprévus, alors même que, administrés à doses modérées, ils avaient pu ne donner lieu jusque-là qu'à des effets à peine appréciables.

S'il importe donc que le médecin ne se laisse pas effrayer par les phénomènes physiologiques qu'il doit chercher à obtenir, et qui, quelque incommode qu'ils soient, ne peuvent avoir de gravité qu'autant qu'ils sont portés trop loin, ce qui n'arrive jamais tant que le sirop est administré convenablement, il importe aussi d'être prévenu que la tolérance pour ce médicament, non seulement varie suivant les individus, mais qu'elle varie encore chez un même individu, de telle sorte qu'en restant aux mêmes doses, on ne saurait juger des effets du lendemain par ceux de la veille. Ainsi, tandis que six cuillerées de sirop de sulfate de strychnine ne produisent aucun effet physiologique appréciable aujourd'hui, il se manifestera, le jour suivant, des spasmes violents immédiatement après la première cuillerée, alors même qu'on est certain de la préparation et qu'on a employé celle de la veille. Lorsque l'on voit survenir des spasmes après l'administration des premières cuillerées, il ne faut pas en donner ce jour-là davantage. En présence de ces faits que rien ne pouvait expliquer, nous avons cherché si les conditions météorologiques n'avaient pas leur part d'influence dans ce que nous observions, mais nos recherches n'ont abouti à aucun résultat.

Cette variété d'action du médicament rend son administration délicate, exige la plus scrupuleuse attention, et c'est ce qui empêchera peut-être cette médication de prendre, dans le traitement de la danse de Saint-Guy, le rang que, suivant nous, elle devrait occuper en raison de ses avantages incontestables. La répugnance que l'on montre à l'employer est d'autant plus grande que, pour que son influence soit complète, on doit continuer d'administrer le sirop plusieurs jours encore après la cessation de la chorée. En recommençant ensuite pendant un temps bien plus court et avec de moindres doses, alors que la guérison semble obtenue, on peut conjurer les rechutes. C'est là la règle que je m'impose, règle qu'il est sinon impossible, du moins très difficile de mettre en pratique à l'hôpital.

Je vous parlerai seulement pour mémoire de l'application de l'*électricité*.

De Haen, le premier, en prescrivit l'emploi, qui consistait à soutirer des étincelles de la région de l'épine dorsale en produisant des commotions électriques, au moyen soit de la machine électrique, soit de la bouteille de Leyde. Ce mode d'application de l'électricité est aujourd'hui tombé, à juste titre, dans le plus complet discrédit, et la *galvanopuncture* n'a pas eu une plus heureuse chance.

Quant à la *faradisation de la peau*, je n'ai jamais eu occasion de vérifier les avantages qu'on lui accorde, mais en lisant le compte rendu des observations recueillies à ce sujet, je n'ai pas été convaincu des bénéfices qu'on a prétendu retirer de ce moyen thérapeutique. J'hésite à l'employer quand je vois, d'une part, que pour cinq malades sur huit il a fallu un traitement qui a duré de vingt-quatre à quarante-sept jours! quand, d'autre part, j'entends dire par celui-là même qui en serait partisan, que la faradisation n'est pas sans inconvénients, qu'elle produit une douleur telle, que chez plusieurs individus on a dû préablement recourir au chloroforme pour produire l'anesthésie, toutes les fois qu'on a voulu les faradiser.

Vous comprenez, messieurs, que les divers médicaments *antispasmodiques* et *stupéfiants* ont dû être mis en usage contre la danse de Saint-Guy, la *valériane*, le *camphre*, l'*asa fœtida*, le *musc*, etc., ont été tour à tour essayés, puis abandonnés et essayés de nouveau; dans ces derniers temps, le docteur Corrigan a publié dans le *London medical Times*, un travail plein d'intérêt sur l'emploi de la teinture de *cannabis indica* (le hachisch). Le premier cas est relatif à une jeune fille de dix ans, malade depuis cinq semaines; elle commença par cinq gouttes de teinture trois fois par jour, et, après onze jours de traitement, il y avait un amendement considérable, la quantité fut alors portée graduellement à trois doses de 25 gouttes, et la malade sortit guérie de l'hôpital, après y être restée un peu moins de cinq semaines. La seconde malade était atteinte depuis un mois, et il lui fallut quarante jours de traitement; la dose de teinture était aussi de 25 gouttes, trois fois par jour. Enfin, dans un cas de chorée chronique datant de dix années chez une jeune fille de seize ans, la guérison fut obtenue au bout d'un mois.

Ces observations ne sont pas, vous le voyez, très concluantes, mais je vous répéterai ce que je vous disais à propos du tartre stibié ; le hachisch, dont l'action en tant que modificateur du système nerveux est incontestable, peut nous offrir une ressource de plus dans les cas où l'on a affaire à des chorées rebelles, dans les cas où les stupéfiants sont indiqués en vue de combattre certaines complications redoutables.

Chez les individus affectés de danse de Saint-Guy, la mort peut être la conséquence d'une agitation portée à l'extrême, qu'augmentait encore l'insomnie. Pour lutter contre cette agitation, les inhalations de *chloroforme* ont été employées avec avantage par M. Fuster.

En vue de vaincre l'insomnie rebelle qui épuise de plus en plus les forces du malade, j'ai recours à l'*opium*, comme vous me l'avez vu faire chez la malade couchée au n° 20 de la salle Saint-Bernard. Je le donne à hautes doses ; ainsi cette malade a pris, plusieurs jours de suite, une cuillerée à bouche de sirop thébaïque toutes les quatre heures.

Dans les cas plus graves, je prescris l'opium par quantités bien autrement considérables.

Le 20 septembre 1842 entrait dans mon service à l'hôpital Necker, au n° 27 de la salle Saint-Anne, une femme de vingt ans qui, dans le cours d'une grossesse, fut prise de danse de Saint-Guy. C'était la première fois qu'elle en était atteinte et le début datait de huit jours, mais la névrose était portée à un degré des plus prononcés. L'agitation était excessive ; les membres, le tronc, les yeux étaient dans des mouvements continuels. Il y avait de plus de la paralysie du bras et de la jambe du côté droit; nous constations du désordre dans les idées, une loquacité d'autant plus singulière que la langue était également affectée et la prononciation difficile. Les pupilles étaient médiocrement dilatées, mais la vue était nette des deux côtés. Indépendamment de ce qu'elle avait de l'anorexie, la malade ne pouvait pas s'alimenter, il fallait la faire manger, et elle pouvait à peine mâcher et avaler ce qu'on lui donnait. Cependant elle n'avait d'autres troubles du côté du tube digestif que de la constipation.

Le premier jour de son entrée, je lui fis prendre 10 centigrammes d'extrait alcoolique de noix vomique, et le lendemain cette dose fut portée à 30 centigrammes.

Cinq heures après l'administration de la première pilule, l'action physiologique du médicament se fit sentir et dura une heure et demie. On n'en donna pas moins une seconde pilule, trois heures après ; mais une heure et demie ne s'était pas écoulée que survenaient des mouvements, des secousses tétaniques accompagnés de cris ; cette crise dura de sept heures et demie à minuit. Ces secousses, dans l'intervalle desquelles les convulsions choréiques se reproduisaient avec une violence plus grande encore qu'auparavant, ces secousses étaient telles, qu'elles faisaient sauter la malade dans son lit, et qu'à chaque accès sa respiration était interrompue, que sa face devenait d'abord pâle, puis violacée.

On fut obligé de la maintenir à l'aide de la camisole de force dont elle était encore revêtue quand nous la vîmes le lendemain matin.

En présence de ces accidents, et voyant que l'agitation choréique, loin d'être calmée, s'était exagérée à ce point que depuis la veille la pauvre malheureuse avait, je ne dis pas déchiré, mais usé, dans ses mouvements violents, sa chemise et ses draps, et qu'en outre elle s'était écorché le dos ; considérant l'épuisement extrême de ses forces et son insomnie, je fis suspendre la médication strychnée et je prescrivis une potion contenant 20 centigrammes (4 grains) de *sulfate de morphine* à faire prendre par quart dans les vingt-quatre heures.

La malade en prit les trois quarts, et dès la première dose, une heure après, elle commença à goûter un sommeil calme qui dura deux heures. A son réveil elle fut assez tranquille pendant quatre heures ; mais, à l'occasion d'une émotion qu'elle éprouva, les convulsions ayant reparu avec leur intensité première, on donna le reste de la potion pendant la nuit. Le sommeil dura jusqu'à dix heures du matin.

Les accidents choréiques s'étant montrés de nouveau, je prescrivis une dose double, soit 40 centigrammes de sel de morphine. Chose remarquable, l'amélioration qui s'était manifestée la veille se produisit plus difficilement cette fois. L'agitation avait été plus considérable que jamais, et, quoique la potion prise en entier eût amené un peu d'assoupissement, cette agitation était si excessive à la visite du soir, que mon interne jugea opportun de donner une seconde potion contenant 10 centigrammes de sulfate de morphine dont il fit prendre, sous ses yeux, plusieurs cuillerées coup sur coup. On en obtint une notable sédation, du sommeil interrompu, il est vrai, mais quelques cuillerées du médicament eurent enfin l'effet voulu ; la nuit se passa dans un sommeil tranquille.

Le lendemain matin, la malade étant réveillée, les convulsions reprirent avec une intensité presque la même. Je forçai la dose du narcotique et je la portai à 60 centigrammes (12 grains).

Pour éviter les détails de cette longue observation, je vous dirai que cette dose fut maintenue pendant deux jours ; puis, l'agitation ayant reparu, nous fûmes obligé de la porter à 1 gramme (20 grains), à 1 gramme 25 centigrammes (25 grains) et même à 1 gramme 50 centigrammes (30 grains). Cette dernière quantité fut même donnée en deux fois, mais je dois dire que si la première moitié fut parfaitement tolérée, la seconde fut rendue par le vomissement. On y maintint cependant durant trois autres jours la malade ; elle la supporta parfaitement. Les accidents redoutables que nous voulions combattre cédèrent complètement enfin : sous l'influence de cette médication le sommeil revint naturel et parfaitement calme ; les mouvements choréiques étaient bornés à très peu de chose, et la jeune femme se trouvant relativement bien, demanda à quitter l'hôpital le 17 octobre, vingt-sept jours par conséquent après son entrée.

Vous voyez, messieurs, à quelles doses énormes on peut administrer l'opium dans ces chorées graves. Chez une autre femme, à l'Hôtel-Dieu, j'avais donné 75 centigrammes de sulfate de morphine, mais je ne me souviens pas d'en avoir jamais poussé la dose aussi loin que chez ma malade de l'hôpital Necker.

Aussi bien dans la danse de Saint-Guy que dans toutes les névroses graves, que dans les autres cas où il est indiqué, on me paraît trop s'effrayer de l'opium à hautes doses. On oublie trop le précepte donné par Sydenham dans sa lettre à Robert Brady et sur lequel il revient dans son admirable lettre à Guillaume Cole au sujet des varioles, lorsqu'il dit : « La dose du remède doit être mesurée et répétée proportionnellement à l'intensité des symptômes (*Remedii dosis et repetendi vices cum symptomatis magnitudine omnino sunt conferendæ*). Une dose suffisante pour calmer un symptôme faible, ne le sera plus assez pour calmer un symptôme violent, et celle qui, dans certains cas, mettrait la vie du malade en danger, l'arrachera dans un autre à une mort certaine (*Quæ enim dosis remissiori symptomati coercendo par est, ea ab alio fortiore superabitur, et quæ alias ægrum in manifestum vitæ discrimem conjiciet, eumdem ab orci faucibus liberabit*). »

Je vous ai souvent cité l'histoire de ce marchand brossier qui me consultait en 1846 pour des douleurs nocturnes ostéocopes excessives. Il était arrivé à boire 200 à 250 grammes, *grammes*, entendez bien ceci (¼ de kilogramme, ½ livre), de laudanum de Rousseau, préparation qui contient trois fois plus d'extrait d'opium que le laudanum de Sydenham. Il le buvait *devant moi*, à plein grand verre. Ce malheureux homme me racontait qu'étant à Enghien, les eaux sulfureuses avaient tellement exagéré ses douleurs, que pour mettre un terme à ses souffrances il résolut de s'empoisonner. A cet effet, il prit, en une fois, 750 grammes de ce laudanum de Rousseau, c'est-à-dire *soixante-quinze grammes*, plus de deux onces et demie d'extrait gommeux d'opium : *il dormit trois heures !*

Il y a une trentaine d'années, je mandais M. Andral en consultation auprès d'un jeune homme de mes amis affecté d'une névralgie cruellement douloureuse. Nous lui conseillâmes de prendre de l'opium par pilules de 5 centigrammes, ne donnant pour limite aux doses qu'il devait absorber que la sédation de ses douleurs. Il prit vingt-quatre pilules dans l'espace de douze heures, c'est-à-dire 1 gramme 20 centigrammes (24 grains) d'extrait gommeux. Il fut guéri n'ayant éprouvé qu'un léger narcotisme, et aujourd'hui qu'il n'a plus besoin de semblable remède, il ne saurait pas plus qu'un autre en supporter sans inconvénients des doses même assez modérées.

Vous n'ignorez pas que, dans le typhus cérébro-spinal, Boudin administrait l'opium à doses d'autant plus élevées que les phénomènes nerveux étaient plus intenses[1]. Il débutait par 50 centigrammes et même par *un gramme* d'extrait gommeux qu'il faisait prendre en une seule fois, puis il continuait toutes les demi-heures par doses fractionnées de 5 et 10 centigrammes, jusqu'à ce que le malade fût plongé dans la somnolence.

Par ces exemples, vous voyez que lorsqu'on administre l'opium, c'est moins la dose du médicament que ses effets qu'il faut considérer. C'est là ce qu'entendait Peyrilhe, lorsqu'il disait que, à un homme éveillé comme quatre, il faut donner de l'opium comme cinq pour qu'il dorme comme un.

Ainsi, dans les formes graves de la danse de Saint-Guy, lorsque l'agitation excessive et l'insomnie le commandent, il faut administrer l'opium *larga manu*. Ne croyez pas cependant que ce traitement soit toujours infaillible. Il m'a quelquefois fait défaut ; mais dans ces cas les malades avaient non plus seulement de l'agitation convulsive poussée à l'extrême, accompagnée de délire sans fièvre, mais ils avaient du délire fébrile, des accidents nerveux étrangers à la chorée, ordinairement du rhumatisme cérébral, et l'opium restait impuissant pour les combattre et pour les modérer, comme dans le cas si triste que je vous ai rapporté dans le cours de cette leçon.

Enfin, messieurs, les *moyens hygiéniques* jouent un grand rôle dans le traitement de la danse de Saint-Guy. Ainsi une alimentation substantielle régulière et tonique ; un exercice convenable en plein air, c'est-à-dire suffisant pour faciliter les mouvements organiques de réparation en évitant la fatigue, et pour prévenir les récidives ; les bains frais, la natation, sont formellement indiqués.

Dans les chorées intenses, il faut prendre des précautions pour empêcher les malades de se blesser dans leurs mouvements désordonnés. Leur lit doit être suffisamment vaste, bien matelassé et fermé sur les côtés par des planches rembourrées pour prévenir les chutes. Dans ces cas extrêmes où les malheureux enfants se déchirent, s'usent la peau par

---

1. Boudin, *Histoire du typhus cérébro-spinal ou de la maladie improprement appelée méningite cérébro-spinale épidémique*, Paris, 1854.

les frottements continuels aux draps mêmes qui les recouvrent, dans ces cas où l'agitation est telle qu'il sont jetés hors de leur lit, par-dessus les planches qui les bordent, on a recours à la camisole de force pour les maintenir; mais, loin de diminuer les dangers qu'il faut redouter, on en augmente les chances, les entraves devenant à leur tour cause de ces excoriations qui se convertissent bientôt en d'effroyables plaies.

Je laisse donc à mes malades toute liberté d'action, mais je les mets dans des conditions telles, qu'ils sont dans l'impossibilité de se blesser, Lorsque je pris un service à l'hôpital des Enfants, j'imaginai, pour arriver à ce but, une sorte d'appareil dont on se sert encore aujourd'hui. Cet appareil se compose tout simplement d'une grande caisse de bois blanc ou de chêne, d'environ 2 mètres de longueur, sur 1^m,50 de largeur et 1^m,25 de hauteur et garnie dans son fond et sur ses côtés de matelas épais et mous. L'enfant placé tout nu dans ce *lit-caisse* peut se livrer à tous ses écarts sans qu'on ait rien à redouter. Afin de le prémunir contre le froid, on le couvre, soit en jetant des draps sur lui, soit en fermant avec des couvertures la partie supérieure de l'appareil, soit enfin, ce qui est le mieux, en mettant des boules d'eau chaude entre les parois de la caisse et les matelas qui la garnissent. Dans les familles peu fortunées aussi bien que chez les gens riches, ces lits-caisses sont faciles à se procurer et peu coûteux à établir.

Il est en outre un moyen assez simple, qui dans les cas très graves, rend de réels services : je veux parler de l'*emmaillottement*. Cette méthode conseillée depuis quelques années, est, à mon sens, trop rarement employée. Elle consiste à entourer les membres inférieurs et supérieurs du malade de bandes roulées avec soin bien garnies d'ouate de coton dans les parties où la chose est nécessaire ; les deux jambes rapprochées, les deux bras allongés le long du corps, sont maintenus fixes par de nouveaux tours de bande. Je n'ai pas besoin de dire que, pour assujettir les bras, les bandes devant passer autour du tronc, le médecin ne devra pas les serrer de manière à gêner les mouvements de la respiration. Il est ordinairement nécessaire de réappliquer l'appareil deux fois en vingt quatre heures. Le fait est que, dans le plus grand nombre des cas, le repos forcé dans lequel sont maintenus les muscles apaise l'excitation extraordinaire de certains malades atteints de danse de Saint-Guy. Bien entendu, cette méthode n'est mise en usage que dans les formes très graves.

DES DIVERSES ESPÈCES DE CHORÉES.

Chorea saltatoria. — Chorées systématiques ou rhythmiques. — Tic douloureux (*chorea nevralgica*). — Tics non douloureux. — Crampe des écrivains (*chorea scriptorum-spasme fonctionnel*) de M. Duchenne (de Boulogne).

MESSIEURS,

J'avais, il y a peu de temps encore, avec un de mes plus éminents confrères une discussion de diagnostic à propos d'un malade affecté, depuis plus d'un an, de mouvements choréiques, affection dans laquelle mon honorable et savant collègue pensait voir la chorée, — et par là il entendait la danse de Saint-Guy, — tandis que je reconnaissais une chorée assurément, mais non pas la chorée de Saint-Guy.

Or voici sur quoi je me fondais. En interrogeant sur les allures de la maladie le père du malade et le malade lui-même, jeune garçon de douze à treize ans plein d'intelligence, j'apprenais qu'au milieu de ces convulsions choréiques, les mouvements volontaires conservaient une certaine régularité ; ainsi l'enfant me disait qu'il n'avait rien perdu de son agilité habituelle, qu'il franchissait sans difficulté et aussi bien que ses camarades les obstacles par-dessus lesquels il lui fallait sauter ; qu'il montait sans peine les escaliers trois à trois, quatre à quatre ; qu'il n'était en rien gêné pour jouer à la corde ; qu'enfin il n'éprouvait aucune gêne pour se servir de ses mains, qu'il s'en servait aussi aisément que personne pour manger, et même pour boire ; toutes choses, vous le voyez, que ne peuvent faire les individus atteints de la danse de Saint-Guy.

Sous l'influence de je ne sais quel trouble de l'innervation, cet enfant était pris de mouvements bizarres, de contradictions musculaires involontaires qui le jetaient en avant, comme s'il eût été lancé par un ressort, le faisaient sauter à sept ou huit pieds de la place qu'il occupait lorsqu'il était debout, ou le faisaient se lever brusquement, mécaniquement, si je puis ainsi dire, du siège où il était assis, mais ne l'en précipitaient pas. Dans ce désordre des fonctions locomotrices, il y avait une sorte d'harmonie ; et si toutes les puissances musculaires étaient soustraites à l'empire de la volonté, toutes du moins entraient simultanément en jeu.

Voilà donc, messieurs, une espèce de chorée bien différente de la danse de Saint-Guy, et à celle-là on a donné le nom de *chorea saltatoria*.

J'en voyais un autre exemple chez un jeune garçon encore, qui, il y a quelques années, était amené par son père à ma consultation. Tandis que celui-ci commençait à me raconter l'histoire de son fils, cet enfant se lève brusquement poussé pour ainsi dire par un ressort qui se serait détendu, s'élance sur un meuble avec une agilité et une souplesse merveilleuses, puis il revient à sa place, et s'y assoit tranquillement. Par ce seul fait il venait de me mettre sous les yeux ce que son père allait m'exposer moins clairement. Sa maladie durait depuis quelque temps ; il avait été pris tout à coup de ces singuliers accès, sans que son intelligence eût présenté encore le plus petit dérangement. Dans l'intervalle, il était aussi tranquille que possible. Il guérit.

Bien que, ainsi que chez ces deux enfants, il n'y ait souvent dans cette maladie aucun trouble apparent des facultés intellectuelles, la *chorea saltatoria* me semble, cependant, devoir se rattacher à la grande classe des vésanies auxquelles appartenaient le *tarentisme* et la *choréomanie épidémique du moyen âge*. La *chorea saltatoria* n'est peut-être qu'une variété des *chorées systématiques* ou *rhythmiques* qui comprennent la *chorea festinans* ou *procursiva*, la *chorée rotatoire*, la *chorée vibratoire*.

Dans la *chorea festinans*, les individus sont entraînés irrésistiblement à courir en avant, sans pouvoir toujours éviter les obstacles ; ou bien, au contraire, à reculer sans cesse, obéissant à une force contre laquelle ils ne sauraient lutter.

Il ne faut pas confondre cette chorée procursive avec les accidents semi-délirants qui entraînent les malades, malgré eux, au début de certains accidents cérébraux, ou à la suite d'attaques d'épilepsie.

Je voyais en juillet 1861, avec mon honorable confrère M. le docteur Ducos, un ancien militaire âgé de près de soixante ans. Il se promenait, avec son frère, sur les bords du canal Saint-Martin, quand tout à coup, sans que rien eût pu faire prévoir ce qui arrivait, il se mit à marcher avec une vélocité extrême et presque à courir. En vain son frère l'appela pour arrêter sa course ; son allure se précipitait, il évitait à peine les obstacles qui se présentaient à lui, et ce fut à grand'peine que, après plus de dix minutes, on parvint à le contenir. Il balbutiait, présentait un aspect étrange, et quelques instants plus tard, il avait une hémiplégie légère produite par une hémorrhagie cérébrale. Il est assez probable que la première impression produite sur l'encéphale par la déchirure avait été le trouble intellectuel manifesté par cette course insensée.

Le cas le plus curieux de *chorea festinans* que j'aie observé, est celui d'un négociant fort recommandable du Havre, qui, au mois de mai 1860, vint me consulter. Il était dans mon salon d'attente avec quelques personnes, et lorsque son tour vint, il se leva et se mit à trotter jusque dans mon cabinet, d'une si étrange façon qu'il excita l'hilarité de ceux qui attendaient avec lui. Il avait le corps roide, penché en avant, les deux bras étendus le long du tronc et des cuisses, le regard fixe ; il courait rapidement sur la pointe des pieds, et à tout petits pas, comme un homme qui voudrait en faire un jeu. Arrivé près de moi, il s'arrêta court et s'assit sans peine. J'en avais assez vu pour reconnaître l'étrange névrose dont il était atteint. Le malade me raconta alors que ces accidents avaient débuté d'une manière presque insensible à peu près une année auparavant ; il ne pouvait plus sortir, se sentait affaibli physiquement et moralement, et c'est à peine s'il était capable de gérer les affaires de sa maison. La parole était un peu embarrassée. On aurait pu croire, au premier abord, à une paralysie générale commençante ; mais avec un peu plus d'attention on reconnaissait la chorée procursive. Quand il m'eut ainsi raconté son histoire, je le fis lever et l'engageai à marcher à pas lents en appuyant tout le pied. Il eut quelque peine à partir, il semblait fixé au sol, pourtant il fit le premier pas et parcourut plusieurs fois mon cabinet *à pas lents.* Par un effort de volonté, il était donc maître de ses mouvements, ce qui n'arrive ni dans la paralysie générale, ni dans le *tremor senilis,* ni dans la danse de Saint-Guy, ni dans l'ataxie locomotrice. J'interrogeai la sensibilité cutanée, elle était intacte ; j'essayai les forces avec le dynamomètre de Burq, elles n'étaient pas diminuées : nous verrons plus tard que dans la *paralysis agitans* dont, à la fin de l'année 1860, vous aviez sous les yeux un si curieux exemple au n° 2 de la salle Saint-Bernard, la puissance musculaire peut être tellement diminuée que la femme à laquelle je fais allusion ne donnait pas 5 kilogrammes au dynamomètre.

Je fis prendre à la personne dont je vous parle des capsules d'essence de térébenthine à la dose de 10 par jour (à peu près 100 gouttes), et l'on dut continuer ainsi douze ou quinze jours par mois. En outre, je lui ordonnai des bains tièdes de plusieurs heures. Deux mois plus tard, quand je revis le malade, il y avait une amélioration considérable ; je l'envoyai alors aux bains de Néris, et lorsqu'il en revint, vers le mois d'août, il y avait un amendement tel que j'aurais espéré une entière guérison si je n'eusse su combien est rebelle cette névrose. Cependant, il lui était possible d'aller dans la rue, de vaquer à ses affaires, de travailler, d'écrire : seulement au départ il avait toujours une certaine tendance à trottiner ; puis il se remettait incontinent et pouvait marcher, d'un pas plus composé, mais qui sentait toutefois l'effort et la contrainte. A plusieurs reprises, dans mon cabinet, je lui ai fait remarquer le pas ordinaire du soldat, allure très difficile et qui demande une très grande précision des mouvements. Il passa assez bien l'hiver de 1860 à 1861, et lorsque, à la fin de mai 1861, je le revis encore, il n'avait rien perdu ; je l'envoyai de nouveau à Néris.

Je crois que, dans quelques circonstances, on a confondu la paralysie générale et la *paralysis agitans,* avec la *chorea festinans,* mais je regrette, messieurs, de n'avoir pas assez de faits exempts de complication et bien nets qui me permettent de vous donner le tableau complet de cette dernière affection.

La *chorée rotatoire,* caractérisée par des mouvements de rotation ou de balancement, soit de la tête, soit du tronc, soit d'un membre, se répétant vingt, trente, quarante, quatre-vingts fois par minute, est une maladie qui se termine quelquefois par la mort, et qui, n'épargnant aucun âge, aucun sexe, s'observe plus rarement chez les enfants.

Pour la *chorée oscillatoire*, ce sont des oscillations irrégulières ou cadencées, générales ou partielles de la tête, du tronc ou des extrémités.

Ces singulières affections ne vous rappellent-elles pas, messieurs, une autre espèce de chorées partielles, celles-ci des plus communes, et constituant ce que tout le monde connaît sous le nom de *tics*?

Je ne parle pas des *tics douloureux*, de la *chorea nevralgica*, de la *névralgie épileptiforme*, dont je vous ai si longuement entretenus dans une de nos précédentes conférences, je parle du *tic non douloureux*, qui consiste en des contractions instantanées, rapides, involontaires, généralement limitées à un petit nombre de muscles, habituellement aux muscles de la face, mais pouvant aussi en affecter d'autres, ceux du cou, du tronc ou des membres. Il n'est personne qui n'ait eu occasion de rencontrer des individus qui en sont affectés. Chez l'un, c'est un clignotement des paupières, un tiraillement convulsif de la joue, de l'aile du nez, de la commissure des lèvres, qui donne au visage un air grimaçant; chez un autre, c'est un hochement de tête, une contorsion brusque et passagère du cou se répétant à chaque instant; chez un troisième c'est un soulèvement d'épaule, une agitation convulsive des muscles abdominaux ou du diaphragme; c'est, en un mot, une variété infinie de mouvements bizarres qui échappent à toute description.

Affection chronique par excellence, faisant pour ainsi dire partie de la constitution de celui qui en est atteint et qui souvent est le seul à ne pas s'en apercevoir, elle guérit difficilement; mais, chose singulière, elle est susceptible de changer de place. Lorsque, par un traitement et par une sorte de gymnastique appliquée aux muscles qui en sont le siège, on est parvenu à faire cesser un tic, c'est pour le voir reparaître bientôt ailleurs; celui qui l'avait à la face, par exemple, s'en débarrassant, mais en le prenant dans le bras, dans la jambe.

J'étais consulté dernièrement par un jeune Anglais qui m'était adressé de Dieppe et dont le tic consistait dans des mouvements convulsifs et violents de la tête et de l'épaule droite. Après s'être soumis pendant un certain temps à la gymnastique ordonnée que je lui conseillais de faire, son tic cessa du côté qu'il occupait depuis si longtemps, mais il ne tarda pas à reparaître dans l'épaule gauche. Vous vous rappelez ce que j'entends par gymnastique ordonnée; elle consiste à exécuter avec les muscles affectés de la convulsion des mouvements commandés, et à les exécuter d'une façon régulière, en suivant une mesure que donne, par exemple, le mouvement d'un métronome ou d'un balancier d'horloge.

Ces tics sont en quelques cas accompagnés d'un cri, d'un éclat de voix plus ou moins bruyant, très caractéristique. Et, à ce propos, je rappellerai le fait que j'ai bien des fois raconté d'un de mes anciens camarades de lycée, que j'avais reconnu, à vingt ans d'intervalle, pendant qu'il marchait derrière moi, à l'espèce d'aboiement que je lui avais entendu pousser autrefois, alors que nous faisions ensemble nos études.

Ce cri, ce jappement, cet éclat de voix, véritables *chorées laryngées* ou *diaphragmatiques*, peuvent constituer tout le tic. Ce sont non seulement un éclat de voix, un cri étrange, c'est encore une tendance singulière à répéter toujours le même mot, la même exclamation ; et même l'individu profère à haute voix des mots qu'il voudrait bien retenir.

Ces tics sont bien souvent héréditaires. J'ai vu, chez moi, en consultation, une dame de la Bourgogne atteinte de tic de la face, ses trois filles avaient, comme elle, des tics musculaires de diverses parties du corps, et la pauvre mère, vivement affligée de l'infirmité de ses trois filles, ne s'apercevant pas qu'elle en fût atteinte elle-même, leur reprochait leurs mouvements nerveux avec une amertume qui me paraissait au moins étrange.

Cette hérédité se traduit d'une autre façon. En interrogeant avec soin les individus affectés de tics, on trouve quelquefois dans les ascendants ou dans les collatéraux des névroses bien différentes. Tout récemment, je voyais un enfant de quatorze ans atteint de tics extrêmement violents ; il jetait sa tête de côté par un mouvement giratoire des plus brusques, en poussant un petit cri aigu ; je l'avais vu pendant l'été de 1860, poussant des cris féroces d'instants en instants, sans que son intelligence semblât le moins du monde troublée. Ce triste état, qui avait duré plusieurs mois, n'avait paru s'amender que sous l'influence de l'atropine. Son frère aîné, pendant plusieurs années avait eu un tic du visage caractérisé par des grimaces pendant lesquelles tous les muscles de la face étaient violemment convulsés. Le père de ces deux jeunes gens a, depuis vingt ans, une ataxie locomotrice ; leur grand-père paternel s'est suicidé à la suite d'un accès de monomanie, et il y a eu plusieurs aliénés dans la ligne maternelle.

Messieurs, sous le nom de *crampe des écrivains*, ou de *chorée des écrivains (chorea scriptorum)*, on décrit une affection, que M. le docteur Duchenne (de Boulogne) propose d'appeler *spasme fonctionnel* [1]. Elle reconnaît quelquefois pour cause l'abus de certains mouvements musculaires, et se manifeste à l'occasion de l'exercice soit volontaire, soit instinctif de ces mêmes mouvements. Ainsi elle survient chez quelques personnes qui écrivent avec continuité, pendant un temps assez long, ou avec une excessive rapidité. Tantôt c'est un spasme, une contraction

---

1. *De l'électrisation localisée et de son application à la pathologie et à la thérapeutique.* 3ᵉ édition, Paris, 1872, chap. XVII, p. 1021.

involontaire continuelle plus ou moins douloureuse des muscles extenseurs et tout à la fois des muscles fléchisseurs des doigts, et le nom de crampe des écrivains lui est dans ce cas parfaitement applicable ; mais dans d'autres cas, c'est une véritable chorée ; lorsque les individus veulent écrire, leurs doigts sont agités de mouvements plus ou moins forts, de tremblements ou de véritables convulsions qui, aussi bien que la crampe, les empêche d'accomplir ce qu'ils avaient commencé d'exécuter.

M. Duchenne (de Boulogne) dit que cette affection, qui est encore caractérisée par une paralysie, peut siéger non seulement dans la main, mais dans toutes les régions, c'est pour cela qu'il propose de l'appeler spasme fonctionnel, dénomination qui, toute discutable qu'elle soit, a cependant l'avantage de ne rien préciser, comme le fait celle de crampe des écrivains. Il rapporte un certain nombre d'exemples afin de démontrer les différentes localisations de l'affection. «Chez les écrivains, elle peut s'étendre au muscle de l'avant-bras ; la main exécutant un mouvement de supination aussitôt que l'individu a essayé de tracer un mot, de sorte que le bec de la plume regarde en haut sans qu'on puisse s'y opposer.

» Chez un tailleur, le bras tournait violemment en dedans, par la contracture de son sous-scapulaire, dès qu'il avait fait quelques points d'aiguille. Jamais il n'éprouvait ces troubles fonctionnels pendant l'exercice de tout autre mouvement.

» Un maître d'armes ne pouvait se mettre en garde sans que le bras de la main qui tenait l'épée se tournât immédiatement en dedans.

» Chez un tourneur, les fléchisseurs du pied sur la jambe se contracturaient dès qu'il l'appliquait sur la pédale de son tour. Cependant le phénomène n'apparaissait pas dans les mouvements de la marche ou dans les autres mouvements volontaires.

» Chez un paveur, les deux sterno-mastoïdiens se contracturaient pendant la contraction instinctive des muscles qui maintiennent la tête en équilibre entre la flexion et l'extension. Cette contracture était telle, que la tête se fléchissait avec une force extrême. Il suffisait que sa tête fût appuyée pour que la contracture cessât. Jamais, en effet, celle-ci n'apparaissait quand il était couché ou renversé, la tête appuyée sur le dos d'un fauteuil.

» Un savant, qui avait passé plusieurs années à traduire des manuscrits, depuis six mois éprouvait, quand il lisait ou qu'il fixait un objet les accidents suivants. Sa vue, qui jusque-là avait toujours été bonne et qui alors encore n'était nullement affectée quand le regard était vague se troublait dès que le malade fixait pendant quelques secondes ses yeux sur un objet ; il voyait double, et il était facile de constater que ce phénomène morbide dépendait de la contracture spasmodique du muscle droit interne de l'œil gauche, contracture qui cessait immédiatement dès qu'il ne regardait plus. »

Le cas le plus curieux de cette singulière névrose que M. Duchenne ait observé occupait les muscles inspirateurs. C'était chez un curé de campagne. A chaque inspiration, tout le côté droit de l'abdomen se tendait et se déprimait, pendant que du côté gauche l'épigastre se soulevait normalement. Un médecin avait diagnostiqué une paralysie de la moitié droite du diaphragme; mais cette paralysie n'était qu'apparente. Le trouble de la respiration était dû uniquement à la contraction spasmodique et douloureuse des muscles de l'abdomen du côté droit, et surtout du grand oblique. A chaque inspiration, en effet, on sentait ce muscle se durcir; on distinguait même à travers la peau, qui était très amaigrie, la direction de ses faisceaux contracturés. Ce spasme était si violent, que le tronc en éprouvait, à chaque inspiration, un mouvement de torsion de droite à gauche. Il était douloureux; c'était une véritable crampe qui durait tout le temps de l'inspiration. Ce conflit entre les muscles inspirateurs et expirateurs s'opposait au développement de l'épigastre et de la partie inférieure du thorax, du côté droit, et conséquemment à l'expansion du poumon. Il en résultait que la respiration était extrêmement gênée et que le malade étouffait toujours. Cette affection apyrétique résistait depuis deux ans à toutes les médications. La faradisation échoua comme le reste.

Un dernier exemple; c'est encore M. Duchenne qui nous le fournira. Un étudiant de Strasbourg, M. V..., se préparant à passer ses examens pour le baccalauréat, s'était livré à un travail forcé et continu. Cette trop grande contention d'esprit et les efforts qu'il faisait pour vaincre le sommeil provoquaient, disait-il, un serrement douloureux dans les tempes, le front et les yeux, ce qui l'avait forcé de discontinuer ses études. Il ne pouvait se livrer à ses lectures sans en être empêché bientôt après par le retour de ces phénomènes morbides. M. Duchenne constata qu'alors les sourcils étaient élevés par la contracture des muscles frontaux et que les paupières se fermaient par la contracture des muscles orbiculaires, que la face s'injectait et que les veines temporales étaient gonflées. Cet état dura plusieurs années et n'était provoqué que par la lecture. Ce jeune homme s'est suicidé de désespoir de ne pouvoir guérir.

Cette affection, en effet, messieurs, quel que soit son siège, est essentiellement incurable. Le repos absolu des muscles qui sont atteints de ce singulier spasme peut seul en prévenir le retour. Tous les moyens thérapeutiques mis en usage sont impuissants pour le combattre. Toutefois les individus sujets à la crampe des écrivains peuvent quelquefois encore écrire, en remédiant à leur infirmité à l'aide d'un appareil particulier, le porte-plume imaginé par M. le docteur Cazenave (de Bordeaux), et dont la description donnée par ce médecin a été reproduite par Valleix [1].

1. Valleix, *Guide du médecin praticien*, 5ᵉ édition, revue, corrigée et contenant l'exposé des travaux les plus récents, par P. Lorain, Paris, 1866, t. I, p. 777 et figures.

Je vous ai dit que pour M. Duchenne (de Boulogne), le spasme fonctionnel pouvait être encore caractérisé par une paralysie, et il rapporte à
l'appui de sa proposition deux exemples, dont l'un est celui d'un teneur
de livres, chez qui l'adducteur du pouce était frappé d'inertie après une
ou deux lignes écrites, au point que la plume lui tombait des mains. Il
ne pouvait écrire qu'à la condition de placer sa plume entre l'index et le
médius. Cependant ce muscle adducteur pouvait se contracter énergiquement toutes les fois qu'il ne s'agissait pas de tenir la plume. Il
n'existait chez cet individu aucun spasme musculaire. Dans l'autre fait,
la paralysie fonctionnelle siégeait dans le muscle sous-épineux et empêchait la rotation du bras de dedans en dehors, et conséquemment
empêchait de faire mouvoir dans la même direction l'avant-bras fléchi
sur le bras.

CHORÉES HYSTÉRIQUES. — TOUX HYSTÉRIQUE.

MESSIEURS,

Je vous rappelais dans une de nos dernières conférences cette jeune fille de treize ans et demi, couchée au n° 6 de la salle Saint-Bernard, et qui était affectée de convulsions choréiformes hystériques. A peu près vers la même époque, un exemple analogue s'offrait à votre observation chez une autre jeune fille de dix-huit à dix-neuf ans, au n° 33 de la même salle.

Chez celle-ci, le début des accidents avait coïncidé avec la suppression brusque des règles, déterminée par une émotion morale, par une peur que la malade avait éprouvée. Immédiatement était survenue une agitation convulsive accompagnée de mouvements saccadés des membres et du tronc, portés au point d'empêcher la station debout. La langue était également affectée, et la malade ne pouvait, non pas articuler les mots, mais lier les syllabes entre elles. C'était une sorte de bégayement singulier, consistant en ce qu'elle répétait avec une volubilité extraordinaire et pendant un temps assez long, sans s'arrêter, les dernières syllabes des mots qu'elle essayait de prononcer, les premières syllabes étant émises avec peine. Fait remarquable! lorsqu'elle chantait, ce bégayement ne se produisait pas, et alors rien ne pouvait faire soupçonner une modification de la parole. Nous crûmes d'abord à des accidents simulés; mais cela était difficile à admettre lorsqu'on voyait les mouvements convulsifs durer pendant toute la journée, sans une minute d'interruption, et se suspendre seulement pendant tout le sommeil. Or, en réfléchissant combien il est pénible pour un individu bien portant de remuer un membre pendant quelques minutes, à plus forte raison de s'agiter à la façon dont le faisait cette jeune fille, on comprenait combien plus il eût été impossible de jouer ce rôle pendant seize ou dix-huit heures sur vingt-quatre heures, et même sans discontinuer.

Au n° 11 était une troisième malade qui, à en juger par son apparence extérieure, semblait plutôt âgée de quinze à dix-sept ans que de douze ans et demi, qu'elle avait réellement.

Elle avait depuis deux jours les attaques qui l'avaient fait conduire à l'hôpital, mais elle faisait remonter à six mois les premiers accidents. Née d'une mère sujette elle-même à des accès de forme convulsive, un de ses frères, âgé de quatre ans, en avait eu plusieurs fois aussi, et d'après les renseignements qui nous étaient donnés, ces accès devaient être de l'épilepsie. Toujours bien portante jusqu'il y a six mois, elle avait été prise tout à coup, sans cause connue, de violents maux de tête et d'une épistaxis très abondante à la suite de laquelle elle était tombée dans une grande faiblesse. Deux ou trois jours après était survenu un gonflement considérable de l'abdomen, accompagné de coliques et de gastralgie. Cependant l'appétit était conservé, les digestions restaient régulières et l'alimentation n'augmentait ni ne diminuait les douleurs de l'estomac non plus que celles du ventre, dont le gonflement était très variable. A l'entrée de la malade dans nos salles, nous constatâmes que l'abdomen avait le volume de celui d'une femme au huitième mois de la grossesse, et la résonnance tympanique générale nous indiquait assez que nous avions affaire à du météorisme.

La jeune fille accusait en outre des douleurs dans la région du dos, dans les lombes et dans les extrémités inférieures, où elles revêtaient la forme de crampes; enfin la céphalalgie persistait.

Ces accidents la préoccupaient assez peu, lorsque, deux jours avant son arrivée dans nos salles, elle eut, sans cause appréciable et sans émotion morale préalable, ce qu'elle appelait une *attaque de nerfs*, qui durait encore lorsque nous la vîmes. C'étaient des mouvements convulsifs limités d'abord aux bras, puis vingt-quatre heures après se produisant aussi dans les jambes. Vous avez remarqué, messieurs, combien, au milieu de ces convulsions choréiques dont les membres étaient agités, combien dans cette véritable chorée, les mouvements, tout involontaires qu'ils fussent, s'exécutaient avec régularité, avec harmonie. De plus, à l'opposé de ce qui arrive dans la danse de Saint-Guy, ils s'arrêtaient lorsque nous ordonnions à la malade d'étendre les bras; elle le faisait avec la plus grande facilité, en suivant une ligne parfaitement droite. Si nous lui présentions un objet, elle le saisissait sans peine, en arrivant directement au but, et sans lâcher cet objet une fois qu'elle le tenait dans sa main.

La sensibilité cutanée était abolie dans certains points du corps : ainsi, à la partie postérieure de l'avant-bras, à la face externe de la cuisse gauche, à d'autres points de la face, de la poitrine, il y avait de l'*analgésie ;* elle sentait que nous la touchions avec une épingle, mais elle ne sentait pas les piqûres.

Comme si cette jeune fille eût tenu à ne pas nous laisser le moindre doute dans l'esprit sur la nature de son affection, elle eut à plusieurs reprises de *grandes attaques d'hystérie.*

J'étais mandé en consultation par mon collègue et ami M. le docteur Horteloup, auprès d'une jeune fille de dix-neuf ans, appartenant à une famille des plus respectables. Cete jeune personne, qui avait reçu l'éducation la plus élevée, professait elle-même les sentiments de la morale la plus pure, de la religion la plus éclairée, sans les ridicules dehors d'une dévotion mal entendue ; c'était, en un mot, un esprit sensé, et ces conditions intellectuelles et morales de la malade étaient telles, que, chez elle, il fallait renoncer à croire à toute espèce de ces supercheries, de ces grimaces, à l'aide desquelles les hystériques, on ne sait pourquoi, semblent vouloir en imposer à ceux qui les entourent et aux médecins eux-mêmes, quand elles le peuvent. Cette jeune fille avait perdu, il y avait huit ou dix mois, sa sœur à laquelle l'unissait une vive et tendre amitié. Sa douleur était d'autant plus profonde que, indépendamment du coup qu'elle avait ressenti pour elle-même, elle ressentait aussi celui dont sa mère était cruellement frappée. Depuis cette époque, elle avait été prise de mouvements convulsif bizarres de la tête et des membres supérieurs ; cependant lorsqu'elle vint à Paris pour consulter M. Horteloup, qui l'avait autrefois soignée, sa tristesse paraissait un peu moins sombre, sa gaieté naturelle reprenait le dessus, et elle se laissait distraire assez volontiers de ses pénibles pensées. Je la trouvai avec toutes les apparences d'une belle santé, mais tout son côté gauche était agité de mouvements choréiques violents, à ce point que l'on pouvait craindre qu'elle ne se blessât en se heurtant contre les meubles ou les murs placés à proximité. Si l'on essayait de suspendre ses mouvements en lui prenant la main, par exemple, non seulement on ne les arrêtait pas, mais ils s'exagéraient encore, et on lui occasionnait une sensation douloureuse, un état de malaise général des plus pénibles. Toutefois il y avait un moyen de calmer comme par enchantement toute cette agitation, c'était de faire mettre la jeune fille au piano ; elle pouvait y rester une heure, deux heures, jouer parfaitement et aussi régulièrement que possible, sans perdre la mesure, sans manquer une note. Devant nous elle exécuta un morceau avec une merveilleuse facilité, et ce fait seul, à défaut d'autres, m'aurait donné la preuve que cette chorée n'avait rien de commun avec la danse de Saint-Guy.

Quelle est la malade, en effet, qui, sous l'empire de cette dernière affection, serait capable de faire ce que faisait cette jeune personne ?

Ces exemples, messieurs, que je pourrais multiplier s'il en était besoin, suffisent pour vous montrer la différence qui existe entre la danse de Saint-Guy et la chorée hystérique. Ici, toute impuissante que soit la volonté pour empêcher les contractions désordonnées des muscles, elle commande encore à ces muscles les mouvements d'ensemble et les fait exécuter avec régularité et harmonie. Si la malade marche, c'est en sautillant il est vrai, mais elle suit sans dévier la ligne qu'elle s'est tracée ; si elle veut porter sa main dans telle ou telle direction, quoique son bras soit agité de mouvements convulsifs, elle arrive sans peine et directement au but qu'elle veut atteindre ; si elle cherche à saisir un objet, elle y parvient du premier coup, sans écarts ; une fois l'objet saisi, elle ne le lâche plus, et peut le porter, le placer là où bon lui semble. J'ai dit assez combien il en était autrement de l'individu atteint de danse de Saint-Guy.

Ainsi, à ne tenir compte que de la forme même des accidents choréiques, il est facile, avec tant soit peu d'attention, de distinguer l'une de l'autre ces deux espèces de chorée, dont la nature est si essentiellement différente.

Il arrive bien rarement, du reste, que la première ne soit pas accompagnée, qu'elle n'ait pas été précédée, qu'elle ne soit pas suivie de quelques symptômes plus spécialement caractéristiques. A défaut de ses grandes manifestations, à défaut de la grande attaque convulsive, l'hystérie se manifeste par cet ensemble de dispositions physiques ou morales toutes particulières, que quelques auteurs appellent l'*hystéricisme;* ou bien vous retrouverez un certain nombre de phénomènes locaux propres à la maladie, tels que cette sensation bizarre de constriction ombilicale et épigastrique exercée comme par un corps étranger qui remonterait de l'œsophage jusqu'à la gorge, où il détermine une sensation de strangulation, et à laquelle on a donné le nom de boule hystérique ; tels encore que ces perversions de la sensibilité cutanée, tantôt exagérée en certains points du corps et produisant ce qu'on nomme le clou hystérique, tantôt, au contraire, diminuée ou tout à fait abolie, analgésie et anesthésie.

Messieurs, la *toux hystérique,* qui n'est autre chose qu'une convulsion des muscles du larynx et du diaphragme, a une grande analogie avec ces chorées. Toute convulsive qu'elle soit, elle ne ressemble en rien aux autres toux convulsives, à la toux convulsive proprement dite que l'on observe si fréquemment chez les jeunes enfants, à la toux convulsive de la coqueluche. Elle n'est jamais accompagnée, comme celle-ci, de ces spasmes violents qui causent des accès de suffocation, des menaces d'asphyxie, et entraînent à leur suite les congestions pulmonaires ou encéphaliques.

Chez une jeune femme qui est restée quelques jours à peine au n° 1 de notre salle Saint-Bernard, et qui en était affectée, vous avez pu constater combien, suivant la remarque qu'en a faite M. Lasègue[1], vous avez pu constater, dis-je, combien cette toux, à l'état de simplicité, ressemble à la toux que provoque l'inspiration de certains gaz, le chlore par exemple. Précédée quelquefois d'un chatouillement laryngé, sèche, ou tout au plus accompagnée de quelques crachats muqueux, elle est sonore, et affecte un certain rythme monotome; ou bien la malade tousse à chaque expiration qui succède au mouvement inspirateur, ou bien elle fait entendre deux, trois ou quatre expirations toussantes, avant de pouvoir reprendre sa respiration. Dans l'intervalle des accès celle-ci est un peu moins profonde que d'habitude, la malade craignant les grandes inspirations qui rendent la toux plus incommode : mais il n'y a pas de dyspnée, et l'auscultation ne révèle d'autre modification dans les bruits normaux qu'un peu de diminution du murmure vésiculaire au moment où l'effort inspiratoire est retenu.

1. Lasègue, *Mémoire sur la toux hystérique* (*Archives générales de médecine,* année 1854).

A quelque époque que ce soit de la maladie, la toux hystérique se continue sans être modifiée ni dans son rythme ni dans son timbre. Les secousses qui constituent l'accès sont quelquefois tellement répétées, qu'il semble que celui-ci ne se compose que d'une seule quinte et non de plusieurs; mais entre chaque accès il y a des intervalles de repos d'une parfaite régularité. Fait remarquable à l'appui de l'analogie que j'ai cherché à établir entre la toux hystérique et les convulsions choréiques, quel qu'ait été son degré de continuité, elle cesse absolument pendant le sommeil, et, ainsi que le fait judicieusement observer M. Lasègue, cette suppression des accidents durant le sommeil est assez constante pour avoir une grande signification diagnostique.

Ces accès peuvent se répéter avec une certaine périodicité; ils peuvent être provoqués, comme aussi ils peuvent être suspendus, par l'influence de circonstances variées, n'ayant d'ailleurs aucune action possible sur une toux qui dépendrait d'une affection de poitrine.

Dans quelques circonstances, très exceptionnelles, il est vrai, aţ oux hystérique a un timbre particulier; elle est rauque, stridente, ressemble à un cri d'oiseau; mais il faut bien se garder de confondre cette toux, qui alors encore conserve quelque chose de son caractère spécial, avec les aboiements, les miaulements, les cris bizarres, accidents que l'on observe encore chez les hystériques et qui se rapprochent de cette espèce de tic dont je vous ai parlé précédemment.

La toux hystérique est quelquefois compliquée d'enrouement et même d'aphonie, quelquefois aussi de vomissements incoercibles, comme j'ai eu l'occasion de l'observer chez une jeune malade dont je vous raconterai tout à l'heure l'histoire en peu de mots.

M. le docteur Lasègue fait cette remarque que « la toux hystérique, non seulement reste identique avec elle-même pendant tout son cours, mais qu'encore elle n'a pas de tendance à prendre d'autres formes de l'hystérie, qu'il n'existe que peu d'exemples d'une semblable métamorphose. » M. Lasègue cite cependant deux cas qui font exception à la règle : de ces deux cas, l'un est emprunté à la pratique du professeur Chomel; l'autre a été recueilli dans nos salles par M. Lasègue lui-même, lorsqu'il était mon chef de clinique. Il s'agissait ici d'une femme affectée depuis trois ans d'une toux presque incessante pendant plusieurs mois de l'année, se répétant avec une moindre fréquence dans les intervalles, et présentant tous les caractères que je vous ai signalés. La maladie fut jugée par une vive émotion morale, à laquelle succéda une perte momentanée de la parole, et deux jours plus tard une hémiplégie du côté gauche, franchement et évidemment de nature hystérique, qui guérit elle-même rapidement et sans médication.

Ces exceptions ne sont pas aussi rares que le pense mon honorable et savant ami, car il ne serait pas difficile de rassembler un assez grand nombre de faits, analogues à celui rapporté par Chomel, dans le *Nouveau Journal de médecine* pour l'année 1820, d'accès de toux hystérique alternant avec de grandes attaques convulsives. Pour ma part, je pourrais vous en citer plusieurs, et très certainement quelques-uns d'entre vous se rappelleront en avoir vu des exemples. Naguère encore un cas de ce genre se présentait à votre observation dans le service de M. Barth.

Enfin, dans un des derniers numéros de l'*Union médicale*, vous trouverez l'histoire d'une malade observée dans le service de M. Hérard, chez laquelle la toux hystérique était remplacée, entre autres phénomènes, par de singuliers *éternuments*.

La toux hystérique peut donc alterner non-seulement avec les grandes manifestations les plus ordinaires de la maladie dont elle dépend elle-même, avec les grandes attaques convulsives, avec les attaques de paralysie hystérique, mais elle peut encore être remplacée par des manifestations locales telles que le vomissement et l'éternument dont il vient d'être question.

Mais ce qui est habituel, c'est que les individus affectés des accidents dont nous parlons ont présenté auparavant, sinon les grands symptômes de l'hystérie, du moins cet ensemble de dispositions physiques ou morales toutes particulières que quelques auteurs ont appelé du nom d'*hystéricisme* et qui est la *mobilité nerveuse* portée à un très haut degré.

Vous savez, messieurs, ce qu'on entend par mobilité nerveuse, c'est un état intermédiaire au spasme et à l'innervation viscérale normale. Il touche à l'*état vaporeux*, le précède immédiatement, en est la condition nécessaire et n'attend qu'une intensité croissante dans ses phénomènes ou le conctact de la cause la plus légère pour s'élever jusqu'à lui. Or, cette mobilité nerveuse, qui n'est très souvent que le plus haut degré de la prédisposition aux spasmes, cette mobilité nerveuse, état constitutionnel chez bien des femmes, n'est chez aucune plus prononcée que chez les hystériques.

Généralement la toux hystérique se déclare plus ou moins brusquement, et comme tous les accidents de même nature, sans cause appréciable. Chez une jeune fille que M. Lasègue a observée, et dont l'histoire est la première de celles qu'il a rapportées dans son travail, la toux hystérique était survenue à l'ocasion d'un simple rhume qui avait duré quelques jours. Ce rhume était tout à fait guéri, la toux catarrhale avait complètement cessé depuis hnit jours, lorsque la toux hystérique se manifesta. Vous aurez certainement occasion de voir des faits analogues. Mais si une bronchite peut être la cause occasionnelle de la toux hystérique, celle-ci n'est en aucune façon liée à une prédisposition particulière aux affections catarrhales des bronches, et, bien que sa persistance, sa ténacité en imposent souvent aux familles, en quelques cas aux médecins, et fassent craindre l'existence ou tout au moins l'imminence de la phthisie pulmonaire, jamais nous n'avons vu que celle-ci débutât par des accidents de ce genre.

Dans quelques circonstances et toujours chez les femmes qui sont profondément hystériques, vous voyez la toux nerveuse se manifester à la suite de la présence des vers. Je vous ai déjà plusieurs fois cité ce fait rapporté par Graves[1]. Cet illustre praticien voyait, à Dublin, avec le docteur Shekleton, une jeune demoiselle qui était épuisée par une toux spasmodique qui durait depuis plusieurs mois. Bien que l'auscultation ne révélât l'existence d'aucune lésion sérieuse, ces messieurs ne pouvaient s'empêcher de croire à une phthisie tuberculeuse; il y avait de la fièvre, une émaciation considérable. Une dose d'essence de térébenthine donnée par une vieille femme empirique fit rendre un ténia, la toux cessa immédiatement, la santé fut promptement rétablie.

Affection essentiellement chronique, se prolongeant pendant des mois et même pendant des années, elle n'est nullement influencée par les phénomènes physiologiques, comme la menstruation, qui peuvent avoir lieu durant son cours. Toutefois les maladies fébriles intercurrentes en suspendent les accès, et il arrive ici ce que j'aurai à vous signaler pour la coqueluche.

Lorsqu'elle se prolonge longtemps, elle finit par avoir un certain retentissement sur la santé générale. L'appétit diminue ou se perd, les fonctions digestives se troublent, et ces troubles ne sont jamais portés plus loin que lorsque la toux hystérique se complique de vomissements incoercibles. Les malades pâlissent et maigrissent, se plaignent de douleurs dans la poitrine, elles sont incapables de supporter la fatigue, souvent un mouvement fébrile survient, et vous comprenez combien il faut redoubler d'attention dans ce cas pour reconnaître la nature du mal, combien la percussion et l'auscultation nous sont nécessaires pour bien établir qu'on n'a pas affaire à une tuberculisation pulmonaire dont l'idée se présente tout d'abord à notre esprit.

Malgré sa persistance et sa ténacité, nonobstant cette perturbation qu'elle apporte dans l'économie, cette singulière névrose n'entraîne pourtant presque jamais une terminaison fatale.

Après qu'elle aura duré plus ou moins longtemps, vous la verrez diminuer insensiblement pour cesser complètement; en d'autres circonstances, elle cédera brusquement, sans que rien puisse vous donner raison de cette heureuse et soudaine terminaison. Mais, qu'elle se soit opérée lentement, qu'elle ait eu lieu subitement, cette guérison peut aussi n'être que temporaire. De même que toutes les manifestations hystériques, la toux est sujette à récidiver, et au moment où la malade s'en croyait à jamais

---

1. R. J. Graves, *Leçons de clinique médicale*, traduites par Jaccoud, 2e édition, Paris, 1863, t. II, p. 40.

débarrassée, elle va reparaître, comme la première fois, sans cause déterminante appréciable.

De tous les moyens de *traitement* mis en usage pour lutter contre cette toux hystérique, un seul m'a paru vraiment efficace, et je l'ai rarement vu manquer son effet : ce moyen, c'est le changement de lieu.

Le fait suivant, auquel j'ai déjà fait allusion précédemment, est un des plus concluants que j'aie observés.

Une jeune personne de dix-sept ans, de bonne santé habituelle quoique d'une apparence délicate, fille d'une mère affectée de tics convulsifs de la face, bien réglée et n'ayant jamais eu d'attaques nerveuses tout en présentant tous les attributs de la constitution hystérique, commence à tousser au mois de mai 1852. La toux, jugée insignifiante pendant les premiers jours, devient d'une telle fréquence qu'elle inquiète la famille. La malade tousse, à peu près sans interruption, tout le jour ; mais, la nuit ou le jour, le sommeil procure un calme absolu. Cette toux est sèche, vive, stridente, aiguë ; elle s'entend à une assez grande distance et se répète avec un rythme presque invariable. Les médicaments les plus divers, les bains, les affusions froides, les antispasmodiques, sont conseillés, employés avec persistance, sans modifier ni la nature ni la fréquence de la toux. D'ailleurs la respiration s'exécute de manière à ne laisser aucun doute sur l'intégrité des fonctions pulmonaires ; la gorge n'est ni rouge ni douloureuse, la voix n'est pas changée. Les choses durent ainsi tout le mois de mai, tout le mois de juin ; dans les premiers jours de juillet, il survient de la fièvre ; la digestion était déjà laborieuse, l'appétit presque nul ; des vomissements se déclarent, et les aliments sont rejetés une demi-heure environ après le dîner ; il n'en est pas de même après le premier repas. La santé générale me paraît assez gravement compromise pour que j'exige le départ immédiat pour le Midi : mon conseil est suivi. Arrivée à Orléans après trois heures de voyage, la malade, fatiguée, y passe la nuit dans un hôtel. Le jour même les vomissements cessent, la nuit est bonne, sans fièvre ; le lendemain la toux a disparu ; la guérison est complète et depuis lors s'est maintenue. L'absence a d'ailleurs été prolongée plusieurs semaines.

Il y a plusieurs années, je voyais en consultation, avec M. Guibout, une demoiselle de vingt-sept ans, qui, depuis six mois, était atteinte d'une toux avec ce rythme particulier dont je vous ai parlé ; il était survenu de l'inappétence, de l'anémie, et un amaigrissement qui inquiétait vivement la famille, cependant l'auscultation la plus attentive ne révélait rien d'anormal. Nous ordonnâmes un voyage et la guérison fut immédiate.

XLVII. — TREMBLEMENT SÉNILE ET *PARALYSIS AGITANS*.

Le tremblement *sénile* ne s'observe pas chez tous les vieillards et ne s'observe pas
que chez les vieillards. — La *paralysis agitans* n'est pas une paralysie à son début.
— Est une terminaison possible de la *chorea festinans*. — Tendance au recul. —
La sclérose en plaques disséminées diffère de la paralysie agitante par les lésions
et la nature du tremblement.

MESSIEURS,

Dans nos conférences sur la danse de Saint-Guy, je vous ai dit que
cette maladie, bien que l'apanage de la jeunesse et de l'adolescence, pouvait cependant se rencontrer chez des individus avancés en âge. Je vous
ai cité à ce propos une longue et intéressante observation publiée par
M. Henri Roger, et dont le sujet était une femme âgée de quatre-vingt-
trois ans. Il ne faut pas confondre cette espèce de chorée avec une autre
espèce que l'on appelle la *chorée sénile* (*chorea senilis*), ou mieux encore le *tremblement sénile*. Celle-ci est essentiellement différente de
celle-là. Elle en diffère non seulement par sa nature, par les conditions
qui favorisent son développement, mais encore par la forme même des accidents qui la constituent, de telle sorte qu'il n'est pas besoin d'une longue expérience pour pouvoir à première vue distinguer ces deux affections
l'une de l'autre.

Relativement à sa forme, le tremblement dit sénile consiste en une
agitation convulsive des muscles produite par une série de contractions
involontaires mais uniformes, peu étendues mais se succédant avec une
excessive rapidité. Généralement limitée d'abord aux extrémités, ou bien
aux muscles du cou, cette agitation convulsive peut s'étendre à toutes les
parties du corps. Ce tremblement n'est jamais plus prononcé que lorsque
les individus qui en sont atteints cherchent à exécuter quelques mouvements volontaires, que lorsqu'ils sont sous l'empire d'une tension d'esprit un peu extraordinaire, d'une émotion morale. Le repos, le calme
d'esprit, en diminuent la violence, ou la font changer tout à fait : elle disparaît complètement pendant le sommeil.

Les causes de cette affection nous sont inconnues. On a coutume de
dire que cette espèce de tremblement est un effet de la faiblesse que l'âge
avancé entraîne avec lui ; mais si le fait est vrai en quelques cas, il ne
l'est plus d'une manière générale. D'une part, en effet, ce tremblement
ne s'observe pas nécessairement chez tous les vieillards même très avancés en âge ; d'autre part, il se rencontre assez fréquemment chez des sujets dans l'âge mûr et même chez les adolescents. Vous n'êtes pas sans

en connaître pour votre part des exemples. A ce titre, l'épithète de *sénile* appliquée à cette espèce de tremblement est aussi vicieuse que lorsqu'on l'applique à la gangrène qui reconnaît pour cause une oblitération artérielle, cette gangrène dite sénile pouvant se montrer à toutes les époques de la vie, en n'épargnant pas même les enfants.

Quoi qu'il en soit, cette espèce de chorée que je devais vous signaler est mal connue des pathologistes, bien qu'elle se présente assez souvent encore à notre observation. Ce qu'on sait, toutefois, c'est que c'est une affection essentiellement incurable.

Si le tremblement sénile ne doit pas être confondu avec la danse de Saint Guy, il faut bien éviter aussi de le confondre avec la *paralysis agitans* dont une malade couchée au n° 2 de la salle Saint-Bernard nous offre en ce moment un exemple. C'est une femme âgée de soixante ans, exerçant le métier de femme de ménage. Elle raconte que le début de son affection remonte à deux ans; que depuis cette époque, mais encore plus depuis six mois, elle s'est aperçue d'une diminution rapide de ses forces physiques. Depuis lors aussi, elle a été prise d'un tremblement qui, d'abord faible, a acquis une intensité telle, qu'il y a quatre mois elle s'est vue forcée de renoncer à ses travaux habituels, dans l'impossibilité où elle se trouvait de se servir de ses mains.

Ce tremblement devenant plus général, a envahi la face; vous l'avez vue, la mâchoire inférieure convulsivement agitée, ne pouvant plus fermer la bouche, de façon qu'il y a un écoulement continuel de salive.

Elle a conservé toute son intelligence; et si elle se plaint de la gêne qu'elle éprouve par suite de ces mouvements perpétuels qu'elle ne peut modérer, elle n'accuse aucune sensation douloureuse que celle d'une extrême fatigue après les paroxysmes de tremblement.

Ce tremblement est plus prononcé du côté droit que du côté gauche. A droite, les forces, essayées au dynamomètre, nous ont donné, par la pression de la main de la malade, 7 à 8 kilogrammes seulement; à gauche, beaucoup moins encore, 2 ou 3 kilogrammes. La sensibilité des téguments est d'ailleurs parfaitement intacte. Malgré cette diminution notable de la force de pression, il n'y a pas de paralysie à proprement parler. Ainsi, lorsque cherchant à plier ou à étendre les jambes ou les bras du sujet, nous lui recommandions de nous résister, elle le faisait avec une énergie que nous avions une certaine peine à vaincre.

J'ai encore appelé votre attention sur la conformation de la main de la malheureuse femme; ses quatre doigts, déviés de leur direction normale et inclinés vers le bord cubital, forment avec l'avant-bras un angle d'environ 25 degrés.

Il s'est produit ainsi une demi-luxation métacarpo-phalangienne.

Messieurs, cette *paralysis agitans*, comme le tremblement sénile, s'observe principalement dans le décours de la vie; néanmoins elle se rencontre encore dans l'âge viril, et je l'ai vue chez un jeune homme de vingt-sept ans. La maladie se présente quelquefois sous une autre forme qu'il est essentiel de connaître.

Le 16 octobre 1863, j'ai reçu dans mon cabinet un avocat âgé de cinquante-huit ans, homme d'une rare intelligence et qui, depuis quatre ans, à la suite de vives émotions, avait contracté la singulière névrose que je vais me charger de décrire, et qui, pour moi, n'était qu'une forme de la *paralysis agitans*. Quand il passa de la salle d'attente dans mon cabinet, il monta le corps en avant, en précipitant son allure, le bras droit demi-fléchi et appuyé contre le corps. Il y avait dans le bras droit un très léger tremblement. Il s'assit avec quelque difficulté, et comme s'il avait eu de la roideur dans le tronc et dans les jambes. Il me raconta alors son histoire. En 1858 il avait, durant une année, donné les soins les plus assidus à sa femme qu'il aimait tendrement et qu'il avait perdue. Le chagrin, les veilles, l'avaient épuisé. Il avait alors une telle excitabilité nerveuse qu'il ne pouvait entendre sonner les cloches; le moindre bruit, la moindre contrariété, l'ébranlaient outre mesure. Il lui sembla bientôt que le bras était agité de légers tremblements, et que les mouvements du membre tout entier, et surtout de la main, devenaient de plus en plus difficiles. Bientôt la jambe du même côté s'embarrassa. Les choses allèrent en empirant sans qu'aucune médication pût enrayer un instant les phénomènes morbides.

Puis le malade cessa d'écrire, et c'est avec une grande lenteur, une extrême difficulté, qu'il signe aujourd'hui son nom.

A le voir, c'est un paralytique; si maintenant on arrive à un examen plus approfondi, on ne tarde pas à se convaincre que la paralysie n'est qu'apparente, et qu'il se passe là quelque chose de fort étrange, dont l'explication nous échappe. En effet, si je mets dans la main prétendue paralysée le dynamomètre de Burq, le malade obtient par sa pression 50 kilogrammes, beaucoup plus que je n'obtiendrais moi-même. Du côté gauche, qui est sain, il obtient 42 kilogrammes seulement, 8 de moins que du côté qui semble paralysé. Si maintenant, faisant fléchir le bras, je commande au malade de résister à l'extension, il le fait avec une extrême énergie; il en est de même pour les mouvements de flexion, d'adduction et d'abduction. J'ajoute qu'il n'y a aucune roideur. Lorsque la volonté n'intervient pas, le membre est d'une parfaite souplesse et je puis le faire mouvoir dans tous les sens.

Que se passe-t-il donc ici? La force musculaire est conservée et pourtant la fonction exécutée par les muscles est presque abolie. Essayons d'analyser cet étrange phénomène. Lorsque l'intelligence commande, les muscles obéissent à l'instant, sans qu'un intervalle appréciable sépare l'acte de la volonté de l'acte musculaire. Le mouvement peut être répété dix, quinze, vingt, cent, mille fois de suite, comme dans la marche, par

exemple. Si vous supposez, messieurs, que dans l'accomplissement de
de ux pas il sedépense une force musculaire que vous représenterez par
10 kilogrammes, en une heure, si le même acte se répète 1000 fois, il y
aura eu 10000 kilogrammes de force employés.

Voyons maintenant ce qui aura lieu chez un malade qui se trouve
dans les conditions de celui dont je vous raconte l'histoire. Au lieu de
faire mille pas en une heure, il n'en fera, par hypothèse, que cinq cents.
Par le fait, chaque pas aura nécessité la dépense de 10 kilogrammes, en
fin de compte, la dépense totale aura été de 5000 au lieu de 10 000 kilogrammes. En d'autres termes, la puissance motrice aura été moitié
moindre.

Il se passait chez notre malade quelque chose de bien étrange. Je lui
disais de fermer et d'ouvrir la main droite avec autant de rapidité qu'il le
pouvait. Les premiers mouvements se faisaient vivement ; mais un quart
de minute ne s'était pas écoulé que les mouvements se ralentissaient,
puis ne pouvaient plus s'accomplir ; exactement comme cela se voit dans
une machine à vapeur qui, chauffée d'une manière insuffisante, ne peut
accomplir avec continuité la fonction qui lui est départie. Que si, fermant
un instant les soupapes, nous accumulons la vapeur, nous allons, pendant quelques minutes, rendre à l'engin la puissance qu'il devrait avoir ;
mais l'impuissance succède immédiatement à ce développement artificiel
de forces ; et, pour appliquer cette comparaison à mes malades, il semble
qu'ils n'aient à dépenser qu'une dose déterminée d'influx nerveux, lequel
ne se renouvelle pas chez eux avec la même rapidité que chez les autres
hommes. Il y a donc ici, non pas une paralysie dans l'acception ordinaire
du mot, mais une impuissance relative et momentanée.

Le malade dont je viens de vous raconter l'histoire était atteint de cette
forme de l'affection nerveuse qui n'est accompagnée que de peu de tremblement. Notre autre malade du n° 2 de la salle Saint-Bernard avait, au
contraire, une agitation musculaire considérable. Chez l'homme, il y avait
une contraction permanente des muscles, et la sensation qu'il éprouvait
était celle d'un effort continu. Chez la femme, au contraire, il y avait de
temps en temps cette même sensation ; mais le plus souvent, l'agitation
musculaire se montrait. Elle nous disait que depuis chaque paroxysme
de tremblement, elle était fatiguée comme naguère après un exercice
très violent.   .

Si nous essayons d'analyser ce double état musculaire, nous comprendrons mieux ce qui se passe dans ce qu'on a si improprement appelé la
paralysis agitans.

Dans le repos, tous nos muscles sont mis dans le relâchement. Leur fonction cesse momentanément, et, durant ce repos, l'aptitude perdue ou diminuée, par l'excès d'action, se récupère entièrement. En un mot, l'excitabilité se rétablit dans les conditions où elle était auparavant. Si vous

supposez, au contraire, que, en vertu d'une modification des centres nerveux, le système musculaire soit toujours dans un état analogue à celui
de l'effort continu, l'incitabilité s'épuise dans l'immobilité, les muscles
extenseurs et fléchisseurs étant constamment et simultanément en action.
Dans l'autre forme, le mouvement alternatif rapide et involontaire d'extension et de flexion qui constituent le tremblement, dépense l'influx nerveux, comme tout à l'heure la rigidité le faisait ; et tout se résume par
une puissance dépensée d'une façon inutile, au préjudice de la fonction
normale : de telle sorte que, lorsqu'il faudra manifester la puissance musculaire, les malades ne seront pas capables de le faire avec la même continuité ou avec la même force qu'auparavant, et ils seront dans les conditions d'un individu épuisé par une extrême fatigue.

Un état analogue s'observe encore chez certains malades atteints de ce
que j'ai appelé *perte de l'incitabilité musculaire*, névrose bizarre dont
j'ai vu de très curieux exemples.

Une jeune dame de Tours, âgée de dix-huit ans, et mariée depuis six
mois, venait à Paris, il y a quelques années, pour se faire traiter de cette
étrange névrose. On la disait paralysée. Quand je la priais de marcher,
elle se levait résolument, faisait, sans chanceler et avec une sûreté parfaite, dix, quinze, vingt, vingt-cinq pas, puis elle se sentait faiblir, et si
elle ne trouvait pas un siège, elle était forcée de s'asseoir à terre. Après
un exercice aussi peu considérable elle était à bout de force, elle avait
épuisé la dose d'incitabilité départie à son système nerveux musculaire.
Quelques minutes de repos suffisaient pour lui rendre les aptitudes
perdues. J'ai, en 1862, revu une jeune dame exactement dans les mêmes
conditions. Notez, messieurs, que ces deux faits ne sont que l'exagération de ce que vous voyez très communément. La puissance de contenir
les mouvements varie à l'infini, et nous n'avons pas plus le droit de considérer comme paralytiques les deux jeunes femmes dont nous venons de
parler que celles dont les forces sont épuisées, après dix, quinze, vingt,
vingt-cinq minutes d'un exercice modéré.

Il est donc entendu, messieurs, que, dans le début de cette forme
bizarre de chorée, que l'on appelle si improprement *paralysis agitans*,
il n'y a pas de *paralysie*, puisque, dans certains cas, et tout récemment
encore j'en ai observé un exemple, la puissance musculaire explorée avec
le dynamomètre est, momentanément au moins, plus considérable du
côté tremblant que du côté opposé. Mais, à la longue, il survient un
affaiblissement réel, et vers la dernière période de la maladie, l'impuissance musculaire est telle, qu'on ne peut se refuser à accepter l'existence d'une paralysie. Il faut remarquer pourtant que la sensibilité reste
intacte.

Du côté des organes génito-urinaires, la faiblesse est encore plus
évidente. Des hommes arrivent rapidement à l'anaphrodisie, et, dans

les derniers temps, les urines sont difficilement retenues et il y a quelquefois incontinence, laquelle, il est vrai, pourrait tenir à une contraction tonique continue des fibres vésicales.

Il survient encore un accident qui rapproche beaucoup la *paralysis agitans* des paralysies qui reconnaissent pour cause une hémorrhagie ou un ramollissement du cerveau ; je veux parler de la contracture.

En 1863, je voyais dans mon cabinet un officier général de la marine qui, dans les deux dernières années d'un commandement difficile, avait été pris de *paralysis agitans.* Après un an, il lui avait été impossible d'écrire, et, lorsque je le vis pour la première fois, il avait les deux derniers doigts de la main droite invinciblement fléchis dans la paume de la main, et il ne pouvait qu'avec une lenteur et une peine extrêmes étendre le pouce et les deux doigts indicateur et médius.

D'abord partielle, cette espèce de chorée, que les auteurs du plus grand mérite ont confondue, non sans raison peut-être, avec la *chorea festinans*, cette *paralysis agitans* occupe un bras, par exemple. En même temps que celui-ci est constamment agité de tremblement, il est affecté d'une faiblesse qui, d'abord peu prononcée, fait rapidement des progrès. Bientôt la jambe du côté correspondant se prend à son tour, et avec le sentiment de la diminution de la force musculaire arrivent les mouvements convulsifs involontaires. Le malade ne peut plus marcher qu'en sautillant. Son mal faisant des progrès, l'affection se généralise ; le bras jusqu'alors sain et l'autre jambe sont pris ; ses allures présentent alors quelque chose de tellement caractéristique, qu'on ne saurait plus s'y tromper, mais on ne saurait non plus en donner une description satisfaisante. Il se tient et marche le corps penché en avant, le bras du côté malade demi-fléchi et fortement appuyé au corps. Son centre de gravité se trouvant ainsi déplacé, il est obligé de courir, pour ainsi dire, après luimême ; il s'en va trottinant, sautillant, et il lui est impossible de changer de place sans aide ; un bâton ne suffit pas toujours, et vous en verrez ne pouvoir marcher que les deux mains appuyées sur les épaules d'un serviteur, ou soutenus par derrière. Cet appui venant à leur manquer, ils tombent inévitablement.

Mais ce n'est pas seulement la progression irrésistible en avant qui caractérise la paralysie agitante, c'est aussi la progression également irrésistible *en arrière.* On dirait d'une machine montée sur laquelle la volonté n'a plus de part. Vous avez été témoins de ce phénomène, que j'ai observé pour la première fois tout récemment chez un vieillard de mon service et que j'ai depuis, — le cherchant, — retrouvé chez tous les malades qui sont venus me consulter. A l'homme dont je vous parle, qui marchait trottinant, le corps penché en avant, j'eus un jour l'idée d'adresser l'injonction de redresser *verticalement* son corps et de marcher comme tout le monde ; alors il se redressa, mais aussitôt, chose étrange ! il se mit à marcher à reculons, trottinant de la même façon et avec la même rapidité que l'instant d'auparavant dans le sens opposé. Ce symptôme, je vous le répète, je l'ai depuis retrouvé constamment, et c'est un fait qui jusqu'ici n'a pas été signalé, que je sache.

Il est encore une autre manière d'être de la paralysie agitante qu'il faut que je vous indique : c'est l'impossibilité pour certains malades de rester longtemps assis. M. le comte B..., chambellan de l'empereur, était dans ce cas ; même en présence de Sa Majesté, on le voyait, au bout de trois à quatre minutes, se lever comme mû par un ressort et marcher à petits pas tout en s'excusant de cette faute involontaire d'étiquette, d'autant plus étrange qu'elle venait d'un premier chambellan.

Je dois vous dire toutefois que l'affection nerveuse affecte toujours une forme paroxystique, et, après un accès qui peut durer de dix à quarante minutes et même plus, il y a, non pas de la douleur, mais une fatigue musculaire ressemblant à une courbature qui serait le résultat d'un exercice violent.

L'affection se généralisant encore davantage, les muscles du cou entrent également en convulsion ; la tête est constamment branlante, les muscles de la face ne sont pas épargnés ; alors, ainsi que vous l'avez vu chez notre femme, la mâchoire inférieure tombe, la bouche reste béante et laissse écouler continuellement la salive, qui souille et inonde les vêtements.

La parole est nécessairement embarrassée, confuse.

D'un autre côté, la vessie se paralysant, il arrive une rétention et consécutivement une incontinence d'urine. Les facultés génératrices s'éteignent.

Ces mouvements convulsifs sont tellement, sinon violents, du moins répétés, qu'il en résulte des déformations des parties. Ainsi, les malades ayant leurs mains constamment appuyées, les doigts se luxent sur les métacarpiens, et leur face dorsale va former un angle avec la face dorsale de la main.

L'intelligence, d'abord intacte, finit par s'affaiblir, la mémoire se perd, et les personnes qui vivent dans la société du malade s'aperçoivent bientôt qu'il n'a plus la lucidité ordinaire de son esprit ; la caducité arrive bien avant l'âge.

Cette *paralysis agitans* est une maladie inexorable qui entraîne fatalement la mort dans un espace de temps plus ou moins rapproché, quels que soient les moyens de traitement que l'on emploie pour la combattre. Il est toutefois une observation singulière que j'ai pu faire chez trois individus que j'ai suivis jusqu'à la fin : ils sont tous morts de pneumonie. Il est peu probable que d'autres praticiens aient l'occasion de constater une semblable coïncidence entre une névrose et la péripneumonie.

Maintenant il est une affection que des travaux récents permettent de distinguer de la *paralysie agitans* : je veux parler de la *sclérose en plaques disséminées,* dont l'observation suivante est un exemple :

Un homme de soixante-douze ans, très maigre et très chétif, fut admis dans le service d'Oppolzer de Vienne, le 20 juin, pour être traité d'un tremblement violent qui le mettait hors d'état de se servir de ses mains. Voici ce qu'a raconté cet homme concernant le début de sa maladie : Il n'avait jusqu'à l'âge de soixante ans éprouvé aucune maladie sérieuse, lorsqu'en 1848, pendant le bombardement de Vienne, il fut conduit par le hasard au centre du combat. Là, il fut saisi d'une terreur telle qu'il lui fut impossible de retourner chez lui, et qu'on fut obligé de l'y conduire. A peine s'était-il un peu remis, qu'une bombe vint à éclater près de sa maison, et renouvela son effroi. Quelques heures après ces divers événements, en voulant prendre un peu de nourriture, il s'aperçut qu'il lui était impossible de se servir de ses mains, parce qu'elles étaient prises immédiatement d'un tremblement violent dès qu'il s'agissait d'opérer un mouvement. Il remarqua aussi, peu de temps après, que les membres inférieurs étaient également le siège d'un tremblement ; mais celui-ci était beaucoup moins violent et n'empêchait pas la marche. La maladie, non seulement résista à tous les moyens employés, mais encore s'aggrava progressivement. Le tremblement persistait même pendant le repos du malade, et s'étendit à des muscles qui jusque là n'avaient point été envahis ; enfin il s'y joignit de la paralysie. Au bout de quelques années, le malade se vit dans l'impossibilité de demeurer dans la position verticale ; dès qu'il cherchait à se tenir debout, il éprouvait une irrésistible propension à tomber en avant ; il lui fallait alors, pour éviter la chute, saisir les objets environnants ou marcher à pas précipités. L'acuité de ses sens et des facultés intellectuelles avait diminué lentement, mais d'une manière progressive.

L'usage du thé, du café ou des boissons spiritueuses, augmentait toujours le tremblement ; l'agitation des membres inférieurs était surtout prononcée le soir, lorsque le malade avait marché pendant la journée.

Environ six mois avant son admission à l'hôpital, les sphincters, celui de la vessie en particulier, furent pris de paralysie ; et ces accidents, au bout d'un mois de traitement, parurent s'être quelque peu amendés. Plus tard, à la suite d'un violent accès de vertige, le malade s'affaissa tout à coup sur lui-même, et se trouva dans l'impossibilité de se relever ; cependant il ne perdit nullement connaissance pendant toute la durée de l'attaque. Depuis cette époque, l'émaciation s'est accrue très rapidement ; la station et la marche ne sont plus possibles que pendant un très court espace de temps, et elles exigent de grands efforts ; en outre, la parole est embarrassée.

Lors de son admission à la Clinique, le malade était dans l'état suivant : Amaigrissement très prononcé ; teinte terreuse du tégument externe, dont la surface est recouverte de nombreuses écailles épidermiques ; la sécrétion de la sueur, augmentée au visage, paraît diminuée, au contraire, sur les autres parties du corps, la température cutanée semble inférieure à ce qu'elle est dans l'état normal.

Les muscles de la face, de la langue, du cou, ceux des extrémités supérieures, sont agités de tremblements violents, incessants pendant la veille, et qui ne cessent complètement que lorsque le sommeil est profond. Les extrémités inférieures ne tremblent que d'une manière périodique, et dans les moments où il y a exacerbation générale de tous les symptômes. Les muscles atteints de tremblement sont en *même temps le siège de contractures*, principalement les muscles du cou et des épaules. Les pupilles sont également dilatées, et se rétrécissent également sous l'influence de la lumière. La bouche ne peut être close qu'incomplètement, et la salive coule des deux côtés sur la peau du menton. Il ne paraît exister aucune lésion viscérale ; il y a seulement un peu de matité en avant et en arrière dans la région correspondant au sommet du poumon droit. En ces points, en outre, l'auscultation fait percevoir une diminution du murmure respiratoire. Les artères temporelles et celles des extrémités, l'artère brachiale du côté droit principalement, sont flexueuses et rigides.

Partout la sensibilité est normale. Les muscles réagissent, bien qu'assez faiblement, sous l'influence de l'incitation électrique.

Il y a souvent des vertiges, plus rarement de la céphalalgie. L'évacuation des matières fécales a lieu d'une manière normale ; les urines sont alcalines et contiennent une certaine quantité de pus.

Le malade répond très lentement, mais assez nettement, aux questions qu'on lui adresse. La physionomie exprime l'indifférence et l'apathie. On prescrit l'emploi du sous-carbonate de fer (4 grammes en six doses pour trois jours).

Voici maintenant l'indication sommaire des phénomènes observés ultérieurement. Du 22 au 24 juin, diarrhée assez intense avec selles involontaires, qui cèdent à l'emploi des lavements laudanisés. On reprend, le 24, l'usage du carbonate de fer, qui avait été supprimé momentanément pendant l'existence de la diarrhée. Le 25 juin, le malade a peu dormi la nuit, et il a eu du délire ; vers dix heures du matin, il se déclare un accès épileptiforme, pendant lequel la tête était convulsivement entraînée à droite tandis que l'œil droit était tourné en dehors et en haut, l'œil gauche en bas et en dedans. En même temps les paupières et la langue étaient le siège de mouvements d'oscillation continuels, tandis que les muscles du visage et du cou étaient roides et durs. Les membres inférieurs et supérieurs, au contraire, restèrent flasques et n'offrirent que peu de résistance aux mouvements qu'on cherchait à leur imprimer. Pendant cet accès qui dura à peu près huit minutes, la respiration et le pouls étaient faibles et irréguliers; la perte de connaissance était absolue.

Le 1er et le 7 juillet, de nouveaux accès éclamptiques se déclarèrent, à la suite desquels le tremblement cessa chaque fois, pendant une demi-heure environ, pour se montrer ensuite de nouveau avec sa première intensité. D'ailleurs, la sensibilité générale parut s'émousser et s'amoindrir de jour en jour; le visage présentait une expression de stupeur qui rappelait la physionomie des individus atteints de fièvre typhoïde parvenue à la seconde période. Le ventre était ballonné; il y avait des selles involontaires; l'urine contenait une certaine quantité de carbonate d'ammoniaque, et renfermait toujours quelques globules de pus; le malade était plongé dans une sorte de sommeil incomplet, et il était à peu près impossible de fixer son attention. Il ne répondait que par des monosyllabes aux questions qui lui étaient adressées; les forces diminuèrent rapidement, et il survint, dans les derniers temps de sa vie, une pneumonie. Le malade succombait le 11 juillet.

A l'autopsie on trouve : plusieurs cavernes tuberculeuses au sommet du poumon droit; hépatisation granuleuse du lobe inférieur du même poumon; les deux ventricules du cœur sont dilatés et contiennent du sang coagulé, leurs parois musculaires sont décolorées et friables; induration de la base des valvules aortiques; dilatation et ossification de la crosse de l'aorte; rate volumineuse; la membrane muqueuse vésicale est rouge, injectée, et la tunique musculaire de la vessie est également injectée; les autres organes abdominaux ne présentent d'ailleurs aucune altération notable.

Les parois de la voûte crânienne sont très minces, et présentent des rugosités à la surface de la table interne. La dure-mère est épaissie et adhérente, çà et là, à la table interne de la voûte du crâne; la pie-mère est opaque, infiltrée de sérosité; il existe également une assez grande quantité de sérosité dans le tissu cellulaire sous-arachnoïdien. Les circonvolutions cérébrales sont amincies, les sillons qui les séparent paraissent plus profonds qu'à l'état normal; la substance corticale est d'un brun pâle, la substance médullaire parfaitement blanche est sillonnée de vaisseaux dilatés; la substance cérébrale est consistante, humide. Dans les ventricules, il y a plusieurs drachmes de sérosité transparente; l'épendyme, principalement au niveau de la corne postérieure, est granuleux. Dans l'épaisseur de la couche optique du côté droit on trouve un kyste apoplectique du volume d'un petit haricot, et dont les parois contiennent du pigment. *Le pont de Varole et la moelle allongée sont très manifestement indurés.* La moelle épinière est consistante; dans les cordons latéraux, principalement à la région lombaire, la substance médullaire est parsemée de stries grises opaques. A l'examen microscopique, on trouve *dans l'épaisseur du pont de Varole et de la moelle allongée une production anormale de tissu conjonctif*, ce qui explique l'induration que présentent ces parties. *Quant aux stries opaques observées dans les cordons latéraux de la moelle, elles dépendent de la présence du tissu conjonctif en voie de développement.*

Ce fait est un exemple de sclérose en plaques disséminées, dont M. Charcot distingue trois formes : une forme *cérébrale* ou céphalique; une *spinale* et une *cérébro-spinale*. La forme cérébrale est très rare; le plus souvent ses symptômes se surajoutent à la forme spinale et constituent la troisième forme admise par M. Charcot. Dans la sclérose en plaques disséminées à forme spinale, il y a, en général, au début un sentiment de pesanteur et d'engourdissement, des fourmillements, une faiblesse croissante dans l'un des membres inférieurs ou tous les deux. Puis la faiblesse gagne les membres supérieurs, l'un après l'autre. Enfin apparaissent, dans les membres inférieurs et supérieurs, des *secousses rythmiques*, qui donnent à l'affection son caractère spécial et ne se montrent que dans les mouvements spontanés; à l'état de repos, au contraire, et c'est là un caractère sur lequel insiste M. Charcot, ces membres ne sont agités d'aucun tremblement. Dans une deuxième période, à la parésie succède une paralysie de plus en plus accentuée. Bientôt apparaissent deux phénomènes nouveaux : la rigidité ou la contracture des membres paralysés; des convulsions toniques, spontanées ou provoquées, et revenant par accès. La contracture entraîne une attitude particulière des membres; l'extension semble l'emporter sur la flexion dans les membres inférieurs, tandis que la flexion forcée s'observe ordinairement aux doigts. Dans une troisième période, la motilité finit par disparaître, la contracture par devenir permanente. Au contraire, en général, la sensibilité reste intacte; on peut provoquer quelquefois les mouvements réflexes par le pincement de la peau, le chatouillement de la plante des pieds; tandis que d'autres fois ces excitations sont sans aucun résultat. Puis survient la cachexie : langueur de la nutrition, amaigrissement considérable et rapide, et mort soit par déchéance générale, soit par une complication.

Dans la forme cérébro-spinale, aux symptômes précédents s'ajoutent des phénomènes cérébraux, permanents ou intermittents, et qui sont l'affaiblissement de la vue, la diplopie, un état vertigineux habituel, de la céphalalgie, de l'embarras de la parole, des attaques apoplectiformes passagères sans perte de connaissance. Ces phénomènes cérébraux peuvent suivre ou précéder les troubles spinaux que nous venons de décrire; et, après un temps variable, paraît le *tremblement* dans les membres inférieurs, puis dans les membres supérieurs, au globe de l'œil, où il constitue le nystagmus, et enfin à la langue. Ici encore ce tremblement a pour caractère de ne se produire qu'à l'occasion de mouvements volontaires. La paralysie caractérise la seconde période dans cette forme comme dans la forme spinale; mais il y a de plus des spasmes tétaniques spontanés ou provoqués, et une aggravation graduelle dans les troubles de la vue et de la parole. La sensibilité au toucher, à la douleur, à la chaleur est ordinairement intacte. Enfin la mémoire, le raisonnement, les facultés affectives s'altèrent ; l'intelligence s'affaiblit et quelquefois le malade tombe dans la stupeur ou l'hébétude. La mort a lieu, comme dans la forme précédente, par troubles de la nutrition générale ou complications les plus souvent thoraciques.

Anatomiquement, la sclérose en plaques disséminées est caractérisée par des plaques grises, circonscrites, ou mieux par des îlots plus ou moins larges et profonds répandus sons ordre sur les différents cordons de la moelle ou les diverses régions de l'encéphale. Les contours en sont irréguliers, quoique bien définis, les dimensions variant de quelques millimètres à trois ou quatre centimètres en long et en large ; le nombre en est généralement assez considérable. La consistance en est plus ferme que celle du tissu environnant, dans la profondeur duquel elles pénètrent sous la forme de noyaux, de cônes mal délimités. On a trouvé de ces plaques dans les parois des ventricules latéraux, dans le centre ovale, sur les pédoncules cérébraux, la protubérance annulaire, les olives, les pyramides et les autres cordons du bulbe, dans le corps rhomboïdal du cervelet. Dans la moelle, les plaques occupent tantôt plusieurs cordons du même côté, tantôt les deux cordons symétriques droit et gauche.

Histologiquement, il y a atrophie et dégénérescence du tissu nerveux ; il y a atrophie du cylindre de myéline des tubes nerveux, puis du cylindre axe. Cependant celui-ci persiste le plus souvent, et, à la place du cylindre de myéline, ne se voient plus que des gouttelettes graisseuses. Cette atrophie est le résultat de la prolifération d'un tissu fibrillaire de nouvelle formation qui constitue un feutrage parasite qu'on voit bien dans les coupes longitudinales.

Les vaisseaux qui traversent les plaques scléreuses subissent aussi des altérations : à la périphérie des plaques, les parois vasculaires sont plus épaisses et plus riches en noyaux ; plus près du centre de la plaque, les noyaux sont encore plus nombreux et la tunique adventice est remplacée par plusieurs couches de fibrilles ; enfin les parois peuvent devenir tellement épaisses, que le calibre du vaisseau en soit diminué.

En résumé, on peut dire que l'altération scléreuse des centres nerveux a pour fait initial la prolifération des noyaux et l'hyperplasie concomitante des fibres réticulées de la névroglie, ou tissu conjonctif interstitiel, et pour phénomène secondaire, subordonné au précédent, l'atrophie dégénérative des éléments nerveux.

La particularité diagnostique fondamentale entre la sclérose en plaques et la paralysie agitante est, suivant M. Charcot, aux leçons duquel j'ai emprunté les détails qui précèdent, que, dans la sclérose, le tremblement n'apparait que dans les mouvements volontaires, tandis que dans la paralysie agitante, il existe même à l'état de repos des malades.

Dans la paralysie agitante, le tremblement commence ordinairement par l'un des membres, supérieurs ou inférieurs, et s'étend ultérieurement; le malade tremble alors incessamment. Enfin, si l'on observe parfois des troubles de la langue, on n'a jamais noté de nystagmus.

Au point de vue anatomique, ces maladies ne différeraient pas moins, attendu que les lésions de la paralysie agitante, s'il y en a, sont encore inconnues et n'ont pas été constatées à l'œil nu [1].

Le *traitement* doit s'inspirer de cette doctrine, et une observation d'un de mes collègues, le professeur Axenfeld, vient à l'appui de ma manière de voir. Il a, en effet, réussi à enrayer le travail hyperémique et les symptômes de la paralysie agitante, en appliquant la médication révulsive sur la région supérieure de la colonne vertébrale.

C'est pour la même raison qu'on pourra rationnellement prescrire l'iodure de potassium, les bains sulfureux. J'ai moi-même, dans quelques circonstances, obtenu de bons effets de l'essence de térébenthine à haute dose et de l'hydrothérapie.

Elliotson dit avoir guéri un malade par l'emploi du sous-carbonate de fer; mais ce succès est resté unique en son genre : l'auteur lui-même ne l'a pas vu se répéter sons ses yeux, et Romberg, qui l'a employé à l'exemple d'Elliotson, l'a vu constamment échouer. Peut-être la médication du médecin anglais n'a-t-elle une fois réussi que parce que l'individu était anémique.

En résumé, messieurs, je n'ai jamais guéri un malade atteint de paralysie agitante, je vous ai dit quelle en était la nature anatomique probable, je vous en ai indiqué le traitement rationnel, mais je crois de mon devoir de vous dire que, arrivée à un certain degré, cette triste affection est aussi inexorable que l'ataxie locomotrice dont j'aurai plus tard l'occasion de vous parler.

---

1. Charcot, Leçons faites à la Salpêtrière, *Gazette des hôpitaux*, 1869. — Bourneville, *la Sclérose en plaques disséminées*, Paris, 1869.

XLVIII. — FIÈVRE CÉRÉBRALE.

Quelques exemples de différentes formes de la fièvre cérébrale. — *Période prodromique*, phénomènes généraux. — *Seconde période*: apyrétique; lenteur du pouls, irrégularité de la respiration. — Diagnostic différentiel entre la fièvre cérébrale et la fièvre typhoïde. — *Troisième période*: Accélération souvent extraordinaire du pouls. — Abattement, délire; convulsions d'abord partielles, puis générales; paralysies. — Fièvre cérébrale presque toujours mortelle. — Lésions anatomiques d'une encéphalo-méningite. — Tuberculeuse ou non, la maladie affecte les mêmes allures.

MESSIEURS,

Au n° 33 de notre salle Saint-Bernard, vous avez vu mourir une jeune femme de vingt-trois ans qui était entrée à l'hôpital le 13 mars dernier. Elle venait ici pour se faire traiter d'une hémiplégie occupant les membres du côté droit, mais qui avait respecté la face et se liait à l'existence d'une *arthrite cervicale* caractérisée extérieurement par une tuméfaction considérable des premières vertèbres, par de la douleur qu'exaspéraient les moindres mouvements de la tête, que, par ce fait, la malade tenait dans une immobilité absolue.

La paralysie était survenue dans les circonstances suivantes. Cette jeune femme nous racontait qu'elle était habituellement bien portante, bien que d'une constitution délicate. Elle avait été prise, dix-huit mois avant son arrivée à l'Hôtel-Dieu, de douleurs dans le cou, assez vives pour l'empêcher de tourner la tête, alors surtout qu'elle voulait la porter à droite. Ces douleurs étaient accompagnées d'une gêne, d'une sorte de roideur dans la région et d'un gonflement notable. Des frictions avec des pommades dont elle ne sut nous dire la composition, des cataplasmes et plus tard des applications de sangsues n'empêchèrent pas les progrès du mal. Dix mois plus tard il avait augmenté à ce point, que la pauvre patiente ne pouvait plus rester couchée la tête appuyée sur son oreiller, cette pression exaspérant les douleurs qui étaient beaucoup plus vives du côté droit du cou. En même temps elle éprouvait une sensation continuelle d'engourdissement dans cette partie. Les accidents ne tardèrent pas à se compliquer, et, quinze mois après leur début, elle se plaignait de voir ses forces diminuer dans le bras et dans la jambe droite. Cette faiblesse s'accrut et devint, au bout d'un mois, une véritable paralysie; cependant cette paralysie ne fut jamais complète. La marche était encore possible, bien que la jambe ne fût plus que difficilement soulevée et restât traînante; le membre supérieur n'avait pas absolument perdu tout mouvement, bien que la malade ne pût plus se servir de sa main, non seulement pour se livrer à ses travaux habituels, mais même encore pour porter ses aliments à sa bouche. Des fourmillements auxquels succéda de l'engourdissement, qui précédèrent et accompagnèrent la paralysie du mouvement, furent les seuls troubles de la sensibilité, laquelle était d'ailleurs entièrement conservée partout. L'intelligenc e n'avait rien perdu, les sens étaient intacts, et au milieu de ces désordres il n'y avait jamais eu la moindre réaction fébrile. Seulement, depuis deux mois environ, l'appétit avait diminué, ce que la malade attribuait à ce qu'elle ne pouvait plus faire autant d'exercice qu'auparavant. Les digestions s'accomplissaient d'ailleurs avec une parfaite régularité.

Dès notre première visite, il nous avait été facile de rattacher l'hémiplégie à une lésion de la colonne vertébrale. Nous avions été frappé du gonflement du cou, qui était beaucoup plus gros en haut, et principalement à droite, au niveau correspondant aux deux premières vertèbres cervicales ; le gonflement était douloureux et le moindre mouvement de la tête, soit que la malade essayât de la lever ou de la tourner, soit que nous voulussions la mouvoir nous-même en y mettant beaucoup de précaution et de lenteur, amenait sur la physionomie une expression de vive souffrance.

Nous avions évidemment affaire à une tumeur blanche de l'articulation atloïdo-axoïdienne ; et, bien qu'en auscultant la poitrine nous ne trouvassions aucun signe de tuberculisation pulmonaire ; bien qu'en interrogeant la malade, nous apprissions qu'elle n'était pas sujette à s'enrhumer, qu'elle ne toussait jamais, que dans sa famille il n'y avait pas eu de phthisique, nous ne pouvions pas ne pas nous arrêter à l'idée d'une affection strumeuse de la colonne vertébrale, cause la plus fréquente de ce que nous avions devant les yeux. Cependant, quoique nous ne trouvassions non plus aucune trace de diathèse syphilitique, nous nous plaçâmes au point de vue d'accidents vénériens, le seul qui nous offrît quelque chance d'arriver à un résultat médical favorable. Nous donnâmes donc les préparations mercurielles, les bains, de sublimé et le calomel *fracta dosi ;* mais celui-ci n'ayant pas tardé à provoquer la salivation, nous en suspendîmes l'administration.

La maladie suivit sa marche progressive. Pour calmer les douleurs qui avaient pris une plus grande intensité, nous employâmes des cataplasmes de feuilles de ciguë en poudre qui furent maintenus sur le cou toute la journée et toute la nuit. Les douleurs augmentèrent encore, et le 7 juillet non seulement elles occupaient la tête, mais encore elles s'étendaient anx jambes, à l'hypogastre, aux régions inguinales. Comme depuis huit mois les menstrues, jusque-là régulières, s'étaient supprimées, nous pensâmes que ces douleurs étaient l'effet d'un *molimem* hémorrhagique tendant à s'établir ; toutefois des vomissements s'étaient produits et nous avaient donné à réfléchir ; nous craignions qu'ils ne fussent le début d'une affection cérébrale. Dans la journée, en effet, notre jeune femme, qui avait toute sa lucidité d'esprit, commença à éprouver un certain embarras de la parole. Les douleurs cervicales s'exaspérèrent, la paralysie des membres se prononça davantage, et le lendemain nous trouvions l'expression de la face sensiblement changée.

Les choses restèrent stationnaires jusqu'au 23 ; nous continuâmes, à doses fractionnées, l'emploi du calomel, qui avait été repris le 18. Ce médicament n'eut aucune action apparente sur le tube digestif, les garde-robes conservant leur régularité accoutumée. Mais, le 23 juillet, nous nous aperçûmes qu'il y avait du strabisme ; depuis quelques jours déjà la malade se plaignait d'*y voir double*. Le 24, elle avait de la surdité ; dans la nuit, elle avait eu une syncope, et à la visite nous la trouvions avec de la fièvre, la peau chaude, le pouls à 120. Les parois du ventre étaient rétractées et creusées en forme de bateau ; de plus, la *tache cérébrale* se produisait avec la plus grande facilité, et persistait longtemps. Pendant la journée, il y eut des *absences*, la malade ne reconnaissait plus les personnes qui l'entouraient ; dans la nuit le délire se déclara, pour disparaître dans la matinée. Le strabisme, les changements dans l'expression et dans la coloration du visage, alternativement d'une pâleur mortelle et très rouge, devenaient de plus en plus caractéristiques, et le soir il y eut des garde-robes involontaires.

Les accidents allèrent en empirant. La respiration devint d'une grande irrégularité, quatre, cinq, huit inspirations se succédant avec une excessive rapidité et suivies d'un intervalle de repos considérable ; la vascularisation de la peau était extrême, et la tache cérébrale se prononçait au plus léger frottement, le strabisme était porté au plus haut point, et il y avait de la dilatation des pupilles. Toutefois l'intelligence était encore assez nette et la malade répondait aux questions qu'on lui adressait, mais elle y répondait sans desserrer les dents, les mâchoires restant violemment rapprochées. Elle succomba le 28 juillet, à quatre heures de l'après midi.

J'avais pensé que la tumeur blanche vertébrale avait été le point de départ d'une méningo-encéphalite de la base, et nous trouvions, à l'autopsie, les traces d'une violente inflammation de la pie-mère qui, infiltrée de pus, recouvrait d'un voile opalin verdâtre la protubérance annulaire et tout l'espace compris entre celle-ci et le chiasma des nerfs optiques. La grande scissure de Sylvius était remplie de matière séro-fibrineuse. En coupant le cerveau, nous arrivions sous la voûte à trois piliers et sur le septum médian qui s'épandaient en bouillie ; les deux ventricules latéraux contenaient une notable quantité de sérosité, et leur partie postérieure était, ainsi que le corps calleux, notablement ramollie. Nulle part nous ne voyions de matière tuberculeuse ni de granulations.

La moelle, dont les méninges étaient injectées, était également ramollie au niveau de l'union de l'atlas avec l'axis, et ces os, sensiblement plus gros du côté droit que du côté gauche, présentaient les caractères de l'ostéite. Les surfaces articulaires atloïdo-axoïdiennes, celles de l'apophyse odontoïde, dépouillées de leurs cartilages, étaient rugueuses, criblées de petits trous, sans que d'ailleurs il existât de tumeur et d'infiltration tuberculeuse. Le tissu cellulaire de la région était infiltré de lymphe plastique et de pus.

Les poumons paraissaient sains, et nous ne pûmes y découvrir des traces de tuberculisation.

Vers la même époque que cette malade entrait également dans notre salle Saint-Bernard une autre jeune femme qui succomba aussi, mais beaucoup plus rapidement, à une fièvre cérébrale survenue, il est vrai, dans des circonstances différentes.

Cette jeune femme arrivait dans la journée, se disant souffrante depuis neuf ou dix jours. Elle racontait assez bien ce qu'elle éprouvait, mais n'en paraissait nullement inquiète; elle riait et plaisantait sur son propre état : entendez cela, messieurs. Nous étions loin, cependant, d'en être satisfait. Nous lui trouvions, en effet, la face rouge, l'air hébété, les pupilles dilatées, un certain degré d'affaiblissement dans les membres du côté gauche; la tache cérébrale se produisait avec la plus grande facilité. Dès sa visite du soir, mon chef de clinique avait diagnostiqué une encéphalite; le lendemain, ce fut aussi notre opinion. Trois jours après, la malade était morte. Le matin, elle avait encore causé avec nous très pertinemment, et elle avait même plaisanté, quand, une heure après notre visite, elle tomba dans une profonde stupeur, et mourut tout à coup.

A l'autopsie, nous trouvâmes sur la surface du cerveau, à sa partie supérieure et à sa base, des granulations dans les méninges; de plus, une petite masse tuberculeuse dans le dernier point. Le corps calleux, complètement ramolli, était converti en bouillie, de même que la partie postérieure des parois des ventricules latéraux, dont la cavité contenait un épanchement de sérosité. Le ramollissement comprenait encore le septum median et la voûte à trois piliers.

Enfin, messieurs, un troisième malade, dans le même temps, que ces deux femmes, mourait, lui aussi d'une fièvre cérébrale.

Il était couché au n° 19 de la salle Saint-Agnès. Agé de vingt et un ans, il avait été pris, il y a dix-huit mois environ de douleurs rhumatismales dans la jambe gauche qui résistèrent à tous les traitements, lorsque, deux mois avant le début de la maladie à laquelle il allait succomber, il vint à Paris se placer dans un magasin où il fut employé à faire des courses. Là, il travailla, dit-il, outre mesure, et, quinze jours avant son entrée à l'hôpital, il ressentit un violent mal de tête, qui se déclara brusquement. Le lendemain, il se remit cependant au travail; mais, chaque soir, était tellement exténué de fatigue, qu'il avait à peine la force de rentrer chez lui pour se coucher. Cela dura trois ou quatre jours. Depuis un mois environ, son appétit avait sensiblement diminué; et depuis son installation à Paris, il n'avait cessé d'avoir une diarrhée qui se traduisait par deux ou trois garde-robes liquides dans les vingt-quatre heures. Pendant les trois ou quatre jours dont nous parlons, il avait complètement perdu l'appétit; bientôt il dut renoncer à ses occupations. Son mal de tête augmentait notablement et était plus violent, surtout dans le front, où il éprouvait des élancements continuels, insupportables; il lui semblait, nous disait-il, que son crâne allait se fendre. Il ressentait aussi des douleurs dans les yeux. Il passait les nuits sans sommeil. Dans la journée, il avait eu, depuis le début, des vomissements très abondants, et ne pouvait garder aucune boisson. Les matières de ses vomissements étaient bilieuses; il avait de l'amertume de la bouche.

Nous constatons un état saburral de la langue, qui était couverte d'un léger enduit blanchâtre, sans rougeur; la peau n'avait pas de chaleur anomale, mais nous étions effrayés de la lenteur du pouls, battant 52 fois par minute, coïncidant avec cette céphalée horrible que le malade accusait, avec l'insomnie dont il était tourmenté et avec la dilatation des pupilles.

A la diarrhée avait succédé de la constipation; nous prescrivîmes un purgatif (du calomel et du jalap) pour établir une révulsion vers la partie inférieure du gros intestin.

Le lendemain, les accidents étaient les mêmes; le pouls était plus lent que la veille, à 46; toutefois, il y avait eu moins de vomissements. La céphalalgie étant encore plus violente, s'il était possible, nous cherchâmes à la modérer en appliquant sur le front des compresses imbibées d'une solution de cyanure de potassium, dans les proportions de 1 gramme pour 80 grammes d'eau distillée. Cette douleur commença à céder quarante-huit heures après; mais le jeune homme se plaignait déjà depuis trois jours de troubles de la vue; ses yeux étaient battus comme ceux d'un individu ivre; les pupilles, dont la dilatation n'avait rien d'extraordinaire, se contractaient peu sous l'influence de la lumière. Enfin, la tache cérébrale se développait facilement. Le soir de ce jour, le cinquième de l'entrée du malade à l'hôpital, on le trouva très abattu, le regard fixe, l'air hébété; il paraissait insensible à tout ce qui se passait autour de lui, et il avait de la carphologie. Sa peau était chaude, mais son pouls ne s'élevait pas au delà de 64. Plus tard, il eut une syncope, et dans la nuit il poussa quelques cris plaintifs sans sortir de sa somnolence. Celle-ci était plus prononcée le lendemain matin, les yeux demeurant à demi fermés sans dilatation des pupilles. La respiration était inégale, et, comme pendant la nuit, le malade poussa des cris plaintifs. Tout en paraissant insensible à ce qui l'entourait, il sentait très bien quand on le pinçait, et retirait ses bras pour échapper à ces pincements. La carphologie persistait; la fièvre était encore plus vive que la veille; le pouls ne dépassait cependant pas 84 à 88. La constipation était revenue très opiniâtre, nous prescrivîmes un lavement avec 30 grammes de follicules de séné en décoction et 15 grammes de sulfate de soude. Cette purgation fit peu d'effet. Le 18 au matin, à la somnolence avait succédé un coma profond; le pouls, petit, battait 140 fois par minute, et nous constatons alors de la paralysie du côté gauche. Le côté droit était encore sensible; quand on le piquait, le malade retirait son bras et sa jambe, ce qu'il ne faisait plus quand on le piquait du côté gauche. La vessie ne se vidait pas. La mort arriva dans la nuit, à quatre heures du matin. Des renseignements qui nous avaient été donnés nous avaient appris que deux frères de ce jeune homme avaient succombé au même âge que lui, et à des accidents analogues.

L'ouverture du corps nous révéla l'existence d'une encéphalite. Dans l'hémisphère droit, à la partie postérieure de la couche optique, il y avait une masse de tissu induré, d'une couleur jaune et présentant un piqueté hémorrhagique (hémorrhagie capillaire); au centre de cette masse il y avait d'autres petits noyaux dont la grosseur ne dépassait pas celle d'un grain de millet et qui avaient toutes les apparences de la matière tuberculeuse. Autour de la masse totale, la substance cérébrale était ramollie, mais non diffluente. Les ventricules latéraux contenaient à peu près une cuillerée de sérosité rougeâtre, et sur les méninges, qui étaient d'une grande sécheresse, étaient parsemées de petites granulations grises.

Dans les poumons, dont les feuillets pleuraux adhéraient fortement l'un à l'autre, il y avait, indépendamment de la congestion sanguine, quelques petits tubercules disséminés.

Je voulais, messieurs, vous rappeler ces faits avant de vous parler aujourd'hui de la fièvre cérébrale à propos de deux enfants de notre crèche, dont l'un a succombé il y a quelques jours; dont l'autre, qui est mort hier, va me fournir l'occasion de vous montrer une fois de plus les lésions caractéristiques de cette cruelle et inexorable maladie.

Le premier de ces enfants était un petit garçon de dix mois. Neuf semaines auparavant il nous avait été amené une première fois par sa mère pour être traité d'un ulcère de mauvais aspect qu'il portait au cou et qui était recouvert de concrétions pultacées; ses bords taillés à pic et indurés, son fond dur aussi et inégal, sa coloration, lui donnaient toutes les apparences d'une ulcération scrofuleuse. Je le fis toucher avec la teinture d'iode pure; au bout de trois semaines de ce traitement, les surfaces, étaient modifiées, la guérison était complète et l'enfant quittait l'Hôtel-Dieu. Cependant un phénomène avait attiré notre attention, c'était la patience avec laquelle le petit malade supportait la cautérisation iodique. Certes, l'application de la teinture d'iode pure sur le derme mis à nu est ordinairement très douloureuse; or il semblait peu s'en émouvoir. Cette insensibilité inaccoutumée, surtout chez un sujet de cet âge, nous surprenait, et nous nous demandions si elle ne cachait pas quelque chose de grave. Nous devions bientôt en avoir la raison, car nos craintes ne tardèrent pas à se réaliser. L'enfant couvait une fièvre cérébrale qui éclatait quinze jours environ après sa sortie de l'hôpital, où sa mère s'empressait de nous le ramener. Cette fièvre cérébrale se développa et suivit son évolution d'une façon tellement régulière, tellement classique, permettez-moi ce mot, que si, dans un grand nombre de circonstances, la maladie déjoue par ses allures trompeuses l'expérience la plus consommée, il n'y avait point ici d'hésitation permise.

La mère du petit malade nous en racontait ainsi le début. C'était un lundi qu'elle rentrait dans nos salles ; le vendredi de l'avant-dernière semaine, onze jours par conséquent auparavant, elle avait donné, de son chef, un vomitif, un peu de sirop d'ipécacuanha à son enfant, qui était enrhumé. A partir de ce moment les vomissements ne s'arrêtèrent plus, et ils persistaient encore quand nous vîmes le malade ; de plus, celui-ci avait une agitation singulière, une insomnie absolue, avec un assoupissement d'où il sortait par intervalles en poussant un grand cri.

Ces symptômes, vomissements, insomnie, assoupissement interrompu par des réveils en sursaut accompagnés de grands cris, ne nous avertissaient que trop que nous nous trouvions en présence d'une fièvre cérébrale commençante. Le pouls ne nous disait rien encore ; mais huit jours après, son inégalité, jointe à la diminution dans le nombre des battements, constituait un nouveau caractère de la maladie. Cependant l'enfant continuait de téter. A des yeux non prévenus, ses vomissements ayant cessé, il eût paru mieux portant que la semaine précédente. Mais indépendamment des signes que je vous ai indiqués et qui ne laissaient aucun doute dans notre esprit, nous remarquions déjà chez lui cette singulière agitation, qui se produisait au moment où nous nous approchions de son lit, se calmait promptement et faisait de nouveau place à l'assoupissement. Cela avait une signification considérable. Tous les symptômes de la maladie nous apparaissaient évidents, et ils se déroulèrent successivement. Tache cérébrale, dilatation des pupilles, paralysie prédominante d'un côté du corps, convulsions enfin, en même temps qu'une fréquence extraordinaire du pouls qui, de 68 où il était tombé, remonta à 80,100, 140,160 et jusqu'à 208 battements que nous comptâmes encore la veille de la mort.

A l'autopsie, nous trouvions un épaississement notable des méninges qui, au niveau du chiasma des nerfs optiques et dans la grande scissure de Sylvius, étaient infiltrées d'éléments fibro-plastiques et d'albumine concrète ; de nombreuses granulations, principalement au niveau de l'hémisphère cérébral gauche, étaient disséminées sur la surface. Le septum médian était complètement réduit en bouillie ; la voûte à trois

piliers, moins ramollie, se déchirait néanmoins sous la plus petite trac-
tion, et ce ramollissement avait envahi la paroi postérieure des ventricules
latéraux.

Dans les poumons existaient aussi des granulations, tandis que les ganglions bronchiques étaient convertis en des masses tuberculeuses; il y
en avait également dans la rate.

L'autre enfant, celui qui est mort hier et dont je vais faire l'autopsie
devant vous, était une petite fille de huit mois, allaitée par sa mère. Avec
toutes les apparences d'une belle constitution, elle avait été prise, il y a à
peu près six semaines. A cette époque, on lui trouvait un certain air de
tristesse qui ne lui était pas habituel. Le travail de la dentition ne pouvait pas être mis en cause, car le premier groupe de dents était complètement sorti depuis quatre mois, et rien n'indiquait que les incisives supérieures qui devaient constituer le second groupe eussent commencé
leur évolution. Cette tristesse succédant, sans qu'on puisse l'expliquer,
aux petites joies de l'enfant, est un phénomène précurseur d'une grande
valeur; il indique un état de malaise, il surprend, inquiète les parents,
et souvent ceux-ci le signalent au médecin, ainsi que nous l'a signalé la
mère de notre petit malade. Cette femme nous disait, en outre, que le
sommeil était devenu inégal et comme troublé; toutefois un phénomène
qui s'observe bien fréquemment au début des fièvres cérébrales manquait ici; il n'y avait point de ces réveils en sursaut accompagnés de cris
particuliers qui ont été notés chez le petit garçon de tout à l'heure, accidents d'une certaine valeur dans l'histoire de la méningo-encéphalite. Il
y a huit jours survinrent des vomissements : tout ce qu'on donnait à l'enfant, petits potages, lait maternel, boissons sucrées, était immédiatement
rejeté, et sa mère commençait à avoir de sérieuses inquiétudes. Trois
jours plus tard, ses craintes redoublèrent en présence d'un autre symptôme dont elle nous a très bien rendu compte et qu'il est essentiel d'indiquer. Lorsqu'elle prenait son enfant comme elle le faisait d'habitude,
celle-ci se mettait à crier; il semblait qu'on lui causât de vives douleurs.
C'est qu'en effet, il y avait alors une *hyperesthésie générale;* enfin, il y a
quatre jours, survinrent des convulsions d'abord du côté droit, puis du
côté gauche, et c'est alors que la petite malade nous fut amenée.

Passons rapidement en revue les phénomènes qu'elle nous a présentés,
et comparons les uns avec les autres ceux qui, s'observant dans la fièvre
cérébrale, peuvent se rencontrer dans d'autres maladies.

Dès notre premier examen, nous fûmes frappé des troubles de la motilité qui se manifestaient du côté de l'appareil de la vision. Nous constat-
tions, en effet, un *strabisme* très prononcé, strabisme convergent de l'œil
droit dont la pupille était dilatée, mais moins notablement pourtant que
celle de l'œil gauche. Le muscle animé par la sixième paire de nerfs était
donc paralysé. De ce côté l'enfant semblait ne plus voir, car, lorsqu'on

portait vivement le doigt devant l'œil gauche, on ne sollicitait plus le clignement des paupières qui, vous le savez, s'exécute involontairement et instinctivement pour protéger le globe oculaire menacé. Il y avait vraisemblablement cécité, ou du moins un affaiblissement très notable de la vue. Cette amaurose plus ou moins complète est un accident que vous avez noté chez tous nos malades atteints de fièvre cérébrale, qu'accusent aussi les enfants en âge de parler et capables de rendre compte de leurs sensations. Chez notre petite fille, la dilatation plus grande des pupilles, l'absence des mouvements des paupières, le strabisme de l'œil droit indiquaient très nettement le trouble de la vision.

Nous observions, en outre, un léger renversement de la tête en arrière, de la roideur du bras gauche, qui de temps en temps était agité de mouvements cloniques de flexion et d'extension. Le pouce de ce côté, porté en adduction forcée dans la paume de la main, était recouvert par les doigts convulsivement fléchis comme lui ; toutefois quand on cherchait à les étendre, leur contracture cédait avec assez de facilité.

En faisant mettre nue la petite malade, nous trouvions que son ventre était excavé, creusé en carène par l'affaiblissement de ses parois. Ce signe est d'une grande valeur dans la sémiotique de la fièvre cérébrale, où il se retrouve presque constamment ; en un grand nombre de circonstances ; il peut servir à distinguer les accidents cérébraux de l'encéphaloméningite de ceux qui apparaissent comme phénomènes deuthéropatiques, dans le cours d'autres maladies, dans les fièvres typhoïdes, par exemple. Il ne faudrait pas croire cependant que l'existence de ce phénomène ne laisse aucune chance d'erreur ; sa signification diagnostique, quoique d'une grande valeur, n'est pas toujours absolue, et il n'y a pas longtemps je retrouvais dans mes notes une observation qui montre combien, en quelques cas, il est difficile au médecin d'asseoir son jugement.

Dans cette observation il s'agissait d'une petite fille de sept ans et demi que je voyais à l'hôpital des Enfants, vers la fin de l'année 1852. D'une constitution lymphatique, cette enfant toussait et avait du dévoiement depuis un mois. Depuis deux ou trois jours, elle était plus malade et avait été prise de vomissements. Dans la nuit qui suivait son entrée dans nos salles, elle eut du délire, et le lendemain matin, elle était dans un grand état d'abattement, tout en conservant sa connaissance. Il y avait de la dilatation des pupilles, bien plus prononcée à droite qu'à gauche. Le ventre présentait cette rétraction des parois dont je vous parle, il était en outre douloureux à la pression. Le pouls était d'une excessive lenteur, battant cinquante-six fois par minute ; j'insiste sur ce phénomène, qui, dans la fièvre cérébrale, se présente presque constamment. De plus la *tache méningitique* ou *cérébrale*, sur laquelle j'aurai tout à l'heure à appeler spécialement votre attention, la tache cérébrale se produisait facilement et se prononça davantage encore les jours suivants. Il n'y eut jamais, il est vrai, ni cris hydrencéphaliques, ni inégalité de la respiration; mais, à cela près, tous les symptômes que nous observions semblaient se rapporter à l'existence d'une encéphalo-méningite. Cependant nous avions affaire à une dothiénentérie, et, après la mort, nous ne trouvâmes aucune altération du cerveau et de ses enveloppes, tandis que dans l'intestin la tuméfaction et l'ulcération des glandes de Peyer constituaient les lésions caractéristiques de la fièvre typhoïde.

La dilatation des pupilles, alors même que cette dilatation n'est pas la même pour les deux yeux, la rétraction des parois abdominales, la constipation, car, chez cette petite fille, à la diarrhée avait succédé le resserrement du ventre, la tache cérébrale elle-même, quoique, je le répète, phénomènes d'une grande valeur, ne sont donc pas des signes pathognomoniques absolus.

En quoi consite cette *tache cérébrale méningitique*, que j'ai pris soin de signaler dans les précédentes observations, et que vous me voyez toujours rechercher attentivement chez les individus que je soupçonne d'ê're atteints d'encéphalo-méningite? Lorsque j'ai porté les mains sur le visage de la petite enfant de la salle Saint-Bernard, lorsque je l'ai fait pour lui ouvrir la bouche et constater à quel point elle en était de sa dentition, vous avez tout de suite été frappés de voir une rougeur vive colorer immédiatement la peau; lorsque j'ai passé, même assez légèrement, l'ongle sur le ventre de manière à tracer des lignes longitudinales croisées par des lignes transversales, trente secondes ne s'étaient pas écoulées que toute la surface des téguments que j'avais touchée était couverte d'une teinte rouge très vive qui, d'abord diffuse, s'éteignait lentement, pour laisser, à la place où l'ongle avait traîné, des raies d'un rouge plus intense et qui persistait assez longtemps. C'est là la tache cérébrale que j'ai le premier indiquée il y a plus de vingt ans, et que j'appelais alors tache méningitique. Ce phénomène singulier, qui ne peut s'expliquer que par une modification profonde survenue dans la vascularisation de l'enveloppe cutanée, est un signe d'une assez grande importance, pour que nous nous y arrêtions un instant, bien que, je le répète, sa valeur ne soit pas absolue lorsqu'il s'agit d'établir le diagnostic différentiel de la fièvre cérébrale.

Les parties sur lesquelles la tache apparaît plus facilement sont d'abord, et avant toutes, les parties antérieures des cuisses, le ventre et aussi la face. Ses caractères sont ceux que vous avez pu constater dans le cas particulier dont il est ici question. En découvrant le sujet, en faisant une légère friction sur la peau avec un corps dur, avec un crayon ou tout simplement avec l'ongle, on voit sur les points touchés une rougeur vive se développer rapidement, et persister plus ou moins longtemps, huit, dix, quinze minutes. On a, non pas nié son existence (son développement dans ces conditions est un fait incontestable), mais contesté l'importance que j'y attache, en disant qu'elle se retrouvait dans des maladies autres que la fièvre cérébrale. Je reconnais moi-même qu'il peut, en effet, en être ainsi, et l'observation que je citais tout à l'heure le prouve; mais tandis que dans la fièvre cérébrale, c'est un phénomène constant, invariable, s'observant pendant presque toute la durée de la maladie, depuis la période initiale jusqu'à la fin, dans les autres maladies elle apparaît exceptionnellement, accidentellement. On a dit que cette tache se retrouvait toujours, quand on la cherchait, chez les enfants qui avaient un simple mouvement de fièvre. Ici, messieurs, je m'élève contre cette erreur ; je vous ai plus d'une fois démontré dans les salles de la Clinique des individus du jeune âge atteints de fièvre vive, accompagnant chez celui-ci une stomatite violente, chez celui-là un catarrhe pulmonaire sérieux, chez un autre une pneumonie grave; chez tous nous avons cherché à produire la tache en frottant, même assez rudement, la peau, jusqu'à rayer l'épiderme : nous avons sans doute appelé la rougeur sur les points que nous touchions, mais jamais cette rougeur n'était comparable par son intensité et par sa durée à celle que nous déterminions chez les individus affectés de fièvre cérébrale, alors même que nos frictions, dans ces cas, étaient très légères. De plus, sa persistance ici était bien autrement prolongée; et non seulement elle occupait les parties qui avaient été directement touchées, mais encore elle s'étalait à plusieurs centimètres au delà, tandis que, dans les autres cas, elles restaient parfaitement limitées au point sur lesquels on l'avait développée. Si je ne crains pas d'insister autant sur ce signe, c'est parce qu'à mon avis, il a, je le répète, dans un grand nombre de circonstances, une signification réelle, alors surtout qu'il s'agit d'éviter la confusion possible entre la fièvre cérébrale et d'autres maladies, telles que la fièvre typhoïde accompagnée d'accidents cérébraux, telles que les convulsions, que ces convulsions surviennent au début des pyrexies exanthémateuses, des phlegmasies graves pulmonaires ou autres, ou qu'elles soient essentielles. Presque jamais, dans l'éclampsie, la tache ne se produit ; et si elle se retrouve dans la dothiénentérie, ainsi que je viens de vous en donner un exemple, il est rare qu'elle se manifeste avec la même intensité, qu'elle ait la même persistance, qu'elle apparaisse à toutes les périodes de la fièvre.

D'après ce que je viens de vous exposer, il n'y a donc aucun signe à proprement parler et invariablement pathognomonique de la fièvre cérébrale; mais ici, comme d'ailleurs dans ce qui est du domaine de la clinique, ce ne sont point des symptômes pris isolément, c'est leur ensemble, leur mode d'apparition et d'évolution, ce sont les rapports qu'ils ont entre eux qui caractérisent la maladie. Ce n'est point un coin seul du tableau, c'est tout le tableau qu'il faut regarder; ce n'est pas une seule scène du drame, c'est le drame tout entier qu'il faut voir pour le bien connaître.

Nous admettrons donc dans la fièvre cérébrale trois périodes qui, sans se montrer constamment, à beaucoup près, sans avoir entre elles des limites toujours parfaitement tranchées, se distinguent cependant assez nettement les unes des autres par certains symptômes prédominants. La première période, *période prodromique*, occupe une place très importante. Le médecin qui a le plus insisté sur ce fait est Rilliet (de Genève). Rilliet a rapporté un assez grand nombre d'observations de sa pratique dans lesquelles il a pu prévoir la plus ou moins prochaine éclosion de la fièvre cérébrale à certains signes que je vais vous indiquer.

Un changement dans les manières d'être du malade (nous parlons de ce qui arrive chez les enfants) est un phénomène qui annonce, non pas toujours, mais dans un assez grand nombre de cas, l'imminence de la fièvre cérébrale. Ce changement se manifeste pendant plus ou moins longtemps, un mois, six semaines, deux, trois et quelquefois plusieurs mois avant que le mal fasse explosion. C'est une tristesse dont rien ne rend compte ; l'enfant prend à ses jeux moins de plaisir qu'à l'ordinaire ; son caractère s'aigrit, devient encore plus facilement irritable à l'égard de ses parents, de ses frères, de ses camarades. En même temps, et c'est là un fait d'une réelle valeur, on constate un assez notable degré d'*amaigrissement*. Quelquefois il y a des *vomissements* bilieux que rien n'explique, et revenant à intervalles plus ou moins rapprochés. Le sommeil n'est plus aussi profond qu'il l'était autrefois, ou même c'est l'*insomnie* complète qui lui succède ; dans quelques cas, ce sommeil imparfait est agité, troublé par des rêves pénibles, par des réveils en sursaut accompagnés de ces cris caractéristiques qui plus tard se produisent davantage et que j'aurai alors à vous signaler plus particulièrement. Rilliet attribue cet ensemble de symptômes aux désordres existants déjà, et plus spécialement aux lésions cérébrales qui, bien que latentes et prenant une marche chronique ou tout au plus subaiguë, n'en exercent pas moins, dès cette époque, une fâcheuse influence sur les fonctions organiques, sur celles de l'encéphale plus que sur toutes les autres. Si l'on remarque, en effet, que chez les enfants qui succombent à la fièvre cérébrale, on trouve à peu près invariablement des productions tuberculeuses, sinon dans les viscères eux-mêmes, du moins dans les ganglions bronchiques, ou dans les ganglions mésentériques, ou bien, ce qui est rare, dans les ganglions cervicaux, on comprend qu'une affection tuberculeuse puisse donner lieu à ces troubles généraux que nous indiquons, et que l'amaigrissement plus ou moins notable en soit la conséquence. Quant aux symptômes cérébraux, le changement de caractère, l'insomnie ou le sommeil agité, interrompu, les cris poussés par le malade, qui semblent témoigner d'une vive douleur de tête, ces symptômes, suivant Rilliet, trouveraient encore leur explication dans les lésions encéphaliques qui se rencontrent, sinon toujours, du moins presque toujours, lorsqu'on a l'occasion de faire l'autopsie. Ces lésions consistent en des granulations répandues sur les méninges à la périphérie du cerveau, dans la scissure de Sylvius, productions qui sont de nature tuberculeuse, ainsi que l'analyse microscopique l'a constaté; or, on conçoit que le travail morbide qui précède et accompagne l'évolution de ces produits morbides, quelque lent qu'il soit, n'en a pas moins une influence fâcheuse sur les fonctions de l'appareil central de l'innervation.

Je ne nie pas, messieurs, que ces phénomènes prodromiques ne se montrent pas plus souvent au début de la fièvre cérébrale que de toute autre maladie, mais ce serait en exagérer la valeur que de les considérer, ainsi que l'a fait Rilliet, comme exclusivement caractéristiques de l'affection encéphalique. Ils me paraissent, en effet, se rattacher beaucoup moins à une lésion locale qu'à l'état général qui, s'il aboutit ici à l'encéphalo-méningite, aboutit chez d'autres à une pleurésie lente, ou bien à la tuberculisation pulmonaire, ou tout au moins à la tuberculisation des ganglions pulmonaires; chez d'autres encore à ce qu'on appelle le *carreau*, c'est-à-dire à la tuberculisation du péritoine et à l'engorgement tuberculeux des ganglions mésentériques.

Les accidents prodromiques indiquent donc plutôt une opportunité morbide qu'une maladie déclarée. Nous savons combien le caractère d'un enfant se modifie sous l'influence du plus petit malaise; cette modification s'observe d'ailleurs souvent aussi chez les adultes, et il en est bien peu parmi nous qui ne l'aient éprouvée à l'occasion d'une indisposition même légère. Chez les jeunes sujets elle est d'autant plus frappante, elle survient d'autant plus facilement, que chez eux le caractère a plus de mobilité. Il n'est donc pas besoin, pour expliquer la tristesse, la morosité des individus placés sous l'influence d'une fièvre cérébrale imminente, pour expliquer leur répugnance inaccoutumée à se mêler aux jeux de leur âge, il n'est donc pas besoin d'invoquer l'existence d'une lésion de l'encéphale, quand ces phénomènes morbides trouvent leur raison d'être dans l'état de malaise provoqué par la perturbation profonde que jette dans les fonctions de l'économie la manifestation lente et fatale de la diathèse tuberculeuse.

Toutefois, bien que pouvant marquer le début d'autres affections, ces phénomènes morbides ne sont, il faut en convenir, nulle part plus prononcés que dans la période prodromique de la fièvre cérébrale; mais il est un point sur lequel je dois appeler particulièrement votre attention. Il peut arriver que, chez un enfant scrofuleux ou issu de parents tuberculeux, vous ayez observé les accidents prodromiques dont je viens de vous tracer le tableau. Vous avez alors manifesté vos craintes à la famille ou renfermé en vous-même la terreur qui vous obsède, puis vous voyez tout à coup l'enfant reprendre sa gaieté d'autrefois et revenir à la santé, à cela près d'un peu d'amaigrissement; enfin les accidents se montrent de nouveau, cessent encore, jusqu'au jour où la maladie éclate. J'ai tou-

jours présente à l'esprit l'histoire d'un jeune garçon que je voyais à l'hôpital de Tours, alors que j'étais étudiant en médecine. Ce jeune garçon
était pris de temps en temps de douleurs de tête horribles, avec vomissements, assoupissement, ralentissement du pouls, etc. Ces phénomènes
duraient trois ou quatre jours, et chaque fois Bretonneau nous annonçait
une fièvre cérébrale. Puis cet orage se dissipait. Enfin, un jour, les accidents continuèrent sans interruption, et nous vîmes se dérouler devant
nous toutes les scènes de ce triste drame que l'on appelle encéphalo-
méningite tuberculeuse. A l'autopsie, outre les lésions ordinaires de la
fièvre cérébrale, nous trouvions un gros tubercule dans les circonvolutions
du cervelet et un ramollissement alentour. Il est rare, en effet, que, dans
ces cas, ces accidents ne soient pas liés à l'existence de quelque altération organique cérébrale, principalement à l'existence des tubercules.
Alors encore, indépendamment des symptômes que je vous ai signalés,
des céphalées intermittentes, des convulsions, des paralysies partielles
peuvent survenir à des intervalles plus ou moins rapprochés, jusqu'au
jour où tout se termine par une fièvre cérébrale promptement mortelle.

De ce que les choses se passent de cette façon dans l'encéphalo-méningite plus souvent que dans toute autre affection, le médecin doit donc, en
présence de cet ensemble de phénomènes morbides, se tenir en garde, et
ses craintes seront d'autant plus sérieuses que, en consultant les antécédents héréditaires du malade, il aura lieu de redouter l'existence de la
diathèse tuberculeuse ; car bientôt peut-être il sera appelé à constater les
accidents caractéristiques *du début* de la fièvre cérébrale.

Le plus ordinairement ce sont des *vomissements*, et des vomissements
incoercibles qui ouvrent la scène. Dans un grand nombre de circonstances, on ne s'en préoccupe pas d'abord ; on ne voit là qu'une indisposition légère, et comme un moment avant que ces vomissements sur-
vinssent, le malade ne paraissait pas plus souffrant que d'habitude,
comme il a mangé encore avec un certain appétit, on croit à une indigestion. Pendant un ou deux jours on reste sous l'empire de cette idée ;
mais les accidents persistant et se répétant, on commence à s'en inquiéter.
Cette persistance des vomissements est ici un phénomène capital. Quand,
chez un enfant qui a été vacciné ou qui a eu les fièvres éruptives, vous
les voyez se manifester en dehors de tout état fébrile, pensez tout de
suite à la fièvre cérébrale.

Ordinairement aussi il y a de la *constipation*.

Vomissements *persistants*, constipation, voilà déjà deux symptômes
d'une grande valeur. En même temps, le malade se plaint d'une *céphalalgie* considérable, ordinairement générale, quoique plus intense vers
le front et quelquefois sur le sommet de la tête. C'est là ce qui effraye
le plus les parents et sur quoi ils appellent l'attention du médecin. Ce
mal de tête ne constitue pas d'ailleurs à lui seul un signe suffisamment

caractéristique, car il est beaucoup d'autres maladies qui s'annoncent par une céphalalgie plus ou moins violente, en rapport avec l'intensité du mouvement fébrile dont elle est un épiphénomène. Toutefois sa persistance, comme celle des vomissements, est dans la fièvre cérébrale quelque chose d'autant plus particulier qu'ici la *fièvre initiale* n'a pas non plus les mêmes allures que dans les autres maladies. Au lieu de se borner à un seul accès, elle se compose de plusieurs. Le malade a deux ou trois frissons dans le courant des vingt-quatre heures, et après chaque frisson un peu de chaleur à la peau et de sueur ; quelquefois ce frisson revient plusieurs jours de suite à la même heure ; dans d'autres cas bien rares, la fièvre est continue, mais modérée, avec des rémissions fréquentes.

Ainsi, mouvement fébrile à allures particulières, céphalalgie violente plus ou moins limitée à une partie du crâne, constipation, vomissements opiniâtres, sommeil interrompu ou insomnie complète, changement dans le caractère de l'individu, tels sont les symptômes de la première période de la fièvre cérébrale, auxquels il est assez commun qu'il s'ajoute des perversions singulières de la vue, de l'amblyopie, de l'hémiopie, et même du strabisme.

Il y a vingt ans, je voyais, avec le docteur Pidoux, une jeune fille de six ans qui était atteinte de la fièvre cérébrale. Elle avait ordinairement le caractère fort difficile, et quoique sa mère fût pleine de bonté et de faiblesse pour elle, peut-être à cause de cela, elle n'avait pour sa mère ni caresses, ni paroles affectueuses. Elle se plaignait d'un mal de tête assez violent accompagné de vomissements, et à partir de ce moment elle voulut toujours être assise sur les genoux de sa mère, l'embrassant sans cesse et accompagnant ses caresses d'expressions si tendres, que la pauvre dame en était profondément émue. Déjà la maladie, car c'était le début de la fièvre cérébrale, durait depuis trois ou quatre jours, quand la jeune fille, que l'on avait placée près de la croisée, se mit à dire : « Ah ! maman que c'est drôle ! Vois donc ce petit garçon qui joue au cerceau dans la rue, il n'a qu'une moitié de blouse, qu'une moitié de figure ! » Cette hémiopie dura quelques instants, mais l'insistance et l'étonnement de l'enfant avaient singulièrement frappé la mère qui nous raconta le fait dès notre première visite.

Il y a dix ans à peu près, j'étais mandé pour voir un jeune Anglais, âgé de douze ans. Cet enfant était très bon violoniste, et son père, musicien éminent, surveillait lui-même les études musicales de son fils. Un jour, le père entend un accord faux : « Vous jouez faux ! s'écrie-t-il. — C'est vrai, répond l'enfant ; mais la musique est mal écrite, et j'ai exécuté ce que je voyais. » A quelques instants de là, même faute, mêmes reproches, même réponse. Le père prend lui-même le violon, lit la musique et exécute sans jouer faux. « Mais, lui dit l'enfant, vous ne jouez

pas ce qui est écrit. » Et lisant lui-même à haute voix, il transpose en
changeant les portées. Déjà il se plaignait du mal de tête, et l'aberration
de la vue était le prélude d'une fièvre cérébrale qui, éclatant quelques
jours plus tard, le tuait comme tue cette terrible et inexorable maladie.

Dans une *seconde période*, à l'insomnie, au mouvement fébrile, à la
céphalalgie succèdent un repos et un calme trompeurs. Les parents,
souvent aussi le médecin, s'il ne se tient pas sur ses gardes, se laissent
prendre à cette apparente tranquillité et croient à une amélioration que
l'événement ne tardera pas à démentir. Un médecin suffisamment instruit par l'expérience, trop bien averti par les symptômes de la période
précédente qu'on lui a signalés ou qu'il a pu lui-même constater, ne
partage pas ces illusions ; pour lui, la fièvre cérébrale existe; seulement
elle est entrée dans sa *période apyrétique*, et, malgré cette apparence de
mieux, elle va suivre sa marche fatale. C'est alors que le *pouls* prend un
caractère tout spécial. Ordinairement régulier dans les premiers jours
de l'invasion du mal, je dis ordinairement parce qu'en quelques cas,
dans la première période, il présente des inégalités dont il faut tenir
grandement compte, ordinairement régulier jusque-là, le pouls devient
dans cette seconde période, d'une lenteur remarquable, d'une inégalité et
d'une irrégularité excessives. Tandis que normalement, chez un enfant
de quatre à cinq ans, il oscille entre 90 à 100 pulsations par minutes
tandis que chez un enfant à la mamelle, il bat de 100 à 120; chez un
individu arrivé à la seconde période de fièvre cérébrale, il tombe à 60
et peut tomber à 55, 50, et même au-dessous.

La *somnolence* contraste avec l'agitation des premiers jours, et ce sommeil si calme en apparence, survenant après de cruelles insomnies, réjouit
d'abord les familles, si promptes à saisir les plus petites lueurs d'espérance ; mais bientôt en le voyant se prolonger, on s'en inquiète, on s'en
effraye à trop juste titre. Cette somnolence persiste durant deux, quatre,
cinq jours. Si l'on cherche à éveiller le petit malade, il pousse quelques
cris d'impatience et se rendort aussitôt. Lui que votre présence impor-
tunait, lui qui redoutait la vue du médecin, ne s'alarme plus aujour-
d'hui ; lui qui se révoltait quand vous preniez son bras pour explorer le
pouls, qu'un rien tourmentait et agitait, paraît indifférent maintenant à
ce que vous lui faites. Vous écartez impunément ses paupières pour étudier la dilatation des pupilles ; vous pincez sa peau pour constater l'état
de la sensibilité qui, au début de la maladie, est quelquefois exaltée,
comme elle l'était chez notre petite fille de la salle Saint-Bernard, et s'il
paraît un instant impatienté, il retombe immédiatement dans le sommeil
que vous avez un instant troublé. C'est là, messieurs, un signe d'un
caractère des plus sérieux, que vous ne retrouverez guère dans d'autres
maladies.

C'est à partir de ce moment que survient un symptôme qui, à lui tout seul, a une signification considérable. L'enfant jusqu'ici a été exigeant, capricieux, appelant sans cesse sa mère, la repoussant, demandant à chaque instant à boire ou à manger, et refusant ce qu'il venait de solliciter avec le plus d'insistance. Dès que commence la deuxième période, il cesse de demander quoi que ce soit : lors même qu'il est en proie à l'agitation la plus violente, qu'il pousse avec une opiniâtreté désespérante ces cris *hydrencéphaliques* dont je vais tout à l'heure vous parler, il ne demande rien. Si on lui offre à boire, il accepte quelquefois ; mais il ne témoigne de sa soif ni par ces gestes, ni par ces mouvements des lèvres et de la bouche si caractérisques chez les individus en bas âge. Il semble avoir perdu toutes les sensations instinctives. Cette espèce d'indifférence persiste jusqu'à la fin ; et, même dans la troisième période, alors que le malade est dévoré par une fièvre ardente, il ne demande jamais à boire. S'il est encore à la mamelle, il faut que sa mère le sollicite, lui écarte les lèvres, y place elle-même le bout de son sein : il tette alors sans avidité, ou bien il refuse absolument.

Ce signe est d'autant plus capital que, dans les autres affections fébriles accompagnées de phénomènes cérébraux, et qui, par conséquent, pourraient être confondues avec la fièvre cérébrale, la soif est ordinairement très vive et se traduit par les expressions les plus évidentes.

Dans la dernière période de la fièvre cérébrale, l'enfant cesse de boire lors même qu'on lui verse les boissons dans la bouche, non pas seulement parce que le besoin de la soif ne se fait pas sentir, mais probablement aussi parce que son pharynx et sa langue participent à la paralysie que l'on observe dans différentes parties.

Quarante-huit heures ne se sont pas écoulées que son visage va présenter des phénomènes assez étranges. De temps en temps, il ouvre largement les yeux, dont l'aspect brillant rappelle celui qu'ils prennent chez les individus ivres ; sa face, habituellement d'une extrême pâleur, se couvre d'une rougeur comparable à celle dont la pudeur colore les joues d'une jeune fille, rougeur passagère qui disparaît après une ou deux minutes ; puis ses yeux se referment, et les choses reviennent dans l'état où elles étaient auparavant. Cette espèce de mouvement fluxionnaire du côté du visage se répète à différentes reprises dans le courant de la journée ; il a aussi sa valeur. A mesure que la maladie marche, il se répète moins souvent. Ordinairement, au moment où il ouvre ainsi les yeux, en même temps que sa face se colore, l'enfant pousse des cris aigus, plaintifs, cris tout à fait caractéristiques, que Coindet a le premier plus particulièrement signalés, *cris hydrencéphaliques*, qui peuvent se répéter toutes les heures, toutes les demi-heures, à des intervalles très variables, et qui, s'ils s'observent spécialement chez les sujets du jeune âge, se font aussi entendre chez les adultes.

Le cri *hydrencéphalique* ou *cérébral* a une telle valeur dans la maladie

dont je vous parle, que je dois insister encore sur les caractères qu'il
présente. Le plus ordinairement c'est un cri unique, violent, ressemblant
à la clameur d'un individu surpris par un grand danger. Je ne crois pas
qu'il soit provoqué par une vive douleur, car un enfant souffrant pousse
ordinairement des cris successifs, et ne se console pas en une seconde.
D'ailleurs si ce cri est celui de l'angoisse, l'expression du visage est rarement celle de la souffrance.

Dans le plus grand nombre des cas, messieurs, le cri cérébral s'observe
dans la deuxième période, c'est-à-dire dans la période apyrétique de la
maladie; mais assez souvent il a lieu dès le début, et même avant l'invasion, c'est-à-dire qu'il peut faire partie des signes prodromiques.
Quelquefois même il ne commence que dans la troisième période : à la
fin du mois d'août 1861, je voyais dans le département de Maine-et-
Loire, avec MM. les docteurs Despérière (de Saumur) et Duclos (de
Tours), une jeune fille qui, pendant les deux premières périodes de la
fièvre cérébrale, n'avait pas poussé les cris caractéristiques, et qui, arrivée
à la troisième période, désespérait sa famille par la violence et par l'opiniâtreté des *cris hydrencéphaliques*.

Il ne faut pas avoir beaucoup vieilli dans la pratique, messieurs, pour
avoir rencontré des enfants chez lesquels le *cri cérébral* débute avec la
maladie, et ne cesse pas, même cinq minutes, pendant quatre, six, huit,
dix jours. Dans cette forme, la plus terrible peut-être et la plus douloureuse pour les familles, le pauvre petit malade n'a pas un instant de sommeil, il se jette à droite, à gauche, se roule dans son lit, n'est calmé ni par
les caresses, ni par les menaces, et l'on s'étonne que cette frêle organisation puisse résister à une agitation aussi prodigieuse, aussi incessante.
Chose étrange, si ordinairement la marche de la fièvre cérébrale est un
peu plus rapide dans cette forme, quelquefois pourtant le calme arrive,
et désormais les choses se passent comme elles le font dans les formes
les plus simples.

Ce qui s'observe du côté du visage, ce que je viens de vous dire du cri
hydrencéphalique, compléterait le tableau que je vous ai tracé de la seconde période de la fièvre cérébrale, s'il ne me restait à vous parler
d'une particularité sur laquelle il est essentiel d'appeler l'attention. Cette
particularité, nous l'avons notée chez nos malades, c'est la *rétraction des
parois abdominales*. Le ventre, d'ailleurs indolent, est excavé, creusé en
bateau, suivant l'expression reçue. Tout en insistant ici sur l'importance
de ce fait, alors surtout qu'il s'agit d'établir le diagnostic différentiel entre la fièvre cérébrale et la fièvre typhoïde, dans laquelle le ventre est au
contraire habituellement saillant, je vous répéterai ce que j'avais soin de
vous faire remarquer au commencement de cette leçon, que cette rétraction des parois abdominales ne saurait avoir une signification sémiologique absolue

Mais il est un autre phénomène qui mérite d'être pris en plus sérieuse considération et qui a frappé tous ceux d'entre vous qui ont bien voulu y regarder, c'est l'*irrégularité de la respiration*. Vous vous rappelez ce que nous avons constaté chez notre dernière petite fille de la salle Saint-Bernard, et cependant ce phénomène était chez elle beaucoup moins prononcé que je ne l'ai trouvé dans un grand nombre d'autres cas. En comptant, à l'aide de la montre à secondes, le nombre des inspirations, on avait par moments une difficulté extrême à suivre les mouvements du thorax. D'abord, une inspiration faible précédant une petite expiration, puis une inspiration plus grande et une expiration plus grande aussi ; de nouveau, un mouvement respiratoire plus faible, un autre plus faible encore ; enfin, un temps d'arrêt. Ces quatre mouvements respiratoires s'accomplissaient rapidement ; ensuite la poitrine demeurait immobile, et gardait cette immobilité pendant trois, quatre, cinq, et six secondes. Voilà ce que nous observions un jour ; les jours suivants, l'intervalle de repos, au lieu de durer de trois à six secondes, en durait dix, douze et même quinze. Chez un enfant de deux ans, dans le service que je dirigeais à l'hôpital Necker, j'ai pu, en pareil cas, constater, montre en main, des temps d'arrêt de trente, trente-cinq, quarante et même de cinquante-sept secondes. Cette irrégularité de la respiration est indépendante de la lenteur des mouvements circulatoires, qui caractérise cette seconde période ; car dans la troisième période, où elle continue à se montrer, elle coïncide avec une extrême fréquence du pouls.

Dans aucune autre maladie vous ne retrouverez cette singulière anomalie. Vous n'observerez cette respiration inégale, irrégulière, ni dans les convulsions essentielles de l'enfance, ni dans la fièvre typhoïde. J'ai donc raison d'insister sur l'importance de ce symptôme. A lui seul il constituera un signe d'une portée d'autant plus grande que, trop souvent encore, le *diagnostic entre la dothiénentérie compliquée d'accidents cérébraux et l'encéphalo-méningite* est des plus embarrassants. Les autres phénomènes donnés comme distinctifs entre ces deux maladies sont loin d'avoir la même valeur que celui-ci. La céphalalgie qui accompagne la fièvre typhoïde est quelquefois aussi violente et aussi localisée que dans la fièvre cérébrale ; les vomissements peuvent être aussi persistants ; la diarrhée fait quelquefois défaut et est remplacée par une constipation opiniâtre ; le gonflement de la rate, les épistaxis, les taches rosées lenticulaires et les sudamina ne se montrent pas toujours. Le ventre, je vous l'ai dit, peut être creusé en carène au lieu d'être météorisé. La tache cérébrale elle-même, bien que moins marquée dans la dothiénentérie que dans l'encéphalo-méningite, sa prononce cependant en quelques cas, de façon à laisser de l'incertitude ; enfin, dans la fièvre typhoïde, la violence du mal de tête peut arracher des cris qui en imposent et font croire à des cris hydrencéphaliques. Dans la fièvre cérébrale seule, la respiration présente cette inégalité, cette irrégularité sur laquelle j'appelle toute votre attention.

Ce symptôme, pour ainsi dire pathognomonique, a une importance d'autant plus considérable que, très différentes au point de vue du diagnostic, la dothiénentérie et l'encéphalo-méningite le sont bien davantage encore au point de vue du *pronostic*, du moins chez les enfants.

Vous savez en effet que, pour les jeunes sujets, la fièvre typhoïde, même grave, même compliquée d'accidents cérébraux, est une maladie beaucoup moins sérieuse qu'elle ne l'est pour les adolescents et pour les adultes. Il n'en est plus de même de la fièvre cérébrale. Celle-ci est presque toujours, pour ne pas dire invariablement, mortelle. Dans le cours d'une carrière médicale déjà bien longue, je n'ai vu guérir que deux malades. Une fois dans mes salles de l'hôpital des Enfants ; et, dans ce cas, nous eûmes occasion, à quelque temps de là, de vérifier par l'autopsie le diagnostic que nous avions porté. L'affection aiguë guérit, mais elle guérit en laissant après elle une paralysie, et le malade succombait cinq mois plus tard, atteint d'une dysenterie. A l'autopsie, nous trouvâmes les traces les plus évidentes de l'ancienne affection cérébrale. L'autre cas fut observé chez un enfant que je voyais à Boulogne près Paris, en consultation avec Blache.

Ces deux exemples de guérison sont les seuls, je le répète, que j'aie eu le bonheur de recueillir dans ma longue pratique ; et lorsqu'à des faits aussi exceptionnels on a à opposer un si grand nombre de cas où la terminaison a été fatale, on peut bien poser en loi l'incurabilité presque absolue d'une maladie contre laquelle la médecine obtient d'aussi déplorables résultats Cette proposition sera peut-être taxée d'exagération ; car sans doute vous avez entendu des parents vous dire que leurs enfants avaient été guéris de la fièvre cérébrale ; peut-être même avez-vous entendu des médecins se flatter d'avoir triomphé d'un mal réputé inexorabl e tandis que d'autres, au moins aussi expérimentés et aussi habiles, avouent qu'ils ont toujours échoué : c'est que les premiers avaient pris pour une encéphalo-méningite une dothiénentérie accompagnée de phénomènes cérébraux, laquelle guérit le plus ordinairement.

Je reprends la description de la fièvre cérébrale. La *troisième période* est surtout caractérisée par le *retour du mouvement fébrile*. Nous avons vu qu'au début il se manifestait par des accès de courte durée, se répétant trois ou quatre fois dans le courant de vingt-quatre heures ; que quelquefois continu avec de fréquentes rémissions, il était toujours assez modéré. Nous avons vu que, dans la seconde période, le pouls devenait d'une lenteur considérable. Dans la troisième période, il prend une extrême fréquence, allant toujours croissant jusqu'au moment où la mort arrive.

La stupeur devient de plus en plus profonde. Déjà dans la seconde période, il était bien difficile d'éveiller l'enfant, qui témoignait de son impatience par des grognements, par des cris, et qui pourtant répondait encore aux questions qui lui étaient faites : maintenant il est impossible d'obtenir aucun signe d'intelligence, et c'est à peine si, avec les excitations les plus vives, on parvient à le réveiller. C'est une stupeur bien plus profonde que celle des formes graves de la dothiénentérie ; car, dans celle-ci, il y a ordinairement une agitation notable coïncidant avec les autres signes de l'ataxie : il y a de la mussitation, de la carphologie, un délire tranquille et quelquefois bruyant. Dans la troisième période de la fièvre cérébrale, bien que, au premier abord, l'aspect du malade ne diffère pas très notablement de celui que l'on observe dans la fièvre typhoïde, il y a pourtant un accablement qui témoigne d'une lésion matérielle bien plus profonde de l'encéphale. Il est très rare qu'alors on constate un délire, tandis qu'il y en a, bien que très rarement encore, dans la première ou dans la deuxième période. ·

Les *convulsions*, qui, quoique rares aussi surtout chez les malades ayant passé l'âge de quatre ans, s'observent quelquefois au début de la fièvre cérébrale, les convulsions ne se produisent plus, à proprement parler, dans la période apyrétique, ou du moins elles changent de forme ; car s'il survient alors quelque chose qui en rappelle la nature, ce quelque chose est analogue à ce qui constitue le vertige épileptique. Les yeux s'ouvrent brusquement et conservent une singulière fixité. Mais ce mouvement convulsif et partiel se manifeste davantage dans la troisième période, en même temps qu'apparaissent des symptômes de *paralysie*.

Au début de la fièvre cérébrale nous observons quelquefois du strabisme. Dans ce cas il y a lieu de supposer que ce strabisme, qui coïncide assez ordinairement alors avec des convulsions initiales, tient à un spasme de certains muscles moteurs de l'œil. Mais celui qui apparaît et persiste assez souvent, vers la fin de la seconde période, et presque toujours dans le cours de la troisième, est un strabisme *paralytique*, s'il m'est permis de me servir de cette locution. Nous avons lieu, messieurs, d'affirmer que, dans ce cas, le strabisme n'est plus *spasmodique*, parce que nous voyons en même temps survenir des signes bien évidents de paralysie dans les autres muscles animés soit par la troisième paire de nerfs, soit par la sixième. La paralysie de la troisième paire est celle qui s'observe le plus communément ; l'un des yeux s'ouvre moins bien que l'autre, et il est facile de constater que le releveur de la paupière a perdu une partie de sa puissance. Le strabisme de la *dilatation des pupilles* qui le précède et qui l'accompagne, la gêne dans le mouvement d'élévation de la paupière supérieure, ne sont pas les seuls phénomènes paralytiques qui se déclarent, puisque en même temps que les yeux, d'autres parties du corps sont atteintes. Ainsi, lorsque l'on fait mettre l'enfant sur le dos et que l'on chatouille alternativement la plante des deux pieds, on voit qu'il retire une jambe plus vivement que l'autre. La motilité est donc affaiblie d'un côté; de ce côté aussi la sensibilité est moindre, car l'enfant ne paraît sentir, du côté paralysé, qu'autant que l'excitation de la peau est plus forte, et plus longtemps prolongée. En outre, ceux qui assistent le malade s'aperçoivent qu'il a plus de difficulté à soulever un des bras qu'il laisse immobile le long du corps; et si l'on explore l'état de la motilité et de la sensibilité du membre supérieur, on constate des différences entre l'un et l'autre côté.

Cette paralysie dans la fièvre cérébrale a ceci de remarquable qu'elle semble changer de place d'un moment à l'autre. Un jour, vous vous êtes assuré qu'elle affectait un membre : quand vous chatouilliez le pied droit, par exemple, le malade le retirait plus vivement que le gauche : quelques jours après, en répétant votre exploration, vous êtes surpris de voir que c'est la jambe gauche qui, à son tour, sent et se meut le plus énergiquement. Il semblerait donc que la paralysie ait abandonné les parties qu'elle affectait d'abord pour passer de l'autre côté. Il n'en est rien; le membre primitivement paralysé l'est toujours; mais ce qui cause l'illusion, c'est que cette paralysie est restée là au même degré, quand une nouvelle attaque a frappé l'autre à un degré plus prononcé. La motilité n'est pas revenue dans le premier, elle est seulement plus profondément abolie dans le second. Les lésions que l'on trouve à l'autopsie rendent plus tard raison du fait. Si la paralysie est restée limitée au côté droit, c'est du côté gauche qu'existe la lésion cérébrale; lorsque la paralysie a semblé passer d'un côté à l'autre, la lésion est double, les deux hémisphères sont le siège de la même altération, mais plus étendue et plus profonde dans l'hémisphère du côté opposé à celui des parties du corps qui ont été envahies les dernières. Cette apparente mobilité des symptômes de paralysie appartient plus particulièrement à la fièvre cérébrale.

Ici, messieurs, je vous ai signalé un accident qui s'observe assez habituellement dans cette période extrême de la maladie, comme nous le voyons survenir dans les fièvres graves, accident sur lequel j'ai en maintes circonstances, et notamment dans nos conférences sur la dothiénentérie, appelé votre attention : je veux parler de ces inflammations graves de l'œil avec fonte de la cornée qui, dans l'encéphalo-méningite comme dans la fièvre typhoïde, reconnaissait pour cause le défaut de clignement. La sensibilité étant éteinte ou tout au moins considérablement affaiblie, les mouvements musculaires ne s'exécutant plus qu'imparfaitement dans les muscles des paupières, celles-ci restent entr'ouvertes, la conjonctive s'enflamme, devient le siège d'une suffusion sanguine considérable; la cornée, constamment exposée au contact de l'air et n'étant plus humectée par les larmes, se sèche, s'altère et finit par se perforer. Cet accident est rare; mais la suffusion sanguine de la conjonctive, avec sécrétion muqueuse assez abondante, se produit presque dans tous les cas.

C'est ici le lieu de vous parler, messieurs, du secours que l'*ophthalmoscopie* apporte en certains cas au diagnostic de la fièvre cérébrale. Vous savez qu'on peut rationnellement considérer l'œil comme un prolongement du cerveau, et l'orbite comme une cavité accessoire du crâne. La rétine, c'est le nerf optique étalé sous forme de membrane; la choroïde, ou membrane vasculaire, est un prolongement de la pie-mère; enfin, on peut trouver dans la membrane de Demours et celle de l'humeur vitrée, l'analogue de l'arachnoïde, comme dans la sclérotique et la cornée transparente, l'analogue de la dure-mère; le tout modifié pour les besoins de la fonction visuelle. Quoi qu'il en soit de ces considérations d'anatomie transcendante, qu'autorisent les recherches de l'embryogénie, le fait est que la rétine se continue directement avec le nerf optique, comme celui-ci avec la bandelette correspondante. Nous allons voir ce qui peut en résulter dans la fièvre cérébrale.

Le chiasma et une partie des bandelettes optiques sont enveloppés, dans une certaine étendue, par les membranes cérébrales qui les séparent des os du crâne; il est bien évident qu'alors si l'inflammation occupe cette partie des méninges, les nerfs optiques, et par suite les rétines, en subiront des modifications corrélatives. Quand l'inflammation occupe la base du cerveau et que les méninges sont infiltrées tout le long des scissures de Sylvius et à l'entour du chiasma, si l'exsudation plastique est abondante et dure depuis un certain temps, les enveloppes du chiasma et des nerfs optiques s'injectent, s'enflamment; en d'autres termes, il y a *périnévrite :* alors la papille s'injecte à sa circonférence, et il y a une infiltration séreuse du nerf optique. Que si la phlegmasie est plus intense et se propage jusqu'à la substance du nerf lui-même, il existe alors une *névrite.* Dans ce cas, l'infiltration n'est pas seulement séreuse, mais plastique, et les éléments du nerf se désorganisent assez rapidement.

Voici maintenant ce qu'apprend l'examen à l'ophthalmoscope, et les détails que je vais vous donner, je les emprunte surtout à l'excellent travail du docteur Xavier Galezowski[1] : par suite de l'infiltration dont elle est le siège dans la *névrite,* la papille change nécessairement de volume, de forme et d'apparence. Elle devient ainsi beaucoup plus large qu'à l'état normal; ses contours, très mal accusés, sont fortement boursouflés, infiltrés par une exsudation séreuse qui donne à toute la papille ou à sa partie excentrique seulement, un aspect trouble et une teinte d'un gris rougeâtre ou d'un gris blanchâtre. Plus tard, la papille est tout à fait opaque; elle est visiblement voilée par une substance d'un gris violet, qui se répand comme un voile tomenteux sur la papille et sur la partie adjacente de la rétine.

1. X. Galezowski, *Étude ophthalmoscopique sur les altérations du nerf optique et sur les maladies cérébrales dont elles dépendent,* Paris, 1866, thèse de doctorat; et *Traité des maladies des yeux,* 2ᵉ édition, Paris, 1875, p. 568.

Vous comprenez, messieurs, que ce voile n'est autre chose que la matière plastique, fibrineuse, plus ou moins colorée par l'hématine et
rendue perceptible par l'ophthalmoscope. Ce n'est pas tout : le disque
optique est fortement tuméfié; ses bords deviennent irréguliers, comme
déchiquetés et se confondent par places avec la partie saine de la rétine.
Mais il n'y a pas que la papille d'altérée; les vaisseaux le sont peut-être
davantage encore; les vaisseaux centraux de la rétine, visibles au point
d'émergence sur la papille, disparaissent sous l'exsudation dans un trajet
de quelques millimètres, et reparaissent plus loin au delà de la partie
malade. Les veines, augmentées de volume, sont très tortueuses et
comme variqueuses en quelques points; elles sont gorgées de sang et de
couleur foncée. Les artères n'offrent, au contraire, rien de très remarquable; elles paraissent quelquefois un peu pâles. Quant aux vaisseaux
capillaires, ils sont parfois très développés; ce qui a lieu lorsqu'il existe à
la base du cerveau une compression suffisante pour gêner le cours du
sang veineux; compression qui vous explique alors et la dilatation des
veines, et, consécutivement, celle des vaisseaux capillaires. Enfin, la dilatation des veines ou des vaisseaux capillaires peut entraîner la rupture
sur quelques points, d'où l'existence d'apoplexies dans la papille et même
dans la rétine : apoplexies qu'on reconnaît à leur couleur rouge foncé et
à leur siège sur le trajet d'un vaisseau.

Dans la *périnévrite optique,* l'ophthalmoscope fait voir la papille saillante aussi et augmentée de volume, mais l'exsudation est limitée au bord
de la papille, dont les contours se perdent sous un voile, tandis que la
partie centrale est à peu près normale, ainsi la transparence n'en est pas
troublée, et les vaisseaux capillaires ne sont développés qu'à la périphérie.
Les apoplexies rétiniennes sont également beaucoup moins fréquentes.

Les lésions que je viens de vous décrire se rencontrent dans les deux
yeux, et ce fait permet déjà d'affirmer l'existence d'une affection cérébrale.
Maintenant l'ophthalmoscope met-il toujours à même de reconnaître la
nature de la maladie du cerveau? voilà ce qu'il me reste à vous dire.

Il est bien évident, par tout ce que je vous ai dit déjà, que, pour que
les lésions que je viens de vous décrire soient observées, il faut qu'il y
ait inflammation des méninges, non seulement à la base du cerveau,
mais encore au niveau du chiasma des nerfs optiques; et que, pour qu'il
y ait obstacle au retour du sang veineux, il faut qu'il y ait compression
des veines intracraniennes, c'est-à-dire une exsudation à la base du
cerveau; par conséquent, la méningite simple, qui siège souvent à la
convexité des hémisphères, n'entraîne pas, dans ce dernier cas, les désordres dont je viens de parler, et l'ophthalmoscope ne révèle rien d'anomal
dans la papille. De sorte que lorsqu'on trouve les lésions caractéristiques
de la névrite ou de la périnévrite optique, on doit plutôt conclure à une
méningite tuberculeuse, avec exsudation à la base du cerveau, qu'à une

méningite simple. Mais n'y a-t-il que la méningite tuberculeuse qui puisse entraîner de pareils désordres? La dothiénentérie, qu'il serait si important de différencier de la méningite, ne peut-elle pas produire ces lésions? Je suis obligé de vous dire que la fièvre typhoïde est capable, elle aussi, de provoquer des méningites basilaires susceptibles de faire naître consécutivement des névrites ou des périnévrites optiques. Ainsi l'ophthalmoscopie ne rend pas ici les services que certains auteurs ont dit qu'elle devait rendre : elle démontre seulement une inflammation exsudative de la base du cerveau et de ses enveloppes, une gêne de la circulation intra-papillaire et rétinienne, mais ces phénomènes peuvent tenir à une fièvre cérébrale aussi bien qu'à une dothiénentérie. Telle est la conclusion à laquelle est arrivé M. Galezowski. Cependant, si l'on considère que la méningite est rare après tout dans la dothiénentérie, surtout une méningite exsudative assez considérable pour provoquer les désordres matériels que je vous ai signalés, on est autorisé, quand on les constate, à croire bien plus à l'existence d'une fièvre cérébrale qu'à celle d'une fièvre typhoïde.

Je reviens aux convulsions. Rares, ainsi que je vous le disais, dans la première période de la maladie, se présentant ordinairement dans la seconde sous la forme du vertige épileptique, elles reparaissent dans la troisième, où elles jouent un rôle considérable. Tantôt ce sont des convulsions internes, tantôt ce sont de grandes attaques d'éclampsie. Si l'on considère un enfant arrivé à cette phase de la fièvre cérébrale, on voit à certains moments son visage grimacer, ses yeux renversés en haut, portés en dedans, agités de petites oscillations ; il a comme du mâchonnement. En examinant ce qui se passe du côté des membres, on voit le pouce se plier et se porter dans la paume de la main ou sur les doigts également fléchis ; puis à cette contracture succède un relâchement complet. Ces convulsions presque exclusivement toniques, qui se succèdent quelquefois pendant des heures entières, surviennent non seulement dans les membres et dans le visage, mais attaquent aussi les muscles du larynx, le diaphragme, et gênent singulièrement la respiration.

A mesure que la maladie approche du terme fatal, les accidents convulsifs se généralisent et revêtent la forme de graves attaques d'éclampsie. Ils se répètent toutes les heures, toutes les demi-heures, plus souvent même, et c'est généralement après une de ces attaques que l'enfant succombe dans un état de demi-asphyxie. En d'autres cas, la mort arrive au milieu d'un coma profond, et le tremblement des membranes, les soubresauts de tendons, la carphologie sont les phénomènes ultimes d'une agonie qui se prolonge plus ou moins longtemps.

Bien souvent, messieurs, nous voyons s'arrêter cette effrayante série de symptômes, et le malade qui, depuis plusieurs heures, plusieurs jours, était dans un état tel, que nous attendions la mort à chaque instant, semble tout à coup se reprendre à la vie. Il s'éveille, reconnaît ou semble reconnaître les personnes qui l'entourent, leur répond, leur parle ; et il faut la triste habitude de cette terrible maladie pour ne pas partager les espérances que cette lueur de mieux a fait naître dans le cœur d'une pauvre mère ; il faut un grand courage de la part du médecin pour tempérer cette joie qu'il ne peut partager, et qui, dans quelques heures, va être remplacée par un deuil si cruel.

Que de fois, messieurs, j'ai été accueilli presque par les embrassements d'une famille heureuse ; que de fois j'ai été forcé de répondre à ces transports d'espérance par des paroles qui laissaient voir mes tristes pressentiments ! J'avoue pourtant que, dans les premières années de ma carrière médicale, je n'ai pu me défendre moi-même d'espérer, en présence de cette amélioration si extraordinaire.

Que vous dirai-je, maintenant, messieurs, du *traitement* d'une maladie dont le pronostic est aussi fatalement grave ? Bien des médicaments ont été employés pour la combattre ; pour ma part j'ai essayé une foule de remèdes, tous ont échoué, et dans ces deux cas de guérison que je vous citais comme deux exceptions trop rares pour qu'elles puissent en rien changer la règle générale, c'est à la nature et non à l'art que doit en être attribué l'honneur.

Les purgatifs, le calomel à hautes doses ou administré à doses fractionnées suivant la méthode de Law, l'iodure de potassium dont le docteur Otterburg annonçait avoir obtenu de bons effets, les larges vésicatoires appliqués sur le cuir chevelu entièrement rasé, les affusions, froides, la glace constamment maintenue sur la tête, que sais-je encore ! j'ai tout mis en usage et toujours avec aussi peu de succès. Découragé de mes inutiles tentatives, j'ai comparativement traité des malades par des moyens énergiques et laissé les autres à l'expectation ; or, je dois avouer que la terminaison funeste m'a paru arriver plus rapidement chez les premiers que chez les seconds.

Cependant, quelque convaincu que je sois de mon impuissance, je ne saurais me décider à rester absolument inactif ; quoique, instruit par une longue expérience, je sache que mes efforts seront infructueux, je cherche encore à lutter ; mon intervention aura du moins pour résultat de ne pas enlever brutalement toute espérance à ceux qui entourent le malade, de soutenir leur courage, de ne pas leur laisser le regret de n'avoir rien fait pour sauver celui qu'ils confient à mes soins. Mais, convaincu aussi que les médications trop énergiques épuisent plus promptement la source de la vie, je cherche à faire le moins de mal possible, puisque je ne puis pas faire le bien.

Le calomel à très faibles doses, et plutôt comme purgatif que comme altérant, le musc suspendu dans du sirop d'éther, les boissons antispasmodiques, sont les remèdes bien simples auxquels j'ai maintenant recours quand je suis libre d'agir. En même temps je nourris le malade, et je considère une légère alimentation comme le meilleur moyen de prolonger ses jours un peu davantage.

Quand, à l'autopsie, on a constaté la nature des *lésions anatomiques* de la fièvre cérébrale, on comprend l'inexorable gravité du pronostic, et comment le médecin se trouve désarmé.

Voici, messieurs, le cerveau de l'enfant qui a été l'occasion de cette leçon. A la base, au niveau du *chiasma* des nerfs optiques, derrière cet entre-croisement, les méninges épaissies sont infiltrées d'une matière fibro-plastique purulente. Cette infiltration ne s'étend pas aux enveloppes de l'encéphale au niveau des scissures interlobaires, où cependant elle est habituellement très prononcée. Fait assez peu ordinaire aussi, nous ne rencontrons nulle part ni tubercules, soit en masse, soit disséminés, ni ces granulations grisâtres opalines, de grosseur variable, qui ne dépassent pas habituellement le volume d'un grain de semoule.

En faisant une coupe de ce cerveau, nous arrivons dans les ventricules latéraux qui contiennent une certaine quantité de sérosité un peu trouble. Les grands centres, la voûte à trois piliers, le septum médian, le corps calleux, le plancher des ventricules, sont dans un état complet de ramollissement; la substance cérébrale est réduite en bouillie.

J'ai fait apporter ici les *poumons,* et nous ne trouvons aucune trace de lésions tuberculeuses, ni dans leur parenchyme, ni dans les ganglions bronchiques, pas plus que nous n'en avons trouvé dans les ganglions mésentériques. Sous ce rapport, cette observation est une exception à la règle, car, — je parle de ce qui s'observe chez les enfants, — sur trente malades qui succombent à la fièvre cérébrale, vingt-neuf fois l'examen nécroscopique révèle la présence de ces altérations tuberculeuses qui font ici défaut.

Cela me semble prouver une fois de plus que la fièvre cérébrale dite primitive, c'est-à-dire se déclarant chez des individus non tuberculeux, ne se comporte pas autrement que chez ceux qui le sont. Il n'y a de différence que dans les prodromes. On comprend en effet que le développement plus ou moins rapide des granulations, des masses tuberculeuses des méninges, se traduise par des symptômes particuliers qui constitueront la période prodromique de la fièvre cérébrale, au même titre que le développement des granulations du péritoine ou de la plèvre s'annoncera par quelques accidents particuliers; mais quand survient une péritonite ou une pleurésie aiguë, la présence de ces granulations n'a pas d'influence sur les symptômes de la première période de l'affection; elle en aura seulement sur l'issue de la maladie. Il faut dire toutefois que la présence des granulations et des tubercules dans les méninges est une cause d'appel fluxionnaire tellement puissante du côté de l'encéphale, que tôt ou tard les enfants doivent succomber à l'inflammation dont cet appel fluxionnaire sera l'expression la plus élevée.

Si je refuse à la fièvre cérébrale le nom de méningite, c'est que l'affection des méninges ne me paraît occuper qu'un rang assez secondaire. Les lésions des enveloppes de l'encéphale cèdent de beaucoup le pas aux altérations anatomiques profondes qui ont leur siège dans le cerveau lui-même, à ce ramollissement qui détruit la voûte à trois piliers, le septum lucidum, le corps calleux, les couches optiques, la partie postérieure des lobes cérébraux, dans une étendue plus ou moins considérable. Or, s'il faut désigner la maladie d'après les lésions organiques qui la caractérisent, le nom d'*encéphalo-méningite* est celui qui lui conviendrait alors.

XLIX. — HYDROCÉPHALE CHRONIQUE.

N'est pas la conséquence de la fièvre cérébrale. — Dérive cependant d'un état subinflammatoire. — Troubles de la sensibilité, de l'intelligence et de la motilité. —
Impuissance du traitement.

L'encéphalo-méningite dont je viens de vous entretenir diffère beaucoup et n'est jamais le point de départ de ce que l'on appelle l'*hydrocé-*
phale chronique, affection dont vous offre un exemple un jeune enfant de
notre salle Saint-Bernard.

Ce qui frappe tout d'abord l'observateur quand il considère un individu
atteint d'hydrocéphale, c'est un volume énorme de la tête hors de toute
proportion avec le reste du corps. Vous avez vu notre petit malade : à son
arrivée dans nos salles, la circonférence de son crâne, au niveau d'une
ligne qui passait au-dessus de la région sourcilière, mesurait 50 centimètres. On a noté des cas, et j'ai fait apporter du musée anatomique de
notre Faculté cette tête que je vous présente qui a 1 mètre de tour ; en
ouvrant le crâne on avait trouvé ici jusqu'à 15 kilogrammes et plus de
liquide épanché dans les cavités ventriculaires ; Frank cite un fait dans
lequel l'épanchement était de 25 kilogrammes (50 livres !) ; chez un autre enfant âgé de 16 mois, la circonférence du crâne atteignait 25 pouces
(près d'un mètre et demi).

Vous avez remarqué la déformation particulière de la tête de notre malade, et quoique cette déformation ne soit point chez lui exagérée, elle
vous donnera cependant une idée de ce qu'elle peut être dans l'hydrocéphale. C'est d'abord une disproportion considérable entre la face et le
crâne, la première paraissant excessivement petite, en raison même de ce
que le dernier est énormément développé ; de ce que, aussi, les os frontaux
faisant en avant une énorme saillie au niveau des arcades sourcilières, de
telle sorte que les orbites sont comme renfoncées, le diamètre vertical de
la face se trouve diminué. Cette disposition suffirait, suivant la remarque
de Camper, pour faire reconnaître l'hydrocéphale. En outre, les deux os
frontaux s'écartent singulièrement l'un de l'autre, leur suture médiane,
qui est incomplètement réunie chez l'enfant, s'élargissant plus ou moins.
Il en est de même des sutures sagittale et lambdoïde, les deux pariétaux
se séparant l'un de l'autre et de l'occipital qui comme eux se porte en dehors ; de cette façon, les os du crâne ne restent plus soudés que par leur
base et se renversent, permettez-moi cette comparaison, comme les péta-
les d'une fleur qui s'entr'ouvre.

A voir la tête du malade, il semble qu'elle soit molle, et quand l'enfant

TROUSSEAU, Clinique. II. — 21

la meut, on aperçoit à la partie supérieure comme des ondulations, qui se produisent encore quand il crie ou quand il respire fortement ; ce sont des mouvements d'expansion, de soulèvement coïncidant avec les grandes expirations, le soulèvement cessant au moment de l'inspiration. En appliquant la main sur ce crâne déformé, on peut se rendre compte de l'écartement des os qui, nécessairement, n'est nulle part plus prononcé qu'au niveau des fontanelles. Cet écartement, entre les pariétaux, entre ceux-ci et les deux os frontaux, peut être quelquefois de 15, 20, 30 centimètres et davantage encore. Là où il existe, la cavité du crâne n'est plus fermée que par une membrane molle constituée par le péricrâne. En quelques cas, on trouve dans cet espace membraneux de petits os wormiens en nombre variable (il en existe un à la partie postérieure de la suture sagittale, chez notre enfant de la salle Saint-Bernard).

L'hydrocéphale peut durer longtemps, alors surtout qu'elle tend à la guérison, ce qui est très rare ; elle peut du moins rester stationnaire pendant quatre, cinq, six, dix ans, ainsi qu'on en a rapporté des exemples, et même bien davantage ; car on a vu des sujets qui en étaient atteints presque dès la naissance, vivre jusqu'à un âge très avancé. Frank raconte l'histoire de deux individus, l'un âgé de soixante-douze ans, l'autre de soixante-dix-huit, qui étaient hydrocéphales depuis leur enfance. Dans ces cas, les os wormiens se multiplient et deviennent le centre d'un travail d'ossification qui va envoyer d'un os à l'autre des jetées osseuses, marque d'une tendance à la réunion qui, cependant, restera toujours incomplète.

Cet énorme élargissement du crâne, vous le comprenez, ne peut se faire qu'à la condition de tendre la peau ; or, au delà d'une certaine limite, le tégument externe se prêtant plus difficilement à cette tension, celle-ci s'opère aux dépens des parties contiguës, c'est-à-dire du visage, et principalement aux dépens de la peau des paupières. La physionomie du malade va dès lors prendre un aspect particulier et extraordinaire. Les sourcils sont attirés en haut et laissent à découvert la saillie du bord supérieur de l'orbite qu'ils cachaient auparavant ; la paupière supérieure suivant ce mouvement d'élévation est trop courte pour couvrir le globe oculaire qui semble faire saillie et se porter en bas vers la paupière inférieure. Alors aussi, presque toujours, il y a un affaiblissement de la vue, ou même cécité absolue ; et comme chez les aveugles de naissance, les yeux, qui d'ailleurs chez l'hydrocéphale restent nets et brillants, sont sans regard et agités de mouvements oscillatoires presque incessants.

Cependant les malades, dont les traits expriment la tristesse, ne souffrent généralement pas. Généralement aussi, l'ensemble de l'économie paraît d'abord médiocrement troublé ; l'enfant, s'il est à la mamelle, tette avec facilité et toutes ses fonctions s'accomplissent avec régularité. Il faut dire, néanmoins, que dans un certain nombre de circonstances l'hydrocéphale est assez habituellement accompagnée à son début de phénomènes convulsifs. C'est précisément ce qui est arrivé chez notre petit garçon. A l'âge de trois semaines, par conséquent dès sa naissance, il a eu des convulsions qui se répétaient quatre, six, huit, dix et jusqu'à vingt fois dans les vingt-quatre heures : il y a trois mois, sa mère nous l'amena une première fois pour des accidents de cette nature, dont la cause nous resta cachée, car rien ne pouvait nous faire soupçonner l'hydrocéphale, la tête ayant à cette époque ses dimensions normales. L'éclampsie peut donc être le seul symptôme du début de la maladie ; elle reconnaît pour cause l'état subinflammatoire de la membrane séreuse qui tapisse les ventricules cérébraux, état subinflammatoire sous la dépendance duquel se trouve l'épanchement de sérosité qui se fait dans l'intérieur de ces cavités. La fréquence des convulsions, leur répétition pendant un assez long temps, doit même mettre le médecin en garde contre la possibilité d'une hydrocéphale. Chez l'enfant qui fait l'objet de cette conférence, des attaques se sont répétées pendant deux mois et demi avant que la tête ait commencé à grossir. Ordinairement ces convulsions deviennent de plus en plus violentes, et très souvent, quand elles ont persisté pendant un certain temps, les malades succombent emportés par une véritable fièvre cérébrale, et, à l'autopsie, on rencontre en effet les lésions de l'encéphaloméningite.

Lorsqu'on a l'occasion d'ouvrir les corps des individus hydrocéphales qui ont succombé à une maladie intercurrente, on trouve les cavités ventriculaires énormément élargies : à la base, le cerveau dont les circonvolutions sont aplaties, est ordinairement sain ; à la partie supérieure, ses circonvolutions complètement affaissées se confondent avec ses anfractuosités qui ont disparu, et il est réduit à une sorte de lame où l'œil nu a, pour ainsi dire, peine à reconnaître la substance cérébrale dont le microscope retrouve du reste les éléments. Les membranes, la pie-mère, l'arachnoïde, la dure-mère elle-même participent à cet amincissement, et vous comprenez à quel point il doit être porté dans ces cas d'épanchements constitués par 15 et jusqu'à 25 kilogrammes (30 et 50 livres) de sérosité.

L'hydrocéphale, bien qu'emportant presque infailliblement ceux qui en sont affectés, peut prendre une marche très lente ; et il y a un instant je vous parlais d'individus qui ont vécu, quatre, cinq, dix et même, d'après les exemples de Frank, soixante-douze et soixante-dix-huit ans. En dehors de ces exceptions qui ne sont pas d'ailleurs très rares, cette affection dure habituellement un ou deux ans, à moins que, au début, elle n'ait revêtu un caractère d'acuité, auquel cas la mort arrive promptement.

Mais à quelle déplorable existence sont condamnés les malheureux dont les jours se prolongent ! quel triste spectacle ils donnent à ceux qui les entourent! et quelle cause d'affliction continuelle ne sont-ils pas pour leurs parents! Tant qu'on les porte dans les bras, ils peuvent à peine supporter le poids de leur tête; plus tard, quand ils commencent à marcher, et ils marchent toujours beaucoup plus tard que les autres, ils sont vacillants; le mal faisant des progrès, ils ne peuvent plus se tenir debout, il sont obligés de garder le lit.

A cette impossibilité de la station debout ou assise, il y a plusieurs raisons. D'une part, le poids énorme de la tête qui ne se maintient plus en équilibre sur le tronc; d'autre part, la cécité qui accompagne l'hydro-céphale et qui, empêchant les enfants de se diriger, les empêche aussi de marcher ; enfin une *sorte* de paralysie déterminée par la compression exercée sur le centre encéphalique. Je dis une sorte de paralysie, parce qu'en effet la paralysie n'est pas portée au degré que l'on serait peut-être en droit d'imaginer. Chez le petit malade de notre salle, bien que l'épanchement intra-ventriculaire doive être considérable, à en juger par le volume de la tête, il n'y a aucun symptôme de paralysie, les mouvements des jambes et des bras s'exécutent facilement, la vessie chasse librement l'urine qu'elle contient; c'est que la boîte osseuse crânienne s'étant prêtée au développement du cerveau, celui-ci a échappé à la compression. Mais lorsque l'hydrocéphale a atteint un tel degré que les parois du crâne ne peuvent plus être distendues, il arrive un moment où la compression est inévitable et entraîne, avec l'abolition des fonctions de cet organe, la perte de la motilité.

Alors même que la maladie reste stationnaire pendant un temps très long, l'intelligence subit un arrêt de développement; elle s'affaiblit, et cet affaiblissement conduit ordinairement à une imbécillité à peu près complète.

Le pronostic est donc, dans tous ces cas, des plus sérieux, et toujours la médecine est impuissante à guérir ou même à soulager les malades.

Les méthodes de traitement n'ont pourtant pas manqué.

En se plaçant au point de vue de l'inflammation subaiguë qui produit l'épanchement, on a conseillé les purgatifs, les préparations de calomel, et jusqu'aux émissions sanguines. On a vanté les diurétiques, les sudorifiques, les sialagogues. On a fait grand bruit de la compression méthodiquement exercée sur le crâne; je l'ai moi-même longtemps employée, mais aujourd'hui je l'ai complètement abandonnée, en raison d'un fait qui s'est passé sous mes yeux.

On m'amenait un jour dans mon cabinet un enfant de cinq mois atteint d'une hydrocéphale chronique ayant les proportions de celle que vous voyez aujourd'hui. J'espérais, à l'aide d'une compression exercée au moyen d'un bandage composé de bandelettes de sparadrap diachylon, pouvoir m'opposer au développement de l'épanchement; au bout de huit

jours je me rendis chez les parents du petit malade pour enlever mon appareil et en appliquer un nouveau. Le volume de la tête avait sensiblement diminué; mais cinq à six semaines après mon second pansement,
l'enfant mourut subitement. Tout à coup il s'était mis à crier au moment
où il prenait le sein, un flot de liquide s'était échappé par les fosses nasales, en même temps que la tête s'affaissait à la façon d'une vessie qui se
vide. Qu'était-il arrivé? Le développement de l'épanchement étant gêné
à la partie supérieure du crâne par la compression exercée sur celui-ci,
la base avait cédé, comme elle cède lorsque, pour séparer les os de la
tête, les anatomistes la remplissent d'eau et de haricots qui, en se gon-
flant, produisent la désarticulation. Chez mon petit malade, c'était donc
la base du crâne qui avait cédé à la compression du liquide; il s'était fait
une désarticulation, et la sérosité ayant trouvé une issue du côté de
l'ethmoïde, s'était écoulée par les fosses nasales; la mort avait dès lors
été la conséquence du changement subit qui s'était produit dans les conditions anatomiques du cerveau.

La ponction au niveau des sutures et des fontanelles a été pratiquée par
des chirurgiens célèbres; on l'a même répétée plusieurs fois chez le même
individu, mais beaucoup d'entre ceux qui, d'abord, l'avaient préconisée,
ont fini par proscrire cette opération, dont les avantages ne compensent
pas les graves inconvénients; dans ces derniers temps, on a fait un grand
éloge de la médication par l'iodure de potassium. Depuis déjà quelques
années, j'ai moi-même essayé, sinon les mêmes moyens, du moins un
moyen analogue, c'est-à-dire des lotions sur la tête avec la teinture d'iode;
je donne simultanément l'iodure de potassium à l'intérieur, en commençant par la dose de 10 centigrammes, que je porte graduellement à
20, 25, 30 et même à 40 centigrammes, suivant la tolérance. Le but que
je me propose en prescrivant les lotions de teinture d'iode est de favoriser
la résolution de l'épanchement, guidé en cela par les succès que l'on obtient, à l'aide de ces mêmes lotions, dans l'épanchement des membranes
séreuses de la plèvre, de l'abdomen ou des articulations.

L. — HÉMIPLÉGIE ALTERNE.

Elle est le plus souvent sous la dépendance d'une lésion de la protubérance, mais
elle n'en est pas le signe absolu. — Ne doit pas être confondue avec la paralysie
glos o-laryngée.

Messieurs,

Lorsqu'un individu est frappé d'hémiplégie, la paralysie occupe les
membres et la face du même côté. Il est toutefois des exceptions à cette
règle générale, et c'est à ces cas, rares il est vrai, dans lesquels, la face
étant paralysée d'un côté, les membres le sont du côté opposé, que le
professeur Ad. Gubler a proposé de donner le nom d'*hémiplégies alternes*[1].

En septembre 1861, je voyais en consultation, avec mon honorable ami
et collègue M. le docteur Hillairet, une jeune fille de Clermont-Ferrand,
âgée de sept ans, qui, quelques mois auparavant, était tombée en arrière
avec violence et s'était heurtée contre un meuble. Le coup avait porté sur
l'occipital et sur la partie supérieure de la nuque. Elle éprouva presque
immédiatement de la pesanteur de tête et de la somnolence, et après
quelques jours, tout allait bien. Bientôt reparut une douleur occupant à
la fois la région frontale et l'occiput. Les parents remarquèrent une certaine hésitation dans la marche, en même temps qu'une irascibilité particulière accompagnée de grimaces. Trois mois après l'accident, on constata de la faiblesse dans tout le côté gauche du corps, en même temps
qu'une hémiplégie faciale très prononcée à droite. C'est dans cet état
qu'elle nous fut adressée, à Paris, par M. le docteur Bourgard. Nous ju-
geâmes que la protubérance annulaire et que le commencement du bulbe
étaient intéressés, et nous ne pûmes que porter un pronostic bien grave.

Dans ce cas, messieurs, nous dûmes nous en tenir à une simple hypothèse, car, ayant perdu la malade de vue, nous ne pûmes acquérir les
preuves matérielles de l'exactitude de notre diagnostic. Ce diagnostic nous
avions cru, toutefois, pouvoir l'établir par analogie, en tenant compte des
faits que M. Gubler a rapportés pour démontrer les relations existant,
généralement, entre l'hémiplégie alterne et les lésions de la protubérance
annulaire.

Il n'en a plus été de même pour la malade qui était couchée au n° 6
de la salle Saint-Bernard, où elle succombait à une affection cérébrale qui
avait également déterminé une hémiplégie alterne. L'autopsie en a été

1. Ad. Gubler, *De l'hémiplégie alterne comme signe de lésion de la protubérance
annulaire, et comme preuve de la décussation des nerfs faciaux* (*Gazette hebdomadaire*,
1856), et *Mémoire sur les paralysies alternes*, etc. (même recueil, 1859).

faite devant vous; mais, ici, les résultats de l'examen cadavérique ne furent pas tels que nous nous attendions à les trouver, et nous semblèrent en contradiction avec la loi que mon savant collègue de l'hôpital Beaujon avait formulée.

Vous vous rappelez notre malade ; c'était une domestique âgée de trente ans. Elle entrait à l'Hôtel-Dieu pour un violent mal de tête qui ne datait que de quelques jours et n'était pas plus spécialement localisé dans un point que dans un autre. Elle était sans fièvre, se sentait de l'appétit, et n'accusait aucun autre phénomène morbide que la céphalalgie. Les règles étaient arrivées depuis quelques heures, et cette jeune femme nous disait que les maux de tête dont elle se plaignait se répétaient habituellement au moment de ses époques menstruelles.

Le lendemain, à l'heure de notre visite, rien de nouveau n'était survenu qui pût attirer notre attention; toutefois, bien que la malade répondit nettement aux questions qu'on lui adressait, nous nous apercevions d'un certain air d'hébétude, d'une certaine paresse intellectuelle dont le mal de tête pouvait d'ailleurs rendre compte.

L'absence de tout symptôme fébrile, le bon état des fonctions en général, ne commandaient pas une intervention médicale active; nous avions jugé à propos de rester dans l'expectation, quand, dans la journée, se manifestèrent des accidents nouveaux qui, le soir, effrayèrent à bon droit mon chef de clinique. La malade était tout à coup devenue paralytique.

Le bras *droit* et la jambe *droite* étaient dans la résolution, mais le mouvement n'était pas complètement aboli; la sensibilité tactile était conservée. Lorsqu'on pinçait ou lorsque seulement on chatouillait les membres affectés, la patiente les retirait encore, moins facilement et moins vivement, à la vérité, qu'elle ne retirait le bras et la jambe gauches. La tête était inclinée du côté gauche, le visage tourné à droite ; le muscle sterno-cléido-mastoïdien gauche était en contraction, le droit dans le relâchement.

Il y avait donc une hémiplégie; mais cette hémiplégie, qui affectait les membres et le tronc du côté droit, occupait, à la face, le côté opposé. On constatait, en effet, une singulière expression du visage dont les traits étaient tirés à droite, c'est-à-dire du côté correspondant à la paralysie des membres. La bouche était déviée, la commissure des lèvres plus élevée de ce côté que de l'autre, tandis qu'à gauche la joue était plus flasque que la droite. En outre, la malade, qui répondait nettement aux questions qu'on lui adressait, disait ne plus voir de l'œil *droit*, tandis que de l'œil gauche, la vue était conservée; les pupilles demeuraient également contractées. L'hémiplégie faciale gauche, coïncidant avec l'affaiblissement de la vue du côté droit, était évidemment portée à un moindre degré que la paralysie des membres.

Le mal de tête était toujours aussi violent. Il n'y avait point de fièvre. La malade demandait à manger, mais sa langue était couverte d'un en-

duit saburral jaunâtre. On prescrivit un vomitif. Cependant, le lendemain matin, les accidents, loin d'avoir diminué, avaient pris une plus
grande intensité. Les mouvements étaient plus empêchés et la sensibilité
était plus obtuse que la veille. La paralysie faciale, quoique moins profonde que celle des membres, s'était prononcée davantage, sans toutefois
avoir pris les proportions qu'elle présente dans les cas où elle se lie à une
lésion affectant exclusivement le nerf de la septième paire. L'intelligence
était troublée, et, bien que la malade, éveillée, parût encore entendre
quand on lui parlait, elle ne répondait plus.

La mort arriva le lendemain, à quatre heures du matin.

L'autopsie fut faite trente heures environ après. A l'ouverture du
crâne, il s'écoula une quantité assez notable de sang noir qui engorgeait
les vaisseaux de la pie-mère sur toute la surface des hémisphères, et
cette congestion n'était nulle part plus considérable qu'à la base du cerveau, où l'on trouvait dans l'espace interpédonculaire une masse noire,
constituée non seulement par les vaisseaux gorgés de sang, mais encore
par du sang épanché, en partie liquide, en partie coagulé, sous forme de
caillots, que l'on retrouvait aussi dans la fente cérébrale de Bichat. Au
point d'émergence, derrière le pont de Varole, les nerfs de la septième
paire n'offraient rien de notable. Toutefois, il nous sembla que celui du *côté
droit* se déchirait plus facilement que l'autre. Indépendamment de l'*hémorrhagie méningée*, le cerveau était ramolli dans ses parties centrales,
surtout à gauche, où la substance du corps calleux, de la voûte à trois
piliers, du septum médian, se désagrégeait sous le poids d'un filet d'eau.
Il n'y avait pas d'ailleurs d'épanchement dans les ventricules; enfin, la
protubérance annulaire ne présentait aucune lésion, tant à sa surface que
dans son épaisseur : en la divisant en de nombreux segments, nous n'y
rencontrâmes ni tumeur, ni trace d'hémorrhagie ou de ramollissement.

Messieurs, les résultats de l'autopsie, dans ce cas, nous ont paru en
contradiction, ainsi que je vous le faisais observer, avec ce que le professeur Gubler nous a appris sur les rapports entre l'hémiplégie alterne
et les lésions de la protubérance annulaire. En effet, dans ce cas, rempli, il est vrai, de singulières anomalies, en ce sens que les phénomènes
qui se produisirent pendant la vie ne répondaient pas d'une façon régulière aux altérations matérielles constatées à l'ouverture du cadavre;
dans ce cas, dis-je, le mésocéphale ne nous présenta aucune trace de
lésion appréciable, quelque soin que nous ayons mis dans notre examen.
En l'absence de ces lésions, on a contesté qu'il y eût une hémiplégie alterne; on s'est demandé si nous ne nous étions pas mépris sur le siège
de la paralysie faciale; si, au lieu d'une paralysie du côté gauche, nous
n'avions pas eu affaire à une contracture des muscles du côté droit du
visage. On était d'autant plus fondé, j'en conviens, à nous adresser cette
objection, que le ramollissement du nerf facial droit ne concordait pas

avec l'intégrité des mouvements de la moitié correspondante de la face. A cela je réponds : quelque obscurs, quelque inexplicables que soient les faits, il n'en reste pas moins incontestable pour nous qu'il s'agissait, non d'une contracture du côté droit, mais d'une paralysie faciale du côté gauche, dont la joue était plus flasque que l'autre ; et que cette paralysie coïncidait avec une hémiplégie occupant les membres du côté droit ; enfin, quelles que pussent être les autres lésions de l'encéphale, la protubérance annulaire n'en présentait aucune.

Bien que, je le reconnais, il ne soit pas possible de tirer une conclusion rigoureuse d'un cas exceptionnel et rempli d'anomalies et d'obscurités, il semblerait pourtant que la loi formulée par M. Gubler n'est pas aussi absolue qu'il l'a voulu prétendre. Ceux d'entre vous qui ont lu les deux intéressants mémoires qu'il a publiés sur ce sujet savent que mon honorable collègue de l'hôpital Beaujon considère l'hémiplégie alterne comme un signe de lésion de la protubérance annulaire ; et, localisant plus spécialement encore le siège de l'altération anatomique, M. Gubler dit qu'elle occupe la portion bulbaire du mésocéphale. Dès lors, la forme particulière de l'hémiplégie s'explique, suivant lui, de la façon suivante : la lésion intéressant le nerf facial dans un point où il a opéré sa décussation, la paralysie est directe pour la face, tandis qu'elle est croisée pour les parties animées par les faisceaux de la moelle, dont la décussation ne s'opère que dans les pyramides antérieures, c'est-à-dire au-dessous de la protubérance.

Je suis loin, messieurs, de nier la valeur du raisonnement employé par M. Gubler à l'appui de la thèse qu'il soutient. Les faits qu'il rapporte et qu'il discute avec un grand talent sont en nombre assez imposant et d'une valeur incontestable ; je ne puis cependant m'empêcher de considérer comme trop absolue la loi qu'il a posée. En laissant de côté l'observation de notre femme du n° 6 de la salle Saint-Bernard, c'est dans le travail même de mon honorable collègue que je trouverais des arguments en faveur de mes propositions. En effet, lorsqu'il arrive à la question du diagnostic différentiel entre l'hémiplégie alterne et ce qu'il nomme les fausses hémiplégies alternes (il appelle ainsi celles qui ne se lient pas à une lésion cérébrale unique), M. Gubler se trouve en présence de cas qui l'embarrassent et qu'il cherche à expliquer par des hypothèses dont rien ne donne la démonstration. Je fais allusion aux observations XII et XVI de son second mémoire. Dans l'une et l'autre, il s'agit d'une hémiplégie alterne, occupant le côté droit de la face et des membres du côté gauche, survenue à la suite de la ligature de la carotide primitive droite. La première a été rapportée par le professeur Ch. Sédillot (de Strasbourg)[1]. A l'autopsie, on trouva un ramollissement du lobe

---

1. Sédillot, *Gazette médicale de Paris* du 3 septembre 1842.

cérébral droit, et il n'est pas question de la protubérance. M. Gubler
discute ces faits et repousse avec juste raison l'explication donnée par
M. Sédillot, de la paralysie faciale, qui, suivant l'honorable professeur,
dépendrait de la distribution directe des nerfs faciaux du côté correspondant à leur origine. Quoique, en effet, la décussation des nerfs de la sep
tième paire ne soit pas un fait démontré pour tous les anatomistes, puisque M. Sappey n'a jamais pu la trouver, malgré les dissections les plus
minutieuses, cet entre-croisement est admis et a été constaté par le
professeur Jobert (de Lamballe), par MM. Vulpian, Philippeaux et Stil-
ling : ces trois derniers pourtant déclarent que cette décussation est incomplète. De plus, cette circonstance que, le plus habituellement, la
paralysie dépendant d'une cause cérébrale siège du même côté à la face
et au corps, cette circonstance, dis-je, tendrait à établir l'existence de
l'entre-croisement. Mais si l'interprétation donnée par M. Sédillot est
défectueuse, celle avancée par M. Gubler peut aussi soulever des objections. La suspension du cours du sang consécutive à la ligature de la carotide primitive ne suffit pas, à mon avis, pour expliquer, comme le
voudrait mon honorable confrère, les troubles de la motilité et de la sensibilité survenus dans le côté correspondant du visage. Personne ne conteste assurément les paralysies ou plutôt les espèces de paralysies dépendant d'un arrêt dans la circulation artérielle ou veineuse; mais si ces
paralysies s'observent dans les membres, il n'en est pas de même pour
la face, où les anastomoses, larges et fréquentes entre les divisions des
deux carotides, permettent amplement à une circulation supplémentaire
de s'établir.

La seconde observation a trait à un individu chez lequel les deux carotides primitives furent successivement liées, à vingt-huit ans de distance,
pour un anévrysme cirsoïde de la tête. La première fois, la ligature de
la carotide primitive droite fut pratiquée par Dupuytren, et il n'y eut
aucun accident consécutif; la seconde fois ce fut la carotide gauche qui
fut liée par M. le docteur Robert. « Le résultat de cette opération fut
aussi satisfaisant que possible; il y eut seulement une certaine excitation
mentale, et le malade voulut à toute force retourner chez lui, on dut lui
accorder son *exeat* deux ou trois jours après. La joie de se revoir au milieu des siens exalta davantage son esprit, et détermina un véritable
délire auquel succéda bientôt une paralysie bien caractérisée du côté
droit du visage et du côté gauche du corps. La mort ne tarda pas à survenir, et l'autopsie ne put pas être faite. »

Dans ce cas, M. Gubler n'invoque plus le défaut de circulation dépendant de l'oblitération artérielle pour expliquer la paralysie faciale, cette
paralysie s'étant manifestée à la face du côté opposé à celui où le vaisseau avait été lié; mais pour faire concorder les faits avec sa théorie, il
dit : « A la suite de la ligature de la carotide primitive droite, la circula-

tion s'était rétablie dans l'hémisphère correspondant, et par la carotide opposée au moyen de la communicante de Willis, et par la vertébrale du même côté, dont l'augmentation de volume était d'autant plus forcée que le tronc brachio-céphalique conservant ses dimensions, l'effort latéral du sang, qui ne trouvait plus une large issue dans la carotide, devait tendre nécessairement à dilater l'artère vertébrale et la sous-clavière. Or, il est *présumable* que cette distension de l'artère vertébrale ne s'était pas effectuée sans une altération concomitante de ses parois ou de celles du tronc basilaire qui lui fait suite. Cela est d'*autant plus vraisemblable* que les altérations anévrysmatiques, ou au moins athéromateuses et calcaires de ces vaisseaux, sont plus fréquentes encore que celles des autres canaux artériels intracrâniens. La substance cérébrale avait *peut-être* aussi souffert dans sa nutrition un changement qui la rendait plus apte à devenir le siège d'une hémorrhagie. Dans ces circonstances, on supprime la carotide gauche ; dès lors, le courant sanguin n'a plus pour débouchés que les deux vertébrales, qui deviennent le siège d'une pression relativement énorme. L'artère vertébrale gauche, dont les parois sont saines, résiste efficacement ; la droite, au contraire, se rompt, soit dans son tronc, soit dans l'une de ses branches, à la surface ou dans l'épaisseur de la moitié droite de la protubérance annulaire, vers le bulbe. Il en résulte nécessairement, suivant notre manière de voir, une hémiplégie faciale à droite et une paralysie des deux membres à gauche. »

Vous voyez, messieurs, que quelque ingénieuses que soient ces interprétations, nous sommes en plein dans le champ des suppositions. Au lieu de tirer ses conclusions de l'observation, M. Gubler adapte celle-ci à sa manière de voir.

Il n'est ici question, bien entendu, que des cas dans lesquels l'hémiplégie croisée de la face et des membres semble répondre à une lésion unique ; car on comprend, et M. Gubler a eu soin de le dire, que cette hémiplégie croisée peut dépendre de lésions multiples intéressant divers points du cerveau, un lobe d'un côté et le nerf facial de l'autre côté. Mais à ces hémiplégies M. Gubler refuse le nom d'alternes, qu'il réserve pour celles qui se rattachent à une lésion unique. Tout en rendant justice au travail de mon honorable collègue, tout en reconnaissant que la science lui est redevable d'avoir appelé le premier l'attention sur des faits intéressants, tout en reconnaissant aussi que l'hémiplégie alterne se lie souvent à une lésion de la protubérance annulaire, comme le démontrent les faits qu'il a publiés, je crois que c'est pousser trop loin la généralisation que de vouloir faire de cette hémiplégie un signe *absolu* d'une lésion du mésocéphale. Dans certains cas, l'explication de cette singulière forme de paralysie nous échappe, et il arrive d'ailleurs ici ce qui nous arrive pour un grand nombre d'affections cérébrales dont l'étude est encore si remplie d'obscurités.

LI. — PARALYSIE FACIALE, OU PARALYSIE DE BELL.

Hémiplégie faciale. — Ses causes. — Ses symptômes. — La contracture musculaire
consécutive à la paralysie d'un côté de la face peut faire croire à l'existence d'une
paralysie de l'autre côté. — Traitement. — *Paralysie double de la face.*

MESSIEURS,

La paralysie faciale est une de ces affections ordinairement sans gravité que nous sommes appelés à rencontrer fréquemment dans le cours de
notre pratique médicale, contre laquelle aussi échouent malheureusement trop souvent les efforts de la thérapeutique. Toute bénigne qu'elle
soit dans la majorité des cas, elle épouvante parfois singulièrement les
malades et ceux qui les entourent ; or, il importe d'autant plus au médecin de bien savoir la reconnaître, qu'elle est encore assez communément
l'occasion de déplorables erreurs de diagnostic. C'est pour vous mettre
en garde contre de telles erreurs que je veux, dans cette conférence, appeler votre attention sur quelques particularités relatives à ce sujet, à
propos de deux individus qui sont affectés de cette paralysie et que vous
avez vus, l'un dans la salle Sainte-Agnès, l'autre dans la salle Saint-Louis,
voisine de la nôtre.

Le jeune homme de la salle Saint-Louis est âgé de dix-sept ans. Il
raconte qu'étant empêché de travailler par une petite blessure de la
main, il allait passer ses journées dans les rues et sur les promenades
publiques ; que, lundi dernier, il s'est couché en plein air sur un tas de
cailloux ; que là, étant en sueur, il s'est endormi et a pris un refroidissement. Il est rentré le soir chez lui, mal à son aise. Cependant, le lendemain matin, il a pu se lever comme d'habitude, n'éprouvant absolument
aucun trouble de santé ; mais au moment où il se mit à manger, il ressentit quelque chose de particulier, une certaine gêne dans la mastication.
Quand une bouchée d'aliments arrivait vers la joue du côté droit, il était
forcé de porter sa main à cette joue pour refouler le bol alimentaire sous
l'arcade dentaire. Cet accident, dont il ne se rendait aucun compte, qui
n'était accompagné d'aucune sensation douloureuse, le surprit ; il fût bien
plus étonné quand un de ses camarades lui dit, en le voyant, qu'il avait
la bouche de travers et que cette déviation augmentait considérablement
quand il riait. Se regardant alors dans un miroir, il vérifia le fait, en fut
effrayé, et vint à l'hôpital demander la guérison.

Le visage étant au repos, le côté droit paraît seulement un peu aplati,
plus flasque que le côté gauche ; l'œil droit est aussi plus ouvert que
l'autre, mais l'ensemble de la physionomie n'a, du reste, rien de bien

étrange. Si le malade parle, et encore plus s'il rit, aussitôt la commissure des lèvres du côté gauche est tirée en dehors et en haut, tandis que, du côté droit, il y a une immobilité absolue; cette immobilité existant aussi bien aux paupières qu'à la joue et aux lèvres, il en résulte une singulière expression de la face, alors surtout que l'individu cherche à contracter ses muscles. L'immobilité ne s'observe aux yeux que sur les paupières, dont l'occlusion complète est absolument impossible du côté droit, le globe se portant ailleurs de droite et de gauche, en haut et en bas en toute liberté, suivant la volonté du patient. Le sens de la vue n'est en aucune façon troublé. Les muscles moteurs de l'œil ne sont donc nullement en cause, et la paralysie, car il s'agit bien ici de paralysie, a frappé exclusivement l'orbiculaire, sans intéresser le releveur de la paupière supérieure.

Poursuivons l'analyse des phénomènes que nous avons observés. En demandant au malade de tirer la langue, nous voyons qu'il exécute ce mouvement de la manière la plus régulière, et l'embarras qu'il éprouve pour articuler certains mots dépend non d'un défaut d'action des muscles de cet organe, mais de l'immobilité à laquelle la joue droite est condamnée. En examinant l'arrière-bouche, il est évident que la double arcade formée par des piliers du voile du palais et la luette n'a pas de chaque côté la forme régulière qu'elle affecte normalement. A gauche, cette arcade est plus étroite, ce qui indique une déviation de la luette de ce côté.

Je vous ai rappelé comment l'accident était survenu. Sauf ces quelques heures de malaise qu'il a éprouvé, le malade n'a pas eu le plus petit trouble général de l'économie, pas le plus petit mal de tête; bien mieux, il prétend ne s'être jamais mieux porté; son appétit, dit-il, est deux fois plus fort qu'auparavant. Je n'attache pas, bien entendu, à ce dire une grande importance, car sans doute c'est la crainte d'un régime trop sévère qui fait ainsi parler notre jeune garçon. Ce détail suffit, toutefois, pour démontrer que sa santé n'a éprouvé aucune perturbation, et que tout se borne à une lésion de la motilité limitée aux muscles de la face, dont la sensibilité cutanée n'est nullement pervertie. Quant aux autres appareils locomoteurs, quant aux membres, ils jouissent de l'intégrité de leurs fonctions.

Nous nous trouvons donc en présence de cette espèce de paralysie qu'on a appelée la *paralysie de Bell.*

Chez l'autre homme, couché dans un des premiers lits de notre salle Sainte-Agnès, la paralysie faciale est survenue dans des circonstances différentes.

De bonne santé habituelle, il était à sa fenêtre et fumait sa pipe pendant le grand orage qui, vous vous le rappelez, a passé sur Paris il y a quelques jours. Tout à coup, un violent coup de tonnerre éclate dans le voisinage; notre homme est vivement épouvanté; bientôt riant de sa frayeur, il reprend sa place à la fenêtre et continue de fumer; mais il s'aperçoit qu'il a une grande difficulté pour cracher; puis, quelques instants après, sa femme remarque qu'il a le visage distordu. Plusieurs jours s'étant écoulés sans que cette distorsion ait cessé, il s'en inquiète et vient à l'Hôtel-Dieu.

Ainsi, dans ce cas, une émotion morale, une frayeur vive, a amené le même accident qu'a déterminé l'impression du froid chez le jeune garçon de la salle Saint-Louis. Chez ces deux individus, il s'est produit une paralysie d'un des côtés de la face, portant exclusivement sur le mouvement, et n'affectant exclusivement aussi que les muscles animés par l'un des nerfs de la septième paire. Ces deux faits vous offrent des exemples de l'espèce d'hémiplégie faciale à laquelle on a donné, dans le langage de l'école, l'épithète d'idiopathique, voulant entendre par là que l'affection est indépendante de toute lésion matérielle appréciable, traumatique, inflammatoire ou autre, qui ait attaqué, soit primitivement, soit secondairement le nerf facial.

C'est ici le lieu de passer rapidement en revue les différentes *causes* sous l'influence desquelles peut survenir cette paralysie faciale.

L'*action du froid* en est une des plus fréquentes, et il ne serait pas difficile de rassembler un grand nombre de faits analogues à celui de notre premier malade, car depuis bien longtemps on trouve signalée dans les auteurs cette espèce de paralysie sous le nom de *paralysie rhumatismale*. Elle surprend ceux qu'elle frappe au milieu de la plus parfaite santé, n'amenant d'ailleurs avec elle aucun trouble général de l'économie : un simple courant d'air, le séjour dans un endroit humide, dans une habitation dont les murs sont encore frais suffisent pour l'occasionner.

Vous voyez, par l'exemple de notre homme de la salle Sainte-Agnès, qu'une *émotion morale* peut aussi la déterminer. Chez cet homme ç'a été une grande frayeur; chez d'autres, la paralysie s'est produite à la suite d'un violent accès de colère; chez d'autres encore, à la suite d'une douleur profonde, comme celle occasionnée par la mort inattendue d'une personne qui leur était chère. Quelquefois aussi, la maladie ne peut être rattachée à aucune cause apparente.

Dans tous les cas où elle ne se lie point à l'existence d'une altération matérielle appréciable, la maladie survient brusquement : il en est de même dans d'autres circonstances où la paralysie est consécutive à des *lésions traumatiques* du nerf.

Vous savez, messieurs, qu'il n'est pas rare que des enfants naissent avec une paralysie faciale, qui, quelquefois est prise par des personnes inattentives pour une affection symptomatique d'une maladie encéphalique. Cette paralysie, qui dépend d'une contusion produite par l'application du forceps sur le nerf de la septième paire à la sortie de l'aqueduc de Fallope, est généralement passagère et sans aucune espèce de gravité ; cependant, lorsque la contusion a été excessive, elle peut persister toute la vie.

Vos maîtres en chirurgie vous ont appris que l'hémiplégie faciale pouvait être la conséquence de blessures intéressant la septième paire, soit que ces blessures aient été accidentelles, soit qu'elles aient été produites dans une opération chirurgicale.

Cette paralysie peut encore dépendre d'une fracture du crâne comprenant la partie du rocher dans laquelle est creusé le canal de Fallope.

Dans ces différents cas, la paralysie survient soudainement. Mais il en est d'autres où elle survient d'une manière lente et progressive : c'est lorsqu'elle se rattache à l'existence d'une lésion qui attaque secondairement le nerf facial ; c'est lorsqu'elle est occasionnée par une altération organique qui, avoisinant le nerf facial, arrive à le comprimer dans un point de son trajet ou à l'altérer dans sa texture.

Vous connaissez le trajet du nerf de la septième paire ; vous savez qu'émergeant du faisceau latéral de la moelle au moment où ce faisceau va s'engager dans l'épaisseur du mésocéphale, il entre dans le conduit auditif interne, où il parcourt le canal flexueux de l'aqueduc de Fallope pour sortir du crâne par le trou stylo-mastoïdien ; que là, après avoir fourni plusieurs rameaux, l'auriculaire postérieur, le stylo-hyoïdien, le sous-mastoïdien, il se divise en deux branches, cervico-faciale et temporo-faciale. Eh bien ! avant son entrée dans le rocher comme après sa sortie, ce nerf est quelquefois envahi par des tumeurs qui, développées soit dans la cavité crânienne, soit dans la région parotidienne, peuvent exercer sur lui une compression ou désorganiser son tissu. Dans son parcours à travers le rocher, il est loin d'être à l'abri de tout accident ; la nécrose ou la carie avec suppuration de cette partie de l'os temporal entraînant sa destruction, et par conséquent la paralysie des parties qu'il devait animer, ainsi que j'en ai vu plusieurs exemples, un, entre autres, chez un jeune garçon âgé de dix-sept mois, qui mourut dans mes salles de l'hôpital Necker, et dont l'histoire a été publiée dans le *Bulletin général de thérapeutique* du mois de janvier 1847.

Il ne faudrait pas, toutes les fois que vous voyez un malade atteint de *paralysie de Bell*, porter un pronostic favorable. J'ajouterai que, dans quelques circonstances fort rares, cette affection reconnaît pour cause une lésion de l'encéphale. Graves dit avoir observé deux fois la paralysie *exclusivement faciale* dans des hémorrhagies cérébrales limitées, et mon ancien collègue dans les hôpitaux, Duplay, a rapporté plusieurs faits du même genre dans un mémoire très remarquable[1]. Graves fait observer

---

1. Duplay, *Paralysie faciale par hémorrhagie chez les vieillards* (*Union médicale*, 1854, p. 404).

qu'une paralysie ainsi localisée n'a rien de très extraordinaire, puisque l'on voit assez fréquemment l'hémorrhagie du cerveau ne se révéler que par la paralysie de la langue ou par celle d'un bras. J'ai déjà bien souvent, dans ma vie, vu des individus qui, évidemment, avaient un épanchement hémorrhagique très limité, et qui avaient une déviation des traits du visage portée fort loin, tandis qu'ils ne se plaignaient d'aucun affaiblissement dans les membres du même côté. Pourtant, il faut le dire, lorsque l'on examine ces malades avec une grande attention, lorsqu'on les fait lever et qu'on les fait marcher, on peut s'apercevoir d'une certaine hésitation dans le mouvement de la jambe, hésitation dont ils n'ont pas conscience ; puis, si l'on essaye leurs forces avec le dynamomètre de Burq, on constate que la pression exercée sur l'instrument par la main du côté où la face est paralysée est évidemment moindre que celle qui est exercée par l'autre main. Je suis donc fort disposé à penser que l'illustre clinicien de Dublin n'a pas soumis à toutes les épreuves dont je viens de parler les deux sujets dont il raconte très sommairement l'histoire. Quant aux faits rapportés par Duplay, ils n'ont pas non plus porté la conviction dans mon esprit. Il m'a paru que, dans les deux premiers qu'il cite comme types, il y avait eu, à des époques différentes, paralysie de Bell hémorrhagie cérébrale, maladies qui ne s'excluent nullement.

Est-ce à dire pourtant que jamais une lésion de l'encéphale ne puisse produire une paralysie de la face ayant tous les caractères de la paralysie de Bell ? Non, messieurs. Les expériences de M. Vulpian ont parfaitement démontré qu'une lésion de la protubérance annulaire pouvait amener une paralysie faciale. Ce professeur ayant fait, sur un chien, une blessure très limitée du quatrième ventricule, a déterminé une paralysie faciale avec tous les caractères de la paralysie de Bell, et même avec ceux que Duchenne a indiqués, c'est-à-dire le défaut d'excitabilité électrique des muscles animés par le nerf de la septième paire. On comprend donc que si, dans un point très limité du mésocéphale, il se faisait une petite hémorrhagie, cette hémorrhagie pourrait donner lieu aux symptômes exclusifs de la paralysie de Bell. Mais ces cas sont tellement rares que, dans le cours d'une très longue pratique, je n'en ai pas encore rencontré un seul exemple. Au contraire, il arrive assez souvent que, dans une hémorrhagie occupant le cerveau sans lésion du pont de Varole, il y ait une paralysie prédominante des muscles du visage simulant la paralysie de Bell.

Il y a un signe distinctif capital sur lequel je ne saurais trop insister ; je veux parler de la paralysie du muscle orbiculaire des paupières. Quelque complète que soit une hémiplégie tenant à une lésion du cerveau, *jamais je n'ai vu le muscle orbiculaire des paupières complètement paralysé ; l'œil peut toujours se fermer ;* tandis que, dans la paralysie de Bell, la paralysie de l'orbiculaire des paupières ne manque jamais, et l'occlusion complète de l'œil est impossible. M. Cazalis, a, comme moi, fixé son attention sur ce point de sémiotique, et il déclare n'avoir jamais vu un seul cas d'hémorrhagie ou de ramollissement du cerveau dans lequel le malade ne pût fermer l'œil du côté atteint, quelque grave que fût la paralysie.

Toutefois, dans quelques cas exceptionnels, toutes les branches du nerf facial ne sont pas atteintes; celles, par exemple, qui se distribuent aux muscles de la paupière peuvent être intactes. Le signe que je viens de vous indiquer ferait donc quelquefois défaut. Mais alors il faut se souvenir de celui qui a été donné par Duchenne, et confirmé par les expériences de M. Vulpian. Dans la paralysie faciale tenant à une lésion du cerveau, l'excitation électrique est sentie par les muscles, comme dans l'état normal; tandis que la contractilité musculaire n'est pas ou presque pas éveillée par un courant électrique, si la paralysie dépend de la lésion du nerf de la septième paire.

Lorsque depuis longtemps il existe une otite grave, une destruction du tympan et des osselets, il n'est pas rare de trouver le rocher en grande partie envahi par la carie, et dans ce cas on voit survenir la paralysie faciale. Pendant que j'étais chargé du service des scrofuleux à l'hôpital des Enfants malades, j'ai bien souvent montré aux élèves qui suivaient ma clinique la relation qui existe entre les maladies chroniques de l'oreille interne et la paralysie de Bell. Mais malheureusement le mal ne se borne pas à la destruction du nerf facial dans son passage à travers l'aqueduc de Fallope; il arrive jusqu'à la portion crânienne du rocher, le pus soulève, puis perfore la dure-mère, et vous voyez survenir ces abcès de la base du crâne, ces suffusions purulentes de l'arachnoïde sur lesquelles Abercrombie et Hamilton ont, les premiers, appelé l'attention des praticiens : accidents terribles qui ne pardonnent peut-être jamais, et dont vous avez vu, l'année dernière, un si triste exemple au n° 30 de notre salle Saint-Bernard.

Dans quelques cas, le pus se fait ainsi jour jusque dans la cavité de la moelle, et je ne puis résister au désir de vous rappeler à ce sujet l'histoire d'un jeune garçon de dix ans, traité par Graves (de Dublin).

« Un jeune garçon âgé de dix ans, et atteint d'anasarque générale, fut admis dans l'hôpital de Meath. Il était scrofuleux et profondément débilité par une diarrhée chronique. Un traitement convenable fit disparaître ces graves symptômes; sa santé devint comparativement bonne. Nous nous aperçûmes bientôt qu'il avait une paralysie faciale du côté droit : en l'examinant de plus près, nous vîmes qu'il avait une suppuration de l'oreille droite à laquelle il avait été sujet depuis sept ans. Peu après, il se plaignit de violentes douleurs dans l'oreille et dans le côté gauche de la tête. A quinze jours de là, il fut pris de convulsions; la douleur quitta le côté de la tête pour se porter en arrière, et de là s'étendre à la nuque,

et enfin à toute l'épine; alors l'otorrhée diminua. Quelques jours avant
sa mort, il fut pris de spasmes, ressemblant à ceux du tétanos, accompagnés d'une exquise sensibilité de toute la surface du corps. Les mouvements, l'intelligence, ne furent pas affectés.

» A l'autopsie, on trouva la portion dure de la septième paire parfaitement normale à la face; le nerf était également sain depuis son origine
jusqu'à son entrée dans le conduit auditif. Immédiatement au-dessus de
cette ouverture, on trouvait la dure-mère d'une couleur grisâtre, détachée
du rocher, et perforée par un trou rond, pouvant admettre une plume de
corbeau. En coupant cette portion de la dure-mère, on voyait l'espace
compris entre elle et le rocher rempli d'un pus fétide, épais et grisâtre.
La perforation de la dure-mère répondait exactement à l'ouverture de l'a-
queduc du vestibule; toutefois cette ouverture était singulièrement élar-
gie, et l'os, à l'intérieur, était carié. Les nerfs de la base du crâne étaient
baignés de pus; mais le cerveau lui-même était sain et exempt de vascularité. L'arachnoïde spinale était elle-même remplie de la même matière,
sans que la moelle d'ailleurs semblât être malade. »

Messieurs, les *symptômes* de la paralysie faciale varient suivant que
la lésion dont elle dépend occupe un point plus ou moins rapproché de
l'origine de la septième paire. Mais, quel que soit le siège de cette lésion,
la physionomie du sujet offre un aspect étrange tout à fait caractéristique.

Déjà, à l'état de repos, on constate un défaut de symétrie entre les
deux côtés du visage, dû à l'absence d'antagonisme entre les muscles qui,
par leur contraction synergique, donnent aux traits leur régularité. La
joue du côté sain semble ridée, raccourcie; la commissure des lèvres correspondante, tirée en dehors et en haut, se trouve remontée au-dessus
du niveau de la commissure opposée. Dans le cas où la paralysie est très
prononcée, la commissure du côté malade reste entr'ouverte et laisse
échapper continuellement la salive.

En outre, la joue, dont le muscle buccinateur est frappé de paralysie,
est flasque, et, cédant, dans les fortes expirations, à la pression de l'air du
dedans au dehors, s'enfle pour retomber ensuite et battre, pour ainsi dire,
à la façon d'un rideau, au-devant des arcades dentaires et de l'espace qui
les sépare. De ce côté aussi, la respiration par les fosses nasales se fait
mal, la narine ne s'ouvrant plus comme elle fait normalement, restant
plus fermée qu'elle ne doit l'être et qu'elle ne l'est, en effet, du côté
sain, vers lequel le bout du nez est légèrement entraîné. L'œil, au contraire, est plus largement ouvert, bien que le sourcil soit abaissé, ce qui
tient à ce que le muscle sourcilier, frappé d'inaction, ne peut pas le tenir relevé; cet œil semble aussi plus volumineux, plus proéminent que
l'autre. La paupière inférieure est abaissée et renversée en dehors, tandis que la supérieure, n'obéissant plus qu'à son muscle élévateur, est

relevée et immobile dans cette position. En un assez grand nombre de circonstances, il y a un écoulement constant de larmes, et l'*épiphora*, d'autant plus abondant que l'irritation de la conjonctive sollicite une sécrétion plus considérable de la glande lacrymale, l'épiphora tient, d'une part, à ce que la paupière inférieure ne forme plus gouttière, d'autre part, et surtout, à ce que cette portion de l'orbiculaire qui constitue le muscle de Horner est comprise dans la paralysie. Alors les points lacrymaux, que ce petit muscle a pour fonction de faire saillir et de porter en dedans ne pouvant plus prendre cette direction, ne puisent plus les larmes, qui ne sont plus reçues dans leurs conduits naturels.

Ce qui se passe du côté de l'appareil de la vision, dans la paralysie faciale, peut avoir de fâcheuses conséquences, en entraînant des accidents analogues à ceux que je vous ai signalés[1], parmi les complications des fièvres graves : je veux parler de ces ophthalmies qui sont le résultat du défaut de clignement. Vous savez, en effet, messieurs, que le clignement exige pour s'opérer l'intervention de trois espèces de nerfs : des rameaux de la cinquième paire, nerfs sensitifs qui font naître la sensation du besoin de cligner ; des rameaux de la septième paire, nerfs moteurs qui président à la contraction du muscle orbiculaire, et par conséquent à l'occlusion des paupières ; enfin, des rameaux de la troisième paire, le moteur oculaire commun qui préside à la contraction du muscle élévateur de la paupière supérieure, lequel fait ouvrir les yeux. Ce clignement a pour but de protéger le globe oculaire contre l'action de ce qui pourrait venir du dehors le blesser ; il a surtout pour but d'étaler à la surface de l'œil les larmes qui lubrifient les membranes qui entrent dans sa composition et de leur conserver leur transparence. Or, du moment qu'une lésion du nerf facial entraîne la paralysie du muscle orbiculaire, le clignement ne peut plus avoir lieu, les larmes ne vont plus être étalées à la surface du globe oculaire, ou ne vont plus l'être qu'imparfaitement ; en outre, l'œil, restant constamment ouvert, va être exposé à l'action irritante de l'air, être pris d'inflammation, qui augmentera plus ou moins rapidement. La conjonctive s'injecte et rougit ; la cornée est attaquée, elle se sèche, devient opaque, s'ulcère, se perfore, et l'œil se perd, ainsi que cela arrive dans les cas de fièvres graves auxquels je faisais allusion, il y a un instant. Si ces redoutables accidents sont cependant assez rares dans les cas de paralysie faciale, c'est que, d'une part, les mouvements du globe oculaire opérés par les muscles propres suppléent en partie au clignement ; c'est que, d'autre part, les malades, avertis par leur instinct, y suppléent aussi en abaissant de temps en temps avec leurs doigts la paupière paralysée pour en frotter la surface de l'œil.

Mais c'est quand le visage s'anime, c'est lorsque l'individu parle, c'est

---

1. Tome Ier, p. 363 et suiv.

quand il rit, ou qu'il cherche à faire contracter les muscles de sa face, que la difformité tenant à la paralysie faciale devient bien autrement apparente, l'immobilité du côté paralysé contrastant singulièrement avec l'exagération des mouvements qui s'opèrent de l'autre côté. Ici la commissure des lèvres est entraînée en haut et en dehors; l'aile du nez se relève et s'ouvre, l'œil peut se fermer à volonté, les plis du front se prononcent; tandis que du côté affecté, la commissure des lèvres reste abaissée, la narine fermée, l'œil ouvert, le front immobile.

Si le malade parle, il a un certain embarras causé par la gêne qu'il éprouve pour prononcer les consonnes et les voyelles labiales. Cependant la langue reste généralement libre, et quand on la fait tirer hors de la bouche, elle garde sa direction normale, bien qu'il y ait une déviation apparente tenant à ce que les deux commissures des lèvres ayant perdu leurs rapports naturels avec la ligne médiane, sa pointe semble dirigée en dehors de cette ligne médiane, du côté correspondant à la paralysie. Il est néanmoins des cas dans lesquels cette déviation est réelle et où la langue est paralysée : c'est lorsque les filets que le nerf facial envoie aux muscles stylo-glosse et génio-glosse sont compris dans l'affection. Alors aussi se présente une particularité signalée par plusieurs observateurs et que nous avons nous-même notée chez le jeune homme de la salle Saint-Louis : je veux parler de la paralysie d'une partie du voile du palais et de la luette, et de la déviation de cet appendice. En examinant le pharynx de notre malade, vous avez pu voir que la luette était entraînée à gauche (la paralysie faciale occupait le côté droit), de telle sorte que la demi-arcade circonscrite entre elle et les piliers du voile du palais était sensiblement beaucoup plus étroite que la demi-arcade droite.

Ces paralysies de la langue et du voile du palais, accidents assez peu fréquents d'ailleurs, ne peuvent s'expliquer qu'en admettant que la lésion de la septième paire siège près de l'origine de ce nerf, ou tout au moins avant sa géniculation dans l'aqueduc de Fallope. C'est, en effet, de cette partie du nerf qu'émanent les filets qui se rendent au ganglion sphénopalatin d'où partent les rameaux destinés aux muscles du voile du palais, au stylo-glosse et au génio-glosse.

En raison de l'inaction du muscle orbiculaire des lèvres, certains actes sont devenus impossibles : ainsi le malade ne peut plus cracher, ou du moins il a beaucoup de peine à lancer ses crachats, et vous vous rappelez que c'est là le premier symptôme auquel notre homme de la salle Sainte-Agnès s'est aperçu de l'accident qui lui était arrivé. Il ne pouvait plus siffler, et s'il essayait de souffler en fermant sa bouche, de manière à gonfler ses joues, il ne pouvait pas retenir l'air qui s'échappait par ses lèvres entr'ouvertes.

La mastication elle-même est gênée. Le muscle buccinateur paralysé ne pouvant plus refouler, ainsi qu'il le fait normalement, dans la cavité buccale le bol alimentaire, celui-ci reste engagé en dehors des arcades dentaires, dans l'espèce de poche formée par la joue distendue, où il faut que la langue aille sans cesse le chercher. Souvent même l'individu atteint de paralysie faciale est obligé de se servir de son doigt pour ramener l'aliment sous les dents : ou bien, quand il mange, il soutient avec sa main la joue paralysée pour l'empêcher de se distendre, suppléant instinctivement ainsi à l'action du muscle qui lui fait défaut.

Au milieu de ces troubles de la motilité, la sensibilité tactile reste conservée dans les parties paralysées ; cependant il arrive quelquefois que le sens du goût est perverti du côté de la langue correspondant à la paralysie du mouvement. Le 8 octobre 1863, je voyais dans mon cabinet un malade soigné par M. Pératé. Il y a deux mois, il avait été fortement mouillé sur l'impériale d'un omnibus. A quelques jours de là il avait fait un voyage en chemin de fer ; la glace était ouverte et il avait reçu le vent sur le côté gauche du visage. Le lendemain, en mangeant, il lui semblait que les aliments avaient le goût de *plâtre salé*, c'est l'expression dont il se servait. Le jour suivant, la paralysie faciale était complète du côté gauche.

La modification du goût persistait encore quand je vis le malade, bien qu'à un plus faible degré.

Cette perversion du goût est-elle la preuve que la corde du tympan est un nerf sensitif, ou bien le goût n'est-il modifié que parce que ce filet nerveux présidant à la sécrétion salivaire, comme l'a démontré Cl. Bernard, sa lésion entraîne des modifications dans cette sécrétion dont l'utilité est indispensable à la régularité des fonctions gustatives ?

Non seulement la sensibilité tactile est conservée ; mais encore, en quelques cas, il y a dans les parties affectées un sentiment de douleur dépendant de l'affection rhumatismale sous l'influence de laquelle la paralysie s'est développée.

Messieurs, il semble qu'il n'y ait plus d'erreur possible quand il s'agit de reconnaître une paralysie faciale, ou que, du moins, toute la question du *diagnostic* se réduise à aller à la recherche des causes qui l'ont produite. Eh bien! une jeune femme qui était couchée au n° 7 de notre salle Saint-Bernard vous a fait voir que ce diagnostic n'était pas toujours aussi simple qu'on pourrait le croire.

Vous vous rappelez la malade dont je parle ; elle entrait à l'Hôtel-Dieu pour des accidents, suites de couches, dont nous n'avons point à nous occuper ici, et qui, d'ailleurs, n'eurent aucune gravité. Mais dès notre première visite, nous avions été frappés de la difformité que présentaient les traits de son visage, et qui, au premier abord, donnait l'idée d'une paralysie faciale occupant le côté *gauche*. La face, en effet, était grimaçante et notablement déviée *à droite*. De ce côté, la lèvre supérieure et l'aile du nez étaient relevées ; la commissure labiale était tirée en haut et en dehors ; le sillon naso-labial, également relevé, était plus profondément creusé, en même temps que la narine correspondante était moins ouverte que l'autre. Cependant, de ce côté aussi, l'œil paraissait plus grand que le gauche, la paupière inférieure était abaissée, légèrement renversée en dehors, et les larmes, abondamment sécrétées, alors surtout que la malade avait regardé un objet, s'écoulaient sur la joue, ne suivant plus leur cours naturel ; alors aussi la vue était un peu troublée.

En examinant attentivement le visage de cette jeune femme, on n'était pas longtemps sans s'apercevoir que du côté droit survenaient de petits mouvements convulsifs, analogues à ceux qui caractérisent le tic non douloureux. Ces mouvements, qui se produisaient spontanément, pouvaient être provoqués quand, par exemple, on frottait la joue ou la lèvre supérieure, soit avec le bout du doigt, soit avec le manche d'une plume, ou bien quand on chatouillait légèrement la peau de ces régions.

Si, au premier abord, on pouvait penser à une paralysie du côté gauche, déjà le fait de l'abaissement de la paupière, la moindre dilatation de la narine droite, suffisaient pour modifier le diagnostic ; mais, quand on sollicitait des mouvements de la face, l'hésitation n'était plus permise, et il ressortait évidemment que l'affection siégeait du côté droit. Lorsque la malade parlait, et plus encore lorsqu'elle riait, la déviation des traits s'opérait énergiquement à *gauche;* la lèvre supérieure et l'aile du nez se relevait obliquement, la commissure labiale se portant très énergiquement en dehors et en haut. Lorsqu'elle voulait souffler, sa joue gauche se gonflait, sa bouche restait fermée de ce côté, tandis qu'à droite sa joue restait flasque et sa bouche s'entr'ouvrait. De plus, quelque effort qu'elle fît, elle ne pouvait pas parvenir à fermer l'œil de ce côté.

Enfin, cette jeune femme nous racontait ainsi la marche des accidents dont elle était affectée. Huit ans auparavant, elle avait été complètement paralysée du *côté droit de la face*, et cette paralysie était survenue brusquement à la suite d'un *coup de froid* qu'elle avait reçu en allant se promener au bord de la mer après s'être fait arracher une dent. Pendant huit mois on essaya inutilement des applications de sangsues et d'autres moyens thérapeutiques pour combattre ce mal qui était accompagné de violentes douleurs de tête ; enfin, il céda après quatre mois d'un traitement par l'électrisation localisée. La guérison semblait radicale. Les traits du visage avaient repris leur régularité, quand s'opéra ce nouveau changement que nous constations et dont la malade prétendait ne s'être aperçue que depuis peu de temps.

Plusieurs personnes, consultées depuis cette époque, s'étaient méprises, sinon sur la nature de la maladie, du moins sur le siège de la paralysie, mettant en cause le côté gauche, tandis que c'était bien incontestablement le côté droit qui était pris ; car aucun d'entre vous ne doute que nous n'ayons affaire ici à une *convulsion* et à une *contracture des muscles de la face* consécutive à leur paralysie.

On pouvait supposer, mais on ne pouvait affirmer l'existence d'une relation entre la paralysie faciale et la convulsion des muscles animés par la septième paire ; mais cette convulsion pouvait bien aussi n'être qu'une coïncidence. En effet, ce que Graves a appelé le *spasme de la portion dure de Bell*, en d'autres termes, le spsasme des muscles de la face, indépendamment de toute affection douloureuse, de toute paralysie, s'observe assez communément, et Graves en rapporte une très curieuse observation dans sa trente-huitième leçon. Pour mon compte, je l'ai vu souvent, le plus souvent, il est vrai, lié à une névralgie de la cinquième paire, à cette espèce de névralgie que j'ai appelée *épileptiforme*, et dont je vous ai longuement entretenus.

Quant à la contracture simple des muscles de la face après la paralysie de Bell, elle est fort commune. Chez notre jeune femme, suivant la règle la plus générale, elle était partielle : la lèvre supérieure et l'aile du nez relevées, la déviation de la commissure labiale correspondante montraient que cette contracture ne portait que sur les muscles orbiculaires des lèvres et les zygomatiques, sur le buccinateur et sur le releveur commun de l'aile du nez et de la lèvre supérieure ; tandis que la paupière inférieure abaissée, la narine droite moins ouverte que la gauche, prouvaient que la paralysie persistait pour le muscle orbiculaire des paupières, pour le dilatateur de la narine (le pinnal transverse). La contracture se liait d'ailleurs à un certain degré de paralysie, comme le prouvait le défaut de contraction volontaire dans les muscles affectés.

J'ai déjà bien souvent, et depuis longtemps, appelé votre attention sur cette contracture des muscles de la face, qui est la conséquence de la paralysie de Bell. Il se passe ici quelque chose d'analogue à ce que nous observons pour d'autres muscles dans les hémiplégies dues à une hémorrhagie cérébrale ou à un ramollissement. Lorsque l'hémiplégie a été telle que les mouvements ont été abolis pendant quelques semaines, il est rare que les muscles du bras et de l'avant-bras ne deviennent pas le siège d'une contracture incurable. Parcourez les hospices de vieillards, et vous serez frappés de la grande fréquence de cette affection. Les malades ont l'avant-bras à demi fléchi sur le bras, la main fléchie sur l'avant-bras, les doigts, et plus particulièrement les deux dernières phalanges, et la phalange unguéale du pouce portés fortement dans la paume de la main. Cette contracture est quelquefois un peu douloureuse, et jamais nous ne pouvons essayer de la vaincre sans produire de vives souffrances, souffrances que l'on excite également quand on presse vivement les masses musculaires atteintes de ce spasme. La contracture, après la paralysie, est donc un fait extrêmement commun, et il était tout simple qu'on l'observât après la paralysie de Bell, lorsque celle-ci avait été portée très loin et qu'elle avait duré longtemps.

L'année dernière, nous en avions dans le service de la Clinique un autre exemple très frappant. Bien entendu, ces faits ne se présentent pas toujours sous la même forme, en ce sens que tantôt la contracture portera sur un muscle, tantôt sur un autre : chez celui-ci, ce sera l'orbiculaire des paupières qui sera affecté, et il en résultera que l'œil, au lieu d'être plus ouvert que l'autre, se fermera et paraîtra plus petit; chez celui-là; ce seront les muscles zygomatiques, le buccinateur, comme chez notre jeune femme. Il peut arriver aussi que les muscles se rétractent à la longue, et alors il y a non plus seulement une simple difformité de la face, mais encore une gêne considérable dans les mouvements. Cette contracture des muscles du visage est, je vous le répète, une des terminaisons fréquentes de la paralysie dite rhumatismale de la septième paire. Duchenne (de Boulogne) a consacré à ce sujet un intéressant chapitre de son ouvrage[1]. Je m'étonne d'autant plus de voir que nos livres classiques en aient aussi peu fait mention, que la contracture musculaire consécutive à la paralysie des membres ou du tronc est un accident qui a été signalé par tous.

Un peu d'attention suffira pour faire éviter les erreurs de diagnostic.

Quant au diagnostic différentiel des diverses espèces de paralysies entre elles, il s'établira sur la connaissance des circonstances dans lesquelles l'affection est survenue, sur la marche qu'elle aura suivie dans son développement, sur les phénomènes concomitants.

Dans une de nos précédentes conférences, j'ai trop longuement insisté sur les caractères distinctifs entre la paralysie de Bell et la paralysie faciale symptomatique d'une affection cérébrale telle que l'hémorrhagie, pour que j'aie besoin d'y revenir. Il est cependant des cas embarrassants : c'est lorsque la paralysie faciale se lie à l'existence d'une tumeur encéphalique développée, soit dans les enveloppes du cerveau, soit dans le cerveau lui-même, soit dans l'os du rocher, au voisinage du point où le nerf de la septième paire s'engage dans l'aqueduc de Falloppe. La cause de cette paralysie, alors surtout que celle-ci se montre brusquement, peut être méconnue, et la maladie peut être prise pour une affection de nature rhumatismale. Ces cas sont heureusement très rares, et d'ailleurs il ne se passe pas longtemps sans que d'autres phénomènes viennent éclairer le diagnostic.

La paralysie faciale dite idiopathique guérit généralement, elle guérit d'autant plus rapidement qu'elle est survenue subitement et que le malade est plus jeune. Dans certaines circonstances, la maladie résiste opiniâtré-

---

1. Duchenne (de Boulogne), *De l'électrisation localisée et de son application à la pathologie et à la thérapeutique*, 3ᵉ édition, Paris, 1872, p. 866.

ment à toute action thérapeutique, sans que rien dans les phénomènes qui la caractérisent vous donne la raison de cette opiniâtreté; tandis que, dans d'autres circonstances, le mal, qui semblait se présenter avec des symptômes identiques, cède avec la plus merveilleuse facilité. Duchenne a démontré que nous possédions dans l'électrisation localisée un moyen de distinguer ces cas, l'abolition de la contractilité électrique dans les muscles paralysés étant considérée par lui comme un signe certain de l'incurabilité de l'affection.

Maintenant, messieurs, quelques mots du *traitement*. Avant toutes choses, n'oubliez pas que la paralysie faciale est quelquefois une affection tellement passagère, qu'elle guérit en vingt-quatre heures, quinze et même douze heures, avant que la médecine ait eu le temps d'intervenir. C'est là, il faut le dire, l'exception ; le plus souvent, il faut agir. La médication antiphlogistique, des applications de sangsues ou de ventouses scarifiées au-devant de l'oreille et au niveau de l'apophyse mastoïde, trouvent leur indication quand la douleur et un certain degré de tuméfaction de la région parotidienne semblent annoncer une irritation des parties.

Quand le mal revêt des allures moins aiguës, c'est aux remèdes excitants du système cutané qu'il faut avoir recours. Les vésicatoires occupent ici la première place. S'ils font défaut, on est obligé d'employer des moyens plus énergiques, la cautérisation transcurrente, les cautères, les moxas.

Une médication dont j'ai retiré d'assez bons effets est l'emploi des préparations de strychnine, ou de vératrine par la méthode endermique. A cet effet, sur le derme dénoué par un emplâtre vésicant, je fais appliquer, soit de 2 à 10 milligrames de sulfate de strychnine, soit la même dose de vératrine ; ces deux substances doivent toujours être mêlées à cinq ou six fois leur poids de sucre en poudre. Je me suis assez bien trouvé des applications sur la région parotidienne de compresses imbibées de teinture de noix vomique.

Enfin, l'acupuncture, l'électropuncture, ou plus simplement l'électrisation, ont été d'un utile secours ; mais il faut être prévenu que la faradisation demande à être employée suivant certaines règles qui ont été parfaitement indiquées par Duchenne [1].

Ce que nous disons ici du traitement ne se rapporte qu'à la paralysie dite rhumatismale. Il est trop évident que celle qui reconnaît pour cause ou une section accidentelle du nerf, ou sa destruction dans les maladies du rocher, est tout à fait au-dessus des ressources de l'art.

Messieurs, je ne vous ai parlé jusqu'ici que de l'hémiplégie faciale ; quelques mots, en finissant, sur la *paralysie double de la face*, dont M. le Docteur Davaine, dans un long et substantiel mémoire, a résumé les

1. Duchenne, *De l'électrisation localisée*, Paris, 1872.

caractères, qui varient suivant que la paralysie est générale ou partielle, complète ou incomplète [1].

Dans la paralysie générale et complète (la seule dont nous nous occuperons ici, la paralysie partielle des deux nerfs de la septième paire n'ayant été observée que chez les animaux), les traits du visage n'ont rien perdu de leur régularité, ou, pour mieux dire, il n'y a plus ce défaut de symétrie qui dans l'hémiplégie est le fait de l'absence d'antagonisme entre les muscles du côté affecté et ceux du côté sain. La physionomie, immobile, prend une expression particulière, et ressemble à un masque inanimé sur lequel les impressions de l'âme ne se traduisent plus que par le changement de coloration. La peau du front est sans rides, la région sourcilière est abaissée; les paupières sont largement ouvertes sans pouvoir se fermer, l'inférieure est à demi renversée, et, comme dans l'hémiplégie, les larmes s'épanchent constamment sur les joues, de même que les lèvres à demi entr'ouvertes laissent couler la salive hors de la bouche. Les narines rétrécies s'affaisent encore pendant l'inspiration, tandis que dans les fortes expirations, les joues sont soulevées pour retomber bientôt à la façon d'une voile mal tendue. Les phénomènes que nous avons analysés à propos de l'hémiplégie faciale, à savoir, la gêne de la mastication, l'impossibilité de cracher, de souffler, de siffler, la gêne de la prononciation de certaines consonnes et des voyelles labiales, ces phénomènes sont bien plus marqués dans cette paralysie double de la face ; de plus, la voix est nasillarde, et cela tient à ce que le voile du palais, qui, nous l'avons vu, est quelquefois compris dans la paralysie d'un seul côté, l'est généralement bien plus complètement dans la double paralysie. Si l'on examine le fond de la gorge, on ne retrouve plus, comme dans l'hémiplégie, ni la déviation de la luette, ni la diminution dans le diamètre d'une des arcades comprises entre celle-ci et les piliers correspondants ; les deux arcades sont symétriques. Mais de cette paralysie complète du voile du palais résulte, indépendamment de la voix nasillarde, la gêne de la déglutition et le retour des boissons par le nez. La gêne de la déglutition dépend aussi d'autres causes : d'une part, de la paralysie du ventre postérieur du muscle digastrique et de celle du muscle stylo-hyoïdien qui, recevant un rameau du nerf facial, élève la base de la langue; d'autre part, de la paralysie du pharynx lui-même, auquel se rendent également des rameaux du nerf de la septième paire ; enfin, la langue ne peut plus être facilement portée hors de la bouche, ni sa pointe recourbée en haut.

Vous comprenez, messieurs, qu'il est impossible de ne rien formuler

---

1. Davaine, *Mémoire sur la paralysie générale ou partielle des deux nerfs de la septième paire* (Mém. de la Société de biologie, 1852, et Gazette méd. de Paris, 1852 et 1853).

d'une manière générale sur la marche, la durée, la terminaison de la paralysie double de la face; parce qu'en effet, sa marche, sa durée, sa terminaison, sont nécessairement subordonnées aux *causes* dont elle relève.

Tantôt ce seront des lésions du centre nerveux, comme des épanchements, du ramollissement, etc., dont les expressions symptomatiques resteront limitées aux muscles animés par des nerfs de la septième paire, ainsi que cela existait dans une des observations rapportées par M. Davaine, sans qu'il nous soit possible d'expliquer par la lésion cadavérique la localisation de la paralysie dans ce cas.

Tantôt ce seront des affections qui auront frappé sur les deux nerfs faciaux dans leur trajet à travers le rocher. Ainsi, M. Davaine cite un exemple de paralysie double survenue à la suite d'une commotion violente qui avait fracturé en même temps les deux os temporaux. Or, dans ce cas, la paralysie s'expliquait par la compression exercée sur les nerfs ou par la déchirure de ces nerfs. Mais on conçoit qu'une maladie générale comme la scrofule et la syphilis sera plus propre qu'aucune autre à produire une lésion simultanée des deux rochers et à amener les accidents de paralysie double de la face. Tel est le fait observé par Dupuytren, d'une jeune fille de seize ans qui fut atteinte de cette double paralysie, frappant d'abord le côté gauche et huit jours après le côté droit, et qui céda après huit mois d'un traitement antisyphilitique. Il y a quelques jours, je lisais dans *la France médicale* une observation analogue tirée du *Dublin quarterly Journal*, et prise par le docteur O'Connor sur un malade qui avait eu depuis longtemps des symptômes de syphilis constitutionnelle et qui était spécialement atteint de périostite des os du crâne. La paralysie de la face occupa d'abord le côté gauche et bientôt le droit. L'ouïe n'avait subi aucune atteinte, et il n'existait aucun trouble intellectuel, bien qu'à en juger d'après sa physionomie le sujet parût complètement idiot. Les traits avaient perdu toute leur expression. Les yeux étaient continuellement fixes, injectés, rouges et baignés de larmes qui coulaient goutte à goutte sur les joues. Les commissures labiales, flasques et pendantes, laissaient échapper la salive, ainsi que les liquides que le patient cherchait à avaler, la déglutition ne s'exécutant qu'avec beaucoup de difficulté. Les lèvres ne concourant plus à l'émission de la parole, la voix était gutturale et semblait sortir du fond de la gorge. Comme il n'y avait aucun danger pour la vie, l'aspect de la physionomie chez ce pauvre garçon faisait naître le rire plutôt qu'un sentiment de pitié. Aussi les plaisanteries de ses compagnons le forcèrent-elles à quitter l'hôpital, en sorte que M. O'Connor ne put connaître la terminaison de la maladie.

Enfin cette paralysie double de la face peut résulter d'une action exercée sur le nerf de la septième paire à sa sortie du trou stylomastoïdien et sur ses divisions périphériques. A cet ordre de causes se rapportent la compression du forceps au moment de l'accouchement, le froid, qui produisent si communément l'hémiplégie faciale.

La paralysie faciale double a été confondue avec une autre forme de paralysie incomplète de la face, à laquelle j'ai donné le nom de *paralysie labio-glosso-laryngée*, et qui a été décrite par Duchenne (de Boulogne), sous le titre de *paralysie musculaire progressive de la langue, du voile du palais et des lèvres ;* affection étrange, longtemps ignorée et qui fera le sujet de notre prochaine conférence.

Vous vous rappelez certainement avec quel soin nous avons recueilli les observations de cinq malades qui en étaient atteints et qui pendant plusieurs mois sont restés dans nos salles Saint-Bernard et Sainte-Agnès. Chez ces malades il y avait paralysie du voile du palais, de la langue et des lèvres ; la prononciation des mots, de certaines lettres, la déglutition de la salive et des aliments avaient été d'abord difficiles, puis étaient devenues presque absolument impossibles : mais jamais la paralysie ne s'était étendue à la moitié supérieure de la face, les muscles qui président à l'action du rire, ceux qui président à l'occlusion des paupières, avaient conservé toute leur contractilité, et les malades, quelques instants avant de mourir, asphyxiés par la paralysie des muscles respirateurs ou par la présence du bol alimentaire dans la dernière portion du pharynx, conservaient encore sur leur visage assez d'expression pour témoigner leur reconnaissance aux gens qui les soignaient.

Dans la paralysie faciale double, au contraire, le masque reste muet, aussi la contractilité persistante de la moitié supérieure de la face dans les cas de paralysie labio-glosso-laryngée suffirait à elle seule pour faire éviter une erreur de diagnostic.

Ajoutons que dans la paralysie de Bell jamais la langue n'est paralysée au point de ne pouvoir être portée hors de la bouche. — Et si les malades parlent difficilement, c'est moins leur langue que leurs lèvres qui font défaut pour l'articulation des mots.

Cependant M. Davaine, à une époque, il est vrai, où la paralysie glosso-laryngée n'était point encore décrite, n'avait pas su éviter l'erreur, et dans son mémoire on trouve des faits [1] qui ont trait à la maladie dont étaient atteints nos cinq malades. Je conviens que l'on peut se tromper aisément parce que, dans cette singulière paralysie partielle, le muscle orbiculaire des lèvres et la langue se meuvent à peine ; et comme, dans l'acte de parler, la bouche est nécessairement la partie dont les mouvements sont le plus fréquemment répétés, que d'ailleurs la plupart des muscles de la face convergent vers les lèvres, celui qui est atteint de cette maladie

---

1. Davaine, *De la paralysie générale ou partielle des deux nerfs de la septième paire*, obs. VII et VIII, Paris, 1852.

semble avoir le masque immobile comme celui qui a une double paralysie faciale : mais, en y regardant de plus près, on voit que l'orbiculaire des paupières, que les autres muscles de l'expression ont encore toute leur énergie, ce qui n'a pas lieu dans la paralysie de Bell. De plus, les muscles conservent invariablement l'excitabilité électrique, tandis que dans la paralysie de Bell cette excitabilité est nulle ou à peu près.

M. Davaine donne, d'après Marshall-Hall, un moyen expérimental pour arriver à connaître si la cause de la paralysie double de la face siège dans l'encéphale ou sur le trajet des nerfs. Dans le premier cas, la faculté conductrice de ces cordons nerveux se maintient indéfiniment, de telle sorte qu'en appliquant le galvanisme au tronc et aux principales branches des nerfs faciaux, tous les muscles qui en reçoivent des rameaux entreront en contraction, comme si l'on appliquait le galvanisme à ces muscles eux-mêmes ; tandis que lorsque la cause paralysante se trouve sur le trajet des nerfs, ils perdent très facilement leur faculté conductrice. En outre, si l'on observe des mouvements réflexes dans les muscles paralysés, on aura la certitude que la cause de la paralysie réside dans les centres nerveux.

Le siège de la paralysie déterminée, la cause connue ou présumée, le *traitement* trouvera son indication, et j'aurais à vous répéter ici ce que je vous ai indiqué tout à l'heure à propos de l'hémiplégie.

LII. — DE LA PARALYSIE LABIO-GLOSSO-LARYNGÉE

Affection distincte de la paralysie générale des aliénés et de l'atrophie musculaire progressive, bien qu'il y ait, comme dans celles-ci, tendance à l'envahissement progressif, d'une part, et atrophie des racines antérieures de certains nerfs, d'autre part. — Terminaison toujours fatale.

Il est une paralysie dont la marche est toujours progressive, la terminaison toujours mortelle, et dont le début est marqué par l'affaiblissement du mouvement de la langue, du voile du palais et des lèvres. Je donne à cette affection le nom de *paralysie labio-glosso-laryngée* afin de signaler par la dénomination même les principaux symptômes qui la caractérisent.

Cette maladie, assurément, n'est point nouvelle ; plusieurs fois déjà elle avait été observée ; mais, de même que l'atrophie musculaire, le goître exophthalmique et l'ataxie locomotrice, elle avait été confondue avec d'autres maladies analogues. Moi-même, en 1841, appelé en consultation par M. le docteur Vosseur, j'avais rédigé un mémoire qui, conservé par hasard dans les cartons de mon confrère, et communiqué plus tard à Duchenne (de Boulogne), prouve de la façon la plus péremptoire que j'avais bien observé cette variété de paralysie ; mais cette observation, que je n'avais pu rapprocher d'aucune autre, était restée lettre morte pour moi.

La voici : « Nous remarquons chez le prince de M... l'impossibilité de parler et de prononcer aucune autre lettre que la lettre *a*, de plus, l'extrême difficulté de la déglutition devait attirer immédiatement notre attention sur les organes chargés de la phonation et de la déglutition.

» Nous constatons, d'abord, que le voile du palais est immobile et qu'il ne se contracte pas même sous l'influence d'une stimulation directe ; la langue ne se meut qu'avec difficulté, et le malade ne peut en porter la pointe en haut, à peine peut-il la porter entre les arcades dentaires.

» Quand on introduit profondément le doigt dans la gorge, on ne sent aucun gonflement de la partie supérieure du larynx, aucune tumeur. L'introduction du doigt est péniblement supportée ; le larynx est porté convulsivement en haut par les muscles extrinsèques ; mais le larynx lui-même ne se contracte pas d'une manière très évidente.

» Existait-il une phthisie laryngée, dans le sens qu'on attache ordinairement à ce mot ? Nous ne le pensions pas. La conservation du son vocal principal *a*, sa netteté extrême, impliquaient l'idée d'intégrité des cordes vocales. L'impossibilité de la prononciation des quatre voyelles secondaires s'expliquait uniquement et parfaitement par la lésion du pavillon vocal extérieur au larynx; de même que l'impossibilité de formuler des consonnes, par la lésion qui existait dans la langue et les lèvres, principaux artisans des consonnes.

» Nous résumions notre opinion en disant : « Les soussignés pensent que tous ces troubles fonctionnels sont dus à l'affaiblissement des muscles du pharynx, du larynx, du voile du palais, de la langue, des lèvres et des joues. »

» Un affaiblissement analogue se manifeste à un très haut degré dans le bras gauche; un peu plus dans le côté gauche que dans le côté droit de la face; à un haut degré dans le diaphragme; un peu dans les muscles abdominaux, dans la vessie, dans le rectum.

» Les consultants ont pensé qu'il existait dans les centres nerveux, et peut-être dans les cordons, une modification telle, que l'influx n'était plus normalement et suffisamment distribué.

» Ils se sont demandé quelle pouvait être cette modification, et il leur a semblé plus facile de dire ce qu'elle n'était pas que de préciser nettement ce en quoi elle consistait. Ils ont pensé qu'il n'existait ni ramollissement chronique de la pulpe nerveuse, ni épanchement sanguin, ni tumeur, et ils ont été portés à admettre une lésion de la nature de celles qui donnent si souvent lieu à la goutte sereine, à la paraplégie, à la paralysie faciale, lésions que l'anatomie ne peut toujours ni découvrir ni déterminer. »

Certes, messieurs, nous avions bien vu dans ce fait une variété de paralysie qui n'était point décrite dans les livres, et cette paralysie était bien celle que vingt années plus tard Duchenne devait nous apprendre à reconnaître.

Nous avions remarqué que le malade ne pouvait prononcer que la lettre *a*, et que les voyelles *o* et *u* ne pouvaient être articulées par suite de l'affaiblissement de la contraction de l'orbiculaire des lèvres. Nous avions encore constaté la paralysie de la langue, du voile du palais et du larynx, ainsi que la grande difficulté de la déglutition, et nous résumions notre consultation en disant positivement que les troubles fonctionnels étaient dus à l'affaiblissement des muscles du pharynx, du larynx, du voile du palais, de la langue, des lèvres et des joues.

Loin de moi l'idée de revendiquer la priorité et la découverte de cette espèce morbide nouvelle; je l'avais vue, mais je n'avais pas su la voir avec ses caractères spéciaux, et bientôt je l'avais en grande partie oubliée. Peut-être me serais-je rappelé l'observation du prince de M... si d'autres faits semblables avaient frappé mon attention. Il est juste cependant de faire remarquer que, chez le prince de M..., j'avais constaté des symptômes de paralysie à tendance envahissante progressive, qui n'ont pas été consignés dans les travaux de Duchenne et que des observations ultérieures m'ont conduit à considérer comme l'expression *complémentaire* de cette maladie. D'ailleurs, plus tard nous verrons que tous ces symptômes ont un lien commun et dérivent d'une même lésion qui a certainement son siège en un point du système nerveux.

Je rapporterai ici les observations qui doivent servir de fondement à notre description.

Quelques-uns d'entre vous se rappellent encore cette femme, qui entra salle Saint-Bernard, n° 29, dont la paralysie progressive avait commencé en octobre 1859 et se terminait par la mort en janvier 1861. Cette femme, âgée de quarante-sept à quarante-huit ans, avait reçu les soins de Duchenne, un an avant d'entrer dans mon service. Elle avait remarqué d'abord qu'elle prononçait mal certains mots; puis la déglutition était devenue pénible ; la salive s'écoulait sans cesse de la bouche, la voix nasillarde; les lèvres ne pouvaient plus se contracter pour donner un baiser, pour siffler ou prononcer les lettres *o* et *u*; enfin quelques jours avant d'entrer à l'hôpital, cette femme était devenue aphone. Lorsque nous la vîmes pour la première fois, au commencement du mois de novembre 1860, il nous fut facile de constater tous les signes de la paralysie progressive spéciale que venait de décrire Duchenne [1]. De plus, nous constations une aphonie presque complète, une grande faiblesse dans l'accomplissement de l'acte respiratoire et une extrême difficulté de la déglutition : ainsi, un jour, le malade faillit étouffer en mangeant, le bol alimentaire s'étant arrêté au niveau du larynx. La paralysie progressive ne fit que s'aggraver; la respiration de jour en jour devint de plus en plus faible, et la malade parut succomber aux progrès d'une asphyxie lente et continue.

L'autopsie démontra que, dans ce cas particulier, il n'y avait point de lésion physique appréciable, soit à l'œil nu, soit au microscope, des muscles dont les fonctions avaient été principalement troublées. Nous n'avions d'ailleurs noté aucune modification dans le volume, la coloration des racines, et les rameaux du nerf grand hypoglosse. Malheureusement nous n'avions pas examiné au microscope les origines de ce nerf, du spinal et du pneumogastrique, ni les racines des nerfs rachidiens. Cependant nous ne pouvions nous défendre de penser qu'il devait exister une lésion anatomique dans le système nerveux, puisqu'il n'en existait évidemment point du côté du système musculaire.

Salle Sainte-Agnès, n° 23, est entré, dans le mois de septembre 1862, un homme âgé de soixante-deux ans, typographe. Cet homme, fortement constitué, avait toujours été bien portant jusqu'au mois de mars 1862.

---

1. Duchenne, *Archives générales de médecine*, septembre 1860. Voyez aussi son livre : *De l'électrisation localisée*, 3ᵉ édition, 1872.

A cette époque seulement il s'était aperçu de quelque trouble dans la prononciation de certains mots, sa langue lui paraissait embarrassée, sa voix était altérée, il avait la parole épaisse. De même que dans la paralysie faciale double, les aliments restaient de chaque côté entre les arcades dentaires et les joues; le malade était obligé de se servir de ses doigts pour placer les aliments sur la langue; parfois la voix était nasillarde.

Au mois de juin 1862, ces symptômes étaient devenus plus accusés, et le malade demandait son entrée à l'Hôtel-Dieu. Il fut admis d'abord dans le service de Rostan, c'est alors que j'eus l'occasion de le voir pour la première fois. La difficulté qu'il montrait à répondre à mes questions, en même temps que la paralysie évidente de la langue et des lèvres, me rappelèrent non l'observation du prince de M..., qui était sortie de ma mémoire, mais bien l'observation d'une femme que j'avais eue dans mon service, en l'année 1860[1].

Lorsque ce malade voulait parler, il faisait entendre une espèce de grognement; il ne pouvait prononcer distinctement aucun mot; il lui était impossible de construire la phrase la plus simple; son intelligence était intacte, et il ne répondait que par signes. Sa figure exprimait l'hébétude, par suite de l'immobilité de la partie inférieure du visage et de l'état presque constamment béant de l'ouverture buccale.

Si l'on procédait à l'analyse des sons que pouvait proférer cet homme, on constatait qu'il pouvait encore faire entendre les voyelles *a*, *e*, *i*, mais qu'il lui était impossible de prononcer les voyelles *o*, et *u*, pour la prononciation desquelles le concours des lèvres est indispensable. Il ne pouvait non plus prononcer les consonnes *p*, *b*, *m*, *n*, *k*, *c*, *t*, qui nécessitent l'intervention plus ou moins active des lèvres et de la langue, comme chacun peut en faire l'épreuve en prononçant lentement les mêmes consonnes; les autres lettres de l'alphabet pouvaient être prononcées, encore fallait-il que le malade fît effort pour les dire et fermât l'orifice externe des fosses nasales en se pinçant le nez, afin de faire passer à travers le pavillon buccal toute la colonne d'air fournie pendant l'expiration

En examinant attentivement les lèvres, on constatait qu'elles restaient immobiles dans les efforts de prononciation; que cette immobilité était absolue lorsqu'il voulait siffler, faire la moue ou prononcer les voyelles *o* et *u*. L'orbiculaire labial ne se contractait plus et les lèvres restaient entr'ouvertes. A chaque instant, le malade recevait, dans un linge, la salive qu'il ne pouvait avaler et que ses lèvres étaient impuissantes à retenir dans la cavité buccale.

Provoquait-on le rire chez cet homme, la bouche restait alors large-

---

1. Observation qui se trouve consignée dans une note d'appendice du *Traité d'électrisation localisée* de Duchenne (de Boulogne), 3° édition.

ment ouverte, la figure prenait l'aspect de ces masques de la comédie antique, et le malade était obligé de rapprocher ses lèvres avec ses doigts our fermer sa bouche, encore n'y réussissait-il qu'imparfaitement.

La langue elle-même avait perdu en grande partie sa mobilité, elle était logée derrière l'arcade dentaire inférieure ; elle ne pouvait être portée en dehors, ni en haut sur la voûte palatine, ni latéralement ; il était impossible de l'allonger en pointe, ou de la creuser en gouttière. Les muscles extrinsèques et intrinsèques de la langue étaient donc paralysés, incapables dès lors de concourir à la mastication et de servir à la gustation en appliquant les aliments sur la voûte palatine. Cette paralysie de la langue devait aussi contribuer pour sa part à la difficulté du premier temps de la déglutition.

Quant à la paralysie du voile du palais, elle était démontrée par le timbre nasillard de la voix et par le retour des aliments dans les fosses nasales. Le plancher buccal lui-même cessait d'être tendu ; le larynx ne s'élevait plus avec la même rapidité lors du second temps de la déglutition ; il était donc probable que les muscles mylo-hyoïdien, stylo-glosse, stylo-hoïdien, de même que les glosso-staphylins et les pharyngo-staphylins, participaient à la paralysie. Peut-être les muscles propres du pharynx n'étaient-ils pas paralysés au même degré ; car parfois l'ouverture postérieure de la bouche et des fosses nasales étant béante par le fait de la paralysie de la langue et du voile du palais, les aliments étaient rejetés avec violence comme par un mouvement convulsif du pharynx. Ce malade éprouvait une sensation de constriction dans la région pharyngienne.

Il est un fait bien digne de remarque, c'est que chez tous les malades que nous avons observés, la paralysie ne resta point limitée aux muscles du voile du palais, de la langue et des lèvres ; en effet, au bout d'un temps variable, elle avait envahi d'autres parties du corps, et présentait parfois une tendance manifeste à se généraliser. Ainsi, chez le typographe dont nous parlons en ce moment, il y avait un affaiblissement notable de la contractilité dans le bras droit, et cet affaiblissement, qui avait augmenté, surtout dans les derniers mois de la vie, ne pouvait être attribué à une ancienne blessure. Ainsi encore, chez le prince de M..., chez la femme de la salle Saint-Bernard, et chez le malade dont nous allons bientôt rapporter l'observation, la paralysie s'était étendue aux membres inférieurs, à la vessie, aux parois thoraciques.

Cependant, au milieu de tous ces désordres, l'intelligence était restée intacte, et le typographe, qui ne pouvait plus se faire comprendre par la parole ou le geste, savait, en s'aidant d'un tableau alphabétique, composer des mots pour traduire sa pensée.

On avait tenté bien des moyens pour arrêter la marche de cette paralysie ; la faradisation des muscles de la langue, du voile du palais et des lèvres, avait seule réussi à rendre passagèrement un peu de contractilité à ces muscles affaiblis; aussi le malade réclamait-il sans cesse l'emploi de l'électricité.

Dans le dernier mois de la vie, la déglutition était devenue de plus en plus difficile; le malade ne pouvait se servir que de la main gauche, on lui ingérait une espèce de pâtée au vin, assez liquide pour être versée dans la bouche. Après avoir ouvert celle-ci, il laissait tomber sa tête en arrière pour recevoir l'aliment, puis, portant aussitôt sa main gauche sur la bouche pour empêcher les aliments d'en sortir, il inclinait sa tête en avant et faisait de nombreux efforts de déglutition; malgré ce stratagème, il arrivait que les aliments étaient quelquefois rejetés par la bouche et les narines. Bientôt, la déglutition des liquides fut seule possible; et le malade succomba enfin à la fièvre d'inanition, avec de la contracture des membres du côté droit, et de la paralysie de la vessie et du rectum.

On trouva à l'autopsie une atrophie des racines de l'hypoglosse et une augmentation de consistance du bulbe.

Au n° 19 de la même salle, nous pouvions encore étudier un nouvel exemple de cette variété de paralysie. — Un homme âgé de soixante-deux ans, B..., jardinier, d'une excellente santé antérieure, n'ayant jamais commis d'excès, n'ayant point été soumis à ces causes d'intoxication d'où dérivent parfois les paralysies, tomba malade en février 1862. A cette époque, il fut pris tout à coup de fièvre et de délire; cela dura de trois à quatre jours seulement. La convalescence fut courte, et cet homme semblait guéri, lorsqu'on lui fit observer que sa voix était un peu nasillarde, et lui-même reconnut alors qu'il avait un peu de difficulté à prononcer les mots commençant par les lettres r, c, k, q; la langue était donc déjà un peu embarrassée. — Le mois suivant, après une journée passée au soleil, il éprouve subitement de la faiblesse dans la main et la jambe droites sans aucun trouble intellectuel. En même temps, B... remarque que les aliments s'amassent entre les arcades dentaires et les joues; qu'il ne peut plus siffler avec la même facilité; que, par intervalles, il est obligé d'essuyer ses lèvres, qui laissent échapper sa salive. L'appétit, du reste, était conservé, et toutes les fonctions se faisaient avec régularité.

Le 12 juin 1862, B... est admis à l'Hôtel-Dieu, dans le service de Rostan, suppléé par M. Empis; il peut encore raconter le début et la marche de sa maladie, bien que ses lèvres soient manifestement paralysées. Il ne peut prononcer les lettres o et u, et, en parlant, il laisse écouler sa salive. Dans l'immobilité, la face conserve son harmonie; mais si l'on excite le rire, les commissures sont entraînées fortement en haut et latéralement, la bouche reste entr'ouverte, et le malade est obligé d'employer ses mains pour rapprocher ses lèvres. La langue paraît fixée derrière l'arcade dentaire inférieure dont elle porte l'empreinte; elle est péniblement dirigée en dehors et en avant; sa pointe, un peu déviée à droite, ne peut être portée derrière les incisives supérieures, ni au-dessus des dents molaires de la mâchoire inférieure. Cependant l'articulation de certains mots et la déglutition sont encore possibles, mais avec un embarras, une difficulté bien manifestes. Le bras et la jambe du côté droit sont faibles : la flexion du pied gauche sur la jambe est presque impossible, la sensibilité en ces diverses parties est émoussée.

Les progrès de la maladie sont continus et assez rapides. En septembre, lorsque B... entre dans mon service, il ne peut plus prononcer les lettres c, p, t; il prononce encore les consonnes b, d, l, m, n. La salive est déglutie avec une certaine difficulté, et déjà le malade accuse une sensation de constriction dans la gorge. Souvent il introduit les doigts au fond de la gorge comme s'il voulait en extraire quelque corps qui ferait obstacle à la déglutition. L'intelligence est parfaitement nette, et si B... éprouve une grande gêne pour émettre les sons, sa physionomie prouve qu'il comprend parfaitement toutes les questions qu'on lui adresse; cependant la portion inférieure de la face ne tarde pas à devenir immobile, tandis que la portion supérieure, et plus particulièrement les paupières et le front, conservent toute leur mobilité.

La faiblesse des sons produits ne saurait être douteuse chez B...; en effet, quand on l'observait la poitrine étant découverte, on était frappé de la faiblesse de la puissance respiratoire; c'est à peine si l'on apercevait une légère oscillation des parois de la poitrine, lors de l'inspiration et de l'expiration; le poumon, dans ce cas, emmagasine en effet peu d'air et il en rend peu; l'expiration se fait avec faiblesse et avec lenteur. C'est là une des raisons de la faiblesse des sons; de plus, si l'on demandait au malade de retenir l'air contenu dans sa poitrine, on constatait qu'il ne le pouvait faire et que l'air continuait à s'échapper lentement du tuyau aérien; l'ouverture glottique restait toujours ouverte, à moitié béante; l'air entrait et sortait à travers le larynx presque comme à travers une ouverture inerte; la glotte paraissait avoir perdu une grande partie de sa tension active, aussi ne pouvait-elle plus, obéissant à la volonté, vibrer à la façon des cordes ou des lamelles d'une anche instrumentale.

B... n'avait donc pas seulement perdu la parole, il était encore devenu aphone; aussi était-ce en réunissant toutes ses forces qu'il parvenait à émettre faiblement le son a.

Les détails dans lesquels nous venons d'entrer vous ont déjà montré la faiblesse de la respiration chez ces malades; cette gêne dans l'acte respiratoire est encore augmentée, chez l'homme du n° 19, par un rhume; alors ce malheureux ne réussissait pas toujours à tousser; il ne trouvait point assez de force pour expulser rapidement l'air contenu dans sa poitrine, et ne pouvait facilement débarrasser ses bronches et son larynx des mucosités qui s'y accumulaient.

Nous craignions beaucoup que la dyspnée, déjà très marquée, n'augmentât, et que le malade n'étouffât par suite de l'accumulation des mucosités bronchiques. On excitait, chaque jour, les muscles de la poitrine par l'électrisation; et, par ses gestes, B... témoignait du mieux qu'il éprouvait alors, puis la dyspnée devenait moins grande, et pendant plusieurs heures on pouvait constater que les muscles supplémentaires de la respiration, les mastoïdiens, les trapèzes et les scalènes cessaient de se contracter d'une façon rythmique pour venir en aide aux intercostaux et au diaphragme. Mais, chaque jour, il fallut, jusqu'à la guérison du rhume, agir avec l'appareil électrique.

Les muscles de la respiration n'étaient point seuls affectés de paralysie, les muscles du cou étaient aussi très faibles; B... ne pouvait, en effet, incliner avec force le menton sur la poitrine, ni tenir la tête fortement étendue; les muscles cervicaux, trapèzes et mastoïdiens, participaient donc à la faiblesse des muscles thoraciques; peut-être même les muscles scalènes et les muscles profonds des régions antérieure et postérieure du cou participaient-ils à l'affaissement de la contractilité. Le malade éprouvait une certaine peine à porter sa tête, et il lui fallait quelque attention pour la tenir en équilibre.

Bientôt la déglutition devint plus difficile encore; les aliments, bien que parfaitement broyés, ne cheminaient que péniblement ou par faibles secousses de la cavité buccale vers le pharynx; B... appliquait alors ses mains sur sa bouche et sur ses joues pour renforcer l'action de l'orbiculaire des lèvres, des buccinateurs et des mylo-hyoïdiens. Le mouvement d'élévation de la base de la langue paraissait bien limité, car lorsque les aliments arrivaient au pharynx, ils étaient quelquefois rejetés hors de la bouche et par les voies nasales. Les liquides étaient eux-mêmes mal déglutis; parfois ils ne suivaient pas les gouttières aryténo-épiglottiques; quelques gouttes de liquide pénétraient dans le larynx et déterminaient des accès de toux à petites secousses.

La circulation centrale et périphérique ne présentait aucune modification sérieuse; les battements du pouls étaient un peu plus fréquents qu'à l'état normal, on comptait 92 pulsations à la minute, mais les contractions du cœur étaient régulières et puissantes.

Nous n'avions encore remarqué aucune paralysie de la vessie ni de l'extrémité inférieure de l'intestin.

Bientôt l'affaisement général fit de rapides progrès; le malade, qui marchait péniblement en traînant ses jambes et en s'appuyant sur le dos d'une chaise qu'il faisait glisser, finit par ne pouvoir plus sortir de son lit; la respiration devint lente et incomplète, la déglutition de plus en plus difficile, la face s'altéra, et la mort arriva sans secousses, sans agonie, au moment où le malade venait par un signe de remercier les infirmiers qui l'avaient aidé à poser sa tête sur les oreillers.

A l'autopsie, il n'y a point de dégénérescence graisseuse du diaphragme, mais les fibres de ce muscle sont pâles. Aucune partie du système musculaire ne présente cette belle coloration rouge qui lui est propre, et les muscles de la jambe droite, surtout le long péronier latéral, le jambier antérieur et le triceps sural, ont une friabilité extrême, qui contraste avec la résistance presque normale des muscles correspondants du côté gauche. De plus, les muscles friables, ramollis, sont d'un rouge jaunâtre et présentent un commencement d'infiltration graisseuse très manifeste, sur laquelle le miscroscope ne laisse aucun doute.

Les muscles de la face, l'orbiculaire des lèvres, étaient peu développés, mais non altérés; la langue, dans ses muscles intrinsèques et extrinsèques, avait une structure anatomique normale. Il en était ainsi des buccinateurs, des muscles du voile du palais, du pharynx et du larynx. Les muscles du cou ne présentaient non plus aucune altération.

La minceur des parois du crâne est très grande. La dure-mère paraît épaissie; la pie-mère est œdémateuse et injectée, mais elle peut-être enlevée sans déchirure de la substance cérébrale. La substance grise est consistante sans altération: la substance blanche présente une coloration café au lait et un piqueté très manifeste. Sur plusieurs points de la grande circonférence du corps strié gauche, on constate une coloration rouge ambrée qui semble due à de petits foyers hémorrhagiques anciens. Examinées au microscope avec un grossissement de 250 diamètres, les parties de couleur ambrée offrent de l'hématine répandue sous forme de poudre fine et de dépôts granuleux d'une teinte rouge-brun.

Le nerf optique et le nerf olfactif ont le volume, la coloration et la consistance ordinaires. — Le moteur oculaire commun est grisâtre à son origine. Le nerf pathétique est sain à son origine. — Il existe une hyperémie marquée du cervelet. Le plancher du quatrième ventricule présente une riche arborisation vasculaire. — Le moteur oculaire externe et le nerf trijumeau n'ont pu être examinés à leur origine. — Le nerf facial est aplati à son origine des deux côtés, mais n'offre point d'altération. — Le pneumogastrique est atrophié dans ses racines, mais les glosso-pharyngiens sont intacts. — Les racines de l'hypoglosse du côté droit sont atrophiées à ce point qu'elles ressemblent à des filaments de tissu cellulaire; elles ne paraissent plus constituées que par du tissu conjonctif hypérémié. Au microscope, ces racines présentent des dépôts d'hématine rose, rouge-brun et verdâtre; les tubes nerveux, rares, sont étranglés par places, le cylindre axe est granuleux; la myéline paraît ramollie. Les racines du nerf hypoglosse du côté gauche ne furent pas examinées, parce qu'elles avaient été arrachées du bulbe lors de la préparation de la moelle. — Les origines du spinal sont grêles des deux côtés; il y a prédominance du névrilème, surtout du côté gauche, et toutes les racines médullaires et bulbaires présentent une coloration grisâtre. Le microscope y démontre une vascu-

larisation exagérée; les capillaires du névrilème sont turgescents, le névrilème est épaissi, et les tubes nerveux des racines sont difficiles à distinguer: au milieu des éléments du névrilème, on aperçoit une substance
grasse, irrégulièrement distribuée sous forme de grains ; les fibres du tissu
conjonctif ont subi un développement très marqué, et l'on y rencontre de
nombreuses fibres élastiques.

La dure-mère, dans le tiers supérieur de la portion cervicale, est
épaissie et hyperémiée, sa coloration est d'un gris cendré.

Les racines antérieures des nerfs rachidiens sont atrophiées, surtout
du côté gauche, dans la portion correspondante qui donne naissance aux
racines du spinal. Là les racines de ce dernier nerf paraissent réduites à
un tractus du tissu connectif, et les cordons antéro-latéraux, dans la partie où s'insèrent les racines motrices, présentent une hyperémie et une
coloration analogues à celles que l'on rencontre sur les cordons postérieurs
dans les cas d'ataxie locomotrice.

Les racines du nerf spinal droit sont moins atrophiées ; cependant elles
partagent, ainsi que les racines antérieures, la coloration et l'hyperémie
que nous avons notées pour le côté gauche.

Grand nombre des racines antérieures des nerfs rachidiens présentent
une diminution relative de volume et une hyperémie marquée analogues
à celles que l'on a constatées dans l'atrophie musculaire progressive généralisée. Les coupes de la moelle, pratiquées à diverses hauteurs de l'axe
spinal, montrent une hyperémie marquée dans la région cervicale supérieure. La substance grise de la moelle est plus coloriée et plus dure qu'à
l'état normal.

Il est facile, à l'aide des principaux symptômes de chacune de nos observations, de décrire à grands traits une maladie dont l'origine, la marche
et la terminaison sont tellement spéciales que nous ne retrouvons, dans
le cadre nosologique, aucune autre maladie identique.

Si l'on interroge les malades, on apprend que le premier phénomène
qui les a frappés a été un léger embarras de la parole; bientôt ils se sont
aperçus que leur langue n'avait plus la même souplesse et que leur parole devenait de plus en plus épaisse. Alors les aliments restaient parfois
logés entre les arcades dentaires et les joues ; la pointe de la langue était
malhabile, impuissante à les dégager, et le malade devait avoir recours
aux doigts pour replacer le bol alimentaire sur la langue. Déjà la parole
était devenue nasillarde dans la prononciation de certains mots; il était
impossible de prononcer les voyelles o et u, parce que la contractilité du
muscle orbiculaire, indispensable à la prononciation de ces lettres, était
devenue insuffisante ; parfois, lorsque la tête était inclinée, la salive s'é-
coulait hors de la bouche.

N'avons-nous pas, dans tous ces faits, les preuves de la paralysie commençante de la langue, du voile du palais et de l'orbiculaire des lèvres?

Mais, peu à peu, la paralysie fait des progrès qui sont continus; la langue est comme fixée derrière l'arcade dentaire inférieure; sa base et sa pointe sont également immobiles, aucun mot ne peut plus être prononcé; le premier temps de la déglutition est devenu presque complètement impossible, et le malade a recours à toute espèce de stratagème pour permettre aux aliments de pénétrer dans le pharynx; avec ses deux mains, il essaye de venir en aide à l'orbiculaire des lèvres et au buccinateur; on le voit, appliquant les mains sur l'ouverture buccale et les joues, se livrer à des efforts considérables et répétés pour faire cheminer le bol alimentaire de la langue vers le pharynx, et cependant il a bien soin de mâcher ses aliments et d'en faciliter le glissement en introduisant des liquides dans sa bouche, et en renversant sa tête en arrière; enfin il réussit parfois à avaler; mais, d'autres fois, la contraction synergique du pharynx se fait mal, peu d'aliments passent dans l'œsophage, et la plus grande partie est rejetée par la bouche et les fosses nasales, dont l'ouverture postérieure est demeurée ouverte par le fait de la paralysie du voile du palais. — Ces malheureux, dont l'appétit est resté vif, mettent un temps considérable à faire leur repas, et perdent la moitié des aliments qu'ils ont introduits dans leur bouche. La déglutition des liquides est souvent très difficile; souvent quelques parcelles d'aliments pénétrent dans le larynx, et alors, à l'horrible supplice de ne pouvoir avaler, vient s'ajouter l'extrême difficulté de tousser pour se débarrasser des aliments introduits dans le larynx et la trachée; l'angoisse est extrême; enfin, après de nombreuses mais petites secousses de toux, le calme se rétablit. On voit ainsi que ces malades sont à chaque instant menacés de succomber par suffocation.

Lorsque la paralysie est arrivée à ce point, il est facile de constater une faiblesse excessive des mouvements respiratoires; les parois thoraciques se meuvent à peine, et quelquefois le diaphragme lui-même partage cette immobilité apparente. A cette époque de la maladie, les muscles respiratoires supplémentaires sont aussi devenus impuissants, et la respiration thoracique supérieure est impossible. Si vous engagez les malades à souffler sur la flamme d'une lumière, vous les voyez réunir toutes leurs forces et à peine la flamme est-elle agitée par leur souffle. Cela ne tient point seulement à la division de la colonne d'air expirée qui passe en même temps par les fosses nasales et la bouche, non plus qu'à l'impossibilité de contracter les buccinateurs et l'orbiculaire des lèvres pour diriger le souffle, cela tient surtout au faible volume de la colonne d'air expiré et à la paralysie du soufflet, c'est-à-dire des parois de la poitrine.

Si les malades prennent une bronchite, ils sont exposés à succomber rapidement à l'asphyxie, car ils ne peuvent plus tousser vigoureusement et expectorer ainsi les mucosités bronchiques.

Le pouls prend quelquefois de la fréquence sans qu'il y ait de fièvre;

nous chercherons plus tard la raison physiologique de la fréquence des battements du cœur.

Les malades n'éprouvent point ordinairement de douleur; il en existe parfois cependant à l'occiput et à la partie supérieure de la région cervicale; la sensibilité est partout intacte; les muscles même, qui sont paralysés, restent toujours sensibles à l'action de l'électricité; l'excitation de la muqueuse du palais détermine par action réflexe la contraction de ce voile musculeux.

L'affaiblissement général fait cependant des progrès incessants, et les malades se traînent avec peine appuyés sur un bras ou sur le dos d'une chaise qu'ils font glisser doucement en marchant à pas lents, puis ils refusent de se lever, ils préfèrent rester assis dans leur lit, la poitrine élevée, la tête appuyée sur des oreillers, et ils n'inclinent latéralement la tête que pour laisser couler la salive qu'ils ne peuvent plus avaler. Leur sommeil est souvent troublé par des accès de suffocation, qui sont dus probablement à l'entrée de la salive ou des mucosités pharyngiennes dans le larynx. Lorsqu'ils ne succombent point à l'un de ces accès, la mort semble survenir par arrêt des contractions du cœur. Elle a lieu le plus souvent sans agonie, sans bruit, et d'une façon subite.

Telle est, messieurs, la marche ordinaire de cette maladie; quelquefois elle se présente accompagnée d'autres phénomènes morbides, la paralysie peut s'étendre aux membres supérieurs et inférieurs, et ne frapper que quelques muscles de ces différentes parties. Ce n'est là qu'une extension de la maladie elle-même; d'autres fois, vous observerez de véritables complications, la paralysie sera accompagnée de l'atrophie et de la dégénérescence graisseuse des muscles, ou bien la paralysie sera hémiplégique, parce que du côté de l'encéphale il y a eu hémorrhagie ou ramollissement à une époque antérieure au début de la maladie; mais, le plus souvent, les malades arrivent au terme fatal sans qu'il existe d'autres lésions anatomiques que celles qui relèvent directement de la maladie elle-même.

Voyons maintenant si les caractères anatomiques peuvent expliquer les symptômes observés au lit du malade.

La première autopsie que nous avons faite était entièrement négative, mais vraisemblement par insuffisance d'examen.

Dans la seconde autopsie, on constate une atrophie très marquée des racines de l'hypoglosse, sans altération des fibres musculaires. Il semble, de plus, que le bulbe rachidien présente une consistance plus considérable. La question anatomique avait donc, pour nous, fait un progrès, on avait constaté l'atrophie des racines de l'hypoglosse.

Dans notre troisième autopsie, nous trouvons un épaississement très marqué, avec coloration grise de la dure-mère au niveau de la portion bulbaire et jusqu'aux racines des quatrièmes paires cervicales. Cet épaississement était dû à une augmentation considérable des fibres des tissus conjonctif et fibro-élastique, et paraissait la conséquence d'un travail hyperémique chronique, ce qui était établi par le grand nombre de vaisseaux capillaires et des dépôts d'hématine en dehors de ces mêmes capillaires.

Les racines de l'hypoglosse et du spinal étaient atrophiées, amincies et réduites, en différents points, au névrilème, et à l'endroit même où le spinal était en rapport avec la dure-mère, il y avait adhérence du névrilème à l'enveloppe fibreuse de la moelle et dépôt d'un noyau pisiforme du tissu conjonctif. Grand nombre de racines motrices dans la région cervicale étaient amincies ; les tubes nerveux avaient disparu en partie ; partout on constatait, avec l'aide du microscope, la prédominance du névrilème sur le tissu nerveux proprement dit, et partout une hyperémie notable avec coloration grisâtre du névrilème ; la moelle elle-même, dans la portion supérieure des cordons antérieurs, présentait une hyperémie et une coloration analogues à celles que l'on rencontre sur les cordons postérieurs dans l'ataxie locomotrice.

La fibre musculaire était intacte dans les muscles paralysés de la langue, du voile du palais, des lèvres, de la houppe du menton, du buccinateur, etc. Quant à l'amaigrissement des muscles de la jambe droite et au commencement de dégénérescence graisseuse de ces muscles, qu'il nous suffise de les rappeler.

De l'étude de ces trois faits il ressort que, dans la maladie qui nous occupe, il existe une paralysie avec altération des racines motrices qui desservent les muscles paralysés, et que ces derniers ne présentent point, pour la plupart, d'altération dans leur volume ni leur structure.

La paralysie complète de la langue trouve sa raison d'être dans l'atrophie générale et la disparition complète en quelques points des racines de l'hypoglosse. Dans une observation de M. Duménil (de Rouen), l'altération n'était point limitée aux racines de ce nerf : le tronc même du nerf et toutes ses branches étaient affectés, grisâtres et notablement atrophiés. Le lingual, au contraire, qui naît de la portion sensitive de la cinquième paire crânienne, était intact, de même que le glosso-pharyngien, et l'intégrité anatomique de ces nerfs répondait à l'intégrité de la sensibilité générale et spéciale de la muqueuse linguale [1].

La sensibilité électro-musculaire avait persisté au début, mais peu à peu elle avait diminué, et l'influx nerveux n'arrivant plus que faiblement au muscle, l'action de l'électricité n'offrait plus qu'un faible soulagement aux malades. Ainsi se trouvent expliquées la difficulté, puis l'impossibilité presque absolue de la déglutition.

L'embarras et les modifications du timbre de la parole s'expliquent

[1]. Duménil (de Rouen), *Gazette hebdomad. de méd. et de chirurgie*, 1859.

par la paralysie des muscles de la langue, du voile du palais, des lèvres
et de la houppe du menton; et nous venons de voir que la paralysie de la
langue s'explique elle-même par l'atrophie des racines de l'hypoglosse.
Peut-être semblable altération eût-elle été trouvée à l'origine réelle du
nerf facial, si l'investigation anatomique avait été poursuivie jusqu'en ce
point; mais à défaut d'altération du facial à son origine réelle, M. Duménil a constaté, sur le tronc du facial et de ses branches, des altérations
de structure qui rendent compte de la perte de la contractilité de l'orbiculaire des lèvres, dont le concours est indispensable à la prononciation des
lettres dite labiales et en particulier des lettres *o* et *u*. L'altération du
facial rend compte encore de la paralysie des muscles buccinateurs, du
voile du palais et de la houppe du menton; ne savons-nous pas, en effet,
que tous ces muscles reçoivent des filets du nerf facial ?

Nous avons, vous le savez, reconnu qu'il existait de graves lésions du
spinal dans ces portions bulbaire et médullaire. Notre attention a été
éveillée à l'égard du pneumogastrique, dont les racines étaient atrophiées.
Les faits anatomiques que nous avons rapportés rendent donc parfaitement compte des principaux phénomènes observés et sont en rapport
presque absolu avec les notions fournies par les expériences physiologiques.

Mais nos malades n'avaient pas seulement perdu la faculté de parler,
ils étaient devenus presque complètement aphones. Ce phénomène était
dû à deux causes : à la paralysie des muscles du larynx et à celle des
muscles thoraciques. En effet, les expériences physiologiques établissent
que l'arrachement du spinal détermine l'aphonie par relâchement des
cordes vocales, qui deviennent alors impropres à la production des sons
vocaux. D'ailleurs, Longet et Claude Bernard ont démontré que, quand
on fait la section des deux nerfs laryngés inférieurs, il y a une occlusion
de la glotte au moment de l'inspiration, et conséquemment mort par
asphyxie. Cette occlusion de la glotte peut expliquer la mort subite ;
avec cette réserve cependant que, chez les gens âgés, de même que chez
les vieux animaux, l'occlusion complète de la glotte est peu probable par
le fait du développement considérable des apophyses antérieures des cartilages aryténoïdes, qui laissent entre elles un intervalle constamment
béant auquel Longet a donné le nom de *glotte respiratoire*.

Le manque de tension de la glotte explique la faiblesse de la voix ; de
plus, la lésion du spinal fait qu'il n'y a point d'expiration prolongée volontaire pour soutenir la voix; aussi, lorsque les malades ont fait un grand
effort pour proférer un son, ne réussissent-ils qu'à pousser un grognement sourd et bref.

Nous devons encore, pour expliquer la faiblesse de l'expiration vocale,
rappeler la faiblesse des muscles thoraciques qui inspirent à peine, et
partant n'ont rien à expirer, et s'il y a, par rares moments, une grande

inspiration, peut-être faut-il la rapporter à une altération du pneumogastrique; on sait, en effet, que si elle accélère les battements du cœur, la
section du pneumogastrique ralentit la respiration, et que, par intervalles, les animaux font des inspirations plus grandes.

Quant à la faiblesse des mouvements diaphragmatiques, elle s'explique
par l'altération des racines motrices rachidiennes qui fournissent l'influx
nerveux au nerf phrénique.

Ainsi, nous voyons que les notions physiologiques sont complètement
en rapport avec les faits d'anatomie pathologique pour nous rendre compte
des symptômes ou troubles fonctionnels, à savoir, faiblesse vocale, ralentissement respiratoire et mort par suffocation ou asphyxie. Tous ces faits
sont la conséquence d'une altération du nerf spinal.

La physiologie du nerf spinal nous fournit encore l'explication d'autres
phénomènes. « Si l'on jette à l'animal dont on a arraché les nerfs spinaux, dit M. Claude Bernard, un aliment qui lui convient, il se précipite
sur cet aliment avec voracité, puis son ardeur s'apaise, et, mangeant plus
lentement, l'animal s'arrête et relève la tête à chaque mouvement de déglutition. — Si l'on trouble brusquement l'animal à cet instant, on détermine quelquefois une espèce de toux ou d'éternument, comme si des
parcelles alimentaires tendaient à passer dans la trachée. » Notez, messieurs, que le premier temps de la déglutition s'opérait normalement dans
ces cas, et qu'il n'y avait point eu de lésions de l'hypoglosse. Nous avons
l'explication de cette gêne du second temps de la déglutition dans la paralysie du rameau pharyngien du spinal, mais il n'y a point paralysie complète du pharynx, parce que ses muscles reçoivent d'autres rameaux moteurs du plexus pharyngien.

N'avons-nous pas, en effet, constaté chez nos malades que souvent les
aliments pénétraient dans le larynx, et qu'alors la sensibilité, restée intacte, déterminait une contraction réflexe des muscles de cet organe,
contraction souvent insuffisante pour chasser le corps étranger? Ces phénomènes sont analogues à ceux qu'on observe chez les animaux auxquels
on a arraché le spinal, et chez lesquels on peut retrouver les matières alimentaires dans la trachée, les bronches et même dans le lobe supérieur
des poumons.

Cependant M. Krishaber vient d'appeler récemment l'attention sur une
fait des plus importants, en ce qu'il a été observé au début de la paralysie
glosso-labio-laryngée, et qu'il est en quelque sorte précurseur de la maladie : ce fait est la *perte de la sensibilité réflexe* de la membrane
muqueuse du larynx. Il importe, en effet, de distinguer, comme l'ont fait
MM. Krishaber et Peter, deux sortes de sensibilité dans le larynx, la sensibilité générale ou tactile et la sensibilité réflexe. Eh bien, celle-ci est
abolie, tandis que l'autre persiste.

Ainsi, chez les malades, on peut impunément et sans provoquer le

moindre mouvement réflexe toucher avec le nitrate d'argent, avec une
sonde, les cordes vocales et le larynx dans toute son étendue, l'attouchement est perçu, en tant que sensation tactile, mais il ne produit aucun
mouvement réflexe, aucun spasme. L'attouchement des cordes vocales
inférieures en provoquait bien le rapprochement, mais un rapprochement
silencieux et presque lent, sans toux ni spasme.

Ces faits ont été notés deux fois, par M. Krishaber, chez des malades
de cinquante et cinquante-cinq ans, qui venaient le consulter, l'un parce
qu'il disait avoir avalé un os de poulet, l'autre parce qu'elle souffrait
d'une difficulté respiratoire de cause indéterminée jusque-là. Il n'y avait
aucun indice de paralysie de la langue, des lèvres ou du larynx ; peut-être
la parole était-elle un peu lente chez la seconde malade. Cinq mois plus
tard, chez le premier malade, le larynx était devenu hésitant et embarrassé, et sa figure présentait déjà le masque de la paralysie glosso-labio-
laryngée. Au bout de onze mois, la seconde malade était déjà arrivée à la
seconde période de la maladie. M. Krishaber l'adressa alors à M. Duchenne (de Boulogne).

Mais ce n'est pas seulement la sensibilité réflexe du larynx qui est perdue, il en est ainsi de celle de la trachée-artère, du pharynx et de l'œsophage : M. Krishaber ayant pu introduire et promener, sans provoquer
de toux ni de vomiturition, sa sonde dans le pharynx, dans l'œsophage
jusqu'à l'estomac et dans la trachée-artère [1].

La sensibilité du larynx relève, vous le savez, du nerf laryngé supérieur ;
un seul muscle du larynx reçoit son influx nerveux de ce même nerf, le
muscle crico-thyroïdien, muscle qui fait basculer le cartilage thyroïde sur
le cricoïde et est, par le fait, tenseur de la glotte. Le nerf laryngé
supérieur est donc en partie un nerf moteur ; et les expériences de
M. Cl. Bernard l'ont conduit à conclure que le nerf pneumogastrique,
bien que presque exclusivement sensitif, avait cependant une puissance
contractile. Cette puissance motrice du pneumogastrique est spéciale et
pourrait être dite respiratoire, parce que, le nerf spinal étant détruit et
les fonctions du larynx anéanties, comme organe phonateur, la respiration continue à se faire lorsque l'animal est au repos ; mais si l'on arrache
la pneumogastrique, ou si l'on fait la section du laryngé récurrent, aussitôt, à la dilatation de la glotte succède sa flaccidité, et l'animal meurt suf-
foqué par le rapprochement des lèvres de la glotte au moment de l'inspiration.

Si le nerf spinal est incontestablement un nerf respiratoire, à action
volontaire sur les muscles du larynx et les muscles supplémentaires de la

---

1. Maurice Krishaber, *l'Anesthésie de la sensibilité réflexe du larynx, comme signe
précurseur dans la paralysie labio-glosso-laryngée* (*Gazette hebdomadaire de médecine
et de chirurgie*, 1872)

respiration, le nerf pneumogastrique est un nerf involontaire, de la vie organique, et qui préside dans le larynx comme dans le poumon à l'entretien de l'acte respiratoire. C'est donc au pneumogastrique que la muqueuse laryngée, trachéale et bronchique, de même que les muscles cricothyroïdiens et ceux des anneaux bronchiques empruntent leurs propriétés sensitives et motrices, et ce fait nous explique comment l'hématose continue à se faire dans les cas de paralysie labio-glosso-laryngée, malgré l'altération des nerfs spinaux et des racines antérieures des nerfs-rachidiens, cervicaux et thoraciques. Cette indépendance du larynx vocal et respiratoire est encore prouvée par l'anatomie comparée : les oiseaux ont en effet un larynx vocal et un larynx respiratoire distincts. Enfin, et pour en revenir à la maladie que nous étudions, n'est-il pas remarquable que les lésions portent presque exclusivement, au début, sur les muscles de la vie de relation, ainsi que le prouvent les altérations de la parole, de la voix, de l'expression et de la physionomie, tandis que ce n'est que secondairement que la langue, le voile du palais et le pharynx sont atteints à titre d'organes de déglutition et de muscles de la vie organique? Mais, plus tard, et quelquefois simultanément, ou même avant l'apparition des troubles de la parole, on voit apparaître, dans les muscles de la vie de relation, d'autres paralysies, ainsi que le prouvent les faits rapportés par M. Duchenne, M. Duménil, et les observations que nous avons recueillies.

L'intégrité du nerf pneumogastrique en certains cas, les altérations peu considérables en certains autres, concordent d'ailleurs parfaitement avec l'intégrité à peu près complète des autres fonctions auxquelles préside ce nerf. Ainsi, chez aucun des malades, il n'existait de paralysie de l'œsophage ni de l'estomac; chez eux, la sécrétion gastrique et l'absorption stomacale paraissaient normales. Quant à la faiblesse générale et à l'amaigrissement des derniers jours, il nous semble trouver une explication suffisante dans l'impossibilité de la déglutition, le séjour au lit et peut-être la déperdition considérable de la salive par l'ouverture buccale.

En commençant cette conférence, je vous disais que la paralysie labio-glosso-laryngée se terminait toujours par la mort; je ne crois pas qu'on ait consigné dans la science une seule observation de cette maladie dont la marche ait été enrayée seulement pendant quelques mois. Au début, cependant, la marche peut offrir une certaine lenteur; les malades éprouvent, pendant trois, quatre, cinq ou six mois, de l'embarras de la parole; ils ont quelque peine à retenir leur salive; mais aussitôt que la déglutition devient difficile, la maladie fait le plus souvent de rapides progrès, et la vie est bientôt gravement compromise.

La maladie, qui d'abord avait paru limitée au segment inférieur de la face, à la langue, envahit bientôt le larynx, les parois thoraciques et le diaphragme; il est vrai que la respiration semble se faire encore avec régularité; mais chaque inspiration est faible; le malade semble alors respirer à la façon des animaux hibernants, et cette respiration incomplète doit, tôt ou tard, apporter des modifications appréciables dans l'hématose et la calorification. Pour rendre cette faiblesse respiratoire très manifeste, il suffit de demander au malade de faire quelque effort, et l'on constate, non seulement de la faiblesse, mais encore un manque d'harmonie dans l'accomplissement de l'acte respiratoire.

Le malade ne peut plus prendre assez d'air dans sa poitrine pour souffler une lumière; il ne peut plus soutenir l'effort nécessaire pour monter dans son lit ou marcher un peu vite, encore moins peut-il monter un escalier, le plus petit effort amène l'essoufflement, et le malade s'arrête tout à coup. L'effort chez lui est impossible, parce que la paralysie du nerf spinal laisse l'ouverture glottique béante; parce que les parois thoraciques ne peuvent prendre leur point d'appui sur les muscles sterno-mastoïdiens et trapèzes devenus impuissants, et qu'alors les parois de la poitrine retombent sur le poumon. Si vous vous rappelez que les muscles inspirateurs sont devenus inhabiles à emmagasiner de l'air dans le poumon, vous comprendrez la faiblesse de la voix, et, de plus, vous aurez la raison des troubles qui devront être la conséquence d'une hématose rendue quelquefois plus incomplète par la paralysie du diaphragme.

Condamnés à une immobilité presque absolue, vous trouverez presque toujours ces malades couchés ou assis dans un fauteuil. Et de même qu'ils ne peuvent faire effort pour marcher, ils ne peuvent faire effort pour tousser et expectorer, c'est-à-dire imprimer au souffle thoracique les mouvements brusques d'inspiration nécessaires pour détacher les mucosités contenues dans les bronches et les rejeter au dehors par un violent mouvement expirateur. Cette impuissance des parois thoraciques est d'un pronostic grave, car la moindre bronchite pourra, en déterminant l'engouement du poumon, faire mourir ces malades par asphyxie. Cependant la bronchite n'est pas toujours une cause prochaine de mort; vous avez vu, en effet, notre malade du n° 19 de la salle Sainte-Agnès ne pas succomber à cette complication. Peut-être alors que par une contractilité organique spéciale, les voies pulmonaires se débarrassent peu à peu des mucosités en les faisant progresser vers la trachée, puis vers le larynx. On voit dans ce cas les malades faire de petits efforts de toux afin de dégager leur larynx; mais ils ne peuvent cracher, et, si les mucosités expectorées ne sont point immédiatement dégluties, elles séjournent un temps variable dans le pharynx. Pour dégager cet organe, les malades essayent encore de tousser, puis, portant leurs doigts au fond de la bouche, ils déterminent ainsi des nausées qui amènent des mucosités sur la base de la langue, où ils peuvent les saisir avec les doigts.

Je n'ai point longuement insisté sur l'écoulement de la salive, que l'on observe d'une façon constante et qui persiste jusqu'à la mort du malade. Je ne vous ai point non plus parlé des graves conséquences que l'on avait attribuées à cette déperdition continuelle, parce qu'il est des observations de fistules salivaires qui, chez l'homme ainsi que chez les chevaux, n'ont point produit de perte de forces ni d'amaigrissement notable; cependant, M. Villa, professeur à l'université de Modène, et M. Duchenne, ont cru devoir accorder à cette perte continuelle de la salive une part de l'affaiblissement général observé chez les malades.

Mais la marche progressive de la paralysie dans les muscles primitivement envahis et l'extension de la paralysie à d'autres parties du système musculaire, rapprochées des lésions anatomiques qui ont été observées, suffisent pour démontrer toute la gravité d'une semblable affection. — La dysphagie presque absolue et l'extrême fréquence des suffocations déterminées par le passage des aliments dans le larynx, font craindre l'insuffisance de l'alimentation et les dangers imminents de mort par asphyxie. Les malades succombent, en effet, par défaut d'alimentation et plus souvent dans un accès de suffocation. Lorsque la mort arrive sans agonie, sans crise, est-il permis de supposer que la *syncope* en a été la cause prochaine? Le malade du n° 19 de la salle Sainte-Agnès succomba probablement à un arrêt subit du cœur; l'autopsie démontra, en effet, que les cavités cardiaques étaient distendues par de gros caillots cruoriques.

Il est un autre mode de mort par asphyxie, identique avec celui que l'on observe chez les aliénés paralytiques, et qui a sa cause dans l'arrêt du bol alimentaire au niveau de l'ouverture œsophagienne. Cet accident n'arrive guère qu'à une période où les malades peuvent encore déglutir des matières demi-solides, ce qui n'a pas lieu, vous le savez, dans la dernière période de la maladie. La vie peut encore être prolongée de quelques jours ou de plusieurs mois, si l'extraction du bol alimentaire est opérée en temps opportun. Rappelez-vous, messieurs, que, chez le malade du n° 29 de la salle Saint-Bernard, la terminaison fatale put être conjurée par cette opération.

Je vous ai signalé d'après les faits observés par moi, dans la maladie dont je vous parle, la paralysie successive de certains muscles autres que ceux des lèvres, de la langue et du larynx, telle n'est cependant pas la description de M. Duchenne. Suivant cet excellent observateur, la maladie est caractérisée par la paralysie successive et progressive de la quadruple série des muscles phonateurs (labiaux, linguaux, laryngés), masticateurs ((ptérygoïdiens), déglutiteurs (pharyngiens) et expirateurs intrinsèques (muscles de Reissessen). Que si d'autres muscles se prennent ultérieurement, la maladie n'est plus simple; il y a, dit alors M. Duchenne, des maladies *associées*. Quoi qu'il en soit, en présence de cette paralysie qui se cantonne en une certaine région et frappe tous les muscles destinés à la phonation, depuis ceux qui produisent le son (muscles du larynx), jusqu'à ceux qui le modulent (muscles de la langue et des lèvres), qui frappe également les muscles préposés à la déglutition et une partie de ceux de la respiration. M. Duchenne s'était demandé dès ses premiers travaux, en 1860, s'il ne fallait pas chercher dans une lésion centrale l'explication de cette paralysie ainsi localisée. « Il faudrait pour cela, disait-il, une même et unique lésion intéressant à leur origine, et cela sans s'étendre aux nerfs ni aux filets : 1° l'hypoglosse; 2° les fibres nerveuses motrices du voile du palais; 3° celles des lèvres; 4° le spinal et peut-être le pneumogastrique. » Eh bien, cette hypothèse est devenue une réalité. Des autopsies récentes, dans lesquelles l'examen microscopique a porté sur de nombreuses sections transversales du bulbe et de la protubérance, ont démontré que la lésion anatomique fondamentale de cette paralysie siège dans les *noyaux d'origine des nerfs bulbaires.* Cette découverte est due aux recherches anatomo-pathologiques de M. Charcot, qui a de plus essayé d'établir que la lésion anatomique consiste dans une atrophie primitive des cellules. Suivant ce savant médecin, l'accumulation du pigment jaune paraît jouer un grand rôle; il semble qu'elle soit le fait initial; l'atrophie des prolongements cellulaires, celle du noyau et enfin du nucléole seraient des faits consécutifs. On ne sait point encore, par les seuls caractères anatomiques, s'il s'agit d'un travail morbide à irritation lente ou d'une atrophie progressive, mais M. Charcot croit que ce travail morbide, quel qu'il soit, a affecté *primitivement* la cellule [1].

Dans les faits de M. Charcot, les paralysies symptomatiques de l'atrophie des noyaux bulbaires lésés ont été successives et progressives comme dans ceux de M. Duchenne. La lésion marche ordinairement de bas en haut (une seule fois, sur trente-cinq cas, M. Duchenne l'a vue procéder de haut en bas), et ses figures photographiées représentant des sections transversales du bulbe de sujets chez lesquels la paralysie glosso-labio-laryngée a parcouru toutes ses périodes, démontrent : « 1° que les altérations des cellules existent déjà, mais peu accusées à la partie supérieure du *noyau de l'hypoglosse,* et un peu au-dessus du pont de Varole; 2° que les lésions sont à leur maximum d'intensité au niveau de la partie moyenne des olives et surtout au niveau du bec de calamus; 3° qu'elles s'atténuent dans les coupes qui se rapprochent de l'extrémité inférieure de l'hypoglosse; 4° que le *noyau du facial* présente des altérations encore plus générales et aux mêmes hauteurs que celles de l'hypoglosse; 5° qu'aux mêmes hauteurs du bulbe, les *noyaux du spinal* et du *nerf vague* présentent une pigmentation anomale très prononcée, mais que leurs cellules sont beaucoup moins atrophiées que celles de l'hypoglosse et du facia [2]. »

1. Charcot, *Note sur un cas de paralysie glosso-labio-laryngée suivie d'autopsie* (*Arch. de physiologie*, 1870, p. 247). — Charcot et Joffroy, *ibid.*, 1869.
2. Duchenne (de Boulogne), *Électrisation localisée*, 3e édit., 1872, p. 594. —

Aujourd'hui, M. Duchenne connaissant mieux son anatomie du bulbe et plus familiarisé avec les préparations microscopiques, n'aurait pas négligé, dit-il, de chercher s'il existe ou non des altérations de cellules dans les autopsies où, comme dans celle qu'il a faite dans le service de la clinique avec MM. Luys et Dumontpallier, et dont il a été parlé précédemment, il avait cru à une sclérose du bulbe, parce qu'il avait trouvé une quantité considérable de corpuscules amyloïdes.

Est-il possible, à l'aide des caractères de la maladie que nous décrivons, de ne point la confondre avec une autre paralysie locale ou générale?

La paralysie générale des aliénés commence, il est vrai, par de l'embarras de la langue; mais en même temps on observe un petit tremblement convulsif des lèvres, et le plus souvent, dès le début, on constate du délire et un état de fixité dans le regard que vous ne rencontrerez jamais chez les malades dont je vous ai rapporté les observations; de plus, dans la paralysie labio-glosso-laryngée, l'intelligence est toujours parfaitement nette, et bientôt les malades entrevoient toute la gravité de leur maladie, ce qui n'a pas lieu, vous le savez, dans la folie paralytique. Enfin, dans cette dernière maladie, si tôt ou tard on remarque un affaiblissement général de la contractilité musculaire, jamais cette paralysie ne paraît porter spécialement sur les muscles du voile du palais; jamais non plus la salive ne s'écoule de la cavité buccale, et, dès le début, l'observateur est conduit, par les désordres de l'intelligence, à placer le siége de la maladie dans l'encéphale.

Il n'est pas nécessaire de nous arrêter au diagnostic des paralysies hémiplégiques; car si, chez nos malades, nous avons souvent constaté une paralysie portant sur l'un des membres supérieurs ou inférieurs, en même temps nous observions des troubles de la motilité dans les muscles de la langue, du voile du palais et des lèvres, qui, par leur ensemble et la symétrie des manifestations, ne permettaient point de s'arrêter à l'idée d'une hémiplégie du siège cérébral.

On pourrait confondre un accident d'ailleurs très rare, la paralysie des deux nerfs faciaux, avec l'affection dont nous traitons en ce moment: et l'erreur est possible et pardonnable. En effet, dans la paralysie faciale double, les muscles des lèvres sont immobiles, et le malade éprouve nécessairement de la difficulté à prononcer les lettres labiales; d'un autre côté, si les deux nerfs faciaux ont été simultanément atteints à une certaine hauteur dans l'aqueduc de Fallope, il en résulte que les individus ont alors une voix nasillarde par suite de la paralysie du voile du palais.

Voir aussi Déchéry, *Quelques formes d'atrophie et de paralysie glosso-laryngée d'origine bulba re.* Thèse de doctorat, Paris, 1870; — Duchenne (de Boulogne) et Joffroy, *De l'atrophie aiguë et chronique des cellules nerveuses de la moelle et du bulbe rachidien, à propos d'une observation de paralysie glosso-labio-laryngée* (*Archiv. de physiol. norm. et pathologique*, 1870).

Ajoutons encore que, dans l'impuissance où ils sont de contracter l'isthme du gosier, ils éprouvent une certaine difficulté pour avaler.

Ces symptômes ressemblent beaucoup à ceux de la paralysie labio glosso-laryngée, et cependant il est possible de distinguer ces deux affections. Dans la première, en effet, le nerf hypoglosse étant intact, les fonctions de la langue s'accomplissent parfaitement. Or, nous avons vu que dans la paralysie labio-glosso-laryngée, les lésions de l'hypoglosse troublaient profondément la locomotion de la langue et entravaient ses fonctions. Ajoutons que, dans la paralysie faciale double, tous les muscles du visage sont paralysés et que, quelles que soient les émotions morales, la figure conserve une immobilité de marbre. Il semblerait, selon l'heureuse expression de Duchenne, que le malade rie ou pleure derrière un masque. Eh bien ! dans la paralysie labio-glosso-laryngée, la partie inférieure du visage est seule immobile, comme figée ; si le malade veut rire, il rit des yeux, des zygomatiques, du front. S'il pleure, toute la moitié supérieure de la figure se contracte et pleure comme dans le véritable chagrin. Dans la paralysie faciale double, la déglutition est à peine troublée, et quant à la phonation, il n'y a de difficulté que dans l'articulation des lettres o et u.

On comprendrait que la paralysie labio-glosso-laryngée au début, et lorsqu'il n'y a pas encore un grand trouble de motilité dans la langue et l'orbiculaire des lèvres, pût être confondue avec la paralysie diphthérique localisée au voile du palais ou s'étendant à d'autres muscles ; mais, dans tous les cas, l'existence antérieure d'une angine diphthérique ou d'une manifestation diphthérique en quelque point de l'organisme, mettrait déjà sur la voie du diagnostic, qui bientôt sera confirmé par la localisation isolée de la paralysie sur le voile du palais, ou, dans les cas de généralisation, par d'autres troubles fonctionnels qui ne s'observent jamais dans la paralysie labio-glosso-laryngée, à savoir les modifications de la sensibilité générale et les troubles spéciaux de la vue.

Dans les cas où l'atrophie musculaire progressive débute par la langue, puis envahit le voile du palais et l'orbiculaire des lèvres, et porte simultanément ou ultérieurement sur les muscles des membres et du tronc, l'erreur peut être commise. Nous devons cependant remarquer que l'atrophie musculaire progressive commence rarement ainsi chez l'adulte, et qu'en pareil cas un examen attentif permettrait bientôt de reconnaître en quelque autre partie du corps une atrophie musculaire très marquée, le plus souvent du côté des régions thénar et hypothénar, des muscles interosseux de la main, etc. De plus, et Duchenne insiste beaucoup sur ce fait, dans la paralysie labio-glosso-laryngée, il y a paralysie d'emblée, sans atrophie, tandis que dans l'atrophie musculaire progressive, l'atrophie est primitive et la paralysie n'a lieu qu'après destruction des fibres contractiles.

Nous avons vu que Duchenne a donné le nom de *maladies asso-*
ciées à ces faits où l'on voit en même temps l'atrophie musculaire graisseuse progressive des membres, et la paralysie sans atrophie des muscles
de la langue, du voile du palais et des lèvres [1]. Suivant lui il y aurait
alors association de deux maladies distinctes. Peut-être la question mé-
rite-t-elle d'être encore réservée, et, à ce sujet, je vous rappellerai l'autopsie de notre malade du n° 19, où nous avons trouvé l'hyperémie généralisée de l'axe cérébro-spinal et l'atrophie relative de la plupart des
racines des nerfs moteurs crâniens et rachidiens; le fait de M. Duménil,
où il y avait coexistence de paralysie complète de la langue, incomplète de la face avec atrophie des nerfs hypoglosses, faciaux et spinaux,
d'une part, et paralysie incomplète des membres, commencement d'atrophie musculaire et atrophie des racines antérieures des nerfs rachidiens,
d'autre part [2]. Enfin je mentionnerai le fait communiqué par M. Cos-
tilhes à la Société de médecine de Paris en 1860, et où il y avait également paralysie progressive de la langue, du voile du palais et des lèvres,
coïncidant avec l'atrophie musculaire graisseuse, progressive, limitée à
quelques muscles des membres supérieurs.

Quoi qu'il en soit, tout ce que nous venons de voir fait assez comprendre
la gravité du *pronostic* de la paralysie labio-glosso-laryngée.

Est-ce à dire cependant que le médecin ne puisse, dans aucun cas,
être utile au malade? Il est évident que le médecin peut dans les deux
premières périodes de la maladie, je ne dis pas enrayer d'une façon
absolue la marche de la maladie, mais du moins l'empêcher d'être aussi
rapide, et soulager le malade pendant quelques moments. Il peut encore,
par un seul moyen, la faradisation des muscles affectés, rendre à ces
muscles une contractilité passagère, et faire ainsi que la déglutition
s'opère avec un peu moins de difficulté, un peu moins de désordres; il
peut, en faradisant les muscles du voile du palais, ceux de la langue et du
pharynx, permettre à l'alimentation de s'opérer avec plus de régularité
et de puissance. Il peut, en portant les électrophores sur les muscles supplémentaires de la respiration, sur les muscles intercostaux et sur le trajet
du nerf phrénique, favoriser l'action des agents contractiles de la respiration thoracique et diaphragmatique. Mais là s'arrête son intervention
bienfaisante; en effet, le médecin doit fonder peu d'espoir sur le cathétérisme œsophagien et sur l'administration des préparations de strychnine.

Peut-on enfin demander à la nature de la maladie une indication théra-
peuthique? Rien encore n'a été tenté et ne pouvait être tenté dans ce sens,

1. Voyez, à ce sujet, l'observation VII du mémoire de Duchenne et l'observation de
M. Duménil. *Gaz. hebd.*, 1859 et 1861.
2. Duménil (de Rouen), *Gazette hebdomad. de méd. et de chirurgie*, 1859. — Comparez J. Cruveilhier, *sur la paralysie musculaire progressive atrophique* (*Bulletin de
l'Académie de médecine*, 1853, t. XVIII, p. 490).

puisque, réduits à l'interprétation des symptômes, ceux qui ont étudié cette maladie étaient autorisés à y reconnaître seulement une paralysie de cause indéterminée. Il n'y a là ni traumatisme, ni diathèse rhumatismale, ni intoxication. La localisation des symptômes primitifs, l'absence de tout symptôme cérébral, ne permettent point de supposer que la cause morbide ait pour siège le cerveau. La douleur de la région occipitale et cervicale, en même temps que la sensation de constriction pharyngée, peut-elle faire supposer une lésion inflammatoire du bulbe et de la portion supérieure de la moelle? Mais la douleur occipitale et cervicale n'existait point chez tous les malades.

Quant aux lésions anatomiques si précises constatées par M. Charcot et qui semblent être caractéristiques de l'affection qui nous occupe, savons-nous si elles sont le résultat d'un travail morbide de nature irritative? Si elles sont le produit d'une hyperémie préalable? Et pouvons-nous fonder une thérapeutique rationnelle, en présence de pareilles obscurités pathogéniques?

En admettant même cette hyperémie préalable, nous n'aurions quelque chance de lutter avec succès qu'au début de la maladie, dans la période de fluxion; car, une fois l'altération anatomique produite, l'affection est nécessairement incurable.

LIII. — DE L'ALCOOLISME.

Accidents nerveux de l'alcoolisme. — Délire ébrieux et tremblement. — Influence des
habitudes alcooliques sur la marche des maladies, et réciproquement sur la thérapeutique à leur opposer. — Accidents successifs et hiérarchisés causés par l'alcool
dans sa migration à travers l'organisme. — Lésions de l'estomac, puis des organes
placés dans le cycle de la circulation veineuse. — Lésions des organes placés dans le
cycle de la circulation artérielle, centres nerveux, reins, etc. — Stéatose et cirrhose.

MESSIEURS,

Je veux aujourd'hui vous parler de l'alcoolisme.

Bien que je ne me dissimule aucune de ses difficultés, peut-être même
parce que je me les représente tout entières, il m'a paru utile de vous
montrer au moins dans quels termes se pose un des problèmes les plus
délicats de la pathologie. S'il est nécessaire d'insister près des jeunes
médecins sur les notions classiques, il n'est pas moins avantageux de
s'aventurer avec eux, à de rares intervalles, dans des excursions plus
hasardeuses.

Les affections nerveuses dont je vous ai retracé l'histoire sommaire et
forcément incomplète représentent à un moindre degré déjà que les maladies des autres appareils, mais pourtant représentent autant d'unités à
symptômes définis. Dire d'un malade qu'il est épileptique, c'est caractériser, et les accidents qu'il éprouve, et les probabilités de l'avenir. Dire
d'une femme qu'elle est hystérique, c'est déjà la placer dans une classe
plus indécise ; mais au-dessous de ces grandes divisions combien de petites qui échappent même à un vague classement !

Si au lieu de demander aux symptômes les éléments de la définition,
on cherche à remonter aux causes qui ont provoqué, réveillé, entretenu
les troubles nerveux, on entre plus avant dans la notion intime de la
maladie ; mais là comme partout, à mesure qu'on s'éloigne de la
surface, les obscurités augmentent et les contours deviennent incer-
tains.

Vous savez tous, messieurs, et les gens du monde savent comme vous,
que les préparations alcooliques exercent sur l'organisme une action manifeste, et que leurs effets portent d'abord et de préférence sur le *système
cérébro-spinal*, bien que plus tard les autres grands systèmes de l'organisme soient frappés à leur tour à des degrés divers, et que j'essayerai
de vous faire connaître. Vous n'ignorez pas non plus combien les habitudes
de débauche sont malheureusement communes dans la population qui
fréquente nos hôpitaux. Vous avez donc là un élément étiologique qu'il

vous est souvent, trop souvent, donné de voir intervenir pour compliquer les maladies, troubler leur évolution ou entraver leur convalescence.

Et cependant, jusqu'à ces derniers temps, il était passé en habitude de réserver l'étude des manifestations essentielles de l'alcoolisme aux médecins voués à l'étude spéciale des maladies mentales. Je n'accepte jamais qu'avec un regret profond ces limitations artificielles qui nous sont imposées par des nécessités administratives ou par notre insuffisance ; mais ici je ne puis me résigner à une semblable convention. Si les cas excessifs ne sont, en effet, accessibles à l'observateur que dans les asiles, il n'en est pas de même des cas moyens, des influences plus restreintes et qui ne vont pas jusqu'à la déchéance ultime de la folie. L'alcoolisme rentre dans la condition de tant d'autres affections cérébrales ! Entre l'apoplectique tombé au plus bas de la démence et celui qui n'a conservé qu'une hémiplégie presque inaperçue, vous rencontrerez des dégradations insensibles ; mais, dans cette série, vous ne comprendrez la valeur d'un des termes que le hasard met sous vos yeux qu'autant que vous aurez présents à l'esprit les deux termes extrêmes de la progression.

Pour l'alcoolisme, la chose est encore plus saisissante. Au premier temps, vous êtes dans le domaine de la physiologie : ingéré à petites doses, l'alcool a sa place gardée et justement réservée dans l'alimentation normale ; au dernier, vous avez devant vous les plus redoutables exaltations de la manie, ou le spectacle navrant de l'idiotie acquise.

Les composés alcooliques usités dans ce que j'appellerai leur proportion physiologique sont d'une incontestable utilité chez l'homme sain ; ils peuvent être également utiles aux malades. Je n'ai pas à vous retracer les conditions dans lesquelles leur administration convient à l'état de santé ou de maladie. Et cependant que d'enseignements bons à recueillir ! Vous m'avez vu souvent prescrire le vin à assez haute dose dans les fièvres adynamiques, durant la convalescence des affections inflammatoires qui ont laissé après elles une notable dépression.

Les boissons fermentées sont plus qu'un complément de l'alimentation, elles répondent encore à des indications d'un autre ordre.

Si réservé que fût l'emploi des liqueurs fermentées, il a été longtemps proscrit de la médecine, comme une périlleuse énormité ; mais depuis, par une de ces réactions dont la thérapeutique offre tant d'exemples, on n'a pas reculé même devant les hardiesses excessives. Sans se risquer à suivre ces errements, encore peut-on profiter des tentatives osées devant lesquelles n'ont pas reculé les médecins les plus recommandables.

Les malades même sous l'influence d'affections inflammatoires tolèrent les boissons fermentées dans des proportions qu'on était loin de soupçonner. S'il n'est pas démontré qu'elles servent autant que l'avaient es-

péré les praticiens qui les conseillent, il est certain qu'elles ne produisent pas les effets nuisibles que la théorie donnait à craindre. C'est une
preuve de plus à l'appui de cette loi sur laquelle on ne saurait trop souvent insister, que l'action des médicaments toxiques est profondément
modifiée par les états pathologiques. De même que vous avez observé des
malades réfractaires aux doses d'opium poussées jusqu'à l'imprudence,
de même vous voyez des malades dont le système nerveux est diversement
affecté, subir impunément des doses considérables des liqueurs alcooliques.

Ces données que je me borne à vous indiquer, sans les poursuivre,
trouvent leur application lorsqu'il s'agit d'étudier les effets toxiques de
l'alcool.

Pathologiquement, aussi bien que physiologiquement, il importe de
séparer l'individu bien portant du malade, et de ne pas attribuer à l'un
comme une vérité incontestée ce qui n'est vrai que pour l'autre.

Un homme dans la plénitude de sa santé se laisse entraîner à des excès
alcooliques plus ou moins répétés, plus ou moins graves; il en éprouve
les effets sous des formes et des degrés divers.

Le même homme, encore sous l'influence de l'intoxication qu'il a provoquée, tombe malade; par le fait de sa maladie incidente, il est vis-à-
vis de l'agent toxique dans une condition nouvelle : ni la susceptibilité,
ni les phénomènes, ni les conséquences, ne répondent forcément à ce
qu'on était à même d'observer et de constater chez lui avant sa transformation pathologique.

Cette distinction fondamentale vous sauvera de plus d'une cause de
confusion et donne la clef de bien des erreurs.

Vous n'avez à l'hôpital que de rares occasions d'observer les effets des
ingestions alcooliques exagérées en dehors des états morbides. L'ivresse
y apparaît comme un des antécédents éloignés et souvent douteux des
affections qu'elle engendre, et elle figure dans l'anamnèse en échappant
à votre observation directe. D'autres fois elle explique l'aptitude qu'ont
certains malades à délirer, dans le cours des maladies où le délire n'est
pas un phénomène obligé ; elle rend compte de la prédisposition aux perturbations nerveuses : mais là son intervention est encore plus conjectu-
rale. Vous avez vu cependant quelques cas de délire alcoolique sans autres
complications. N'eussiez-vous eu que des occasions encore moins nombreuses d'être témoins de cette sorte d'intoxication, je ne saurais me dis-
penser de vous en rappeler les principaux traits.

Au premier degré, l'ivresse vous offrre le tableau réduit des symptômes
que vous aurez à constater à des périodes plus avancées de l'empoisonnement ébrieux : les troubles gastro-intestinaux d'une part, de l'autre les
désordres nerveux ou secondaires, ou simplement sympathiques. La
bouche est pâteuse, la langue sale, l'estomac surchargé jusqu'au vomis-

sement; la tête est pesante, les sens excités ou obtus, le vertige va jusqu'à la syncope. L'exaltation cérébrale fait place à une dépression invincible, et le sommeil rappelle celui des apoplectiques.

L'accès, passez-moi ce mot, dure peu, mais il laisse à sa suite un malaise qui se prolonge davantage, et où, suivant les dispositions de l'individu, domine l'un ou l'autre des deux ordres des symptômes.

Jusque-là le malade conserve dans une certaine mesure son individualité. Il a le vin bon ou mauvais, comme on dit vulgairement, suivant les propensions de son caractère; il est plus ou moins incommodé ou souffrant, suivant les aptitudes de sa constitution.

Au second degré, l'ébrieux est un malade. La perversion a pris de telles proportions, qu'il a cessé d'être lui-même; les accidents se développent à leur façon accoutumée sans obéir davantage aux diversités de son tempérament. Alors le délire apparaît avec des caractères tranchés, le trouble nerveux revêt une forme définie, et l'ensemble de ces phénomènes se résume dans le nom même du *delirium tremens*.

Le délire est assez spécial pour qu'un médecin expérimenté le reconnaisse à ses manifestations, sans avoir besoin de recourir à l'histoire des antécédents. Les médecins voués à l'étude de l'aliénation mentale l'ont décrit de main de maître, et c'est à leurs ouvrages que vous devrez recourir; qu'il me suffise de vous signaler quelques-uns des signes les plus décisifs.

Le délire ébrieux est inquiet, perplexe, jusque dans ses violences extrêmes. L'agitation y naît de la peur, car la frayeur elle-même a ses audaces. Le malade, poursuivi par des hallucinations prédominantes de la vue, menacé par des assassins, attaqué par des voleurs, est en proie à mille angoisses. Il veut fuir, il est prêt à partir pour n'importe quel voyage, comme s'il cherchait à se soustraire à lui-même; il plie ses hardes, il s'échappe par toutes les issues qu'on n'a pas interdites à son impulsion vagabonde. Au milieu de ces excitations désordonnées, il est encore capable de se recueillir sous la pression d'une volonté qui le domine, mais la résipiscence est courte et il ne tarde pas à retomber dans ses divagations.

N'êtes-vous pas frappés, messieurs, de l'analogie saisissante que le *delirium ebriosum* nous présente avec le délire qui survient dans le cours de tant de graves maladies? D'une part les hallucinations presque exclusives de la vue; de l'autre, la possibilité de suspendre pour un moment les conceptions délirantes, et en dernier lieu l'étrange propension à rassembler ses effets pour partir.

En même temps que l'intelligence est ainsi déviée, le système nerveux qui ne préside pas à la vie intellectuelle subit d'égales atteintes. De toutes les perturbations, la plus constante, la plus saisissable, c'est le tremblement.

Au point de vue sémiologique, le tremblement est un des phénomènes les plus accessibles à notre investigation et en même temps les plus difficiles à catégoriser. Question obscure, symptôme d'une signification incertaine, et d'autant plus douteuse qu'on incline à lui prêter une valeur qui ne lui appartient pas.

C'est une erreur souverainement préjudiciable que d'envisager isolément un phénomène pathologique avec la confiance qu'il va suffire à asseoir un diagnostic. Je veux bien qu'il existe un tremblement sénile, un tremblement mercuriel, et combien d'autres! Mais classer ainsi les tremblements comme autant d'unités réelles, c'est être plus près de l'ontologie que de la réalité. La vérité est que la sénilité a parmi ses signes le tremblement, aussi bien que l'intoxication mercurielle, aussi bien que l'alcoolisme. A lui seul le tremblement n'est pas un phénomène pathognomonique.

Sous le bénéfice de cette réserve expresse, le tremblement alcoolique a quelques particularités. Dans ses formes les plus accusées, il constitue une sorte de frémissement universel. Si vous appuyez la main sur son épaule, le malade vibre pour ainsi dire; mais il s'en faut que le tremblement réponde toujours à cette définition. Vous le verrez se produisant avec des soubresauts musculaires; vous le trouverez assez convulsif pour rendre la marche hésitante et la préhension des objets presque impossible; vous constaterez qu'il peut cesser sous l'influence d'une excitation maniaque excessive, ou persister même dans les agitations extrêmes, à l'inverse du tremblement paralytique. Vous observerez que le sommeil ne le suspend pas aussi sûrement qu'il interrompt les mouvements choréiques. Quoi qu'il en soit, rappelez-vous, messieurs, ce fait expérimental, que le tremblement n'est que le compagnon obligé du délire alcoolique, quand ce délire frappe des individus sains d'ailleurs, et qu'il est loin d'être d'une égale constance quand le délire ébrieux fait sa première apparition sous l'influence d'une maladie.

Je ne vous parle pas des accidents gastriques relégués au second plan sinon annulés par l'énormité des accidents nerveux propres au *delirium tremens;* mais nous allons les retrouver tout à l'heure exagérés par le fait même de leur répétition dans l'alcoolisme chronique.

La crise est véhémente, mais elle est relativement courte, rarement mortelle. Après bien des tentatives thérapeutiques trop souvent heureuses pour ne pas éveiller quelque défiance, beaucoup de médecins ont fini par se borner, sauf les cas exceptionnels, à l'expectation.

Cependant, l'accès accompli, tout n'est pas achevé. C'est un vieux et sage proverbe que celui qui dit : *Qui a bu boira.* L'alcoolisant qui vient de traverser une attaque de *delirium tremens* est, comme le joueur, rarement guéri, ordinairement incité à de nouvelles débauches. La dipsomanie est plus souvent la suite que l'antécédent du premier délire ébrieux. Les occasions se répètent, les accidents se produisent, et d'aiguë qu'elle était tout d'abord, l'intoxication devient chronique.

Si dans certains cas l'intoxication chronique est le résultat de crises aiguës plus ou moins renouvelées, dans d'autres circonstances l'empoisonnement est graduel, successif, s'opérant sans secousses et par le fait d'une ingestion d'alcool lentement croissante. L'alcoolisme chronique a été, dans ces derniers temps, l'objet de savantes recherches, et vous connaissez sans doute la remarquable description que le professeur Magnus Huss nous en a donnée [1]. Vous savez avec quel esprit d'observation et de méthode il a classé les phénomènes dont il avait si bien découvert l'étiologie. D'une part, des *désordres nerveux* qui viennent confiner à diverses affections encéphaliques; de l'autre, une *altération des fonctions digestives* qui se rapprochent d'autres cachexies. Vous savez comment, dans ce cercle vicieux qu'on retrouve en tant de cas en médecine, la perturbation nerveuse contribue à entraver la nutrition.

Dans son tableau vrai, animé, saisissant, le savant professeur de Stockholm montre l'alcoolisme revêtant, par le fait même de la chronicité, des formes multiples, mais qui sont, si vous excusez cette expression d'une énergie toute populaire, la *monnaie* de l'accès aigu de *delirium tremens*. Les mêmes phénomènes intellectuels, en s'accomplissant plus lentement, n'ont changé de type qu'en apparence. Ralentissez le mouvement tumultueux des idées qui se pressent et chevauchent chez le maniaque, et sans rien modifier au fond, vous aurez dénaturé l'aspect de son délire. Au dégoût, à la répugnance de l'anorexie fébrile, substituez l'indifférence passive, l'absence d'appétit, et vous aurez l'état gastrique de l'alcoolisme chronique; de même pour les troubles de la vue où l'hallucination mouvante du *delirium tremens* est remplacée par des perceptions confuses de mouches volantes, de nuages, de brouillards, de phosphènes passagers.

Mais le docteur Huss observait dans des conditions assez particulières pour qu'avant de généraliser son observation, vous deviez poser des réserves. La population qu'il était appelé à étudier, adonnée à un abus graduel de l'acool, mal nourrie, réduite à un régime presque végétal, subissait les conséquences d'une habitude invétérée. Elle n'obéissait pas à des écarts compensés par une sobriété relative durant les intervalles des accès de débauche; elle ne réparait pas par une riche alimentation la déperdition de chaque jour. Le type d'alcoolisants dont il a si magistralement esquissé l'histoire est celui des contrées du Nord; chez nous on ne le retrouve que dans les dernières classes du peuple. L'intoxication n'est pas ici graduelle et successive, le plus souvent elle est intermit-

---

1. Magnus Huss, *Chronische Alkoholskrankheit*. Aus dem Schwedischen übersetzt von Gerh. van dem Busch, Stokholm, 1852.

tente, aiguë pendant l'accès d'ivrognerie, suspendue pendant les jours
meilleurs qui le suivent. Aussi l'uniformité de la description s'efface-
t-elle, les symptômes sont-ils plus aventureux, parce que l'empoisonnement a lui-même ses diversités et ses aventures.

Il est un point plus délicat encore et sur lequel j'appelle toute votre
attention. Non seulement l'alcoolisme chronique est loin de se manifester
avec l'ensemble des signes qui le caractérisent, mais à cause même des
temps d'arrêt que je viens de vous signaler, il peut exister et pourtant
ne se révéler par aucun phénomène; c'est cette saturation alcoolique latente qui intéresse surtout le médecin, parce qu'elle éclate dans ses effets
aux moments décisifs. Vienne une affection aiguë frapper l'individu ainsi
saturé, alors l'alcoolisme fait explosion, et il jette dans la balance le redoutable appoint de son délire imprévu ou d'une ataxie disproportionnée
avec la maladie actuelle.

Quand les choses, et c'est chez nous le cas le plus commun, se sont
passées de la sorte, avons-nous au moins des indices qui nous guident
dans le diagnostic rétrospectif, si difficile même pour les médecins qui en
comprennent l'importance ?

Depuis Dupuytren, les chirurgiens se sont demandé jusqu'à quel point
le grand délire des amputés était une manifestation de cet alcoolisme
latent, et la question ainsi posée est diversement résolue. Les médecins
n'ont pas de moindres doutes. Un homme, dans le cours d'une pneumonie
modérément intense, sans fièvre excessive, est presque subitement frappé
par un délire inattendu : à quel signe reconnaître la raison vraie de
cette grave perturbation ? Je voudrais pouvoir vous donner des signes décisifs, mais ils me manquent et ils manquent à la science. Ne vous fiez ni
au tremblement, ni à la nature des conceptions délirantes. L'un et l'autre
se rencontrent chez les malades dont les antécédents sont à l'abri du
soupçon. Vous serez forcés, ou de procéder à une sorte d'enquête sur
les habitudes du malade, enquête toujours pleine d'incertitude et d'erreurs, ou de vous restreindre à ces à peu près qu'on a voulu, mais qu'on
n'a pas encore su bannir de la médecine.

Quand, avec la somme des renseignements recueillis, après la mûre
discussion des accidents, vous aurez arrêté votre jugement, que faut-il
faire? Le principe classique est que le médecin doit, en pareil cas, tenir
compte des habitudes acquises et rendre au malade, dans une sage mesure, l'excitant dont il garde le besoin artificiel. Puis si la médication
ainsi instituée a réussi, l'exemple sert à confirmer la règle.

Malheureusement l'expérience est plus complexe qu'elle ne paraît. J'ai
insisté au début de cette leçon sur l'action des excitants alcooliques dans
le cours des maladies aiguës, et vous avez vu à quel point on avait impunément porté cette thérapeutique incendiaire. Je l'ai fait pour vous tenir
en garde contre des conclusions qui sont souvent imparfaitement justi-

fiées. En pareil cas, prenez l'indication moins des habitudes de la santé que des phénomènes de la maladie, et ne recourez aux stimulants alcooliques qu'autant qu'ils vous paraîtront motivés par les accidents actuels.

Messieurs, dans le tableau qui précède, je vous ai seulement exposé les effets de l'alcool sur le système nerveux, et sa fâcheuse influence sur les fonctions de l'innervation; mais ce n'est là qu'une histoire symptomatique incomplète; grâce aux recherches modernes, on peut tracer l'histoire pour ainsi dire physiologique de l'alcoolisme et suivre la migration de l'alcool à travers l'organisme. Aussi vais-je vous le faire voir exerçant son action sur chacun des organes et les léser d'autant plus qu'il est plus tôt et plus longtemps en rapport avec eux, ou qu'ils sont plus impressionnables et que leur trame est plus fragile.

C'est en réalité parce que l'encéphale présente ces deux dernières conditions qu'il ressent le premier et au plus haut degré les effets de l'alcool, et c'est parce que ces effets se traduisent aussitôt par un ensemble symptomatique saisissant que l'histoire de l'alcoolisme a été si longtemps écourtée. On a décrit plus volontiers les symptômes qui résultaient immédiatement de l'absorption de l'alcool, et dont la manifestation précoce ne laissait prise à aucun doute relativement à leur rapport avec cette absorption même; tandis qu'on a laissé dans l'ombre ou complètement méconnu les accidents plus tardifs que l'alcool produisait par son contact avec les tissus.

Or, les accidents que je vais vous décrire succinctement sont précisément dus à ce contact, et ils se hiérarchisent, pour ainsi dire, suivant les lois de la physiologie. Ainsi, à peine ingérées, les substances alcooliques exercent leur action sur l'estomac d'abord, puis, mais à un moindre degré, sur les intestins; absorbées en grande partie par les veines de l'estomac, elles passent dans le système de la veine porte, dans le foie, dans le cœur droit, et de là dans l'artère pulmonaire. De la petite circulation, ces mêmes substances parviennent dans la grande, et là elles exercent successivement leur action sur les parois des artères, puis sur les tissus des différents organes. D'ailleurs, il ressort des expériences de Maurice Perrin, Ludger, Lallemand et Duroy[1] que l'alcool ne se décompose pas en traversant l'organisme, qu'il ne se dédouble pas en produits secondaires, tels que l'acide carbonique et l'aldéhyde, comme on le croyait, mais que tout le temps qu'il séjourne dans nos tissus, c'est en tant qu'alcool qu'il y reste et en tant qu'alcool qu'il les affecte. Il est bien évident d'après cela qu'il agira d'autant plus énergiquement qu'il sera en plus grande quantité dans tel ou tel organe, et il est tout aussi évident qu'il sera en plus grande quantité dans un organe donné, d'abord suivant que

---

1. Ludger, Lallemand, Maurice Perrin et Duroy, *Du rôle de l'alcool et des anesthésiques dans l'organisme.*

celui-ci le recevra avant ou après que l'alcool aura traversé les poumons (car l'organisme se débarrasse par l'exhalation pulmonaire d'une grande partie de l'alcool absorbé), et ensuite suivant que cet organe sera plus vasculaire.

Mais vous savez que le foie est le premier placé sur le chemin de l'absorption, que la totalité de l'alcool absorbé le traverse, et qu'enfin c'est un organe non seulement très vasculaire, mais encore que le sang y séjourne un assez long temps pour les besoins de la sécrétion biliaire et glycosique. Vous pouvez donc supposer par avance que le foie doit être surtout affecté par l'alcool, et c'est ce qui est, ainsi que je vous le ferai voir, soit qu'il s'agisse d'alcoolisme aigu, soit surtout qu'il s'agisse d'alcoolisme chronique. Mais de même que l'alcool altère à la longue les parois de la veine porte, de même il altère les parois de l'artère pulmonaire, et consécutivement le tissu même du poumon.

Cependant une portion assez considérable de l'alcool absorbé disparaît dans l'acte respiratoire par évaporation à la surface des vésicules pulmonaires et des bronches ; ce n'est donc qu'une portion moindre, la portion restante, qui s'en va ultérieurement affecter les organes et, parmi ceux-ci, les centres nerveux, qui en ressentent d'autant plus énergiquement l'influence que les éléments nerveux, tubes et cellules, sont plus impressionnables, ainsi que je vous l'ai déjà donné à entendre, puis les reins, organes très vasculaires, et qui comme le foie président à une sécrétion importante, à une sécrétion dépuratoire et d'élimination. A tous ces titres, les reins sont en rapport prolongé avec la substance alcoolique ; aussi les verrons-nous fréquemment et gravement compromis dans l'alcoolisme chronique, bien que moins fréquemment et parfois moins gravement que le foie, pour les raisons que je vous ai dites : à savoir, que le foie est traversé par la totalité de l'alcool absorbé, tandis que les reins ne reçoivent de celui-ci que la portion qui a échappé à l'évaporation pulmonaire.

Après cette vue d'ensemble et toute physiologique relativement aux effets de l'alcool sur l'organisme, permettez-moi, messieurs, d'entrer dans quelques détails.

Comme je vous l'ai fait pressentir, l'estomac est malade chez les buveurs invétérés. Il y a une véritable *gastrite*. C'est elle qui vous rend compte de l'anorexie croissante et plus tard absolue, ainsi que de la dyspepsie des ivrognes ; c'est elle aussi qui provoque les vomissements muqueux du matin (*vomitus matutinus potatorum*), véritable gastrorrhée, liée à la gastrite chronique. Celle-ci est caractérisée anatomiquement par la coloration rougeâtre, ecchymotique en certains points, de la membrane muqueuse, surtout à la région voisine du cardia et à la petite courbure ; c'est là le premier degré de l'affection ; plus tard la membrane muqueuse est épaisse, rétractée, la teinte en est grisâtre, ardoisée *pigmentisée* par des dépôts d'hématine; plus tard encore elle est indurée, faible, puis véritablement ramollie. Les glandules de l'estomac sont hypertrophiées. La cavité de l'organe peut être dilatée, chez les grands buveurs de bière, par exemple, qui ingèrent d'énormes quantités de liquide, et en ce cas la membrane muqueuse est ordinairement amincie; le plus habituellement cette cavité est rétrécie par le fait de la rétraction de toutes les tuniques du viscère.

Que si l'inflammation a gagné le tissu cellulaire sous-muqueux et qu'elle soit intense ou très aiguë, on peut observer la gastrite *phlegmoneuse*, avec abcès sous-muqueux; accident rare, mais incontestable de l'alcoolisme.

Enfin l'inflammation chronique de la membrane muqueuse se termine chez certains buveurs par l'ulcération. La gastrite *ulcéreuse* est beaucoup plus rare que la gastrite chronique simple. Les ulcérations sont uniques ou multiples; elles siègent surtout au niveau des points où nous avons vu que sévissait spécialement l'inflammation. Suivant M. Lanceraux, la présence pour ainsi dire constante de la matière colorante du sang au fond ou sur les bords des ulcères, ainsi que leur disposition allongée suivant le trajet des vaisseaux, semblerait indiquer que quelques-uns au moins de ces ulcères seraient dus à l'altération et à l'oblitération consécutive de ces vaisseaux. Il y aurait là une nécrose de la muqueuse par oblitération vasculaire.

Dans ces cas, les ivrognes sont devenus des malades et ils n'ont plus seulement l'anorexie, la dyspepsie et les vomissements muqueux des buveurs, mais ils éprouvent des douleurs vives à la région de l'estomac, leurs digestions sont profondément troublées, ils vomissent leurs aliments, parfois d'une façon incoercible, et enfin la gastrorrhagie chez eux est fréquente.

Après l'estomac, l'organe le plus habituellement lésé est le *foie*, qui, au contact des substances alcooliques, s'altère de deux façons distinctes : ou il subit la dégénérescence graisseuse, ou il s'enflamme chroniquement; dans le premier cas il y a *stéatose*, dans le second *cirrhose*.

La stéatose consiste dans le dépôt de molécules graisseuses au sein des cellules hépatiques. Cette altération est presque constante chez les buveurs. Lorsqu'elle est partielle, elle est compatible avec la conservation de la santé, au moins en apparence. Elle n'est vraisemblablement que le premier degré d'une altération plus profonde et s'observe surtout chez les individus qui succombent à des accidents aigus, tels que le *delirium tremens*, par exemple. Le foie est alors augmenté de volume et décoloré dans les points où les lobules sont infiltrés de graisse.

Quand la stéatose est généralisée, le foie présente une coloration d'un jaune mat ou fauve; il est granulé ou bosselé par le fait de la saillie que font, au-dessus du tissu qui les entoure, les lobules infiltrés et par cela

même augmentés de volume. Le foie est encore plus volumineux que
dans la forme précédente, et parfois le lobe gauche est relativement plus
hypertrophié que le droit. L'accumulation de graisse, en distendant les
cellules hépatiques et par suite les acini, a pour effet de déterminer la
compression des vaisseaux capillaires et nécessairement d'entraîner l'anémie du parenchyme ; d'où une nouvelle cause de décoloration de l'organe.

Dans ces cas, le foie n'est pas douloureux : à la palpation et à la percussion on peut constater l'augmentation de son volume ; la digestion
stomacale est d'autant plus imparfaite qu'à l'altération de la glande
hépathique s'ajoute ordinairement celle de l'estomac lui-même ; ce
dernier organe est ordinairement ballonné par les gaz, sensible à la pression : les selles sont rares, pâles, argileuses ; il y a parfois de la diarrhée,
plus rarement des hémorrhagies. Enfin, Addison a signalé une décoloration comme cireuse de la peau, lisse et molle, et quelquefois onctueuse
au toucher.

La cirrhose (*gin-drinkers' liver*, foie des buveurs de *gin*) est caractérisée par la production exubérante du tissu conjonctif interstitiel. Je vous
dirai dans une conférence spéciale que la cirrhose n'est pas une maladie
identique avec elle-même, et que la cause qui la produit se reconnaît à
la forme spéciale qu'elle imprime à la glande. Dans l'alcoolisme, le foie
également baigné partout par l'alcool est partout également malade. Au
début de l'affection, il est plus vasculaire et plus volumineux ; plus tard,
quand les exsudats interstitiels se sont transformés en tissu conjonctif
adventice, lequel devient fibreux, puis se rétracte, la glande diminue
partout de volume, et les lobules ainsi que les acini indurés et rapetissés
font une légère saillie au-dessus des dépressions plus ou moins prononcées que forment de toutes parts les cloisons interlobulaires et interaci-
neuses rétractées. Il en résulte un état granuleux général et tout à fait
caractéristique. Je ne ferai que signaler ici, pour y revenir plus tard [1],
l'altération profonde de la nutrition dont la conséquence est un amaigrissement progressif et tout spécial, les hémorrhagies possibles et surtout
l'ascite qui accompagnent la cirrhose.

A côté de ces désorganisations profondes du foie, il convient de placer
des altérations momentanées et aiguës et surtout des troubles fonctionnels qui s'observent à la suite d'excès alcooliques, je veux parler de
l'*ictère* qu'on voit survenir quelques jours après une débauche et qu'ont
précédé des troubles gastriques plus ou moins prononcés. Il est probable
qu'alors il y a simplement hyperémie du foie par irritation de la glande
gorgée de substances alcooliques ; mais, que les excès se répètent constamment, et vous comprenez sans peine que l'hyperémie se répètera également, puis qu'elle conduira à une phlegmasie ordinairement bâtarde

---

1. Voyez, tome III, la leçon sur la *Cirrhose*.

dont la stéatose ou la cirrhose, suivant les cas, sera la conséquence ultime.

Les glandes salivaires ont été trouvées, par M. Lancereaux, « molles, jaunâtres et manifestement envahies dans leurs épithéliums par la dégénérescence granulo-graisseuse. »

Le même observateur a vu six fois le *pancréas*, tantôt altéré de la même façon que les glandes salivaires, tantôt ratatiné, atrophié, et comme le foie atteint de cirrhose. Vous voyez que cet organe subit les mêmes altérations que le foie et par un mode d'action identique.

Les membranes séreuses de l'abdomen, le *péritoine*, le *mésentère*, les *épiploons*, sont le siége d'une surcharge graisseuse ou d'une phlegmasie adhésive. D'autres fois, comme dans un cas observé par M. Blachez, le péritoine est parsemé d'ecchymoses par suite d'un mécanisme que je vous signalerai tout à l'heure. La surcharge graisseuse des épiploons et du mésentère coïncidant avec les lésions viscérales que je vous ai indiquées suffit à démontrer l'existence de l'alcoolisme. Quant aux néoplasmes adhésifs, ils sont accompagnés d'une exsudation séreuse très peu abondante quand le foie est adipeux, c'est-à-dire quand il n'y a pas de cirrhose (car dans ce cas il y a ascite). Ces néoplasmes font parfois adhérer les différents viscères abdominaux. A côté de cette péritonite adhésive, M. Lancereaux a signalé une péritonite granuleuse des ivrognes, caractérisée par de petites masses granuleuses très analogues aux granulations tuberculeuses de la phthisie aiguë. « En même temps que ces lésions, dit M. Lancereaux, il existait une altération graisseuse du foie et dans un cas un ulcère de l'estomac. Il s'agissait en outre d'individus robustes et chez lesquels les antécédents tuberculeux faisaient défaut. »

Si l'on cherchait plus souvent qu'on ne le fait les altérations de la *veine porte*, il est infiniment probable qu'on trouverait très altérée cette veine qui reçoit la première les substances alcooliques venues de l'estomac. M. Lancereaux y a signalé une inflammation avec exsudat pseudo-membraneux.

L'artère pulmonaire, qui reçoit le sang veineux et par suite le sang qui par la veine cave inférieure provient du foie et est surchargé d'alcool, l'artère pulmonaire peut présenter chez les ivrognes la même altération. Ce fait a encore été signalé par M. Lancereaux. Il existe, dit cet habile observateur, une forme d'artérite caractérisée anatomiquement par des productions membraneuses à l'intérieur du vaisseau. Cette artérite, que nous avons toujours vue siéger dans l'artère pulmonaire, peut déterminer en grande partie, et d'une façon toute mécanique, la coagulation du sang et amener l'obstruction du vaisseau et la mort. Son existence habituelle chez les ivrognes ne paraît pas fortuite, et tout porte à croire qu'elle doit son origine à l'abus des boissons alcooliques[1]. » La dyspnée est un des

---

1. Lancereaux, *Gazette médicale*, Paris, 1862.

premiers symptômes ; elle est lentement progressive et d'autant plus remarquable qu'il n'y a aucun signe physique à l'auscultation, puisque la cause de la dyspnée ne siége pas dans les voies respiratoires, mais dans l'artère pulmonaire même. Il y a cyanose légère ou décoloration des téguments. Si la coagulation du sang est considérable ou s'opère dans un gros tronc, la thrombose entraîne alors ses inévitables conséquences, c'est-à-dire la mort rapide dans l'année.

Les poumons ne peuvent pas être constamment en contact (par l'intermédiaire de l'artère pulmonaire) avec la substance alcoolique sans que la trame délicate de leur tissu en soit offensée. Et c'est ce qui a lieu en effet. Aussi observe-t-on chez les ivrognes les lésions pulmonaires les plus variées, depuis la congestion jusqu'à l'inflammation et aux tubercules.

La *congestion pulmonaire* est la plus fréquente de ces lésions, car elle est le premier terme obligé de chacune des autres. Elle siège habituellement aux bords postérieurs et à la base des poumons, comme dans les états adynamiques. Le tissu est flasque, mou, peu aéré, insufflable encore. La teinte en est brunâtre et elle disparaît difficilement par le lavage. Un degré de plus, il y a une véritable *infiltration hémorrhagique* : les vaisseaux altérés se sont rompus. Enfin la plèvre peut être parsemée de taches ecchymotiques. On n'a guère l'occasion d'observer ces lésions que lorsque le malade succombe à des accidents suraigus comme ceux du *delirium tremens*.

Les symptômes sont de la dyspnée avec la sensation de constriction thoracique, toux avec expectoration muqueuse striée de sang, râles crépitants et sous-crépitants disséminés sans souffle : en deux mots ce sont les signes de la congestion. Et ici la congestion est d'autant plus naturelle, qu'une partie de l'alcool absorbé traverse le tissu du poumon pour être éliminé par l'acte expirateur, et que cette substance doit nécessairement irriter le tissu pulmonaire en le traversant.

La *pneumonie* est encore la conséquence de cette imprégnation du poumon par l'alcool. On trouve ainsi assez souvent au centre des points congestionnés, comme nous venons de le dire, des lobules indurés, brunâtres, ou d'un jaune sale, ou verdâtres, et infiltrés de sang, de pus et de graisse. C'est de la pneumonie bâtarde. On observe aussi la pneumonie franche, laquelle est le plus souvent adynamique ou ataxo-adynamique, et se termine fréquemment par suppuration. Il me suffit de vous indiquer la fréquence de la pneumonie chez les ivrognes, sans qu'il soit nécessaire de vous en donner les signes : ce qui la caractérise alors, ce sont les complications nerveuses, la gravité de l'état général et la terminaison possible par la suppuration du parenchyme. Une autre terminaison possible de la pneumonie des ivrognes est le passage à l'état chronique. La résolution ne se fait pas et le parenchyme s'indure. C'est là un fait signalé par Magnus Huss.

L'alcoolisme débilite, toute affection qui débilite peut entraîner la tuberculisation; la tuberculisation en dehors même de l'alcoolisme est fréquente, pour toutes ces raisons, on conçoit que, sous l'influence d'une prédisposition ou de la débilité d'une part, et sous celle de l'irritation constante du poumon d'autre part, la *tuberculisation* s'y développe. Bell (de New-York) a réfuté cette idée singulière, à savoir, que l'usage excessif des boissons alcooliques préserverait de la tuberculisation. Il a démontré que c'est le contraire qui est le vrai. Notre observation personnelle est d'accord avec la sienne. La tuberculisation pulmonaire peut être alors chronique ou galopante, c'est tout ce que nous avons à vous en dire.

Jusqu'ici nous avons suivi l'alcool dans son trajet de l'estomac aux poumons; il est toujours dans le système veineux ou dans celui de la petite circulation; nous allons le poursuivre maintenant dans son trajet à travers la grande circulation. Je vous répète qu'il s'y trouve en moindre quantité (puisqu'une partie a été éliminée par les poumons), qu'il est par suite plus étendu et par conséquent aussi moins irritant. Cependant il n'en détermine pas moins parfois des lésions distinctes du cœur et des artères, et en particulier de l'aorte.

Suivant M. Lancereaux, le *cœur* aurait une physionomie spéciale : d'abord à peine plus volumineux que dans l'état normal, il est surtout remarquable par la surcharge graisseuse de sa base et de ses parois. La graisse ne la tapisse pas seulement, elle pénètre entre les fibres musculaires, et par compression en détermine partiellement l'atrophie. On observe de plus à sa surface des plaques laiteuses. Plus tard le tissu charnu du cœur est jaunâtre, mou, plus friable. Plus tard encore, les fibres musculaires sont altérées, la striation y est moins manifeste, elles sont granuleuses ou graisseuses. Le myolemme est épaissi, et peu à peu l'élément conjonctif exubérant par le fait de la congestion irritative finit par comprimer et étouffer en partie l'élément musculaire.

L'*endocarde* peut être affecté par l'alcool, mais les lésions en ont été mal étudiées. M. Lancereaux aurait trouvé les valvules aortiques épaissies, au-dessous du tubercule d'Aranzi, blanches, grisâtres, avec un léger degré de rétrécissement ou d'insuffisance.

Mais ce qui est un peu mieux connu que ces dernières altérations, ce sont les lésions du *système artériel*. Déjà Magnus Huss avait signalé chez les buveurs l'existence de plaques athéromateuses dans l'aorte thoracique et les artères cérébrales. Le fait est qu'on peut trouver dans tout le système artériel des traces du ravage qu'y exerce l'alcool dans son passage et par son contact. M. Lancereaux a rencontré principalement dans l'aorte thoracique des plaques plus ou moins épaisses, irrégulières et formées par une production de substance conjonctive. C'est cette substance qui, dans ses métamorphoses ultérieures, se transforme en plaque

athéromateuse dans les grosses artères ou devient le point de départ de
la dégénérescence graisseuse des petites artères, et en particulier des
artères cérébrales, où l'on a surtout bien étudié cette lésion.

Dans la séance du 14 décembre 1867, M. le docteur Blachez a présenté
à la Société médicale des hôpitaux des pièces anatomiques où l'on voit
bien non seulement les lésions dont je vous parle, mais encore les
accidents qu'elles peuvent entraîner. Voici le fait en deux mots : Un
homme de quarante-six ans, entre dans le service que dirige M. Blachez.
Il est en proie à un délire presque furieux, procédant par accès pendant
lesquels il crie, vocifère et cherche à frapper les personnes qui l'entourent.
Dans les intervalles de calme relatif, il regarde autour de lui d'un air
stupide. Dès qu'on le touche, il crie qu'on lui fait mal. Toute la surface
cutanée est hyperesthésiée. Il n'y a ni paralysie, ni coma. Le pouls est à
120. La peau couverte de sueur.

Le lendemain, au moment de la visite, il y a de la somnolence dont on
tire facilement le malade, mais il est impossible d'en obtenir aucun
signe d'intelligence ; le regard est fixe, le langage déraisonnable et sans
suite. L'hyperesthésie persiste, sans paralysie ni contracture. Le coma
survient dans la matinée, sans attaque, sans nouvelle agitation ; et le
malade succombe avant midi.

A l'autopsie, on trouve une double hémorrhagie méningée, — c'est
sous ce titre que M. Blachez a publié son intéressante observation, —
mais je crois qu'il s'agit plutôt ici d'une *méningite hémorrhagique*, ce
qui est nosologiquement tout autre chose. En effet, il y avait à la convexité de chaque hémisphère « une masse gélatineuse, tremblotante, qui
soulevait la dure-mère. Celle-ci incisée, on trouve un épanchement
sanguin. » Les symptômes ont été d'abord ceux de la méningite, et ce
n'a été que dans les dernières heures de la vie qu'il y a eu du coma, lequel
peut très bien s'expliquer par la compression qu'aurait exercée un épanchement fait dans les derniers moments de l'existence.

M. Blachez signale entre autres altérations des plaques athéromateuses
dans les vaisseaux de la base du cerveau. Il y a sur les plèvres pariétales
de nombreuses taches violacées, manifestement ecchymotiques. Les poumons sont très fortement congestionnés. La face interne du péricarde
est tachetée d'ecchymoses comme la plèvre. Il y a des plaques laiteuses
sur le cœur. La face interne de l'aorte, surtout au niveau de la crosse, est
comme marbrée de taches d'un blanc jaunâtre au niveau desquelles
l'artère est épaissie. Il y a des taches ecchymotiques sur le péritoine. Le
foie est manifestement hypertrophié et décoloré ; à l'examen microscopique, il n'est pas aussi graisseux qu'on l'aurait pu croire. Les cellules
hépatiques sont toutes facilement reconnaissables, mais plusieurs d'entre
elles contiennent évidemment plus de graisse qu'à l'état normal, et un
certain nombre de fines granulations graisseuses sont répandues autour

d'elles. Les reins sont énormes : l'augmentation de volume tient à l'hypertrophie de la substance corticale qui a une couleur grisâtre, un aspect graisseux et est semée de petites ecchymoses. Les tubes corticaux sont infiltrés d'une substance finement granulée et de nature protéique [1].

M. Blachez se demande si les hémorrhagies multiples observées chez ce malade ne tiennent pas à une altération du sang par l'alcool ; pour moi, d'accord avec M. Peter, je crois peu à cette altération du sang que rien ne démontre, et j'aime mieux tout expliquer par les lésions bien autrement positives des vaisseaux. En effet, suivant M. Peter, c'est là un bel exemple d'alcoolisme aigu et rapidement désorganisateur. Il est probable que l'individu ingérait chaque jour et en grande quantité des substances alcooliques, et que c'était plutôt de l'eau-de-vie que du vin qu'il ingérait alors.

« Ainsi, ajoute M. Peter, il est certain que cet homme avait une inflammation générale du système artériel. Pour que cette inflammation fût aussi généralisée, il fallait nécessairement que le sang charriât partout une substance irritante ; et pour que cette substance irritante agît aussi rapidement et avec autant d'intensité, il fallait qu'elle fût contenue dans le sang en très grande abondance. Or, la substance irritante qui cause habituellement de pareils désordres est l'alcool étendu.

» Il s'agit bien ici d'une inflammation du système artériel, et c'est cette inflammation qui a causé tous les désastres observés, provoquant ici l'inflammation, ailleurs l'hémorrhagie.

» Ainsi le poison irritant circulant d'artère en artériole, et d'artériole en capillaire, a produit partout des désordres primitifs analogues et des lésions consécutives variables, suivant le diamètre ou la résistance des vaisseaux. Dans l'aorte, ces plaques blanches sont le résultat de la prolifération des noyaux, premier degré d'un processus irritatif.

» Dans les reins, ces taches ecchymotiques disséminées sous forme de points sphériques rouges, sont vraisemblablement des hémorrhagies au niveau des glomérules de Malpighi, c'est-à-dire que là où les artérioles sont flexueuses, elles se sont rompues au niveau des points de courbure, altérées qu'elles étaient par l'irritation alcoolique.

» Ce n'est pas tout : à côté de la lésion vasculaire primitive, il y a la lésion viscérale consécutive. Chez le malade de M. Blachez, il y avait une altération du foie, qui était non seulement augmenté de volume, mais décoloré, mais déjà infiltré d'une notable quantité de graisse, en même temps qu'il était le siége d'une prolifération de noyaux de substance conjonctive. Il y avait en outre une altération du rein, décoloré comme le foie, et, comme lui, siége d'une prolifération de noyaux d'épithélium dans sa substance tubuleuse, indépendamment, je le répète, des hémor-

---

1. P Blachez, *l'Union médicale*, avril et mai 1867.

rhagies au niveau des glomérules. Il est probable que si on les y eût cherchées, on aurait trouvé des lésions analogues dans les autres glandes, dans le pancréas, les glandes salivaires, les testicules, etc.

» En résumé, ces lésions si nombreuses et qu'on aurait pu trouver plus nombreuses encore, paraissent dues à une même cause, l'irritation du contact d'une substance altérante circulant avec le sang; or, cette substance, c'était l'alcool.

» Si, au point de vue purement micrographique, les plaques blanches de l'aorte sont dues à une prolifération de noyaux, au point de vue nosologique cette prolifération (résultat primitif du processus irritatif de Virchow) n'est que le premier stade de l'inflammation; plus tard, ces noyaux se seraient transformés en graisse par le fait de la régression, et l'on aurait eu de l'*athérome;* lequel, plus tard encore, serait devenu la *plaque calcaire,* par le fait du dépôt de sels aux lieu et place des molécules graisseuses.

» De même le foie et les reins, si le malade eût vécu davantage, seraient devenus le foie adipeux des buveurs, les reins brightiques des ivrognes.

» Le drame pathologique en est resté à son premier acte, parce que la mort, résultat de la pachyméningite hémorrhagique, est venue brusquement l'interrompre. Mais cette brusque terminaison est une bonne fortune scientifique, puisqu'elle nous permet de constater la première phase d'une série de lésions dont nous n'observons habituellement que les phases les plus avancées, à savoir, la dégénérescence adipeuse[1]. »

Le malade de M. Blachez a donc présenté la réunion des lésions de l'alcoolisme chronique et des symptômes de l'alcoolisme aigu. L'imprégnation alcoolique du cerveau a déterminé la méningite, et l'altération des vaisseaux, l'hémorrhagie méningée. L'imprégnation dont je vous parle produit, quand l'excès alcoolique a été considérable, le *delirium tremens;* tandis qu'elle détermine à la longue par son action sur le système nerveux, du côté de la motilité le tremblement, du côté de la sensibilité les troubles les plus variés, et du côté de l'intelligence l'hébétude, l'aliénation ou la démence.

Indépendamment du délire nerveux sur lequel Dupuytren avait appelé l'attention, l'alcoolisme produit encore chez les blessés et les opérés des accidents redoutables que le professeur Verneuil a très justement signalés : la mort survient alors parfois avec une rapidité foudroyante, sans qu'il soit possible de la prévoir et de l'expliquer. Dans certains cas elle est causée soit par des accidents généraux ayant pour siège les organes internes, soit par des accidents nés de la blessure et dus à l'absence de phénomènes réparateurs naturels. Quant à l'origine première de ces acci-

1. Michel Peter, *Bulletin de la Société médicale des hôpitaux,* décembre 1866

dents on peut l'attribuer souvent, mais non toujours, à des lésions viscérales antérieures, et l'altération du sang, s'il en existe, est encore indéterminée. Dans la discussion qui suivit cette communication de M. Verneuil à l'Académie de médecine, M. Gosselin fit observer que chez les alcooliques, il y a une sorte de vieillesse prématurée qui empêche la réparation du traumatisme, et que les petites opérations deviennent quelquefois très graves chez ces individus. Dans le même ordre d'idées, M. Béhier insista particulièrement sur ce fait que chez l'alcoolique la dégradation de l'organisme est la conséquence naturelle de la sclérose, d'abord, puis de la stéatose des organes : ainsi sclérose du foie, des centres nerveux; stéatose des glandes de l'estomac, du foie, des reins, du muscle cardiaque, des artères, des capillaires sanguins, des tubes nerveux. Cette stéatose généralisée entraîne un état de dépression habituelle de l'économie qui la met hors d'état de résister au traumatisme, ou de suffire à la réparation [1].

Je ne pourrais pas, sans donner à ces conférences une proportion démesurée, m'étendre davantage à propos des lésions dues à l'alcoolisme; ce que j'ai voulu surtout, c'est vous faire voir l'action toujours la même qu'exerce l'alcool dans tous les points de l'organisme. Il est cependant un organe dont je veux vous parler encore avant de terminer; cet organe est le *rein*. On peut y observer soit la dégénérescence *granuleuse*, soit la dégénérescence *graisseuse*. Dans le premier cas, l'altération porte principalement sur la substance conjonctive de l'organe, et cette lésion est analogue à celle de la cirrhose du foie; dans le second cas, c'est l'épithélium surtout qui s'infiltre de substance grasse. Dans le premier cas, le rein diminue graduellement de volume et sa surface devient inégale par le fait de la rétraction du tissu conjonctif; la substance corticale devient de moins en moins volumineuse, atrophiée qu'elle est par l'épaississement du tissu cellulo-fibrineux, surtout au niveau des glomérules. Enfin, les épithéliums sont granuleux et souvent altérés. Dans le cas de dégénérescence graisseuse, le rein reste volumineux, sa surface conserve son poli, mais se décolore graduellement, devient jaunâtre en totalité ou par îlots. Les tubuli, plus volumineux, sont infiltrés de granulations, graisseuses pour la plupart, qui se sont développées dans les cellules épithéliales, lesquelles sont gonflées et déformées. Dans les deux cas, il y a maladie de Bright, avec les symptômes que vous connaissez. Il est impossible de ne pas rapprocher ces lésions du rein de celles du foie, et de ne pas voir que la même cause, l'action de l'alcool, produit dans ces deux organes des lésions analogues.

1. *De la gravité des lésions traumatiques et des opérations chirurgicales chez les alcooliques*, communications à l'Académie de médecine par Verneuil, Hardy, Gubler, Gosselin, Béhier, Richet, Chauffard, *Bulletin de l'Académie de médecine*, séances les 13 et 27 décembre 1870, 3 janvier 1871, et tirage à part.

C'est encore cette action qui, en dilatant les petits vaisseaux de la *peau*, produit la coloration rouge violacée de la face et surtout du nez, où naturellement la circulation étant plus languissante, le sang circule moins activement encore à la suite de cette dilatation vasculaire. De même que es autres glandes, celles de la peau, les glandes sudoripares comme les glandes sébacées, subissent ordinairement l'altération granulo-graisseuse : on trouve en effet le plus souvent l'épithélium des glandes sudoripares à l'état granuleux et les glandes sébacées sont remplies d'une énorme quantité de matière grasse. Un autre mode d'altération de ces dernières glandes est leur inflammation, ce qui constitue l'*acne rosacea* ou couperose, stigmate indélébile de l'ivrognerie.

J'ajoute pour terminer, qu'on ne trouve pas toujours toutes ces lésions réunies sur le même individu, mais que les plus habituelles sont les lésions de l'estomac et du foie, puis viennent celles des centres nerveux et enfin celles des reins[1].

En résumé, messieurs, j'ai essayé dans cette rapide esquisse de vous montrer l'action qu'exerce sur nos tissus l'alcool ingéré en excès. J'ai dû, pour accomplir cette tâche, le suivre à chacune de ses étapes dans l'organisme et vous le montrer partout également destructeur, partout produisant les mêmes lésions, lesquelles ne diffèrent en apparence qu'en raison seulement de la différence du tissu des organes. C'est l'ensemble de ces lésions et des symptômes qui y correspondent qui constitue véritablement l'alcoolisme, et cet alcoolisme peut être aigu ou chronique. Mais qu'il soit aigu ou chronique, ce sont toujours les mêmes organes qui sont offensés, des symptômes de même ordre qu'on observe, et qui ne varient que par le degré. Ainsi, *delirium tremens*, accidents gastriques, ictère et peut-être troubles de la sécrétion urinaire, tel est en abrégé l'alcoolisme aigu ; tremblement alcoolique, hébétude générale du système nerveux, gastrite chronique ou ulcéreuse, cirrhose, maladie de Bright, tels sont les phénomènes correspondants de l'alcoolisme invétéré. Action prolongée de la cause, plus grande intensité de l'effet, altération plus profonde des organes: telle est la différence en trois mots.

1. Voyez V. A. Racle, *De l'alcoolisme*, thèse d'agrégation, 1860; — Alfred Fournier, article ALCOOLISME du *Dictionnaire de médecine et de chirurgie pratiques*, Paris, 1864, t. 1; — et surtout l'excellent article ALCOOLISME, de M. Lancereaux, dans le *Dictionnaire encyclopédique des sciences médicales*, 1865.

LIV. — NÉVRALGIES.

§ 1. — Sont ordinairement symptomatiques, soit d'une lésion locale, le plus ordinairement, d'une affection générale. — Hyperesthésie cutanée au niveau des points
d'expansion terminale. — Anesthésie parfois consécutive en ces mêmes points. —
Rien n'est moins exact que les points douloureux indiqués par Valleix. — Un point
constant, et qu'il n'a pas signalé, est le point apophysaire. — La cause d'une né-
névralgie exerce une influence sur le siège de cette névralgie. — La périodicité et
l'intermittence sont un caractère fréquent des névralgies, quelle que soit l'origine
de celles-ci.

MESSIEURS,

Il me répugne de traiter dans cet amphithéâtre les questions de pathologie : c'est dans une autre enceinte que des leçons de ce genre doivent
être faites; mais lorsque plusieurs cas d'une même affection se trouvent
réunis dans le service de la clinique, ou bien lorsqu'un cas remarquable
et fécond en enseignements se présente à notre observation, il est de mon
devoir de saisir cette occasion et de vous faire voir en quoi les faits de
la clinique diffèrent de ceux que l'on tient ordinairement comme types,
en quoi ils s'en rapprochent ; car cette étude pratique et toute d'expérience laisse dans votre esprit des souvenirs ineffaçables, et vous prépare
merveilleusement aux études pathologiques qui jamais ne peuvent se faire
et se compléter que si la clinique vient y mettre son contrôle.

Par un hasard assez singulier, quatre cas de névralgie assez remarquables peuvent, en ce moment, être étudiés dans nos salles. Au n° 7
de la salle Saint-Bernard, est couchée une femme atteinte de névralgie
hépatique et intercostale à la suite de coliques biliaires; au n° 12, est
une femme atteinte de névralgie rhumatismale ; au n° 13, une autre
femme avec une névralgie de presque toutes les branches du plexus lombo-
abdominal, à la suite d'un abcès sous-aponévrotique de la région iliaque ;
enfin, au n° 25, une jeune fille chlorotique, avec les névralgies multiples
qui manquent si rarement dans la chlorose.

A côté de ces cas réunis dans nos salles, je pourrais en grouper d'autres
qui, depuis deux ou trois mois, ont passé sous vos yeux, et sur lesquels
j'ai toujours appelé votre attention, soit dans le cours de la visite, soit
dans l'amphithéâtre.

L'occasion est donc venue, messieurs, de vous indiquer en peu de mots
les principales formes des névralgies, et les divers traitements que vous
m'avez vu leur opposer.

Je vous rappellerai que la plupart des pathologistes ont fait deux grandes

classes de névralgies : celles qui ne se lient à aucune lésion organique
dont elles soient l'expression sympathique ; celles, au contraire, qui
semblent n'être que le retentissement douloureux d'une lésion locale plus
ou moins grave, enfermant dans son atmosphère douloureuse quelques
rameaux nerveux, ou bien en déterminant la compression ou l'irritation.

Je ne veux pas trop blâmer cette division classique qui peut aider la
mémoire et faciliter l'intelligence des névralgies ; mais je veux vous faire
remarquer que, à vrai dire, il n'y a que des névralgies symptomatiques.

Certes, entre les névralgies que l'on observe si communément dans a
chlorose, dans l'empoisonnement saturnin, dans les diverses anémies,
dans le rhumatisme, et celles qui accompagnent la carie d'une dent, la
nécrose d'un os, la présence d'une tumeur ou d'un phlegmon dans le bassin, il y a de notables différences sur lesquelles j'insisterai tout à l'heure ;
mais que la névralgie soit liée à la chlorose ou à une carie dentaire, elle
n'en est pas moins symptomatique, dans le premier cas, de la cachexie
chlorotique ; dans le second, de la lésion de la dent.

Si donc, au point de vue de la curabilité, de la ténacité, il y a une
grande différence entre ces deux formes, l'expression *douleur* n'en est
pas moins la même ; de sorte que toutes les névralgies, en tant que douleurs, se ressemblent, à l'exception toutefois de la névralgie que j'ai
appelée *épileptiforme*, et dont je vous ai déjà longuement entretenus.

La cause de la névralgie exerce le plus souvent une influence évidente
sur le retour, la durée, l'époque d'invasion des accès douloureux, comme
aussi sur le siège de la douleur ; mais, pour la douleur elle-même, elle a
des caractères qui sont, à très peu de chose près, identiques.

Si vous vous rappelez les recherches que j'ai faites devant vous pendant la visite ; si vous vous souvenez des points douloureux que nous
trouvions, vous devez rester convaincus que la forme de la douleur n'a
pas varié, soit que la chlorose, la syphilis, le rhumatisme, le miasme
palustre, soit qu'une lésion inflammatoire aiguë ou qu'une affection chronique dussent être considérés comme causes de la névralgie.

Si la névralgie occupait les rameaux du trifacial, c'était toujours au
point d'émergence des branches ophthalmique, maxillaire supérieure et
maxillaire inférieure, que la douleur se faisait le plus vivement sentir ;
puis venait le point frontal qui manquait rarement, le point pariétal qui
faisait plus souvent défaut ; enfin, le nerf occipital, bien que n'ayant aucun rapport d'origine avec le trijumeau, était presque toujours conjointe-
ment affecté.

Chose bizarre, inexplicable, mais invariable dans tous les faits que nous
avons observés avec soin, et dont nous avons tenu note exacte, soit que
le trifacial fût seul pris, soit que simultanément le nerf occipital fût intéressé, *toujours* la pression des apophyses épineuses des deux premières
vertèbres cervicales était fort douloureuse, et dans un certain nombre

de cas, cette pression éveillait immédiatement les élancements dans les nerfs malades.

Si les nerfs du plexus brachial étaient atteints, invariablement la pression des apophyses épineuses des dernières vertèbres cervicales était douloureuse; et il en était de même lorsque nous explorions la colonne vertébrale dans le cas de névralgie intercostale, lombaire, sciatique.

Dans les névralgies, les apophyses épineuses sont douloureuses à la pression dans le point correspondant à peu près à celui d'où le nerf sort du trou de conjugaison, et assez souvent la douleur remonte encore un peu plus haut dans la colonne vertébrale. Vous avez vu nos malades atteints de sciatique; vous avez vu nos femmes prises de névralgie du plexus lombo-abdominal; chez tous, la pression des apophyses épineuses était fort douloureuse, au niveau des vertèbres sacrées chez les premiers, au niveau des dernières vertèbres dorsales chez les secondes.

Il semblerait résulter de ce fait que le point d'origine de la névralgie est peut-être dans la moelle épinière elle-même, et que la douleur occupant la périphérie n'est que l'irradiation de la douleur spinale. Cependant je confesse que l'on peut admettre également que la lésion de l'extrémité du cordon nerveux ou de quelque partie de ce cordon, dans son trajet depuis la moelle jusqu'à la périphérie, transmet l'impression douloureuse jusqu'à la moelle épinière, impression douloureuse que la pression des apophyses épineuses éveille si vivement. J'ajoute même que cette dernière opinion est la plus probable, puisque, le plus souvent, ce sont des lésions périphériques évidentes qui sont le point de départ des névralgies; ainsi la carie des dents, la nécrose des os, les tumeurs diverses développées soit au voisinage, soit dans l'épaisseur même des cordons nerveux, ainsi encore les phlegmasies qui embrassent les nerfs dans leur atmosphère.

D'un autre côté, on ne peut nier que souvent, principalement dans les affections rhumatismales qui frappent la moelle épinière, le mal ne commence par le centre nerveux pour irradier vers la périphérie.

Quoi qu'il en soit de toutes ces explications, la névralgie se révèle par les douleurs vives que cause la pression des apophyses correspondantes au point d'origine ou d'émergence des nerfs malades.

Je vous ai dit qu'il n'y avait même pas d'exception pour le nerf de la cinquième paire, et que pas une fois, dans nos investigations, nous n'avons manqué de trouver les deux premières vertèbres très-douloureuses, en même temps que le tronc ou les rameaux du nerf. Il est vrai que, dans ce cas, bien que la loi persiste, l'explication du phénomène n'est plus ni aussi facile, ni aussi satisfaisante. Lorsqu'il existe une névralgie du plexus lombaire, je comprends assez facilement par la disposition anatomique des parties, la douleur que l'on sollicite lorsque l'on presse les apophyses épineuses des dernières vertèbres dorsales et des premières

lombaires ; mais je ne vois pas la relation qui existe entre les deux premières vertèbres cervicales et le nerf trijumeau.

Encore une fois, messieurs, le fait existe, la règle est à peu près invariable ; aussi devient-elle un moyen de diagnostic qui n'est pas sans
valeur. Lorsque, sous l'influence d'une violence extérieure, il est survenu
un point de côté, la douleur de l'apophyse épineuse n'existe pas ; la
même chose peut être observée au début d'une pleurésie ou d'une pleuro
pneumonie. Il n'y a point encore névralgie, il y a douleur locale, qui
quelquefois deviendra plus tard névralgie, mais qui ne l'est pas encore.
Tandis que lorsqu'une douleur de côté survient chez un anémique, chez
une chlorotique, chez un dyspeptique, indépendamment, bien entendu,
de toute lésion locale, on observe toujours la douleur des apophyses épineuses.

J'en veux donner un autre exemple. Une odontalgie se déclare après
l'application d'une dent à pivot. Quelque vive que soit la douleur, les
apophyses épineuses ne sont pas sensibles à la pression ; mais si la douleur localisée d'abord à la dent, et à une dent de la mâchoire inférieure,
se propage au nerf maxillaire inférieur, puis au maxillaire supérieur, et
enfin à la branche ophthalmique, dès lors la pression des apophyses est
douloureuse ; nous avons une névralgie.

La même chose a lieu lors d'une colique hépatique. Des souffrances
horribles éclatent tout à coup au creux de l'estomac et dans la région occupée par la vésicule du fiel et par le canal cholédoque. Jusque-là il n'y
a que douleur locale, sans névralgie, et la pression des apophyses épineuses des vertèbres dorsales n'est nullement pénible ; mais souvent, après
deux ou trois jours de souffrances aiguës, il se déclare une vive douleur
dans les septième, huitième et neuvième espace intercostaux, dans l'é-
paule, dans le cou et dans le bras du même côté ; dès lors la névralgie
est constituée, et les vertèbres deviennent très douloureuses.

Vous voyez, messieurs, que la distinction en apparence subtile que je
aisais tout à l'heure est fondée en raison de ce qu'il ne faut pas confondre
les névralgies avec les douleurs locales, et que, enfin, il existe un signe
précieux qui permet d'établir la distinction entre ces deux formes de
douleurs.

Il vous semble aussi que dans les exemples que je viens de vous citer,
dans lesquels la douleur locale engendre la névralgie, la moelle épinière
est influencée, puis réagit d'une manière réflexe pour constituer la névralgie dans laquelle elle semble toujours intéressée.

L'état général, les cachexies surtout, jouent un rôle capital dans le développement des névralgies. Si nous voyons les rhumatisants, les chlorotiques, prendre des névralgies avec une facilité étrange, et en quelque
sorte spontanément, on conçoit que, chez ces malades, une vive douleur,
une tumeur même très douloureuse éveilleront dans l'axe spinal une

excitation du centre de laquelle les névralgies apparaîtront avec une violence extrême. C'est ce qui arrive en effet. Tandis, par exemple, qu'une
femme vigoureusement constituée peut pendant longtemps souffrir d'une
phlegmasie chronique de l'utérus ou de ses annexes, sans retentissement
névralgique, une femme chlorotique n'aura pas plutôt une légère irritation de ces mêmes parties, que, du côté des cuisses, de l'aine, etc., etc.,
elle aura des névralgies. Tel est le cas de notre jeune fille du n° 27, dont
je veux vous rappeler sommairement l'histoire.

Cette jeune fille, âgée de dix-sept ans, bien réglée jusque-là, quoique
peu abondamment, prit un bain froid le dernier jour de ses règles. Immédiatement celles-ci se supprimèrent, et la jeune fille ne tarda pas à
éprouver une vive douleur dans la région de .'ovaire gauche. A quelques
jours de là, elle eut des palpitations, de l'essoufflement, des troubles de la
digestion, des douleurs vagues : elle était devenue chlorotique. C'est alors
qu'elle entra dans noter service pour de vives douleurs de poitrine, disait-
elle. Ces douleurs étaient si vives, qu'elles gênaient la respiration ; il ne
nous fut cependant pas difficile de découvrir qu'elles étaient simplement
dues à une névralgie intercostale du côté gauche. Comme cette névralgie
nous semblait liée à l'existence d'un état chlorotique et que la chlorose
donne ordinairement naissance à des névralgies multiples, il nous sembla
rationnel de rechercher s'il n'y avait pas quelque autre névralgie, et nous
découvrîmes en effet l'existence, chez cette jeune fille, d'une névralgie
lombo abdominale et d'une névralgie crurale également située du côté
gauche, et dont la malade ne se plaignait pas, préoccupée qu'elle était
de la névralgie intercostale qui entravait en partie ses fonctions respiratoires.

Vous voyez, par les nombreux exemples que je vous ai cités, et comme
vous l'avez d'ailleurs constaté en explorant vous-mêmes, pendant la visite,
la colonne vertébrale des individus atteints de névralgie, vous voyez combien les apophyses épineuses sont douloureuses dans les points correspondant à la lésion supposée de la moelle épinière.

Il est une autre particularité sur laquelle j'ai fixé votre attention, et
dont les auteurs qui se sont occupés de l'étude des névralgies n'ont pas
traité d'une manière assez explicite : je veux parler de *l'hyperesthésie cutanée,* au point d'émergence des rameaux nerveux. C'est dans les névralgies intercostale, lombaire et crurale qu'on étudiera le mieux ce phénomène.

La douleur dont il s'agit présente des caractères qui ne permettent pas
de la méconnaître, et que l'on peut considérer à peu près comme inva-
riables. Quand on gratte la peau avec l'extrémité de l'ongle, quand on la
frotte légèrement avec un corps dur comme l'extrémité mousse d'un
crayon, les malades accusent une sensation pénible, un picotement, une
cuisson qu'ils comparent à la sensation causée par le frottement de la

peau qui a subi une brûlure au premier degré. La vivacité de cette sensation varie en raison de conditions individuelles qu'il est difficile d'apprécier; un peu obtuse chez quelques personnes, elle est chez d'autres
singulièrement exaltée. Là où le cordon nerveux sort de la profondeur des
tissus pour se placer sous la peau, comme cela a lieu pour le poplité
externe et pour le saphène interne, on peut, avec le bout du doigt, suivre
le trajet douloureux du nerf jusqu'à son épanouissement dans la peau.
Mais pour les nerfs intercostaux qui, au moment de leur émergence, se
divisent immédiatement en filets extrêmement nombreux, la douleur de
la peau s'étale dans un espace assez considérable, et n'est plus circonscrite comme dans les exemples que nous rapportions tout à l'heure. Cette
circonstance fait commettre chaque jour bien des erreurs de diagnostic,
et il faut convenir que les malades eux-mêmes ne contribuent pas peu à
nous tromper. Vous vous rappelez une jeune femme couchée au n° 10 de
notre salle Saint-Bernard. Elle avait des névralgies multiples et très mobiles; vous l'avez entendue bien souvent se plaindre de vives douleurs
qu'elle avait à l'estomac, douleurs que j'essayais de calmer par l'usage
interne du bismuth, de la belladone, de l'opium, etc. Mais un jour que
nous recherchions avec un grand soin les points douloureux d'une vive névralgie intercostale dont elle se plaignait, nous constations l'existence
d'une douleur aiguë au niveau des sixième et septième apophyses dorsales, et une exaltation extrême de la sensibilité de la peau dans les points
où s'épanouissait l'extrémité antérieure des deux nerfs intercostaux atteints
de névralgie; et, comme ces deux nerfs envoient leurs rameaux terminaux
sur toute la région épigastrique, la peau de cette région était douloureuse
à un point extraordinaire; il nous devenait facile ainsi de comprendre
que nous avions affaire, non pas à une *gastralgie*, mais bien à une *épigastralgie*, et cette observation nous donnait la clef de bien des faits dont
l'interprétation nous avait naguère paru très difficile. Notre attention
étant désormais fixée sur ce point de pathologie, nous retrouvions beaucoup de cas analogues aussi bien dans notre pratique privée que dans les
salles de notre hôpital.

Il est bien ordinaire, en effet, de voir des femmes qui ne peuvent supporter un cordon autour de leur taille ni la moindre pression au creux de
l'estomac; en y regardant de près, on peut se convaincre que presque
toujours il s'agit d'une névralgie intercostale avec épigastralgie. Que de
fois, dans la pratique, des femmes viennent se plaindre de douleurs au
cœur qui ne sont autre chose qu'une névralgie intercostale, et comme
cette névralgie est particulièrement commune chez les femmes chlorotiques
et névropathiques, plus sujettes que les autres aux palpitations de cœur,
il en résulte que les malades et que le médecin voient, entre ces palpitations et la douleur du côté, une connexion qui n'est qu'apparente. Vous
avez pu, encore tout récemment, en observer un curieux exemple chez

une jeune fille dont je vous ai déjà parlé, et que pendant le mois de novembre 1863, vous avez vue couchée au n° 9 de la salle Saint-Bernard. Elle se plaignait, un matin, de violentes palpitations de cœur, et en même temps d'une vive douleur au niveau de la région cardiaque. Il nous était, en effet, facile de constater que le cœur battait et plus vite et plus fort qu'à l'ordinaire, et nous entendions un bruit de souffle doux à la base, coïncidant d'ailleurs avec un bruit de souffle continu dans les vaisseaux du col ; notre jeune malade était chlorotique. Vous vous le rappelez, en explorant la région du cœur, comme nous le faisons ordinairement pour reconnaître la névralgie intercostale, nous trouvions une hyperesthésie considérable de la peau, en même temps que la douleur correspondante au niveau des apophyses épineuses des quatrième et cinquième vertèbres. Il y avait d'ailleurs, chez elle, de nombreuses névralgies ayant leur siége au visage, sur d'autres points du tronc, sur le trajet des membres inférieurs.

De tels faits, dont il me serait facile d'allonger la liste, vous prouvent assez quelle est l'importance sémiotique de cette hyperesthésie, et à quelles erreurs elle peut conduire, alors qu'elle est mal interprétée.

Mais, messieurs, si vous observez l'hyperesthésie cutanée dans la névralgie, il est encore un autre phénomène tout à fait inverse, qui, bien que plus rare, existe néanmoins assez souvent pour que je ne doive pas ici le passer sous silence : je veux parler de l'anesthésie.

Cette *anesthésie* est souvent la conséquence des névralgies essentielles non médullaires, c'est-à-dire de celles qui semblent être de cause rhumatismale, par exemple, ou qui tiennent à une lésion peu sérieuse de la moelle. Au début, et souvent durant un temps assez long, il n'y a que des phénomènes indiquant l'exaltation de la sensibilité ; mais, quand le mal a duré longtemps, à l'exaltation succèdent la diminution et enfin la perte totale de la sensibilité. Dans ce cas, j'en conviendrai, il y a sans doute plus qu'une névralgie, et l'anesthésie peut être regardée comme la conséquence d'une altération de texture de la moelle ou même du cordon nerveux, comme cela a lieu dans les névrites.

Mais, assez souvent pourtant, il nous sera donné de voir succéder l'anesthésie cutanée à l'hyperesthésie, surtout dans le zona.

Déjà, en traitant ailleurs de cette dernière maladie, je vous ai dit combien souvent elle était accompagnée de douleurs névralgiques ; combien ces douleurs avaient de persistance ; je vous ai cité des exemples dans lesquels la névralgie avait duré plus de dix ans, et n'avait abandonné les malades qu'à la mort.

Mais en même temps je vous ai dit que, lorsqu'elle avait duré si longtemps, on voyait quelquefois succéder à l'hyperesthésie cutanée une sorte d'insensibilité étrange, dont les malades se plaignent avec amertume. Cette anesthésie s'observe assez souvent aussi dans la névralgie sciatique,

et elle s'observe principalement dans les points où s'épanouit le rameau
poplité externe ; mais cela n'arrive que lorsque la maladie a duré fort
longtemps.

Messieurs, j'ai toujours été surpris de la facilité avec laquelle le public
médical a accepté certaines notions diagnostiques sur les névralgies données par Valleix[1] : je veux parler des *points douloureux superficiels*.
Vous avez vu avec quel scrupule nous recherchons ces points douloureux
chez tous nos malades. Pour les névralgies qui occupent la tête, ce sont
bien ceux que Valleix a indiqués et que tout le monde avait indiqués
avant lui.

La cinquième paire se divise en trois branches principales, et c'est au
point d'émergence de ces trois branches que la douleur se fait particulièrement sentir, c'est-à-dire au niveau de l'échancrure sus-orbitaire pour
la branche ophthalmique ; au niveau du trou sous-orbitaire pour la branche maxillaire supérieure ; au niveau du trou mentonnier pour la branche
maxillaire inférieure. Il est bien facile de s'assurer du fait, en pressant
sur les points que je viens d'indiquer avec l'extrémité mousse d'un crayon
et même avec le doigt. Mais il est encore d'autres points douloureux.
Quand la névralgie sus-orbitaire est un peu vive, le rameau nasal est extrêmement douloureux, et l'on provoque de la souffrance en pressant légèrement la peau au point d'émergence de ce petit nerf. Quoique la
branche ophthalmique, en sortant de l'échancrure sus-orbitaire, s'épa-
nouisse sur le front en rameaux nombreux, et quoique la dissection ne
fasse pas connaître un ramuscule qui, comme le rameau nasal, émerge
subitement sous la peau après avoir parcouru les parties profondes, cependant, par la pression, on détermine ordinairement une assez vive
douleur au niveau de la bosse frontale. Il en est de même pour la bosse
pariétale, où la douleur à la pression est également assez vive, bien que
e rameau du trifacial qui remonte au-devant de l'oreille et qui va s'épanouir dans la peau du crâne jusqu'à la bosse pariétale, ne sorte
pas au-dessous de la peau à la manière du rameau nasal de l'ophthalmique.

Ce même rameau est encore remarquablement douloureux dans un autre point, c'est au niveau de l'apophyse zygomatique au-devant de l'o-
reille.

Au reste, l'observation que je viens de faire n'a rien que de conforme
aux autres faits observés ; nous constatons en effet, pour la plupart des
nerfs atteints de névralgie, deux points où la douleur se fait le plus particulièrement sentir : 1° celui où la branche sort des parties profondes pour
arriver au-dessous des téguments ; 2° celui où les rameaux et les ramuscules de ce nerf s'épanouissent dans la peau. Il n'y a donc rien d'étonnant

1. Valleix, *Traité des névralgies*, Paris, 1841.

à ce que la petite branche temporale, aussi bien que la branche ophthalmique, ne donnent de douleur que dans les deux points extrêmes dont je
viens de parler.

Quant au rameau occipital, il est ordinairement douloureux au point
où il se dégage de la profondeur des muscles, et il reste douloureux dans
un trajet assez court.

Valleix, en indiquant les points où la douleur se faisait particulièrement sentir, a été dirigé plutôt par la notion anatomique que par les faits.
Il a vu que, à la face, par exemple, la douleur se manifeste plus particulièrement aux points d'émergence des nerfs, c'est-à-dire là où ils sortent
des os pour arriver sous la peau, et il a pensé qu'il devait en être ainsi
pour les autres nerfs : ce qui est contraire à l'observation. Il a alors indiqué, pour la névralgie intercostale, qui est si commune, trois points
douloureux : le premier, correspondant à l'angle des côtes ; le second,
vers la partie moyenne de la côte le troisième, vers son extrémité sternale. Or, cela est tout à fait faux, et il suffit d'une recherche de quelques
jours pour se convaincre qu'il n'en est point ainsi.

Quels sont donc en réalité, ces points douloureux ? Il y en a trois,
dont deux principaux : l'un, qui n'a pas été indiqué par Valleix et qui a
une importance diagnostique considérable, est celui que j'ai appelé le
point apophysaire ; l'autre, presque aussi essentiel à connaître, auquel
j'ai donné le nom de *point d'expansion terminale*.

Le *point apophysaire* existe, comme son nom l'indique, sur les apophyses épineuses des vertèbres. Je l'ai toujours recherché depuis que mon
attention a été attirée sur ce fait, et jamais, encore une fois, je n'ai manqué de le trouver.

Comment, maintenant, peut-on en constater l'existence ? Il suffit de
presser successivement les apophyses épineuses des vertèbres, en commençant par les deux premières, immédiatement au-dessous de l'os occipital, et descendant jusqu'aux lombes. On arrive ainsi à un point dont
la pression fait brusquement redresser le malade, qui cherche à se dérober au contact et parfois pousse un cri : vous avez touché le point douloureux. On peut constater en même temps que la pression des vertèbres
situées au-dessous ne fait éprouver aucune souffrance.

Ce n'est pas seulement dans les névralgies de la face et du tronc que
l'on rencontre la *douleur apophysaire* ; nous la retrouvons aussi lorsque
la névralgie a son siége dans le nerf sciatique ; c'est ce que nous pouvions
constater pendant le mois de novembre 1863, chez deux femmes toutes
les deux atteintes de névralgie sciatique. A vrai dire, avant l'examen je
comptais trouver les apophyses épineuses des vertèbres correspondantes
au dernier renflement lombaire douloureuses comme celles qui correspondent aux nerfs intercostaux atteints de névralgie ; mais, à notre grand
étonnement, quelque vive que fût la pression exercée sur les apophyses,

nous ne déterminions aucune douleur. Tandis qu'en pressant sur les apophyses sacrées, nous faisions éprouver aux malades une souffrance identique avec celle que l'on provoque ordinairement quand on presse les vertèbres du dos dans le cas de névralgie intercostale. Cela tient sans doute à ce que la névralgie ne commence qu'au niveau du plexus sacré.

Vous avez pu voir, chez l'une de ces femmes dont les névralgies étaient erratiques, la grande différence qui existait, au point de vue qui nous occupe, entre la névralgie sciatique et la névralgie du nerf crural et des autres branches du plexus lombaire. En effet, le sacrum avait cessé d'être douloureux chez elle depuis que la sciatique avait disparu ; nous pouvions sans éveiller de douleur, presser fortement les apophyses épineuses de toutes les vertèbres lombaires, tandis que nous causions de la souffrance au niveau de la onzième vertèbre dorsale, qui correspond à peu près à l'origine des nerfs du plexus lombaire.

Il vous souvient peut-être d'une femme qui était couchée au n° 14 de notre salle de nourrices ; elle avait des névralgies rhumatismales multiples, et les points douloureux apophysaires étaient nombreux. Or, chez elle, en pressant la protubérance occipitale, qui répond aux apophyses épineuses de la colonne vertébrale et que l'on peut considérer comme l'apophyse épineuse de la grande vertèbre crânienne, on causait un retentissement très douloureux dans les branches du trijumeau, et surtout dans la branche ophthalmique de Willis. Quelquefois, par un phénomène de même ordre, on provoque une assez vive douleur dans le nerf sciatique en pressant sur les apophyses épineuses du sacrum.

Le point apophysaire étant trouvé, il reste à chercher le *point d'expansion terminale*. C'est ici, messieurs, qu'il faut de l'attention pour éviter l'erreur.

Je suppose qu'il s'agisse d'une névralgie intercostale occupant le sixième espace, par exemple ; la douleur apophysaire existera au niveau de la cinquième et de la sixième apophyse, et la douleur terminale aux parties antérieure et latérale de la poitrine correspondra au sixième espace intercostal. Or, tandis que, pour les côtes supérieures, l'angle que font les côtes avec la colonne vertébrale est presque droit, celui que forment les côtes moyennes et inférieures est aigu, de sorte que ces côtes se dirigent de haut en bas jusqu'aux cartilages correspondants, lesquels suivent, au contraire, une direction horizontale ou même oblique de haut en bas. Si donc, en partant de l'apophyse douloureuse, on ne suit pas la côte et l'espace intercostal, on ne peut saisir la relation qui existe entre le *point douloureux apophysaire* et le *point d'expansion terminale*. En effet, une ligne fictive tracée autour de la poitrine, et qui partirait de la colonne vertébrale perpendiculairement à la direction de cette colonne, arriverait sur la ligne médiane du sternum, mais il s'en faut bien que telle soit la direction des côtes ; or, comme la cinquième et la sixième apophyse épineuse répondent perpendiculairement à la région moyenne du sternum, on est tenté de chercher la douleur d'expansion terminale en ce point, alors qu'il faut la chercher 8 ou 10 centimètres plus bas, c'est-à-dire vers l'extrémité de la côte, au voisinage de la partie où celle-ci vient s'unir au cartilage sternal.

J'ai cru devoir insister, messieurs, sur ce fait, parce que plusieurs fois, dans le cours de nos visites, j'ai vu quelques élèves étonnés de ne pouvoir trouver le point douloureux antéro-latéral dans une névralgie intercostale, lorsqu'ils avaient d'ailleurs très bien reconnu le *point apophysaire*.

Je vous ai dit déjà que c'est au point d'expansion terminale qu'existe l'hyperesthésie cutanée, et je vous ai indiqué les moyens de la constater. Cette hyperesthésie est presque invariable.

Lorsque la névralgie est sous la dépendance d'une cachexie, la nature de cette cachexie exerce une influence assez notable sur le siége de la névralgie.

La chlorose se révèle par des névralgies à siége multiple, toutefois c'est le nerf trijumeau qui est le plus souvent frappé avec les nerfs du plexus solaire.

La névralgie stomacale et intercostale manque rarement chez les femmes dont la constitution est épuisée par le flux utérin sanguin ou par la leucorrhée.

Dans la cachexie palustre, c'est le nerf ophthalmique que le mal frappe le plus ordinairement.

Chez les rhumatisants, le nerf occipital, le nerf sciatique sont le plus souvent atteints. Il est bien entendu, messieurs, qu'ici je ne prétends indiquer rien de bien précis, ni qui ne soit sujet à de très nombreuses exceptions.

Dans les cachexies cancéreuse et syphilitique, la névralgie n'a pas de siége de prédilection, elle se montre dans l'atmosphère d'irritation et de douleur qui se développe autour de tel ou tel accident local : ainsi les névralgies sciatiques dans le cancer du bassin, les névralgies lombo-abdominales et crurales dans le cancer des reins, de l'utérus ; ainsi les névralgies temporales et occipitales, les névralgies brachiales, s'il existe quelque tumeur osseuse syphilitique sur les pariétaux, sur l'humérus.

Il est assez étrange, messieurs, que les maladies du système nerveux se traduisent bien souvent par des phénomènes intermittents. L'épilepsie, la catalepsie, certaines chorées, beaucoup d'autres affections convulsives se montrent assez souvent d'une manière non seulement intermittente, mais encore d'une manière périodique. Il en est de même de beaucoup de névralgies, soit externes, soit viscérales.

Cette *intermittence*, cette périodicité ont lieu même dans des affections organiques d'une gravité inexorable. Je vous ai souvent cité le fait d'une dame que je voyais en 1845, avec MM. Récamier et Maisonneuve. Elle avait un cancer de la paroi interne de la matrice. Chez elle, chaque jour survenaient des accès de douleur horrible, exactement à la même heure ; les douleurs occupaient l'hypogastre, irradiaient dans les reins, dans les fesses, dans les cuisses, en suivant le trajet des principaux cordons nerveux. Elles duraient ainsi trois, quatre, cinq heures, puis cessaient, pour reparaître le lendemain exactement à la même heure.

En 1850, je voyais avec M. le docteur Lasègue, une dame atteinte du même mal. C'était aussi un cancer de la face interne de l'utérus, comme si cette forme, d'ailleurs assez rare, avait le triste privilège de donner lieu à des douleurs intermittentes et périodiques. Je n'ai jamais vu de ma vie un pareil martyre. La pauvre femme, lorsque sa douleur arrivait à son apogée, se roulait à terre, en poussant d'horribles cris. Les souffrances revenaient tous les jours, avec cette singulière circonstance qu'elles retardaient d'une demi-heure, de trois quarts d'heure, d'une heure, de sorte que, dans l'espace d'un mois au plus, le moment de l'invasion avait marqué une ou deux fois toutes les heures du cadran. Le paroxysme névralgique ne durait pas plus de quatre ou cinq heures, puis tout rentrait dans le calme ; il n'y avait plus de souffrance, tout au plus restait-il un peu de fatigue et de pesanteur dans la région de l'hypogastre.

Enfin, en 1862, nous voyions à Paris, avec MM. Nélaton et Bouillaud, une dame grecque qui avait des métrorrhagies extrêmement abondantes et des douleurs névralgiques horribles, occupant toutes les branches du plexus lombaire. Il existait chez elle des corps fibreux qui occupaient la paroi de la matrice, et qui faisaient saillie dans la cavité du viscère. Pendant près d'un an que je lui ai donné des soins, la douleur s'est reproduite avec une violence et une opiniâtreté désespérantes, tous les jours, de midi à deux heures, pour cesser vers cinq ou six heures du soir. Quelquefois, mais rarement, elle se montrait pendant dans la nuit, mais elle ne durait alors que peu de temps. Dans l'intervalle, la pauvre malade était assez bien, à cela près de l'extrême faiblesse que lui avaient laissée les hémorrhagies, et de l'ébranlement que de pareilles souffrances avaient donné au système nerveux.

Chez ces trois malades, le quinquina sous toutes ses formes avait été largement administré, sans que jamais nous eussions pu modifier en rien l'élément douloureux et la périodicité.

Vous avez pu voir, au n° 32, une jeune femme dont je vous ai déjà beaucoup parlé, et qui présente un intérêt tout particulier. Elle est un triste exemple de l'influence que peut exercer une névralgie locale et persistante sur toute l'économie. A la suite d'une ophthalmie grave, elle a perdu l'œil gauche ; il lui reste un moignon parfaitement mobile, et l'on a pu lui mettre un œil artificiel qui se meut entraîné par le moignon, de telle sorte qu'il est très difficile de reconnaître l'infirmité dont elle est atteinte. Mais l'œil artificiel, en tant que corps étranger, a irrité ce qui reste du globule oculaire et déterminé une névralgie sus et sous-orbitaire, comme l'aurait pu faire un corps étranger introduit dans une dent cariée. Pendant fort longtemps, le mal est resté limité aux deux branches supérieures du nerf trifacial ; mais la continuité des souffrances, l'insomnie, ont éveillé chez cette jeune fille une susceptibilité nerveuse étrange, et, plus tard, vous avez vu se développer des névralgies multiples, d'abord de l'autre côté du visage, puis dans les nerfs cervicaux, intercostaux, lombaires, etc. Vous observerez fréquemment les mêmes accidents, surtout chez les femmes, à la suite de lésions locales qui auront déterminé une névralgie ; ainsi il n'est pas rare de voir l'application d'une dent à pivot, qui ne causait d'abord qu'une douleur locale très vive, et plus tard, une névralgie de la portion du nerf trifacial qui se distribue dans la mâchoire malade, déterminer ultérieurement une névralgie de toutes les branches du nerf, et enfin un retentissement névralgique presque universel.

La règle que suit l'évolution de la névralgie est ordinairement la suivante : s'il s'agit d'un nerf à plusieurs branches, le mal attaque successivement toutes les branches, comme si la lésion s'était propagée d'un rameau au tronc, et de là aux autres rameax. S'il s'agit d'un plexus, la solidarité qui existe entre ses diverses branches produit les mêmes effets que ceux que nous observions pour un nerf à tronc unique.

C'est ce qui a eu lieu dans le cas suivant : Au n° 13 de notre salle des nourrices, entre une femme de trente-huit ans, accouchée depuis quatre mois. Elle a des douleurs lancinantes dans toute la partie antérieure de la cuisse. Sur le trajet du nerf crural ainsi que dans la fosse iliaque droite, l'hypogastre est douloureux à la pression ; il n'y a cependant pas d'engorgement de la fosse iliaque. Les douleurs reviennent surtout le soir à sept heures et durent deux heures ; elles ont succédé à de la céphalalgie frontale qui a complètement disparu. Ce n'est qu'au bout de six jours que l'on constate l'existence dans la fosse iliaque d'une tumeur à contours circulaires. Cinq jours plus tard, la fluctuation devient très évidente ; la douleur de la cuisse a beaucoup augmenté ; elle s'étend jusque dans le genou, et s'oppose aux mouvements du membre. La peau de la face antéro-interne de la cuisse est très douloureuse quand on la pince. Je prie M. Jobert de procéder à l'évacuation de la tumeur. L'habile chirurgien pratique une incision parallèlement au ligament de Fallope, et, sans intéresser le péritoine, ouvre l'abcès qui était profondément situé sous le *fascia illiaca ;* il en sort un verre de pus louable et non fétide. Immédiatement après l'opération, la malade cesse de souffrir de sa cuisse, et, depuis ce moment, la névralgie crurale comme la névralgie lombo-abdominale n'a jamais reparu.

Ainsi chez cette femme, la douleur était si bien liée à l'existence de la lésion inflammatoire, qu'elle a commencé et fini avec elle; et, d'un autre côté, le douleur névralgique a débuté par les rameaux du plexus lombaire compris dans les tissus enflammés, puis s'est propagée de ceux-ci à tous les rameaux de la branche nerveuse, et enfin à toutes les branches du plexus.

La solidarité qui existe entre toutes les branches d'un plexus existe également entre tous les nerfs qui émergent de la moelle, laquelle peut être considérée dans une certaine mesure comme un véritable plexus. Ce que nous avons dit de la douleur apophysaire, si constante dans les névralgies qui occupent la tête, le tronc et les membres, rend compte, jusqu'à un certain point, de l'influence que la névralgie peut ultérieurement exercer sur le développement de nouvelles névralgies dans les parties fort éloignées de celle qui avait été la première en cause, bien que l'on ne puisse, à première vue, comprendre cette influence.

§ 2. — Névralgies rhumatismales. — Leurs manifestations multiples. — Alternent souvent avec les douleurs articulaires.

Vous voyez au n° 31 de la salle Saint-Bernard une femme âgée de trente-six ans, qui exerce dans l'hôpital les fonctions d'infirmière. C'est pour la cinquième ou sixième fois qu'elle entre dans notre service. Ce qui domine chez elle, c'est la diathèse rhumatismale; ce qui caractérise cette diathèse, c'est la diversité de ses manifestations. Tantôt elle est atteinte d'un rhumatisme de la moelle avec paraplégie presque complète; tantôt c'est l'encéphale lui-même qui est atteint, et la malade est plongée dans une espèce de stupeur avec hébétude du regard, obtusion des idées, lourdeur de tête, et incapacité pour se mouvoir.

Cette fois, la malade est prise d'arthralgies, les deux mains sont affectées surtout dans la région métacarpo-phalangienne, avec tuméfaction, rougeur et douleurs notables; puis d'autres articulations se prennent successivement. A quelques jours de là, les articulations cessent d'être affectées, et alors apparaissent des douleurs névralgiques dans diverses branches nerveuses émanées des plexus brachiaux, qui se prennent soit plusieurs à la fois, soit les unes après les autres. Deux semaines se sont à peine écoulées que le cerveau est repris à son tour avec les mêmes symptômes qu'auparavant; puis, au bout de quelques jours, on constate des signes de congestion du côté de la moelle; il y a de nouveau une grande faiblesse des membres abdominaux, une véritable paraplégie incomplète. Ces phénomènes ne disparaissent que pour faire place à de la névralgie des membres inférieurs; enfin, vers le 20 octobre, six semaines après son entrée à l'hôpital, de nouvelles arthralgies viennent encore une fois démontrer l'origine rhumatismale de tous les autres symptômes. Les deux genoux sont atteints, tuméfiés, douloureux, et l'on y constate une fluctuation évidente. En même temps, le nerf saphène externe du côté gauche est le siège d'une névralgie.

A huit jours de là, cette malade souffre très peu de ses genoux, et ne se ressent plus de sa névralgie du saphène gauche; mais d'autres nerfs sont pris, le sus-orbitaire, le pariétal, l'occipital, le frontal du côté gauche sont atteints, et, comme il est habituel, la pression est douloureuse sur les apophyses épineuses des deux premières vertèbres cervicales. Six jours plus tard, il y a de la névralgie au sixième espace intercostal gauche, et une vive dermalgie de l'épigastre du même côté.

Dans le courant du mois, la névralgie se promène dans les diverses branches du nerf trifacial gauche ; le 19, les règles surviennent, et la névralgie faciale fait place à une sciatique gauche très nettement caractérisée. La sciatique persiste pendant les derniers jours du mois, puis elle devient moins vive, et la tête s'affecte de nouveau. Le 30 novembre, la névralgie sciatique est très faible, la tête est complètement dégagée, mais il y a de la névralgie faciale du côté gauche et de la névralgie intercostale dans les cinquième et sixième espaces du même côté.

Ainsi, dans l'espace de deux mois, cette femme a eu des accidents rhumatismaux fugitifs, mais très douloureux, et qui ont porté tantôt sur l'axe cérébro-spinal ou ses enveloppes, tantôt sur les articulations, tantôt enfin sur divers troncs nerveux. Les manifestations articulaires prouveraient assez, s'il en était besoin, la nature rhumatismale de tous ces accidents. Il est encore une particularité que je ne peux m'empêcher de signaler à votre attention, c'est que, si diverses qu'aient été les névralgies chez cette femme, c'est toujours exclusivement du côté gauche qu'elles se sont montrées.

Le fait dont je viens de vous donner l'analyse vous démontre assez l'influence de la cause rhumatismale dans la production de la névralgie ; et il est très ordinaire de voir un malade atteint de douleurs évidemment articulaires avec gonflement des jointures, prendre des névralgies lorsque les articulations deviennent libres, et des arthralgies lorsque la douleur nerveuse disparaît. Dans quelques cas, comme chez la jeune fille que nous avons maintenant couchée au n° 9, et chez laquelle, à l'aide de vésicatoires ammoniacaux recouverts de morphine, nous avons pu chasser la névralgie qui occupait les branches du trifacial, on voit en même temps des douleurs qui occupent des trajets nerveux et d'autres qui sont évidemment limitées aux articulations.

Je craindrais, en ne vous donnant pas plus de détails, de laisser dans votre esprit des idées erronées, et la confusion causée par la dénomination trop élastique de rhumatisme doit être autant que possible évitée; à cet égard, je vous dois une explication.

Nous désignons, en général, sous le nom de *rhumatisme articulaire aigu*, une pyrexie caractérisée par un mouvement fébrile très-intense, par des fluxions articulaires considérables et ordinairement transitoires, et par une tendance à envahir les membranes synoviales extra-articulaires, les membranes séreuses de la poitrine, du cerveau et de la tunique interne du cœur.

Je n'ai point ici à justifier et à défendre la dénomination imposée à cette maladie, mais elle est essentiellement différente d'une autre maladie frappant aussi les articulations et connue sous le nom de *goutte*. Elle ne diffère pas moins d'une autre affection que nous décorons aussi du nom de *rhumatisme*, et qui occupe les articulations, les muscles, la continuité des membres, ne déterminant presque jamais d'épanchements articulaires, et n'étant jamais suivie de désordres du côté des membranes séreuses ou du cœur. Cette dernière forme est certes la plus commune de toutes, c'est celle qui frappe surtout les cordons nerveux et cause les névralgies que, faute de mieux, j'ai nommées rhumatismales. Ce n'est pas que, dans la goutte proprement dite, on ne voie quelquefois aussi survenir la névralgie, mais cela s'observe beaucoup moins que dans le cas de rhumatisme apyrétique dont je viens de vous parler.

La névralgie rhumatismale a beaucoup plus de mobilité que les névralgies liées à un état cachectique, par exemple, à la chlorose. Elle a une tendance remarquable à se porter sur l'encéphale et sur la moelle, mais il faut dire qu'en général elle n'y laisse qu'une impression passagère. Dans quelques cas pourtant elle se fixe sur les centres nerveux, et amène des désordres paralytiques dus probablement à quelques lésions superficielles des cordons ou des racines.

§ 3. — Névralgies syphilitiques. — Ne doivent pas être confondues avec les douleurs dues à des exostoses. — Absence de point apophysaire dans les douleurs liées à des exostoses comme dans celles qui tiennent à la pleurésie.

Les douleurs ostéocopes de la syphilis simulent la névralgie, et quelquefois, comme nous le dirons tout à l'heure, les lésions osseuses qui accompagnent cette maladie peuvent, en comprimant des cordons nerveux, amener des névralgies véritables : c'est ainsi que, dans certains cas, une tumeur osseuse située dans le bassin, une exostose placée sur le trajet des branches du trifacial, causent des douleurs névralgiques d'une extrême violence.

Dans le cas où la douleur a son siège exactement dans le point où existe l'exostose, on n'est pas plus fondé à donner à cette douleur le nom de névralgie qu'on ne serait fondé à le donner à la douleur d'un panaris ou d'un phlegmon. Je sais que lorsque le gonflement de l'os a eu lieu exactement sur la bosse pariétale, la douleur ne diffère pas beaucoup de celle qui est causée par la névralgie de la branche ophthalmique. Rappelez-vous cette jeune femme qui était couchée au n° 7 de notre salle Saint-Bernard; elle éprouvait, au niveau de la bosse frontale, du coté droit, une douleur pulsative extrêmement vive et ressemblant tout à fait à une névralgie. Nous trouvions une exostose en ce point, et sur chaque apophyse mastoïde, une périostose qui n'était guère moins douloureuse que la tumeur du coronal.

En y regardant de près, on trouvait pourtant quelques caractères qui permettaient de distinguer la névralgie proprement dite de la douleur ostéocope syphilitique. Cherchez dans votre souvenir combien de fois vous avez vu une véritable névralgie de la bosse pariéatale bornée exactement au point d'émergence du petit filet qui provient du rameau frontal externe de l'ophthalmique. Dans le cas de névralgie, il ne faut pas une grande attention pour constater que toujours la branche principale est douloureuse au niveau de l'échancrure sus-orbitaire, tandis qu'il en est tout autrement dans la douleur ostéocope. Le point où la saillie osseuse est le plus considérable est extrêmement douloureux à la pression, et si l'on continue à explorer avec soin les parties voisines, on trouve que la douleur va diminuant à mesure que l'on s'éloigne du point central; en un mot, la douleur, dans cette circonstance, se comporte comme celle d'un furoncle qui va diminuant à mesure que l'on s'éloigne de la partie lésée.

Mais la différence est bien plus frappante encore si l'on recherche les *points douloureux apophysaires*. Vous avez vu que, jusqu'ici, nous n'avions pas eu une seule malade atteinte de névralgie faciale sur laquelle nous n'ayons trouvé la partie postérieure des deux ou trois premières vertèbres cervicales très douloureuse à la pression. Or, précisément, vous avez vu que ce signe essentiel manquait chez notre jeune femme atteinte de douleur ostéocope frontale simulant une névralgie.

Je vous ai dit tout à l'heure que les tumeurs osseuses syphilitiques pouvaient, en comprimant un cordon nerveux, amener une véritable névralgie, au même titre que toutes les autres tumeurs. Dans ce cas, la douleur aura son siège, non plus exclusivement au point où existe la lésion osseuse, mais sur le trajet du nerf intéressé. Je ne sais si, dans ce cas, on observera la *douleur apophysaire*, comme dans les autres névralgies; depuis que mon attention a été fixée sur ce signe important, je n'ai pas eu l'occasion de trouver une seule névralgie due à la présence d'une tumeur. Cette absence de point apophysaire va nous servir encore à distinguer les douleurs pleurétiques des douleurs névralgiques. Vous vous rappelez une jeune femme qui, dans le cours du mois de novembre 1863, entrait à la salle Saint-Bernard et était couchée au n° 1; vous vous rappelez qu'elle avait une pleurésie aiguë double, et qu'elle fut le sujet d'une de nos leçons cliniques, parce que, dès le troisième jour de la pleurésie, elle

avait, des deux côtés, de la respiration amphorique, de la respiration ca-
verneuse et des gargouillements, signes qui disparurent complètement au
bout de huit jours, au moment de la convalescence. Chez elle, il y eut un
point de côté pleurétique à droite. Je saisis cette occasion pour vous montrer d'abord que la douleur pleurétique occupait ordinairement sur les
parois de la poitrine une autre place que les névralgies intercostales; il
est rare, en effet, qu'en avant elle dépasse une ligne qui tomberait perpendiculairement du mamelon sur l'abdomen; tandis qu'au contraire, la
douleur intercostale a son siége en avant de cette ligne, et vient s'épanouir
à la base du sternum ainsi que sur la région épigastrique, comme j'ai
d'ailleurs eu l'occasion de vous le dire. De plus, là où la douleur pleurétique était la plus vive, le pincement léger et le grattement de la peau ne
faisaient éprouver aucune sensation douloureuse à la malade, ce qui n'a
pas lieu pour la névralgie.

Si maintenant nous pressions vivement la peau au niveau de l'espace
intercostal douloureux, il était facile de s'apercevoir que la douleur était
profonde et d'autant plus vive que la pression était plus forte. En définitive, il arrivait là ce que nous observions dans le cas d'exostose frontale, la douleur correspondait à la lésion inflammatoire.

Recherchant alors l'existence du point apophysaire, comme nous le
faisons pour les névralgies, nous pouvions presser avec force toutes les
apophyses épineuses sans éveiller la moindre douleur. C'est donc, comme
vous le voyez, messieurs, un signe distinctif important entre la névralgie
intercostale et la pleurésie, et nous ne pouvons, par conséquent, admettre
l'idée des pathologistes qui ont voulu considérer cette dernière comme
étant la cause d'une névralgie qui constituait le point de côté caractéristique de l'inflammation de la plèvre.

Il en est de même du point douloureux qui, dans un grand nombre de
cas, signale le début de la phthisie tuberculeuse. Lorsque l'on presse le
premier espace intercostal au voisinage du sternum, on cause presque
toujours une douleur assez vive du côté où existent les tubercules; cette
douleur, qui est liée évidemment à la pleurésie chronique, développée
autour du globe supérieur du poumon, cette douleur, dis-je, n'est accompagnée ni du point apophysaire, ni du point terminal, comme il vous est
si facile de vous en assurer chez la plupart de nos phthisiques. Il en résulte que ce signe différentiel peut avoir quelque valeur dans le diagnostic.

Il est en général assez facile de reconnaître les névralgies de cause syphilitique. Le plus ordinairement elles répondent à une lésion externe
assez bien appréciable, telle qu'une exostose, une périostose, une gomme,
une phlegmasie de la membrane muqueuse, une ulcération, une nécrose.

§ 4. Traitement des névralgies. — La première indication est de soulager. — Effets
puissants des narcotiques. — On s'attaque plus tard à la cause spécifique. — Merveilleux effets de la révulsion sous toutes ses formes.

Il est bien entendu entre nous, messieurs, que, dans ces conférences
cliniques, vous ne devrez pas trouver un historique complet des névralgies, en quelque sorte un traité sur la matière. J'ai dû m'occuper de
cette question avec vous parce que plusieurs cas de névralgie se présentaient à la fois dans notre service de clinique, et j'ai dû profiter de cette
occasion assez rare pour vous donner une idée sommaire de ces maladies,
qui font souvent le désespoir des malades et des médecins. J'ai voulu
surtout que les faits assez nombreux qu'il vous était donné d'observer en
même temps, vous permissent de juger l'effet des médications principales
que nous opposons ordinairement aux névralgies.

Il y a une indication générale qui se présente, celle de calmer la douleur, quelle que puisse être la cause sous l'influence de laquelle la névralgie s'est développée.

Dans quelques cas, sans doute, la cause peut être atteinte immédiatement, et la douleur peut disparaître au moment même où cette cause
disparaît. Les douleurs névralgiques produites par les névromes cessent
à l'instant même où est enlevée la portion du nerf qui est le siège de la
tumeur; de la même manière on fait cesser quelquefois instantanément
les douleurs de la névralgie de la cinquième paire par l'extraction d'une
dent malade; et non seulement, ici, l'odontalgie disparaît dès que la dent
est enlevée, mais la névralgie réflexe qui avait atteint les autres branches
du trijumeau cesse également.

Il s'en faut de beaucoup que nous puissions ainsi atteindre toujours la
cause et la détruire en un instant. Il est tout simple que lorsque la névralgie est sous l'influence d'une affection diathésique, il faut un long
traitement pour lutter contre cette cause, et dans bien des cas elle ne
peut être détruite. Nous savons assez combien souvent nous sommes impuissants contre le rhumatisme, la goutte, la dartre; à plus forte raison
le serons-nous contre les tumeurs de mauvaise nature qui, ainsi que les
cancers, les corps fibreux, ne peuvent obéir à l'action de nos agents thérapeutiques. Il est assez facile à comprendre que, dans une pareille oc-
currence, il faut avant tout calmer, si possible, la douleur névralgique,
sauf à faire plus tard ou en même temps ce qu'il nous sera permis de
faire contre la cause qui a produit ou déterminé la névralgie. Lors même
que, ainsi que dans la chlorose, dans l'anémie, dans la syphilis, nous
pouvons atteindre la cachexie à laquelle se lie la névralgie ; encore est-il
que l'influence des médications générales est essentiellement lente, et

que notre premier devoir est de modérer l'intensité de la souffrance, tout en essayant de modifier l'état général.

Il est d'autant plus essentiel, messieurs, de suivre cette règle de conduite, que souvent la névralgie elle-même s'oppose aux succès du traitement général. Comment, par exemple, ferez-vous supporter à une chlorotique les ferrugineux et les amers qui lui sont si nécessaires, si elle est sans cesse en proie à d'horribles souffrances qui ébranlent profondément le système nerveux et troublent toutes les fonctions ?

Il est donc bien entendu, messieurs, que tout d'abord nous devons nous occuper des moyens de combattre la douleur, indépendamment de la cause qui peut la provoquer.

Les *agents stupéfiants* occupent ici le premier rang ; le chloroforme, l'éther, l'op ium, les solanées vireuses, sont les armes dont nous devrons nous servir avant tout. Le cyanure de potassium vient après, et seulement dans les circonstances que nous indiquerons plus loin.

L'huile essentielle de térébenthine, les applications irritantes, l'acupuncture, l'électropuncture, la faradisation, les bains tièdes très prolongés viennent ensuite.

Puis les médications spécifiques, quand la cause est spécifique, le fer, le quinquina, le mercure, etc.

Lorsque la névralgie est superficielle, par exemple, quand elle occupe la tempe, le front, le cuir chevelu, les *applications locales de belladone et d'atropine* suffisent dans un assez grand nombre de cas. Les solutions d'atropine ont ce grand avantage qu'elles sont très puissantes et qu'elles ne souillent ni les vêtements ni la peau. La solution que vous me voyez le plus souvent prescrire est la suivante :

$2\!\!\!\!/$ Sulfate neutre d'atropine........   25 centigrammes.
    Eau distillée.................   100 grammes.

Je fais imbiber des compresses qui sont appliquées sur les parties douloureuses, puis recouvertes d'un morceau de taffetas ciré pour entretenir l'humidité, et le tout est maintenu par un ruban ou par un mouchoir. Cette application est renouvelée plusieurs fois en vingt-quatre heures, et chaque fois continuée pendant au moins une heure. Suivant les individus, l'action de cette solution est puissante ou presque inefficace, il ne reste qu'à diminuer ou augmenter la proportion d'atropine. Lorsque le trouble de la vue, la sécheresse de la gorge sont portés trop loin, la dose doit être diminuée, ou bien l'application sera moins souvent renouvelée ; mais lorsque, d'une part, les phénomènes d'absorption du médicament sont peu prononcés, et que, d'autre part, la douleur n'est pas calmée, il convient d'élever la dose et de rendre l'application presque continue. Lorsque la névralgie n'existe que dans un point très limité, on doit faire usage d'une solution d'atropine beaucoup plus concentrée, 15 centigrammes, par exemple, pour 10 grammes d'eau un peu alcoolisée. La solution est alors appliquée avec le doigt par gouttes. On fait deux ou trois fois par heure une petite friction, qui suffit souvent pour produire un effet très-puissant. Lorsque la névralgie occupe le cuir chevelu, par exemple, lorsqu'elle a atteint le nerf occipital, il faut mouiller fortement la racine des cheveux et la peau du crâne, et l'absorption se fait alors avec une très grande facilité. Les solutions d'atropine réussissent encore assez bien en applications topiques, dans les névralgies du plexus cervical superficiel ; elles sont loin d'être aussi utiles pour les névralgies intercostales, brachiales, et elles perdent presque toute leur efficacité dans les névralgies du plexus lombaire, dans celles du nerf sciatique, dans celles des viscères abdominaux. Lorsque je dis, messieurs, qu'elles perdent presque toute leur efficacité, n'en concluez pourtant pas qu'elles sont toujours inutiles.

L'atropine peut être remplacée par les *extraits de datura stramonium, de belladone.* Naguère on se servait de pommades faites avec de l'axonge ou du cérat. Le corps gras qui constituait l'excipient de la pommade, sans s'opposer complètement à l'absorption du médicament, rendait cette absorption tellement insuffisante, que la médication restait bien souvent inutile ; aujourd'hui on prend pour excipient le glycérolé d'amidon, auquel on incorpore les extraits vireux dans la proportion d'un quart, d'un tiers. Cette mixture, qui a la consistance d'une pommade, offre le grand avantage de s'étendre facilement sur la peau et d'être soluble dans l'eau, de telle sorte que si l'on applique par-dessus un morceau de linge mouillé recouvert d'une pièce de taffetas ciré, on met la peau dans les meilleures conditions pour l'absorption du médicament, et cette absorption se fait ordinairement avec une grande puissance. On obtient par ce moyen fort simple autant que par l'atropine, et si la mixture dont je viens de vous indiquer la composition, souille un peu la peau du visage, celle du cou et les cheveux, ce qui est là un médiocre inconvénient, elle a un avantage extrême pour les parties que l'on peut recouvrir de fomentations émollientes ou de cataplasmes, comme les parois de la poitrine, le ventre, et même les membres. En un mot, depuis que le glycérolé d'amidon uni aux extraits vireux est d'un usage plus fréquent en médecine, on obtient bien plus souvent, sinon la guérison, du moins le soulagement des douleurs, qu'elles soient névralgiques, qu'elles reconnaissent pour cause une lésion organique ou même une phlegmasie locale.

L'*opium*, sous toutes ses formes, est loin de rendre les mêmes services que les extraits de solanées ; mais les *sels de morphine* ont cet immense avantage qu'ils peuvent être *appliqués sur le derme dénudé* ; médication si importante dans le traitement des névralgies, que je dois en parler ici avec une certaine insistance.

Le mode suivant lequel nous faisons la dénudation du derme n'est pas

indifférent. Il s'en faut de beaucoup que l'on obtienne d'un vésicatoire
cantharidé ce que l'on obtient d'un vésicatoire ammoniacal, et pour le
vésicatoire ammoniacal lui-même, il s'en faut de beaucoup que l'on
puisse compter sur son efficacité toujours et partout.

Lorsque l'on applique le vésicatoire avec les cantharides, il se fait dans
la peau un travail morbide qui persiste probablement encore assez longtemps après que l'on a enlevé la matière épispastique, travail morbide
qui met, dans une certaine mesure, obstacle à l'absorption. Il ne m'est
pas bien aisé de vous dire le pourquoi; mais le fait clinique subsiste ; et
la même dose de sulfate de morphine, mise sur la peau privée de son épiderme par l'action des cantharides, produit un effet beaucoup moins
actif que si le derme a été dénudé par l'ammoniaque.

Nous avons bien minutieusement insisté, dans le *Traité de thérapeutique*[1] sur le *mode d'application des vésicatoires ammoniacaux* ainsi
que sur le mode de pansement qu'il convient d'adopter. J'ai voulu moi-
même, l'autre jour, chez une jeune femme couchée au n° 31 et qui était
en même temps atteinte de péritonite chronique et de névralgies de la
cinquième paire, j'ai voulu, dis-je, appliquer moi-même devant vous
l'ammoniaque, d'abord pour vous montrer comment devait être fait un
vésicatoire ammoniacal, ensuite pour vous rendre témoins de la rapidité
de l'absorption des sels de morphine, rapidité à laquelle on ne veut pas
croire si l'on n'en a pas été témoin.

J'ai suivi le procédé le plus simple : j'ai rempli aux trois quarts un dé
à coudre avec de la ouate de coton bien sèche et bien tassée ; puis j'ai imbibé d'ammoniaque caustique un autre petit tampon de coton qui devait
remplir le reste du dé. J'ai alors appliqué le dé sur la peau de la tempe
et je l'y ai maintenu cinq minutes. Ce temps écoulé, j'ai enlevé mon petit
appareil, et vous avez pu voir que la surface avec laquelle le coton imbibé
d'alcali volatil avait été en contact, avait pris une teinte un peu plus pâle
peut-être que le reste de la peau, tandis que tout autour il y avait une espèce de congestion fluxionnaire. En promenant le doigt sur la surface du
petit cercle tracé par l'ouverture du dé, on voyait l'épiderme se mouvoir
et se rider, preuve qu'il était détaché. Alors, en frottant un peu vivement avec un morceau de linge, cet épiderme s'est complètement enlevé, et le derme a été mis à nu. J'ai pris un centigramme de sulfate de
morphine, j'y ai ajouté une gouttelette d'eau pour en faire une bouillie
demi-liquide, et j'ai étendu cette bouillie sur cette portion de peau qui
était dénudée. J'ai ensuite recouvert la petite plaie avec une rondelle de
taffetas ciré que j'ai maintenue en collant par-dessus un morceau plus
grand de taffetas d'Angleterre. Je vous dirai tout à l'heure pourquoi j'ai
adopté ce mode de pansement.

1. Articles AMMONIAQUE et OPIUM.

Cependant, à l'instant même où j'étendais la bouillie sur la peau, je vous priais de tirer votre montre, et de veiller au moment où quelques signes de narcotisme allaient se manifester. Je faisais asseoir la malade pour que ces signes fussent plus évidents. Une minute et demie ne s'était pas écoulée qu'elle sentait déjà des espèces de bouffées de chaleur qui lui montait à la tête ; une demi-minute plus tard, elle se plaignait d'étourdissements ; enfin, trois minutes après le commencement du pansement, son malaise devenait tel qu'elle ne pouvait plus rester assise : elle se recoucha alors avec de la tendance au sommeil, et déjà, vous le lui avez entendu dire, sa douleur avait notablement diminué. Le lendemain, vous vous le rappelez, les phénomènes indiquant l'absorption du médicament se manifestaient avec une rapidité plus grande encore ; mais le troisième jour, ils se faisaient longtemps attendre, et c'est à peine si, dans la journée, on constatait leur existence ; et lorsque le lendemain nous pansions la petite plaie, nous avions l'explication de cette apparente anomalie ; car, d'une part, nous trouvions cette plaie presque cicatrisée, et, d'autre part, la plus grande partie du sel de morphine restait encore à la surface de la peau.

Vous m'avez vu, le second jour appeler votre attention sur un point assez important, qui pourtant fut passé inaperçu. En enlevant les pièces de l'appareil, il semblait que la peau fût libre ; cependant, je vous disais qu'il devait exister sur la plaie une petite membrane fibrineuse, et, en frottant légèrement, vous m'avez vu en effet enlever cette fausse membrane. Cette pratique si simple doit rester fixée dans votre mémoire, messieurs ; car si vous mettiez de nouveau le sel narcotique sans enlever la fausse membrane, l'absorption du médicament se ferait d'une manière plus lente et moins complète. Vous avez vu tout de suite les motifs qui m'avaient déterminé à faire le petit pansement du premier jour. En me contentant d'appliquer sur la peau un morceau de diachylon, ou une rondelle de linge enduite d'un corps gras, une partie du sel de morphine se fût perdue dans les pièces de l'appareil. Ensuite la sécrétion fibrineuse de la petite plaie, au lieu de se condenser en fausse membrane à la surface du derme dénudé, s'infiltre dans les pièces du pansement, et, le soir ou le lendemain, quand on veut appliquer de nouveau le sel narcotique, on trouve le derme irrité, et beaucoup moins apte à l'absorption qu'il ne l'est au moment où l'on enlève la petite fausse membrane qui s'est formée au-dessous du taffetas ciré.

Il est, messieurs, une petite circonstance que je veux ne pas vous laisser oublier. Lorsque la morphine est appliquée sur la plaie du vésicatoire ammoniacal, elle produit, ainsi que vous l'avez vu, un effet stupéfiant qui commence à se faire sentir deux ou trois minutes après l'application : les phénomènes propres à l'action de l'opium vont en augmentant pendant plusieurs heures avec une intensité qui varie singuliè-

rement suivant l'âge, le sexe, suivant aussi certaines conditions tout à fait
inappréciables; mais si, le premier jour, on a eu un effet narcotique modéré, on est tenté d'augmenter la dose le lendemain, par le motif que
l'on suppose que l'économie déjà accoutumée à l'influence de l'opium
ressentira moins vivement cette influence la seconde fois. Or il arrive, et
je vous appelle tous à le constater, d'abord que l'action première du remède est sentie avec une rapidité plus grande encore que la veille, au
point qu'il n'est pas rare de voir des femmes complètement étourdies une
minute, une minute et demie, après l'application du médicament ; ensuite
l'effet est incontestablement plus intense le second jour, lors même que
la dose est restée la même. Cela tient à une condition très facile à apprécier, mais que l'on n'apprécie pourtant que si l'on y met une certaine
attention. Lorsque l'ammoniaque vient d'être appliquée, elle laisse sur
le derme une vive irritation, qui, pendant près d'une heure, se traduit
par une sécrétion très abondante de sérosité. Cette sérosité coule sur la
peau en dehors des pièces de l'appareil ; et si vous vous donnez la peine
de faire ce que j'ai fait très souvent, c'est-à-dire de la goûter, on voit
qu'elle a une extrême amertume due à la morphine qu'elle tient en dissolution : d'où il suit qu'une quantité variable de sel narcotique est entraînée dans les pièces de l'appareil, et par conséquent n'est pas absorbée ;
tandis que le soir ou le lendemain, quand on a enlevé la fausse membrane, le derme ne sécrète plus de sérosité, la dose tout entière de sel
reste en contact avec la surface de la plaie, et l'influence stupéfiante augmente nécessairement. D'où ce précepte, que, en général, il faut, au
second pansement, pour obtenir le même effet, mettre une dose moindre
de morphine.

En tout état de cause, messieurs, il faut n'appliquer sur le derme dénudé par l'ammoniaque, que de faibles doses de sel narcotique; nulle
part l'absorption n'est aussi vive qu'à la surface de la peau privée de son
épiderme, et bien souvent on s'expose à de graves accidents, lorsque, de
prime abord, on met une dose un peu élevée. Ne commencez jamais,
chez une femme, par plus d'un centigramme; par plus de deux, chez un
homme; réservez-vous d'augmenter les doses lorsque vous aurez appris
à connaître la manière dont vos malades supportent l'action du médicament.

Le premier effet de l'application du sel de morphine est quelque chose
qui tient presque du miracle; quelques minutes parfois suffisent pour
calmer des douleurs atroces. Il est rare que dans une névralgie violente,
on ne donne pas un grand calme. Mais entre ce calme, entre la cessation
totale de la souffrance et la guérison, il y a un abîme, et il est rare que
la douleur ne revienne pas plus ou moins vive, lorsque les effets stupéfiants du remède sont dissipés. Il importe donc de poursuivre le mal, et
de tenir l'économie sous l'influence du remède pendant un temps plus

ou moins long. Il faut donc faire une nouvelle application le soir, la recommencer encore deux fois le lendemain. De cette manière on peut,
dans un grand nombre de cas, supprimer tout à fait la douleur pendant
quelque temps.

Je vous ai dit que le troisième jour, la surface dénudée par l'ammoniaque n'absorbait plus; il faut donc faire une plaie nouvelle, et la faire
de la même manière, dans un point voisin du premier, ou bien dans un
autre point, si la vivacité d'une douleur persistante vous y invite. Il faut
la faire en ayant toujours grand soin d'irriter la peau juste autant que la
chose est nécessaire pour que l'épiderme commence à se détacher, jamais
assez pour qu'il y ait une phlyctène très saillante, car alors la brûlure
de la peau a été jusqu'à l'escharification superficielle, et l'absorption sera
plus difficile; d'autre part, il restera une cicatrice indélébile, ce qui est à
considérer quand il s'agit du visage et des parties qui souvent sont exposées à la vue.

Ainsi on continue l'action des stupéfiants, huit, dix, quinze jours, tout
autant que la chose est nécessaire pour faire perdre à l'économie une
vicieuse habitude.

Lorsque l'application extérieure des pommades chargées de principes
stupéfiants, celle des solutions chargées d'atropine, celle des narcotiques
mis en contact avec le derme dénudé, n'ont pas réussi, la médication en
question n'a point dit son dernier mot. C'est alors que nous devons essayer la méthode dite *sous-cutanée*, qui, dans un grand nombre de cas,
rend des services que les autres manières d'administrer le médicament ne
pourront pas rendre. Vous savez, messieurs, en quoi consiste cette médication inventée par Rynd, et propagée surtout en Angleterre par Wood,
et chez nous par M. Béhier. Avec la seringue que M. Pravaz a imaginée
pour injecter dans les tumeurs anévrysmales un liquide coagulant, on dépose sous la peau, et le plus près possible du cordon nerveux qui est le
siège de la douleur, une solution très concentrée de sulfate neutre d'atropine ou de sulfate de morphine. C'est au sel d'atropine que l'on a le plus
souvent recours. La solution dont on se sert est ordinairement de 5 centigrammes de sulfate d'atropine pour 5 grammes d'eau distillée : c'est donc
une solution au centième; pour la morphine, on fait la solution au vingtième, soit 5 centigrammes pour 1 gramme d'eau distillée.

Il suit de là, qu'en injectant une goutte de solution d'atropine, on dépose sous la peau un demi-milligramme de sel solanique, et 2 milligrammes et demi, soit un quart de centigramme, de sel de morphine.

La petite seringue est ainsi disposée que, lorsqu'elle est remplie, une
demi-révolution du piston qui descend avec un pas de vis donne une
goutte. On peut donc graduer les doses avec une extrême facilité.

On injecte ainsi 4, 5 et jusqu'à 10 et 15 gouttes de solution, en commençant par de faibles doses, afin de tâter la susceptibilité du malade; les doses sont ensuite graduellement accrues.

C'est surtout pour les névralgies profondes que ce moyen est employé, et quoique certains de nos collègues l'aient vanté peut-être avec exagération, il n'en est pas moins fort puissant, et mérite d'être placé à côté de celui que je vous ai décrit tout à l'heure avec tant de minutie. La petite ponction que l'on est obligé de faire pour introduire la canule sous la peau n'effraye que des personnes pusillanimes; mais elle a elle-même de certains avantages, et plusieurs fois je me suis abstenu de faire l'injection après avoir fait la piqûre; cependant cette simple acupuncture a suffi pour produire, dans certains cas, une très-grande amélioration. Je vous dirai tout à l'heure ce que l'on peut espérer de l'acupuncture et de l'électropuncture employées seules dans le traitement des névralgies.

Vous savez, messieurs, avec quelle impatience l'économie supporte l'atropine. Certaines personnes ne peuvent prendre à l'intérieur un granule d'un milligramme, sans éprouver une sorte d'empoisonnement, ou tout au moins des troubles fort incommodes du côté de la gorge et des yeux. Je vous avoue que, sachant de quelle façon les sucs gastriques modifient quelquefois certaines substances végétales, je comptais, en injectant une solution narcotique dans le tissu cellulaire, obtenir un effet beaucoup plus énergique que celui que j'obtenais par le mode d'administration ordinaire. Mon attente a été singulièrement trompée, et, à mon grand étonnement, j'ai vu que 10, et quelquefois 15, 20 gouttes de solution d'atropine, représentant 5 milligrammes, et même 10 milligrammes de ce sel, qui, ingérées, auraient certainement produit de graves accidents toxiques, étaient supportées avec autant de facilité que 1, 2 milligrammes de sel administré par les voies ordinaires.

Ce que je vous dis de l'atropine, je dois vous le dire de la morphine. Je veux ajouter aussi qu'il faut persévérer quelque temps dans le traitement pour obtenir les résultats que l'on est en droit d'attendre de la médication.

J'ai imaginé, il y a plus de trente ans, dans le traitement des névralgies profondes, et surtout de la sciatique, une médication qui m'a toujours donné des résultats plus complets que les méthodes endermique et sous-cutanée. Vous avez encore présents à votre souvenir deux hommes couchés salle Sainte-Agnès, l'un au n° 8, l'autre au n° 14, tous deux atteints d'une sciatique fort douloureuse et fort opiniâtre. Vous vous rappelez l'inutilité de l'emploi des injections sous-cutanées atropiques, pratiquées pourtant à doses fort élevées et avec une grande persévérance; nous n'obtenions qu'un soulagement de quelques heures, acheté par un malaise fort incommode. L'huile essentielle de térébenthine donnée à doses fort élevées n'améliora que fort médiocrement la condition de nos deux malades; je mis en usage alors, avec un succès que vous avez pu constater, la médication que j'ai jadis décorée du nom d'*hypodermique*, dénomination qui irait beaucoup mieux à la méthode sous-cutanée.

Je fais coucher le malade sur le ventre. Je fais un pli à la fesse, perpendiculaire à l'axe du corps et répondant au point d'émergence du nerf sciatique ; je confie une des extrémités du pli à un aide, et moi-même, avec l'index et le pouce de la main gauche, je tiens l'autre extrémité. Alors, prenant un bistouri à lame droite, le talon dans ma main droite et le tranchant de la lame dirigé en haut comme pour couper de dedans en dehors, je traverse avec rapidité la base du pli. De cette manière, la section de la peau est à peine douloureuse, elle a surtout l'avantage d'être nette et sans queue. Le tissu cellulaire sous-cutané est au fond de la plaie. Je bourre celle-ci avec un bourdonnet de charpie maintenu par un large morceau de sparadrap de diachylon, et j'attends au lendemain.

Cependant, assez souvent, cette simple opération suffit pour amener, non seulement un soulagement, mais une véritable guérison ; ces cas sont rares malheureusement.

Le lendemain et les jours suivants, je panse de la manière suivante. Le pharmacien a préparé des *pois médicamenteux,* ainsi qu'il suit :

℞ Extrait de belladone ou de datura stramonium... 2 grammes
Extrait d'opium............................ 2 —
Poudre de gaïac finement tamisée... .... 4 —
Mucilage de gomme adragant, quantité suffisante
pour faire une masse pilulaire.
Diviser en 20 bols que l'on fera sécher à l'étuve.

Chaque pois médicamenteux, vous le voyez, messieurs, contient 10 centigrammes d'extrait d'opium et autant d'extrait de stramoine ou de belladone. Le gaïac et la gomme adragant n'ont ici d'autre utilité que de donner à la masse une dureté fort grande, sans empêcher pourtant que les pois se ramollissent et cèdent une partie des principes vireux qu'ils contiennent.

J'en fais mettre dans la plaie au moins deux, quelquefois trois, et je les maintiens avec une pièce de sparadrap de diachylon, au-dessous de laquelle, lorsque je le puis, je fais placer une petite plaque de plomb très flexible, ou plusieurs feuilles d'étain réunies. Il est convenable de mettre dans la plaie, en même temps que les bols médicamenteux, un pois à manger bien sec, qui pendant la journée se gonfle considérablement et maintient toujours la plaie parfaitement béante. L'absorption des agents vireux appliqués de la façon que je viens d'indiquer est assez active, et il est facile de graduer l'action narcotique, en augmentant ou en diminuant la quantité des bols introduits ; on arrive au même but en faisant préparer des pois médicamenteux dans la composition desquels on fera entrer une moindre portion d'opium et de belladone.

Je ne fais faire ordinairement qu'un pansement en vingt-quatre heures. Toutefois, on obtient plus rapidement la guérison en pansant matin et soir, sauf à mettre chaque fois une moindre quantité de pois. Il importe, pour tirer de cette médication tout l'avantage que l'on est en droit d'en attendre, de tenir constamment l'économie sous l'influence des agents thérapeutiques.

On continue ainsi tant que durent les souffrances : quand elles ont disparu, on ne met plus chaque fois qu'un pois médicamenteux avec un pois à manger sec ; et lorsque, depuis huit ou dix jours, le mal est parfaitement dissipé, on panse comme un simple cautère avec des pois non médicamenteux.

Après bien des tentatives diverses, je dois déclarer ici que le mode de traitement que je viens de vous indiquer est celui qui m'a le mieux réussi dans la névralgie sciatique.

Il y a là une double action, celle des stupéfiants, celle des exutoires. Nous avons déjà vu ce que pouvaient les narcotiques appliqués topiquement dans le traitement des névralgies ; tout à l'heure je vous rappellerai ce que l'on obtient par les applications révulsives superficielles ou profondes. Ne voyez-vous pas que l'emploi simultané du cautère profond et des stupéfiants répond aux indications mieux que l'une ou l'autre des médications isolément appliquées ?

Il est un autre avantage que présente cette méthode, c'est que, lorsque les douleurs sont dissipées, il nous reste une plaie à la peau, un véritable cautère, qui, entretenu pendant quelques jours, quelques semaines, assure la guérison ; et si les douleurs reparaissent quelque peu, il sera bien facile, sans nouvelle incision, de revenir à l'application de quelques bols médicamenteux.

M. le docteur Lafargue (de Saint-Émilion) a préconisé une méthode qui, dans les névralgies superficielles et peu graves, est réellement utile. Elle consiste à tremper l'extrémité d'une lancette dans une solution saturée de sels de morphine ou d'atropine, et à introduire sous l'épiderme de petites quantités de ces médicaments, exactement comme lorsque l'on pratique la vaccination.

Il y a sans doute, dans ce procédé, une double action, celle de l'irritation cutanée produite par la piqûre de l'instrument, et par les papules assez douloureuses qui en sont la conséquence ; mais cette espèce de révulsion a, dans la curation, la moindre part, car il s'en faut de beaucoup que l'on arrive aux mêmes résultats par l'application d'un ou de plusieurs vésicatoires. D'autre part, cette inoculation produit des effets stupéfiants assez notables, et l'on doit supposer qu'elle agit à la manière des applications de sels narcotiques sur le derme dénudé.

Le *cyanure de potassium* appliqué en solution sur la peau revêtue de son épiderme rend encore d'assez grands services dans le traitement des névralgies qui occupent les nerfs situés superficiellement, comme ceux de la face, du crâne. La solution doit être assez forte, 1 gramme de sel pour 80 grammes d'eau distillée. On imbibe une compresse pliée en plusieurs doubles que l'on maintient d'abord avec une pièce de taffetas ciré, ensuite avec un mouchoir. L'application dure de une demi-heure à deux heures, et est renouvelée trois ou quatre fois en vingt-quatre heures. Elle a sans doute de grands avantages; mais elle n'est pas non plus exempte d'inconvénients que je dois vous signaler. Le cyanure de potassium pur est un sel caustique et, étendu de quatre-vingts fois son poids d'eau distillée, il est encore assez irritant; il produit donc une rougeur vive de la peau, puis une éruption vésiculeuse ou papuleuse, assez vive et assez incommode quelquefois pour obliger le médecin à cesser l'usage du remède. Il a encore un inconvénient beaucoup plus grave ; il altère les cheveux comme certaines substances fortement alcalines, les rend cassaet nts leur donne une couleur rousse qui ne disparaît que lorsque les cheveux sont repoussés. Évitez donc ce qui peut être évité, et tâchez, à moins d'une impérieuse nécessité, de ne pas mettre en contact avec les cheveux la solution du cyanure de potassium.

A côté du cyanure de potassium, nous devons placer le *chloroforme*, qui s'emploiera à peu près dans les mêmes circonstances. Jamais nous ne devons nous servir du chloroforme pur, du moins pour le visage et pour les parties qui doivent être habituellement découvertes. Il est vivement irritant, et son action irritante va quelquefois jusqu'à la vésication. Il a peut-être alors une double action dans les névralgies : l'action révulsive, au même titre que les vésicatoires volants, les sinapismes, les badigeonnages avec la teinture d'iode, et de plus, l'action sédative. Toutefois, quand on veut compter sur cette dernière, il faut faire des liniments dans lesquels le chloroforme entrera pour le tiers, la moitié, et alors l'action sédative est ordinairement obtenue. Je le répète, cette médication, qu'il ne faut pas négliger parce qu'elle est simple et d'un emploi facile, ne réussit que dans les névralgies peu violentes, dans celles surtout qui sont superficielles.

Tout à l'heure, je vous dirai ce qu'on peut attendre des inhalations du chloroforme dans les névralgies les plus douloureuses.

Nous venons de passer en revue les divers *narcotiques* qui pouvaient être employés extérieurement pour combattre les névralgies. *L'usage interne* de ces mêmes agents rend encore d'incontestables services. Les solanées vireuses données à l'intérieur, sous des formes diverses, les opiacés, administrés seuls ou associés aux premières, ont toujours été et seront toujours de puissants remèdes à opposer aux névralgies. C'est ici que la patiente et intelligente administration du remède rendra des services sur lesquels il n'était presque pas possible de compter. Les doses sont aussi une condition capitale, et il est impossible de les indiquer d'une manière précise ; elles varient suivant l'intensité, suivant la durée du mal, suivant la manière dont chaque organisation reçoit et supporte l'action du remède. Mais, en général, il ne faut pas craindre de tenir le malade sous la domination du médicament, domination manifestée par l'apparition des phénomènes physiologiques qui appartiennent à chacun des agents thérapeutiques.

Le chloroforme, l'éther, en tant qu'agents anesthésiques, rendent encore, dans le traitement des névralgies, des services bien signalés. Je vous ai dit ce que l'on obtient par les *inhalations de chloroforme* dans les coliques hépatiques et néphrétiques, alors même que des calculs étaient engagés dans les conduits excréteurs. Vous vous rappelez cette femme qui avait des calculs dans la vésicule biliaire et dont les douleurs étaient immédiatement calmées, lors même que le paroxysme était dans sa plus grande violence; mais la même femme qui, sous l'influence de la même cause, avait une névralgie intercostale fort douloureuse, éprouvait un soulagement immédiat lorsque l'ivresse chloroformique commençait. Je vous ai rappelé l'histoire de ce jeune garçon de Poissy, atteint de gravelle, et qui était pris souvent de douleurs néphrétiques horribles, lorsque le calcul gros et polypiforme essayait de s'engager dans l'uretère. Les souffrances, si vives qu'elles fussent, étaient calmées en un instant par l'inspiration du chloroforme, et ce calme permettait de placer le malade le siège en haut et de pétrir la région du rein, de manière à forcer le calcul à se replacer dans le bassinet, et de cette façon on mettait fin à l'attaque.

L'inspiration du chloroforme, dans ce cas, devait être faite jusqu'à ce que le sommeil eût lieu ; mais lorsqu'il s'agit de calmer seulement les coliques néphrétiques ou hépatiques, il suffit de produire cette demi-ivresse que l'on provoque chez les femmes en mal d'enfant. Il n'en faut pas davantage pour calmer les douleurs névralgiques; et, quoique l'action enivrante du chloroforme ou de l'éther soit fort transitoire, l'effet stupéfiant se continue pendant un temps assez long, et il n'est pas rare de voir les douleurs névralgiques céder, ou tout au moins devenir très-supportables, durant une demi-heure, une heure même. Il arrive encore assez communément que l'accès est nettement supprimé par l'agent anesthésique; cela s'observe surtout dans les névralgies à forme paroxystique.

Lorsque l'on croit devoir employer le chloroforme ou l'éther en inhalation pour calmer les douleurs névralgiques, il n'est pas besoin d'appareils, il n'est pas besoin même de verser le chloroforme dans un mouchoir roulé en cornet; il suffit de la main, suivant le procédé que je vous ai déjà indiqué en parlant des coliques népatiques. Le malade ferme la main de telle manière que le petit doigt soit tout à fait fléchi dans la paume et que les autres doigts soient fléchis un peu moins, et forment ainsi, par leur réunion, une espèce de cône dont l'ouverture répond au pouce et à l'index. Les doigts, pourtant, restent un peu séparés les uns des autres, de manière à permettre à l'air d'y pénétrer aisément. On verse alors dans la main ainsi disposée de 10 à 20 gouttes de chloroforme ou d'éther que le malade inspire profondément et bruyamment par la bouche. Une seule inspiration bien faite suffit pour produire un étourdissement assez fort quelquefois pour faire tomber le malade s'il était debout à ce moment ; et plusieurs fois, messieurs, dans le courant de la visite, plusieurs d'entre vous, essayant ce procédé si simple, ont été forcés de s'asseoir pendant une ou deux minutes, tant était vive l'impression produite par une seule inspiration faite suivant le mode que je viens de vous indiquer. L'inhalation peut être répétée une ou deux fois coup sur coup, et aussi souvent ensuite que le réclame le retour de la douleur.

Le chloroforme ou l'éther inspirés ainsi, ne le sont nécessairement qu'à une dose très limitée qui ne peut jamais causer d'accident.

Parmi les médicaments internes qui rendent souvent de bien grands services dans le traitement des névralgies, il faut placer le *sulfate de quinine*. Il va de soi, messieurs, et j'ai soin de revenir sur ce point important, que, lorsque la névralgie s'est développée sous l'influence des miasmes palustres, les préparations de quinquina viennent à bout des manifestations névralgiques, comme de toutes les autres manifestations de l'intoxication spécifique; mais le sulfate de quinine agit puissamment, lors même que la névralgie n'est nullement sous la dépendance de l'infection miasmatique. Il agit au même titre peut-être que dans le rhumatisme, que dans la goutte; et cela est d'autant plus probable que la névralgie est bien souvent l'expression de la diathèse rhumatismale ou goutteuse. Mais, quand nous donnons le sulfate de quinine dans ce cas, il faut en général dépasser les doses que nous administrons ordinairement dans la fièvre intermittente ; d'un autre côté, ces fortes doses doivent être continuées plus longtemps.

Ce que je viens de dire du sulfate de quinine, je le dirai pour l'*iodure de potassium*, qui guérit certaines névralgies qui très évidemment n'ont rien à voir avec la syphilis.

L'*huile essentielle de térébenthine* a depuis longtemps été préconisée dans le traitement des névralgies ; et chez nous, Récamier et Martinet ont insisté sur les avantages que l'on pouvait retirer de l'usage interne de cet agent thérapeutique [1].

Toutefois, messieurs, une chose s'opposait à la vulgarisation de ce remède : je veux parler du détestable goût de la térébenthine. Après quel-

1. L. Martinet, *Névralgies considérées en général : emploi de l'essence de térébenthine dans la névralgie sciatique*, thèse de doctorat, Paris, 1818.

ques jours, les malades éprouvaient une invincible répugnance, et ils y renonçaient. Il y avait encore un autre inconvénient assez grave : l'essence de térébenthine, en traversant le gosier et l'œsophage, irritait la membrane muqueuse ; et cette irritation était portée assez loin pour provoquer de vives douleurs et des vomissements. L'action irritante du médicament s'étendait aussi sur l'estomac, et son mode d'administration venait augmenter encore les inconvénients. On en évitait une partie, en faisant absorber le remède par la membrane muqueuse du rectum, et ce moyen était particulièrement conseillé dans le traitement des névralgies sciatiques ; mais, d'une part, la surface d'absorption était bien insuffisante ; d'autre part, le rectum était facilement intolérant, et il fallait renoncer à un moyen si souvent utile.

Tous les inconvénients sont évités aujourd'hui. On capsule l'essence de térébenthine, qui arrive ainsi dans l'estomac sans avoir offensé le goût, sans avoir porté sur le pharynx et sur l'œsophage son action irritante ; d'un autre côté, j'ai insisté sur une précaution qui fait ordinairement fort bien tolérer la térébenthine aussi bien d'ailleurs que beaucoup d'autres médicaments, je la fais prendre dans les repas. Je ne saurais assez vous dire, messieurs, quelle inportance pratique j'attache à ne pas mettre en contact avec la membrane muqueuse *nue*, les remèdes irritants que l'on doit confier à l'estomac. Le fer, le sulfate de quinine, l'essence, l'iode, le mercure et tant d'autres agents thérapeutiques doués de propriétes irritantes, ne peuvent, le plus souvent, être ingérés sans dommage, par cette seule raison qu'ils sont donnés dans l'intervlle des repas : administrés en même temps que les aliments, ils n'exercent sur la membrane muqueuse stomocale aucune action irritante, et leur puissance spécifique n'en est nullement modifiée.

Aussi, messieurs, vous me voyez invariablement prescrire l'essence de térébenthine à nos malades ; vous m'entendez insister chaque jour auprès de la religieuse de la salle, pour que les capsules soient données pendant e repas, et vous pouvez constater la facilité avec laquelle les malades supportent de hautes doses de térébenthine. Il n'y a pas de jour que, dans le service de la Clinique, l'essence ne soit administrée à doses élevées, et il arrive bien rarement que des accidents de quelque importance me forcent à en interrompre l'emploi.

Les capsules de Lehuby, que nous employons ordinairement dans les hôpitaux de Paris, contiennent de huit à dix gouttes d'huile essentielle. Nous donnons à deux des repas quatre, cinq, six de ces capsules, ce qui suppose chaque jour de cent à cent vingt gouttes ; cette dose, qui peut être doublée et triplée sans inconvénients, suffit ordinairement.

Je continue la térébenthine six ou huit jours, de suite ; j'en suspends l'usage pendant quatre ou cinq jours puis je recommence, et ainsi pendant plusieurs semaines.

Pour être juste, messieurs, il faut dire que si l'huile essentielle de térébenthine est un bon remède dans le traitement des névralgies, elle échoue pourtant, au moins dans la moitié des cas : ce n'en est pas moins un agent thérapeutique précieux et dont les praticiens auraient grand tort de se priver.

Vous m'avez vu plusieurs fois, et tout récemment, chez une femme couchée au n° 29 *bis* de la salle Saint-Bernard, donner ce médicament dans un cas où il existait en même temps une névralgie violente du trifacial et des nerfs de l'estomac.

La névralgie de la face disparut la première, et celle de l'estomac cessa quelques jours plus tard. Certes, pour quelques-uns d'entre vous, ce devait être une chose étrange que d'administrer l'essence de térébenthine à haute dose lorsque l'estomac semblait être si malade. Mais, messieurs, en y réfléchissant un instant, il vous est facile de comprendre que la névralgie du plexus qui se distribue à l'estomac, n'implique pas l'idée d'une inflammation de la membrane muqueuse, et qu'il n'y a pas plus de raison pour craindre de donner, dans ce cas, l'essence de térébenthine, que dans les névralgies hépatiques ou intercostales. Toujours est-il que la névralgie stomacale est ordinairement plus facilement et plus sûrement vaincue par la térébenthine que les autres névralgies.

Les *applications irritantes* jouent, dans le traitement des névralgies, un rôle très important, moins important néanmoins que ne le croient la plupart des médecins. Depuis Cotugno, qui, dans le traitement de la sciatique[1], vantait avec tant de confiance l'application des *vésicatoires* sur les trois points d'élection, fesse, tête du péroné, malléole externe, jusqu'à Valleix, les médecins ont à l'envi multiplié leur usage dans le traitement des névralgies, et, en vérité, je crois que cette médication n'a dû sa faveur qu'à la facilité extrême de son emploi ; car je ne puis ici accepter les éloges exagérés dont elle est l'objet depuis un siècle.

Lorsque les névralgies sont récentes et qu'elles semblent liées aux crises rhumatismales, les applications irritantes sur la peau suffisent souvent pour les faire disparaître. Il suffit même, dans quelques cas, d'une friction avec la *teinture d'iode*, d'une application de *moutarde*, *huile de croton*, de *pommade ammoniacale.* Mais quand la névralgie est chronique, lorsque l'on peut raisonnablement l'attribuer à quelque diathèse, telle que les diathèses goutteuse, herpétique, chlorotique, palustre, syphilitique, l'amélioration momentanée que donne l'application des agents irritants disparaît en peu de jours, en peu d'heures quelquefois. Cependant, en proportionnant l'activité de la révulsion à la chronicité, à la violence de la névralgie, on arrive quelquefois à des résultats qu'une médication plus molle n'aurait pas atteints ; c'est ainsi

1. Cotugno, *De ischiade nervosa*, Viennæ, 1770.

que les *moxas*, les *cautères volants* rendent d'incontestables services.

J'ai souvent raconté dans mon cours, alors que j'étais professeur de thérapeutique, que le bourreau de Lyon avait autrefois la réputation de guérir les sciatiques. Il enveloppait tout le membre inférieur dans un immense emplâtre de poix de Bourgogne, et l'éruption eczémateuse qui ne tardait pas à se manifester sur toute la peau, depuis la hanche jusqu'au bout du pied, agissait avec une puissance que les médications moins énergiques n'avaient pu atteindre.

Vous avez vu, depuis quelques années, essayer dans notre hôpital un instrument que son auteur, homme étranger à notre art, avait appelé *le réveilleur*. Il consistait en une espèce de tige terminée par une multitude de petits points d'acier qui ne peuvent pénétrer à plus d'un millimètre. A cette tige est fixé un ressort à boudin qui permet de les pousser contre la peau avec une extrême vivacité et une grande violence. Il en résulte une acupuncture multiple et très superficielle. La peau est alors enduite d'huile essentielle de moutarde dissoute dans un peu d'huile d'olive, et bientôt il survient localement une vive irritation cutanée, plus profonde, plus douloureuse que celle qui est ordinairement produite par la moutarde.

Cette médication a été surtout employée dans le traitement des rhumatismes; mais il faut reconnaître qu'elle n'est pas sans utilité quand il faut combattre les névralgies.

La méthode que je viens de vous indiquer a quelque chose qui rappelle *l'acupuncture*, et vous avez pu voir plusieurs fois, dans les salles de la Clinique, quel service nous avions tiré de ce dernier moyen. Nous pratiquons habituellement l'acupuncture avec des aiguilles d'acier que nous détrempons en les faisant rougir à la flamme d'une bougie. La tête de chaque aiguille est armée d'une petite boule de cire à cacheter, et nous en enfonçons une ou plusieurs dans les parties douloureuses, ne faisant rien pour éviter les cordons nerveux. Ces aiguilles doivent être laissées en place pendant dix minutes et même une heure, et l'application est renouvelée deux ou trois fois par jour, pendant plusieurs jours, et quelques jours encore par delà le moment où la douleur a disparu.

L'électropuncture, un peu trop douloureuse, est d'une efficacité plus grande encore. Je voyais, en 1863, avec Demarquay, un vieillard de soixante-cinq ans qui, à la suite d'un zona qui avait occupé le front d'un seul côté, était tourmenté depuis plus d'un an de douleurs qui le rendaient presque fou. La quinine à haute dose, les irritants topiques, les stupéfiants administrés et en dedans et au dehors, rien n'avait réussi. Le malade voulut entrer dans la Maison municipale de santé et fut placé dans le service de Demarquay. Ce chirurgien crut devoir faire usage de l'électropuncture, et il suffit de quelques séances pour amener une guérison temporaire; mais le mal, un mois plus tard, reparut avec la même violence qu'auparavant.

Duchenne (de Boulogne) a eu l'heureuse idée d'appliquer la *fara-disation cutanée* très énergique au traitement des névralgies les plus rebelles[1]. Cette médication, qui est excessivement douloureuse, cause quelquefois des effets miraculeux. Il n'est pas rare de voir les douleurs névralgiques si atroces de l'*angor pectoris* céder sous son influence. La névralgie épileptiforme, si affreusement douloureuse et si cruellement incurable, la névralgie épileptiforme elle-même est quelquefois rapidement modifiée, je n'ai pas dit *guérie*, par le même moyen. Mais si l'intensité, la persistance des douleurs névralgiques, amènent les malades à consentir à l'emploi de la faradisation cutanée, il en est peu de ceux récemment atteints qui se décident à supporter une médication qui provoque de si intolérables douleurs.

Je vous ai souvent rendus témoins des effets extraordinaires que produit l'*application du calorique* sur les parties qui sont le siége d'engorgements chroniques douloureux ; plusieurs fois vous m'avez entendu prescrire à des malades atteints d'engorgements chroniques des articulations, l'usage des douches de sable chaud, l'application de larges sachets remplis de sable, dont la température soit aussi élevée qu'il sera possible de la supporter sans être brûlé.

Or, ce qui réussit dans les engorgements chroniques des articulations ne réussit pas moins bien dans le traitement des névralgies superficielles, telles que celles du cuir chevelu, de la face et du col. Dans ces cas, et aussi alors que les douleurs névralgiques occupent la continuité des membres, les sachets de sable très chaud sont encore d'une grande utilité. Vous m'en avez vu plusieurs fois envelopper la tête de quelques-uns de nos malade ; l'application, renouvelée deux fois par jour, se prolongeait chaque fois pendant vingt minutes. Ce moyen, simple d'ailleurs, n'est sans doute pas aussi efficace que la plupart de ceux que je vous ai indiqués jusqu'ici ; cependant il m'a été utile dans certaines circonstances où tout ce que j'avais tenté auparavant avait complètement échoué.

Il est une autre médication à laquelle j'ai eu recours plusieurs fois ; mais j'ai trouvé peu d'imitateurs. Je veux parler de la *section de l'artère temporale* et *de l'artère occipitale*, comme moyen de guérir les névralgies rebelles de la tête. On avait déjà conseillé la section du nerf douloureux dans la névralgie épileptiforme, et, dans le plus grand nombre des cas, il n'était pas possible, à moins d'une véritable dissection, de couper le nerf sans intéresser l'artère qui l'accompagne ordinairement. Vous savez, messieurs, ce que je pense de cette section du nerf dans la névralgie épileptiforme, mais après avoir tenté plusieurs fois la section de l'artère dans le traitement des formes rebelles de la névralgie ordinaire, je suis

---

1. Duchenne (de Boulogne), *De l'électrisation localisée et de son application à la pathologie et à la thérapeutique*, 3ᵉ édit., 1872, chap. XIV.

arrivé à des résultats si immédiats, que je suis encore à me demander comment a agi la médication.

C'est en 1833 que, pour la première fois, j'y ai eu recours. C'était chez une dame d'une trentaine d'années, tourmentée, depuis plus de dix ans, de névralgies temporo-faciales et crâniennes d'une violence à laquelle rien ne peut être comparé. Il me serait difficile de vous dire tous les moyens que j'avais opposés à cette odieuse et opiniâtre maladie. En désespoir de cause, je résolus de faire la section de l'artère temporale au-dessus de l'arcade zygomatique. J'enveloppai la lame d'un bistouri droit avec du diachylon, de manière à ne laisser qu'un centimètre de libre. L'instrument, tenu comme une plume à écrire, fut enfoncé perpendiculairement tout auprès de l'oreille, et quand, avec la pointe du bistouri je sentis que j'avais atteint l'os, je fis une incision en maintenant toujours le couteau parallèlement au bord supérieur de l'apophyse zygomatique, jusqu'au moment où je vis jaillir le sang artériel. L'incision n'était pas terminée que la douleur névralgique avait cessé. Comme je ne voulait pas tirer de sang, j'appliquai immédiatement un bandage compresseur qui fut enlevé après vingt-quatre heures. La névralgie fut guérie pendant un temps assez long, et, bien qu'elle eût reparu plus tard, je n'en considérai pas moins le cas comme un succès réel. La section de l'artère occipitale n'est pas moins efficace dans le traitement des névralgies qui occupent la partie postérieure de la tête; et il devient souvent nécessaire de faire la section des deux vaisseaux, opération aussi facile qu'exempte d'inconvénients.

Je disais tout à l'heure que je ne m'expliquais pas la soudaineté de l'amélioration qui succédait à la section des vaisseaux. Je sais bien que ces vaisseaux, surtout l'artère occipitale, sont accompagnés par des branches nerveuses d'une certaine importance; mais autant je conçois la cessation de la douleur dans les points où vont se rendre les rameaux nerveux intéressés dans la section, aussi peu je comprends la sédation complète que l'on voit survenir dans la plupart des rameaux nerveux qui, tout à l'heure encore, donnaient lieu à de si vives souffrances, et qui ne semblent avoir aucune connexion avec les portions coupées.

Le fait le plus étrange de ce genre que j'aie observé est le suivant : J'étais mandé par M. Mathieu, pour voir, rue Neuve-Saint-Merry, un homme de trente ans, atteint d'encéphalite aiguë. Ce pauvre homme souffrait de la tête d'une manière extraordinaire, et il exprimait sa douleur par des cris déchirants; en vain on avait employé les stupéfiants à l'intérieur et à l'extérieur; les déplétions sanguines étaient restées tout aussi inefficaces. Je conseillai et je pratiquai la section de l'artère temporale. A peine se fut-il écoulé une cuillerée de sang, que le soulagement fut instantané. Le malade fut porté dans mon service à l'hôpital, et je pus, à l'autopsie, constater l'existence d'un abcès du cerveau. Si je vous ai rappelé ce fait, messieurs, c'est uniquement pour vous montrer l'utilité de la section artérielle, même dans des névralgies crâniennes symptomatiques des lésions les plus graves.

Y aurait-il, messieurs, dans la rapidité de l'amélioration que l'on voit survenir après la section de l'artère et des rameaux nerveux qui l'accompagnent, y aurait-il, dis-je, un effet moral, analogue, dans une certaine mesure, à celui que la vue de l'instrument du dentiste produit sur l'odontalgie ? Je ne me charge pas de répondre à cette question. Mais quand on voit la névralgie faciale, la névralgie sciatique elle-même guéries par la section ou par la cautérisation de l'hélix (et ces faits empiriques sont assez nombreux aujourd'hui), comment expliquer l'influence heureuse de la saignée des artères temporale et occipitale dans le traitement des névralgies de la tête ?

Jusqu'ici, messieurs, dans toute cette longue série de remèdes que je viens de faire rapidement passer sous vos yeux, nous ne nous sommes adressés qu'à l'élément douleur, laissant de côté la cause qui avait pu donner lieu à la névralgie. Nous ne nous sommes occupés de la cause que lorsqu'elle était immédiatement saisissable, comme dans l'odontalgie dépendante d'une carie dentaire, dans le névrome, dans le cas où un corps étranger blesse un cordon nerveux, etc. ; mais quand la cause est générale, quand elle domine toute l'économie, comme la syphilis, la chlorose, par exemple, nous pouvons et nous devons sans doute calmer les douleurs aussi promptement que nous pouvons le faire, mais la grande médication est celle qui s'attaque à la cause générale. Sans cela les névralgies, un instant vaincues, se reproduisent bientôt, et celles qui disparaissent facilement sous l'influence des moyens divers que je vous ai fait connaître sont sous l'influence de causes qui ne se manifestent que par des phénomènes transitoires, le rhumatisme, par exemple.

Les névralgies de cause syphilitique arrivent bien rarement sans lésion locale, telle que l'exostose, la périostose, la gomme, etc., et les rhumatalgies générales que l'on observe quelquefois dans les véroles dont les accidents secondaires suivent une marche aiguë, tiennent bien probablement à une irritation de la moelle épinière. Souvent encore elles sont produites par une phlegmasie aiguë, par des ulcérations des membranes muqueuses, comme cela s'observe dans le coryza, dans l'otite syphilitique ; tous ces phénomènes névralgiques seront rapidement dissipés sous l'influence de la médication spécifique ; mais s'il existe une nécrose, on comprendra que l'action des mercuriaux et de l'iode demeure impuissante, et qu'elle ne puisse s'exercer que sur la maladie qui a donné lieu à la nécrose.

Je vous ai dit, messieurs, à quels signes vous pouviez reconnaître les névralgies de cause syphilitique, et vous avez pu voir, dans le service, avec quelle rapidité la médication spécifique faisait justice des symptômes de douleur. Rappelez-vous cette femme qui, dans le courant de juin 1863,

était couchée au n° 7 de notre salle Saint-Bernard. Les accidents névralgiques s'exaspéraient à une heure assez avancée de la soirée, pour s'atténuer le lendemain matin. Nous lui fîmes prendre chaque jour, dans le
courant de la journée, dix paquets contenant chacun seulement 5 milligrammes (1/10e de grain) de calomel, et, dès le troisième jour du traitement, lorsque les gencives commencèrent à se gonfler légèrement, les
douleurs avaient cessé presque complètement. La médication fut continuée
avec la liqueur de van Swieten, et, plus tard, nous devions administrer
l'iodure de potassium.

Le calomel, *fracta dosi*, est le remède que vous me voyez toujours mettre
en usage lorsque je veux agir vite. Je fais faire des paquets contenant un
demi-centigramme de calomel et 10 ou 20 centigrammes de sucre. Dix
paquets de ce genre sont donnés chaque jour à des intervalles à peu près
égaux, et l'on continue ainsi pendant trois, quatre, cinq, six jours. Il est
rare que, après trois jours, il ne survienne pas un peu de gonflement des
gencives ; je continue encore, en ne donnant que cinq paquets au lieu de
dix. Lorsque les douleurs sont calmées, j'administre le chlorate de potasse
afin de guérir la stomatite mercurielle, puis je passe à l'usage de la liqueur de van Swieten que je donne pendant un mois ou deux, et je termine le traitement par l'iodure de potassium. L'efficacité de la médication
se fait sentir immédiatement ; vous avez vu déjà plusieurs fois que, dès la
première nuit, la névralgie s'était amendée, et il est rare qu'elle ne soit
pas devenue parfaitement tolérable après trois jours de traitement. L'exostose, si elle existe, n'est certes pas disparue aussitôt ; mais elle devient
immédiatement moins douloureuse à la pression pour disparaître ensuite
lentement.

Je sais, messieurs, que l'iodure de potassium, dans des cas de ce genre,
rend de réels services, et plusieurs fois aussi vous m'avez vu l'administrer
avec un grand succès. Toutefois, je dois dire que s'il est supérieur aux
mercuriaux donnés suivant le mode ordinaire, il est infiniment moins puissant que le calomel administré suivant la méthode que je viens de vous
indiquer.

Quant aux névralgies intermittentes auxquelles on a plus spécialement
réservé le nom de *fièvres larvées*, lorsqu'elles semblent dépendre d'un empoisonnement palustre, elles obéissent aux préparations de quinquina dont
les doses doivent être portées assez loin, et plus loin en général que dans
les fièvres intermittentes ordinaires.

Mais il faut vous garder de croire que l'intermittence et la parfaite
périodicité des accidents névralgiques soient une preuve positive de
l'existence d'une cause palustre ; je vous ai cité des cas où une affection
organique grave se manifestait par des douleurs névralgiques exactement
périodiques, et, dans ce cas, le quinquina était impuissant.

Lorsque la névralgie se reproduit par paroxysmes multiples chaque jour, lors même que ces paroxysmes sont périodiques, le sulfate de quinine a peu d'action. Il en a davantage si, chaque jour, il n'y a qu'un accès ; il est en quelque sorte souverain si les paroxysmes reviennent en tierce ou en quarte, car cette forme, dans la périodicité, est une indication bien plus certaine de l'existence du miasme palustre.

Toutefois, messieurs, sans que je puisse m'en rendre compte, et lorsque très évidemment on ne peut supposer que les influences productrices de la fièvre intermittente sont en cause, le sulfate de quinine, à hautes doses, agit puissamment, lors même que les paroxysmes douloureux n'ont rien d'intermittent, à plus forte raison quand ils sont intermittents et périodiques ; aussi me voyez-vous le plus ordinairement demander les premiers secours au sulfate de quinine, et ne recourir aux autres moyens que lorsque celui-là a dit son dernier mot.

LV. — DE LA RAGE.

Phénomènes nerveux qui caractérisent la rage. — Hyperesthésie sensorielle. — Priapisme fréquent. — Apparition possible des lysses dans la période d'incubation. —
Leur cautérisation peut-elle faire avorter la rage ? — Analogies et différences entre
la rage humaine et la rage canine. — La rage n'est jamais spontanée chez l'homme.
— Thérapeutique aussi variée qu'impuissante.

MESSIEURS,

Dans l'une de nos dernières réunions, j'ai appelé votre attention sur
un malade qui nous présentait des symptômes de l'hydrophobie rabique
et qui a succombé le jour même de son entrée à l'hôpital.

Dans la nuit du 23 janvier 1861, mon chef de clinique, M. Dumontpallier, était appelé auprès de ce malade qui, disait-on, avait une *indigestion d'eau*. Il avait une soif ardente et la ferme volonté de boire, mais
il ne pouvait approcher l'eau de ses lèvres sans être saisi d'un vif sentiment d'effroi. Il ne pouvait non plus prendre aucun aliment. Quatre mois
auparavant, il avait été mordu à la main par un petit chien d'appartement
en même temps que deux autres personnes de la maison, une petite fille
de huit ans et un domestique d'une trentaine d'années. Le même chien
avait également mordu un jeune chat.

Le malade se promenait dans sa chambre, en proie à une agitation
très grande; il ne pouvait rester un instant en place. Le regard était
fixe, les pupilles dilatées, la pâleur du visage extrême, les cheveux
et la barbe en désordre. La physionomie exprimait une grande anxiété;
la parole était brève, saccadée. Le malade se plaignait d'une grande sécheresse de la gorge et de la nécessité où il se trouvait de cracher sans
cesse. Chaque fois qu'il crachait, tout son corps était pris d'un frisson général. La chambre était éclairée par une lampe et des bougies; sur la
cheminée se trouvaient une glace et une carafe remplie d'eau ; la vue de
ces objets ne paraissait point pénible pour le malade. Il n'y avait donc
pas hyperesthésie de la vue; mais la peau était douloureuse. Le malade
craignait de toucher sa figure et d'appuyer ses mains sur ses vêtements ;
il refusa de se laisser tâter le pouls, et, pour rendre l'examen moins prolongé, il voulut, en prenant un verre rempli d'eau, montrer qu'il lui était
impossible de boire, bien qu'il eût la ferme volonté de le faire : en effet,
il prit le verre et l'approcha de ses lèvres; mais il rejeta immédiatement
l'eau que, par un mouvement rapide, il avait introduite dans sa bouche.
Cette épreuve, toute volontaire, n'amena point d'accès convulsif; le ma-

lade fut seulement plus agité pendant quelques minutes; puis, le calme paraissant rétabli, il voulut raconter ce qu'il avait éprouvé depuis le 20 janvier.

Pendant tout son récit, il faisait des efforts prodigieux pour rester calme. Triste depuis longtemps, disait-il, à la suite de pertes d'argent, il était allé à Reims le 13 janvier, pour trouver un peu de distraction chez des amis. — Du 13 au 20 janvier, il ne s'était plaint d'aucun malaise. Le dimanche 20 janvier, il était parti en voiture découverte de grand matin, et par une température froide, pour faire une excursion dans la campagne avec ses amis. Dans la matinée, M. B... avait mangé avec son appétit ordinaire; mais, dans l'après-midi, il fut pris d'une soif si impérieuse, que plusieurs fois on dut arrêter la voiture pour lui permettre de boire dans les maisons qui se trouvaient sur la route. Il n'existait à ce moment aucune difficulté de déglutition; seulement les boissons lui paraissaient excessivement froides. Bientôt dans la voiture M. B... avait été pris d'un violent frisson; et il se mit au lit aussitôt après son retour à Reims. Il ne put dormir de la nuit, il se relevait sans cesse, parce que le lit lui donnait du vertige; alors il se promenait dans sa chambre et se sentait très-agité; il n'avait aucun appétit, mais il pouvait encore boire tout en ressentant un malaise étrange. La journée du lundi et la nuit furent fort agitées. Tous ces détails nous ont été donnés par B... lui-même, dont l'intelligence était parfaitement nette.

Le docteur Bienfait (de Reims) a bien voulu nous faire connaître les symptômes qu'il avait observés à partir du 21 janvier, époque à laquelle il avait été appelé. Nous transcrivons ici la relation de notre confrère de Reims :

« Le malade était dans un état de grande agitation, le teint pâle, les yeux d'une mobilité extraordinaire; mais, d'ailleurs, l'esprit nullement préoccupé d'autre chose que d'une indigestion et du désir de vomir. La respiration et les battements cardiaques étaient un peu précipités. La langue était couverte d'un léger enduit jaunâtre avec zone d'un rouge assez vif sur les bords et sur le raphé. Le malade consentit à boire devant moi; il y réussit, mais avec un peu de précipitation convulsive, en harmonie d'ailleurs avec le reste de l'habitude. » M. Bienfait espérait avoir affaire à une indigestion avec état nerveux tenant à l'idiosyncrasie du sujet. Il prescrivit une potion avec du sirop thébaïque; cependant il était préoccupé de cet état nerveux. Aussi revint-il le soir; il constata une agitation plus grande; la potion avait été d'heure en heure l'objet d'héroïques efforts, et le malade disait l'avoir bue. « Mais une cuillerée de cette même potion, dit le docteur Bienfait, que je lui fis prendre devant moi, fut rejetée en totalité par une brusque révolte, qui des muscles du pharynx semblait s'étendre au muscle orbiculaire des lèvres; et pourtant le malheureux patient, avant de faire sa tentative d'ingurgitation et de

déglutition, a recueilli toutes ses forces; il s'est reculé de trois pas en
arrière, et, par un mouvement instinctif, il a étendu ses bras autour de
lui comme pour écarter tout obstacle. »

Un bain fut prescrit, à la grande joie du malade ; mais il ne fut point
pris. Pour M. Bienfait, le doute n'était plus permis ; et, bien qu'il n'eût
encore aucun renseignement sur les antécédents, il n'hésita pas à croire
qu'il avait affaire à un homme atteint d'hydrophobie rabique.

Le lendemain matin, notre confrère de Reims constate l'aggravation
des symptômes précédents, et de plus une hyperesthésie générale ; il apprend alors des amis du malade, mieux instruits, il paraît, que sa propre
famille, que vers le mois de septembre, M. B... avait été obligé de faire
abattre un petit king's Charles, affecté, au dire du vétérinaire, de la *rage
mue*. Il est probable que M. B... lui-même n'ignorait point cette circonstance ; mais il ne fit, dans le cours de sa maladie, jamais allusion à la
rage de son chien. Aucun soin n'avait été pris à la suite de la morsure
pour en conjurer les cruelles conséquences.

Dans une seconde communication écrite au sujet de ce malade,
M. Bienfait nous fit savoir qu'avant d'autoriser le retour de M. B... à Paris,
l'auscultation, comme la veille, lui avait « dévoilé un murmure vésiculaire parfaitement pur, mais entrecoupé, à chaque effort respiratoire,
comme par un ou plusieurs sanglots contenus ; de plus, les battements
cardiaques offraient à l'oreille une notable irrégularité que le doigt retrouvait au pouls radial. Cette irrégularité du pouls était accompagnée
à une sorte de spasme vasculaire, indéfinissable, mais très remarquable.

« Pendant tout son séjour à Reims, le malade n'a rien éprouvé qui
ressemblât à du délire, pas plus que la moindre envie de mordre. Il existait seulement une vague terreur instinctive et une tendance marquée à
l'expansion. Il n'y avait point de préoccupation relative à la nature réelle
de la maladie, de souvenir de la morsure. L'imagination ne paraissait
donc avoir aucune part étiologique dans les tristes symptômes que nous
avions observés. »

M. B... voulut revenir à Paris. Pendant le trajet de Reims à Paris,
l'agitation était très grande, la soif très vive, et l'on ne réussissait à la
calmer passagèrement qu'en introduisant dans la bouche de petits morceaux de glace ; mais il est très probable que le malade, qui crachait sans
cesse, ne pouvait déglutir la glace fondue ; aussi se plaignait-il de ressentir une constriction et une grande chaleur dans la gorge. Pendant le voyage
il y eut de fréquentes érections, avec éjaculation spermatique. L'hyperesthésie des organes génitaux causait une douleur très pénible.

Ce fut dans ces conditions que le malade arriva à Paris dans la soirée ;
e vous ai dit dans quel état le trouva mon chef de clinique lorsqu'il fut
appelé. Il conseilla l'entrée immédiate à l'Hôtel-Dieu, et le lendemain
matin 24 janvier, c'est-à-dire trois jours et demi après le début des ac-

cidents, nous avons pu constater, avec notre regretté collègue Legroux : l'extrême agitation, qui était telle que beaucoup de personnes avaient pensé que nous avions affaire à une attaque de manie aiguë ; l'aspect étrange du malade et l'impossibilité où il était de déglutir de l'eau ; lorsque ce malheureux essaya de boire devant nous : « Je veux boire, je boirai, » disait-il ; puis résolûment il approchait le gobelet de ses lèvres. Mais aussitôt que l'eau les avait franchies, la figure prenait une expression de souffrance extrême, et bientôt tout le corps était agité d'un violent tremblement convulsif. Puis il ajoutait : « Je ne puis boire, faites-moi donc boire. »

Le calme ayant succédé à cet accès, nous pûmes constater la rougeur du voile du palais, du pharynx, et une grande sécheresse de la langue. La barbe était souillée d'une salive écumeuse, et sans cesse il crachait autour de lui.

Les parties latérale et inférieure de la langue furent examinées avec soin, le malade était docile et n'avait nul désir de mordre ; il nous fut cependant impossible de découvrir la présence de ces tumeurs auxquelles on a donné le nom de *lysses*. Mais de leur absence il ne nous était permis de rien conclure, les lysses n'ayant jamais été observées que pendant la période d'incubation.

Nous recommandâmes une surveillance attentive, et ce fut tout, l'expérience nous ayant appris notre impuissance absolue.

Dans la journée, le malade reçut la visite de sa femme et de ses amis ; il était toujours très agité, la présence des siens lui faisait peine. Cet homme demandait qu'on tentât tous les moyens pour le guérir ; il devait être sauvé, disait-il, si l'on parvenait à le faire boire.

L'introduction d'une sonde œsophagienne par les fosses nasales permit d'injecter dans l'estomac une petite quantité de bouillon ; mais cette tentative détermina un accès pendant lequel on put croire que le malade allait asphyxier.

Pendant cette crise, il y avait eu érection du pénis avec éjaculation. Dans la soirée, le malade eut plusieurs accès convulsifs, et à dix heures et demie il succombait subitement, après s'être violemment agité pendant quelques secondes.

L'autopsie fut faite dès le lendemain matin. Le cadavre offrait une rigidité extrême ; la face était bleuâtre, et toute la partie postérieure du tronc et des membres présentait des sugillations nombreuses. Le cerveau et les organes parenchymateux étaient hyperémiés. La muqueuse buccale, pharyngée et laryngée, était le siège d'une injection très marquée. — Les glandes salivaires furent extraites et envoyées à Alfort, ainsi que de la salive recueillie pendant la vie. M. Reynal, qui s'était chargé d'inoculer le liquide salivaire à des chiens, nous fit savoir que l'inoculation avait été faite sur les chiens sans résultat.

Notons, messieurs, que la jeune enfant et le domestique qui avaient été mordus n'avaient point présenté les symptômes de l'hydrophobie rabique au moment où succombait M. B... De plus, le chat mordu à la même époque était encore dans la maison, et n'aurait présenté dans ses habitudes rien qui autorisât à supposer que le virus rabique lui avait été inoculé; cependant il fut conseillé de faire abattre cet animal le soir même.

Dans cette intéressante observation, il est un fait que je veux surtout faire ressortir, c'est, à côté de l'hyperesthésie généralisée, le satyriasis, qui est rarement signalé dans les observations d'hydrophobie rabique, ainsi que vous pourrez le vérifier en parcourant les nombreuses observations de l'ouvrage de Ch. Andry[1] et l'article de MM. Trolliet et Villermé dans le *Dictionnaire* en soixante volumes. Cependant Boerhaave mentionne le priapisme parmi les symptômes de la rage chez l'homme[2], et van Swieten[3] rappelle que ce symptôme a été décrit par Galien, et qu'il a été observé par beaucoup d'auteurs. Il raconte même l'histoire d'un portefaix hydrophobe qui, pendant les trois derniers jours de sa maladie, avait des pollutions involontaires et continuelles; et cet homme, dit van Swieten, perdit en même temps la semence et la vie : *Semen et animam simul efflavit.*

De son côté, M. Peter a observé des éjaculations répétées chez un soldat admis en 1862 à l'hôpital militaire du Gros-Caillou, dans le service de M. Worms. Cet homme avait un priapisme presque continuel, et les éjaculations étaient accompagnées de sensations voluptueuses et de paroles lascives. Bientôt après, le malade en plein délire reprochait avec amertume aux médecins les maléfices à l'aide desquels «ils lui soutiraient ainsi, disait-il, le principe même de l'existence ». Ce soldat avait été mordu quarante jours auparavant par un très petit chien qui s'était introduit au poste et qui ne paraissait pas malade. L'affection avait débuté par un spasme épouvantable éprouvé au moment où cet homme allait se laver la figure. Amené à l'hôpital ayant toute sa raison, le malheureux évitait avec soin de faire aucune espèce d'allusion à la morsure dont il avait été victime, aussi bien qu'à la nature de la maladie dont il était atteint et qu'il semblait soupçonner. C'est là un fait bien remarquable, et que je veux mettre en évidence devant vous, que la persistance avec laquelle les enragés cachent, dans le récit de leurs souffrances, la cause probable de celles-ci. On dirait qu'ils reculent devant l'affreuse vérité et craignent de se l'avouer à eux-mêmes ou de la faire connaître aux autres. Ici ce

1. Ch. Andry, *Recherches sur la rage*, nouvelle édition, Paris, 1781.
2. Van Swieten, *Commentaria in Boerhaavii aphorismos*, § 1138, *Rabies canina*, Paris, 1758, t. III, p. 550, 1771.
3. Id., *ibid.*, p. 556.

n'est que par le récit d'une cantinière qu'on apprit le fait de la morsure. Une des particularités de ce cas, qui se termina par la mort en trente-six heures, fut l'exaltation sensorielle la plus exquise : les lilas en fleur qui se trouvaient à peu près à trente mètres de distance offensaient son odorat ; l'ébranlement communiqué à l'air par le fait de l'ouverture d'une porte lui fouettait désagréablement le visage et le faisait sursauter dans son lit.

Chez les femmes, on remarque quelquefois de la nymphomanie, et dans une observation publiée par M. le docteur Bricheteau, en l'année 1861, ce symptôme fut constaté chez une jeune femme qui mourut hydrophobe. Le fait n'a été relaté que dans la période d'excitation de la rage ; toutefois, nous devons faire remarquer que le malade qui fournit l'occasion de cette conférence avait, dans la période de tristesse et de mélancolie, fait preuve d'appétits vénériens qui avaient d'autant plus surpris, que le malade, depuis longtemps, s'était montré d'une grande frigidité.

Je veux maintenant vous rappeler ici quelques-uns des cas que j'ai observés moi-même.

En 1823, alors que j'étais l'élève de Bretonneau, on amenait à l'hôpital de Tours un jeune enfant, fils d'un menuisier de la ville ; cet enfant avait sept ans. A sa vue, Bretonneau n'hésita pas à reconnaître un individu affecté de rage. Le petit malade ne pouvait rester tranquille dans son lit, il avait une agitation extraordinaire ; tout objet brillant lui causait de l'épouvante, une serviette dépliée devant lui déterminait un accès, tout l'effrayait ; trois ou quatre heures après son entrée à l'hôpital, l'enfant mourait. Trois mois auparavant, l'enfant avait été mordu par un chien enragé.

C'était la première fois que je voyais un enragé, aussi l'impression produite devait-elle rester gravée dans mon esprit.

Quelques années plus tard, j'étais attaché, à titre d'interne, à l'hôpital de Charenton. M. Calmeil et moi nous accompagnions Esquirol dans la visite des malades, lorsque l'on me prie de voir un homme qui venait d'entrer à l'infirmerie, et qui, au dire des gens de service, avait un aspect étrange. C'était un garçon terrassier d'une vingtaine d'années : tout l'effrayait, et sur sa figure se lisait la terreur ; je me rappelai notre petit garçon de l'hôpital de Tours, et je revins vers Esquirol lui disant que dans son service venait d'entrer un enragé. Il ne pouvait rien avaler, la vue des objets brillants déterminait chez lui une terreur étrange.

Nous apprenions du malade lui-même, qui avait conservé toute son intelligence, que cinq mois auparavant il avait été mordu à la jambe par un chien, mais cette morsure ne l'avait pas inquiété. Esquirol le fit conduire dans un cabanon ; le pauvre garçon nous demandait pardon des peines qu'il nous causait ; il était souffrant, disait-il, depuis deux jours

seulement, il n'avait pu dormir la nuit précédente. Sur la recommandation d'Esquirol, le malade est attaché dans son lit, il se laisse faire, on
lui offre à boire, mais il est pris de spasmes affreux et de convulsions
aussitôt qu'on approche le verre de ses lèvres. Le pouls était plein, l'excitation grande ; c'était à l'époque où la doctrine de Broussais comptait de nombreux prosélytes : une saignée est ordonnée, et pendant que je tenais le
bras du malade, il crachotait : j'eus le visage couvert de la salive de cet
homme. On lui met une serviette sur la tête, aussitôt le malade s'effraye,
un accès convulsif commence, la saignée cesse de couler, et le malade
succombe. Doit-on accorder une part à la saignée pour expliquer la rapidité de la mort, ou bien le malade a-t-il succombé dans un spasme des
muscles respirateurs, comme cela s'observe le plus souvent chez les malades arrivés au second degré de l'hydrophobie rabique?

En 1831, dans le service de Récamier, à l'Hôtel-Dieu, Bonnet (de
Lyon) et moi nous voyions un homme jeune encore qui, par son
aspect, l'expression de sa figure, son agitation extrême, nous paraissait
affecté de rage. Cet homme avait été mordu par un chat, il y avait sept
à huit mois ; le chat avait disparu et n'était pas revenu au logis. Magendie,
Caillard, Petit et Récamier ne conçurent point de doute sur la nature de
la maladie : cet homme ne pouvait boire que très difficilement ; il crachait continuellement ; son agitation était très grande. Sur la proposition
de Magendie, on prescrit trente-six gouttes d'acide cyanhydrique officinal dans une potion. A peine la potion a-t-elle été prise que le malade
parut foudroyé ; les pupilles étaient dilatées, immobiles : je le crus mort ;
et, laissant Bonnet près du malade, je courus à la pharmacie m'informer
s'il n'y avait point eu quelque erreur commise dans la composition de là
potion. J'apprends qu'on nous a donné de l'acide prussique et non de l'a-
cide cyanhydrique officinal. Je quitte l'hôpital pour aller faire mon service
au Bureau central, bien persuadé que nous avions empoisonné notre enragé.

J'étais tout attristé de ce malheur, lorsque Bonnet vient m'apprendre
que notre malade est vivant et consent à boire ; les pupilles étaient toujours dilatées, mais il n'y avait plus d'agitation : l'acide prussique avait-il
été utile ? Lorsque je revis le malade une heure après, il y avait de nouveau grande agitation et impossibilité de boire. Je prescrivis alors six
gouttes d'acide prussique officinal ; cette fois il n'y avait point d'erreur
dans l'administration du médicament, et la quantité en était six fois
plus faible. Cependant, à peine le malade avait-il essayé de prendre cette
dernière potion, qu'il nous parut foudroyé aussi rapidement que lors de
la première épreuve ; peu à peu la respiration se rétablit ; dès lors nous
étions peu disposés à accuser l'acide prussique des accidents dont nous
avions été témoins, et ces accidents n'étaient pour nous que la conséquence des efforts de déglutition qui, chez ces malades, amènent des

spasmes des muscles respirateurs et les jettent dans une asphyxie rapide. Quoi qu'il en soit, bien qu'on ait une troisième fois essayé de l'air prendre au malade deux gouttes d'acide prussique dans une potion, l'agitation reparut bientôt, et les accès convulsifs se rapprochèrent de plus en plus. Le malade succombait quarante-huit heures après le début des accidents.

Tous ces malades avaient été mordus, et après une période d'incubation de durée variable et sans cause déterminante appréciable, morale ou physique, ils avaient éprouvé un malaise général, une agitation très grande; bientôt était survenue l'impossibilité d'avaler les liquides; la vue des liquides ou des objets brillants avait suffi pour déterminer des convulsions cloniques, puis toniques; enfin les malades succombaient asphyxiés par un spasme des muscles respirateurs. Il n'est pas permis d'affirmer que la mort arrive toujours par asphyxie, mais elle est si prononcée lors des accès, et l'examen nécroscopique en révèle si souvent les lésions, que l'on est autorisé à croire que le plus souvent les malades succombent dans la période asphyxique de l'accès.

Dans la relation du fait suivant, dont je dois la communication à M. le docteur Eugène Fournier, ancien interne des hôpitaux, vous verrez la part de l'asphyxie dans la cause de la mort chez les enragés. Le 18 juin 1860, à huit heures du soir, est amené à l'hôpital Beaujon, par les soins du commissaire de police de Batignolles, un homme de vingt-sept ans, menuisier, que l'on regardait comme enragé. Deux mois auparavant, cet homme avait été mordu par un petit chien qu'il agaçait. Le chien avait disparu et jamais il n'était revenu au logis. La morsure avait fait une petite plaie à l'annulaire de la main droite, plaie qui fut très rapidement guérie; elle ne fut point cautérisée, et il était impossible de retrouver trace de cette morsure. Pendant deux mois, l'ouvrier continua ses travaux habituels sans éprouver aucun accident. Mais, le 15 juin, il ressentit un peu de malaise et des nausées. Le lendemain, en travaillant dans une chambre, il faillit tomber d'une chaise sur laquelle il était monté, et dans l'effort qu'il fit pour se retenir du bras droit à un meuble, il éprouva dans ce bras une douleur vive. La douleur persistant, cet homme, qui savait très bien qu'il avait été mordu par un chien que l'on croyait enragé, dit que la rage le prenait par le bras où il avait été mordu.

Toute la journée du 17 juin, X..., se sentant indisposé, resta chez lui, et le lendemain, de grand matin, on alla prévenir sa sœur qu'il avait du délire. Cependant le malade reconnut très bien sa sœur et se refusa absolument à être transporté à l'hôpital; il fallut avoir recours au commissaire de police pour l'arracher de son domicile. Ce ne fut qu'avec la plus grande peine qu'on réussit à le transporter à l'hôpital Beaujon.

Une fois mis au lit, le malade est assez calme, il raconte tranquillement qu'il a eu des envies de vomir, puis une indigestion, et qu'il ne conçoit pas pourquoi on l'a violenté pour l'amener à l'hôpital, où il est très satisfait, dit-il, de se trouver. Interrogé sur la cause de sa maladie, il détourne les yeux et se refuse à dire qu'il a été mordu par un chien enragé. La peau est chaude, surtout à la face, le pouls fréquent, non tendu ; les pupilles ne sont ni dilatées ni contractées, les yeux sont excavés et entourés d'un cercle bleuâtre. Le malade a mal à la tête et n'a point d'appétit, il ne se plaint point de la soif. Cependant on lui offre à boire, il refuse. On le laisse seul dans une chambre, maintenu dans son lit à l'aide de la camisole de force. Peu de temps après, on entend des cris effrayants, on accourt, le malade avait des convulsions, sa face était bleuâtre, et il paraissait menacé d'asphyxie. Il crachait par moments, mais sans écume à la bouche. Il est probable qu'il y eut d'autres accès, et le malade mourut à onze heures et demie, trois heures environ après son entrée à l'hôpital. Aucune médication n'avait été tentée.

Trois heures après la mort, on constatait une grande rigidité cadavérique, et la partie antérieure du cou était le siège d'un emphysème sous-cutané.

L'autopsie est faite le 20 juin, trente-six heures après la mort ; les méninges sont congestionnées, ainsi que la pulpe cérébrale. Les poumons sont crépitants, bleuâtres à leur surface, noirs à la coupe et gorgés de sang. Le poumon droit est perforé à la partie supérieure ; au voisinage de la perforation, il existe de l'emphysème sous-pleural, et en comprimant le poumon on fait sortir des bulles d'air par la perforation. La congestion des poumons et l'emphysème sous-pleural, puis cervical par rupture du parenchyme pulmonaire, ne prouvent-ils pas que, dans les derniers moments de la vie, il y a eu gêne extrême de la respiration sous l'influence d'un spasme de la glotte, qui, en fermant son issue à l'air, lui a permis de rompre le poumon, et a ainsi produit l'emphysème ?

Pour la plupart des auteurs, il ne paraît pas douteux que la mort ne soit le résultat de l'asphyxie ; aussi dans une observation de rage recueillie avec le plus grand soin, et commentée avec une rare sagacité par M. J. Bergeron, on voit que la mort a eu lieu par l'asphyxie qui n'a point été *soudaine* mais *progressive* [1]. En effet, trois heures avant la mort, le visage commença à se cyanoser ; un peu plus tard, la teinte livide du visage devint plus prononcée, et l'écume bronchique accumulée dans l'arrière-gorge gênait l'émission de la parole ; enfin dans la dernière demi-heure, la face était violacée, couverte de sueur. Et à l'autopsie on trouva tout le système veineux gorgé de sang, une hyperémie très accusée des méninges et de la pulpe cérébrale ; les poumons, crépitants au sommet et dans toute la partie antérieure, plus durs, moins crépitants en arrière

---

1. Jules Bergeron, *Archives de médecine*, Paris, 1862.

et d'une coloration rouge noirâtre très prononcée ; au niveau du bord
postérieur du poumon droit, quelques petits noyaux apoplectiques, et surtout des suffusions sanguines.

Je reviendrai un peu plus tard, en y insistant, sur cette asphyxie terminale et son mécanisme.

Avant de commencer la description des symptômes de la rage, j'appellerai votre attention sur quelques faits d'*hydrophobie morale* ; j'entends
par là cette hydrophobie spéciale qui est la conséquence des impressions
éprouvées à la vue des gens affectés de la rage ou au récit de faits d'hydrophobie rabique.

Au printemps de l'année 1828, j'étudiais avec mon collègue à l'Académie M. Leblanc et avec M. le docteur Ramon, la clavelée qui sévissait
sur les troupeaux de la Sologne. Nous venions d'inoculer la clavelée
à trois cents moutons qui appartenaient à un maire de la Sologne,
M. Joupitre. Tout en parlant des maladies virulentes en général,
M. Joupitre nous raconta qu'il avait été affecté de rage. Voici dans quelles
circonstances : un chien de ferme avait voulu mordre notre hôte au
bras, et à la même époque le même chien avait mordu bon nombre d'animaux qui étaient morts de la rage. A quelques mois de cet accident, le
jour de Pâques, au sortir de la messe et pendant un déjeuner où l'on
avait fait de son mieux pour réparer les sévères abstinences du carême,
tout à coup M. Joupitre s'écrie qu'il était enragé ; il ne pouvait plus
manger, il ne pouvait plus boire, et déjà notre hôte délirait, lorsque sa
femme, pour persuader à son mari qu'il n'a qu'une indigestion, l'engage
à se mettre les doigts au fond de la bouche ; le conseil devait être bon,
car le malade se mit à vomir abondamment, et il ne fut plus question de
rage.

En 1828, la même année, je racontais à mon tour à un président de
chambre royale l'histoire de M. Joupitre, et M. le président me rapporta
que lui aussi il s'était cru atteint de la rage. Voici dans quelles circonstances : souvent M. le président montait à cheval, et dans ses excursions
il emmenait un chien de chasse qui, chemin faisant, sautait à la main
qui tenait la cravache ; le chien venait de se livrer à cette habitude fami-
lière, lorsque, rencontrant un troupeau de moutons, il se précipite sur ce
troupeau et se met à mordre les moutons ; le chien cependant est encore
docile à la voix qui l'appelle, mais son aspect est étrange, puis de nouveau il mord chiens, vaches et bœufs, enfin il traverse une rivière ;
quelques heures plus tard, ce chien mourait. Le président apprend bientôt
que bon nombre des animaux mordus par son chien mouraient enragés.
Il en est fort ému, et se rappelle alors que le même jour où son chien
avait fait tant de victimes, il lui avait plusieurs fois léché la main droite.
Le président remarque sur sa main quelques cicatrices ; il est pris de
terreur, il ne peut plus toucher à l'eau pour faire sa barbe, il se croit

enragé; un médecin d'Orléans est mandé, et c'est en vain d'abord qu'il essaye de rassurer le malade; l'excitation et le délire durèrent encore plusieurs jours; enfin, après avoir répété au malade grand nombre de fois que les gens affectés de la rage canine mouraient très rapidement, et qu'il ne pouvait être enragé, puisque déjà il y avait dix jours qu'il avait horreur de l'eau, on lui faisait lire ce qui était écrit dans tous les livres sur la durée de la rage confirmée; le président finit par se laisser persuader, et l'hydrophobie disparut aussitôt qu'il fut convaincu que s'il eût été enragé il fût mort depuis longtemps.

Vous voyez, messieurs, que sous l'influence d'une émotion morale vive, et lorsque certains excès ou certaines conditions spéciales disposent à la dysphagie ou au dégoût des aliments, il n'est pas impossible d'observer une hydrophobie nerveuse qui pourrait en imposer, même aux médecins, s'ils n'avaient présentes à l'esprit la durée d'incubation de l'hydrophobie rapide et la marche de cette affreuse maladie, qui tue invariablement dans l'espace de trois ou quatre jours à partir du début des accidents.

Il convient d'autant plus d'être prévenu de ces causes d'erreur, laquelle pourrait être fatale, que je sais des médecins, hommes de caractère et de courage, parfaitement instruits des conditions nécessaires au développement de la rage, et qui, pendant plusieurs mois, plusieurs années même, après avoir donné leurs soins à des hommes enragés, après avoir disséqué leurs cadavres, étaient pris de dysphagie plus ou moins prolongée, à la seule pensée, au seul souvenir de l'affreux tableau qu'ils avaient eu sous les yeux. Le temps seul parvint à faire disparaître cette susceptibilité nerveuse qui se traduisait par un spasme du pharynx, et ils ne se guérirent de cette dysphagie qu'en faisant appel à leur science de la maladie, et en se forçant à boire une certaine quantité de liquides, chaque fois qu'ils se sentaient sous l'imminence de la dysphagie.

Maintenant, messieurs, avant d'étudier avec nous les principaux symptômes de la rage humaine, je veux esquisser le tableau de la *rage chez le chien*. En agissant ainsi, je n'ai pas seulement l'intention de vous fournir les éléments d'un parrallèle de la rage chez l'homme et chez le chien, je veux encore, en vous apprenant à reconnaître la rage chez ce dernier, vous donner le meilleur préservatif de la rage humaine.

Voici les principaux traits du tableau remarquable tracé par M. H. Bouley dans une discussion de l'Académie de médecine [1]. Chez le chien, il existe trois périodes bien tranchées : l'une de mélancolie, d'abattement, de sombre inquiétude; la seconde est, au contraire, toute d'exci-

---

1. Bouley, *Bulletin de l'Académie de médecine*, Paris, 1863, t. XXVIII, p. 743 et suiv. — On consultera avec intérêt le *Rapport général fait à la demande du gouvernement sur divers remèdes proposés pour prévenir ou pour combattre la rage*, par M. Bouchardat (*Bulletin de l'Académie de médecine*, Paris, 1852, t. XXIII, p. 6 à 30, et 1855, t. XX, p. 714 à 727).

tation ; c'est alors qu'on observe la fureur rabique ; enfin, la dernière période est caractérisée par un affaiblissement musculaire général, une véritable paralysie.

Que la rage ait été communiquée ou qu'elle soit spontanée, après un temps d'incubation très variable, le chien paraît malade, il est d'*humeur sombre*, il s'agite sans cesse ; dans sa niche, il remue sur lui-même ; s'il est en liberté, il va, il vient ; son regard, qu'il attache sur son maître ou sur les amis du foyer, est étrange, il exprime la tristesse en même temps qu'il excite la défiance ; l'attitude de l'animal est suspecte, on comprend qu'il est malade, et lui-même, errant dans la maison, dans les cours, *semble chercher* un remède à son mal. Méfiez-vous, car l'animal, encore docile à votre voix, peut mettre quelque lenteur à obéir, et, si vous le châtiez, il peut, *malgré lui*, faire une morsure fatale. Le plus souvent, cependant, le chien enragé respecte et épargne ceux qu'il affectionne.

Mais l'agitation augmente : dans l'appartement, le chien se met à courir ; il cherche sous les meubles, il déchire les tentures, les tapis ; quelquefois il s'élance sur les murs comme s'il voulait saisir une proie ; d'autres fois il saute en ouvrant la gueule comme pour attraper des mouches au vol ; puis il s'arrête, allonge la tête et semble écouter un bruit lointain ; il est probable qu'alors le chien a des hallucinations de la vue et de l'ouïe, il voit des objets qui n'existent pas, il entend des bruits qui ne sont point produits. C'est là un délire auquel la voix du maître peut encore le soustraire soudain, « et, dit Youatt, dispersés par cette influence magique de la voix du maître, tous ces objets de terreur s'évanouissent, l'animal rampe vers son maître avec l'expression d'attachement qui lui est particulière. Alors vient un moment de repos, les yeux se ferment lentement, la tête se penche, les membres de devant semblent se dérober sous le corps, et l'animal est près de tomber. Tout à coup il se redresse, de nouveaux symptômes viennent l'assiéger ; il regarde autour de lui avec une expression sauvage, et se lance, à l'extrémité de sa chaîne, à la rencontre d'un ennemi qui n'existe que dans son imagination.»

Déjà l'aboiement du chien est sourd, rauque. Le premier coup de gueule pour aboyer se fait avec bruit, puis ceux qui suivent vont en décroissant de force et d'intensité. L'aboiement est enroué et de plus en plus faible. Cette faiblesse progressive semble témoigner d'une paralysie incomplète des muscles des mâchoires, ainsi que nous l'avons déjà remarqué pour les jambes de devant lorsque l'animal s'affaisse sur lui même. Quelquefois l'aboiement est complètement éteint, les chiens sont muets : alors leur gueule reste entr'ouverte, la langue est pendante, et il s'écoule de leurs babines une salive écumeuse ; d'autres fois leur bouche est entièrement sèche, et si la plupart peuvent encore boire et manger, il en est qui ne peuvent pas avaler : alors le chien, lorsqu'il a fait des efforts inutiles pour déglutir, sent très bien l'inutilité de ses efforts, il semble croire qu'un corps étranger est arrêté au fond de sa gueule, on le voit, mettant son museau entre ses deux pattes de devant, agir comme s'il voulait débarrasser sa bouche de l'obstacle qui le gêne profondément.

Le chien, dès lors, ne peut plus boire, et cependant on croit qu'il boit parce qu'il lape avec une grande rapidité ; mais si l'on y regarde de près on voit que le niveau du liquide reste le même dans le vase, et que le chien ne fait pas de mouvement de déglutition ; il mord l'eau, mais il ne boit pas. S'il ne peut plus déglutir les liquides, quelquefois il peut encore avaler des substances solides, et il est fréquent alors de le voir avaler tous les objets qui sont à sa portée, paille de sa niche, morceaux de bois, terre, etc. La connaissance de ce dernier fait a une grande importance, parce que, à l'autopsie du chien enragé, on retrouve dans son estomac toutes les matières qui n'ont pu être digérées, et l'on a là une preuve de la maladie.

Le chien enragé n'a point horreur de l'eau ; rappelez-vous que les chiens, au milieu même de leurs accès rabiques, se jettent à l'eau, traversent des rivières. Le chien de chasse du président dont je vous ai raconté l'observation s'était jeté à l'eau avant et après avoir mordu chiens, bœufs et moutons, dont grand nombre moururent de la rage.

Le passage d'une période à l'autre ne se fait point par sauts ; la transition est ménagée, pour ainsi dire. Dans la période de mélancolie et d'abattement, n'avons-nous pas vu le chien très agité par instants, et ne pouvant rester en place? Cette agitation augmente et se change en une excitation telle, qu'elle caractérise la seconde période où l'on remarque les accès de fureur rabique en même temps que les hallucinations de la vue et de l'ouïe.

Mais pendant la durée de cette seconde période, après des accès de fureur, l'animal tombait épuisé : il semblait à bout de forces, sa tête était pendante, ses jambes fléchissaient, son pharynx était inhabile à déglutir ; ainsi, vous le voyez, dans la seconde période se manifestent des preuves de paralysie, comme dans la première période vous aviez déjà observé par moments des accès de fureur.

A la fin de la seconde période de la rage, le chien rompt souvent sa chaîne et fuit loin de la maison de son maître ; il erre dans les campagnes, se livre par moments à ses accès de fureur, puis il s'arrête, comme fatigué, et reste plusieurs heures immobile dans la somnolence. Il n'a plus de forces pour courir sur un troupeau ou sur quelque animal errant ; mais si on l'excite, il retrouve encore assez de vigueur pour s'élancer et mordre. Quand le chien enragé n'a point été tué dans sa course vagabonde, il meurt le plus souvent dans un fossé ou en quelque endroit retiré. Il semble succomber à la faim et à la soif, à la fatigue extrême ; mais les vétérinaires ne nous disent pas qu'il meure asphyxié par un spasme des muscles pectoraux ou à la suite de convulsions.

Dans la *rage humaine* confirmée, van Swieten avait déjà établi trois degrés, trois périodes qui avaient pour caractères principaux les trois symptômes suivants : la mélancolie, la fureur et l'asphyxie. En étudiant la marche des symptômes de la rage humaine, nous verrons combien était fondée la division clinique établie par van Swieten. Toujours communiquée chez l'homme, cette terrible maladie a une période d'incubation qui peut varier entre quelques jours et une année ; le plus souvent, la rage se montre de un à trois mois après l'inoculation de la bave virulente. Les observations où les symptômes se sont montrés trois mois après la morsure sont déjà rares, plus rares encore celles où la rage ne s'est montrée que du sixième au douzième mois, et l'on est presque autorisé par les relevés statistiques à considérer comme bien douteuses les observations où la maladie virulente ne s'est manifestée qu'après une année ; à plus forte raison doit-on considérer comme tout à fait suspectes celles qui auraient eu une incubation plus prolongée. Il est infiniment probable que dans ces derniers faits, il n'y avait point rage vraie, mais seulement hydrophobie nerveuse, analogue aux faits que je vous ai rappelés, où le souvenir seul de cette affreuse maladie avait suffi pour déterminer une dysphagie plus ou moins durable.

Pendant la période d'incubation, on ne constate aucun trouble dans la santé, aucun symptôme qui puisse donner l'éveil, et, suivant van Swieten, ceux qui plus tard doivent mourir enragés peuvent contracter des maladies virulentes telles que la variole, sans que la marche de l'affection rabique paraisse en rien modifiée.

Tout à coup apparaît une tristesse inaccoutumée. Le malade qui, le plus souvent, ne soupçonne point la nature de son mal, ou qui a grand soin de n'en point parler lorsqu'il se rappelle avoir été mordu, cherche loin de sa maison quelque distraction ; mais, en quelque endroit qu'il se trouve, son sommeil est inquiet, agité, souvent il y a des réveils en sursaut ; les inquiétudes sont continuelles, le malade pousse de longs soupirs, il fuit les amis qui veulent le distraire et le consoler, il prend l'amour de la solitude, il se retire à l'écart, et demande qu'on ne fasse aucun bruit autour de sa personne ; des soins assidus augmentent son inquiétude et son agitation.

L'aggravation de tous ces symptômes marque le commencement de la seconde période de la maladie ; en même temps surviennent d'autres phénomènes. Le malade accuse une gêne précordiale ; la respiration devient suspirieuse, le pouls irrégulier, comme cela a été noté dans l'observation de notre premier malade et comme van Swieten l'avait déjà remarqué chez plusieurs sujets. Ces troubles de la respiration, de la circulation, de même que la mélancolie et l'agitation, sont l'expression d'une modification déjà considérable du système nerveux. Cette modification va devenir encore plus appréciable, lorsque les malades seront pris de frissons, véritable convulsion des muscles du corps. Enfin apparaît un symptôme à péu près constant de la rage confirmée chez l'homme, *l'horreur de l'eau.* La vue de ce liquide suffit souvent pour déterminer le frisson général ; mais c'est surtout lorsque le malade veut approcher l'eau de ses lèvres que surviennent cet effroi spécial, ces convulsions de la face et de tout le corps qui font une si vive impression sur ceux qui sont témoins d'un accès de rage. — L'homme enragé a conservé toute sa raison : il a soif, il veut boire, il commande à sa main de porter à ses lèvres le vase rempli du liquide ; mais, aussitôt que celui-ci a touché ses lèvres, le malheureux recule épouvanté, il s'écrie parfois qu'il ne peut boire ; sa figure exprime la souffrance, ses yeux sont fixes, ses traits contractés ; puis ses membres tremblent, son corps frissonne. Cette crise dure quelques secondes, puis peu après le calme semble renaître ; mais le moindre contact, voire même un simple ébranlement de l'air, va suffire pour déterminer une nouvelle crise, tant est grande chez quelques-uns l'hyperesthésie de la peau. Ils ne peuvent laver leurs mains ou leur figure, ni peigner leurs cheveux, sans être aussitôt menacés de convulsions.

Dans les moments de calme, l'enragé se plaint quelquefois de douleurs d'estomac, d'envies de vomir, et, lorsqu'il vomit, il rend des matières verdâtres poracées. Nous avons déjà parlé de priapisme ; cet état spécial des organes génitaux est affreusement douloureux, et les malades emploient pour traduire leurs souffrances des expressions qui ne peuvent être reproduites. Quelques hydrophobes sont pris de terreurs soudaines ; ils se retournent tout à coup, croyant entendre parler près d'eux ; ils ont de véritables hallucinations de la vue ou de l'ouïe. Le jeune malade de M. J. Bergeron entendait sonner des cloches, voyait courir des souris sur son lit.

Que de ressemblances, messieurs, n'avez-vous pas déjà remarquées dans ces deux premières périodes de la rage humaine avec la rage canine : mélancolie, tristesse au début de la maladie, besoin de fuir son logis, ses amis, agitation, inquiétude, hallucinations, tous ces symptômes sont les mêmes chez le chien et chez l'homme.

L'agitation, la tristesse augmentent, alors commence la seconde période ; mais si l'homme, comme le chien, est affecté de satyriasis, d'hallucinations, si le système nerveux chez tous deux est profondément atteint, les troubles de l'innervation peuvent être différents. Chez l'homme il y a hyperesthésie cutanée ; chez le chien, au contraire, la sensibilité paraît anéantie ; il saisit avec sa gueule une barre de fer rouge sans pousser un cri, c'est à peine s'il se dérange quand vous brûlez la paille ou l'étoupe sur lesquelles il repose ; enfin l'homme a horreur de l'eau, le chien, au contraire, recherche l'eau et se plonge dans une rivière : il mord *l'eau*, mais, comme l'homme, il ne peut boire, c'est-à-dire qu'il ne peut déglutir, et la dysphagie, de même que chez l'homme, est due probablement à un spasme du pharynx; de même que l'homme encore, le chien a des hallucinations; il se précipite sur des fantômes, il happe des objets qui ne voltigent point dans l'air, il entend des bruits qui n'existent pas. Chez l'homme dans l'accès de rage il y a convulsion clonique, puis tonique des muscles de la vie de relation et des muscles de la déglutition et de la respiration, son aspect inspire l'effroi, mais l'homme n'a aucune tendance à mordre, il ne frappe point ceux qui l'entourent; le chien, au contraire, court sur les animaux de son espèce surtout, puis sur tout animal qu'il rencontre. Dans sa fureur, dans son accès, il mord, comme le cheval frappe des jambes, du pied, et déchire de ses dents, comme le bélier et le taureau frappent de la tête. Le chien mord parce que ses dents sont ses armes de défense et de combat; mais on a droit d'être surpris de ne point voir l'homme se servir de ses bras pour frapper. La raison en est que l'homme dans un accès de rage n'est point furieux, il a seulement des convulsions.

Dans la troisième période de la rage, j'aurai encore à vous signaler de grandes ressemblances, mais aussi de notables différences. Alors, en même temps que la soif est plus ardente, et l'impossibilité de satisfaire cette soif encore plus marquée, on obseve de plus de la raucité de la voix, d'abord intermittente, puis bientôt continue; cette modification du timbre vocal est probablement la conséquence d'un spasme ou de la paralysie de quelques-uns des muscles du larynx. Dans les dernières heures de la vie, le malade a la bouche souvent remplie d'une écume blanchâtre qui, sans cesse, est rejetée par un crachotement continuel. Cette matière écumeuse est-elle due seulement à la présence de la salive sans cesse battue par les mouvements des parois buccales, des lèvres et de la langue; est-elle la conséquence de l'impossibilité où se trouve le malade de déglutir sa salive, ou bien est-elle encore le mélange de la salive avec une quantité variable d'écume bronchique que le spasme pharyngien ferait progresser vers la cavité buccale?

La vue de ce liquide et le crachotement continuel inspirent parfois une certaine crainte aux hydrophobes, ils croient cette substance malfaisante pour ceux qui les entourent, et, ainsi que le rapporte M. J. Bergeron, ils recommandent qu'on ne les approche pas, ils craignent pour leurs parents le contact de leurs lèvres, ils refusent leurs derniers baisers; ils ont peur de donner leur mal, *aliis a se metuens*, dit Boerhaave. Puis, sans vouloir tirer une conséquence absolue, van Swieten rapporte l'observation d'un père qui communiqua la rage à ses deux fils en leur donnant un baiser[1]. On est peu disposé aujourd'hui à accorder une action aussi funeste à la salive, lorsqu'elle est mise en contact avec des tissus

---

1. Van Swieten, *Commentaria in Boerhaavii.*

non excoriés ; cependant nous croyons qu'il est plus prudent de ne point s'exposer au contact de la salive de l'homme enragé, puisque ce liquide inoculé au chien a pu reproduire la rage chez celui-ci, ainsi que l'ont établi les expériences de Magendie et Breschet en 1831, expériences qui ont été répétées avec succès par Renault (Alfort) [1]. En même temps que la voix est rauque et que les malades crachotent sans cesse, on constate que les accès convulsifs deviennent de plus en plus fréquents ; ils n'ont plus besoin pour se produire de cause déterminante, c'est spontanément qu'ils reviennent plusieurs fois par heure. La fin de chaque accès convulsif est marquée par un spasme des muscles respirateurs et tous les signes d'un obstacle à la respiration. Ce spasme se prolonge dans un dernier accès et l'homme enragé meurt asphyxié, *mors convulsiva cum summa in respirando angustia.*

C'est ainsi que mourut un malade observé par M. Peter à l'hôpital Saint-Louis. L'asphyxie fut le résultat d'attaques successives et de plus en plus prolongées de contracture du diaphragme. Chez ce malade, la température s'éleva rapidement pendant la durée de l'asphyxie terminale, et c'est à son sujet que M. Peter a émis cette théorie que les températures élevées excessives et terminales des névroses mortelles et de quelques autres affections aiguës qui s'en rapprochent reconnaissent pour cause, d'une part, l'asphyxie ultime, qui supprime peu à peu la surface de réfrigération pulmonaire, et, d'autre part, l'état d'intégrité des organes thermogènes qui continuent de produire du calorique, de sorte que celui-ci s'accumule. Dans le cas en question, la température était, la veille de la mort, de 37°. Le lendemain, l'asphyxie commençait déjà et la température était à 39° le matin. On ne put prendre la température pendant les dernières heures de la vie, en raison de l'agitation, qui était excessive ; mais, une demi-heure *après la mort*, la température était de 40°,8 ; dix minutes plus tard, elle était encore de 40° [2].

Dans l'espèce canine, la rage a souvent une durée de plusieurs jours ; chez l'homme, la mort arrive constamment dans les quatre jours qui suivent le frisson initial et la difficulté de la déglutition. Le chien paraît mourir paralysé, l'homme succombe dans une convulsion tonique qui porte sur les muscles de la respiration. Il y a là une différence importante à noter dans le dernier degré de la rage canine et de la rage humaine ; cependant nous ne devons point négliger de rappeler que van Swieten, dans les *Commentaires* du 1138° aphorisme de Boerhaave, cite l'observation d'un hydrophobe qui mourut sans présenter aucune convulsion et même sans agonie, comme si une paralysie générale eût amené la mort, *ac si universalis paralysis mortem induxisset.*

1. Renault, *Mémoire lu à l'Académie des sciences.*
2. Michel Peter, *Réflexions à propos d'un cas de rage,* Paris, 1868.

Aucun phénomène dans la période d'incubation de la maladie ne permet de soupçonner que l'homme a subi la contagion du virus rabique. Que de gens mordus par des chiens enragés ont échappé aux cruelles conséquences de l'inoculation du virus ! Il est permis, à la vérité, de supposer que le virus n'a point été déposé dans la plaie au moment de la morsure; il est permis aussi de supposer, dans le cas où l'on refuserait de croire qu'il est des sujets complètement réfractaires à l'action du virus, que la personne mordue peut, en vertu de certaines circonstances spéciales, n'avoir point absorbé le principe morbide. Quoi qu'il en soit des hypothèses à ce sujet, les faits restent et prouvent qu'un chien enragé ayant mordu dans un même accès plusieurs personnes et plusieurs animaux, il n'y aura qu'un nombre limité de victimes. Mais, pendant la période d'incubation qui peut durer plusieur mois, aucun phénomène ne permet de reconnaître quels sont ceux qui payeront le fatal tribut à la morsure du chien enragé. — Aucune modification dans les habitudes ni dans les fonctions de la vie ne vient éveiller les soupçons; nous devons cependant faire remarquer que chez un de nos malades, quelque temps avant la période d'invasion de la maladie, on avait constaté l'existence d'appétits vénériens qui paraissaient depuis longtemps oubliés.

Si le doute, avec toutes ses erreurs, peut exister pendant la période d'incubation, il n'en est plus de même aussitôt que commence la période d'invasion. En effet, la lassitude musculaire éprouvée par beaucoup de malades, l'agitation pendant le sommeil, les réveils en sursaut, l'inquiétude continuelle, la respiration suspirieuse, la tristesse, le besoin de distraction, puis l'amour de la solitude, doivent éveiller de terribles craintes chez le médecin, surtout si, au moment où apparaissent les symptômes, il n'existe point de cause morale ou de lésions organiques qui puissent en donner une raison satisfaisante. A la soif ardente, à la courbature générale, au frisson initial qui d'abord auraient pu faire supposer l'existence d'une maladie fébrile grave, vient s'ajouter un symptôme presque pathognomonique de la rage, la difficulté subite de déglutir des aliments liquides et surtout de l'eau. Lorsqu'il est absolument impossible au malade de boire et lorsque cette dysphagie est immédiatement suivie de tremblement dès que le malade a approché le liquide de ses lèvres, il n'est plus permis de conserver la moindre illusion, le malade subit la fatale influence du virus rabique. Nous savons qu'il existe des hydrophobies nerveuses et je vous en ai rapporté plusieurs observations, véritables dysphagies par terreur de la rage; mais leur début soudain, déterminé le plus souvent par le souvenir ou le récit de quelque hydrophobie vraie, puis la durée de cette disphagie, prolongée au delà de quatre jours, suffit sent amplement pour éclairer le médecin et lui permettre de persuader au malade qu'il est en proie à des accidents nerveux qui se dissiperont aussitôt que la terreur aura disparu et que la confiance sera revenue. De plus, dans l'hydrophobie nerveuse il n'y a que la dysphagie, il n'existe point de convulsions générales, le spasme porte seulement sur le pharynx, et la respiration continue à se faire avec régularité.

Cette horreur des liquides et le refus de boire s'observent aussi quelquefois chez les maniaques, et, de même que dans la seconde période de la rage, ces malades ont une agitation extrême, de la loquacité, des hallucinations ; mais jamais ils ne présentent ce frisson général et ces convulsions spasmodiques de l'homme enragé. De plus ils ont un délire général ; tandis que chez l'homme enragé, bien qu'il y ait parfois des hallucinations passagères, le malade fait preuve de l'intégrité de sa raison. Il veut guérir, il croit que son mal consiste dans l'impossibilité de boire, il consent à se soumettre à tout traitement et, une fois l'accès de fureur passé, il se laisse mettre la camisole de force sans opposer la moindre résistance. Chez le maniaque il y a perte de la raison ; dans le cas de rage, au contraire, ainsi que le dit Boerhaave, même lorsque la maladie est arrivée à son dernier degré, l'esprit reste prudent, ferme, et le malade conseille à ceux qui l'entourent de s'éloigner, parce qu'il craint de leur donner son mal.

Il est donc, dans le début et dans la marche de l'hydrophobie nerveuse et de l'hydrophobie maniaque, des symptômes qui permettent de les distinguer de l'hydrophobie rabique. C'est ici l'occasion de vous rappeler qu'au commencement de ce siècle un médecin russe, le docteur Marochetti, dans un mémoire sur l'hydrophobie, et le docteur Xanthos de Siphnus, dans une lettre adressée à Hufeland, rappelèrent que dans la période d'incubation de la rage on observait, sur les parties latérales du frein de la langue, des pustules ou vésicules d'une nature spéciale, pustules auxquelles on avait depuis longtemps, en Grèce, donné le nom de *lysses*. C'était même une tradition en Russie et en Grèce, que si l'on faisait à temps l'ouverture, puis la cautérisation de ces vésicules ou pustules, on n'avait plus à redouter les manifestations de la rage. Le docteur Marochetti aurait expérimenté souvent ce mode de traitement et avec un entier succès ; il est vrai qu'il conseille en même temps l'usage d'une tisane composée avec le *Genista tinctoria* de Linné, qui depuis longtemps était employé dans l'Ukraine contre la rage. Suivant Marochetti et Xanthos, c'est dans les premiers jours qui suivent l'inoculation qu'aurait lieu l'éruption sublinguale. Le docteur Magistel[1] aurait constaté les lysses chez différents malades le sixième jour, le onzième et le vingtième jour, et à partir du vingt-deuxième jour il n'en aurait plus observé, bien qu'il les eût cherchées jusqu'au trente-quatrième jour après l'inoculation de la rage. Il paraîtrait donc que cette éruption spéciale peut être observée

1. Magistel, *Mémoire sur l'hydrophobie*, ou *Journal de l'hôpital de Burlay*, Paris, 1824.

dans un certain nombre de cas d'hydrophobie rabique, mais qu'il faut savoir la chercher et surtout la chercher en temps opportun, c'est-à-dire pendant les premiers jours de la période d'incubation, et non pas dans la période d'invasion ou de rage confirmée, attendu que l'éruption ne lais serait plus de trace à ce degré de la maladie. De sorte qu'on n'est peut-être pas absolument en droit de nier, comme on l'a fait, l'existence des lysses dans l'hydrophobie rabique, et qu'il faudra les rechercher sur les personnes qui auront subi récemment l'inoculation de la rage et n'auront point été cautérisées.

Nous ne saurions donc trop engager les médecins à rechercher les lysses chez ceux qui ont été exposés à l'inoculation de la rage; à cet effet ils doivent être observés régulièrement deux fois par jour, suivant Marochetti, parce que l'éruption n'a rien de fixe quant à son jour d'apparition et que les lysses peuvent se rompre facilement. Pour Marochetti encore, les lysses apparaîtraient à une époque d'autant plus rapprochée du moment de l'inoculation que le virus aurait été versé dans la plaie en plus grande quantité. De même aussi la période de la rage confirmée serait d'autant moins éloignée que l'éruption spéciale se serait manifestée plus tôt.

Dans ces derniers temps, on paraissait peu disposé à accorder quelque attention à la présence de cette éruption, et l'on faisait même remarquer que cette localisation, cet emmagasinement du virus rabique en un point déterminé de l'organisme était chose fort extraordinaire, et qui n'avait point d'analogue dans la pathologie. Nous ne pouvons partager complètement cette opinion, et, sans vouloir démontrer que cette localisation du virus soit un phénomène tout naturel et qui pouvait être prévu, nous rappellerons seulement que dans la plupart des maladies virulentes on peut retrouver une localisation primitive du virus, un siège d'élection dans un tissu, dans un organe, et que ce n'est que secondairement que la maladie présente des manifestations générales. Ainsi dans les fièvres éruptives, nous voyons le principe morbide porter son action primitive vers la peau et d'une façon toute spéciale sur la moelle lombaire dans la variole, sur la muqueuse laryngo-bronchique dans la rougeole, sur l'appareil sécréteur de l'urine dans la scarlatine. Nous voyons la syphilis limiter d'abord son action au système lymphatique ganglionnaire des régions inguinales et de la région occipitale; et le virus semble élire domicile un certain temps dans le système ganglionnaire, avant de porter ses manifestations secondaires sur les muqueuses et sur la peau. Nous voyons, enfin, dans l'infection morveuse, le virus manifester ses premiers effets sur la muqueuse nasale, et ce n'est que secondairement qu'apparaissent sur d'autres muqueuses, à la peau, dans le tissu cellulaire, dans les articulations et dans les viscères, des altérations multiples.

Si donc, dans les maladies virulentes en général, le virus a un siège

d'élection, il semblera moins étrange de voir le virus rabique se localiser
sur l'extrémité libre des conduits excréteurs des glandes salivaires, surtout si l'on songe que le virus rabique a la salive pour véhicule. On peut
encore faire observer que s'il est vrai que les lysses se limitent aux conduits excréteurs des glandes sublinguales et sous-maxillaires, cette localisation spéciale n'est point en désaccord avec les expériences de M. Claude
Bernard, qui démontrent que les glandes salivaires ont chacune leur spécialité de sécrétion. Enfin, de même qu'elles sont chargées d'éliminer
certaines substances, telles que l'iode et les iodures de potassium et de
fer, de même elles pourraient éliminer un poison organique, une matière virulente qui, à un moment déterminé et en vertu de circonstances
spéciales, s'accumulerait, s'emmagasinerait dans les extrémités des conduits excréteurs de ces glandes, ou dans les follicules salivaires du voisinage. Je n'essaye pas de démontrer l'existence des lysses, le fait n'aurait
rien de contraire à la pathologie ni à la physiologie.

Marochetti pensait que le virus déposé dans ces parties était absorbé
au bout d'un certain temps, et devenait alors la source de tous les symptômes de la rage confirmée. Aussi, imitant en cela la tradition de la
Thessalie et de l'Ukraine, se hâtait-il d'ouvrir les vésicules éruptives
pour donner issue au dépôt virulent, puis il cautérisait avec le fer rouge
la cavité des vésicules. Cet auteur affirme que cette pratique a toujours
été suivie de succès dans les nombreux cas qu'il a observés en Ukraine.
On ne saurait donc apporter trop de soin à la recherche de cette éruption
spéciale, puisqu'elle serait le seul signe diagnostique dans la période
d'incubation de la rage, et qu'une fois constatée, elle permettrait de conjurer par la cautérisation locale la marche fatale de la maladie.

C'est une ancienne tradition qu'un des premiers symptômes de la période d'invasion de la maladie a pour siège la plaie d'inoculation du virus.
Boerhaave lui-même dit que le malade recommence à souffrir à l'endroit
où le virus à été inoculé et qu'il se manifeste ensuite des douleurs vagues,
surtout dans les parties voisines du point d'inoculation. On a dit aussi
que des cicatrices formées depuis longtemps se déchiraient et qu'une
plaie nouvelle marquait le début des accidents. Salius Diversus, qui avait
cru trouver un signe infaillible de l'imminence de la rage, prétendait
qu'il survenait, à l'endroit mordu, une certaine douleur qui montait insensiblement au cerveau dans l'espace de trois à quatre jours et produisait le vertige. Cette douleur aurait été comme une variété d'aura analogue à l'aura des épileptiques et des hystériques, avec cette différence
toutefois que sa marche ascensionnelle vers le cerveau se ferait avec une
grande lenteur.

Les observations les plus consciencieuses ne confirment pas ces assertions du passé. Ainsi dans l'observation si détaillée du docteur Bergeron,
il est parfaitement établi que la cicatrice de la blessure *n'avait point*

changé d'aspect et n'était devenue le siége d'aucune douleur. De plus, chez notre malade de la salle Sainte-Agnès, il n'a été trouvé sur la main mordue aucune cicatrice douloureuse. Enfin, dans les observations de M. Peter et de M. Eugène Fournier, il ne fut pas possible de retrouver la moindre trace de la morsure; cependant il n'est pas hors de propos de faire observer que, deux jours avant d'être amené à l'hôpital Beaujon, le malade de M. Fournier éprouvait des douleurs dans le bras droit, et il disait que sans doute *la rage le prenait par le bras* où il avait été mordu.

Le *pronostic* est toujours mortel. Quoi qu'on ait fait jusqu'ici, rien n'a pu arrêter la marche fatale de cette affreuse maladie, et la mort est d'autant plus prochaine que les convulsions se répètent plus souvent.

Étudions maintenant l'*étiologie* de la rage humaine.

Dans la dernière discussion académique sur la rage, à laquelle MM. Vernois, Bouley et Tardieu ont pris part[1], on s'est surtout occupé de l'étiologie de la rage chez le chien et dans l'espèce humaine. Des faits qui ont été exposés dans cette discussion, et des résultats fournis par la statistique, il ressort une remarque importante, c'est que la rage est très rare dans l'espèce humaine. En France, sur une population de plus de 36 millions d'habitants, on n'observe guère chaque année en moyenne que 20 à 25 cas d'hydrophobie rabique, c'est-à-dire moins de 2 cas de rage pour 1 million d'habitants. Cependant chaque année un certain nombre de morsures sont faites par des chiens enragés, et la statistique établit que la morsure n'est mortelle que dans la proportion de 55 pour 100 des individus mordus. Ces faits sembleraient indiquer qu'il est certains organismes réfractaires à l'action du virus rabique; toutefois si l'on se rappelle que les virus inoculés ont une action presque toujours certaine, peut-être doit-on supposer que la dent de l'animal a déposé le virus sur les vêtements de l'individu mordu, avant de pénétrer jusqu'à la peau. Et à l'appui de cette hypothèse, il convient de rappeler que les inoculations les plus redoutables sont celles qui ont pour siège les parties du corps non couvertes de vêtements, telles que la figure et les mains.

La rage est communiquée à l'homme, d'après l'ordre suivant de fréquence, par le chien, le chat, le loup et le renard; ce n'est que très exceptionnellement qu'elle a été transmise par les vaches et les chevaux. La principale raison de ces différences est dans ce fait, que les premiers de ces animaux se servent de leurs dents pour attaquer l'homme, tandis que les seconds frappent de la tête ou des pieds. Le cheval cependant fait de terribles blessures avec ses dents, aussi devra-t-on ne s'approcher de ces animaux, lorsqu'ils sont enragés, qu'avec une extrême prudence, parce que dans un accès de fureur leurs dents peuvent être chargées du virus rabique. On dit généralement que le jeune âge est une condition

1. *Bulletin de l'Académie de médecine*, 1863.

favorable au développement rapide de la rage. C'est là, il me semble, un de ces résultats peu intelligents de la statistique mal interprétée. S'il est vrai que les enfants sont plus souvent atteints de la rage que les adultes, il est vraisemblable que cela tient non pas à une plus grande opportunité morbide créée par leur âge, mais à ce qu'ils sont habituellement les compagnons de jeu des chiens, qui, malades, finissent par les mordre; à ce qu'ils sont aussi trop inexprimentés pour reconnaître l'aspect étrange du chien enragé et le fuir, et à ce qu'enfin ils sont trop faibles pour repousser ses attaques ou s'y dérober.

Un chien non enragé peut-il, dans un accès de fureur, communiquer la rage par sa morsure? On ne comprend guère comment un animal peut transmettre un virus qu'il ne porte point avec lui, et si malheureusement il en était ainsi, le nombre des enragés serait infiniment plus considérable, car il n'est guère de personne qui n'ait été plus ou moins mordue par les chiens. Ou bien « il faudrait admettre qu'il peut exister chez le chien un état rabique tout passager, tout provisoire, tout éphémère, comme le dit M. Bouley, pendant lequel sa salive serait virulente; passé lequel elle redeviendrait physiologique. » Ce qui est surtout vrai, c'est que la rage de l'homme provient presque toujours de la rage d'un animal. Cependant quelques faits sembleraient démontrer que des hommes sont devenus enragés pour avoir été mordus par des chiens qui ne l'étaient pas. Tel est, entre autres, le fait relaté par M. Camille Gros, d'un jeune homme qui mourut de la rage la mieux caractérisée, le 23 mars 1860, dans le service de M. Tardieu, et qui avait été mordu, le 14 juin 1859, par un chien qui se battait avec un autre. Or, le 27 mars, quatre jours après la mort du malade de M. Tardieu, M. C. Gros vit lui-même ce chien qui n'était nullement enragé [1].

Je dois à l'obligeance de M. le professeur Valeri (de Rome) la communication d'un fait analogue. Il a vu succomber à la rage un individu mordu par un chien surexcité par la colère; et ce chien n'a jamais eu la rage lui-même, car il a survécu plusieurs années à l'accident dont il avait été la cause, sans jamais avoir présenté aucun des symptômes de l'hydrophobie.

Van Swieten racontait déjà qu'une vieille femme qui avait reçu d'un coq en fureur un coup de bec était morte avec tous les symptômes de la rage; mais cet auteur, qui ne pouvait admettre qu'un animal transmît un virus qn'il ne renfermait point en lui, suppose que le coq était peut-être enragé et que la rage lui aurait été communiquée par un renard. De plus, ajoute-t-il, si la rage spontanée existait chez le coq, nous devrions être bien étonnés de ne pas en rencontrer plus souvent en Angleterre, où cet animal, batailleur et irascible, est dressé au combat.

1. Camille Gros, *Considérations sur la rage*, thèse de Paris, 1860.

Malpighi rapporte aussi que sa mère mourut de la rage quelques jours après avoir été mordue par un épileptique.

Ces faits de rage provenant de blessures faites par des sujets qui n'étaient pas enragés, pour n'être pas apocryphes, sont au moins exceptionnels.

On doit être très réservé relativement aux prétendues observations de rage spontanée chez l'homme. M. Vernois[1], à l'appui de la spontanéité de la rage humaine, a rappelé les faits observés par M. E. Gintrac, de Bordeaux[2], et par M. Barthez; mais, suivant la remarque de Velpeau, il n'y a point de preuve absolue de non-contagion dans ces faits: il n'est point nécessaire, en effet, qu'il y ait morsure pour que la rage se développe chez l'homme. Il suffit qu'une partie du corps, passagèrement privée de son épiderme, ait été en contact avec le virus rabique, ce qui peut avoir lieu chaque jour lorsqu'un chien lèche la main de ceux qui l'approchent. Van Swieten rapporte aussi l'observation d'un jeune homme qui avait succombé à la rage après s'être mordu l'index dans un accès de colère. Peut-être dans ce cas, de même que dans beaucoup d'autres, a-t-on confondu le tétanos traumatique avec la rage.

La rage humaine est dans la très grande majorité des cas le résultat de l'inoculation du virus rabique, et peut-être ne serait-il pas irrationnel de considérer les cas de rage communiquée par des chiens non enragés, comme des faits de cette hydrophobie morale dont je vous ai cité des exemples.

L'anatomie pathologique n'offre à étudier que des lésions secondaires qui sont les conséquences de l'asphyxie ultime. Morgagni, dans sa huitième lettre[3], a traité cette partie de la question de la rage avec beaucoup de soin, et ses conclusions sont complètement en rapport avec les notions qui ont été fournies par l'examen des cadavres dans ces dernières années. On ne constate en effet qu'une hyperémie de tous les organes parenchymateux, hyperémie qui est la conséquence de la dernière convulsion.

L'examen nécroscopique ne fournit donc aucun renseignement sur la nature de la maladie; ce qui est évident, c'est qu'elle est une affection virulente; ce qui est non moins certain, c'est que le virus renfermé dans la salive des animaux enragés est la seule source de la contagion. Le virus rabique, introduit dans l'organisme, y séjourne un temps variable, sans déterminer aucune lésion appréciable, si ce n'est peut-être les petites tumeurs sublinguales appelées lysses, et sur l'existence desquelles il convient de conserver des doutes.

1. Vernois, *Étude sur la prophylaxie administrative de la rage* (*Annales d'hygiène publique et de médecine légale*, Paris, 1863, t. XIX, p. 52).

2. E. Gintrac, *Journal de médecine de Bordeaux*, août, septembre et octobre 1862.

3. Morgagni, *Recherches anatomiques sur le siège et les causes des maladies*, traduites par Destouet.

Lorsqu'un individu vient d'être mordu par un animal enragé, on doit, sans hésiter, recourir aux moyens qui, en détruisant sur place l'action du virus, permettront de conjurer l'évolution fatale de la maladie. Parmi ces moyens il n'en est qu'un, la cautérisation, qui offre des chances sérieuses de succès. Encore la cautérisation doit-elle être employée immédiatement après l'inoculation du virus. Une cautérisation tardive permet l'absorption du virus : on ne saurait donc trop conseiller de se hâter et de cautériser profondément. Dépasser la sphère de l'inoculation virulente, ce n'est que faire une plaie plus ou moins étendue; qu'importe la plaie ? elle sera sans danger; cautériser trop peu, c'est exposer le malade à la mort.

Le fer rougi au feu est certainement suffisant pour pratiquer la destruction des tissus qui ont été le siège de l'inoculation. Le fer rouge a, de plus, l'avantage d'agir vite et de laisser des eschares qui mettront un certain temps à se détacher. Récamier conseillait l'emploi du nitrate acide de mercure, parce que ce caustique liquide pénètre profondément dans les tissus et les désorganise rapidement. La potasse caustique et le sublimé corrosif peuvent aussi remplir l'indication principale, puisqu'ils détruisent promptement les tissus avec lesquels ils sont en contact, et les rendent ainsi impropres à l'absorption de la matière virulente. On pourrait donc avoir recours instinctivement à l'un ou à l'autre de ces agents de cautérisation, la première et principale indication étant d'agir promptement et profondément.

On devra, dans les jours qui suivront la cautérisation, rechercher si les lysses, toutes problématiques qu'elles soient, n'apparaissent pas, et, au cas où on les découvrirait, on devrait s'empresser de les cautériser. Nous n'avons pas le droit de rejeter ce moyen, si peu certain qu'il puisse nous sembler.

Ce que nous avons dit, sous toutes réserves, du traitement abortif par la cautérisation des lysses pendant la période d'incubation ne saurait nous empêcher d'avoir recours simultanément au traitement que Dioscoride et Celse avaient déjà conseillé, et que M. le professeur Gosselin a de nouveau recommandé dans ces derniers temps, en rapportant l'observation d'une jeune fille qui avait été mordue par un chien enragé, et chez laquelle la rage ne s'était point développée[1]. Celse avait pour but de renouveler les nemeurs du malade en excitant une grande exagération dans les fonctions de la peau, du foie, des reins, de l'intestin, et en facilitant la réparation des humeurs par une riche alimentation, l'exercice au grand air et des bains prolongés. M. le professeur Gosselin tendait probablement au même but en provoquant des sueurs abondantes, en conseillant des purgations répétées, un exercice forcé et des bains sulfureux chaque jour : aussi, sous

1. L. Gosselin, *Bulletin de l'Académie de médecine*, Paris, 1863, t XXIX, p. 22.

l'action de ce traitement débilitant, vit-on la malade maigrir très rapidement, malgré la bonne alimentation qui lui était accordée. Quoi qu'il en soit, la malade de M. Gosselin quitta l'hôpital en bonne santé, et, depuis, aucun symptôme de rage confirmée ne s'est déclaré chez cette enfant, dont la morsure n'avait pas été cautérisée. Il ne nous est point permis de conclure avec ce seul fait, d'autant plus que la morsure du chien enragé ne donne la rage que dans la moitié des cas environ; mais comme ce traitement est sans danger sérieux, et qu'il peut avoir de bons résultats, nous pensons qu'il conviendra désormais d'y avoir recours pendant la période d'incubation.

Cependant, quoi qu'on ait pu faire, la rage se déclare. Quelle doit être alors la conduite du médecin? Tout semble permis, puisque le malade va mourir. On a conseillé la saignée de la veine jusqu'à production de la syncope; quel but avait-on en agissant de la sorte? désemplir le système vasculaire, et avec le sang enlever le virus. Ce traitement ne paraît pas avoir réussi, et quand les malades ne succombaient point à l'hémorrhagie prolongée, ils mouraient quelques heures après au milieu d'un spasme.

Il était dans l'antiquité un traitement célèbre, dit traitement *des matelots*, et qui consistait à plonger les enragés dans la mer, dans un fleuve ou dans une piscine, jusqu'à ce qu'on eût lieu de les croire asphyxiés par submersion. Van Swieten raconte que des enragés durent leur salut à cette double épreuve de l'eau et de l'asphyxie. Euripide, dit-on, aurait été guéri de la rage par la médication marine; aussi a-t-il écrit par reconnaissance que la mer lavait tous les maux des hommes. Mais les médecins qui autorisaient le traitement des matelots avaient probablement pour but d'agir violemment par la terreur sur le système nerveux des enragés; en effet, ces malheureux devaient être jetés à l'eau lorsqu'ils ne s'y attendaient pas, et s'ils résistaient on employait la force pour les plonger dans la mer. C'est là une médication barbare et qui ne pourrait être autorisée que dans le cas où la guérison en serait toujours l'heureuse conséquence. Tulpius avait une grande foi « dans ce traitement, et il affirme que dans la ville si populeuse d'Amsterdam, où la rage était commune, il n'a vu mourir aucun des hommes enragés qui, en temps utile, avaient été plongés dans la mer. »

Cette asphyxie marine était surtout conseillée dans la période d'incubation et au début de la période d'invasion. Mais aussitôt que l'eau mise en contact avec les lèvres détermine le spasme rabique, quel traitement pouvons-nous ordonner? Les symptômes principaux de ce dernier degré de la rage, l'agitation extrême, les convulsions, la sécrétion abondante de la salive, nous fournissent-ils quelques indications thérapeutiques? Le sommeil calme toute surexcitation nerveuse et suspend le retour des convulsions, il nous paraît donc très rationel, puisque nous ne pouvons avoir d'action sur la cause morbide, de faire le traitement des symptômes. L'opium donné à de hautes doses, en plongeant le malade dans un sommeil profond, remplirait la double indication de calmer la surexcitation nerveuse et de suspendre les convulsions. On ne doit point penser à prescrire des potions opiacées, puisque à cette période de la rage les malades ne peuvent déglutir. Aussi faudra-t-il avoir recours aux méthodes endermiques ou sous-dermiques pour faire absorber de notables quantités de sels de morphine. Les vésicatoires ammoniacaux et les injections souscutanées permettraient d'introduire dans la circulation, et cela très rapidement, des doses élevées de sulfate ou de chlorhydrate de morphine. Le sommeil une fois obtenu par des injections successives et répétées coup sur coup devrait être maintenu tout le temps nécessaire, c'est-à-dire jusqu'à la disparition de tout spasme au moment du réveil.

Le *chloroforme* pourrait être encore employé contre le spasme rabique; on sait, en effet, que les inhalations de chloroforme font cesser les accès convulsifs ; mais, pour arriver à un résultat satisfaisant, il faudrait prévenir les convulsions, et pour cela tenir le malade pendant plusieurs heures chaque jour dans le sommeil anesthésique, comme cela a été pratiqué avec succès pour les accès d'éclampsie.

Peut-être le *curare* injecté dans les veines ou dans le tissu cellulaire sous-cutané à doses suffisantes et répétées, en agissant sur le système nerveux d'une façon intermittente, modifierait-il l'action convulsive du virus rabique. Nous savons que le curare a été employé sans résultat satisfaisant dans le tétanos; et nous craignons bien qu'il n'en soit ainsi pour la rage.

Nous venons de voir jusqu'à quel point l'opium, la morphine, en donnant le sommeil, pourraient calmer la surexcitation nerveuse et empêcher le retour des convulsions. Vous pensez bien qu'à cette maladie si éminemment spécifique on a dû chercher à opposer un médicament également spécifique, lequel est encore a découvrir.

Dans l'hydrophobie rabique le virus paraît avoir pour véhicule unique le liquide salivaire; ainsi le prouvent les expériences faites à ce sujet par les vétérinaires et en particulier celles de Renault, d'Alfort. Il était donc naturel de rechercher si un médicament, le mercure, qui a une action spéciale sur les glandes salivaires, ne modifierait point la salive et la constitution du sang, au point de guérir cette affreuse maladie.

Le *mercure* et ses préparations, dit van Swieten, ont été utiles dans le traitement de l'hydrophobie. Chez les Chinois, la formule suivante était regardée comme *infaillible* :

Musc..............................	16 grammes.
Cinabre natif....................	} ää 20 —
Cinabre factice..........................	

On réduisait ces substances en poudre impalpable, on les mêlait, puis on les administrait dans une cuillerée d'alcool de riz. Au bout de deux ou trois heures survenaient un doux sommeil et une abondante transpiration ; sinon, on répétait la dose, et la guérison était considérée comme certaine.

Van Swieten nous apprend encore que les préparations mercurielles, sans addition de musc, ont été utiles dans la rage, et, à l'appui de son affirmation, il rapporte que le turbith minéral, à la dose de 12, 24, 48 grains, fut donné à *deux cents* animaux mordus par des chiens enragés, et que, de ce grand nombre d'animaux, il n'en mourut pas un seul. Il rapporte, de plus, l'observation d'un jeune homme qui, mordu par un chien enragé, éprouva tous les symptômes de la rage confirmée, et fut guéri après avoir pris chaque soir, pendant trois jours, 4 grammes de turbith minéral et une petite quantité de thériaque.

Nous avons exposé ces faits, parce que, consignés dans l'ouvrage du commenteur de Boerhaave, ils nous semblent avoir une grande importance, et doivent nous engager à répéter, sur les chiens inoculés, l'administration des préparations mercurielles. Si ces expériences étaient suivies de quelque amendement dans les symptômes, nous ne devrions pas hésiter à prescrire pendant la période d'incubation, et au début de la période d'invasion, le mercure à dose suffisante pour enrayer chez l'homme la marche de la maladie rabique.

LVI. — ASTHME.

Ses caractères sont différents suivant les individus et suivant les âges. — Le coryza, mais un coryza spécial, peut être l'expression de la maladie et en constituer la seule manifestation. — Il en est de même du catarrhe, qui, étant habituellement un des éléments de l'asthme, se manifestant à la fin de l'accès, peut être, en quelques cas, exclusivement prédominant, présentant toujours alors un caractère particulier. — Causes occasionnelles de l'asthme; elles manquent souvent; quand elles existent, elles sont extrêmement variables et quelquefois très singulières. — Influence des milieux, des climats, des saisons, des températures. — Opinion des auteurs sur la nature de l'asthme. — Dyspnées symptomatiques d'une affection du cœur, des gros vaisseaux, d'un emphysème pulmonaire, d'un catarrhe bronchique. — L'asthme est une névrose et la manifestation d'un état diathésique, goutte, rhumatisme, etc. — C'est aussi la manifestation de la diathèse tuberculeuse. — Traitement.

MESSIEURS,

Par un de ces singuliers hasards que rien ne saurait expliquer, nous avons eu à la même époque dans nos salles plusieurs individus atteints d'*asthme essentiel* ou *idiopathique*, maladie qui, bien qu'elle soit commune, s'observe rarement dans les hôpitaux.

Cette affection, je le dis toute suite, indépendante, comme l'indique l'épithète d'*idiopathique*, de toute espèce de lésion organique susceptible d'être démontrée, cette affection essentiellement spasmodique se manifeste par des attaques consistant en des accès de dyspnée et d'oppression, attaques qui reparaissent à des époques plus ou moins régulières, plus ou moins rapprochées, et dans l'intervalle desquelles les fonctions respiratoires reprennent ordinairement leur régularité accoutumée.

Un individu jouissant de la plénitude de la santé se couche aussi bien portant que d'habitude et s'endort tranquillement. Une heure, deux heures après, il est brusquement réveillé par un accès d'oppression des plus pénibles. Il éprouve dans la poitrine un sentiment de compression et de resserrement, une gêne considérable; sa respiration est difficile et accompagnée d'un sifflement laryngo-trachéal pendant l'inspiration. Cette dyspnée, cette anxiété augmentent. Le patient se lève sur son séant; appuyé sur les mains, les bras ramenés en arrière, la face bouffie, quelquefois livide, rouge violacé, les yeux saillants, la peau couverte de sueur, il est bientôt obligé de se jeter hors du lit; et si l'appartement qu'il habite n'est pas suffisamment élevé de plafond, il court ouvrir sa fenêtre pour chercher au dehors l'air qui lui manque : cet air libre et frais le soulage. Cependant l'accès dure une heure, deux heures, plus encore; puis l'orage se calme, le visage reprend sa coloration naturelle et se dégonfle. Les urines, d'abord claires et assez fréquentes, deviennent plus rares, plus rouges et laissent quelquefois déposer un sédiment. Enfin, le malade se couche et reprend son sommeil violemment interrompu. Le lendemain, il se met à ses affaires, mène sa vie habituelle, n'ayant souvent que le souvenir de ses souffrances passées ; mais quelques-uns aussi conservent une sensation plus ou moins vague de constriction dans la poitrine, susceptible d'augmenter par les mouvements du corps qui peuvent alors rendre la respiration plus difficile et plus laborieuse. D'autres se plaignent après le repas de flatulences de l'estomac et d'assoupissements auxquels ils ne sont pas accoutumés. Le soir, presque à la même heure, l'accès se répète, absolument semblable à celui de la veille, cédant comme lui pour revenir encore le lendemain, et revenant ainsi pendant trois, quatre, cinq, dix vingt et même trente jours : ces accès constituent la véritable *attaque* d'asthme, laquelle se termine quelquefois par un certain degré de catarrhe bronchique, qui, après avoir duré plus ou moins longtemps, cède facilement et de lui-même. Cette attaque, dont les retours ne sont subordonnés à aucune règle, ne se renouvelle, chez quelques individus, qu'après quatre, cinq années ; chez d'autres, elle se renouvelle tous les ans, et plus souvent encore.

Vous en rencontrerez dont les accès presque continuels pendant plusieurs semaines, pendant des mois entiers, ne leur laissent, pour ainsi dire, aucune trêve. Le jour, un exercice un peu plus violent que de coutume, une marche un peu plus accélérée, une émotion morale, une contrariété, entraîneront la gêne de la respiration, portée presque jusqu'à la suffocation, et une anxiété pénible. Dans la soirée, les crises reviennent régulièrement avec une plus ou moins grande force, sans que rien en ait sollicité le retour. La nuit, les accidents sont tels, que les malheureux malades, ne pouvant rester couchés sur le dos ou sur le côté, en raison de la dyspnée qu'ils éprouvent, sont obligés, pour trouver le sommeil, de prendre les positions les plus variées, quelquefois les plus étranges. Celui-ci, accroupi sur son lit, la tête appuyée sur les genoux, ne peut dormir que dans cette posture gênante ; celui-là est forcé de rester dans un fauteuil, ou de faire disposer son lit de façon qu'il y soit complètement assis ; un troisième ne dormira qu'à la condition de demeurer debout, accoudé sur un meuble ou contre le chambranle de la cheminée.

Que l'asthmatique soit couché, qu'il soit levé, c'est généralement pendant la nuit que ses attaques le prennent, et généralement aussi c'est dans les premières heures de la nuit qu'elles surviennent. A cette règle générale il y a toutefois des exceptions ; car, ainsi que toutes les maladies nerveuses, l'asthme a ses fantaisies, il a surtout ses personnalités très accusées. Chaque individu reprenant ses attaques à certaines heures qui sont habituellement les mêmes, il en est qui les auront, non dans la première, mais dans la seconde partie de la nuit.

Ainsi pour moi, qui depuis longtemps en suis affecté, mes attaques me prenaient autrefois vers trois heures du matin ; à ce moment j'étais invariablement réveillé en sursaut par une oppression, et j'entendais le timbre de ma pendule sonner les trois coups.

Chez d'autres, les attaques, au lieu d'être *nocturnes*, sont *diurnes*.

Ma mère, de qui je tiens sans doute mon asthme, avait ses accès de huit à dix heures du matin ; le reste de la journée, elle conservait une activité qui ne lui fit jamais défaut, et ses nuits étaient bonnes.

J'ai connu le maître tailleur d'un régiment de carabiniers, tenant alors garnison à Saumur, qui était régulièrement pris à trois heures de l'après-midi. Les accès revenaient si bien à la même heure, qu'en raison même de ce moment de la journée auquel ils se produisaient, je crus à une affection palustre, à une fièvre intermittente larvée. Je donnai le sulfate de quinine, mais inutilement.

On pourrait sans doute trouver beaucoup d'exemples d'asthme diurne analogues à ceux-ci ; néanmoins ils constituent l'exception et n'infirment en rien la règle, que les attaques reviennent généralement la nuit.

Messieurs, en quelques cas, au lieu de se manifester d'emblée par des accès d'oppression, la singulière maladie que nous étudions débute par du *coryza*. Subitement, et souvent sans s'être exposé à aucune des causes qui produisent les rhumes de cerveau, le malade est pris d'éternuments d'une extrême violence et d'une étrange opiniâtreté. Son nez coule abondamment ; ses yeux se gonflent et sont remplis de larmes ; puis, après quelques heures, ces accidents cessent aussi rapidement qu'ils étaient survenus, et, dans la soirée, le plus ordinairement dans la nuit, l'asthme se déclare franchement avec ses caractères habituels. Quatre, cinq, six jours de suite, davantage encore, et presque toujours à la même heure, la même scène se répète pour se terminer de la même façon.

Dans d'autres cas, tout l'accès est exclusivement constitué par ce coryza revenant par paroxysmes, indépendamment de toute espèce de cause appréciable, ou sous l'influence de certaines causes aussi variées, aussi bizarres que celles qui, je vous le dirai tout à l'heure, provoquent le retour des accès d'asthme franc.

Une dame qui, à la fin du mois de janvier 1863, venait me consulter pour un asthme survenant chez elle dans des circonstances singulières que j'aurai à vous rappeler, me racontait qu'habitant Narbonne, elle était sujette, non plus à des accès de suffocation, mais à de violents rhumes de cerveau dont elle était prise dès que soufflait le vent de mer, et qui duraient vingt-quatre à quarante-huit heures.

Elle ajoutait qu'un de ses enfants, âgé de cinq ans, avait également, pendant huit à neuf mois de l'année, des coryzas qui commençaient par d'interminables éternuments, et qui lui survenaient alors qu'il s'exposait à recevoir en plein visage, soit les premiers rayons du soleil, soit le contact d'un air frais.

Il y a une dizaine d'années, le 19 mai 1863, je voyais dans mon cabinet un graveur de Paris, demeurant rue Saint-Martin, qui, depuis cinq ans, à partir du mois de mars, époque à laquelle il va tous les dimanches à la campagne, était pris d'accès d'éternuments, accompagnés de larmoiement, se répétant deux, trois, quatre fois par jour. Ces accidents duraient ainsi pendant deux et trois mois, et dans leur intervalle la santé générale n'était en rien troublée. Cependant ce malade avait eu, il y a dix ans, des accès d'asthme ; maintenant encore il en était repris au mois de février de chaque année. Ces accès ne survenaient que dans la nuit. Très hémorrhoïdaire jusques il y a cinq ans, il n'avait eu ses éternuments qu'à partir du moment où ses flux hémorrhoïdaires avaient cessé de reparaître. Jamais il n'avait eu d'accès de goutte, et bien que, sauf un peu de pityriasis du cuir chevelu, il n'eût jamais été affecté de dartres, cependant, depuis cinq ans, il avait tous les deux ou trois mois une espèce de légère éruption eczémateuse qui durait douze ou quinze jours ; quand cette éruption se montrait, il n'avait pas ses éternuments.

Combien de fois, à des individus affectés de ces étranges coryzas, et qui jamais n'avaient éprouvé du côté de l'appareil respiratoire aucun accident qui parût légitimer mon diagnostic, ne m'est-il pas arrivé de prédire que tôt ou tard ils auraient de l'asthme, et de voir à quelque temps de là ces mêmes individus revenir me dire que mes prévisions s'étaient réalisées !

Un fait qui, quelque singulier qu'il puisse sembler, quelque inexplicable qu'il soit, n'en est pas moins d'observation, c'est que, tandis que les attaques d'asthme surviennent plus particulièrement la nuit, ce coryza, que je considère comme une des manières d'être de la même maladie, survient le jour, et le plus souvent dans la première partie du jour. Il en était ainsi, vous vous le rappelez, chez un homme qui est resté assez longtemps au n° 3 de notre salle Sainte-Agnès.

Messieurs, l'asthme, dans quelques cas encore, revêt la *forme catarrhale*, la bronchite qui, je vous l'ai dit au commencement de cette conférence, termine quelquefois et habituellement même l'attaque, semblant être la seule manifestation de la maladie.

Cela s'observe principalement chez les enfants, bien que cela ne soit pas excessivement rare chez l'adulte.

Au mois de janvier 1861, j'eus occasion de donner des soins à une dame de province qui, deux, trois fois par an, était prise de rhume d'une violence dont je n'ai jamais vu d'exemple. L'orthopnée était continuelle avec des exacerbations nocturnes vraiment épouvantables. Cependant l'intensité de l'oppression n'était nullement en rapport avec les phénomènes révélés par l'auscultation. On n'entendait, en effet, que des râles sonores, et à peine quelques râles muqueux fins et disséminés; mais on ne percevait aucun bruit d'expansion vésiculaire. Ces accidents duraient quelquefois, un, deux, trois mois, sans interruption, n'offrant qu'à de rares intervalles des lueurs d'amélioration de très courte durée, jusqu'au moment où ces longues attaques cessaient assez brusquement, ne laissant après elles aucune trace appréciable des troubles qu'elles avaient causés.

C'est chez les enfants, je le repète, que cela s'observe principalement. Chez eux, l'asthme affecte des allures tellement singulières, que souvent il est méconnu. Je crois avoir été un des premiers à signaler, sinon son existence chez les sujets du jeune âge, du moins les formes étranges sous lesquelles il se manifeste. S'il en est qui sont asthmatiques absolument à la façon des adultes, c'est l'exception, et, pour mon compte, je ne me rappelle en avoir rencontré qu'un seul cas.

C'était chez un jeune Moldave âgé de cinq ans; il avait des attaques d'asthme très nettes, très franches, coïncidant avec un peu d'emphysème pulmonaire. En consultant les ascendants, je n'avais trouvé les traces d'aucune maladie héréditaire, goutte ou rhumatisme. Deux ans après ma première visite, on me ramena mon petit malade; il avait un accès de goutte aiguë la plus franche, la plus légitime, caractérisée par de la rougeur, de la tuméfaction, de la douleur au gros orteil. C'était aussi le premier exemple de goutte que je voyais attaquant un individu aussi jeune; le seul d'ailleurs que j'aie observé. L'arthritis goutteuse envahit les genoux, et rien ne ressembla moins au rhumatisme articulaire aigu. Pendant cette attaque de goutte, le malade n'eut pas un seul accès d'asthme. Les choses se passaient dans les règles; car, ainsi que je vous le dirai, goutte et asthme sont souvent les manifestations d'une même diathèse, et leurs attaques peuvent alterner chez un même individu. Il en fut donc ainsi chez mon jeune Moldave.

Cette forme de l'asthme, qui est celle de l'adulte, se présente donc exceptionnellement chez l'enfant. Chez celui-ci, je le maintiens encore, la forme catarrhale prédomine et offre de nombreuses variétés. Des faits vous en diront plus que la meilleure description.

Un de mes confrères, homme de vigoureuse constitution, avait deux enfants dont la santé était très délicate. Leur mère était hystérique, mais une de ces hystériques raisonnables chez lesquelles le système nerveux trisplanchnique est plus affecté que le système nerveux de la vie de relation.

Un des enfants fut pris un jour d'une maladie de l'appareil pulmonaire présentant tous les symptômes de la broncho-pneumonie. Les accidents survinrent d'une façon pour ainsi dire foudroyante, et revêtirent tout de suite des caractères alarmants. Il y avait une heure qu'ils avaient débuté, lorsqu'on me manda en consultation. Je constatai, à l'auscultation, l'existence de râles sous-crépitants excessivement nombreux; la gêne considérable de la respiration me donnait à craindre une suffocation imminente. Je conseillai un large vésicatoire volant qui fut immédiatement appliqué sur la poitrine. Trois jours après, le petit malade était complètement guéri. Ma médication avait eu un succès trop merveilleux, et surtout ce succès me paraissait avoir été trop rapide pour que je lui attribuasse tout l'honneur de la cure. Je m'estimais trop heureux du résultat obtenu, lorsque, à quelques mois de là, les mêmes accidents se reproduisirent; ils ne durèrent que quarante-huit heures, et cédèrent sans que nous eussions fait une médecine active. Cette fois plus encore que la première, je me demandai si réellement nous avions eu affaire à un catarrhe péripneumonique. Je me rappelais ce qu'était la broncho-pneumonie dans le jeune âge. Tandis que mon expérience m'avait appris que tant à l'hôpital que dans la pratique de la ville je n'avais jamais perdu d'enfant atteint de pneumonie lobaire franche, que cette maladie cédait généralement, pour ne pas dire toujours, sans l'intervention de l'art; je savais aussi qu'il n'en était plus de même de la pneumonie cacarrhale, je savais que si elle est grave à tout âge, elle était, dans la première enfance, redoutable à ce point que, sur quarante-deux malades que j'avais traités à l'hôpital, j'en avais vu succomber quarante, quel qu'eût été le traitement employé pour la combattre. Donc, en considérant que le fils de mon confrère avait été guéri d'une aussi terrible maladie, la première fois en trois jours, la seconde en deux fois vingt-quatre heures, je doutai de l'exactitude de mon diagnostic, ou du moins je cherchai à le compléter en me reportant aux antécédents héréditaires. En réfléchissant à ce qu'était la mère, je me dis qu'assurément, dans ce cas, l'élément nerveux avait dû tenir le rôle capital, s'il n'avait pas occupé toute la scène. Aussi, lorsque trois mois après, je fus encore appelé pour voir ce petit malade qui, après avoir joué comme d'habitude, éprouvait tout à coup, vers dix ou onze heures du soir, un accès aussi formidable en apparence que les premiers, je conseillai de faire brûler dans sa chambre du *datura stramonium*, me bornant cette fois à attaquer uniquement l'élément spasmodique. Le lendemain l'enfant était sur pied.

Sa maladie avait donc été une véritable névrose de l'appareil pulmonaire, compliquée d'une sécrétion bronchique dont l'existence avait été révélée par des râles muqueux sous-crépitants fins; elle s'était en cela comportée de la même manière que beaucoup de névroses qui, j'aurai le soin de vous le dire en d'autres occasions, sont fréquemment accompagnées de sécrétions anomales et exagérées. En définitive, j'avais eu affaire à des accès d'asthme.

C'était la première fois que je me trouvais aux prises avec de semblables accidents chez un jeune sujet, ou plutôt c'était la première fois que je connaissais leur nature; car, rappelant alors mes souvenirs, il m'en revenait en mémoire un certain nombre d'exemples dont j'avais été témoin sans comprendre leur signification. Combien de fois, messieurs, n'est-il pas arrivé aux médecins les plus instruits, les plus intelligents, les plus attentifs, de regarder, sans les voir, des maladies qu'un autre, meilleur observateur, plus attentif encore, mais aussi peut-être plus heureux, mieux servi par les circonstances, a découvertes et saisies après eux ! Que de phénomènes dont nous cherchons en vain l'interprétation, jusqu'à ce qu'un jour, mieux éclairés et sans doute aussi mieux inspirés, nous en saisissions la portée ! Ainsi, pour revenir à notre sujet, c'était la première fois que je comprenais un fait que j'avais jusqu'alors méconnu, et que, sous cette forme singulière, je reconnaissais l'asthme, que je n'avais point encore su diagnostiquer.

Je suis en relation avec un magistrat dont la femme et les nièces étaient le type le plus bizarre du tempérament nerveux. Sa fille, sujette aux affections catarrhales, est amenée à Nice où elle passe l'hiver. Au mois de mai, elle est prise d'un catarrhe tellement violent, que sa famille alarmée la ramène à Paris dès qu'elle est en état de supporter le voyage. A son arrivée elle est reprise des mêmes accidents. Nous sommes aussitôt appelés, M. Blache et moi, et nous trouvons la petite malade avec une dyspnée considérable ; l'asphyxie nous paraît imminente. Cependant l'observation que je vous ai citée précédemment nous revenant en mémoire, et tenant compte des antécédents héréditaires de l'enfant, nous ne nous effrayâmes pas de cette situation si grave en apparence ; nous prévîmes que ce violent incendie s'éteindrait facilement. Nous ordonnâmes des fumigations de datura stramonium, et, pour calmer l'imagination des parents, pour répondre à leur attente, nous conseillâmes une potion dont l'action devait être insignifiante. Notre pronostic se réalisa. Deux heures après l'emploi du datura, les accidents se calmaient. Le lendemain, la malade était guérie, et à notre visite, la famille nous recevait en nous manifestant sa reconnaissance et sa joie, accordant sans doute tout l'honneur de la cure à l'efficacité de notre potion. Depuis cette époque, cette jeune fille a été plusieurs fois reprise d'accidents analogues, qui, chaque fois, ont été calmés par les fumigations de datura.

Instruit par ces exemples, mon attention éveillée sur ce sujet, cette forme de l'asthme ne m'a plus échappé lorsqu'il m'est arrivé de la rencontrer, et je l'ai rencontrée souvent, du moins relativement à la rareté même de la maladie chez les enfants ; mais encore est-il qu'il est peu d'années que je n'en aie observé un ou deux cas.

Dans ces faits que je viens de vous rapporter, les accidents ont eu une marche très rapide ; le plus généralement, vous les verrez avec une moindre intensité, persister sept, huit, dix ou douze jours, alors surtout que l'on n'intervient ni assez à temps, ni assez activement pour lutter contre eux. Mais, dans tous ces cas, sous le catarrhe qui double l'élément

nerveux au point de le masquer, le fond de la maladie est toujours le
même et n'a pas changé de nature.

Si vous arrivez à propos avec des moyens capables de lutter contre
l'élément spasmodique, la maladie marche *uno tenore* et cède plus
facilement que ne le fait un catarrhe pulmonaire franc, alors même
que, dans le premier cas, le catarrhe a pris plus d'intensité et s'est
manifesté par des symptômes en apparence plus formidables que dans le
second.

Sans doute, quand l'élément catarrhal a dominé plus longtemps,
l'asthme est plus difficile à reconnaître, mais encore est-il caractérisé
par des accidents particuliers à allures bizarres. D'une part, ce sont des
accès d'oppression, de suffocation, revenant d'une façon intermittente,
principalement pendant la nuit; persistant souvent, même après que le
catarrhe a cédé, avec une violence qui ne concorde guère avec l'amendement des phénomènes inflammatoires. D'autre part, les troubles généraux,
le mouvement fébrile qui accompagnent ce catarrhe, sont peu prononcés
et ne sont nullement en rapport avec l'intensité des manifestations
locales.

Enfin les accès, quelque épouvantables qu'ils aient été, cèdent en général avec une surprenante rapidité, pour revenir, il est vrai, à des
intervalles plus ou moins éloignés : ils cèdent sous l'influence des médications quelquefois les plus insignifiantes, et c'est alors que la médecine
hahnemanienne obtient les merveilleux succès dont elle prétend en vain
se faire honneur. Cependant une médecine vraiment active est très-sou-
vent nécessaire aussi pour venir complètement à bout des accidents. En
pareilles circonstances, chez les adultes aussi bien que chez les enfants,
l'ipécacuanha donné au début à doses vomitives, la belladone ou l'atropine, l'essence de térébenthine, administrées les jours suivants selon les
règles que je vous formulerai, m'ont rendu des services extraordinaires
et tout à fait inattendus.

Dans ces cas où l'élément catarrhal est prédominant, dans ceux, assez
communs, où le rhume léger contracté par un refroidissement a été le
point de départ de l'attaque de l'asthme, on serait tenté de subordonner
entièrement la gêne de la respiration à l'inflammation des bronches, de
rattacher tous les phénomènes que l'on observe à l'affection organique, à
la bronchite ; ce serait une grave erreur. Sans anticiper davantage ici sur
ce que j'aurai à vous exposer plus longuement lorsque nous discuterons
la nature de l'asthme, je vous répéterai ce que je vous disais il y a un
instant, que l'élément spasmodique est le fond de la maladie. Cet élément
spasmodique est si peu sous la dépendance de l'élément inflammatoire
catarrhal, que le même individu qui aurait été pris d'une attaque à l'occasion d'un léger rhume, venant à contracter une bronchite plus sévère, une bronchite capillaire, même une pneumonie, n'aura sou-

vent pas le plus petit accès d'asthme durant tout le cours de sa phlegmasie.

J'ai dans ma clientèle, et au nombre de mes anciens amis, un riche
capitaliste qui, depuis l'âge de vingt-cinq ans, est sujet à d'épouvantables
attaques d'asthme. En 1831, elles étaient si continuelles, si violentes
aussi, que pendant sept mois le malade n'avait pas couché une seule fois
dans son lit, forcé qu'il était pour trouver un peu de sommeil de passer
la nuit debout, appuyé sur sa cheminée. En 1840, il prit, au sortir du
théâtre, une broncho-pneumonie des plus graves qui mit un instant ses
jours en danger. Pendant toute la durée de cette maladie il n'eut pas un
seul accès d'orthopnée. Lui qui, aujourd'hui encore, ne peut dormir dans
son lit qu'autant que les matelas en soient disposés sous forme d'une
espèce de fauteuil, reposait durant tout le temps de cette fluxion de poitrine, parfaitement étendu sur le dos. Maintenant, bien que les rhumes
présentent chez lui des caractères particuliers et le rendent extrêmement
souffrant, jamais, pendant toute la durée de ses rhumes, il n'a ses accès
d'asthme.

En définitive, si, dans les cas auxquels je fais allusion, la bronchite
joue son rôle dans le développement de l'asthme, elle n'agit qu'à titre de
cause *occasionnelle*, qu'autant qu'elle a surpris l'économie dans des conditions spéciales en dehors desquelles son intervention eût été complètement insuffisante pour produire les mêmes effets, et ceux-ci, c'est là le
point sur lequel je veux insister, ceux-ci ne sont nullement en proportion
de celle-là.

En égard à ses *causes occasionnelles*, l'asthme a d'ailleurs, comme ses
manières d'être, ses personnalités et ses fantaisies. Le plus souvent, survenant sans causes appréciables, dans d'autres cas, et ces cas sont fréquents à leur tour, ses attaques sont occasionnnées par des causes parfaitement déterminées, variables à l'infini suivant les individus, à peu près
toujours les mêmes chez un même individu, mais dont la singulière influence ne saurait être expliquée.

Permettez-moi de vous citer quelques exemples. La dame dont je vous
parlais tout à l'heure à propos du coryza me disait que, née d'une mère
asthmatique, elle était asthmatique elle-même et que, depuis l'âge de
dix ans, elle n'avait jamais pu se trouver dans un endroit où l'on remuait
de la paille de maïs, sans être immédiatement prise des accès. Il y
avait cinq à six ans qu'elle n'avait pas éprouvé la plus petite atteinte de
son mal, lorsqu'à la fin de l'année 1862, elle en eut une attaque qui dura
un mois, et fut, cette fois encore, déterminée par la même cause. Pendant un voyage qu'elle faisait à Bagnères-de-Luchon, elle en avait été
subitement prise au moment où elle se trouvait dans la chambre où l'on
préparait la paillasse du lit de ses enfants, paillasse faite avec de la paille
de maïs.

On me citait récemment un individu qui ne pouvait passer devant la boutique d'un cordier sans être aussitôt pris d'un accès d'asthme ; soit l'odeur, soit, ce qui me paraît le plus vraisemblable, la poussière du chanvre suffisait pour provoquer les accidents.

L'attaque d'asthme la plus sévère que j'aie jamais éprouvée s'est produite dans la circonstance suivante. Je soupçonnais mon cocher de quelques infidélités ; pour m'assurer du fait, je montai un jour dans le grenier, où je fis mesurer devant moi la provision d'avoine. En me livrant à cette opération, je fus pris, tout à coup, d'un accès de dyspnée et d'oppression tel, que j'eus à peine la force de regagner mon appartement ; mes yeux hors de leurs orbites, mon visage pâle et tuméfié, exprimaient l'anxiété la plus profonde. Je n'eus que le temps de me débarrasser de ma cravate, de me précipiter vers la fenêtre et de l'ouvrir pour chercher un peu d'air frais. Habituellement je ne fais pas usage de tabac, je demandai un cigare dont j'aspirai quelques bouffées : huit ou dix minutes après, cet accès était calmé.

Qu'est-ce qui l'avait occasionné? c'est assurément la poussière de l'avoine que l'on avait remuée et qui avait pénétré jusque dans mes bronches. Mais assurément aussi, cette poussière n'avait pas suffi à elle seule pour déterminer un si extraordinaire accident, ou du moins la cause était complètement hors de proportion avec l'effet produit. Cent fois dans les rues de Paris, ou sur nos boulevards, cent fois sur les grandes routes, je m'étais trouvé au milieu d'une atmosphère de poussière bien autrement épaisse que celle que j'avais alors un très court instant respirée, et jamais cependant je n'avais rien éprouvé de semblable. Il avait donc fallu que cette cause eût quelque chose de spécial ; elle m'avait en outre surpris dans des conditions particulières. Sous l'influence de l'émotion morale que déterminait chez moi l'idée d'un vol domestiqu e, que.que peu important que fût ce vol, mon système nerveux était éoranié, et une cause très petite en elle-même avait agi sur lui avec une excessive intensité.

Vous trouverez dans les auteurs des faits analogues au mien et aux précédents.

L'annotateur de Cullen raconte avoir connu un homme fort et replet qui avait un accès d'asthme lorsqu'on battait du riz dans le voisinage de la maison qu'il habitait.

Quelques-uns d'entre vous se rappelleront une malade que nous avons eue au n° 6 de la salle Saint-Bernard, où elle était entrée pour se faire traiter de douleurs rhumatismales. C'était une femme âgée de quarante-trois ans, d'un embonpoint remarquable, et son histoire, au point de vue qui nous occupe, présentait une particularité dont vous avez été frappés. Née d'un père encore parfaitement bien portant, d'une mère qui avait succombé à une hydropisie probablement symptom atique d'une affection du cœur, en nous en rapportant aux détails qui nous étaient donnés, notre malade avait toujours joui d'une excellente santé jusqu'à l'âge de vingt-trois ans. Mariée à cette époque, elle fut prise d'un asthme dont les attaques se reproduisirent à divers intervalles pendant deux ans, cessèrent après l'allaitement de ses enfants pour ne plus reparaître désormais. Ses accès survenaient régulièrement vers dix ou onze heures du soir, duraient toute la nuit et la laissaient dans un état de gêne et d'oppression qui persistait jusqu'à midi ; à partir de cette heure elle en était quitte, et le reste du jour elle vaquait comme d'habitude à ses occupations. La particularité dont vous avez dû garder le souvenir, c'est que, lorsque cette femme se trouvait dans la chambre au moment où l'on secouait son lit de plume, elle était immédiatement prise de ses attaques, qui n'étaient jamais plus véhémentes qu'alors qu'elles survenaient sous l'influence de cette cause qui m'a été signalée par un certain nombre d'asthmatiques.

Voici d'autres observations non moins curieuses : Un pharmacien de Tours, asthmatique à un faible degré, avait des attaques toutes les fois que, dans son officine, on remuait la poudre d'ipécacuanha. Ce n'était pas seulement quand on pulvérisait cette racine, il suffisait qu'on en pesât de la poudre pour que le pharmacien dont je vous parle en ressentît les effets se traduisant immédiatement par des accès d'oppression épouvantables qui duraient une demi-heure. Les choses en étaient arrivées à ce point que, lorsqu'on avait à manier ce médicament, il se faisait prévenir de façon à pouvoir se retirer aussitôt dans son appartement. Aucune autre poudre, aucune autre poussière ne produisait chez lui de pareils résultats.

J'ai connu encore un pharmacien, établi à Saint-Germain-en-Laye, chez lequel les accès d'asthme, dont il fut affecté toute sa vie, survenaient absolument dans les mêmes circonstances.

Un médecin, M. le docteur Massina, a publié dans la *Gazette des hôpitaux* son histoire, qui est en tout semblable à celle-ci.

Cette singulière action de la poudre d'ipécacuanha avait été observée et signalée depuis longtemps. Cullen rapporte que la femme d'un apothicaire était prise d'asthme chaque fois que l'on pulvérisait de cette racine dans la boutique de son mari, et alors même qu'en ce moment elle se trouvât dans l'endroit le plus reculé de la maison. Murray, autant que ma mémoire m'est fidèle, a confirmé une observation analogue dans son *Apparatus medicaminum*.

Un pharmacien de la Chaussée-d'Antin racontait dernièrement que non seulement la poudre d'ipécacuanha, mais encore la farine de lin, la poudre de scammonée, lorsqu'on les pilait dans son officine, lui occasionnaient de violents accès de son asthme qui commençaient invariablement par du coryza.

Ce ne sont donc pas seulement les poussières, mais ce sont aussi les odeurs de certaines substances qui, sur certains asthmatiques, produisent ces singuliers effets.

Floyer[1] parle d'une dame à qui la plus faible odeur occasionnait des accès.

Il m'est arrivé à moi encore d'avoir mes attaques lorsque je restais quelques instants dans une chambre où l'on avait laissé un bouquet de violettes; et je sais d'autres personnes pour lesquelles le parfum d'autres fleurs est la cause des mêmes accidents.

On pourrait sans aucun doute multiplier ces faits, si l'on voulait se donner la peine de les chercher; mais ces quelques exemples suffiront pour vous donner une idée de la variété et surtout de la bizarrerie des causes occasionnelles de l'asthme.

Les influences qu'exercent sur le développement de l'asthme les *conditions de milieu, de climat, de saisons, de température,* dans lesquelles vivent les individus qui en sont affectés, sont non moins intéressantes à connaître et non moins singulières.

Il y a dix ans, un jeune homme vint de Saint-Omer pour me consulter. Sujet à de fréquentes attaques d'asthme, il profitait d'un instant de répit pour faire le voyage. Dès son arrivée à Paris, il éprouvait une amélioration sensible, ses accès étaient moins violents, et après deux ou trois jours, il en était à peu près quitte. Cette guérison me paraissait trop merveilleusement rapide pour n'être pas le fait de quelque influence spéciale ; je me demandais si le changement de *climat* n'en était pas la cause : l'événement devait bientôt justifier mes prévisions. Le malade resta trois semaines ici; durant ce temps, il n'eut pas un seul accès. Enfin il vint prendre congé de moi et m'annoncer qu'il partait pour Versailles. Ce voyage devait être l'épreuve que j'attendais, et la confirmation du jugement que j'avais porté. Dès la première nuit qu'il passa dans cette ville, qui est aux portes de Paris, il eut une attaque des plus formidables; le lendemain il ne se trouvait plus dans son état de santé habituel, et le soir un nouvel accès revenait comme la veille. Le surlendemain il reprenait la route de Saint-Omer en passant encore par la capitale. Ce qui m'avait fait prévoir que ce voyage à Versailles serait l'épreuve que j'attendais, c'était ce que le malade m'avait raconté. L'asthme, m'avait-il dit, l'avait pris à l'âge de dix-neuf ans; il habitait alors sa ville natale; deux ans après, son père l'avait amené à Londres pour ses affaires de commerce : à partir de ce moment, tout en vivant au milieu des brouillards de la Tamise, qu'on incrimine peut-être d'une manière exagérée, il n'avait jamais ressenti les atteintes de sa maladie. Et cependant, durant ces deux années de séjour en Angleterre, il avait vécu de sa vie de jeune

---

1. Floyer, *Traité de l'asthme,* traduit de l'anglais par Jault, Paris, 1785.

homme, menant de front le travail et le plaisir, s'exposant, sans y prendre jamais garde, à toutes les intempéries des saisons, à toutes les causes
habituelles du catarrhe. Durant ce temps, bien qu'il ait eu des rhumes,
jamais il n'avait eu d'asthme, et même ces rhumes avaient constamment
cédé plus promptement qu'ils ne cédaient lorsqu'il demeurait en France.
Il revient à Saint-Omer; à peine réinstallé dans cette ville, il est repri;
de ces accidents d'autrefois; enfin, après deux ans de souffrances, il se
décide à venir me trouver. Je lui prescrivis un traitement actif, et je le
renvoyai dans son pays. A quelques mois de là, on m'écrivait que rien
n'était changé dans sa situation. Je l'engageai à revenir à Paris; on me
répondit qu'il lui était absolument impossible de se mettre en route, tellement était grave son état; j'insistai néanmoins sur la nécessité de quitter Saint-Omer. Il se rendit à mon conseil et se fit porter jusqu'à la gare
du chemin de fer : avant son arrivée à Paris, son oppression avait déjà
notablement diminué, et quelques jours après, ainsi que cela avait eu
lieu lors de son premier voyage, la guérison était de nouveau complète.
J'étais suffisamment éclairé sur ce qu'il y avait à faire; il était inutile de
répéter une troisième fois l'expérience. Je défendis donc au malade le
séjour de Saint-Omer, et je l'engageai à retourner à Londres. Je dois dire
pourtant qu'il n'a pas suivi mon conseil; je l'ai revu en 1863, il était
resté dans son pays et il était parfaitement guéri depuis cinq ans.

Un ancien avocat, mon camarade, mon ami de jeunesse, passe d'ordinaire trois ou quatre mois chaque année dans ses propriétés du Calvados.
Parfaitement portant à Paris, il est à peine dans sa terre qu'il est pris
d'accès d'asthme survenant habituellement vers dix ou onze heures du
soir. Son oppression est telle qu'il est obligé de rester jusqu'au soir à sa
fenêtre, malgré le froid qui commence à se faire sentir pendant les nuits
d'automne. Le lendemain matin il en est quitte, et peut reprendre dans
la journée le cours de ses occupations.

J'ai donné mes soins à deux frères jumeaux, tous deux si extraordinai-
rement ressemblants qu'il m'était impossible de les reconnaître, à moins
de les voir l'un à côté de l'autre. Cette ressemblance physique s'étendait
plus loin : ils avaient, permettez-moi l'expression, une ressemblance pathologique plus remarquable encore. Ainsi l'un d'eux, que je voyais aux
Néothermes à Paris, malade d'une ophthalmie rhumatismale, me disait :
« En ce moment mon frère doit avoir une ophthalmie comme la mienne. »
Et comme je m'étais récrié, il me montrait, quelques jours après, une
lettre qu'il venait de recevoir de ce frère, alors à Vienne, et qui lui écrivait en effet : « J'ai mon ophthalmie, tu dois avoir la tienne. » Quelque
singulier que ceci puisse paraître, le fait n'en est pas moins exact; on
ne me l'a pas raconté, je l'ai vu, et j'en ai vu d'autres analogues dans ma
pratique. Or, ces deux jumeaux étaient aussi tous deux asthmatiques, et
asthmatiques à un effroyable degré. Originaires de Marseille, ils n'ovaient

jamais pu demeurer dans cette ville, où leurs intérêts les appelaient souvent, sans être pris de leurs accès; jamais ils n'en éprouvaient à Paris. Bien mieux, il leur suffisait de gagner Toulon pour être guéris de leurs attaques de Marseille. Voyageant sans cesse, et dans tous pays, pour leurs affaires, ils avaient remarqué que certaines localités leur étaient funestes, que dans d'autres ils étaient exempts de tout phénomène d'oppression.

C'est là, messieurs, une règle assez générale, et il était nécessaire de vous faire connaître ces faits; j'en tirerai grand parti lorsque je parlerai de la nature de l'asthme.

Un de nos confrères. M. E. Vidal, m'en racontait un autre qu'il avait lui-même observé, et qui trouve jusqu'à un certain point ici sa place. Il connaît un capitaine au long cours, asthamatique depuis plusieurs années. Toutes les fois que ce marin va au Pérou chercher un chargement de guano, les accès se calment et cessent dès qu'il est arrivé aux îles Chincha, où le guano se recueille; puis son mal, dont il n'éprouve plus alors aucune atteinte, dont il pourrait se croire radicalement guéri durant le temps de la traversée d'Amérique en France, revient aussitôt qu'il a quitté son bord et qu'il ne se trouve plus dans l'atmosphère émanée du guano. Ce fait n'est que jusqu'à un certain point analogue aux précédents, car il s'explique bien moins par le changement de climat que par une autre influence. Vous savez, en effet, ce qu'est le guano, et combien est pénétrante l'odeur ammoniacale qu'il répand. Or, je vous dirai, à propos du traitement, le rôle que l'ammoniaque joue quelquefois pour calmer les accès d'asthme.

On désigne en Angleterre sous le nom de *hay fever* (fièvre des foins) une affection qui, en une certaine mesure, se rattache à la maladie dont nous parlons. Vers la fin de mai, dans le courant de juin et même à une époque plus avancée de l'été, on voit certaines personnes prendre tout à coup un coryza accompagné d'éternuments violents, puis de toux et d'oppression survenant surtout la nuit. Cette affection bizarre dure quelquefois avec une opiniâtreté désespérante jusqu'au moment où, les malades changeant de résidence, leurs accidents cèdent aussi subitement qu'ils étaient arrivés. J'avoue qu'ayant eu occasion d'observer plusieurs individus atteints de *hay fever*, je n'ai jamais pu distinguer cette maladie de l'atshme à retours périodiques, retours qui, je vais vous le dire, ont lieu bien plus souvent en été qu'en hiver. Je me demande encore jusqu'à quel point les émanations qui s'échappent des foins coupés entrent pour quelque chose dans la production des accidents de ce *hay fever*, et si l'influence de la saison n'est pas ici beaucoup plus active.

L'asthme, en effet, est une *maladie d'été*, en ce sens que ceux qui en sont atteints en sont bien plus souvent pris dans les saisons chaudes, de mai à novembre, que dans les saisons froides, de novembre à mai.

De même l'asthme est une maladie plus commune encore dans les pays équatoriaux que sous les zones tempérées ou dans les climats froids. Le fait est d'autant plus remarquable, que chacun sait combien les affections thoraciques sont relativement rares dans les pays chauds, où les maladies du foie et de l'appareil digestif prédominent sur toutes les autres.

Relativement à ces influences de température, considérons ce qui se passe ici sous nos yeux.

Tandis que l'individu sujet au catarrhe redoute le froid, qui devient facilement l'occasion du retour de ses accidents, et a soin habituellement de se bien couvrir; tandis que l'hiver il sort peu de chez lui et reste confiné au coin de son feu, l'asthmatique, au contraire, recherche le grand air; il a horreur des petits appartements : les plafonds peu élevés semblent peser sur sa poitrine. Quelque riche qu'il soit, vous le trouverez généralement logé dans une chambre sans rideaux ou garnie de rideaux d'étoffe légère; sous les larges tentures de laine ou de soie il est écrasé, oppressé, il étouffe; en plein hiver il lui faut souvent, comme en été, les fenêtres ouvertes : en un mot, il a besoin d'une grande masse d'air. Que le besoin soit réel, qu'il soit le fait de l'imagination des malades, que ce soit, si vous voulez, une sorte de manie, vous serez à même de faire ces observations, et je devais vous les signaler.

Messieurs, après vous avoir rapidement indiqué quelques-unes des circonstances sous l'influence desquelles les attaques d'asthme se produisent, je vais examiner avec vous les opinions qui ont eu et ont encore cours dans la science sur la nature de cette singulière maladie. Je vais vous parler des théories professées par Rostan, Louis et Beau. J'essayerai de les discuter, et je vous donnerai, chemin faisant, ma manière de voir et ma façon d'interpréter les faits.

Si Rostan admet maintenant l'existence de l'asthme nerveux essentiel, il ne l'a pas toujours admise. Il fut un temps où il ne croyait pas à cette névrose bizarre de l'appareil respiratoire, et où il la regardait comme toujours symptomatique d'une *affection du cœur ou des gros vaisseaux*. Dominé par le souvenir des remarquables travaux qu'il avait entrepris à ce sujet sur l'asthme des vieillards, alors qu'il était médecin de l'hospice de la Salpêtrière, il n'établissait aucune différence entre l'asthme et la dyspnée. Pour lui ces deux mots étaient synonymes; pour moi il est loin d'en être ainsi. L'asthme est, à mes yeux, une affection spéciale, complète; c'est une manifestation, une manière d'être particulière d'une maladie générale, ayant des expressions locales très diverses, se traduisant tantôt par des accès de dyspnée, d'oppression, par ces coryzas bizarres, par ces catarrhes particuliers qui, j'ai pris soin de vous le dire, peuvent constituer tout l'accès; mais pouvant se traduire aussi par des attaques de goutte articulaire ou de goutte vague, par des attaques de

gravelle, par des sttaques de rhumatisme, par des affections hémorrhoïdaires.

Ce n'est pas l'oppression qui fait l'asthme, car il faudrait appeler ainsi
non seulement les dyspnées symptomatiques des maladies du cœur ou
des gros vaisseaux, mais encore la gêne de la respiration qui se montre
si violente et va jusqu'à la suffocation chez les individus atteints d'œdème
de la glotte, chez les enfants pris de croup, chez les tuberculeux, chez les
malades affectés d'albuminurie. Or, il n'est personne qui n'évite une
semblable confusion. Entre la dyspnée et l'asthme la différence est immense. Si l'asthme est une dyspnée de forme et de nature spéciales, tout
accès de dyspnée n'est pas de l'asthme. Avez-vous jamais vu, chez un
individu en proie à une maladie de l'appareil central de la circulation, les
accès de dyspnée occasionnés par cette maladie être diminués par l'exercice? N'êtes-vous pas tous les jours témoins du contraire? A volonté,
pour ainsi dire, vous pourrez provoquer un accès d'asthme, ou, pour
parler plus régulièrement, un accès de dyspnée, chez tout homme affecté
d'une lésion un peu sérieuse du cœur. Une marche plus rapide que d'habitude, l'action de monter un escalier, suffisent pour déterminer une
oppression plus ou moins considérable, portée en quelques cas jusqu'à
la suffocation. Toutefois, je dois le dire, ces accès d'asthme symptomatique peuvent survenir aussi indépendamment de ce genre de causes
occasionnelles; chez quelques-uns, ils surviennent à propos d'une émotion morale un peu vive; et même, chez d'autres, ils peuvent se manifester indépendamment de toute cause appréciable.

Rappelez-vous une malade qui a succombé il y a quelques jours dans
nos salles à une hypertrophie du cœur compliquant un anévrysme de la
crosse de l'aorte. Vous l'avez vue à plusieurs reprises dans d'épouvantables crises de dyspnée survenant tout à coup, se répétant fréquemment
jour et nuit dans les derniers temps, et se répétant sans cause occasionnelle.

Si la dyspnée symptomatique peut se manifester ainsi que l'asthme essentiel indépendamment de toute cause appréciable, il importe, pour les
distinguer l'un de l'autre, de considérer quelle est leur marche.

L'accès d'asthme se comporte d'une façon analogue à un accès de
fièvre, c'est-à-dire que, débutant avec une certaine lenteur, quelquefois,
il est vrai, assez brusquement, il arrive peu à peu à son apogée, comme
toute affection névrosique; puis il décroît de même, pour s'éteindre petit
à petit, laissant alors l'individu qui l'a éprouvé dans un état de parfaite
santé, pendant un temps plus ou moins long, jusqu'au retour d'une nouvelle attaque.

Est-ce là la marche, est-ce là la forme de la dyspnée symptomatique
d'une maladie du cœur? Non, assurément; son invasion est ordinairement
brusque, et jamais elle ne se tait complètement, jamais l'oppression ne

cesse aussi absolument qu'elle le fait après l'asthme. Toujours imminente, elle ne laisse pas l'individu, après la crise, dans l'état de parfaite santé où se trouve l'asthmatique. Celui-ci, lorsque son accès est passé, n'est plus exposé à son retour à propos de la moindre émotion, d'un exercice un peu plus violent que d'habitude. Jusqu'au moment où il sera arrêté par une autre attaque, survenue sans qu'il sache souvent pourquoi, il reprendra sa vie et ses occupations ordinaires, aussi libre de ses actions que s'il n'était pas malade. Toutefois, s'il a de l'emphysème pulmonaire consécutif, il sera habituellement oppressé, ce qui est très différent des attaques d'asthme. L'individu atteint d'une affection du cœur restera toujours sous le coup d'un accès à venir, que réveillent les moindres causes.

Sans doute, et il est nécessaire d'en être prévenu, de véritables attaques d'asthme peuvent compliquer les affections du cœur et des poumons.

Examinons ce qui arrive alors, et entrons à ce sujet dans des considérations plus générales, sur lesquelles j'aurai l'occasion de revenir plus d'une fois.

Une femme est atteinte d'une affection carcinomateuse de l'utérus ; elle éprouve des douleurs de reins, des douleurs dans le bas-ventre, qui augmentent à l'époque des règles, au moment de la digestion ou lorsqu'elle va à la garde-robe. Une autre n'accuse aucune douleur ; mais une troisième aura des névralgies utérines ou sciatiques réapparaissant chaque jour, rigoureusement à la même heure, avec une périodicité si régulière, qu'elle en prévoira le retour à quelques minutes près. Chez deux dames que j'observais, l'une avec Récamier, l'autre avec mon ami le professeur Lasègue, ces crises duraient cinq à six heures. Chez cette dernière, elles se répétèrent durant plusieurs années. Les douleurs étaient atroces. Dans son paroxysme la malade se roulait, se tordait sur le plancher de sa chambre. Dans l'intervalle des accès, elle ne se plaignait que d'une sensation de chaleur du côté de l'organe affecté. Dans ces différents cas, qu'il y ait ou non des douleurs permanentes, que ces douleurs soient intermittentes, la lésion n'en est pas moins toujours la même ; mais, dans le dernier cas, sur elle s'est greffée une affection névralgique : le cancer s'est compliqué de la névrose douloureuse dont il n'exclut pas l'existence.

De même, messieurs, de ce qu'un individu est affecté d'une maladie de cœur, cela n'exclut pas chez lui la possibilité de l'asthme. Quelques malades supportent les affections les plus sérieuses des organes centraux de la circulation sans en éprouver d'accidents relativement graves, tandis que d'autres, avec des lésions beaucoup moins prononcées que les premiers, sont tourmentés par des troubles pathologiques formidables ; chez d'autres encore, une névrose peut s'enter sur l'affection organique ; en un mot, chacun a, permettez-moi l'expression, sa manière de porter la maladie. Chez celui-ci l'économie semblera indifférente à la lésion ; chez celui-là, l'incitabilité du système nerveux se traduira par des phénomènes revenant par paroxysmes, phénomènes de nature particulière, suivant la nature de chaque individu. Ce sont là des faits indispensables à connaître, et vous comprenez de quelle importance il est, dans la pratique de la médecine, de savoir démêler l'élément nerveux de l'élément organique qu'il complique.

Ce que je dis pour l'asthme, ce que j'ai dit pour les névralgies accompagnant des lésions utérines, s'applique encore à beaucoup d'autres états pathologiques.

La malade dont je vous parlais plus haut, et qui avait un anévrysme de l'aorte compliqué d'hypertrophie du cœur, nous avait présenté tous les symptômes les mieux caractérisés de l'angine de poitrine. Or, qu'est-ce que cet *angor pectoris?* Dans un grand nombre, dans le plus grand nombre des cas, c'est une névralgie symptomatique d'une affection du cœur et des gros vaisseaux, comme chez cette femme ; mais, dans quelques cas, c'est une névrose parfaitement indépendante de toute affection organique des organes centraux de la circulation, indépendante même de toute autre lésion matérielle appréciable; c'est une véritable névralgie épileptiforme; c'est quelque chose d'analogue au vertige épileptique ; c'est une manière d'être de cette forme redoutable de l'épilepsie dont je vous ai entretenus très longuement. Comme dans l'épilepsie, l'invasion est brusque, la marche rapide, la cessation soudaine, et il n'est pas très rare que les malades qui ont autrefois éprouvé des accès d'*angor pectoris* prennent plus tard de véritables attaques du mal comitial.

Les névroses peuvent donc se greffer sur des maladies organiques; mais elles en restent indépendantes, et celles-ci ne sont plus que l'occasion de leur développement. Elles en sont indépendantes, puisque la lésion organique, n'en étant pas d'ordinaire accompagnée, ne saurait être regardée comme la condition essentielle de la production des accidents nerveux dont nous parlons. Pour revenir à l'asthme, si nous le voyons survenir chez des individus affectés de maladies du cœur ou des poumons, c'est que la lésion organique a été l'occasion de sa manifestation.

Pourtant, messieurs, je ne voudrais pas laisser dans votre esprit une idée que je n'ai pas et que je semblerais avoir, d'après ce qui vient d'être dit. Dans l'asthme, la lésion peut ne pas exister d'une manière appréciable pour l'anatomiste; mais il n'y en a pas moins une modification dans l'état des tissus, soit que cette modification réside dans l'axe cérébro-spinal, soit qu'elle ait son siège primitif dans l'appareil respiratoire : modification qui peut-être n'en altère pas la texture plus qu'une décharge électrique n'altère le verre et le métal d'une bouteille de Leyde.

Rostan accepte encore que l'asthme peut se rattacher à l'existence de *l'emphysème pulmonaire;* ce sont là aussi les idées de M. Louis. Cette opinion se présente sous un côté plus spécieux. En effet, comme on rencontre presque toujours de l'emphysème chez les asthmatiques, on a pu en conclure que cette lésion organique était la cause de la maladie ; mais ici, comme tout à l'heure, on a confondu asthme et dyspnée. Lorsqu'on montre aux médecins partisans de cette théorie des individus affectés d'asthme nerveux essentiel, ils diagnostiquent l'emphysème, dont la percussion et l'auscultation leur révèlent souvent, il est vrai, l'existence.

Toutefois, il serait facile de leur faire voir des exemples dans lesquels l'affection nerveuse ne coïncide en aucune façon avec la lésion pulmonaire mise en cause. Si le malade couché au n° 10 de notre salle Sainte-Agnès, et qui est asthmatique depuis longues années, a en même temps de l'emphysème et du catarrhe bronchique, il n'en est plus ainsi pour la femme du n° 6 de la salle Saint-Bernard. Chez elle, plusieurs d'entre vous l'ont constaté comme nous, il n'existe aucun symptôme d'emphysème ; le murmure vésiculaire s'entend partout, se produisant librement et amplement.

Les faits invoqués par Louis n'en ont pas moins été rigoureusement observés, mais l'interprétation en est aussi vicieuse que la portée en a été exagérée. Je vais vous expliquer comment notre savant confrère a été conduit aux conclusions qu'il a posées.

Dans quelles conditions se produit l'emphysème? Est-ce une affection primitive ? est-elle secondaire ? Pour ma part, je ne la comprends point primitive, et je ne puis vous faire comprendre comment elle est un effet et non une cause de l'asthme, qu'en entrant dans quelques détails relatifs au mécanisme de sa production.

Mais d'abord, messieurs, quel est le mécanisme de la toux? Après une inspiration plus ou moins profonde, la glotte se ferme ; les muscles expirateurs entrent en jeu pour expulser des cavités bronchiques l'air ou les mucosités, le sang ou le pus qu'elles contiennent. Ce n'est qu'après des efforts souvent énergiques que les puissances expiratrices triomphent de la résistance qui leur est opposée. Mais que se passe-t-il pendant cette lutte ? Une pression est exercée de dedans en dehors sur les tuyaux bronchiques et sur les vésicules pulmonaires. Cette pression se traduit au dehors par la turgescence des vaisseaux de la face et du cou, vers lesquels le sang est refoulé par le fait même de la compression des ramifications vasculaires qui se distribuent dans les poumons. L'air emprisonné dans l'appareil bronchique lutte contre l'élasticité des parois des vésicules pulmonaires, et lorsque la pression est longtemps soutenue, longtemps et énergiquement répétée, lorsque la résistance opposée par les obstacles qui empêchent la libre sortie de l'air contenu dans la poitrine est trop forte, les parois des vésicules se distendent, la poitrine s'amplifie, le poumon se dilate et l'emphysème est produit. Quelquefois même, les vésicules pulmonaires se rompent, et il se fait un emphysème interlobulaire dont nous n'avons pas à nous occuper ici.

Lorsqu'un songe à ce mécanisme de la production de l'emphysème vésiculaire, on ne doit plus être surpris de le rencontrer chez les enfants
qui ont eu une coqueluche violente, chez les individus sujets aux affections
catarrhales. Or, l'anatomie pathologique nous fournit des arguments contre
l'opinion de Louis, puisqu'en effet l'emphysème est une lésion qui se
rencontre très fréquemment, beaucoup plus fréquemment qu'on n'observe
l'asthme, et qu'elle se rencontre à l'autopsie d'individus qui souvent n'ont
jamais éprouvé rien d'analogue aux symptômes de cette maladie, et tout
au plus un peu de dyspnée habituelle.

Tout prouve donc que l'emphysème ne saurait être mis ici en cause.
D'une part, il n'y a aucun rapport entre la lésion organique, qui persiste
nécessairement, qui du moins ne disparaît pas en quelques heures, et les
phénomènes passagers qui constituent l'accès d'asthme ; d'autre part, ces
phénomènes se manifestent sans qu'il soit possible de découvrir les moindres signes d'emphysème, et, d'un autre côté, ceux-ci peuvent exister, et
existent souvent en effet, sans que ceux-là soient jamais produits.

Mais s'il n'est pas la cause de l'asthme, l'emphysème peut en être l'effet ;
vous allez voir comment.

Chez l'asthmatique, l'inspiration est plus lente, plus profonde que chez
l'individu qui respire librement, tandis que l'expiration, au lieu de se
faire passivement, comme cela a lieu physiologiquement en vertu de la
seule force élastique des poumons et du relâchement des muscles qui ont
été mis en mouvement pendant l'inspiration, l'expiration est active, plus
violente. Malgré les efforts avec lesquels cette expiration se fait, l'air est
expulsé plus lentement qu'il ne l'est à l'état normal, en raison de l'obstacle opposé à son passage par la constriction spasmodique des bronches
qu'il traverse. On comprend dès lors que, s'il dure depuis longtemps, les
efforts d'expiration se répétant à chaque attaque et étant fréquemment
aussi accompagnés de la toux qui consiste en des efforts d'expiration plus
énergiques encore, l'asthme puisse donner lieu au développement de l'emphysème pulmonaire.

Suivant Beau [1], l'asthme est le résultat d'un *catarrhe chronique des petites bronches*, accompagné d'une sécrétion de crachats qui ont une densité et une viscosité qu'on ne retrouve que dans cette maladie. La dyspnée
est occasionnée par la présence, dans les ramifications ultimes des bronches, de ces mucosités épaisses qui s'opposent à la sortie de l'air emprisonné dans les vésicules pulmonaires. Laennec avait signalé l'existence
de ces crachats, qu'il appelle *crachats perlés*, dans cette variété de catarrhe auquel il a donné le nom de *catarrhe sec*. Les crachats que l'asthmatique rend en effet après son attaque se présentent sous la forme de

---

1. Beau, *Traité clinique et expérimental d'auscultation appliquée à l'étude des
maladies du poumon et du cœur*, Paris, 1856, p. 120 et suiv.

mucosités globuleuses de la grosseur d'un grain de chènevis. Jamais mêlés
d'air, demi-transparents, d'une teinte grisâtre, quelquefois noirâtre, ils
perdent, en quelques cas, leur forme globuleuse, leur densité, et deviennent légèrement nacrés.

Beau, qui connaissait les idées de l'illustre inventeur de l'auscultation
médiate, et qui lui-même avait observé des faits qui lui semblaient concorder avec sa théorie, Beau part de l'existence de cette expectoration
particulière des asthmatiques pour dire que, chez eux, il se fait dans les
bronches une accumulation de cette sécrétion excessivement plastique ;
qu'on ne doit pas, par conséquent, être étonné de l'oppression éprouvée
par les malades, les produits de cette sécrétion plastique jouant dans les
tuyaux bronchiques le rôle de soupapes, absolument comme les fausses
membranes dans le croup, comme les corps étrangers qui pénètrent dans
les voies aérifères. Les râles ronflants et sonores que l'on entend alors
en auscultant les malades sont produits par la vibration qu'éprouve la
colonne d'air en franchissant l'obstacle mécanique que lui opposent ces
mucosités épaisses qu'elle rencontre.

Ainsi que la précédente, cette théorie offre quelque chose de spécieux ;
cependant il me paraît facile de la combattre et de la renverser.

Supposons un individu atteint de croup : les productions pseudo-mem-
braneuses ont envahi les bronches, et, bien que l'obstacle à la circulation
de l'air dans les poumons soit bien autrement grand dans ce cas que
dans celui dont il était question tout à l'heure, les accès d'oppression
éprouvés par le malade ne ressemblent en rien aux accès d'asthme.

Voyez encore ce qui se passe chez cet homme couché au n° 19 de la
salle Sainte-Agnès, et qui est affecté d'un catarrhe chronique avec sécrétion bronchique mucoso-purulente des plus abondantes. Évidemment,
ces mucosités purulentes, que le malade rend en quantité assez considérable pour en remplir plusieurs crachoirs, ces mucosités s'accumulent
pendant un certain temps dans les bronches; néanmoins, si nous avons
noté de la dyspnée, cette dyspnée n'a aucun des caractères qu'elle nous
présente chez les asthmatiques. Mais, dira-t-on, dans ce fait que vous
opposez à notre théorie, la sécrétion catarrhale mucoso-purulente a son
siège dans les grosses bronches, et alors il n'y a pas d'obstacle au passage de l'air, parce que le calibre des conduits est assez large pour que,
nonobstant la présence de ces mucosités, l'air puisse circuler assez librement. A cela je réponds que la sécrétion, et consécutivement l'accumulation des mucosités, se font aussi bien dans les dernières ramifications
bronchiques que dans les grosses, et la preuve en est fournie par la production des râles muqueux à bulles fines que nous entendons en appliquant l'oreille sur la poitrine du malade. En considérant l'abondance de
l'expectoration, il est incontestable qu'à un moment donné, l'oblitération
des bronches est bien autrement complète chez cet homme qu'elle ne l'es-

chez ceux qui ne rendent que quelques petits crachats perlés ; et cependant, je le répète, le malade n'éprouve rien d'analogue aux accès d'oppression qui caractérisent l'asthme.

Admettons que dans l'asthme ces crachats muqueux, perlés, soient la cause de la gêne de la respiration, on nous accordera bien que cette sécrétion a mis quelque temps à se faire ; or, l'invasion des accès d'asthme a lieu avec une rapidité qui n'est guère en rapport avec l'existence de cette cause mécanique. Lorsque nous voyons un accès survenir spontanément sous l'influence d'une émotion morale, par l'action de quelques grains de poussière et d'une poussière de nature particulière suivant les individus, chez celui-ci la poudre d'ipécacuanha, chez celui-là la poussière émanée de l'avoine, etc., est-il présumable que ces diverses causes, suffisantes pour éveiller la susceptibilité nerveuse du malade, le soient assez pour provoquer aussi promptement la sécrétion muqueuse? D'un autre côté, il vous arrivera souvent de trouver chez les asthmatiques, comme chez les emphysémateux, des râles muqueux ronflants et très sonores, sans attaques d'asthme, ou lorsque l'attaque n'est point encore venue, ou bien quand elle est passée.

De plus il est des personnes qui, sujettes à ce que Laennec désignait sous le nom de *catarrhe sec aigu*, rendent par l'expectoration ces mêmes crachats perlés, et les rendent avec une extrême difficulté, après des efforts de toux des plus violents. Ces personnes accusent une sensation de gêne, de picotement à l'orifice du larynx et dans toute la poitrine ; mais cette sensation de gêne ne rappelle en rien la dyspnée de l'asthmatique.

Enfin, comme contre-partie de ce que je viens de vous dire, le catarrhe, qui accompagne habituellement l'asthme, peut manquer, et il est des cas, en petit nombre à la vérité, dans lesquels vous n'en trouverez aucun sympthôme, aucun signe, que vous examiniez, que vous auscultiez vos malades, soit au début, soit pendant, soit à la fin de leurs accès.

Ainsi, au point de vue de l'étiologie de l'asthme, la théorie du catarrhe est aussi inadmissible que celle suivant laquelle les troubles de la respiration seraient exclusivement symptomatiques d'une affection du cœur ou des gros vaisseaux, que celle de l'emphysème. Au point de vue thérapeutique, ces différentes opinions ne sont pas plus acceptables Lorsqu'il sera question du traitement, je vous dirai qu'une inspiration de fumée de datura stramonium ou de vapeurs nitrées suffit quelquefois pour faire cesser tout à coup les accidents. Or, je vous le demande, en serait-il ainsi en admettant que ces phénomènes fussent sous la dépendance exclusive de lésions matérielles et de causes mécaniques ?

Le docteur Duclos (de Tours) a établi que chez presque tous les asthmatiques il y avait une diathèse herpétique : c'est un fait que j'ai pu constater aussi de mon côté, non aussi généralement que le dit mon confrère de

Tours, mais chez un bon nombre de malades. Or, quand l'asthme prend pendant quelques jours la forme continue dont je vous ai parlé plus haut, avec sécrétion exagérée des bronches, M. Duclos estime qu'il se fait sur la membrane muqueuse pulmonaire une poussée eczémateuse analogue à celle que nous voyons si souvent sur d'autres membranes muqueuses ou à la peau.

Cette théorie explique jusqu'à un certain point l'allure bizarre de cette forme d'asthme; mais elle ne donne pas plus que les autres la clef de l'intermittence ou de la rémittence de la dyspnée, qui restent toujours là pour témoigner de la présence de l'élément nerveux.

Quelle est donc en définitive la *nature de l'asthme ?* Quand on considère l'ensemble des faits que je vous ai rapidement et brièvement exposés, on est tenté de comparer cette affection à d'autres maladies spasmodiques de l'appareil pulmonaire. La coqueluche, dont je vous entretiendrai dans une prochaine conférence, se prête tout d'abord à cette analogie.

Un individu prend un catarrhe bronchique qui, pendant sept ou huit jours, n'a d'autres caractères, en apparence, que ceux du catarrhe le plus simple; puis surviennent des quintes convulsives que rien ne peut maîtriser; elles reviennent toutes les deux heures, toutes les heures; quelquefois elles sont plus rapprochées encore; elles durent à peine une minute, une minute et demie. Dans les intervalles, le malade n'éprouve rien que ce qu'on éprouve dans le rhume le plus ordinaire; son expectoration ne présente rien de particulier. Vous avez donc affaire dans ce cas à un catarrhe, mais à un catarrhe auquel s'est ajouté un élément nerveux qui va vous permettre tout de suite de caractériser l'espèce de la maladie. Cet élément catarrhal existe; que si quelquefois il existe seul, dans d'autres circonstances, rares à la vérité, l'élément spasmodique se montre et persiste à l'exclusion de l'autre.

Il en est de même pour l'asthme. Si le plus souvent il est accompagné de tous les phénomènes du catarrhe, et quelquefois d'un catarrhe violent, dans un certain nombre de cas ces phénomènes font absolument défaut.

On est donc en droit d'admettre, avec Willis et avec Cullen, que l'asthme est une affection nerveuse; que les accès de dyspnée qui le caractérisent sont probablement le résultat d'une constriction spasmodique des bronches qui, en rétrécissant passagèrement le calibre de ces conduits, s'oppose à la libre circulation de l'air dans les poumons et cause tousles accidents.

Les travaux de Reisseisen[1], que sont venus confirmer d'autres plus récents, ceux en particulier de Gratiolet, qui a eu l'occasion d'étudier l'anatomie du poumon sur l'éléphant mort à la ménagerie, ont démontré l'exis-

1. Reisseisen, *De fabrica pulmonum*, Berolini, 1822.

tence d'un appareil musculeux dans les rameaux d'un diamètre inférieur
à celui des bronches où les cerceaux cartilagineux cessent d'êtr e visibles.
De quel droit refuserait-on à ces conduits musculaires d'être le siège de
spasmes, quand on en admet la possibilité dans d'autres o rganes ayant
une même structure anatomique? De quel droit nierait-on ces spasmes
bronchiques, lorsque personne ne conteste les spasm es vésicaux, intestinaux, les spasmes de l'estomac, les spasmes de l'u rèthre?

Si la physiologie conduit *à priori* à concevoir leur existence, on ne
peut plus se refuser à y croire lorsqu'on étudie les faits pathologiques
Considérez ce qui se passe dans un accès d'asthme. Le malade éprouve
un sentiment de constriction dans la poitrine. Les efforts énergiques de
ses muscles inspirateurs sont impuissants à accomplir l'acte de la respiration. Il semble qu'il y ait, et il y a évidemment, en effet, un obstacle
à l'entrée de l'air dans les bronches; car si vous auscultez l'asthmatique
pendant son accès, vous n'entendrez ni le bruit d'expansion pulmonaire,
ni le bruit respiratoire bronchique que vous allez entendre, une fois l'accès passé. Et cependant les muscles sont assez violemment en action
pour faire le vide dans la poitrine, où l'air ne pénètre pas; ce qui s'oppose à cette introduction de l'air est donc un obstacle placé dans les
tuyaux bronchiques, et non à l'orifice du larynx, puisque l'air traverse la
glotte et arrive librement dans la trachée. Or, cet obstacle qui existe dans
les ramifications bronchiques n'est pas produit par des sécrétious morbides, comme nous avons essayé de le démontrer; il est donc le fait
d'une contraction spasmodique des bronches elles-mêmes.

Quelques médecins, tout en reconnaissant la nature nerveuse de
l'asthme, ont imaginé une autre théorie que celle du spasme pour expliquer la dyspnée. Ainsi, Bretonneau croyait que cette gêne de la respiration était occasionnée par une congestion violente des poumons. Suivant
lui, il se passait chez les asthmatiques quelque chose d'analogue à ce qui
se passe dans l'accès d'épilepsie à forme congestive. Si chez quelques
individus, en effet, l'aura épileptique est seulement douloureuse, si c'est
une sensation pénible qui, partant d'un point du corps, du pouce, par
exemple, monte rapidement vers la tête et est plus ou moins immédiatement suivie de l'attaque convulsive, chez d'autres l'aura est accompagnée
d'un mouvement congestif qu'il nous est souvent permis d'observer. S'il
part de la main, celle-ci se gonfle, les doigts sont violemment serrés par
les bagues qu'ils portent. Ceci dure une, deux, trois minutes, et l'attaque épileptique arrive. Cette congestion est aussi essentiellement nerveuse
de sa nature que celle qui produit la rougeur de la face pendant une
émotion morale. Bretonneau admettait que dans l'asthme il se fait une
semblable congestion, et que l'afflux des liquides dans le poumon, oblitérant les vésicules pulmonaires et les ramifications bronchiques, devient
cause de la dyspnée, et amène consécutivement la sécrétion muqueuse que

l'on observe généralement en effet à la fin des accès. Vous savez, messieurs, que Cullen faisait intervenir aussi la turgescence des vaisseaux pulmonaires dans la production de l'asthme; mais à l'inverse de ce que professait Bretonneau, cette turgescence, pour Cullen, était la cause et non l'effet du spasme. J'ai toujours combattu cette manière de voir. Je n'ai jamais pu comprendre cette aura, tandis que je comprends le mécanisme de la constriction spasmodique seule, et bien mieux encore je ne comprends pas que les choses se passent autrement.

Ainsi, messieurs, l'asthme est une affection nerveuse, c'est une névrose, et j'ajouterai, pour mieux définir son espèce, c'est une névrose diathésique, c'est-à-dire qu'il est très rare que cette affection ne se lie pas à l'existence d'une diathèse. Je vais chercher à vous le démontrer par des faits.

Laissez-moi entrer, à ce sujet, dans quelques détails qui ne seront pas sans intérêt. Un individu prend de l'asthme vers l'âge de quarante ou cinquante ans. Jusque-là il n'en avait éprouvé aucune attaque. On a cherché inutilement à rattacher ces accidents à une cause occasionnelle; mais en remontant dans les antécédents, on apprend que le malade a eu, dans sa jeunesse, des accidents d'une autre espèce qui étaient évidemment les manifestations d'une diathèse; ou bien c'étaient des affections herpétiques ou dartreuses, des éruptions le plus souvent eczémateuses; ou bien il était sujet à des douleurs de rhumatisme; ou bien encore, dans un âge plus avancé, il avait eu, soit des attaques de goutte, soit des hémorrhoïdes. Rien n'est plus fréquent, en effet, que ces mutations des affections herpétiques, rhumatismales, goutteuses ou hémorrhoïdaires en asthme, et depuis longtemps elles avaient été indiquées. Trnha[1], Musgrave[2], on ont rapporté, chacun de son côté, des exemples; et, pour ce qui est de la goutte, j'ai connu une personne chez laquelle des attaques d'arthritis alternaient très régulièrement avec des attaques d'asthme : tantôt des attaques de goutte se succédaient, tantôt c'étaient des attaques d'asthme; d'autres fois, une attaque de l'une survenait après une attaque de l'autre, mais jamais le malade n'eut à la fois goutte articulaire et asthme.

Ainsi, dartres, rhumatisme, goutte, hémorrhoïdes, j'ajouterai gravelle, sont des affections que l'asthme peut remplacer, et qui réciproquement peuvent remplacer l'asthme; ce sont des expressions différentes d'une même diathèse. Il en est encore une autre que je ne dois pas omettre : c'est la migraine.

Beaucoup de gens sujets à des migraines périodiques sont ou ont été goutteux, rhumatisants, hémorrhoïdaires, dartreux, ou bien sont nés de

1. Trnka, *Historia hœmorrhoidum*, Vindobonæ, 1794.
2. Musgrave, *Dissertatio de arthritide* (*Traité de la goutte*).

parents qui l'étaient ; ou bien encore vous verrez le contraire se produire, c'est-à-dire des affections dartreuses, hémorrhoïdaires, des attaques de rhumatisme ou de goutte succéder à des migraines périodiques. Entre autres exemples de ces mutations diathésiques, en voici un, le premier qui ait frappé mon attention au commencement de ma carrière médicale.

J'étais lié d'intime amitié avec un major anglais qui depuis longtemps était sujet à des migraines revenant avec une telle périodicité, de deux mercredis l'un, qu'il savait, à une heure près, quand il allait être pris. Ses attaques étaient si régulières dans leur marche et dans leur durée, que, chose plus extraordinaire encore, il pouvait dire quand elles finiraient. Elles duraient en effet quelques heures, et ensuite le laissaient dans un état de parfaite santé. Il en avait éprouvé les premières atteintes pendant son séjour aux Antilles ; depuis cette époque, elles n'avaient jamais manqué d'avoir lieu, et les choses en étaient là quand je fis sa connaissance à Paris. Comme il en était très fatigué, il me demanda un jour de l'en débarraser à tout prix. C'était en 1824 ; j'ignorais alors ce qu'était la migraine. Prenant avis de quelques-uns de mes confrères, je conseillai à mon malade des pilules écossaises à haute dose. Sous l'influence de ces purgatifs répétés, ces attaques perdirent leur périodicité ; mais sa santé fut loin de s'en trouver mieux. Auparavant, aux accès finis succédait chez lui un état de bien-être contrastant singulièrement avec le malaise qu'il éprouvait quand ils étaient près de venir. Il en était d'ailleurs pour lui comme pour tous ceux qui sont sous l'empire d'une diathèse goutteuse hémorrhoïdaire, et que leurs attaques, précédées souvent de cet état de malaise indéfinissable, soulagent au point que ces crises paraissent en vérité des maux nécessaires.

Mon malade s'étant installé à Fontainebleau pendant la belle saison, j'allais le voir et passer quelques jours avec lui de temps à autre. Un matin il me fit réveiller pour me montrer son pied dont il souffrait cruellement. Je constatai une tuméfaction avec rougeur considérable : c'était un accès de goutte aiguë bien franc. Ne sachant pas encore combien ces manifestations demandent à être respectées, ignorant que la migraine et la goutte sont sœurs, subissant, malgré moi et malgré les principes que j'avais reçus dans ma première éducation médicale, l'influence des doctrines de Broussais alors en pleine vigueur, je vis l'indication d'intervenir avec la médication antiphlogistique : des sangsues, des cataplasmes émollients arrosés de laudanum furent appliqués sur la partie douloureuse. L'arthrite céda ; mais, à partir de ce jour, le malade perdit sa belle santé d'autrefois. Une seconde attaque fut une attaque de goutte molle, atonique, et non seulement la santé générale fut altérée, mais encore le moral, l'intelligence, furent affectés d'une façon déplorable. Le major n'eut plus sa vivacité d'esprit, sa gaieté habituelles ; il devint lourd, maus

sade, ennuyeux ; enfin il eut une attaque d'apoplexie, et deux ans après,
il succomba, emporté dans une seconde attaque.

Je me bornerai à vous citer encore trois observations qui ont plus
spécialement trait à notre sujet. Le 15 juillet 1861, un jeune homme de
trente ans, habitant ordinairement le département des Côtes-du-Nord,
venait me consulter à Paris. M. le docteur L. Blondeau se trouvait à ce
moment dans mon cabinet et nous vîmes le malade ensemble. Il offrait
toutes les apparences d'une brillante santé et disait qu'il n'y avait pas eu
de goutteux dans sa famille. Dans son enfance, de dix à quinze ans, il avait
eu aux jambes une dartre humide qui disparut assez brusquement pour
revenir dix ans plus tard. Mais à partir de l'âge de dix-sept ans jusqu'à
vingt et un ans, il avait été tourmenté par de fréquentes attaques d'asthme
nerveux qui, nous disait-il, en raison de leur violence, le mettaient quelquefois aux portes du tombeau. La saignée était alors le seul moyen qu'on
eût de le soulager.

A vingt et un ans il fut pris d'accès de goutte régulière, et depuis lors
il n'eut plus d'asthme. Cependant, comme il supportait impatiemment
ses douleurs de goutte, et qu'il voulait à tout prix en être débarrassé, il
eut recours à cet effet aux préparations de colchique, et aux arcanes funestes, tels que le sirop de Boubée, les pilules de Lartigue, la liqueur
de Laville, remèdes si efficaces mais si dangereux aussi. Il fut délivré
de sa goutte, mais, en moins de trois ans, sa santé s'était profondément
altérée, et il était arrivé à une caducité précoce. Il alla alors à Tours consulter Bretonneau, qui lui lui fit cesser au plus vite ses périlleuses médications et lui conseilla l'usage du ratafia des Caraïbes (liqueur faite avec le
tafia et la racine de gaïac) en même temps qu'un régime substantiel et
beaucoup d'exercice ; sous l'influence de ce traitement la goutte aiguë revint et avec elle la santé. A quelque temps de là, le jeune homme se rendit aux eaux de Bagnères-de-Luchon, qui eurent pour résultat de le
laisser deux ans et demi sans accès de goutte ; puis ces accès reparurent
à un faible degré, et quand je le vis, il y avait dix-huit mois qu'il n'en
avait éprouvé. Mais il se plaignait alors de migraines revenant tous les
huit ou quinze jours, commençant par la tempe droite et finissant par la
région occipitale du même côté, et durant à peu près trois ou quatre heures.

La santé était d'ailleurs parfaite, à cela près de ces hémicranies qui,
permettez-moi le mot, étaient comme la monnaie des attaques de goutte
régulière.

Le 2 mars 1863, je voyais encore dans mon cabinet un homme âgé de
trente-cinq ans, asthmatique depuis l'âge de seize ans. Ses attaques ne
duraient jamais moins de quinze jours ; elles le prenaient surtout quand
il résidait à Paris, et survenaient très rarement quand il était à la campagne. Mais depuis six mois elles avaient diminué d'intensité, et la dernière, qui avait débuté par des accidents très modérés, s'était terminée le

troisième ou le quatrième jour par un accès de goutte parfaitement régulière.

Dans le fait suivant que m'a communiqué mon collègue M. Hérard, il ne s'agit pas de goutte, mais d'affections rhumatismales auxquelles l'asthme vient succéder.

Une dame d'une cinquantaine d'années avait été atteinte, pour la première fois, vers l'âge de trente ans, d'un rhumatisme articulaire aigu dont elle fut prise quelques semaines après être accouchée. Elle se rétablit; mais au bout de deux mois elle eut une rechute. Depuis lors elle conserva pendant plusieurs années des douleurs musculaires rhumatismales, vagues et erratiques. Ces douleurs cessèrent. A partir de cette époque, d'autres douleurs névralgiques se déclarèrent, et en même temps la malade fut sujette à des migraines périodiques dont elle n'avait jamais été affectée antérieurement.

En 1858, M. Hérard fut appelé à lui donner des soins. Cette dame était alors tourmentée par une toux spasmodique revenant régulièrement la nuit, à la même heure. Dans ce même hiver, elle eut une névralgie faciale, et la peau de son cou se couvrait d'une éruption dartreuse, de forme papulo-vésiculeuse, qui fut du reste très passagère.

L'hiver suivant se passa sans aucun accident; mais, en 1860, la malade fut prise d'accès d'asthme nerveux parfaitement caractérisé, revenant le soir et pendant la nuit. Les accès d'asthme se déclaraient surtout quand cette dame se trouvait dans un certain quartier de Paris. Elle demeurait rue du Cirque, et elle était le plus ordinairement prise alors qu'elle allait passer la soirée dans le voisinage, chez son frère, rue de la Ville-l'Évêque. Ces accès d'asthme, qui se répétèrent pendant quinze à vingt jours, ne reparurent plus et ne furent jamais accompagnés d'aucun symptôme de catarrhe.

Ces faits pourraient peut-être s'interpréter de la façon suivante. Lorsque les goutteux, les hémorrhoïdaires, n'ont pas, en leur temps, les manifestations habituelles de leur diathèse, attaques de goutte articulaire, flux hémorrhoïdal, etc., ils éprouvent dans un grand nombre de circonstances, à un très haut degré, des accidents névropathiques, tels que des spasmes de l'estomac, de l'intestin, un état de malaise général qui se traduit par de la morosité, de la tristesse, un changement quelconque dans le caractère. Ces accidents, à la vérité, précèdent souvent aussi, mais à un degré moindre d'intensité, les attaques régulières. Or, il est permis de se demander si l'asthme est autre chose qu'une forme de ces accidents spasmodiques, ayant alors pour siège l'appareil pulmonaire.

Un dernier fait qui, tout en se rapprochant des précédents, viendrait, en une certaine mesure, à l'appui de la théorie de M. Duclos : J'ai donné des soins à une dame d'une trentaine d'années, chez laquelle les attaques d'asthme coïncidaient avec l'apparition d'une éruption ortiée. Ces attaques duraient deux mois consécutifs, et, quand l'urticaire disparaissait, l'oppression augmentait invariablement, de sorte que l'on était en droit de supposer que l'asthme était produit par l'exanthème qui se manifestait du côté des bronches.

Il est encore une autre diathèse, différente de celle dont je viens de vous entretenir, dont l'asthme peut être aussi la manifestation : c'est la diathèse tuberculeuse.

J'en choisis un exemple remarquable : Je connais une dame âgée de soixante-douze ans qui, sauf un asthme dont elle éprouve de temps en temps les attaques, est parfaitement bien portante. Cette dame, née d'une mère morte tuberculeuse, a perdu deux filles, l'une emportée par une fièvre cérébrale, l'autre enlevée par une phthisie pulmonaire.

Des parents tuberculeux peuvent donc procréer des enfants asthmatiques, et réciproquement des asthmatiques peuvent donner naissance à des individus tuberculeux. C'est un fait assurément très remarquable que l'asthme, qui semble si peu de chose quant à la lésion organique qui l'accompagne, paraît être, en quelques circonstances, la manifestation d'une maladie diathésique dont l'expression locale est aussi considérable que l'est la tuberculisation.

Ces faits, messieurs, se rattachent à une grande question, celle de la transformation des affections morbides les unes dans les autres; rappelez-vous que les darthes, les affections rhumatismales, la goutte, la gravelle, les hémorrhoïdes, la migraine et l'asthme, expressions différentes d'une même diathèse, peuvent se remplacer les unes les autres; à mesure que vous avancerez dans la pratique de votre art, vous n'aurez que trop souvent occasion de vérifier l'exactitude de cette proposition.

Comme toutes les affections diathésiques, l'asthme se transmet directement par l'hérédité. Un homme qui est resté longtemps dans nos salles nous offre un type assez complet pour servir à la démonstration de tout ce que je vous ai dit. Ce malade, âgé de trente et un ans, est sujet à des attaques d'asthme depuis l'âge de treize ans. Jusque-là il n'en avait ressenti aucune atteinte. Vivant au milieu des enfants de son âge dont il partageait les jeux, courant comme eux, se livrant, sans en éprouver la moindre gêne, aux mêmes exercices du corps, sa première attaque survint sans cause appréciable. Il en fut pris à trois heures de l'après-midi, et sa crise dura pendant quatre à cinq jours. À en juger par les renseignements qu'il nous a fournis, elle revêtit la forme d'un catarrhe assez intense pour donner des inquiétudes à sa famille et aux médecins qui urent consultés.

Cinq ans après, les accidents prirent une forme plus régulière, survenant, non plus dans la journée, mais toujours après minuit, vers une ou deux heures du matin. Déjà ici vous retrouvez la circonstance sur laquelle j'ai tant insisté relativement à l'heure d'apparition des accès. Le malade nous a dit, et vous l'avez entendu le répéter sans que j'aie provoqué son dire, que généralement ces crises étaient très violentes, lorsqu'au moment de se coucher il remuait la paillasse de son lit, et il attribuait ce fait à l'action de la poussière qu'il soulevait autour de lui pendant cette opération. Ordinairement l'attaque se composait d'un seul accès, et six mois se passaient sans qu'elle revînt. Aujourd'hui elles reviennent toutes les six semaines et durent trois jours, c'est-à-dire que, pendant ces trois jours, cet individu éprouve dans la poitrine une gêne continuelle, un sentiment de constriction qui le mettent dans l'impossibilité de travailler et que la nuit l'accès reprend une nouvelle intensité, se calmant habituellement au petit jour, mais quelquefois aussi s'exaspérant à ce moment.

Une particularité que le malade nous a encore de lui-même parfaitement indiquée, c'est que les matières de l'expectoration présentent des caractères essentiellement différents avant et après l'accès. Durant sa crise, il n'a pas d'expectoration ; tandis qu'avant, il rejette de petits crachats épais, globuleux, qu'il compare au germe de l'œuf de poule. Vous reconnaissez là les crachats perlés. Après l'attaque, ces crachats sont muqueux, purulents ; vous les avez vus dans le crachoir, et ils ne différaient en rien de ceux que rend un individu affecté du catarrhe le plus franc. Ce fait de crachats perlés rendus avant l'accès, alors par conséquent qu'il n'y a ni gêne ni oppression, pas d'asthme à proprement parler, tandis que la dyspnée n'est accompagnée d'aucune expectoration, et qu'une fois calmée, survient l'expectoration catarrhale, ce fait est un exemple de plus à opposer à la théorie de M. Beau.

Dans cette observation, vous retrouvez encore ce que je vous ai dit des formes différentes de la maladie dans l'enfance et dans l'âge adulte, et vous allez retrouver aussi ce qui a trait aux mutations diathésiques. Cet homme, en effet, né d'une mère goutteuse, d'un père épileptique, a été lui-même, pendant un certain temps, sujet aux migraines.

Dans l'intervalle de ses crises d'asthme, il pouvait faire les exercices gymnastiques les plus violents sans être oppressé. C'est lui qui plusieurs fois fit avec ses camarades la gageure d'aller à pied de Paris à la place d'armes de Versailles, en suivant pendant dix-huit kilomètres la voiture publique dont la marche, comme vous le savez, est assez rapide. Il peut donc courir près de sept quarts d'heure, monter vivement la côte assez roide de Sèvres et de Chaville, et arriver au terme de cette singulière pérégrination, sans être plus essoufflé que celui qui vriendait de parcourir, au pas gymnastique, un demi-kilomètre. Pendant ses accès, il avait tous les signes physiques de l'emphysème vésiculaire des poumons : bruit inspirateur presque nul, expiration forcée et plus longue que l'inspiration,

râles ronflants, résonnance exagérée de la poitrine. Lorsque depuis quelques jours l'asthme était passé, nous retrouvions une inspiration longue,
pleine, facile, un murmure vésiculaire parfaitement normal; une expiration plus courte que l'inspiration, s'accomplissant sans efforts musculaires, et une résonnance générale de la poitrine moindre que pendant les
attaques. (Chez les enfants et chez les adultes atteints de coqueluche,
vous constaterez de même souvent des signes d'emphysème vésiculaire
qui disparaîtront rapidement lorsque la névrose elle-même aura disparu.)

Enfin, l'histoire de ce malade est encore complète, eu égard à ce qui
touche au traitement de l'asthme. Lorsque les accès surviennent, notre
homme sort du lit, fait chauffer de l'eau et prend immédiatement un bain
de pieds qui le soulage habituellement; d'autres fois, il est obligé de se
mettre à la fenêtre, quelque temps qu'il fasse, pour respirer l'air frais
de la nuit et calmer ainsi son anxiété. Si l'asthme était un catarrhe, pareil
moyen de traitement réussirait-il? Le datura a été chez lui d'un
faible secours, et il a éprouvé de grands inconvénients de l'emploi de
l'ammoniaque, dont il sera question tout à l'heure. L'arsenic au contraire
l'a beaucoup soulagé. Ici vous voyez l'asthme avec ses fantaisies thérapeutiques, ainsi que plus haut vous l'avez vu avec ses fantaisies pathologiques.

Comme toutes les névroses, en effet, cette maladie cède souvent à des
moyens très différents, suivant les individus, et ces moyens, l'expérience
seule apprend aux malades et aux médecins quels ils peuvent être. Nous
avons dit que d'ordinaire les asthmatiques recherchaient l'air frais; il en
est d'autres qui, au contraire, ne se soulagent de leurs accès qu'en se
mettant le dos devant un feu bien flambant. Notre malade calmait les
siens par un bain de pieds chaud. S'il nous fallait citer ici les moyens
plus ou moins bizarres auxquels certains individus ont recours pour faire
cesser leurs attaques, nous aurions une liste longue à épuiser. J'ai connu
une personne, le frère de l'ancien chancelier de notre dernière chambre
des pairs, qui, lorsqu'il était pris d'asthme, faisait allumer dans son
appartement quatre, cinq ou six lampes Carcel, et se trouvait immédiatement soulagé. Un autre, sujet à des accès diurnes, se faisait mettre sur
son cheval, et ne parvenait à calmer ses crises qu'en partant immédiatement au grand trot contre le vent.

Ce sont là assurément des faits singuliers, exceptionnels, mais il était
important de les signaler, car ils sont une nouvelle preuve de la nature
essentiellement nerveuse de la maladie.

Abordons maintenant la question du *traitement.*

Dans certains pays où l'asthme est une maladie commune, ce traitement était autrefois abandonné aux empiriques. Dans les Indes orien-
tales, c'était un remède populaire que de se guérir de ses accès en fumant

les feuilles d'une espèce végétale qui n'est autre que le *datura metel*. Le docteur Anderson, médecin à Madras, recommandait l'usage de cette plante ; il en remit à un officier qui, en 1802, en apporta en Europe, et en donna au docteur Sims (d'Édimbourg). Celui-ci en ayant reconnu les bons effets, essaya d'y substituer le *datura stramonium*. Ses essais réussirent, et aujourd'hui l'usage de la stramoine est vulgarisé dans le traitement de l'asthme.

Ce que nous disons du *datura stramonium* peut s'appliquer aux autres espèces de datura, au *ferox*, au *fastuosa* comme au métel ; mais c'est au premier qu'on a le plus généralement recours. De tous les remèdes administrés pour combattre les accès d'asthme, c'est celui qui réussit habituellement le mieux. On fume ses feuilles desséchées, seules ou mêlées à de la sauge, soit dans une pipe, soit roulées dans du papier sous forme de cigarettes, ou bien encore on les brûle dans la chambre du malade. Ce moyen cependant ne soulage pas tous les asthmatiques ; il est bien souvent sans effet chez ceux qui font un usage habituel du *tabac* à fumer. Cela se comprend, lorsqu'on réfléchit que le tabac est une solanée vireuse, de la famille par conséquent du datara, et que l'accoutumance à la nicotine peut empêcher l'action du principe stupéfiant de la stramoine. Je connais pourtant des fumeurs de tabac que le datura calme, ce qui prouverait alors que celui-ci a une action spécifique différente jusqu'à un certain point de celle de la nicotine. Bien que l'un et l'autre ne se remplacent par conséquent pas complètement, il est néanmoins des asthmatiques qui, n'ayant pas l'habitude d'en faire usage, modèrent leurs accès en fumant du tabac. Je suis du nombre, et je vous ai raconté que dans une attaque il me suffisait souvent d'aspirer quelques bouffées d'un cigare pour faire cesser ma dyspnée.

D'une manière générale, *toutes les solanées vireuses*, datura, tabac, jusquiame, belladone, possèdent donc plus ou moins les mêmes propriétés ; elles entrent toutes dans la confection des cigarettes Espic, qui ont joui longtemps, dans le traitement de l'asthme essentiel et du catarrhe pulmonaire compliqué d'accidents nerveux, d'une renommée que la quatrième page des feuilles publiques cherche encore aujourd'hui à exploiter. Elles se préparent de la manière suivante :

Feuilles choisies de belladone......................	30 centigrammes.
Feuilles choisies de jusquiame......................	15 —
Feuilles choisies de stramoine......................	15 —
Feuilles choisies de phellandre aquatique............	05 —
Extrait gommeux d'opium.......	13 milligrammes.
Eau distillée de laurier-cerise.....................	q. s.

Les feuilles, séchées avec soin et mondées de leurs nervures, sont hachées et mêlées exactement. L'opium est dissous dans l'eau de laurier-cerise; la solution est également répartie sur la masse. En outre, le papier qui va servir à confectionner les cigarettes a été préalablement lavé avec la macération dans l'eau de laurier-cerise des plantes ci-dessus indiquées, puis convenablement séché.

On comprend l'efficacité et le succès d'un semblable médicament.

Toutefois, messieurs, quand on prescrit aux asthmatiques l'usage du datura ou des autres solanées, il importe essentiellement d'en proscrire l'abus, sous peine de voir s'épuiser promptement l'action de ces moyens thérapeutiques. C'est lorsque l'attaque est violente, et seulement alors, qu'il faut y avoir recours. Le malade fumera deux cigarettes au moment de l'accès, et non sept, huit, dix, comme beaucoup sont tentés de le faire. Lorsque l'individu ne peut pas ou ne sait pas fumer, on y supplée en brûlant du datara dans sa chambre et en le mettant ainsi dans une atmosphère de fumée médicamenteuse.

Il en est de cette médication comme de toutes, comme de toutes celles surtout qui s'adressent aux affections nerveuses; on doit grandement tenir compte des individualités. Tel asthmatique sera soulagé par le datura, tel autre par la belladone; celui-ci par la jusquiame, celui-là par le tabac ou par le mélange de ces différentes plantes. Il en est aussi, et le malade dont je vous ai rappelé l'histoire assez au long est du nombre, qui ne peuvent pas supporter les solanées; pour ceux-là d'autres médications doivent être employées, et il en est parmi elles qui ont été préconisées à juste titre.

Je vous indiquerai les *fumigations arsenicales*, les *fumigations de papier nitré*.

Pour les premières, on prépare une solution d'*un gramme d'arsénite de potasse* dans *quinze grammes d'eau distillée*. Avec cette solution, on imbile une feuille de papier non collé, jusqu'à ce qu'elle soit épuisée. Le papier étant parfaitement desséché, on le divise en vingt parties égales qui renferment par conséquent chacune environ $0^{gr},05$ d'arsénite. Chaque morceau de papier est plié sous forme de cigarette. Le malade, après l'avoir allumé, en aspire la fumée que, par une lente aspiration, il fait passer jusque dans les bronches. On ne doit en aspirer que huit ou dix bouffées, une seule fois par jour.

Le papier nitré est fait de la même façon, en employant une solution à demi saturée de nitrate de potasse, que l'on épuise en imbibant le papier non collé qui est divisé en un certain nombre de morceaux pour être roulés en cigarettes.

Si le malade ne sait pas fumer, le papier arsenical ou nitré est chiffonné en une sorte de boule que l'on allume, et dont la fumée est reçue sous un entonnoir ou plus simplement sous un cornet de papier dont l'asthmatique place l'extrémité dans sa bouche, de façon à en aspirer ainsi les bouffées.

J'ai quelquefois associé les fumigations nitrées aux fumigations de datura ou de belladone, soit en faisant rouler des feuilles de ces plantes dans le papier imprégné de sel de nitre, soit en donnant le datura qui avait été préalablement imbibé de la solution nitrée.

Parmi les moyens à l'aide desquels on peut combattre les accès d'asthme, il en est un qui tour à tour a été vanté et prescrit d'une façon trop absolue, car, employé dans une juste mesure, il a rendu de réels services : je veux parler des applications d'*ammoniaque* sur la partie postérieure du pharynx.

Cette médication est celle de Ducros (de Sixt). Appelé auprès d'un asthmatique, ce médecin portait sur la partie postérieure du pharynx un gros pinceau trempé dans un mélange à parties égales d'eau et d'ammoniaque liquide.

Esprit bizarre et rempli des théories médicales les plus étranges, Ducros avait été conduit à adopter cette pratique par cette singulière idée que le fond du pharynx était le centre d'où émanait toute la puissance nerveuse dont il cherchait ainsi à modifier l'action. Quelque singulier que fût son point de départ, il obtint quelques succès de sa médication. Ceux qu'il eut, notamment chez madame Adélaïde d'Orléans, sœur du roi Louis-Philippe, le mirent un instant en grande réputation à Paris. Des expériences tentées par d'autres médecins, par M. Rayer, par moi-même, montrèrent en certains cas l'efficacité du moyen; mais en d'autres circonstances, je n'eus pas, pour ma part, à m'applaudir de son application, des accidents formidables étant survenus au moment de l'opération. Aussi, messieurs, tout en reconnaissant les avantages de cette médication, dois-je vous avertir de ses dangers.

Deux faits me sont restés pour toujours gravés dans la mémoire.

Un homme, de colossale constitution, vint un jour me consulter pour se faire traiter d'un asthme dont il était tourmenté; il m'était adressé par mon confrère et ami A. Lebreton. J'essayai de le traiter par la méthode de Ducros ; mais dès la première tentative, au moment où je venais d'introduire dans le fond de l'arrière-gorge le pinceau chargé d'ammoniaque étendue d'eau, survint un accès d'orthopnée épouvantable. Le malade se dressa tout à coup sur ses jambes, comme s'il eût été lancé par un ressort, et se précipita vers la fenêtre dans un état de suffocation véritablement effrayant. Il crut qu'il allait mourir, et je ne vous cache pas que ce fut aussi mon sentiment. Cependant le calme se rétablit; mais ni le patient ni moi ne nous souciâmes de répéter l'expérience.

A quelque temps de là, une dame, que j'ai eu depuis occasion de revoir, vint également me trouver. Je tentai de nouveau sur elle les applications d'ammoniaque; mais cette fois j'opérai avec la plus grande précaution.

Néanmoins, à peine le pinceau touchait-il le pharynx, qu'un accès de suffocation m'empêcha d'aller plus loin. Les résultats du traitement n'en furent pas moins heureux, car cette malade resta deux mois sans avoir d'attaques, ce qui ne lui était pas arrivé depuis longtemps.

Enfin notre individu de la salle Sainte-Agnès vous a raconté que lui-même avait été soumis à cette médication, et que la seule fois qu'on l'expérimenta sur lui, il avait été pris d'un accès d'oppression tel qu'il se crut sur le point de mourir. De plus, à partir de ce moment, il eut des attaques d'asthme tous les quatre jours, revenant à l'heure où l'opération avait été faite, tandis qu'auparavant il n'avait d'attaques que tous les trois mois.

La méthode de Ducros ne guérit donc qu'un petit nombre de malades, bien qu'un grand nombre la supportent sans inconvénients. Ducros l'appliquait journellement, sans avoir jamais, disait-il, observé ces fâcheux effets. Les exemples que je viens de vous citer vous montrent que l'on ne saurait agir avec trop de prudence, car on comprend que la mort puisse arriver au milieu de ces épouvantables crises. Aussi, quand j'ai recours à ce moyen, ai-je soin de prendre la précaution que je vous engage à prendre également. Je commence par faire respirer de l'ammoniaque au malade, en lui passant sous le nez un flacon rempli de cette substance, puis je touche le fond de sa gorge, la première fois avec une solution d'une partie d'ammoniaque pour neuf d'eau. Le lendemain, j'emploie une solution au huitième, et j'arrive progressivement à la solution au tiers, jusqu'à ce qu'enfin l'habitude étant acquise, je prenne la solution à parties égales.

Il est encore une autre manière d'appliquer cette médication, c'est de tenir l'asthmatique dans une atmosphère de vapeurs ammoniacales, que l'on fait dégager en laissant dans la chambre des assiettes remplies d'alcali volatil.

Le procédé imaginé par M. Faure diffère en quelques points de celui que je viens de vous indiquer, et vous m'avez vu l'employer chez un de nos malades couché au n° 22 de la salle Sainte-Agnès.

Cet homme avait eu, il y a quatre ans, un asthme qui chaque nuit revenait à la même heure et durait à peu près deux heures. Il était resté plus de trois ans et demi sans attaques, lorsque dans le courant du printemps de 1860, il fut repris de nouveau de ses accidents. Les accès nocturnes se reproduisirent comme par le passé; mais le jour il restait de la dyspnée, et lorsque la poitrine fut examinée, nous constatâmes tous les signes de l'emphysème vésiculaire. Toutefois il n'y avait jamais de crachats perlés; l'expectoration ressemblait à du blanc d'œuf un peu épaissi par la chaleur.

Nous eûmes recours aux inspirations ammoniacales faites suivant le procédé de M. Faure. Dans un bol, on versait à peu près une cuillerée à bouche d'ammoniaque liquide. Le malade plaçait sa bouche à environ 30 centimètres de ce vase, et il inspirait des vapeurs pendant un quart d'heure.

Cette petite opération était répétée quatre fois en vingt-quatre heures. Il fallait toutefois prendre la précaution de boucher les narines du patient avec un peu de coton ; sans cela il ne pouvait supporter l'odeur de l'ammoniaque.

Vous avez vu que, dès le premier jour, les attaques nocturnes ont disparu, la dyspnée du jour a presque entièrement cessé, et après quatre jours de ce traitement si simple, la guérison semblait complète.

C'est probablement à ces vapeurs que certains asthmatiques doivent d'être soulagés par le seul fait de leur séjour plus ou moins prolongé dans les endroits où il y a un dégagement de gaz ammoniac. Je vous ai cité comme exemple ce capitaine de navire qui était exempt de toute attaque lorsqu'il naviguait sur son bâtiment chargé de guano, ou lorsqu'il habitait sur les îles où cette substance se récolte.

Les *antispasmodiques*, l'éther, soit sous forme de sirop, soit en capsules, trouvent aussi leur indication au moment des accès.

Quelquefois, et je vous ai dit dans quels cas spécialement, j'ai obtenu de bons résultats d'un *vomitif* donné à propos ; celui que je préfère à tout autre est l'ipécacuanha, que je prescris de la façon que vous savez.

Il me reste à vous dire ce qu'il faut faire pour prévenir le retour des attaques. Malheureusement ici l'intervention de la médecine est bien souvent inefficace, car nous pouvons moins pour guérir radicalement le mal que pour en modérer les symptômes. Voici cependant une des méthodes de traitement qui, dans un certain nombre de cas, m'ont paru les plus avantageuses. Elle se compose de la série des moyens suivants :

1° Dix jours de suite, chaque mois, le malade prend le soir, en se couchant, d'abord une, puis, trois jours après, deux, et les quatre derniers jours, quatre pilules ainsi composées :

℞ Extrait de belladone...................... 1 centigramme.
   Poudre de racine de belladone............ 1   —
F. s. a. une pilule.

Ou bien encore, un, deux, et jusqu'à quatre granules d'atropine d'un milligramme.

2° Les dix jours qui suivent, on remplace les préparations belladonées par le sirop de térébenthine, à la dose d'une cuillerée à bouche prise trois fois par jour, et mieux par trois capsules d'essence de térébenthine.

3° Les dix derniers jours du mois, le malade est mis à l'usage des cigarettes arsenicales.

Enfin, comme complément du traitement, le malade prend tous les dix jours, le matin à jeun, un paquet de 4 *grammes de poudre de quinquina calisaya* qu'il délaye dans une infusion de café torréfié.

L'usage interne et longtemps continué de la belladone ou de l'atropine administrées selon les formules et suivant la méthode que je vous ai indiquées m'a toujours paru constituer la base du traitement. S'il n'est pas nécessaire que les malades éprouvent à un haut degré les effets physiologiques de ces puissants médicaments, il faut que, pendant longtemps, l'économie soit tenue sous leur domination. Le quinquina, la térébenthine, les inspirations de vapeurs arsenicales, sont toutefois un très utile complément.

Cette médication, quelque beaux résultats qu'elle m'ait donnés et me donne encore chaque jour, est loin d'être infaillible; avantageuse à certains asthmatiques, elle reste complètement inefficace chez d'autres; on est alors forcé de recourir aussi à d'autres moyens.

M. Duclos (de Tours) vante d'une manière générale la *fleur de soufre* comme un agent thérapeutique « d'une prodigieuse puissance » dans le traitement préventif de l'asthme. Il la prescrit « à la dose quotidienne de 50 centigrammes à 1 gramme, suivant l'âge du malade, à prendre en une seule fois, le matin, soit à jeun, soit au moment de déjeuner. Cette dose est continuée cinq ou six mois, pendant vingt jours chaque mois, puis pendant un an ou dix-huit mois ou deux ans , pendant dix jours chaque mois. » Il est impossible, ajoute-t-il, d'imaginer un traitement plus simple et plus facile. Dans tous les cas dans lesquels il l'a employé, la maladie a été modifiée; et il a obtenu un grand nombre de guérisons[1].

M. Duclos insiste sur la nécessité de donner la fleur de soufre de préférence à toute autre préparation sulfureuse; le choix, suivant lui, n'est pas indifférent : tandis qu'il a eu à s'applaudir de l'emploi de ce médicament, il avait constamment échoué, alors qu'auparavant il prescrivait l'usage des eaux sulfureuses, telles que les eaux de Barèges, de Bonnes et de Cauterets. A ce propos, il fait remarquer, avec juste raison, que, parmi les agents de la matière médicale, il y a des analogues et non pas des succédanés; que l'eau sulfureuse n'est pas plus la fleur de soufre que le quinquina n'est le sulfate de quinine, que l'opium n'est la morphine.

Pour ma part, j'ai eu aussi à enregistrer des succès obtenus avec le soufre dans le traitement de l'asthme; toutefois, je ne saurais partager les illusions que mon savant confrère de Tours semble se faire sur l'infaillibilité du remède dans tous les cas donnés. L'indication du soufre me paraît précise, son utilité est incontestable, alors que l'asthme se lie à la diathèse herpétique, mais, si en exagérant la portée des faits, si en concluant du particulier au général, on s'imagine que cette indication se

---

1. Duclos (de Tours), *Recherches nouvelles sur la nature et le traitement de l'asthme* (*Bulletin général de thérapeutique*, 15 avril 1861, t. LX, p. 299).

présente toujours absolument la même, on s'expose à de cruels mécomptes.

Messieurs, dans les circonstances analogues à celles où le soufre est
réellement utile, c'est-à-dire alors que la névrose de l'appareil respiratoire est l'expression de l'herpétisme, l'*arsenic administré à l'intérieur*
m'a rendu et me rend journellement des services signalés. Il n'y a rien
là, du reste, qui doive surprendre, quand on réfléchit aux merveilleux
effets que produisent les préparations arsenicales dans le traitement des
affections herpétiques en général, des affections cutanées en particulier.

Non seulement l'arsenic est d'une grande efficacité dans ces cas, mais
encore c'est un exellent remède contre l'asthme dans un grand nombre
d'autres circonstances où la diathèse herpétique ne joue absolument
aucun rôle.

Ce n'est pas d'ailleurs un remède nouveau. Il me suffira de vous rappeler que Dioscoride le donnait aux asthmatiques, soit incorporé au miel,
soit en potion, mélangé avec de la résine. La substance qu'il employait
était ce que, dans son temps, on appelait la sandaraque, c'est-à-dire notre
réalgar (le sulfure rouge d'arsenic). Moins loin de nous, à la fin du
XVIe siècle, George Weith préconisait l'usage d'un électuaire dans la
composition duquel entrait l'orpiment (le sulfure jaune), dont il faisait
prendre chaque jour une dose considérable aux malades atteints d'asthmes
les plus graves. Cependant, combattu avec acharnement par la majorité
des médecins, proscrit d'une manière absolue de la matière médicale,
aussi bien dans le traitement de l'asthme que dans le traitement de toute
autre maladie, l'arsenic était tombé dans un profond discrédit, jusqu'au
moment où, de nos jours, Harles s'efforça de le réhabiliter. Remis maintenant en honneur, il tient dans la thérapeutique la place qu'il mérite en
effet d'occuper.

Relativement à son application dans le traitement de l'asthme, vous
n'êtes pas sans avoir entendu parler de ces mangeurs d'arsenic, ou toxico-
phages, que l'on rencontre dans différentes contréee de l'Allemagne, dans
la basse Autriche et en Styrie. Vous savez que, dans ces pays, les paysans,
et même, parmi les gens des villes, les personnes des classes élevées,
ont l'habitude de prendre plusieurs fois par semaine, le matin à jeun,
d'abord une petite quantité équivalant à un peu moins d'un demi-grain,
puis progressivement des quantités plus fortes de cette substance véné-
neuse. Le double but qu'ils se proposent d'atteindre, en adoptant cette
pratique, c'est, d'une part, de se donner le teint frais et un certain degré
d'embonpoint ; d'autre part, de se rendre, suivant leur expression, plus
volatils, c'est-à-dire, de faciliter leur respiration pendant la marche ascendante. A chaque longue excursion qu'ils ont à faire à pied dans les
montagnes, ils prennent un petit morceau d'arsenic de la grosseur d'une
petite lentille qu'ils laissent fondre peu à peu dans leur bouche. L'effet

en est surprenant; ils montent aisément les hauteurs qu'ils ne sauraient gravir qu'avec la plus grande peine sans cette précaution. Non seulement les mangeurs d'arsenic en font usage pour eux, mais encore ils en donnent habituellement à leurs animaux domestiques, à leurs chevaux, à ceux surtout qui servent aux charrois dans les localités montagneuses.

Or, mettant à profit ces observations, des médecins se sont demandé si cette influence singulière et toute spéciale de l'arsenic sur les fonctions de la respiration ne pourrait pas être utilisée pour combattre certains troubles de ces fonctions. Guidé par ces indices, le docteur Koepl, un des premiers, eut l'idée d'essayer la liqueur de Fowler (dont la base est l'arséniate de potasse) sur quelques individus atteints d'asthme, et ses essais eurent, en un assez grand nombre de cas, les heureux résultats qu'il en attendait. L'expérience a été renouvelée par d'autres avec un égal succès; et, quant à moi, depuis plusieurs années déjà que je les emploie, les préparations arsenicales administrées à l'intérieur m'ont rendu, dans le traitement de l'asthme nerveux, de réels services.

Le plus habituellement, je prescris l'*arséniate de soude* dans une potion ainsi composée:

℞ Arséniate de soude............. 5 centigrammes.
   Eau distillée.................... 100 grammes.
   Teinture de cochenille............ q. s. pour colorer la liqueur.

Le malade prend, chaque jour, au commencement de ses deux principaux repas (précaution utile pour que le médicament soit bien toléré par quelques estomacs susceptibles), *une cuillérée à café* de cette liqueur, représentant environ 2 milligrammes et demi d'arséniate de soude.

Je prescris encore l'*acide arsénieux* sous forme de pilules que je formule ainsi:

℞ Acide arsénieux.................. 25 centigrammes.
   Amidon.......................... 5 grammes.
   Sirop de gomme.................. q. s.

pour faire selon l'art, en mêlant exactement et par petites portions une masse pilulaire que l'on divise en 100 pilules, dont chacune contient par conséquent aussi 2 milligrammes et demi d'acide arsénieux. Le malade doit également en prendre une avant ses deux repas. Pour les individus pusillanimes que l'idée d'absorber de l'arsenic peut effrayer, je décore le médicament du nom de *pilules de Dioscoride*.

Quelle que soit la préparation dont, suivant la tolérance du malade, j'augmente ou je diminue les doses, j'en continue l'usage durant plusieurs mois de suite, le suspendant, généralement, pendant huit ou dix jours chaque mois.

Il est enfin une autre médication curative de l'asthme, dont je dois vous dire quelques mots. Depuis quelque temps, vous m'avez vu donner l'*iodure de potassium* à ces deux hommes de notre salle Sainte-Agnès qui présentaient un type si complet de l'asthme spasmodique; l'histoire de cette médication est assez curieuse.

Il y a cinq ou six ans, un journal de médecine français empruntait à un recueil étranger [1] une note dans laquelle il était dit qu'on vendait à Boston, comme antiasthmatique, un remède secret dont l'iodure de potassium constituait le principal ingrédient. L'auteur de cette note, Horace Green, ajoutait s'être servi de ce remède avec le plus grand succès, notamment dans le cas d'asthme compliqué de bronchite; et il publiait sa formule :

> ℞ Kali hydroiod (iodure de potassium)....... 8 grammes.
> Decoct. polygalæ (décoction de polygala)... 100 —
> Tinct. lobeliæ (teinture de lobelia)........ ⎫
>   — opii camphor. (— d'opium camphré).. ⎭ 25 —
> A prendre deux ou trois cuillerées à soupe par jour.

Sur ces entrefaites, un autre médecin, M. Aubrée, actuellement établi pharmacien à Burie (Charente-Inférieure), écrivit à l'Académie pour réclamer la priorité de la découverte ; en même temps il m'écrivait aussi pour m'attribuer l'honneur de la médication qu'il avait imaginée et qu'il employait depuis quinze ans, ou tout au moins pour me faire partager cet honneur. Voici ce qu'il me disait dans cette lettre que j'ai conservée :

« Il y a une quinzaine d'années, habitant alors une petite ville du
» département de l'Hérault (Pézénas), un malade d'un village voisin
» (Valleros) vint me consulter pour une névrose bien caractérisée des
» organes de la respiration; il était porteur d'une consultation de vous.
» Vous lui ordonniez des frictions avec la teinture d'iode sous les aisselles,
» à l'épigastre et dans le dos. En même temps, vous lui prescriviez
» pour l'intérieur une solution de 5 grammes d'iodure de potassium
» dans 250 grammes d'eau distillée édulcorée avec du sirop simple. Je
» le soumis à votre traitement et il se trouva mieux dès le deuxième
» jour. Cet homme, enchanté, vint me revoir quelques jours après, il
» n'était cependant pas encore parfaitement guéri. Je fis cesser les fric-
» tions et je lui ordonnai la même solution, mais à double dose, c'est,
» à-dire à 10 grammes. Le sifflement disparut complètement, la respira-
» tion reprit son rythme habituel et, depuis lors, il n'éprouva plus
» aucune atteinte de sa maladie. »

---

1. Horace Green (de New-York), *Formules favorites des praticiens américains*, traduit en français par M. Noirot, 1860 (*Schmidt's Jahrbücher der gesammten Medecin* 1862, Band 114, n° 112).

M. Aubrée, encouragé par ce premier essai, expérimenta de nouveau, sur un grand nombre de malades, le même médicament sous la forme d'un *élexir antiasthmatique*, ainsi composé :

℞ Racine de polygala.................	2 grammes.	

Faites bouillir dans :

Eau...............................	125	—
Pour réduire par coction à..............	60	—

Passez la décoction à travers une étamine, et ajoutez :

Iodure de potassium.................	15	—
Sirop d'opium.......................	120	—
Eau-de-vie.........................	60	—

Colorez la liqueur avec :

Teinture de cochenille..............	q. s.	

Filtrez.

Le malade prendra, chaque jour, trois cuillerées à bouche de cet élixir, le matin à jeun, dans le milieu de la journée et le soir, jusqu'à cessation de l'asthme. Quelques individus supportant mal le médicament, ce qui n'est pas étonnant, car les doses indiquées représentent à peu près 3 grammes d'iodure de potassium et 4 centigrammes d'extrait d'opium, M. Aubrée prescrit comme une condition indispensable de donner après chaque cuillerée une pastille de chocolat qui aurait pour effet de neutraliser l'action irritante de l'iodure de potassium sur l'estomac. Il prétend avoir ainsi guéri, et rapidement guéri en trois ou quatre jours, douze individus.

Depuis cette communication de M. Aubrée, et depuis que l'on connaît l'arcane de quelques guérisseurs, j'ai essayé bien souvent l'iodure de potassium en modifiant la formule de la façon suivante :

Le malade prend chaque jour immédiatement avant son dîner une cuillerée à cafe d'une potion ainsi composée :

℞ Iodure de potassium.................	10 grammes.	
Eau distillée.......................	200	—

M. s. a.

Je dois dire que, dans un grand nombre de cas, j'ai obtenu des succès qu'aucune autre médication ne m'avait donnés ; d'un autre côté, car il ne faut pas s'aveugler volontairement, j'ai vu le médicament non seulement échouer, mais encore aggraver très notablement tous les accidents. Il en a été ainsi chez nos deux malades de la salle Sainte-Agnès.

L'un de ces malades trouvait au contraire un soulagement immédiat dans les *inhalations de chloroforme*. Il avait été réduit à y recourir par l'opiniâtreté désespérante de ses accès; le bien-être qu'il en avait éprouvé l'avait engagé à y revenir, et il avait fini par en abuser à ce point qu'il en consommait chaque jour jusqu'à 500 grammes. Il épuisa ainsi toutes ses ressources pécunaires en altérant tout à la fois profondément sa santé.

Des accidents du côté du foie se déclarèrent, caractérisés par des ictères violents, qui se reproduisirent, à plusieurs reprises, pendant le temps que cet homme resta dans nos salles, bien qu'alors il n'eût jamais employé qu'une dose relativement faible, à peu près 125 grammes au plus de chloroforme dans le courant de vingt-quatre heures. De plus, à l'époque où il en absorbait des quantités effroyables, il avait fini par tomber dans un état de manie aiguë analogue au *delirium tremens*, et force avait été de suspendre ces dangereuses inhalations. Leur influence sur les accès d'asthme était d'ailleurs aussi rapide que possible : en moins d'une minute les accès étaient complètement calmés, pour recommencer, il est vrai, peu après, si bien qu'il fallait reprendre de nouveau le chloroforme.

J'ai vu, du reste, chez certains asthmatiques dont les crises étaient beaucoup moins violentes que celles de notre malade, j'ai vu quelquefois de légères inhalations de chloroforme suffire pour faire cesser entièrement l'accès, au même titre que, chez d'autres, quelques bouffées de la fumée d'une cigarette de datura produisent des effets soudains et complets.

Si j'ai tant insisté, messieurs, sur le traitement de l'asthme, c'est que ce traitement ne peut se formuler de telle sorte qu'il s'applique à tous les malades. Il y a à cet égard des différences étranges, et tel individu est guéri presque instantanément, tandis qu'un autre qui paraît être dans des conditions identiques n'éprouve aucun effet et éprouve même un mauvais effet de l'emploi du même remède.

Il n'y a toutefois pas d'inconvénient, et il y a souvent avantage à associer, ainsi que je le fais maintenant, ces diverses médications. Pour vous en citer un exemple récent : le 2 décembre 1862 j'étais consulté par une jeune dame de vingt-sept ans, asthmatique depuis l'âge de sept ou huit ans et dont les accès lui laissaient à peine quinze jours de bon en trois mois. Je lui conseillai de prendre l'arséniate de soude à son déjeuner, l'iodure de potassium au dîner, la belladone le soir, et tous les huit jours, le matin à jeun, une dose de 8 grammes de quinquina jaune. Le 1er juillet 1863 cette jeune dame revenait me voir et me dire que depuis longtemps elle n'avait pas eu une seule attaque.

Quelques mots encore en terminant, relativement au choix des localités à propos desquelles on vous demandera certainement votre avis.

En vous parlant des causes occasionnelles de l'asthme, je vous ai dit quelle était sur les individus l'influence des climats et des localités; je vous ai raconté des faits de malades qui n'avaient jamais d'attaques lorsqu'ils habitaient certains pays, tandis que, dans d'autres, ils en étaient constamment tourmentés. Ce doit être mis à profit. Mais en conseillant le changement de lieux, vous devez en appeler à la propre expérience des sujets, ou les avertir, s'ils n'ont pas essayé de ce moyen de traitement souvent si efficace, que cette expérience seule doit être leur guide. Il n'est pas, en effet, de règle absolue à cet égard, telle localité convenant à celui-ci, qui ne conviendra pas à celui-là. Ainsi les lieux bas conviennent généralement aux personnes dont la respiration est, comme on le dit, difficile ; les lieux élevés leur sont contraires. Cependant j'ai connu un officier supérieur qui, sujet à des attaques d'asthme incessantes lorsqu'il habitait Paris, en fut délivré pendant dix mois qu'il passa à Clermont-Ferrand, et n'eut pas le plus petit accès d'oppression pendant le temps qu'il resta dans les montagnes du Mont-Dore, où il faisait à pied et à cheval de nombreuses excursions.

Il semble que, relativement à la hauteur de la localité que l'on habite, il y ait des conditions qu'il eût été bien difficile de soupçonner. Nous avons tous connu un interne des hôpitaux de Paris qui, à l'hôpital Beaugon, situé dans le haut du faubourg Saint-Honoré, avait continuellement de l'asthme. Il obtint du professeur Marjolin, son chef de service, de permuter avec un de ses camarades de l'Hôtel-Dieu, hôpital situé, comme on le sait, sur le bord de la Seine, et par conséquent dans la partie la plus basse de Paris. A l'Hôtel-Dieu, il n'avait jamais d'asthme ; mais s'il allait à Beaujon dîner avec ses anciens collègues, il était pris immédiatement d'oppression, et il se vit obligé de s'interdire un plaisir qu'il payait trop cher.

Dans un très remarquable travail où il a envisagé l'asthme en physiologiste et en médecin, le professeur Germain Sée est entré, à propos du traitement, dans de savantes considérations dont voici le résumé pratique :

« I. ASTHME SIMPLE : 1° *Accès directs :* Pendant l'accès, fumigation de papier nitré simple ; si l'accès se renouvelle avec intensité, le carton nitré doit être imprégné ou rempli de datura stramonium ; chez d'autres malades le tabac seul ou mêlé avec de la belladone réussit mieux. Le lendemain de l'accès, bromure de potassium à la dose de deux à quatre grammes par jour.

» Lors de l'imminence des accès suivants, s'il y a des prodromes, on doit tenter l'emploi du tartre stibié ou du kermès, et commencer les fumigations.

Traitement dans l'intervalle des *accès :* Arsenic à doses progressivement croissantes ; café à haute dose prise dans la première partie du jour. Le sulfate de quinine trouve rarement son emploi.

» Traitement dans l'intervalle des *attaques :* Émigration vers une localité dont l'air soit calme, condensé et brumeux ; eaux du Mont-Dore.

» 2° *Accès directs spécifiques :* Éviter les émanations insalubres, les poussières d'ipécacuanha, de foin, etc.

» 3° *Accès réflexes* : Si l'accès a son point de départ dans les fonctions digestives, on devra modifier l'heure des repas, diminuer la quantité des aliments, éviter les boissons olcooliques. Si l'impression part de la périphérie, on prescrira d'éviter le froid et de préserver la peau à l'aide de vêtements de flanelle.

» II. ASTHME AVEC EMPHYSÈME et oppression continue, exacerbante : Opium, arsenic, bromure de potassium.

» III. ASTHME CATARRHAL : pendant et avant les accès, préparations antimoniées, — entre les accès, eaux alcalines ou sulfureuses, térébenthine, — entre les attaques, émigrations vers les pays chauds, principalement le littoral de la Méditerranée.

» IV. ASTHME DARTREUX : Arsenic et eaux du Mont-Dore ; sulfureux, bains des Pyrénées, eaux sulfureuses en boisson.

» V. ASTHME GOUTTEUX : Au moment des *accès*, surveiller l'état des articulations ; — entre les *attaques*, hydrothérapie, si l'asthme est simple et sans lésion bien marquée, soit des poumons, soit des bronches, soit du cœur ; cure de petit-lait ; alcalins ou toniques, selon l'état des forces du malade.

» ASTHME AVEC LÉSIONS CONSÉCUTIVES DU CŒUR : S'abstenir des narcotiques, des débilitants, des eaux minérales ; soutenir les forces du malade, prescrire le repos absolu et l'habitation d'un climat chaud[1]. »

1. Germain Sée, article ASTHME dans le *Nouveau Dictionnaire de médecine et de chirurgie pratiques*, t. III, 1865.

LVII. — COQUELUCHE.

§ 1. — Catarrhe pulmonaire spécifique. — Elle est contagieuse. — Ne frappe qu'une fois le même individu. — Période d'incubation. — Période de début. — Elle débute comme un rhume qui a quelquefois un caractère particulier et peut quelquefois constituer toute la maladie. — La fièvre du début dure sept, huit, dix, douze, quinze jours. — Période d'état ou période convulsive. — Inspiration caractéristique. — Expulsion de mucosités bronchiques. — Vomissements. — Les accès sont plus fréquents la nuit que le jour. — Troisième période. — La durée totale de la coqueluche est très difficile à limiter. — Elle est en raison directe de la durée des prodromes.

MESSIEURS,

Il n'est personne d'entre vous qui ne sache que la coqueluche est caractérisée par des accès revenant par quintes plus ou moins fréquentes, plus ou moins prolongées, et dans lesquelles plusieurs mouvements brusques et saccadés d'expirations avec toux bruyante sont suivis d'une inspiration longue, anxieuse et sifflante, qui a quelque chose de pathognomonique.

La nature de la maladie a été diversement appréciée. Pour les uns, c'est une névrose; pour les autres, c'est un catarrhe. En réalité, c'est l'un et l'autre, car l'élément névrose et l'élément catarrhe se retrouvent toujours. Pour moi, comme pour un grand nombre de médecins et en particulier pour le professeur Germain Sée, qui en a fait l'objet d'un remarquable travail[1], la coqueluche est une maladie d'une espèce à part, c'est un catarrhe pulmonaire spécifique. Je dis que c'est un catarrhe, parce que, en effet, ainsi que je vous le disais il y a un instant, l'élément cattarhal existe invariablement; c'est donc un caractère qui doit servir à désigner le genre de la maladie. L'élément nerveux qui s'y ajoute, les phénomènes nerveux qui l'accompagnent et qui appartiennent exclusivement à la coqueluche, lui impriment son cachet de spécificité, que vous allez retrouver maintenant dans tout ce que nous allons dire de ses causes, de son mode de transmission, de sa marche, de sa durée, de ses symptômes enfin.

Et d'abord, messieurs, indépendamment de ce que cette maladie peut régner épidémiquement, elle est encore évidemment et éminemment *contagieuse*. C'est là un fait accepté par tous. Or, ainsi que j'ai eu l'honneur de vous le dire en plusieurs occasions, du moment qu'une maladie est transmissible de l'homme à l'homme, des animaux à l'homme, ou de l'homme aux animaux, cela implique nécessairement l'idée de la spécifi-

1. G Sée, *Archives gé érales de médecine*, 1854.

cité. Il ne peut y avoir, en effet, contagion sans un germe de nature spéciale, susceptible de se développer dans le terrain qui lui convient, de se reproduire en manifestant son action par des phénomènes toujours identiques. Voilà donc déjà un grand caractère, et ce caractère suffirait à lui seul pour faire ranger la coqueluche dans la classe si étendue des maladies spécifiques.

Comme la plupart des maladies spécifiques, *elle ne frappe habituelle-ment qu'une seule fois* le même individu. A cette règle, cependant, il est des exceptions, et, pour mon compte, j'ai vu deux fois dans ma vie des enfants prendre deux fois la coqueluche. Pourquoi n'en serait-il pas, du reste, pour elle comme pour la vérole, comme pour les fièvres érup-tives, variole, rougeole, scarlatine, comme pour la fièvre typhoïde, que l'on a vues atteindre à différentes reprises le même sujet, bien qu'en règle générale elles ne récidivent pas?

Comme les maladies spécifiques encore, la coqueluche *s'observe prin-cipalement chez les enfants*, et si des adultes, des vieillards même ont pu en être affectés, c'est que dans les premiers temps de la vie ils y avaient échappé, ou qu'ils ont offert de ces exemples rares de récidive dont nous parlions. ·

Enfin, elle a une *période d'incubation* qu'il est impossible de limiter, il est vrai, mais qu'on ne saurait mettre en doute, lorsqu'on réfléchit que jamais la coqueluche ne se déclare immédiatement après un contact suspect, et que toujours un certain nombre de jours s'est écoulé avant que ses premiers symptômes se manifestent.

Le plus souvent elle commence par un simple rhume, c'est la *période de catarrhe.* Ce catarrhe, qui n'offre ordinairement rien de particulier, présente cependant parfois quelque chose de spécial.

Il y a plus de trente-cinq ans, j'étais mandé dans un hôtel de la rue de la Chaussée-d'Antin pour une demoiselle de Bordeaux qui, me disait son père, avait pris en route un rhume violent. Cette malade arrive à Paris avec une fièvre véhémente, et sa toux ne lui laissait de trève ni jour ni nuit. Cette toux ne ressemblait en aucune façon à la toux hystérique dont j'ai eu occasion de vous montrer ici des exemples; c'était celle d'un catarrhe très aigu, avec cette différence, néanmoins, que, dans la bron-chite ordinaire, il y a des intervalles de repos, quelque courts qu'ils soient, tandis que chez ma jeune malade, elle était incessante, se répé-tant vingt, trente, quarante fois dans la même minute. Le mouvement fébrile était, je le répète, très prononcé. En auscultant la poitrine, je n'entendais que quelques râles ronflants. Ma première idée, je vous l'a-voue, fut que j'avais affaire à une phthisie galopante, et je ne pus cacher mes inquiétudes à la famille. Mais, les jours s'écoulant, la toux chan-gea de caractère : huit ou dix secousses se succédaient très violentes, puis survenaient quelques minutes de repos. Ces caractères se tran-

chèrent bientôt d'une manière plus nette, et revêtirent ceux de la coqueluche, de façon à ne plus laisser aucun doute dans mon esprit. Interrogeant alors les parents, et remontant aux circonstances dans lesquelles
la malade avait pu se trouver, j'apprenais qu'un jeune frère de cette
demoiselle, qu'on avait laissé à Bordeaux, avait eu la coqueluche qui
régnait épidémiquement dans cette ville, renseignement qui eût singulièrement facilité mon diagnostic si l'on me l'avait donné à ma première
visite.

Instruit par ce premier fait, j'eus, depuis lors, plusieurs fois occasion
d'en observer de semblables : tant dans ma pratique particulière que
dans les services d'enfants que je fus chargé de diriger, soit à l'hôpital
Necker, soit à l'hôpital des Enfants, il m'est arrivé de reconnaître la
coqueluche à cette *opiniâtreté de la toux.* Lorsque je voyais un malade
prendre un rhume donnant lieu à ces quintes se répétant quinze, vingt,
trente fois dans l'espace d'une minute ; lorsque je voyais ce rhume persister ainsi quatre, six, huit, dix jours de suite, accompagné d'une fièvre
vive, cela me suffisait pour reconnaître le catarrhe spécifique ; et, en
effet, après un certain temps qui variait d'une ou deux semaines, la
coqueluche se manifestait avec ses caractères nettement tranchés.

Par opposition, en quelques circonstances, — mais ces cas sont beaucoup plus rares que les précédents, car je n'en ai rencontré que deux,
— l'élément nerveux peut se montrer seul. Dès les premiers jours de
leur maladie, les enfants sont pris d'*accidents spasmodiques du côté de
la gorge,* d'une sorte de hoquet qui consiste en ce que pendant l'inspiration se produit un sifflement laryngo-trachéal, analogue à celui qui
plus tard se produira à chaque quinte de coqueluche et qui aura quelque
chose de vraiment pathognomonique. Une singulière particularité que
j'ai notée chez un des petits malades auxquels je fais allusion, c'est que
les quintes avaient exclusivement lieu au moment de l'expiration. Ainsi,
l'enfant avait trois ou quatre petites secousses de toux inspiratrices accompagnées de ce sifflement dont je parle, et l'expiration n'était en rien
modifiée ; puis, quelques jours plus tard, ce sifflement était précédé de
secousses de toux qui avaient alors lieu au moment de l'expiration, et
bientôt la coqueluche prenait ses allures et sa manière d'être accoutumées.

Le plus ordinairement, je le répète, la coqueluche, chez les adultes
ainsi que chez les enfants, débute par un simple catarrhe. A cela près,
toutefois encore, que la toux est un peu plus fréquente, un peu plus
opiniâtre, et que le malade se plaint aussi un peu plus d'une sensation de chatouillement qu'il éprouve dans la gorge et dans la trachée-
artère.

Cette toux catarrhale dure de trois à quinze jours, quelquefois trois
semaines, un mois et même davantage, avant de revêtir le caractère spé-

cifique qu'elle présentera plus tard. Chez quelques sujets, je l'ai vue persister pendant tout le cours de la maladie, et la toux convulsive ne pas
se manifester. Contestera-t-on que j'aie eu véritablement affaire, en ces
circonstances, à une coqueluche? Mais en l'absence de la toux spécifique,
les autres manifestations de la maladie suffisaient amplement pour permettre d'établir le diagnostic. Chez ceux qui en étaient atteints, le catarrhe avait une ténacité insolite. Ainsi, lorsque antérieurement ils
avaient été affectés de rhumes, ils en avaient été quittes après une ou
deux semaines, tandis que ce catarrhe durait deux, trois, quatre mois. Ils
l'avaient contracté en même temps que leurs frères, leurs sœurs, ou
d'autres individus au milieu desquels ils vivaient, avaient pris une coqueluche bien franche. Comme ceux-ci, ils avaient eu au début des *accidents*
fébriles pendant trois, quatre, cinq, six, huit, dix jours. L'expectoration
avait présenté chez les uns comme chez les autres les mêmes caractères ; les uns et les autres avaient des vomissements après leurs quintes.
Ainsi, rien ne manquait, si ce n'est la forme spéciale de la toux. Loin
donc de contester la nature de la maladie, il faut y voir une preuve nouvelle de son analogie avec les maladies spécifiques, et, en particulier,
avec les fièvres éruptives. Ne voyons-nous point celles-ci manquer quelquefois de l'élément qui semble en être et qui en est, en effet, le plus
caractéristique? Ne voit-on pas des rougeoles, des scarlatines surtout,
sans éruption ? Or, de ce que ce symptôme spécifique fait défaut, allons-
nous contester la valeur des autres ? Pourquoi donc en serait-il autrement
de la coqueluche ?

Le catarrhe initial est généralement accompagné de *fièvre,* et ce mouvement fébrile a plus de vivacité et dure plus longtemps que dans un
simple rhume. Il est rare, vous le savez, messieurs, à moins qu'il ne
s'agisse d'un catarrhe capillaire, il est rare, dis-je, que pour un enfant
comme pour un adulte, la fièvre du début d'une bronchite simple persiste
au delà de quarante-huit ou soixante-douze heures. Chez les enfants atteints de coqueluche, il est au contraire très commun de voir la fièvre
initiale persister sept, huit, dix, douze et même quelquefois quinze jours.
Aussi, lorsque je vous disais tout à l'heure que la coqueluche commençait comme un simple rhume, j'aurais dû ajouter que le catarrhe initial
n'a de caractère commun avec le catarrhe ordinaire que celui que nous
offre la toux ; il en diffère essentiellement par les phénomènes qui l'accompagnent, et cette toux elle-même, je vous le rappelle, se distingue
encore, par certains côtés, de celle de la bronchite simple. Ainsi, dès sa
première manifestation, la coqueluche prend des allures qui témoignent
déjà de sa spécificité.

La seconde période commence, c'est la *période de spasme,* la *période
de toux convulsive;* c'est, si l'on veut, la *période d'état.*

Permettez-moi ici, messieurs, une petite digression à propos de l'étymologie de ce mot coqueluche. Il nous vient du moyen âge. Suivant les uns, la maladie tire son nom du capuchon, du coqueluchon (*cucullio*) dont se couvraient les individus qui en étaient atteints; d'autres prétendent, au dire de Sprengel [1], que le mot dérive de coquelicot, parce que le sirop de cette plante fut employé pour la première fois contre la coqueluche; d'autres encore le font dériver de coq, parce que le sifflement laryngo-trachéal qui termine les quintes représenterait quelque chose d'analogue à la voix d'un jeune coq. En Picardie, on l'appelait et on l'appelle encore aujourd'hui la *toux qui houpe*, d'où les Anglais ont fait le *hooping-cough*. Quelque singulières que soient ces dénominations, quelque peu scientifique que soit celle de *coqueluche*, elles ont cet immense avantage d'être parfaitement comprises de tous et de présenter tout de suite à l'esprit l'idée d'une affection spéciale.

Pendant la première période de la coqueluche, le malade avait une toux se répétant nuit et jour d'une manière incessante. Dans la période convulsive, cette toux est moins fréquente; au lieu de revenir toutes les deux secondes, par exemple, elle revient toutes les deux minutes; mais, en même temps, on voit survenir de véritables accès avec des secousses de toux plus nombreuses. D'abord il n'y en avait qu'une; puis, à mesure que la maladie avait marché, le nombre avait augmenté, si bien que déjà, sur la fin de la période catarrhale, on pouvait en compter cinq, six; maintenant, le malade en a dix, douze, quinze, vingt de suite sans reprendre haleine. Cette toux de coqueluche a quelque chose de tellement spécial, qu'on ne saurait la méconnaître; dans aucune autre espèce de catarrhe vous ne trouverez rien d'analogue, et la toux nerveuse hystérique en diffère essentiellement.

Quand les malades sont capables de rendre compte de leurs sensations, ils se plaignent souvent d'une douleur assez vive au devant de la poitrine, d'un chatouillement, d'un picotement dans le larynx et dans la trachée, qui les sollicitent à tousser. En vain essayeraient-ils de résister à ce besoin, ils ne réussiraient qu'à retarder la crise sans pouvoir l'empêcher. Alors la toux convulsive fait explosion; tandis que dans un simple rhume, tandis que dans une autre affection des voies respiratoires dont la toux est une manifestation, l'individu reprend plus ou moins facilement haleine après quelques secousses, dans la coqueluche il n'en est plus ainsi. Une inspiration qui précède l'accès est suivie d'une série de mouvements expirateurs qui, se succédant lentement d'abord, se répètent, ainsi que je vous le disais tout à l'heure, un grand nombre de fois, chassant tout l'air contenu dans la poitrine sans donner au malade le temps de respirer; les veines du cou et de la face se gonflent, les paupières se tumé-

1. Sprengel, *Histoire de la médecine*, traduite de l'allemand par A.-J.-L. Jourdan, Paris, 1815, t. III, p. 85.

fient, les yeux s'injectent de sang; une sécrétion abondante de larmes a lieu; les joues, les oreilles, sont congestionnées, et cette congestion s'étend à toute la surface du corps, qui se couvre d'une sueur abondante. Le malheureux patient, dont les actes respiratoires sont si violemment gênés, tombe dans un état de pâmoison qui va quelquefois jusqu'à la syncope complète. Enfin, les mouvements convulsifs des muscles expirateurs se calment; un effort d'inspiration se produit, accompagné du sifflement caractéristique dû peut-être au resserrement spasmodique du larynx, dont les muscles sont également entrés en convulsion. Cette inspiration est le signal d'un instant de repos; mais cette trêve est de courte durée, et bientôt les mêmes accidents se reproduisent. Cette seconde explosion de toux se termine encore de la même façon par une inspiration, plus longue cette fois que la première, et il y a ainsi plusieurs reprises après lesquelles le malade est comme épuisé de fatigue. Généralement, pendant ses accès, qui peuvent durer quelques minutes, il rejette un liquide glaireux, filant, incolore, en quantité considérable, et à la fin il *vomit* ordinairement des mucosités et des matières alimentaires.

Mais ces vomissements manquent assez souvent aussi. Chez quelques individus, et, dernièrement encore, chez l'enfant d'un de mes élèves, j'ai vu des quintes de coqueluche se terminer par un ou deux éternuments.

Lorsque ces quintes sont très violentes, elles donnent fréquemment lieu à des accidents sur lesquels j'aurai à insister et que je vais tout de suite vous signaler. Ce sont des épistaxis, des hémorrhagies sous-cutanées, des hémorrhagies par les membranes muqueuses, des hémoptysies; ce sont des congestions cérébrales auxquelles il faut attribuer une certaine part dans la production des convulsions qui quelquefois emportent les enfants.

Mais avant de m'arrêter sur ces complications, voyons encore comment les malades se comportent pendant les quintes.

Un enfant est au milieu de ses jeux : quelques minutes avant que la crise arrive, il s'arrête; sa gaieté fait place à la tristesse; s'il se trouvait en compagnie de camarades, il s'écarte d'eux et cherche à les éviter. C'est qu'alors, permettez-moi, messieurs, cette expression, c'est qu'alors il médite sa crise, il la sent venir; il éprouve cette sensation de picotement, de chatouillement dont je vous parlais. D'abord il essaye de faire avorter la quinte; au lieu de respirer naturellement à pleins poumons comme il respirait tout à l'heure, il retient sa respiration; il semble comprendre que l'air, en arrivant à pleine voie dans son larynx, va provoquer cette toux fatigante dont il a la triste expérience. Mais, je le répète, quoi qu'il fasse, il n'empêchera rien, il ne pourra tout au plus que retarder l'explosion. S'il crie, s'il pleure, s'il est sous l'empire d'une émotion qui excite son système nerveux, cette explosion sera plus prompte. La quinte a lieu. Aussitôt vous voyez le malade chercher autour de lui un point d'appui auquel il puisse se cramponner. Si c'est un enfant à la mamelle, il se précipite dans les bras de sa mère ou de sa nourrice. Plus avancé en âge, s'il est debout, vous le voyez trépigner dans un état d'agitation convulsive. S'il est couché, il se dresse vivement sur son séant pour s'accrocher aux rideaux, aux barres de son lit. Il sort de là le visage bouffi, et cette bouffissure du visage, qui persiste quelquefois pendant trois semaines, peut, en quelques cas, suffire à elle seule pour qu'un médecin exercé soupçonne l'existence de la coqueluche.

Ces quintes se répètent dans le courant des vingt-quatre heures un nombre de fois très variable. En général, elles sont plus fréquentes la nuit que le jour, ou, d'une manière plus exacte encore, elles sont plus fréquentes de six heures du soir à six heures du matin que de six heures du matin à six heures du soir. Doit-on chercher à l'expliquer en disant que la nuit les enfants ne sont plus sous l'influence de l'excitation de la journée, qui occupait, qui distrayait le système nerveux? Que cette explication soi juste ou fausse, le fait n'en reste pas moins, et mérite d'être signalé. Toutefois, dans certains cas, l'inverse a lieu et les enfants ont plus de quintes le jour que la nuit.

J'ai voulu connaître à quel chiffre pouvait s'élever le nombre des quintes dans les vingt-quatre heures; il est facile, en effet, de le savoir. Voici comment je procédais dans mon service de nourrices à l'hôpital Necker. Je chargeais la mère du malade de piquer, à chaque crise, une carte avec une épingle, et en additionnant ces trous, je savais le lendemain à ma visite combien il y avait eu de quintes depuis la visite de la veille. J'ai pu, de cette façon, conclure, d'après le relevé d'un assez grand nombre de faits, que, dans une coqueluche de moyenne intensité, un enfant en avait eu une vingtaine dans le courant des vingt-quatre heures; que dans les coqueluches les plus violentes, il en avait de quarante à cinquante; dans les coqueluches plus sévères encore, soixante, quatre-vingts, et jusqu'à cent. Mais lorsque ce nombre dépasse quarante, le pronostic prend de la gravité : d'où il est permis de formuler cette proposition, que, toutes choses égales d'ailleurs, plus nombreuses sont les quintes, plus est grand le danger de la maladie; bien plus, on peut affirmer d'une façon à peu près certaine que, lorsqu'elles se répètent au delà de soixante fois dans les vingt-quatre heures, l'enfant atteint de coqueluche succombera enlevé par les accidents concomitants auxquels j'ai déjà fait allusion et dont je vous parlerai tout à l'heure.

Quand la maladie est arrivée à sa *troisième période*, les quintes deviennent de plus en plus rares, de moins en moins longues, de moins en moins intenses. Le sifflement caractéristique de l'inspiration finale s'affaiblit peu à peu et cesse complètement. Toutefois, lorsque, par une cause quelconque, l'impression du froid, une émotion morale, l'enfan t qui était resté plusieurs jours sans tousser reprend des quintes, il les reprend absolument semblables à celles de la seconde période. Dans cette période de déclin, les mucosités bronchiques que le malade rejetait par l'expectoration, après chaque quinte, sont remplacées par des crachats opaques, épais, verdâtres, quelquefois puriformes, présentant tous les caractères de l'expectoration franchement catarrhale.

Une question de la plus haute importance est celle de la *durée de la coqueluche*. Presque à chaque pas que nous faisons, j'insiste chaque jour, messieurs, sur la nécessité absolue de bien connaître la marche naturelle des maladies. En mainte occasion, dans cette enceinte, je vous ai dit, et je vous répéterai cent fois encore, que cette grave question dominait toute la médecine pratique, parce que, en effet, la connaissance exacte de la marche naturelle des maladies pouvait seule nous permettre d'apprécier la valeur des médications que nous employons. Je vous ai montré les fièvres éruptives avec lesquelles, suivant la judicieuse remarque de mon collègue M. Sée, la coqueluche a de si frappantes analogies ; je vous ai montré d'autres maladies, telles que l'angine phlegmoneuse, faisant leur évolution dans une période très nettement délimitée, et je vous ai dit que si la mort pouvait arriver avant le terme fixé par la nature, soit par le fait de complications intercurrentes, soit par le fait d'une intervention intempestive et maladroite du médecin, leur durée n'était en rien abrégée par le traitement. A côté de ces maladies à périodes fixes, je vous en ai montré d'autres, telles que la dothiénentérie; dans lesquelles, bien que leur évolution fût également fatale, la durée ne pouvait être exactement précisée; la coqueluche est de ce nombre. Rien n'est aussi difficile que d'indiquer sa durée d'une manière rigoureuse. Quelquefois, en effet, elle se guérit en huit jours, quelquefois en moins de temps, et je me rappelle un petit malade de l'hôpital Necker chez lequel elle ne dura que trois jours. C'était au milieu d'une épidémie qui régnait alors dans mes salles, la presque totalité des enfants avait pris la coqueluche. Celui-là présenta alors tout à coup les symptômes d'un catarrhe violent qui, le lendemain, fut accompagné de quintes convulsives répétées et très caractéristiques. Les quintes se reproduisirent pendant trois fois vingt-quatre heures, et le quatrième jour nous ne constations plus que les signes d'un rhume ordinaire. Ce petit malade resta quelque temps dans nos salles, et bien que, je le répète, il se trouvât au milieu d'une épidémie de coqueluche, il en fut quitte pour ce qu'il avait eu.

Des cas aussi heureux se présentent bien rarement dans la pratique : le plus ordinairement la coqueluche met au moins six semaines à faire son évolution, et généralement elle dure de cinquante à soixante jours. En opposition aux cas exceptionnels dans lesquels elle guérit en huit jours et moins encore il n'est d'autres dans lesquels elle persiste plusieurs mois et même une année. Pour juger de l'efficacité d'un traitement quel qu'il soit dans la coqueluche, il faut donc tenir compte de cette marche naturelle de la maladie; il ne sera possible de conclure l'utilité réelle d'une médication qu'autant qu'après l'avoir expérimentée sur un assez grand nombre de malades, elle aura amené la guérison en moins de six semaines, ou tout au moins qu'elle aura diminué et la fréquence et la force des quintes.

La durée générale de la maladie est en raison directe de la durée des prodromes : plus courts ont été ces prodromes, moins longtemps dure la coqueluche; plus rapide a été la marche ascendante du catarrhe convulsif, plus prompte aussi est sa marche rétrograde. Tout en admettant d'assez nombreuses exceptions à cette règle, on peut, d'après la marche de la coqueluche à son début, juger, jusqu'à un certain point, de l'allure qu'elle prendra ultérieurement.

§ 2. — Complications. — Bronchite capillaire. — Catarrhe péripneumonique. — Pleurésie. — Congestion pulmonaire. — Phthisie pulmonaire. — Emphysème vésiculaire, interlobulaire. — Vomissements. — Diarrhée. — Hémorrhagies. — Rupture du tympan et hémorrhagie par l'oreille. — Congestion cérébrale. — Conclusions. — Traitement.

Les *complications* qui surviennent dans le cours de la coqueluche sont de plusieurs sortes. Les unes sont inhérentes à la nature même des deux éléments principaux de la maladie qui, pour nous, est un catarrhe spécifique caractérisé par les phénomènes nerveux particuliers que vous connaissez; or, dans certaines circonstances, l'élément catarrhal, prenant une acuité, une intensité exagérées, il survient un état inflammatoire qui modifie la marche régulière de la maladie, et introduit des modifications qui peuvent devenir redoutables.

Lorsque la coqueluche est régulière, on n'entend, en auscultant la poitrine, quand l'accès est imminent, qu'un bruit respiratoire faible, probablement à cause du spasme des bronches; il y a, en même temps, des râles muqueux, ronflants et sonores. Après les quintes, ou bien le murmure vésiculaire est normal, ou bien, ce qui est le plus ordinaire, on entend encore quelques râles muqueux à grosses bulles, et des ronchus sonores. Lorsque les accidents du catarrhe se développent, la fièvre s'allume, l'oppression est considérable; l'oreille perçoit des râles muqueux fins, bientôt sous-crépitants, puis du souffle bronchique, signes de la *bronchite capillaire* du *catarrhe péripneumonique* qui s'est développé. Quelquefois aussi (cela s'observe principalement chez les individus qui ont passé la première enfance et chez les adultes), la matité, l'absence de tout bruit respiratoire, et l'existence du souffle et de l'égophonie, indiquent l'existence d'un épanchement, d'une *pleurésie* qui est survenue. Ces phlegmasies pulmonaires, pleurales sont les causes les plus fréquentes de la mort des malades.

Les phénomènes qui se présentent alors témoignent une fois de plus de la spécificité de la maladie. Si, comme le prétendent quelques médecins, celle-ci n'était rien autre chose qu'une bronchite intense ; si les manifestations nerveuses de la toux convulsive étaient sous la dépendance de l'élément inflammatoire, ces manifestations devraient être d'autant plus exagérées que la bronchite serait elle-même plus aiguë, et réciproquement, leur diminution, leur cessation devraient coïncider avec la diminution des accidents inflammatoires. Or, le contraire a lieu. Aussi, quand chez un enfant atteint de coqueluche, qui avait cinquante à soixante quintes dans le courant des vingt-quatre heures, vousverrez ces quintes cesser tout à coup, bien que la maladie soit encore en pleine période d'état, méfiez-vous, gardez-vous d'en tirer bon augure, car vous allez vous trouver en face d'une complication inflammatoire ; les phénomènes convulsifs n'ont aussi promptement cessé de se manifester que parce que la fièvre les a fait taire : l'élément nerveux a été abattu par l'élément inflammatoire.

Si, dans le cours de la coqueluche, se déclare une affection fébrile ; si le malade est pris de rougeole, de scarlatine, de variole par exemple ; s'il survient un phlegmon donnant lieu à une réaction générale et à un mouvement de fièvre, cette fièvre résout le spasme, suivant l'expression hippocratique, *spamos febris accedens solvit*, et les accidents dépendants de l'élément nerveux cessent par instant. En l'absence d'une pyrexie exanthématique, en l'absence d'une affection phlegmasique qui pourrait vous expliquer l'état fébrile et vous donner la raison de la cessation des quintes, méfiez-vous, je vous le répète ; auscultez attentivement la poitrine, et vous trouverez des signes de bronchite capillaire, de catarrhe péripneumonique, des râles sous-crépitants fins, du souffle ; vous trouverez des signes d'un épanchement pleurétique, du souffle et de l'égophonie.

L'élément nerveux est si peu sous la dépendance de l'élément inflammatoire, que lorsque vous verrez les quintes revenir nombreuses comme autrefois, vous pouvez prévoir que l'examen stéthoscopique de l'appareil pulmonaire vous montrera que l'affection phlegmasique a rétrocédé.

Ces deux éléments catarrhal et nerveux de la coqueluche sont donc très indépendants l'un de l'autre. Quand la maladie suit son cours régulier, ils marchent parallèlement ; mais vous les voyez se séparer quand l'un, par une cause ou par une autre, vient à s'exagérer et à prendre des allures différentes de celles qu'il doit avoir.

Cela s'observe seulement dans la coqueluche, messieurs ; les mêmes faits se reproduiront pour d'autres maladies à éléments composés ; les mêmes remarques je vous les ai faites à propos de l'asthme, j'entends l'asthme essentiel. Que dans le cours de cette affection surviennent une bronchite, une pneumonie, une pleurésie, les accès de dyspnée cèdent, et, bien que le malade ait alors plus d'oppression que n'en auraient d'autres individus, il est cependant moins oppressé qu'il ne l'était auparavant ; il l'est du moins d'une autre façon que lorsqu'il avait ses accès d'asthme.

Je vous ai dit qu'il fallait vous méfler de la cessation des accidents spasmodiques dans la coqueluche ; c'est qu'en effet les accidents inflammatoires qui les font taire sont plus graves, toutes choses égales d'ailleurs, dans le cours de cette maladie que lorsqu'ils surviennent dans des circonstances ordinaires.

Les efforts d'expiration pendant les quintes produisant nécessairement un certain degré de congestion pulmonaire, le catarrhe capillaire, la pneumonie, la pleurésie elle-même, auront une gravité d'autant plus grande, guériront d'autant plus lentement et d'autant plus difficilement, que la coqueluche, pouvant durer quatre, cinq, six mois et davantage encore, le retour des quintes empêchera la parfaite résolution d'un état congestif que les efforts de toux tendent à entretenir et qu'ils peuvent aggraver.

La persistance, la ténacité des accidents inflammatoires favorisant l'évolution des manifestations diathésiques, vous comprendrez comment la coqueluche devient si fréquemment la cause occasionnelle du développement de la *phthisie pulmonaire* chez les enfants qui portent en eux la diathèse tuberculeuse ; mais je ne saurais admettre, comme l'a prétendu un médecin d'un mérite incontestable, que la spécificité de la coqueluche joue ici un rôle, l'élément inflammatoire me paraissant entrer seul en ligne de compte dans le développement de la tuberculisation.

A la suite de violentes quintes de coqueluche, les vésicules pulmonaires peuvent se rompre, et l'air peut s'épancher dans le tissu cellulaire interlobulaire. Les malades éprouvent alors dans l'intervalle de leurs quintes une oppression extraordinaire : quelquefois aussi cet *emphysème interlobulaire* s'étend au tissu cellulaire sous-cutané. L'air épanché entre les lobules du poumon s'infiltre le long des racines des bronches, et produit un emphysème sous-cutané qui, gagnant plus ou moins rapidement le long de la trachée, apparaît d'abord à la région cervicale qui se tuméfie considérablement et où la pression de la main détermine une crépitation caractéristique. Cet emphysème sous-cutané peut envahir tout le corps. C'est là, messieurs, un accident grave, généralement mortel. Bien qu'heureusement très rare, bien que MM. Rilliet et Barthez n'aient pas cru devoir le mentionner parmi les complications de la coqueluche, il mérite cependant d'être signalé.

Quant à l'emphysème pulmonaire vésiculaire, il existe presque constamment lorsqu'on a l'occasion de faire l'autopsie d'enfants morts de la coqueluche. Il est la conséquence nécessaire de la violence de la toux. Lorsque la coqueluche a cessé, les vésicules pulmonaires reviennent peu à peu sur elles-mêmes, et il ne reste plus trace de la lésion. Il en est d'ailleurs ainsi dans l'âge adulte, lorsque l'emphysème a succédé à une bronchite très opiniâtre, qui se guérit à la fin. Mais lorsque la coqueluche frappe des personnes avancées en âge, comme j'en ai vu plusieurs exemples, elle détermine un emphysème vésiculaire irrémédiable, et, quand elle est guérie, l'oppression persiste désormais jusqu'à la fin de la vie.

Pendant les quintes, les malades perdent souvent leurs *urines* et ont même des *garde-robes involontaires,* les sphincters ne pouvant lutter contre la violence des efforts qui s'exercent sur la vessie et sur le gros intestin. C'est encore sous l'influence de ces efforts de toux que se produisent les *hernies,* genre d'accidents fréquents chez les individus atteints de coqueluche.

On a cherché à expliquer par la même cause (par la contraction énergique et convulsive du diaphragme pendant l'effort) les *vomissements* qui, je vous l'ai dit, surviennent après chaque quinte.

Nous avons vu que cet accident pouvait être considéré comme inhérent à la maladie que nous étudions. Il semble si bien en être la crise naturelle, qu'en général l'accès de coqueluche, quel que soit le nombre de quintes dont il se compose, n'est ordinairement terminé qu'autant que le vomissement a eu lieu. C'est donc un phénomène très habituel; il n'en a pas moins en quelques circonstances de graves conséquences. Supposez qu'un enfant ait un grand nombre de quintes dans les vingt-quatre heures, trente, quarante, par exemple; que ces quintes reviennent par conséquent toutes les demi-heures environ, les vomissements se répétant après chaque quinte, le malade rejetant tous les aliments dès qu'il les a pris, sa nutrition va nécessairement en souffrir. Aussi n'est-il pas rare, lorsqu'on n'a pas soin de diriger le traitement suivant la méthode que je vous indiquerai, en vue de combattre cette redoutable complication, n'est-il pas rare que ces vomissements incoercibles emportent les malheureux enfants, qui meurent littéralement de faim.

Les troubles de la nutrition, en privant le sang de ses matériaux réparateurs, entrent vraisemblablement pour quelque chose dans la production des *hémorrhagies* auxquelles sont sujets les individus atteints de coqueluche; toutefois la gêne apportée dans la circulation veineuse suffit jusqu'à un certain point pour les expliquer. Les vaisseaux se congestionnant pendant les efforts de toux, cette congestion, d'abord passagère, finit, à force de se répéter, par devenir permanente, et peut être portée jusqu'au point

516   COQUELUCHE.

que le sang en nature ou que ses éléments les plus fluides s'échappent
des capillaires.

De ces diverses hémorrhagies, la plus commune est l'*épistaxis*. Il est
assez fréquent en effet de voir les enfants saigner du nez au milieu d'une
quinte de coqueluche. Lorsque cet accident ne se répète pas souvent, il
n'a aucune gravité; mais il n'en est plus de même lorsque, survenant dès
le début de la maladie et avec une certaine abondance, les épistaxis se
reproduisent régulièrement. D'abord le sang ayant toute sa plasticité,
l'hémorrhagie n'a lieu qu'au moment où la congestion vasculaire se fait
elle-même; la circulation reprenant son cours, la perte de sang s'arrête
également; puis, lorsque cette hémorrhagie s'est répétée plusieurs fois,
le sang ayant perdu, par ce fait même, de sa plasticité, l'épistaxis a lieu
non plus seulement au moment où la face se congestionne, mais elle continue pendant quelque temps après. La plasticité du sang diminuant encore, l'individu étant progressivement de plus en plus anémique, le saignement du nez devient de plus en plus abondant, et se prolonge de telle
sorte qu'il faut nécessairement une intervention médicale pour l'arrêter. Vous comprenez, messieurs, que ces hémorrhagies soient des
complications extrêmement sérieuses, non pas que je croie qu'elles tuent
souvent les malades, mais parce qu'elles les prédisposent aux accidents
nerveux, aux convulsions, qui ne s'observent nulle part plus fréquemment
que chez les enfants épuisés par les pertes de sang.

Il peut y avoir aussi des *crachements de sang*, lesquels ont, en quelques cas, il est vrai, pour source la membrane muqueuse de la bouche,
les gencives, le pharynx, l'arrière-cavité des fosses nasales, mais, en
d'autres cas, la surface des bronches. Ces *hémoptysies* sont un accident
assez commun, quoiqu'on ait prétendu le contraire; quelques auteurs ont
même dit que, restreintes dans de justes limites, elles étaient un symptôme de favorable augure. Sans partager cette manière de voir, j'admets
que ces hémorrhagies bronchiques n'ont en général aucune espèce de
gravité, et qu'on ne doit pas s'en préoccuper.

Cependant, M. Henri Roger, qui a insisté dans ses leçons cliniques à
l'hôpital des Enfants sur les hémorrhagies propres à la coqueluche (épistaxis, ecchymoses palpébrales et sous-conjonctivales, etc.), a contesté la
réalité de ces hémoptysies : le sang qui paraît venir des bronches ou des
poumons, chez quelques enfants, dans des quintes violentes, et se montre dans les crachats, proviendrait, selon lui, de stomatorrhagie, et, par
exception, d'épistaxis. Il faut observer que, chez les très-jeunes enfants,
les gencives, congestionnées comme la face dans les quintes, sont souvent
fongueuses : la membrane muqueuse de la bouche et des lèvres se bour-
souffle, se fendille, s'ulcère, pendant les effets convulsifs de la toux;
elle devient saignante, et cette expiration sanguine se mêlant aux mucosités dont le rejet termine la quinte, il en résulte un mélange qui a tout

à fait l'aspect des crachats aérés de la pneumorrhagie. Fréquemment, M. Henri Roger a pu assister à la formation de ces *pseudo-hémoptysies;* et, d'autre part, jamais il n'a vu, dans la coqueluche, un seul cas d'hémoptysie vraie. Il s'appuie, en outre, sur un fait pratique de pathologie infantile, à savoir l'excessive rareté des hémorrhagies pulmonaires chez les jeunes sujets avant la puberté, même chez les phthisiques. Si l'on rencontre, et encore est-ce exceptionnel, quelques cas d'hémoptysie dans la première enfance, ce n'est pas au début de la tuberculose, c'est à la fin; et ces hémoptysies, qui se font par rupture d'un vaisseau dans une caverne, sont foudroyantes et mortelles.

Je vous ai dit que, sous l'influence de violents efforts de toux, la face se congestionnait, que les yeux s'injectaient de sang, et qu'une sécrétion abondante de larmes avait lieu. J'ajoute maintenant que l'injection des vaisseaux de l'œil peut être poussée à ce point que des hémorrhagies se fassent par la conjonctive. J'ai vu pour ma part un petit enfant de deux ans, atteint d'une coqueluche grave, pleurer des *larmes de sang.*

Chez une jeune femme, un *nævus maternus* placé au dessous de l'œil gauche était le siège d'un écoulement de sang qui formait de petites gouttelettes pendant chaque quinte. Cette singulière hémorrhagie persista pendant tout le temps que dura la coqueluche, qui fut d'ailleurs d'une très grande bénignité.

Cette tendance aux hémorrhagies donne souvent lieu à des *ecchymoses sous-cutanées.* Une petite fille de neuf à dix ans eut, pendant le cours d'une violente coqueluche, un épanchement de sang qui occupa le tissu cellulaire *sous-conjonctival,* le tissu cellulaire des paupières, et qui, passant par les phases ordinaires de la résolution, colora successivement les parties affectées en rouge foncé, en rouge violacé, en brun et en jaune verdâtre. Vous rencontrerez certainement des faits analogues.

L'*hémorrhagie par les oreilles* est un accident plus rare; Triquet l'a observé sur deux enfants. L'examen du conduit auditif et de la membrane du tympan permit de constater une déchirure linéaire de la cloison un peu au-dessous du manche du marteau. Dans ces deux cas, cette déchirure avait lieu d'un seul côté. En Angleterrre, M. Gibb a constaté cet accident quatre fois[1]. Dans tous les cas, il y avait rupture linéaire de la membrane du tympan. Chez deux des malades de M. Gibb, la rupture existait des deux côtés. Sur les huit ruptures, quatre avoisinaient la circonférence de la membrane, deux la traversaient par le milieu, et dans un cas la plaie avait trois lambeaux de 1 à 2 millimètres d'étendue en longueur; un petit caillot de sang interposé entre les lèvres de ces petites

1. Gibb, *British Med. Journal, London Gazette,* nov. 1861.

plaies indiquait positivement la source de l'hémorrhagie, qui provenait de
la déchirure de la membrane muqueuse ou tunique interne de la cloison
tympanique. Toutes ces déchirures se sont cicatrisées par première intention, dans l'espace de quelques jours, excepté dans les cas de plaie à trois
lambeaux, où la plaie triangulaire donna lieu à une suppuration prolongée et à une surdité rebelle.

On comprend facilement le mécanisme de cette hémorrhagie par l'o-
reille. L'air, chassé avec violence, dans les efforts de toux convulsive de
la coqueluche, pénètre par la trompe d'Eustache dans la caisse du tympan. La pression exercée par la colonne d'air, surmontant la résistance
de la cloison tympanique, la déchire dans le point le plus faible, situé
au-dessous du manche du marteau, ou bien la décolle à sa circonférence;
et la déchirure de la membrane muqueuse qui double la cloison est la
cause de l'hémorrhagie.

En vous parlant de ces accidents hémorrhagiques, je suis naturellement
conduit à vous parler des *convulsions* qui, je vous l'ai dit tout à l'heure,
en sont souvent la conséquence indirecte, lorsque les pertes de sang,
ayant été très abondantes et très répétées, ont plongé l'individu dans un
état d'anémie qui éveille singulièrement la mobilité nerveuse.

Les attaques d'éclampsie peuvent encore être la conséquence directe,
sinon des hémorrhagies elles-mêmes, du moins des causes sous l'influence
desquelles ces hémorrhagies se produisent. Elles se rattachent peut-être
alors à la congestion cérébrale, et semblent être liées à une modification
particulière imprimée à l'appareil encéphalique par la fluxion sanguine
provoquée par les quintes de coqueluche.

Il n'est pas un d'entre vous qui n'ait éprouvé, après un violent effort
un peu soutenu, cette sensation de vague, d'étonnement, qui est évidemment le résultat de la congestion passagère subie par le cerveau. Ce
phénomène de l'effort, se produisant dans la coqueluche à des intervalles très rapprochés, finit par amener des accidents plus sérieux. Ainsi
les malades, lorsqu'ils peuvent rendre compte de leurs sensations, se
plaignent souvent d'éprouver, après de violentes quintes de toux, une
céphalalgie quelquefois si vive, qu'ils ne peuvent s'empêcher de crier ;
à ce mal de tête succède un état d'hébétude comparable à celui causé par
une commotion cérébrale, et qui persiste plus ou moins longtemps. Chez
quelques-uns, de véritables symptômes de *congestion cérébrale* se manifestent. J'ai donné mes soins à une dame qui tombait dans cette sorte
o'anéantissement qui suit les attaques d'épilepsie ; de plus, cette dame
eut à plusieurs reprises un commencement de paralysie, un affaiblissement prononcé de l'un des bras. Cette perturbation apportée dans les
fonctions du cerveau peut, chez les enfants, se traduire par des convulsions.

Ces convulsions peuvent se manifester d'ailleurs indépendamment des hémorrhagies, et indépendamment de la congestion. Elles se rattachent alors à l'élément nerveux qui donne à la coqueluche son caractère spécifique; la surexcitation nerveuse qui se traduit habituellement, déjà, par les quintes convulsives, s'étendant à tout le système, soit en raison de la faiblesse constitutionnelle de l'individu, soit en raison de la faiblesse acquise, lorsque les forces du malade ont été épuisées par la longue durée de la maladie, par les troubles de la nutrition ou par toute autre cause.

Ces accidents nerveux, qui consistent quelquefois aussi en du *délire*, en une *agitation excessive*, sont d'autant plus fréquents, d'autant plus graves, que les enfants sont plus jeunes; ils sont presque fatalement mortels lorsqu'ils coïncident avec les complications phlegmasiques dont je vous ai parlé.

Enfin je dois vous signaler un fait, qui est à peine un accident, c'est l'*ulcération du frein de la langue*. On l'observe chez un certain nombre d'enfants, et elle est vraisemblablement due à l'usure du frein ou de la partie voisine du frein. En effet, cette partie de la face inférieure de la langue est saillante et violemment tendue quand l'enfant tousse convulsivement et vomit; la langue étant alors à moitié sortie de la bouche et frottant sur les incisives inférieures, il en résulte une véritable usure.

Messieurs, le *traitement* de la coqueluche est chose extrêmement difficile, parce que la médecine s'adresse à une maladie qui ne cède qu'avec une peine infinie aux différents moyens que nous avons à lui opposer. Je n'admets pas, toutefois, que l'on soit tout à fait impuissant ; et, contrairement à l'opinion de J. Frank, qui dit qu'on peut faire mourir, avant le terme de sa maladie, le malade atteint de coqueluche, mais qu'on ne peut jamais la guérir, je crois qu'en un assez grand nombre de circonstances, une médication bien entendue en abrège notablement la durée.

Je ne passerai pas en revue les différents remèdes préconisés contre elle, chaque auteur a sa formule, et il me paraît hors de propos de dresser devant vous la liste de tous ces prétendus spécifiques ; je vous indiquerai seulement quelques-unes des médications qui semblent être de quelque utilité, me réservant d'insister spécialement sur celle qui, suivant moi, jouit d'une incontestable efficacité.

Aucun moyen, dit Laennec [1], n'est plus utile, au début de la coqueluche, que les *vomitifs* répétés tous les jours ou tous les deux jours pendant une ou deux semaines. Les enfants supportent, d'ailleurs, le vomissement beaucoup mieux que les adultes. Laennec préférait même chez eux l'*émétique* à l'*ipécacuanha*, et il en donnait pour raison l'extrême inégalité de force des ipécacuanhas que l'on trouve dans le commerce et qui

---

1. Laennec, *Traité de l'auscultation médiate*, 4e édition, Paris, 1837, t. IV, p. 228.

appartiennent à des plantes diverses. L'émétique, d'ailleurs, ajoute-t-il, à raison de sa solubilité, est beaucoup plus facile à fractionner en doses aussi petites que peuvent le demander l'âge et la faiblesse de l'enfant.

D'autres préfèrent au tartre stibié et à l'ipécacuanha, soit le *sulfate de zinc,* soit le *sulfate de cuivre,* estimant que, indépendamment de leur action vomitive, ces médicaments agissent comme antispasmodiques.

Sans admettre cette double action des sels de zinc ou de cuivre, c'est au sulfate de cuivre que je donne la préférence lorsque je veux faire vomir un enfant, parce que c'est, à mon avis, le vomitif le plus sûr que je connaisse. Je le préfère à l'ipécacuanha parce que, ainsi que le dit Laennec, l'ipécacuanha est souvent infidèle; je le préfère au tartre stibié, parce que le tartre stibié a quelquefois de graves inconvénients. Avec quelque prudence qu'on le manie, suivant les individus et suivant les prédispositions du moment, son action outrepasse les effets qu'on en attendait. En quelques circonstances, il a provoqué des évacuations exagérées, vomissements et diarrhée, il a amené des accidents cholériformes et jeté les malades dans un état d'adynamie véritablement alarmant.

J'ai donc plus volontiers recours au sulfate de cuivre, que j'administre de la façon suivante : je fais préparer une solution de 25 à 45 centigrammes pour un enfant, d'un gramme pour un adulte, dans 100 grammes d'eau distillée, et je prescris de le donner par cuillerée à dessert, toutes les dix minutes, jusqu'à ce que le malade ait vomi.

Ce mode d'administration des vomitifs, par doses fractionnées, est celui que vous me voyez constamment adopter quel que soit le médicament que j'emploie, quelle que soit l'indication de la médication vomitive. En agissant ainsi, je n'ai point à redouter d'aller au delà du but que je me propose d'atteindre.

Dans la période du début de la coqueluche et dans la période d'état, lorsque la toux est accompagnée de menaces de suffocation, la médication vomitive est de quelque secours, et j'ai vu, en plusieurs circonstances, qu'elle diminuait très notablement le nombre des quintes.

Les *antispasmodiques* devaient nécessairement occuper une place importante dans la thérapeutique d'une maladie où l'élément nerveux joue un rôle très marqué : aussi voyons-nous entrer dans un grand nombre de formules la valériane, le castoréum, le musc, l'asa fœtida, la gomme ammoniaque, l'oxyde de zinc, etc.; mais ces différents médicaments, et d'une manière générale la médication antispasmodique, m'ont toujours paru d'une utilité très contestable.

Les *narcotiques* et les *stupéfiants* sont d'une bien autre efficacité, et, parmi eux, la *belladone,* à laquelle je faisais allusion tout à l'heure, ou son alcaloïde *l'atropine,* est, suivant moi, le remède le plus héroïque dans le traitement de la coqueluche.

Toutefois, pour que la belladone produise les effets qu'on doit en attendre, il est nécessaire de l'administrer suivant une certaine méthode, dont l'importance est telle que si vous négligez de la suivre vous n'arriverez pas plus à guérir la coqueluche, quelque fortes que soient d'ailleurs les doses du médicament, que vous n'arriverez à guérir les fièvres palustres, quelles que soient les doses de quinquina, si ces doses ne sont pas administrées selon les règles que je vous indiquerai un jour.

Avant de poser la formule du traitement, il importe, messieurs, d'établir un fait capital; le voici : Le principe des solanées n'agit sur les névroses qu'à une dose suffisamment élevée, et cette action persiste pendant un certain temps; mais, de peur que l'action thérapeutique ne soit dépassée, le médicament doit être donné d'abord à une dose probablement inférieure à celle qui est nécessaire pour exercer une influence favorable; puis, cette dose doit être progressivement augmentée et portée à un degré où un commencement d'action médicatrice se laisse apercevoir. Dès que ce résultat est obtenu, il suffit généralement de maintenir au même taux la dose quotidienne pour voir grandir ses effets. Si, pour en accélérer les bons résultats, on se hâte d'élever celle qui les aurait produits, et, surtout, si l'on voulait la réitérer dans le même jour, on pourrait être d'abord émerveillé du succès qu'on en aurait obtenu; mais bientôt une sécheresse incommode du gosier, un peu de trouble rapidement accru dans la vision, obligerait à l'abaisser, ce qui aurait pour résultat de laisser le mal se produire et échapper à la puissance de la médication.

Ces principes généraux bien entendus, la formule du traitement est la suivante : Pour un enfant du premier âge, vous faites faire des pilules contenant chacune un demi-centigramme (un dixième de grain) d'extrait de belladone et un demi-centigramme de poudre de belladone. Pour un enfant au-dessus de quatre ans et pour les adultes, les pilules contiendront un centigramme (un cinquième de grain) d'extrait et un centigramme de poudre. Vous recommandez au pharmacien que ces pilules ne soient pas argentées.

Comme il est des enfants qui ne savent pas avaler les pilules, même lorsqu'on les leur donne dans les confitures, dans du miel ou dans de la bouillie, vous les délayez dans une petite quantité de sirop, et l'on porte ainsi sur la langue le médicament, qui est alors facilement pris.

Le matin à jeun, on administre une de ces pilules, et de même le jour suivant. Vous avez eu soin de faire compter le nombre des quintes à l'aide du procédé que je vous ai indiqué, et qui consiste à piquer une carte avec une épingle; il est nécessaire de compter à part les quintes du jour et celles de la nuit. Il vous est facile alors de juger des effets de la médication, en comparant le nombre des quintes de la veille avec la nombre des quintes des jours précédents. Je suppose que l'enfant qui avait primitivement trente-cinq quintes dans le courant des vingt-quatre heures n'en ait plus que trente après l'administration de la belladone, évidemment le remède aura agi ; je suppose encore que le nombre des quintes n'ait pas changé, mais qu'au lieu de se reproduire en quatre ou cinq accès, elles se soient reproduites seulement en deux ou trois; je suppose enfin que les accès et les quintes qui les composent soient restés aussi multipliés, mais que ces quintes aient été moins violentes : dans tous ces cas, en définitive, il y a eu une modification réelle, et dès lors on doit se borner à administrer la même dose. Si au contraire les quintes sont restées aussi nombreuses et aussi fortes, vous donnez une pilule de plus, et vous donnez les deux du même coup. C'est là, messieurs, un point capital. Quelles que soient les doses de belladone que vous administriez, il est essentiel que ces doses soient prises en même temps. Si vous avez été forcés de les pousser jusqu'à dix, douze, le malade devra les prendre le matin à jeun, à la même heure, et non pas à des intervalles éloignés, dans le courant de la journée. Mais avant d'élever ces doses, il faut attendre deux ou trois jours; et, suivant que l'amélioration s'est ou non manifestée, vous vous y maintenez ou vous les augmentez progressivement, à moins cependant qu'il ne survienne des accidents toxiques, auquel cas, bien entendu, on doit nécessairement s'arrêter.

Les quintes ont notablement diminué de nombre et d'intensité : de trente, par exemple, elles sont tombées à dix; on continue alors de donner pendant sept ou huit jours les doses de belladone sous l'influence desquelles cette amélioration paraît avoir été obtenue. Si le mieux se soutient, vous diminuez les doses du médicament, en suivant une progression inverse à la progression croissante, c'est-à-dire que vous faites prendre une pilule de moins, puis deux, puis trois. Les quintes reprennent-elles, vous revenez à la dose suffisante pour les faire cesser. Enfin, lorsque ces quintes étant définitivement calmées, on est en droit d'espérer la guérison, il faut cependant donner encore la belladone pendant six à huit jours avant de suspendre complètement la médication.

Depuis que l'atropine est entrée dans le domaine de la thérapeutique, on la substitue à la belladone, et cela avec d'autant plus d'avantage que cet alcoolide a toutes les propriétés de la plante, et qu'il a de plus une fixité de composition qu'on ne trouve pas toujours dans les préparations officinales de belladone.

Je fais préparer pour les enfants très jeunes une mixture contenant un centigramme de sulfate neutre d'atropine pour 200 grammes d'eau distillée : 5 grammes, c'est-à-dire une cuillerée à café de la solution, répondront donc exactement à un quart de milligramme de sel d'atropine. Le médicament est donné d'abord à la dose d'une cuillerée à café, et successivement à des doses plus élevées, en observant exactement les règles que j'ai indiquées tout à l'heure dans l'administration de la belladone.

Il importe cependant, messieurs, de vous mettre en garde contre ce que je pourrais appeler les fausses récidives. La coqueluche, en effet, est une maladie qui semble revenir, alors qu'en réalité elle est radicalement guérie. Un mois après la cessation définitive de tous les accidents, un enfant peut avoir, s'il pleure, s'il se met en colère, une quinte analogue aux quintes de coqueluche; bien plus, six mois, un an après, s'il prend un catarrhe, les mêmes phénomènes pourront se montrer. Ne concluez pas à une récidive de coqueluche. Si la toux en prend encore le caractère, c'est que l'économie, c'est que le système nerveux se souvient permettez-moi l'expression, de sa mauvaise habitude passée.

M. le docteur Commenge a eu l'idée de soumettre les individus atteints de coqueluche à l'inhalation des substances volatiles provenant des matières ayant servi à l'épuration des gaz de l'éclairage. Chaque séance dans les salles d'épuration doit être de deux heures, et le nombre des séances de douze environ. La guérison aurait lieu à toutes les périodes de la maladie[1]. Mais M. Henri Roger, qui avait eu occasion d'observer plusieurs exemples de bronchio-pneumonies déterminées chez de jeunes enfants par le réfroidissement au sortir des usines à gaz, a pris des renseignements sur la valeur de cette médication auprès des médecins exerçant dans les quartiers de ces usines, et il s'est assuré que ce traitement (qui peut offrir des dangers dans la mauvaise saison) n'avait en définitive aucun avantage réel.

La *médication révulsive* appliquée au traitement de la coqueluche, les applications de *vésicatoires* sur la poitrine, les frictions avec de l'huile de croton, avec de l'essence de térébenthine, sont loin d'offrir les avantages qu'on a prétendu en avoir obtenus. Je ne vous en dirais rien si je ne voulais m'élever de toutes mes forces contre les dangers d'un moyen thérapeutique auquel son inventeur a donné un grand retentissement : je veux parler des frictions avec la *pommade d'Autenrieth*. Chez les enfants atteints de coqueluche et surtout vers la fin de la seconde période, alors que l'expectoration commence à devenir mucoso-puriforme, Autenrieth faisait frictionner la région épigastrique trois fois par jour avec gros comme une noisette de la pommade qui, vous le savez, contient du tartre stibié incorporé à l'axonge dans diverses proportions. Ces frictions étaient continuées jusqu'à ce que se développassent des pustules qui bientôt devenaient des ulcérations. Cette apparition des pustules, non seulement sur la poitrine, mais encore sur les autres parties du corps, et notamment sur la face interne des cuisses et aux parties génitales chez les garçons comme chez les filles, cette apparition des pustules était, pour Autenrieth, la manifestation d'une saturation de l'économie par le médicament, saturation qu'il fallait toujours chercher à produire.

1. Commenge, *Bulletin de l'Académie de médecine*, 1864-65, t. XXX, p. 9.

J'ai eu maintes fois occasion, messieurs, de vous exprimer mon opinion sur cette prétendue saturation stibiée, soit que nous envisagions ses manifestations du côté de la bouche, soit que nous les considérions du côté de la peau. L'éruption qui, dit-on, la caractérise, est l'effet de l'action générale du médicament et non le résultat de l'action irritante locale des préparations stibiées mises en contact avec le tégument externe ou avec les membranes muqueuses. Mais cette éruption est si bien l'effet d'une action locale, que, d'une part, lorsqu'on donne ces préparations antimoniales sous forme pilulaire au lieu de les administrer en potion, de façon à empêcher un contact prolongé avec la membrane muqueuse buccale et pharyngienne, il ne se développe pas de pustules; que, d'autre part, l'émétique étant pris à l'intérieur à très hautes doses, comme il est donné dans le traitement de la pneumonie, par exemple, suivant la méthode rasorienne, on ne voit jamais d'éruption stibiée se faire du côté de la peau.

Quoi qu'il en soit de cette prétendue saturation stibiée, et pour revenir au traitement de la coqueluche par la pommade d'Autenrieth, cette médication a les plus graves inconvénients sans présenter aucun avantage. Horriblement douloureuse, bien autrement que l'application de vésicatoires, elle donne quelquefois lieu à une inflammation qui, ayant son point de départ autour des pustules, gagne le tissu cellulaire pour s'étendre profondément et amener des accidents sérieux. Entre autres faits, je vous rappellerai celui qu'a raconté M. Blache[1]. Chez une malade âgée de six ans, l'emploi de la pommade stibiée produisit les désordres les plus déplorables. Des ulcérations profondes succédèrent aux pustules; l'une d'elles, située à la base du sternum et ayant près de deux pouces de diamètre, avait mis à nu et complètement détaché de l'os les extrémités des cartilages costaux, qui flottaient au milieu d'une abondante suppuration qu'on chercha en vain à tarir. Bientôt survinrent des signes de résorption purulente, et la malade succomba avec une diarrhée colliquative que rien ne put arrêter.

Ce qui a pu en imposer à Autenrieth, c'est que, dans quelques cas, les accidents convulsifs de la coqueluche se calment après l'application de la pommade stibiée; ils se calment alors sous l'influence de la réaction fébrile que provoque l'inflammation cutanée, mais pour reparaître dès que cette inflammation se sera éteinte.

Indépendamment de ces inconvénients immédiats, les frictions stibiées en ont encore d'autres qui, bien que moins graves, n'en doivent pas moins être connus du patricien. Les pustules et les ulcérations qui leur ont succédé laissent après elles des cicatrices indélébiles qui peuvent simuler les stigmates de la scrofule.

Il me reste à vous parler du traitement des complications de la coqueluche.

1. Blache, article COQUELUCHE du *Dictionnaire de médecine* en 30 volumes.

Nous avons vu que le *vomissement* en était une souvent très sérieuse, puisque, dans quelques cas, il pouvait entraîner la mort par inanition. Il est donc indispensable de savoir alimenter les malades, et la première règle dont il faut se souvenir est de leur donner à manger de façon qu'ils puissent garder les aliments. Or, l'expérience seule vous éclairera sur ce point. Il est en effet des individus qui ne vomissent que dans la journée; il faut par conséquent attendre le soir pour leur faire prendre leur repas. Lorsque les vomissements se répètent nuit et jour, il faut donner à manger aussitôt après la crise, parce qu'on est alors plus loin de celle qui suivra. Quelque répugnance que témoigne l'enfant, on doit le contraindre, et lui faire prendre de préférence des aliments solides, qui sont beaucoup moins facilement rejetés que les liquides.

Lorsque vous administrez la belladone ou l'atropine, sous l'influence de cette médication, les quintes s'éloignent. Or, grâce à ces intervalles de repos, on est plus à même de faire prendre au malade une alimentation réparatrice; de plus, la belladone, alors même qu'elle n'éloigne pas les quintes, empêche le vomissement en diminuant leur intensité. Dans quelques circonstances exceptionnelles, malgré l'emploi de ce médicament, la tolérance pour les aliments ne s'établit pas. Ayez alors recours aux préparations opiacées que vous associez à très petites doses aux préparations atropiques. Dès que l'enfant vient de vomir, et immédiatement avant de le faire manger, donnez-lui *une goutte et même une demi-goutte de laudanum de Sydenham.* Forcer les malades à s'alimenter aussitôt après qu'ils ont vomi, administrer l'opium à faibles doses, sont des stratagèmes thérapeutiques d'une importance plus grande que je ne saurais vous le dire.

Eu égard aux conséquences qu'elles peuvent avoir, les *hémorrhagies*, les hémorrhagies nasales surtout, car ce sont les plus graves dans la coqueluche, doivent être combattues dès qu'elles se produisent. Parmi les moyens que nous avons à notre disposition, il en est un dont les heureux effets, bien qu'inexplicables, n'en sont pas moins réels : c'est celui qui consiste à faire lever le bras du côté correspondant à la narine qui est le siége de l'épistaxis. J'aurais à vous énumérer un grand nombre d'hémostatiques : les poudres, les liquides astringents; les injections d'eau acidulée avec les acides sulfurique, nitrique, chlorhydrique; les applications du froid sur le front, sur la nuque; tous les moyens enfin que vous connaissez, et en tête desquels je place les injections faites dans le nez avec de l'eau aussi chaude que le malade peut la supporter. Dans des cas extrêmes, et lorsque les hémorrhagies auront résisté à tout ce que vous aurez fait jusque-là, le tamponnement, soit à l'aide des vessies de caoutchouc de Gariel, soit à l'aide de la sonde de Belloc, sera votre dernière ressource. Chez les adultes, ce tamponnement n'a aucun inconvénient; mais, chez les enfants, l'opération pourrait déterminer une agitation ex-

cessive qui augmentera la violence et le nombre des quintes de coqueluche. Il faut donc n'y avoir recours qu'à la dernière extrémité. En même
temps que vous agirez directement sur la partie qui est le siège de l'hémorrhagie, vous pourrez chercher à la combattre par l'administration de
remèdes donnés à l'intérieur; les boissons acidulées, la limonade sulfurique, des potions avec de l'eau de Rabel; les préparations de ratania,
de matico, de gomme kino; en un mot, tous les agents thérapeutiques
vantés en pareil cas, et dont le plus puissant est à coup sûr le quinquina
en poudre.

Quant aux graves complications inflammatoires qui surviennent du côté
de la poitrine, le catarrhe capillaire, la pneumonie, la pleurésie, elles
réclament un traitement spécial sur lequel je n'ai point à insister ici.

LVIII. — ANGINE DE POITRINE (*ANGOR PECTORIS*).

Angine de poitrine symptomatique d'une affection organique du cœur ou des gros vaisseaux. — Dans ces cas, les lésions organiques ne sont encore que l'occasion du développement de la névrose. — Angine de poitrine essentielle, liée à une diathèse, rhumatismale ou goutteuse. — Elle peut être l'expression du mal comitial, et constituer alors, soit une variété de la névralgie épileptiforme, ce qui est le cas le plus fréquent, soit une variété de l'aura épileptica. — Angine de poitrine liée à la maladie de Graves. — Son invasion est brusque, ses symptômes sont variables. Elle peut entraîner la mort subite. — Son traitement.

MESSIEURS,

Malgré de nombreux travaux publiés sur l'angine de poitrine, l'histoire de cette affection est assez mal connue; les différentes opinions émises sur sa nature ont assez peu éclairé la question pour que je veuille, à mon tour, vous faire connaître mes idées relativement à cette singulière névralgie.

Une femme, qui a succombé il y a quelque temps, dans notre salle Saint-Bernard, à un anévrysme de l'aorte, nous en a offert un remarquable exemple. Ses accès, d'abord assez éloignés, se sont rapprochés les uns des autres dans les derniers jours, et il est peu d'entre vous qui n'aient été témoins d'une de ces horribles crises. Tout à coup, sans cause déterminante et appréciable, aussi bien quand elle restait assise immobile sur son lit, seule position qu'elle pût garder, que lorsqu'elle faisait un mouvement, cette femme était prise d'une poignante douleur; partant de la région précordiale, elle irradiait à la base de la poitrine où elle produisait un sentiment de constriction que la malade comparait à celle qu'aurait exercée une ceinture de fer violemment serrée, descendait dans les lombes, remontait dans la région cervicale, gagnait le bras gauche et s'étendait jusqu'à l'extrémité des doigts. Nous voyions alors la peau de la main et de l'avant-bras devenir d'une extrême pâleur à laquelle succédait presque immédiatement une coloration violacée, bleuâtre, très prononcée. La douleur passée, le bras et la main restaient encore engourdis pendant quelques instants. Cette douleur était telle qu'elle arrachait des cris à la malheureuse patiente, qui, les traits du visage contractés, se dressait sur son séant, et semblait craindre la suffocation, bien que sa respiration se fît d'ailleurs assez librement. La crise durait quelques secondes, pour se répéter, ainsi que je vous le disais, à des intervalles d'au-

tant plus rapprochés que la maladie à laquelle cette femme devait succomber approchait elle-même de la terminaison fatale.

Ici, messieurs, nous avions affaire à une angine de poitrine symptomatique d'une lésion matérielle. Tel était aussi le cas chez un malade
pour lequel M. le docteur Périer me demandait dernièrement mon avis.

C'était un intendant militaire, âgé de cinquante-cinq ans ; ses crises,
dont il faisait remonter le début à sept ans, étaient surtout caractérisées
par une sensation d'engourdissement accompagnée de fourmillements
siégeant dans la peau de l'aisselle gauche et s'étendant graduellement à
tout le côté correspondant de la poitrine. Souvent il éprouvait des élancements douloureux comparables à ceux des névralgies, mais ces élancements étaient calmés lorsqu'il pressait son dos contre un point d'appui
résistant, contre un meuble par exemple.

Depuis six ou huit mois, il lui était survenu un peu d'oppression habituelle. Une marche un peu rapide, un exercice un peu violent, provoquaient le retour des accidents, et il suffisait même qu'il eût donné beaucoup de signatures dans son cabinet, ce à quoi l'obligeaient ses fonctions,
pour que les douleurs reparussent.

En examinaut les organes thoraciques, nous constations tous les signes
d'un anévrysme de l'aorte. Les battements du cœur étaient violents, sans
bruits anomaux ; plus haut, en avant, nous entendions un bruit de souffle double, éloigné, que nous retrouvions dans toute l'étendue du côté
gauche de la poitrine en arrière, prédominant le long de la colonne vertébrale, au niveau de la crête de l'omoplate. Là aussi le plessimètre nous
donnait une matité que l'on percevait en percutant profondément. Le
murmure vésiculaire était, d'ailleurs, parfaitement pur dans toute l'étendue de l'appareil pulmonaire.

Ces deux faits, messieurs, sembleraient venir à l'appui d'une opinion
soutenue par un certain nombre de médecins, que *l'angor pectoris* se lie
à l'existence de lésions matérielles appréciables du cœur, des gros vaisseaux ou d'organes voisins. Vous savez, en effet, que Heberden qui, le
premier, a donné à cette affection le nom sous lequel on la désigne, et
dont il nous a laissé une assez bonne description, vous savez, dis-je, que
Heberden, et, après lui, Parry, Kreysig, Burns, J. Frank, etc., faisaient
dépendre l'angine de poitrine d'une ossification des artères coronaires ;
tandis que d'autres mettaient en cause l'hypertrophie du cœur avec dilatation, les ossifications des valvules auriculo-ventriculaires ou aortiques,
la péricardite, l'accumulation de la graisse sur cette membrane dans la
cavité du médiastin ou sur le cœur lui-même, le déplacement de cet o-
gane, sa compression par une tumeur ou par le développement anomal
d'un des viscères de l'abdomen, la dilatation anévrysmatique de l'aorte,
son inflammation, un abcès formé dans le médiastin, l'ossification des
cartilages des côtes, etc.

Que l'affection dont nous parlons coïncide avec l'existence de ces différentes lésions, qu'elle soit souvent, le plus souvent peut-être, symptomatique, comme on le dit, de maladies organiques du cœur ou des gros vaisseaux, je ne le conteste pas; mais déjà, d'une part, la multiplicité de ces lésions fait douter de leur valeur étiologique; d'autre part, la fréquence des cas dans lesquels ces lésions existent sans que le malade éprouve rien d'analogue aux accès d'angine de poitrine, et, par opposition, les histoires incontestables d'individus ayant présenté, durant leur vie, tous les symptômes caractéristiques de l'angine sans qu'à l'autopsie on ait pu rencontrer aucune altération anatomique à laquelle on pût les rattacher, démontrent que l'*angor pectoris* n'est pas essentiellement liée à la présence de maladies organiques.

De l'absence de ces altérations organiques appréciables, de l'extrème variabilité des phénomènes dont j'essayerai de vous tracer le tableau, on doit conclure que l'*angor pectoris* est une névrose; pour mieux préciser, c'est une névralgie. Quant à son siège, que les uns ont placé dans le diaphragme, les autres dans les muscles respiratoires, la plupart dans le cœur, cette névralgie occupe ordinairement les nerfs cardiaques émanés du pneumogastrique, d'où elle irradie dans les nerfs du plexus cervical et brachial.

J'ai parmi mes clientes les plus anciennes et les plus intimes une dame de quarante-sept ans qui, dans son adolescence, a eu une chlorose fort opiniâtre accompagnée de douleurs névralgiques très vives et très variables dans leur siège. Depuis quelques années elle a des douleurs rhumatoïdes très mobiles, occupant tantôt les membres, tantôt les viscères, et des troubles nerveux étranges qui ressembleraient à de l'hypochondrie si la personne dont je parle n'était d'ailleurs parfaitement sensée. La santé est excellente si on l'envisage au point de vue de l'exercice des fonctions de la vie organique. Depuis deux ans elle s'est aperçue que lorsqu'elle monte un peu rapidement un escalier, elle est prise subitement d'une douleur aiguë derrière le sternum, irradiant rapidement dans l'épaule gauche et dans tout le bras, où il se produit un très léger engourdissement. La malade s'arrête et tout cesse en moins d'une minute. J'ai ausculté son cœur, ses poumons avec le plus grand soin, je dirais avec la sollicitude la plus dévouée, et cela à plusieurs reprises, au moment même où elle venait d'éprouver un de ses plus forts accidents, et jamais, absolument jamais, je n'ai perçu dans le rythme du cœur, dans les bruits valvulaires, dans la région de l'aorte, dans les poumons, le plus petit signe, le plus petit phénomène différent de ce que l'on trouve dans l'état normal, à cela près d'une accélération notable des battements cardiaques.

Au moment où je me préparais à vous parler de l'angine de poitrine, e recevais dans mon cabinet un homme de quarante-cinq ans qui avait les apparences de la plus florissante santé. Il avait mis plus de dix minutes à monter jusqu'à ma porte ; arrivé dans mon antichambre, il se laissa tomber sur un banc, pâle, et dans un état qui épouvanta mes serviteurs. Quelques minutes suffirent pour que tout rentrât dans l'ordre.

Quand, une demi-heure plus tard, ce malade vint s'asseoir dans mon cabinet, en voyant son visage fleuri je ne me serais guère douté de ce qui s'était passé si récemment. Il me raconta alors que, il y a quinze ans, il avait eu une vérole très grave, dont il avait été mal guéri. Trois ans plus tard il eut une névralgie sciatique très violente et très rebelle, et plus tard des douleurs dans les membres dont il ne fut guéri, après bien des traitements infructueux, qu'avec l'iodure de potassium. Plus tard encore il avait éprouvé une attaque de goutte au gros orteil. Jamais il n'avait eu de gravelle ; il n'y avait pas d'antécédents goutteux dans sa famille.

L'angine de poitrine avait commencé il y avait un an. L'attaque, très légère d'ailleurs, ne venait qu'à l'occasion d'un exercice très violent, à de rares intervalles ; bientôt il ne fallut plus de causes aussi actives, et les accès se rapprochèrent ; mais depuis quelques mois, et surtout depuis un mois, sa vie était devenue intolérable. Pour peu que le terrain sur lequel il marchait fût ascendant, à l'instant même il était étreint par son accès et il était forcé de s'arrêter. Le jour qu'il vint chez moi, il arrivait de Lyon. Il avait passé la nuit en chemin de fer. En descendant du wagon, il dut faire quelques pas dans la cour de l'embarcadère pour aller chercher une voiture. Bien qu'il allât doucement, il fut pris d'une attaque tellement violente qu'il eut une espèce de défaillance qui l'obligea de s'asseoir à terre dans la boue. Ses compagnons de voyage le relevèrent.

La douleur, chez lui, commençait, poignante, derrière le sternum, à peu près à la hauteur des quatrième et cinquième côtes, et un peu dans la région du cœur, qui, pendant l'attaque, battait plus vivement ; immédiatement cette douleur se portait à la base du cou, aux deux bras également avec un engourdissement douloureux qui se propageait jusqu'à l'extrémité des doigts. A ce moment-là il lui semblait que ses deux mains s'enflaient un peu. C'est alors qu'il était forcé de s'arrêter court, la poitrine immobile, craignant de respirer pour ne pas augmenter l'étreinte horrible qui lui brisait la poitrine. Si le mal était plus fort, il avait un vertige et tombait presque en syncope.

L'émotion que lui causa mon examen, le mouvement qu'il fit pour ôter ses vêtements et pour les remettre, suffirent pour lui donner une attaque légère.

Certes il est difficile de rencontrer un cas plus nettement accusé. Aussi, je vous l'avoue, messieurs, j'avais la certitude de trouver une grave lésion du cœur ou des gros vaisseaux. Cependant l'investigation la plus minutieuse ne me permit de rien constater d'anomal dans les organes contenus dans la cavité thoracique. Et comme j'ai déjà dans ma vie vu un grand nombre de faits de ce genre, comme j'ai vu des malades aussi gravement atteints guérir et guérir parfaitement, il faut bien que j'admette que l'angine de poitrine, même dans sa forme la plus véhémente, peut n'être pas l'expression d'une lésion organique. Tout à l'heure, en vous parlant du traitement, je vous rapporterai deux faits de guérison empruntés l'un à M. Duchenne (de Boulogne), l'autre à Aran, qui vous démontreront d'une manière plus péremptoire encore que l'angine de poitrine peut n'être qu'une névralgie essentielle, dans le sens que l'on attache ordinairement à ce mot.

Toutefois j'ai été témoin, avec Marx, d'un fait qui doit rendre bien circonspect lorsque l'on veut affirmer qu'il n'existe pas de lésions organiques. Un ancien agent de change près la Bourse de Paris, autrefois sujet à des coliques hépatiques fort graves et qui avaient disparu depuis quelques années, commença à se plaindre de suffocations subites qui le saisissaient quand il faisait un exercice un peu plus violent que d'habitude. La suffocation était accompagnée d'une douleur vive derrière le sternum qui irradiait dans l'épaule et dans le bras gauche. Il n'y avait pas d'oppression habituelle, et rien ne faisait supposer que l'*angor pectoris* fût symptomatique d'une lésion organique. Mais, plus tard, l'auscultation permit de reconnaître l'existence d'un anévrisme de la crosse de l'aorte qui prit un accroissement rapide, et alors, outre l'orthopnée habituelle, il y avait des attaques d'angine de poitrine qui se renouvelaient à l'occasion du plus petit mouvement. Un jour que Marx venait de passer quelques moments avec lui, l'encourageant et le consolant, il descendit, et le malade l'avait reconduit jusqu'à la porte de sa chambre. Il était à peine au bas de l'escalier que le domestique l'appela en toute hâte. Il remonta précipitamment et ne trouva qu'un cadavre. La tumeur s'était subitement ouverte dans la trachée-artère, causant une hémoptysie mortelle.

Au mois ds septembre 1862, j'étais consulté par un malade que le docteur Lefebvre (de Roubaix) m'adressait pour lui donner mon avis au sujet d'une angine de poitrine dont il était affecté. L'*angor pectoris* avait débuté brusquement vers le milieu de l'année précédente, pendant une promenade faite après le dîner, et les accidents s'étaient répétés plusieurs jours de suite. Ils avaient cessé pendant quelque temps pour reparaître avec plus de vivacité, *à heures fixes*. Bientôt ils perdirent leur périodicité et se renouvelèrent sous l'influence du plus petit effort, ou bien, pendant le sommeil, lors d'un réveil en sursaut. Enfin, se déclarèrent les symptômes d'une grave hypertrophie du cœur avec lésions des ventricules.

Dans certains cas, messieurs, alors que l'examen le plus attentif ne permet de rien découvrir dans l'aorte ou dans le médiastin, il y a pourtant des lésions qui plus tard se manifestent. Il en est de l'angine de poitrine comme de quelques névralgies intercostales rebelles, dont la cause organique a pu être longtemps méconnue, ce qui ne veut pas dire que les névralgies intercostales même les plus rebelles soient toujours symptomatiques.

Dans les premiers temps de ma carrière de praticien, j'eus à traiter pendant plusieurs années un individu dont je méconnus longtemps l'affection, et qui me laissa une leçon que je n'ai jamais oubliée. C'était un homme de soixante ans, jouissant d'une excellente santé. Deux de ses frères avaient succombé d'une manière subite, et chez l'un deux on avait pu constater une rupture anévrysmale.

Mon malade, depuis un certain nombre d'années, avait une douleur violente qu'il rapportait à la base de la poitrine, et qui suivait le trajet des derniers nerfs intercostaux ; le summum de la douleur se trouvait vers la partie antérieure, et il y avait en même temps un peu d'engourdissement de la peau dans les parties où la souffrance était le plus intense. Quelquefois la douleur abandonnait la poitrine pour se porter sur les côtés du cou et à la tête, où elle simulait une névralgie.

Les accidents n'étaient pas continus, ils se reproduisaient à des intervalles indéterminés ; tous les médecins consultés et moi-même avions cru à une névralgie rhumatismale. Après quelques années, les douleurs furent à peu près constantes, bien que très supportables ; mais lorsque le malade voulait marcher, elles s'exaspéraient si terriblement qu'il était forcé de rester presque immobile. Ordinairement le repos faisait tout cesser, comme il arrive dans l'angine de poitrine ; mais souvent il ne pouvait arriver à se soulager qu'en se couchant à plat ventre sur un canapé. Je ne saurais dire à combien de médications il fut soumis ; sa grande fortune lui permettait de demander des conseils aux praticiens les plus éminents, de passer chaque année deux ou trois mois à diverses eaux minérales. Enfin, un jour, il se plaignit à moi de battements étranges qu'il éprouvait dans le dos au niveau des septième et huitième côtes gauches. En appliquant la main je sentis une impulsion isochrone aux battements du cœur ; la percussion, l'auscultation ne me laissèrent désormais aucun doute sur l'existence d'un anévrysme de l'aorte. Le mal fit de rapides progrès ; bientôt quatre côtes s'usèrent et l'on vit sur la peau une tumeur de la grosseur de la tête d'un enfant. Je n'ai pas besoin de dire que la maladie se termina comme se terminent toujours des affections de ce genre : l'anévrysme usa la peau, et s'ouvrit tout à coup en dehors.

Il y a quelques années, mon collègue M. Richet et moi voyions ensemble un négociant qui était exactement dans les mêmes conditions. Il avait également à la base de la poitrine des douleurs qui revenaient avec paroxysme, et si, au lieu de suivre le trajet des nerfs intercostaux, elles avaient occupé les nerfs qui sont ordinairement affectés dans l'*angor pectoris*, elles auraient été confondues dans la même appellation. Longtemps on crut à une maladie rhumatismale, et les médications les plus diverses et les plus actives furent inutilement mises en œuvre ; enfin, après plusieurs années, l'examen stéthoscopique, qui jusqu'ici n'avait rien révélé, nous permit de constater l'existence d'un anévrysme de l'aorte thoracique. Nous prévîmes aisément l'issue de la maladie ; en effet, à quelques mois de là, la mort eut lieu subitement pendant la nuit. Cet événement arriva à Saint-Germain-en-Laye, et M. Lepiez, qui fit l'autopsie, constata l'existence de la lésion que nous avions reconnue. L'anévrysme s'était ouvert dans la cavité de la plèvre.

Qui ne voit l'étroite relation qui existe entre ces névralgies symptomatiques dont je viens de retracer l'histoire et l'angine de poitrine ?

Si d'ailleurs nous étudiions es névralgies qui se manifestent dans d'autres parties de l'économie, nous verrions que, assez souvent, elles prennent ces allures paroxystiques de l'angine de poitrine.

La périodicité souvent parfaite qu'affectent quelquefois ces névralgies qui sont sous la dépendance d'une lésion organique grave est quelque chose de très remarquable. Déjà je vous ai parlé de deux dames affectées de carcinome de la matrice, que je voyais, l'une avec Récamier, l'autre avec M. Lasègue ; en 1862, j'en voyais une troisième qui avait un polype utérin et qui recevait en même temps nos soins et ceux de M. Nélaton. Chez ces trois dames, les douleurs névralgiques les plus atroces réapparaissaient chaque jour à la même heure, avec la régularité de la fièvre intermittente la plus légitime.

Quelques-uns d'entre vous se rappelleront encore un individu qui était couché au n° 10 de la salle Sainte-Agnès, et qui avait des douleurs revenant également chaque jour à la même heure, avec une violence indicible, parfois accompagnées d'attaque d'éclampsie unilatérale à la suite de laquelle il restait un peu d'hémiplégie. A l'autopsie, nous trouvions un cancer du cerveau.

Si j'insiste comme je le fais sur cette parfaite périodicité des accidents névralgiques liés à l'existence de lésions organiques les plus sérieuses, c'est que quelques pathologistes ont voulu prétendre qu'une périodicité bien accusée fût un signe distinctif entre les névroses pures et celles qui pouvaient reconnaître pour cause une affection organique viscérale grave.

Pour revenir à l'angine de poitrine, la périodicité des attaques n'exclut donc nullement l'idée d'un affection organique du cœur, de ses valvules, ou des gros vaisseaux. J'admets, et j'admets avec la majorité des cliniciens, que cette singulière névrose peut être symptomatique ; mais je l'admets seulement en ce sens qu'il y a, dans ce cas, une simple coïncidence, et que, quelles qu'elles soient, les affections organiques ne sont que l'occasion du développement de l'affection nerveuse qui s'y rattache.

Je vous rappelle ce que je vous disais dans une de nos conférences sur l'asthme, où j'ai touché en passant la question qui nous occupe aujourd'hui, à savoir, que les névroses peuvent se greffer sur les maladies organiques, tout en restant indépendantes, puisque la lésion, persistant tandis que les troubles nerveux sont passagers, ne saurait être regardée comme la condition essentielle, comme la cause véritable de ces accidents.

Quelles sont donc les causes de l'angine de poitrine ? je parle, bien entendu, des *causes prédisposantes*, les causes occasionnelles ou déterminantes ne devant pas nous occuper pour le moment.

Fothergill raconte l'observation suivante qui a été rapportée par Desportes[1] : « Un homme d'environ trente ans, d'une assez petite taille, ayant le cou court, le tempérament robuste, et accoutumé à un exercice modéré et régulier, éprouvait une maladie si fortement prononcée, qu'elle ne pouvait être prise pour une autre. Lorsqu'il gravissait une colline, et lorsqu'il marchait seulement un peu plus vite qu'à l'ordinaire, et enfin lorsque, étant à cheval, il allait au grand trot, il était quelquefois obligé de s'arrêter tout à coup. Une espèce de constriction qui lui survenait subitement à la poitrine, et qui, suivant son expression, le menaçait de mort pour peu qu'il eût été forcé d'avancer, en était la cause. Cette douleur constrictive était dirigée en travers de la poitrine et s'étendait le long des bras jusqu'aux coudes ; elle durait d'ailleurs un assez long temps. Un exercice modéré quelconque ne rappelait pas ces accidents. Le malade avait observé qu'il souffrait moins dans le mouvement lorsque son estomac était vide, que lorsque cet organe était chargé d'aliments. Les poumons ne paraissaient point affectés ; il n'y avait eu précédemment ni toux, ni symptômes d'inflammation, ni fluxion catarrhale, ni apparence d'hydropisie du thorax, ni aucune acrimonie passagère, qui semblassent capables de produire de telles sensations.

» Fothergill recommanda d'observer une diète légère, de tenir le ventre libre, de faire un exercice modéré à cheval, et d'éviter les promenades longues et fatigantes. Il administra quelques pilules de savon, des pilules gommeuses, du cinabre natif et un faible amer chalybé pendant quelques mois. Après cela il fit prendre les eaux à Bath pendant plusieurs saisons. Le malade guérit, et plus de vingt ans après, il paraît qu'il vivait encore en bonne santé, ou du moins le docteur qui lui avait donné ses soins n'avait pas appris qu'il eût été de nouveau attaqué de la même douleur. »

Ce cas, messieurs, est présenté comme un exemple d'*angine de poitrine idiopathique*. Il est difficile en effet d'en reconnaître la cause ailleurs

1. Desportes, *Traité de l'angine de poitrine*, Paris, 1811.

que dans une singulière prédisposition individuelle. Les faits analogues ne sont peut être pas aussi rares qu'on pourrait le penser, et sans aucun doute il vous arrivera, comme il est arrivé à d'autres médecins, de rencontrer dans votre pratique des individus qui se plaindront d'avoir éprouvé quelque chose de semblable à des degrés différents. Ces douleurs névralgiques partant de la région précordiale, avec sensation de resserrement de la poitrine, irradiant vers le cou, s'étendant au bras, qui n'ont apparu qu'une fois, ont été très passagères et n'ont jamais reparu. ne les ont jamais assez inquiétés pour qu'ils aient eu besoin de réclamer vos secours, et c'est le hasard seul qui fait qu'ils vous en parlent. Toutefois, d'après l'exemple que je viens de vous citer, vous voyez que cette angine de poitrine idiopathique peut se comporter, quant à la répétition et à l'intensité de ses accès, absolument comme celle qui dépend de causes plus saisissables.

Parmi ces causes il faut ranger le *rhumatisme* et la *goutte*.

Quelques auteurs ont pensé que *l'angor pectoris* n'était rien autre chose qu'une manifestation de la diathèse rhumatismale ou de la diathèse goutteuse, manifestation se localisant, suivant le plus grand nombre, sur le cœur, se localisant, suivant d'autres, sur les poumons et même sur l'estomac, les accidents cardialgiques n'étant alors que sympathiques des troubles stomacaux. Sans adopter une manière de voir aussi exclusive, je crois que l'angine de poitrine est, en effet, chez quelques individus, une affection rhumatismale ou goutteuse. Sans qu'il soit besoin d'invoquer une rétrocession, une répercussion de la goutte ou du rhumatisme, on conçoit que cette névralgie puisse se développer au même titre que toutes les névralgies dont sont très communément affectés les goutteux et les rhumatisants.

En voici des exemples : Le 2 février 1861, je recevais dans mon cabinet un client de M. le docteur Maugerest (de Tours), M. B. de R.., âgé de soixante ans, fils d'un père asthmatique, ayant lui-même les attributs de la constitution goutteuse, et affecté, depuis six ans, de diabète sucré. Il me racontait que, peu de temps après l'apparition de la glycosurie, il avait été pris d'angine de poitrine qui présentait des caractères assez insolites. Les attaques survenaient la nuit vers une heure du matin, sans être occasionnées soit par une digestion laborieuse, soit, comme cela se voit quelquefois, par des rêves pénibles. Commençant par une vive douleur qui se manifestait dans les muscles du bras gauche, et irradiait, de là, dans la poitrine un peu au-dessus du cœur, l'accès allait croissant pendant une ou deux heures, pour décroître lentement et se terminer vers le matin.

Ces accès se reproduisaient ainsi pendant plusieurs nuits de suite ; puis, après un repos de plusieurs jours ou quelques semaines, ils revenaient en présentant toujours les mêmes caractères. Bien que très vive, sa douleur n'empêchait pas le malade de faire, quand il le voulait, de profondes inspirations, et jamais il n'avait eu de menace de suffocation.

Dans la journée, il marchait facilement sur un terrain plat, mais s'il gravissait un plan incliné, s'il montait un escalier avec un peu de rapidité, il était forcé de s'arrêter, sous peine d'être obligé de s'asseoir ou même de tomber. Ces accidents, qui, après le dîner, se renouvelaient sous l'influence du plus petit exercice, avaient pris un peu d'accroissement chaque année, et étaient soulagés par des frictions belladonées faites sous l'aiselle gauche.

Le cœur, les gros vaisseaux que j'examinai, ne m'offrirent aucun phénomène anomal.

Ces attaques nocturnes d'angine de poitrine ne vous rappellent-elles pas, messieurs, les attaques d'asthme, du moins quant à l'évolution des phénomènes?

Deux jours après avoir vu le malade dont je viens de vous parler, le 4 février, M. J..., ancien pharmacien, me faisait mander pour lui donner des soins. Il était affecté d'un catarrhe capillaire accompagné de douleurs étranges dans la poitrine, rappelant un peu celles de l'*angor pectoris* dont, depuis six mois, me disait-il, il éprouvait toutes les angoisses. Ainsi, de temps en temps, plusieurs jours de suite, il ne pouvait faire le plus léger exercice sans être pris d'une douleur violente et subite derrière la partie moyenne du sternum, avec extrême difficulté de respirer. Cette douleur irradiait immédiatement dans les deux bras, avec prédominance du côté gauche. Pour trouver un peu de soulagement, il était obligé de s'arrêter, de mettre ses deux mains sur sa tête et ausssitôt ses bras s'engourdissaient. Tout était terminé dans l'espace d'une minute; mais l'accès se prolongeait si le malade ne satisfaisait immédiatement à un besoin d'uriner invincible, et avait-il quatre accès en une heure, il était forcé d'uriner quatre fois. Il me signalait en outre cette particularité qu'au moment où sa crise touchait à sa fin, alors que ses bras s'engourdissaient, il avait un sentiment de mouvement congestif vers la membrane muqueuse nasale.

Ces besoins d'uriner, très fréquents et presque irrésistibles, qui s'observent également dans certains accès d'asthme, constituent pour moi l'analogie que je crois trouver, dans ce cas, entre l'asthme et l'angine de poitrine.

Le 24 juillet de la même année, j'étais consulté par un Sicilien âgé de quarante-huit ans, homme grand et vigoureux, dont le père était sourdmuet et un peu goutteux, et dont l'aïeul maternel avait été tourmenté par une goutte des plus violentes. Habituellement dyspeptique, dartreux depuis longtemps, sujet à des migraines, il avait eu, lui aussi, en 1858, une forte attaque de goutte au gros orteil, qu'il combattit par des applications de sangsues, par le colchique, et qui disparut brusquement.

L'année suivante, sa dyspepsie fut plus accusée, et bientôt survinrent des accès d'*angor pectoris*, commençant par le bras gauche et remontant rapidement vers le cœur. La douleur et la constriction thoracique étaient si horribles qu'il croyait à sa fin prochaine. Ses accès revenaient surtout pendant la nuit, se renouvelaient le jour à l'occasion du plus petit exercice et duraient rarement au delà de trois minutes. Son intelligence était exacte. Sous l'influence d'une médication assez indifférente, son état s'améliora, et il était bien quand il vint à Paris, pouvant marcher vite, montant lestement les escaliers sans rien éprouver. Je l'engageai à respecter sa goutte si jamais elle apparaissait de nouveau, et je lui conseillai, comme aux goutteux, une grande régularité, de la sobriété dans le régime, de l'exercice, réservant un traitement approprié à l'époque où les accès se reproduiraient.

Le cœur, les gros vaisseaux me paraissaient dans l'état le plus normal. Je revis ce malade un mois après, et il se maintenait dans d'excellentes conditions. L'angine de poitrine ne s'était pas manifestée. J'examinai encore le cœur et les gros vaisseaux avec le plus grand soin, je n'y pus trouver rien d'anomal.

Dix jours auparavant, le 14 juillet, j'avais reçu dans mon cabinet une dame de cinquante-cinq ans qui, depuis sept à huit ans, avait eu quelques attaques de goutte. Au commencement de l'année 1862, elle avait éprouvé ses premiers accès d'angine de poitrine. La douleur, prenant d'abord dans les deux épaules, se propageait rapidement à la langue, au cou, puis au bras et à la poitrine. Elle se manifestait à l'occasion du plus léger mouvement, de la plus petite émotion, et n'était point accompagnée d'engourdissements. L'accès durait rarement une, deux ou trois minutes, et se terminait plus rapidement quand survenait la transpiration.

L'examen le plus attentif ne me fit découvrir aucun signe de lésion organique du cœur ou des vaisseaux.

Ainsi, messieurs, en tenant compte de ces faits, dans lesquels la goutte, il est du moins permis de le supposer, n'était pas étrangère à l'angine de poitrine, il en serait de celle-ci comme de l'asthme, comme de toutes les névroses, qui peuvent être une manifestation de la diathèse goutteuse ou de la diathèse rhumatismale.

Mais il est une cause prédisposante, très incontestable à mon avis, que je n'ai cependant vue indiquée par personne et que je vous ai déjà signalée ; cette cause c'est l'*épilepsie*. En certains cas, et peut-être en un assez bon nombre, d'après ceux que j'ai pu observer, l'*angor pectoris* est une expression de cette redoutable et cruelle maladie ; c'est alors une manière d'être de sa forme vertigineuse ; c'est, en deux mots, une *névralgie épileptiforme*. Elle en a l'invasion brusque, la marche rapide, la cessation soudaine, et, comme j'ai eu occasion de vous le dire, il n'est pas très rare que des malades qui ont autrefois éprouvé des accès d'*an-*

gor pectoris prennent plus tard de véritables attaques de mal comitial, de même que, chez d'autres, l'angine de poitrine a pu être autrefois précédée d'accidents épileptiformes bien nettement caractérisés.

Le cas se présentait dernièrement encore à ma consultation.

Un homme de quarante-cinq ans, qui était sujet à des accès d'épilepsie, éprouvait depuis six mois des phénomènes dont il me rendait ainsi compte. A l'occasion d'un exercice un peu violent, d'une forte course, il éprouvait tout à coup un sentiment d'oppression douloureuse ; depuis un mois ces accidents se reproduisaient trois fois par jour, même quand il était au repos, et ils avaient pris une grande intensité. Ils consistaient alors en des douleurs violentes, occupant d'abord la partie antérieure du côté droit de la poitrine, formant comme une sorte de plastron ; puis au bout d'une minute elles irradiaient dans le bras correspondant, qui était engourdi, très douloureux, et dont la température était plus élevée que celle du bras gauche. Cet accès durait presque un quart d'heure, puis tout absolument cessait. Au début il y avait une abondante sécrétion de gaz intestinaux. La santé générale de cet individu paraissait d'ailleurs parfaite. Son appétit était bon, ses digestions étaient régulières ; il ne se plaignait de rien en dehors des accidents pour lesquels il venait me consulter, et je ne constatai aucun symptôme, aucun signe de lésions organiques, soit du poumon, soit de l'appareil circulatoire.

Je conseillai le traitement par la belladone et par le bicarbonate de soude, que j'aurai à vous indiquer.

Indépendamment de la brusquerie de son invasion, de la rapidité de sa marche, de la soudaineté de sa cessation, l'angine de poitrine présente encore, eu égard aux phénomènes qui l'accompagnent, une grande similitude avec la névralgie épileptiforme. En vous parlant de cette dernière affection, je vous ai montré que la douleur qui en constitue l'élément capital est fréquemment accompagnée d'un mouvement congestif vers les parties que cette douleur occupe. Il en est de même de l'angine de poitrine, comme je vous en ai cité deux cas, comme j'aurai soin de vous le dire en vous en exposant les symptômes.

Il ne m'est pas démontré que les hommes soient plus sujets que les femmes à cette singulière affection ; mais il est certain aussi que l'*angor pectoris* attaque presque uniquement les individus qui ont passé l'âge de quarante ou cinquante ans. Toutefois on en a observé des cas chez de jeunes sujets. Le malade de Fothergill avait environ trente ans, et Desportes a rapporté l'histoire d'un individu de vingt-cinq ans, à l'autopsie duquel, pour le dire en passant, « les poumons, le cœur, les artères coronaires, les gros vaisseaux thoraciques, leurs valvules à leur origine au cœur, n'offrirent aucune espèce d'altération, ni induration, ni ossification. » Heberden avait dit aussi que l'angine de poitrine pouvait survenir dans la jeunesse, et Robert Hamilton, qu'elle ne paraissait pas même épargner l'enfant.

Du moment que cette affection névralgique peut être l'expression d'une diathèse, nous ne devons plus nous étonner que l'on ait admis sa *transmission par hérédité*. Hamilton raconte qu'un soldat qui en était atteint lui assura que c'était une maladie de famille dont son père, ses deux frères et sa sœur avaient été affectés.

Comme pour toutes les névroses, les *causes occasionnelles* de l'*angor pectoris* sont excessivement multiples et variables.

Souvent les malades sont pris plus ou moins violemment de leurs accès, sans qu'il leur soit permis d'en déterminer la raison ; ils en sont pris même pendant le sommeil. Cela a lieu surtout quand l'*angor pectoris* n'est qu'une aura épileptique.

Les uns vous diront que les variations brusques de l'atmosphère provoquent les crises ; ou bien qu'ils ne peuvent marcher ou courir, soit à pied, soit à cheval, à contre-vent, sans qu'aussitôt ils soient forcés de s'arrêter par une attaque de leur mal.

Les causes les plus générales, surtout lorsque l'*angor pectoris* se lie à l'existence d'une affection organique du cœur ou des gros vaisseaux, sont des mouvements brusques, un exercice plus violent que d'habitude, comme une marche plus rapide, l'action de monter ; ou bien encore ce sont des accès de toux, l'exercice longtemps prolongé de la parole, les efforts pour aller à la selle. Il n'est même pas nécessaire quelquefois que ces efforts ou les mouvements musculaires soient très violents, puisque nous avons vu qu'il suffisait pour l'intendant militaire dont je vous parlais en commençant, qu'il eût donné beaucoup de signatures dans son cabinet pour que les douleurs revinssent.

Il est des personnes chez lesquelles les premières attaques se sont déclarées à la suite d'un excès de table ou de boisson ; chez beaucoup, les paroxysmes ne reviennent jamais aussi violents qu'après le repas , même lorsque ce repas avait été frugal, et cela, soit qu'ils fassent de l'exercice, soit qu'ils restent au repos. Cependant Jurine a rapporté l'observation d'un malade dont les accès n'étaient jamais plus forts et plus longs que lorsqu'il était à jeun [1].

Les émotions vives de l'âme, mais surtout les emportements de la colère, sont des causes occasionnelles fréquentes de l'angine de poitrine, et non seulement elles en provoquent les accès, mais encore elles en augmentent l'intensité au point que la mort peut en être la conséquence.

Telles sont les circonstances dans lesquelles survient, le plus habituellement, la singulière affection dont nous nous occupons. Leur multiplicité démontre la nature essentiellement nerveuse de la maladie, et cela ressortira beaucoup mieux encore de l'extrême variabilité des *symptômes*.

Presque jamais l'angine de poitrine n'est annoncée par des phéno-

[1]. Jurine, *Mémoire sur l'angine de poitrine*, Paris, 1815.

mènes précurseurs, son invasion est brusque. La douleur se fait sentir soudainement derrière le sternum, accompagnée d'une sensation de constriction et d'angoisse, occupant d'ordinaire le côté gauche de la poitrine, quelquefois le côté droit; elle est telle, qu'elle fait craindre au malade la suffocation et la syncope, et qu'elle lui ôte l'usage de la parole.

Rarement elle est bornée là; presque toujours elle s'étend simultanément, tantôt le long du cou, jusqu'à l'articulation de la mâchoire inférieure dont elle gêne les mouvements, le plus souvent le long des muscles pectoraux jusqu'à l'articulation scapulo-humérale, d'où elle descend le long de la partie interne du bras jusqu'au coude, le long de l'avant-bras jusqu'aux doigts.

C'est, je vous l'ai dit, le côté gauche qui est ordinairement affecté, mais d'autres fois, c'est le côté droit, ainsi que cela se passait chez le malade épileptique dont je vous ai parlé. En d'autres cas, au lieu de remonter vers le cou ou le bras, la douleur descend vers l'épigastre et se prolonge dans l'aine; en d'autres cas encore, mais très rarement, elle occupe toutes ces régions à la fois.

Sa propagation au membre supérieur est un phénomène si constant, qu'on pourrait, à l'exemple de quelques auteurs, de Wall en particulier, qui presque en même temps que Heberden a décrit l'angine de poitrine, qu'on pourrait, dis-je, le donner comme un caractère essentiel de la maladie.

Quelquefois on l'a vue suivre une marche inverse. Débutant par le bras, la douleur gagne rapidement la poitrine. Ne reconnaissez-vous pas là, messieurs, une grande analogie avec ce que nous observons dans l'*aura epileptica?* et ce fait ne vient-il pas se mettre en opposition avec l'idée que l'angine de poitrine dépend nécessairement d'une lésion matérielle des organes contenus dans la cavité thoracique?

Quelquefois encore, cette douleur se manifeste seulement dans la main, sans partir de la poitrine, sans passer par les nerfs du bras, sans non plus prendre la marche ascendante.

Le 29 mars 1863, je voyais en consultation avec MM. Gruby et Maître un grand seigneur russe atteint d'une maladie du cœur avec hypertrophie et bruit de souffle au premier temps, à la pointe. De temps en temps, il éprouvait une assez vive douleur dans la région cardiaque, douleur qui s'éteignait sur place; puis, tout à coup, sans que rien se manifestât du côté du cœur, il ressentait dans toute sa main gauche une douleur qu'il comparait à une crampe et qui était accompagnée d'engourdissement. Il n'y avait d'ailleurs aucun spasme musculaire. L'accès durait à peu près une minute et se dissipait sans laisser aucune trace.

J'ai vu récemment dans mon cabinet un monsieur âgé de soixante-quatre ans, qui était pris d'attaques violentes, s'annonçant par une douleur légère dans une des vertèbres dorsales; puis cette douleur envahissait successivement le petit doigt, le coude, avec sensation de pesanteur, et enfin le derrière du sternum. Le malade n'avait rien au cœur et ne portait pas de goître.

Dans certains cas, enfin, l'angine de poitrine consiste en des palpitations violentes, avec de l'engourdissement dans le bras gauche sans douleur.

Il en était ainsi chez une dame âgée de vingt-deux ans qui, le 22 novembre 1862, venait me consulter dans mon cabinet. Petite-fille de goutteux, fille d'une mère horriblement névralgique, elle était affectée d'angine de poitrine depuis l'âge de seize ans. Pendant quatre ans elle n'avait eu que des palpitations d'une excessive violence, sans ressentir rien dans le bras ; mais depuis quatre ans les palpitations étaient accompagnées d'un engourdissement non douloureux dans le bras gauche, qui la forçait de lâcher ce qu'elle tenait dans sa main. Ces accidents revenaient à l'occasion d'un exercice un peu plus fort que d'habitude. Je ne constatai aucun signe de lésions cardiaques ou vasculaires.

Quand la douleur existe, ce qui est sans contredit de beaucoup le plus ordinaire, la pression exercée sur les parties qui en sont le siège, les mouvements du bras dans lequel elle irradie, ne l'augmentent pas habituellement ; bien plus, cette pression peut la soulager, et je vous rappellerai encore à ce propos le malade auquel j'ai fait plusieurs fois allusion, et qui calmait ses élancements douloureux en appuyant son dos contre un meuble.

Bien que durant leurs accès les individus affectés d'angine de poitrine se croient sur le point de suffoquer, la résonnance thoracique reste normale, et si l'on ausculte la poitrine au moment où ils reprennent haleine, on entend partout le murmure vésiculaire ; il n'y a rien là qui ressemble à ce que nous voyons dans les accès de dyspnée.

Si l'attitude du malade a quelque chose de particulier, elle est commandée par la douleur et nullement par le besoin de respirer. Cette attitude est d'ailleurs très variée : l'un sera couché immobile sur le dos, un autre se tiendra renversé en arrière sur le dossier de sa chaise ou sur ses oreillers, un troisième se mettra à genoux appuyé sur ses coudes, un dernier, enfin, se courbera en deux fortement penché en avant.

Au moment de l'accès, le visage pâlit et se colore bientôt après d'une rougeur plus ou moins vive ; ce mouvement congestif, que j'ai comparé à ce qui se passe dans les attaques d'épilepsie, se fait aussi dans d'autres parties où s'étend la douleur. Ainsi chez notre femme de la salle Saint-Bernard, nous avons noté que la peau de la main gauche, qui était très douloureuse, devenait d'abord d'une extrême pâleur, puis d'un rouge violacé, bleuâtre. Quelquefois, en outre, la face et les extrémités se couvrent de sueur.

Généralement les facultés intellectuelles restent intactes au milieu de cet orage ; on a néanmoins cité des faits, très exceptionnels il est vrai, dans lesquels les malades avaient un air égaré, une sorte d'extase, et balbutiaient des paroles inintelligibles; enfin il y a quelquefois perte de connaissance au moment où la douleur cesse, ce qui s'observe surtout quand l'*angor pectoris* n'est qu'une aura épileptique; cependant l'excès de la douleur et peut-être un grand trouble des mouvements du cœur peuvent causer la syncope, très différente de la perte de connaissance qui accompagne l'angine de poitrine épileptique.

Lorsque l'angine de poitrine se déclare pour les premières fois, ses attaques sont passagères et durent à peine une ou deux minutes; mais lorsque la maladie est ancienne, les crises peuvent durer plusieurs heures et même plusieurs jours avec des exacerbations.

L'accès se termine soudainement comme il a commencé; toutefois le malade conserve quelque temps encore un sentiment d'engourdissement dans les parties qui ont été le siège de la douleur. Si les accès ont été violents et répétés, alors que la maladie est arrivée au haut degré d'intensité, il reste, pendant un temps plus ou moins long, un tremblement et une faiblesse, soit de tout le corps, soit seulement du membre affecté, et ce sentiment peut persister jusqu'au retour d'un autre accès.

Un individu peut n'avoir qu'une attaque d'*angor pectoris* et en être quitte pour toujours. Ces cas sont fort rares, et il est douteux que le diagnostic ait été alors bien exact. Le plus souvent plusieurs accès se succèdent, et à des intervalles plus ou moins éloignés, des années, un an, six mois, trois mois, des semaines, se rapprochant ainsi à mesure que la maladie de laquelle l'affection relève fait elle-même des progrès. Nous avons vu que ces accès pouvaient avoir un retour périodique. Dans l'intervalle, le sujet paraît jouir d'une santé parfaite, à moins, bien entendu, que l'angine de poitrine ne se lie à l'existence d'une affection organique, comme une maladie de cœur ou des gros vaisseaux à laquelle l'état général reste subordonné.

De ce que je vous ai dit de sa coexistence avec les maladies organiques, coexistence qui, ai-je ajouté, se présente peut-être le plus souvent, de ce que je vous ai dit encore qu'elle était une des manières d'être de la forme vertigineuse de l'épilepsie, il ressort évidemment que l'angine de poitrine est une affection des plus graves, en tant qu'elle est le symptôme de maladies qui tôt ou tard ont une terminaison fatalement funeste. Si, eu égard à sa nature, l'angine de poitrine, idiopathique, rhumatismale, goutteuse, comporte un *pronostic* moins sévère, il ne faut pas se dissimuler que ce pronostic doit être fort réservé. En effet, les exemples d'individus qui ont été emportés dans un accès, ces exemples, quoique rares, se rencontrent encore quelquefois, et parmi ceux qu'on pourrait citer, je vous rappellerai celui de John Hunter, mourant subitement à la suite d'un mouvement de colère qui occasionna le retour d'une attaque d'angine de poitrine à laquelle il était sujet depuis huit ans.

Cette terminaison funeste peut arriver peu de temps après l'apparition des premiers accès, comme aussi des malades peuvent vivre pendant de longues années, soit que leurs attaques se rapprochent en augmentant d'intensité, ce qui est plus ordinaire lorsque l'angine de poitrine est symptomatique d'une affection cardiaque ou lorsqu'elle est l'expression du *morbus comitialis,* soit qu'elles s'éloignent en s'affaiblissant ou en persistant à un moindre degré.

Lorsque la maladie ne relève d'aucune cause appréciable, ou bien lorsqu'elle dépend de la diathèse rhumatismale ou goutteuse, elle est susceptible de guérir, et l'on a surtout lieu d'espérer cet heureux résultat dans le cas où l'angine de poitrine s'est montrée chez des jeunes sujets, et plus encore si ces attaques ont été modérées. La maladie est presque inévitablement mortelle lorsqu'elle est héréditaire.

La violence des attaques, la facilité avec laquelle elles reviennent sous l'influence des causes occasionnelles, augmentent nécessairement la gravité du pronostic, et de là découlera cette règle capitale dans le traitement, d'éviter l'action de ces causes, et par-dessus tout d'éviter les émotions morales, qui de toutes sont peut-être les plus puissantes.

On conçoit que l'extrême variabilité des phénomènes caractéristiques de l'angine de poitrine rende souvent son *diagnostic* fort incertain, et l'on ne s'étonnera pas que l'on ait confondu avec elle des affections très différentes. Comme le faisait déjà observer Wichmann [1], vingt-cinq ans après Heberden, il suffit qu'un individu se plaigne d'une gêne, d'une sensation de constriction de la poitrine, même de la gêne de la respiration, pour qu'immédiatement on prononce le mot d'angine de poitrine.

Ainsi on a pris pour des accès d'*angor pectoris* certaines pleurodynies survenues tout à coup à la région précordiale, gênant momentanément la respiration, mais cédant avec une grande rapidité. Ces douleurs, beaucoup plus superficielles que celles de l'angine de poitrine, n'irradiaient pas comme elles au delà des parties qu'elles ont primitivement occupées; elles siégent dans les muscles pectoraux; une forte inspiration quelque temps soutenue, une compression exercée sur la région affectée, les calment et les font disparaître; enfin, elles n'ont pas le caractère lancinant elles ne sont pas accompagnées du sentiment d'angoisse, elles ne sont pas suivies de la sensation d'engourdissement que présente l'*angor pectoris*.

Les névralgies thoraciques et servico-brachiales se distinguent de celle-ci par le siège de la douleur limité au trajet des nerfs malades. De plus, cette douleur, qui revient par élancements, reste continue, persistant opiniâtrément pendant plus ou moins longtemps, et n'a pas, par conséquent, dans son invasion et dans sa cessation, cette soudaineté qui caractérise l'angine de poitrine.

---

1. Wichmann, *Ideen zur Diagnostik,* Hannover, 1801, t. II.

Il est un cas dans lequel le diagnostic est difficile à établir : c'est lorsque, chez un individu affecté d'anévrysme de l'aorte, il survient des douleurs sternales se propageant vers l'épaule et accompagnées d'un sentiment de suffocation qui, s'exaspérant par moments, pourraient en imposer. Mais, dans ce cas encore, ces douleurs n'ont pas de caractères paroxystiques parfaitement tranchés; elles sont continues, ou du moins ne cessent jamais complètement. J'en dirai autant des douleurs pongitives, lancinantes, atroces, accompagnées d'oppression, qui surviennent quelquefois dans les péricardites.

Malgré leur extrême diversité, les caractères de l'angine de poitrine ont une physionomie telle qu'il me semble difficile de les méconnaître.

Je ne connais rien de plus difficile que le *traitement* des affections nerveuses. Nous l'avons vu pour l'asthme; les névroses ont non seulement leurs fantaisies étiologiques, leurs fantaisies symptomatiques, mais elles ont encore leurs fantaisies thérapeutiques : tels individus guérissent par des moyens qui, employés chez d'autres, auraient complètement échoué ; et chez ces mêmes individus la maladie cède quelquefois à des remèdes qui, dans des circonstances semblables en apparence, n'avaient été d'aucune efficacité. La variabilité même de leurs manifestations, la brusquerie de leur invasion sans cause appréciable, de leur disparition quelquefois inattendue, permettent souvent aussi de douter du degré d'utilité de notre intervention. Il en est particulièrement ainsi pour l'angine de poitrine.

Les accès ont souvent une si courte durée, ils cessent ordinairement d'une manière si soudaine, qu'il serait difficile d'attribuer leur cessation à l'action de la médecine. S'ils sont survenus à l'occasion d'un exercice un peu violent, comme une marche accélérée, une course, etc., il suffira que le malade s'arrête pour que les accidents se calment, et cependant on a rapporté des exemples d'individus qui, bravant leur douleur, l'avaient fait céder en continuant la course qu'ils avaient commencée. D'autres suspendaient leurs accès en retenant fortement leur respiration. Je vous ai cité le malade de Jurine, dont les crises n'étaient jamais plus fortes que lorsqu'il était à jeun, et qui ne se renouvelaient jamais plus promptement que lorsqu'il ne mangeait pas à l'instant.

S'il est difficile d'apprécier à sa juste mesure l'efficacité de tel ou tel remède, il est cependant possible, en se plaçant au point de vue de la nature des accidents qu'on veut combattre, d'apprécier le plus ou moins d'opportunité de telle ou telle médication. Or, et avant toutes choses, il est des moyens thérapeutiques pour lesquels j'avoue sans hésiter ma répugnance lorsqu'il s'agit de les appliquer à l'angine de poitrine dans laquelle l'état syncopal paraît aussi menaçant : ce sont les *émissions sanguines*. Bien qu'elles aient été conseillées par les médecins les plus recommandables, par Laennec lui-même, les saignées du bras, les applications de sangsues à l'épigastre ou à la région précordiale, me semblent tout au moins irrationnelles.

Les *vomitifs*, l'émétique en particulier, qui ont été aussi préconisés dans les accès violents, me paraissent également contre-indiqués, en raison même de l'action hyposthénisante qu'ils exercent sur l'économie.

Les *stimulants diffusibles*, les préparations d'éther, l'ammoniaque donnée à petites doses, l'alcoolat de mélisse, trouvent beaucoup mieux leur indication pendant l'accès que l'opium et les autres narcotiques dont on a vanté les heureux effets.

Lorsque l'accès se prolonge et qu'il y a une tendance marquée à la syncope, on peut aider l'action de ces remèdes administrés à l'intérieur par celle des *stimulants* appliqués à l'extérieur, par des frictions excitantes, alcooliques, ammoniacales, par des manuluves ou des pédiluves sinapisés.

Mais il ne s'agit pas seulement de lutter contre les attaques du mal, il faut chercher à les prévenir.

Une foule de moyens, les uns tout à fait empiriques, les autres imaginés, d'après les différentes opinions qu'on s'était faites sur la nature de l'angine de poitrine, ont été tour à tour adoptés et abandonnés. Les stupéfiants, l'*opium* ou les principes actifs, les *solanées vireuses*, la *laitue vireuse*, préconisée par Schelinger (de Francfort), occupaient entre tous le premier rang.

Je me rappelle un malade qui, atteint d'une angine de poitrine des plus graves, et dont les paroxysmes revenaient plusieurs fois par jour avec une violence inquiétante, vit son état s'améliorer avec une grande rapidité, et qui obtint ce qu'il appelait de la guérison par des frictions faites plusieurs fois par jour, sur la région du sternum, avec de la mixture de datura stramonium.

Chez d'autres, les injections sous-cutanées d'atropine, faites au niveau du point d'origine des douleurs et dans les régions cervicale et axillaire, retardent le retour des attaques, en diminuent la violence et finissent par guérir, surtout si la névralgie n'est pas liée à une affection organique du cœur ou de l'aorte.

Dans l'hypothèse, admise comme je vous l'ai dit, que l'angine de poitrine dépendait d'une ossification des artères coronaires du cœur, on a recommandé l'emploi de l'*acide phosphorique*, afin de s'opposer au progrès de ces ossifications, et même pour les détruire. Je n'ai pas besoin de dire que cette idée absurde n'a pu naître que dans l'esprit d'un chimiste qui, avant de faire de la thérapeutique, aurait bien fait d'étudier la physiologie et la médecine.

Bretonneau, chez qui les connaissances chimiques les plus étendues n'avaient pas étouffé le sens pratique, et qui, à mesure qu'il vieillissait dans l'exercice de son art, confessait hautement les déplorables fautes que

la chimie lui avait fait faire, et le peu de parti qu'il en avait tiré pour la
thérapeutique, Bretonneau fut pourtant conduit au traitement, et à un
traitement utile, de l'angine de poitrine par une théorie chimique.

Le succès obtenu, je l'ai souvent entendu railler lui-même la théorie
qu'il avait imaginée, et s'étonner qu'une fois dans sa vie, la chimie, la
science favorite de ses premières années, l'eût mené à quelque chose de
bon en thérapeutique.

Voici comment l'illustre médecin de Tours raconte de quelle façon il a
été conduit au traitement de l'*angor pectoris*. Il supposait, bien entendu,
que l'*angor pectoris* était dû à des concrétions calcaires de l'origine de
l'aorte. « Consulté par une personne atteinte d'angine de poitrine, je me
demandai si ce pauvre malade ne recueillerait pas quelque allègement
de l'usage longtemps continué du *bicarbonate de soude*, dont les calcu-
leux obtiennent souvent de si merveilleux effets. Il existait toutefois tant
de différence entre les concrétions propres à l'*angor pectoris* et les calculs
urinaires, qu'il était fort douteux qu'aucun résultat bienfaisant pût être
acquis, même avec la plus docile et la plus patiente persévérance dans ce
traitement si vaguement motivé. Aussi me trouvai-je plus affligé que surpris, lorsque après deux mois de ce traitement, je constatai qu'il n'avait
procuré aucun changement favorable.

» Cependant, à partir de ce moment, il devint évident que si le mal
n'avait pas cédé, il ne s'était pas aggravé, puisque manifestement il s'al-
légeait, et au seizième mois de l'usage presque habituel de l'eau de Vichy
factice, il ne restait plus trace d'*angor pectoris*. »

Le hasard l'ayant heureusement servi, Bretonneau a souvent, depuis
lors, répété l'expérience, et il eut à enregistrer un bon nombre de succès.
Le bicarbonate de soude est donné suivant une certaine méthode. D'a-
bord à la dose de 2 grammes : 1 gramme avant chacun des deux principaux repas ; et cette dose doit être graduellement portée, si la tolérance
le permet, à 8 et même 10 grammes par jour : une dose de 4 à 5 grammes matin et soir, ces dernières doses étant divisées en deux, dont l'une
est prise une heure ou au moins une demi-heure avant le repas, la seconde immédiatement avant ce repas. Bretonneau recommandait de suivre
pendant dix jours une progression croissante, et pendant dix autres jours
une progression décroissante. Alors on suspend temporairement la médication pendant quinze à vingt jours, pour la reprendre ensuite, la continuer ainsi pendant plus d'une année, et y revenir encore après une interruption de plusieurs mois.

Au bicarbonate de soude, Bretonneau associait la *belladone*, administrée
également suivant certaines règles. On fait faire des pilules contenant un
demi-centigramme d'extrait et un demi-centigramme de poudre de racine
de belladone.

Le malade en prend d'abord une le matin, un quart d'heure avant le premier repas, et ainsi trois jours de suite. Pendant dix autres jours il en prend deux, au même moment et à la fois. Pendant vingt jours, trois, et toujours à la fois. Si aucune amélioration progressive n'est obtenue, on porte la dose à quatre pilules, et si les accès n'ont rien perdu de leur fréquence et de leur intensité, de dix en dix jours on augmente d'un centigramme la dose du médicament, sous condition qu'une sécheresse pénible du gosier, un trouble notable de la vue, accompagnés d'une dilatation très prononcée de la pupille ne viendront pas indiquer qu'on atteint, par un accroissement de doses trop rapides, des effets qui doivent être évités. Aussi, dans le cas où une amélioration progressive serait obtenue avant d'arriver à cette rapide progression ascensionnelle, faudrait-il bien se garder d'élever la dose à laquelle ce bon résultat serait dû, et ce ne serait que dans le cas où l'on verrait faiblir des avantages acquis, qu'il conviendrait d'élever d'un centigramme la dose quotidienne.

L'usage de la belladone doit être continué pendant le temps où l'on interrompt celui du bicarbonate de soude.

Il est bien entendu que cette médication est utile dans le cas où il n'existe aucune lésion vasculaire, précisément à l'inverse de ce que la théorie chimique de Bretonneau lui avait fait supposer.

Ce traitement de l'angine de poitrine par la belladone, vous le voyez, messieurs, ne diffère en rien de celui que je conseille dans le mal comitial. Cela n'a rien qui doive vous surprendre, puisque, je vous l'ai dit, l'*angor pectoris* n'est rien autre chose, dans bien des cas, qu'une névralgie épileptiforme, ou qu'une forme de l'*aura epileptica*.

Par cette même raison, vous comprendrez que l'on ait cité des faits dans lesquels l'angine de poitrine avait été avantageusement modifiée par l'emploi du *nitrate d'argent,* qui lui aussi a été préconisé contre l'épilepsie.

Sans vouloir passer en revue tous les remèdes vantés contre cette affection, je vous dirai pourtant qu'Alexander, cité dans la monographie de Harless[1], a rapporté l'histoire d'un homme de cinquante-sept ans, qui fut débarrassé d'une angine de poitrine parvenue au plus haut degré, par la liqueur de Fowler, dont il prenait six gouttes trois fois par jour.

Je n'insiste pas sur ce qui a trait aux soins hygiéniques, car il va de soi qu'avant toutes choses le malade doit éviter les causes susceptibles de provoquer ses accès : un exercice modéré, un repos complet d'esprit, fuir les émotions morales vives, sont des préceptes dont la nécessité n'a pas besoin d'être indiquée.

Je ne terminerai pas, messieurs, sans vous parler de l'emploi de

1. Harless, *De arsenici usu in medicina*, Norimbergæ, 1811, in-8.

l'électricité, qui occupe, dans le traitement de l'angine de poitrine, une place très importante; c'est à M. Duchenne (de Boulogne) que l'on doit d'avoir méthodiquement employé cet agent thérapeutique quelquefois si puissant[1].

Chez un malade de cinquante-trois ans, corroyeur, atteint d'une angine de poitrine extrêmement violente, datant de six mois, et dont la moindre cause provoquait les accès, M. Duchenne appliqua sur le mamelon l'extrémité de deux fils métalliques excitateurs qui communiquaient avec les conducteurs d'un appareil d'induction gradué au maximum et marchant avec des intermittences très rapides. A l'instant où l'excitation du mamelon fut produite, le malade poussa un si grand cri, qu'on dut interrompre le courant. La douleur avait été atroce mais seulement instantanée, et, avec la douleur artificielle provoquée, avait aussi disparu complètement la douleur de l'angine, ainsi que l'engourdissement et les fourmillements du membre supérieur gauche qui l'accompagnaient; la respiration était devenue calme; en un mot, le malade se trouvait tout à coup dans son état normal.

Cette transition subite était-elle le résultat d'une simple coïncidence, ou devait-on plutôt la rapporter à la perturbation énorme et instantanée produite par l'excitation électrique du mamelon? Pour juger cette question, M. Duchenne recommença son expérience, c'est-à-dire fit naître un nouvel accès d'angine. Mais ce ne fut plus une chose aussi facile qu'auparavant, car le malade dut se livrer à toutes sortes de mouvements pendant quatre ou cinq minutes pour obtenir le retour de son accès, tandis qu'avant l'opération il suffisait, pour cela, de se baisser.

La seconde expérience réussit tout aussi rapidement que la première; mais au lieu d'exciter le mamelon, M. Duchenne s'était contenté de provoquer l'excitation électro-cutanée *loco dolenti* (au niveau de la partie supérieure du sternum). Prenant une sorte de plaisir à dominer ainsi ce mal réputé indomptable pendant l'accès, il renouvela plusieurs fois de suite cette expérience avec le même succès, et observa que plus il l'avait répété, plus le malade avait de peine à rappeler son accès d'angine; à ce point que la dernière fois il lui fallut monter rapidement les deux étages de la maison pour y parvenir.

Le malade put retourner à Belleville, où il habite, sans éprouver la moindre gêne et sans devoir s'arrêter; pour la première fois, depuis le début de sa maladie, il avait pu dormir; dans la matinée seulement, il avait éprouvé un serrement, sans douleur, limité à la partie supérieure de la poitrine; et le lendemain, il arrivait de Belleville à pied, il avait pu

1. Duchenne (de Boulogne), *Note sur l'influence thérapeutique de l'excitation électro-cutanée dans l'angine de poitrine (Bulletin de thérapeutique*, 1853); — *De l'électri-sation localisée et de son application à la pathologie et à la thérapeutique*, 3e édition, Paris,1872.

monter l'escalier de M. Duchenne sans s'arrêter ni éprouver de gêne ; enfin cet homme se croyait guéri.

M. Duchenne lui proposa encore de rappeler son angine, afin d'agir comme la veille au moment de l'accès. Il se mit donc à l'œuvre, et ce ne fut qu'après un quart d'heure à peu près de grands efforts, semblables à ceux qu'il fait habituellement quand il prépare ses peaux, qu'il réussit à provoquer un accès presque aussi violent que les premiers. Maîtriser complètement ce nouvel accès par l'excitation électro-cutanée du thorax fut l'affaire de deux ou trois secondes.

A dater de ce jour, la douleur sous-sternale, les fourmillements et l'engourdissement du membre supérieur gauche ne revinrent plus, quoi qu'on fît pour les rappeler. Il restait seulement, quand il était provoqué, un sentiment d'oppression, une sorte de compression dans le point de la poitrine où jadis siégeait la douleur. Quatre ou cinq excitations électro-cutanées, pratiquées à des intervalles assez éloignés, enlevèrent le reste de l'angine, et quinze jours après le commencement du traitement, M. Duchenne put permettre à cet homme de reprendre son état de corroyeur. Depuis plus d'un an qu'il se livre à ses rudes travaux habituels, son angine n'a plus reparu.

Une guérison aussi rapide par l'électrisation semble démontrer que l'angine de poitrine même très violente peut exister sans lésion concomitante du cœur ou des gros vaisseaux.

Un autre fait, qui vient donner plus de valeur aux considérations précédentes, m'avait été communiqué par Aran. Madame X., âgée de trente-deux ans, d'une constitution moyenne, disait être tombée, il y a dix ans, dans une sorte de léthargie qui dura sept jours, à la suite d'un vif chagrin qu'elle éprouva de la perte d'un de ses enfants. Pendant le temps qu'elle resta dans cet état, on dut s'assurer qu'elle respirait encore en lui plaçant une glace devant la bouche.

Cette crise se termina par des larmes abondantes; mais elle fut suivie pendant sept mois de palpitations de cœur avec angoisse extrême, essoufflement et troubles de l'intelligence.

L'état de la malade s'était amélioré malgré la persistance des palpitations de cœur, lorsqu'il y a deux ans, un profond chagrin, causé par un revers de fortune, produisit une nouvelle série de phénomènes morbides, différents des précédents par leur caractère, par leur marche et par leur intensité. Ainsi l'affection se présentait sous forme d'accès plus ou moins fréquents consistant en douleur précordiale vive, comparée par la malade à une chaleur brûlante; constriction très grande sous le sternum, avec douleur irradiant dans le bras gauche et y produisant un engourdisssement qui persistait quelque temps après l'accès et le paralysait complètement ; anxiété extrême avec expression de terreur. En même temps les muscles pectoraux et les fléchisseurs de la tête étaient contractés; tout

mouvement pour redresser la tête et porter les épaules en arrière exaspérait les douleurs; respiration courte et fréquente. Pas de phénomènes
hystériques : ainsi, pas de constriction à la gorge, pas de larmes; seulement il est facile de provoquer les accès en parlant de l'enfant que la
malade a perdu, alors la raison s'égare. L'auscultation et la percussion
ne décèlent aucune lésion ni dans les poumons, ni dans les bronches, ni
dans le cœur, ni dans les gros vaisseaux artériels.

Tel était l'état de la malade, contre lequel Aran luttait vainement depuis
longtemps, lorsque M. Duchenne l'entretint du fait thérapeutique important que j'ai précédemment exposé. On comprend qu'un médecin aussi
distingué que l'était Aran n'ait pas dû laisser échapper l'occasion de contrôler la valeur d'une médication qui avait si bien réussi dans un cas
analogue, surtout alors que la vie de sa malade était dans un danger croissant. Elle fut, en effet, soumise à l'excitation électro-cutanée au moment
des accès, et l'on obtint un résultat aussi heureux et non moins immédiat
que chez le sujet de l'observation précédente. Si bien qu'elle se trouva
presque entièrement délivrée de son angine de poitrine et qu'elle put
reprendre ses occupations ordinaires.

LIX. — DU GOITRE EXOPHTHALMIQUE, OU MALADIE DE GRAVES.

Ses trois principaux symptômes sont : l'hypertrophie du corps thyroïde, l'exophthalmie et les palpitations cardiaques. — La maladie peut être fruste. — Phénomènes nerveux habituels. — Nature de la maladie. — Est probablement une névrose du grand sympathique. — Faits et arguments à l'appui. — Bons effets de l'hydrothérapie.

MESSIEURS,

Au n° 34 de la salle Saint-Bernard, vous avez remarqué une jeune femme dont la physionomie a quelque chose d'étrange. Sa figure offre une expression sauvage, ses yeux sont saillants, son teint est pâle. Elle se plaint de battements de cœur; son pouls radial, fréquent, régulier, présente l'ampleur et la résistance normales. La respiration paraît gênée, et vous avez pu constater une hypertrophie considérable de la glande thyroïde. La réunion de ces trois phénomènes pathologiques : battements de cœur, hypertrophie du corps thyroïde et saillie des globes oculaires, constitue une entité morbide dont vous trouverez de nombreuses observations dans les annales de la science, et qui a été désignée sous les noms de *goitre exophthalmique*, de *cachexie exophthalmique*, d'*exophthalmos cachectique*, de *maladie de Basedow*, etc.

Bien que signalée surtout par les médecins qui se sont occupés presque exclusivement d'oculistique, Demours, Mackensie, Sichel, Desmarres, cette maladie, si remarquable par sa triade symptomatique, avait déjà frappé l'attention de Graves, et plus tard de Basedow.

Déjà, dans des leçons cliniques faites au mois de novembre 1860, je vous ai rappelé, en m'appuyant sur le témoignage de Stokes, qu'une grande part de priorité, dans la question qui va encore nous occuper aujourd'hui, revenait à Graves, comme il résulte des *Leçons de clinique médicale* de l'illustre professeur de Dublin, et du chapitre *Goitre exophthalmique* de l'ouvrage de Stokes[1].

Je me propose, dans cette conférence, de vous faire l'histoire clinique de cette intéressante et singulière maladie, de vous citer quelques exemples pour vous la montrer sous différentes formes, d'en discuter la nature en m'appuyant sur les faits qui maintenant sont en assez grand

1. Stokes, *Traité des maladies du cœur et de l'aorte*, traduit par le docteur Sénac. Paris, 1814.

nombre et dont la valeur peut être facilement contrôlée par des observations nouvelles ; enfin j'insisterai sur le traitement qui m'a paru le plus
utile, et dont les indications sont puisées dans la nature même du mal.

Beaucoup de malades affectés du goitre exophthalmique viendront vous
consulter pour des palpitations de cœur, mais vous serez tout d'abord
frappés de l'étrangeté de leur regard, de la saillie de leurs yeux. La double
saillie oculaire devra vous mettre immédiatement sur la voie du diagnostic. Vous apprendrez alors que l'exophthalmie est déjà de date ancienne ;
que peu à peu elle a fait des progrès, progrès tels, que, dans quelques
cas, les malades craignent la chute de leurs yeux, il leur semble que
les organes sont tombés de leur orbite ; ils éprouvent de la peine à
fermer complètement les paupières, et pendant le sommeil le globe
oculaire reste souvent en partie découvert. Une jeune malade de Clermont (Oise), dont l'observation a été rédigée par M. le docteur Pain,
offrait une propulsion telle des globes oculaires, qu'il y eut luxation
de l'un d'eux et qu'il fallut avec les doigts le replacer dans la cavité
orbitaire.

L'exophthalmos se prononce surtout sous l'influence des émotions
morales ou aux époques menstruelles. Les membranes de l'œil n'offrent
ordinairement aucune altération, je n'ai jamais observé d'ulcération de
la cornée.

Quand la saillie des yeux est considérable, il est facile de voir l'insertion antérieure des muscles droits de l'œil ; et, au niveau de cette insertion, on remarque une très riche vascularisation.

Les malades n'ont point ordinairement de trouble de la vue, cependant
ils peuvent devenir presbytes ou myopes, mais souvent l'œil conserve une
grande puissance d'adaptation. J'ai vu un malade qui pouvait lire à des
distances très variées, en même temps que le globe oculaire et la pupille
éprouvaient certaines modifications : ainsi il y avait strabisme convergent
et dilatation pupillaire lorsque l'objet était placé près des yeux, tandis
que les globes oculaires reprenaient leur axe normal et les pupilles se
contractaient lorsque l'objet était éloigné. On voyait, suivant les différentes positions données à l'objet, qu'il y avait effort pour l'adaptation, et
quelques larmes venaient augmenter le brillant des yeux, puis tombaient
sur la paupière inférieure. Dans deux observations les malades disaient
avoir la vue plus faible, il leur semblait parfois voir des mouches volantes.
Je n'ai point noté de diplopie.

D'après le docteur suédois Withuisen, l'ophthalmoscope a montré
que, dans un cas de cachexie exophthalmique, « les milieux de l'œil
étaient très clairs, et qu'une vive injection des vaisseaux de la rétine
donnait à cette membrane une teinte rouge bien accentuée. Le
point d'entrée du nerf optique était de couleur rouge jaunâtre,
pifférant manifestement de l'apparence normale ; les branches de l'ar-

tère centrale de la rétine étaient plus développées et plus larges, on n'y constatait point de pulsation. De chaque côté de la papille du nerf optique il y avait des dépôts de pigment sous forme de taches semilunaires et de couleur presque noire. Le bord concave de ces taches dirigé du côté de la papille était net, tandis que le bord convexe était dentelé. Dans les deux yeux ces taches étaient plus grandes du côté externe. »

Cette observation a cela d'intéressant surtout qu'elle est complétée par un second examen ophthalmoscopique fait pendant la convalescence : alors l'hyperémie du fond de l'œil est moindre, les phénomènes congestifs avaient presque entièrement disparu; mais les taches pigmentaires n'avaient subi aucune modification. D'autres observateurs ont aussi constaté la congestion des vaisseaux rétiniens et l'intégrité des milieux de l'œil.

Dans cette observation si remarquable de M. Withuisen il y avait bien maladie de Graves, et « l'examen interne de l'œil avait permis de constater une double exophthalmie avec varicosités des vaisseaux de la conjonctive au niveau de l'insertion des muscles droits. La cornée, dans ce cas particulier, présentait sa courbure normale, mais la pupille était dilatée, et il y avait paresse de l'iris. La chambre antérieure était plus plane que d'ordinaire, probablement à cause de la saillie en avant de l'iris. L'expression du regard avait quelque chose d'étrange, il exprimait la surprise. Il y avait de la myopie et de la difficulté à fixer longtemps ; quelquefois du vertige, souvent de la douleur des yeux avec céphalalgie, et lorsque la malade fermait les yeux, elle voyait parfois des cercles de feu. »

Ainsi dans cette observation, les membranes de l'œil présentent une injection vive et des modifications de nutrition caractérisées par des dépôts de pigment et de matière jaunâtre sur la membrane rétinienne. Plus tard, je vous dirai quelles sont les autres altérations ou modifications démontrées par l'examen nécroscopique : alors seulement nous posséderons tous les éléments nécessaires pour discuter la cause mécanique de l'exophthalmie et la nature des modifications fonctionnelles de l'organe de la vision.

Il ne faut pas croire cependant que la procidence du globe oculaire soit toujours très considérable; quelquefois, pour en juger, il faut s'en rapporter au dire des personnes qui vivent avec les malades, ou avoir eu occasion de les observer antérieurement. Si la saillie du globe oculaire peut n'être pas toujours manifeste, cependant le regard a constamment une expression spéciale; la vision présente quelque trouble passager ou durable, et vient témoigner de l'état anomal de l'organe visuel.

Si la saillie oculaire peut passer inaperçue, il est deux autres faits pathologiques qui existent presque toujours d'une façon bien manifeste : l'hypertrophie de la glande thyroïde et les palpitations cardiaques.

L'hypertrophie de la glande thyroïde est quelquefois très considérable; les deux lobes peuvent être également augmentés de volume, mais le plus souvent, suivant Graves, Stokes, d'autres auteurs et d'après mon observation personnelle, l'hypertrophie porte surtout sur le lobe droit; le pont même de la glande peut participer à cette augmentation de volume, et l'on constate alors l'existence d'un goître considérable. L'hypertrophie se fait d'ordinaire progressivement; elle arrive d'abord pour ainsi dire à l'insu des malades, et une circonstance fortuite leur dévoile seulement cet état pathologique. Bientôt, et cela parallèlement avec la marche de la maladie générale, la tumeur thyroïdienne augmente de plus en plus; quelquefois il y a des périodes d'arrêt, mais alors la tumeur est devenue, dans certains cas, assez volumineuse pour donner lieu à des modifications très notables de la voix et de la respiration. Les malades éprouvent une gêne marquée de la respiration, surtout dans le décubitus dorsal; la trachée se trouve comprimée par la tumeur, qui peut alors circonscrire le tube aérifère et l'étreindre comme cela a lieu dans les cas de goître suffocant. Cependant il est des cas, et nous en verrons tout à l'heure un exemple, où l'hypertrophie se développe d'une façon presque soudaine. Enfin je vous signalerai un fait dans lequel à l'hypertrophie la plus manifeste avait succédé l'atrophie de la glande, qui était le siège d'une véritable cirrhose.

Les modifications de la voix dans le goître exophthalmique peuvent être dues aux modifications de la respiration ou à la compression de l'un ou des deux nerfs laryngés récurrents, alors les malades ont de la faiblesse ou de la raucité de la voix. Ai-je besoin de faire remarquer que la compression des nerfs récurrents, en modifiant la contractilité des muscles de la glotte, peut avoir sa part dans la gêne de la respiration?

L'examen anatomique démontre qu'il y a bien dans ces cas hypertrophie glandulaire proprement dite, c'est-à-dire hypertrophie des éléments de la glande, de ses *acini;* mais l'examen clinique, outre les modifications fonctionnelles qui sont dues à l'hypertrophie du corps thyroïde, montre encore un développement considérable des vaisseaux de la glande. En effet, la main placée sur la tumeur sent les battements d'expansion qui permettent déjà d'affirmer que les vaisseaux superficiels ne sont point seuls distendus; et le mouvement d'expansion est tel, surtout pour le lobe droit, que Graves nous rapporte que la tumeur thyroïdienne fut prise pour un sac anévrysmal. M. E. Vidal, médecin des hôpitaux, nous a fait connaître un cas analogue où semblable méprise fut commise. Dans ces deux cas, on n'eut pas besoin d'opérer pour reconnaitre l'erreur, laquelle est d'autant plus possible, indépendamment des symptômes généraux, que, dans le goître exophthalmique, le stéthoscope fait entendre des bruits de souffles simples ou doubles avec renforcement diastolique, comme dans les cas d'anévrysme simple ou cirsoïde.

A l'égard de l'exophthalmie double et de l'hypertrophie thyroïdienne, tout le monde est d'accord ; mais il est un autre fait clinique qui constitue, avec les deux autres, le trépied, la triade symptomatique de l'affection : je veux parler de l'état du cœur.

Les malades, en effet, se plaignent d'abord de palpitations cardiaques, bien avant que l'exophthalmie et le goître aient attiré leur attention ou celle des personnes qui les entourent. Alors les battements du cœur sont violents, ils soulèvent fortement la paroi thoracique le plus souvent amaigrie, amènent bientôt de la voussure de la région cardiaque, et le choc du cœur sur la poitrine est tellement considérable, qu'il peut quelquefois être entendu à distance. Ces battements redoublant de fréquence et de force lors des émotions morales ou de toute cause d'effort, les malades ne peuvent faire aucun exercice soutenu. Les claquements valvulaires sont exagérés et accompagnés ordinairement d'un bruit de souffle doux au premier temps, qui se prolonge sur le trajet des gros vaisseaux ; les battements carotidiens sont plus forts qu'à l'état normal, et ont leur part, ainsi que les veines jugulaires, dans les bruits perçus au niveau de la tumeur thyroïdienne.

Ces faits ont conduit Stokes à décrire une variété de goître exophthalmique avec hypertrophie cardiaque. Et, en effet, dans certains cas décrits par cet auteur[1], il y avait une altération valvulaire ; mais Stokes avait si bien compris que tel le n'était pas la règle, qu'il consacre une description spéciale à la cachexie exophthalmique avec altération organique du cœur. Il y a lieu de conserver cette division ; car si le goître exophthalmique n'est pas nécessairement accompagné de dilatation des cavités ou d'altération des valvules du cœur, il ne saurait exclure la coïncidence de semblables lésions, et pourrait même avoir une part déterminante dans leur production. Nous vous ferons connaître bientôt deux faits qui prouvent assez que l'hypertrophie du cœur peut exister avec le goître exophthalmique. Mais il y a loin de cette interprétation à la théorie de Stokes, qui, ne voyant dans la maladie qu'une névrose cardiaque, fait de tous les phénomènes morbides une conséquence de cette névrose. Nous pensons aussi qu'il ne convient point d'accepter l'opinion soutenue par Aran[2], qui prétendait que dans les cas de goître exophthalmique il y avait augmentation de volume du cœur. Ainsi, suivant lui, dans la maladie de Graves il y aurait toujours matité plus étendue dans la région cardiaque. La plupart des faits que nous avons observés et ceux qui ont été publiés par le docteur Léon Legros et M. le professeur Tessier[3] ne nous permettent point de partager l'opinion d'Aran.

1. Stokes, *Traité des maladies du cœur et de l'aorte*, traduit par Sénac, Paris, 1864.
2. Aran, *Bulletin de l'Académie de médecine*, Paris, 1860, t. XXVI, p. 122 et suiv.
3. Teissier, *Du goître exophthalmique*, 1863, in-8.

En fait, nous ne croyons pas que l'hypertrophie du cœur soit un phénomène constant dans la maladie de Graves. Ainsi, dans la plupart des observations on a noté un état normal du pouls; or, s'il y avait eu hypertrophie du cœur, on eût rencontré le plus souvent de l'ampleur et de la vibration des artères radiales, en même temps que des carotides; si, au contraire, il y avait eu dilatation passive de l'organe, on eût constaté de la faiblesse, et peut-être de l'irrégularité dans les pulsations de ces mêmes vaisseaux, et quelquefois on eût pu trouver le pouls veineux, ce qui n'a pas lieu; restent donc en faveur de l'hypertrophie cardiaque les battements exagérés du cœur et la plus grande étendue de la matité. Mais ces battements peuvent être la conséquence de l'état nerveux; quant à l'exagération de la matité cardiaque, suivant nous, elle n'est souvent qu'apparente. En effet, dans la région cardiaque, il y a deux sortes de matités : l'une absolue, qui est à peu près de 1 à 5 centimètres carrés à l'état physiologique; l'autre variété de matité est la matité relative, c'est-à-dire celle qui circonscrit la matité absolue, et qui peut varier à l'infini, suivant les rapports du cœur avec le poumon, suivant la gêne de la circulation, suivant le plus ou moins d'épaisseur et de densité des parois thoraciques. La matité relative peut mesurer 10, 12, 13, 14 centimètres dans le sens transversal, et 8, 10, 12 centimètres dans le sens vertical. La matité relative peut être facilement constatée dans la maladie de Graves, parce que les malades ont souvent les parois thoraciques très minces.

Nous insistons sur cette cause d'erreur, parce que chez une des malades de la salle Saint-Bernard, affectée de goître exophthalmique, plusieurs observateurs étaient d'avis différents sur l'existence de l'hypertrophie cardiaque, hypertrophie qui, pour quelques-uns d'entre eux, était prouvée par la plus grande étendue de la matité. M. Bouillaud voulut bien examiner la malade, et affirma que la matité réelle, absolue, n'était point augmentée, et qu'il n'y avait point hypertrophie du cœur.

La plus grande attention doit être apportée dans la délimitation de la matité réelle et relative, et c'est seulement de la matité réelle, absolue, qu'il faut tenir compte pour établir qu'il y a hypertrophie du cœur.

Mais s'il n'y a pas hypertrophie active de l'organe central de la circulation, il peut y avoir quelquefois dilatation des cavités; on comprend que pendant les paroxysmes de la maladie de Graves, lorsque le cœur est fatigué de son excès d'action, il y ait distension des parois, surtout de l'oreillette droite; alors on pourra trouver une matité plus étendue, mais cela passagèrement.

Ainsi, la maladie de Graves n'est pas nécessairement accompagnée d'affection organique du cœur, telle est la règle, mais elle peut se montrer chez des sujets ultérieurement affectés de lésions cardiaques; les

antécédents du malade et les signes propres aux lésions organiques permettront d'établir la part qui revient à chacune des maladies sur l'état
du cœur.

Je viens de vous exposer l'opinion à laquelle m'ont conduit les observations de maladie de Graves qui ont été soumises à mon examen. Je ne
crois pas que la maladie amène nécessairement l'hypertrophie cardiaque ;
cependant je comprendrais qu'elle pût déterminer une lésion analogue à
l'hypertrophie du cœur observée pendant la grossesse : hypertrophie qui
pourrait être passagère et disparaître quelques semaines ou quelques mois
après la guérison de la maladie, ou qui pourrait devenir définitive dans
certains cas assez rares jusqu'ici. Il paraît bien établi, en effet, que le
cœur, comme les autres organes musculaires, peut subir une hypertrophie assez considérable, sans pour cela devenir malade. Les observations
de M. Larcher, recueillies sur les femmes enceintes[1], et les autopsies
faites par M. Blot de femmes récemment accouchées, ne laissent aucun
doute sur l'hypertrophie physiologique du cœur pendant la grossesse.
Beau lui-même pense que dans la maladie de Graves, s'il y a hypertrophie
du cœur, cette lésion est curable.

Quant à l'hypertrophie du système vasculaire du cou, elle ne saurait
être douteuse. Les artères carotides et thyroïdiennes ont subi des modifications très importantes; les dernières surtout sont plus volumineuses,
non seulement dans leurs troncs mais dans leurs ramifications; il en est
de même pour le système veineux thyroïdien. Les vaisseaux semblent
aussi s'être multipliés. Il y a des bruits de souffle et des mouvements
d'expansion au niveau de la tumeur thyroïdienne. Des bruits semblables
et des battements analogues s'observent aussi quelquefois dans le tronc
cœliaque. Le même fait ne s'observe point à l'aorte abdominale dans sa
portion inférieure, non plus que dans les vaisseaux cruraux et iliaques,
et, chose remarquable, lorsque le cœur et les vaisseaux du cou semblent
indiquer une activité et une puissance exagérées de la circulation, le
pouls radial n'a pas d'ampleur anomale. Ce fait avait déjà été remarqué
par Graves, Stokes, Hirsch, et signalé depuis par tous les autres observateurs. Il semble indiquer que les battements du cœur et des vaisseaux du
cou sont dus à une cause qui limiterait spécialement son action aux parois
de ces organes.

Nous verrons plus tard quel parti on peut tirer de cette localisation
morbide pour comprendre la nature de la maladie, en rapprochant les
faits pathologiques des phénomènes physiologiques si bien étudiés expérimentalement par M. Claude Bernard.

Jusqu'ici nous avons insisté sur les trois signes principaux dont la

1. Larcher, *De l'hypertrophie normale du cœur pendant la grossesse et de son importance pathogénique* (*Archives de médecine*, 1828).

réunion constitue la maladie de Graves, mais cette affection présente des symptômes secondaires qui méritent d'être pris en considération.

Quelquefois l'appétit est moindre, bizarre; d'autres fois, au contraire, les malades ont une faim difficile à satisfaire : la digestion est active, et cependant l'amaigrissement continue de faire des progrès. Les malade perdent leur embonpoint et leurs couleurs. Quelques-uns sont sujets à des flux intercostaux qui viennent encore ajouter aux causes de dépérissement. Mais lorsque la maladie semble rétrocéder, la diarrhée diminue, s'arrête; les malades utilisent l'appétit féroce qu'ils ont conservé, et ils reprennent les apparences de la santé; s'ils sont encore dans la période de la vie où la croissance n'est pas terminée, on les voit grandir avec une prodigieuse rapidité, et leurs forces augmenter d'une manière soutenue. Ces bénéfices d'une bonne nutrition peuvent disparaître lors du retour de nouveaux paroxysmes, mais ordinairement les paroxysmes s'éloignent à partir du moment où la nutrition a commencé à se rétablir.

La plupart des femmes qui sont affectées de la maladie de Graves ont de l'aménorrhée. Chez elles, au début, la menstruation est troublée, bientôt supprimée, et l'issue heureuse de la maladie ne doit être espérée qu'à partir du moment où la fonction menstruelle est bien rétablie. C'est là un signe pronostique d'une grande importance. L'aménorrhée est accompagnée de leucorrhée quelquefois très abondante, et cette complication vient encore ajouter aux causes d'affaiblissement.

Les malades présentent souvent en même temps tous les signes de l'anémie, quelquefois même d'une chlorose bien accusée. La bizarrerie de l'appétit, le développement de gaz dans l'intestin, les alternatives de diarrhée et de constipation; les palpitations et le souffle vasculaire, la pâleur extrême du visage et des membranes muqueuses, l'œdème des extrémités inférieures, les troubles de la menstruation, et parfois les modifications si grandes du caractère, pourraient donner le change sur la nature de l'affection, si tous les phénomènes n'étaient consécutifs à la maladie de Graves, ou simplement concomitants. Plusieurs médecins cependant sont disposés à accorder à l'anémie un rôle étiologique dans la maladie de Graves, mais, je suis heureux de pouvoir le rappeler ici, M. le professeur Teissier a fait voir que le goître exophthalmique peut] exister sans anémie; en effet, dans quatre observations il n'y avait point trace d'anémie, les malades au contraire paraissaient avoir une belle et riche constitution, ils avaient de l'embonpoint, une grande vigueur musculaire, et de plus le sentiment de leur force.

Les modifications de caractère sont telles, que la vie devient très difficile pour les gens qui entourent les malades, lesquels sont irascibles, ingrats et d'une exigence qui ne trouve d'excuse que dans la maladie. Nous avons vu une jeune fille ordinairement d'un caractère doux, devenir emportée, irrespectueuse, et presque violente. A côté des modifications de caractère, nous notons l'insomnie, cruelle complication qui, par sa persistance, jette les malades dans un extrême découragement; ils s'agitent, ne trouvent pas de position convenable, il leur tarde de voir paraître le jour; ils sont accablés de fatigue, et ne peuvent goûter un moment de repos.

Quel est le début, quelle est la marche de cette maladie si bizarre? dans quel ordre se succèdent les divers symptômes?

Sans raison bien déterminée, et cela le plus souvent chez des sujets nerveux, on remarque une certaine irritabilité, il n'y a plus la même égalité d'humeur; bientôt la physionomie, et surtout le regard, prennent une expression de mécontentement subit, de colère passagère qui parfois devient permanente; les yeux ont un éclat inaccoutumé, ils paraissent plus grands, et bientôt l'exophthalmie se manifeste avec tous les caractères que nous avons déjà signalés. Les malades ont conscience de la mobilité de leur humeur, et reconnaissent que souvent leurs efforts ont été insuffisants pour y remédier; puis ils éprouvent une certaine tristesse et ne peuvent se rendre compte de l'état pénible qu'ils ressentent. Alors ils se plaignent de battements dans la tête, dans les globes oculaires, le long du cou; et surtout de palpitations de cœur dont la violence et la répétition leur font concevoir une grande inquiétude.

La bizarrerie du caractère, l'étrangeté du regard et les palpitations sont les phénomènes pour lesquels sont consultés les médecins, et nous devons reconnaître que jusqu'à l'époque où la maladie de Graves fut décrite comme espèce morbide, de nombreuses erreurs furent commises : le médecin ne voyant dans l'état de l'intelligence et dans les palpitations que des phénomènes nerveux, bizarres, qu'il était alors disposé à rattacher à l'anémie, à la chlorose, à l'établissement difficile ou au dérangement de la fonction menstruelle.

Cependant les malades, surtout les femmes, faisaient remarquer au médecin que leur cou grossissait, et que déjà depuis quelque temps elles avaient de ce côté un sentiment de plénitude, des battements; on prenait note de ces renseignements, mais comme au début de l'affection générale, la glande thyroïde n'avait point encore acquis un grand développement, on passait outre. Peu à peu néanmoins le cou acquérait plus de volume, et le médecin était alors forcé de tenir compte de cette triple coïncidence des palpitations, de l'exophthalmie et de l'hypertrophie de la glande thyroïde. Cette coïncidence était curieuse, on la recherchait dans des cas prétendus analogues, chez les chlorotiques surtout; puis comme elle était rare, vu qu'on n'avait point encore appris à la découvrir au début de l'affection, la réunion des faits restait lettre morte, et était alors considérée comme une curiosité dont on n'avait point l'interprétation.

Aujourd'hui l'erreur est moins facile, et le médecin reconnaîtra la maladie toutes les fois qu'il aura su découvrir l'apparition simultanée ou prochainement successive des divers phénomènes qui la caractérisent. Toutefois ne croyez pas, messieurs, que la chose soit toujours aussi simple : il vous faudra une certaine attention pour reconnaître ces phénomènes au début, et avoir bien présentes à l'esprit les nuances primitives de leur manifestation. Aussi vous devrez soupçonner la maladie lorsqu'en même temps vous constaterez le regard brillant et des palpitations qui, par leur violence, ne sont nullement en rapport avec l'état organique du cœur, et le doute ne sera plus possible lorsque déjà il existera une augmentation sensible des battements des vaisseaux du cou et une légère hypertrophie de la glande thyroïde. Notez cependant que cette hypertrophie peut tarder à paraître, surtout chez les hommes. Il n'en est point de même pour les femmes. Chez celles-ci elle est déjà très marquée lorsqu'on vient nous consulter. Elle marche simultanément avec la violence des palpitations et la saillie des yeux. Cependant je possède déjà plusieurs observation où, chez la femme, le goître a tardé à paraître.

Dernièrement encore M. Cazalis, médecin distingué des hôpitaux, me demandait mon avis au sujet d'un ingénieur, homme âgé de trente-cinq ans, qui présentait les signes de la cachexie exophthalmique, et chez lequel les palpitations étaient si violentes, que nous dûmes, M. Cazalis et moi, porter toute notre attention sur l'état organique du cœur. L'examen le plus minutieux nous permit d'établir qu'il n'y avait point d'hypertrophie de cet organe, la matité transversale ne mesurait que 5 centimètres ; il n'y avait point de bruit anomal au niveau des orifices aortique et mitral. La glande thyroïde ne paraissait point hypertrophiée ; cependant, en examinant avec soin la région antérieure du cou, et en plaçant le malade dans des conditions favorables à notre examen, il nous fut permis de constater que le cou était un peu plus gros du côté droit : cette augmentation de volume était à peine sensible, mais elle suffisait, rapprochée des autres signes, pour nous permettre d'affirmer que le sujet était affecté de la maladie de Graves. Ce malade, que je revis quatre mois plus tard, avait le lobe droit de la glande thyroïde peu tuméfié, et je trouvais un léger bruit de souffle à l'orifice aortique. Il était d'ailleurs infiniment mieux.

Cette maladie, assez communément observée chez la femme, est relativement rare chez l'homme : Withuisen, sur cinquante cas qu'il a rassemblés, n'a constaté cette affection que huit fois chez l'homme ; aussi l'observation de M. Cazalis, dont je viens de vous parler, doit-elle trouver place ici.

Ce malade consultait M. le docteur Cazalis le 2 septembre 1861. Dans sa jeunesse, il a toujours été assez bien portant. Il y a six mois, en Russie, sans prodromes, en plein exercice de ses facultés et de ses fonctions, M. X. a été pris de fièvre, sans malaise fébrile, sans la moindre perturbation générale, et le pouls a acquis une fréquence considérable et presque toujours persistante, 120-130.

L'appétit cependant était augmenté, et le malade ne prenait point d'embonpoint; au contraire, il maigrissait, bien que les fonctions intestinales fussent restées normales et les digestions parfaites. M. X. ne se serait point cru malade, s'il n'eût toujours constaté chez lui la même fréquence du pouls (120). A Wilna, le sulfate de quinine a été employé sans succès; puis en Allemagne on lui conseilla les eaux de Kreuznach, afin de rappeler à la 'peau des manifestations de la diathèse dartreuse dont l'existence avait été mise hors de doute par diverses éruptions herpétiques qui avaient disparu depuis quelques années.

Les eaux de Kreuznach ont été prises pendant six semaines, elles ont déterminé une excitation un peu plus vive, et au mois d'août 1861, pendant la cure, on commença à constater la saillie des yeux hors des orbites; en même temps existait une injection des conjonctives, surtout à droite. Enfin, de retour à Chartres, M. X. prit conseil du docteur Roque, qui reconnut une cachexie exophthalmique, et l'engagea à venir prendre une consultation à Paris. C'est alors que M. Cazalis me présenta le malade, et voulut bien rédiger notre consultation dans les termes suivants :

« M. X. est de taille moyenne, très maigre, brun, sans teinte cachectique. Ce qui frappe au premier abord, c'est la saillie des globes oculaires hors des orbites; cette saillie, jointe à une dilatation notable des pupilles, donne à la physionomie du malade une expression étrange, indéfinissable. M. X. nous fit alors le récit des détails rapportés plus haut, et nous pûmes constater ce qui suit : 1° le pouls est à 120-125, égal, régulier, mais *très vite, très petit, serré*. La paroi artérielle semblait céder à peine à l'impulsion du cœur et résister au mouvement de dilatation. — 2° La percussion de la région précordiale indique que le cœur a ses dimensions *normales*. — 3° L'impulsion du cœur est très forte; les battements sont bien rythmés, mais vites, précipités; ils ont quelque chose de convulsif. La force d'impulsion, le choc du cœur, tranchent sur la petitesse du pouls. — 4° Les deux bruits existent sans mélange de bruit anomal, toutefois il nous a semblé percevoir de temps à autre un peu d'hésitation dans le deuxième bruit. — 5° Mais il n'y a pas de bruit de frottement, de souffle dans le cœur, ce frottement existe dans l'aorte ascendante, dans la crosse, en arrière, vers l'aorte thoracique; il existe aussi vers l'origine des troncs cervicaux. — 6° L'auscultation pulmonaire donne des résultats inattendus. Le malade ne toussait pas, n'avait pas de dyspnée; jamais il n'a eu d'accès d'asthme, et cependant on trouve dans toute l'étendue des deux poumons, à des degrés différents, il est vrai, le bruit respiratoire serré et presque sifflant, l'expiration prolongée et bruyante, les râles sibilants des accès d'asthme humide les plus complets et les mieux caractérisés. Doit-on rattacher cet état de l'appareil pulmonaire révélé par l'auscultation à la maladie actuelle? Nous ne le croyons pas, et nous sommes disposés à penser que l'état des poumons est un effet d'iodisme, et pour cela nous nous fondons sur ce que notre malade s'est saturé d'iode aux eaux de Kreuznach, et que semblables symptômes d'iodisme ont été déjà observés chez des gens qui n'étaient point asthmatiques. — 7° Les deux globes oculaires font hors des orbites une saillie considérable, anomale, très sensible pour le malade, qui ne s'était jamais vu avec une telle expression. La saillie est plus forte à l'œil droit. Les pupilles sont largement dilatées. La vision est modifiée très sensiblement, elle est devenue moins nette; les images sont obscurcies, mal circonscrites, entourées d'un nuage. Les yeux sont larmoyants; la conjonctive droite est surtout très vivement injectée, il y a une véritable ophthalmie. Nous avons considéré cette lésion comme un effet d'iodisme. — 8° La glande thyroïde a subi une hypertrophie sensible, surtout à la partie inférieure et sur le lobe droit. Du reste, la lésion, encore au début, ne gêne en rien les organes circonvoisins. — 9° M. X. a toujours eu beaucoup d'appétit, mais depuis l'invasion de la maladie, l'appétit a encore beaucoup augmenté. Les digestions sont restées excellentes, mais la maigreur est complète et augmente. — 10° Soif assez marquée; les urines sont proportionnées aux boissons ingérées, de couleur normale, et ne contiennent ni sucre ni albumine. — 11° Le sommeil est mauvais, il l'est devenu de très bon qu'il était. M. X. se réveille trois ou quatre fois par nuit, chose très insolite pour lui; chaque réveil est suivi d'une certaine insomnie. Cette disposition a beaucoup augmenté depuis Kreuznach. — 12° Il y a une excitabilité générale indéfinissable, mais réelle et pour le malade et pour sa famille; de plus, depuis le séjour aux eaux iodurées, la parole est saccadée. — 13° Les fonctions génitales ont été languissantes, elles tendent à reprendre leur intégrité. »

Est-il besoin de vous faire remarquer combien cette observation est complète? La triade symptomatique; les troubles de la nutrition, bien que la digestion soit parfaite; l'irascibilité, la parole saccadée, l'état fébrile habituel et les différences de résistance et d'ampleur entre le pouls carotidien et le pouls radial, rien n'y manque pour faire de cette observation un type parfait de la maladie de Graves; et quiconque l'aura bien présente à l'esprit possédera le tableau complet de la maladie à sa période d'état.

Je disais, avant de rapporter cette observation, que la tumeur thyroïdienne, dans ce cas particulier, était peu appréciable. Lorsque cette tumeur ne se produit point, ou bien lorsque la saillie oculaire manque, on peut dire que la maladie est fruste, parce qu'un des symptômes principaux fait défaut. Je veux mettre sous vos yeux deux autres observations, l'une que j'ai recueillie dans ma clientèle, l'autre dans mon service de l'Hôtel-Dieu. Chez les deux malades manque un des symptômes principaux; la maladie est fruste, mais elle existe bien certainement, parce que l'ensemble des autres symptômes ne peut laisser aucun doute sur ce point : vous pourrez en juger.

Madame X. (du Jura) vient me consulter le 23 octobre 1861. Cette dame a trente-huit ans, elle est mariée depuis sept ans seulement, et a toujours été bien portante jusqu'à l'âge de trente et un ans. Mais en décembre 1857, madame X. a été prise de fièvre continu e avec rémittence quotidienne, si bien qu'on a cru à une fièvre intermittente revenant tous les soirs à la même heure et durant jusqu'au lendemain matin, et cela pendant une année. En même temps il y avait maux de tête violents, insomnie cruelle persistante, et difficulté de respirer telle, que la malade était obligée de passer une partie de la nuit dans un fauteuil, la fenêtre ouverte. Il y avait de la toux, mais point d'expectoration. Plus tard, la fièvre durant encore, surviennent des battements de cœur violents, presque incessants le jour et la nuit. Jamais de battements dan s le cou ni dans la tête. Les yeux avaient grossi quelques mois après le début de la fièvre et avant que la malade eût éprouvé aucun battement de cœur ; au bout de cinq mois, l'exophthalmie avait atteint son summum et est restée aussi prononcée jusqu'à l'automne de 1860. Il y a eu des paroxysmes dans l'exophthalmie, les yeux diminuant de volume pendant quelque temps, puis reprenant très rapidement un volume très considérable. Il y avait alors de la douleur dans les globes oculaires, de légers b rouillards empêchaient de travailler, et l'œil droit était plus saillant et moins malade que l'œil gauche. Plusieurs fois ces paroxysmes ont été très marqués, sans que la malade puisse dire si en même temps il y avait paroxysme dans les autres symptômes. Depuis un an, l'exorbitisme a graduel lement diminué et les yeux ne présentent point aujourd'hui une saillie par trop choquante. Les battements de cœur et la fièvre avaient cessé avant qu'on eût remarqué aucune diminution de la saillie oculaire.

Dès le début de la maladie, les règles ont été en diminuant, puis ont cessé pendant huit ou dix mois; aujourd'hui la fonction menstruelle est rétablie. Perte d'appétit, diarrhée, amaigrissement extrême pendant que durent les troubles de l'intestin.

Voilà pour les antécédents. Lorsque je vis cette malade, le visage était frais et plein, ce qui contrastait étrangement avec une maigreur extrême de tout le corps et une atrophie complète des mamelles. Les yeux sont saillants, ils ne sont plus douloureux, et il y a un léger strabisme externe double. Absence complète de goître ; le cou, au contraire, est manifestement maigre.

Le cœur ne présente rien d'anormal dans son volume, ni dans le rythme des battements, point de souffle pathologique; pouls radial normal, mais assez fréquent, 88 pulsations.

Il y a de la fièvre tous les étés avec toux persistante, néanmoins l'auscultation ne permet de reconnaître aucune lésion organique des poumons.

Cette dame, depuis plusieurs années, est bien positivement affectée de la maladie de Graves. L'état fébrile, l'insomnie persistante, les troubles de la menstruation, des fonctions digestives et nutritives, les palpitations sans lésion organique du cœur et l'exophthalmie ne peuvent laisser de ooute; et cependant il manque un symptôme principal, l'hypertrophie thyroïdienne. La maladie, dans ce cas, est fruste, mais elle existe. L'observation suivante vous sera un autre exemple de l'absence d'un des principaux symptômes, l'exophthalmie, et cependant je ne crois pas qu'il puisse y avoir hésitation sur le diagnostic de la maladie.

Salle Saint-Bernard, n° 23, est entrée, le 18 octobre 1861, une femme âgée de vingt-neuf ans. Elle est née et a vécu longtemps à Dijon. Depuis trois ans, cette malade était essoufflée lorsqu'elle montait un escalier ou faisait quelque effort. Elle est mariée depuis cinq ans, ordinairement bien réglée, elle a eu deux enfants. Pendant ses grossesses, elle était bien portante, et son essoufflement diminuait très sensiblement pour reparaître plus fort quelques semaines après l'accouchement. Elle se plaignait alors de battements de cœur après ses grossesses, cependant elle pouvait s'occuper des soins de son ménage, lorsque, il y a un mois, l'essoufflement et les palpitations ont augmenté; en même temps la malade s'est aperçue que son cou augmentait de volume, et elle perdait le sommeil. Il n'y avait point encore de saillie du globe oculaire, mais son regard était étrange, inquiet, ses yeux sans cesse agités de mouvements.

Cependant, accouchée depuis quatre mois et demi, elle continuait à allaiter son enfant, et, bien qu'elle n'eût pas grand appétit, presque plus de sommeil, qu'elle fût réduite à passer des nuits assise sur son lit, car lorsqu'elle voulait reposer la tête sur l'oreiller elle était prise de dyspnée, elle ne maigrissait point d'une façon bien sensible. L'enfant paraissait très bien portant.

Il y a six semaines, cette malade a éprouvé de grandes douleurs de tête avec battements, elle jetait des cris tant la douleur était grande; son caractère est devenu plus impatient.

A son entrée à l'hôpital, nous constatons : Une saillie thyroïdienne très marquée, manifeste surtout au lobe droit. La tumeur est le siège de battements, et semble portée en avant à chaque systole cardiaque; on entend dans la tumeur un souffle léger avec renforcement, qui ne se prolonge point dans les artères du cou. La malade sent des battements dans son goître, et le cou n'a commencé à grossir que depuis six semaines, c'est-à-dire trois mois après son accouchement.

Il n'y a point d'exophthalmie, mais le regard est brillant et d'une mobilité extrême. La malade accuse dans les yeux des battements analogues à ceux qu'elle éprouve dans son goître.

Le cœur bat avec force, fréquence, et la malade se plaint de douleur dans le dos. La matité relative mesure 9 centimètres carrés ; il n'y a point de souffle pathologique ; le claquement valvulaire est normal au premier et au second temps, peut-être est-il un peu exagéré, plus sec. Le pouls radial est fréquent, sans ampleur.

Il y a de la toux et de temps en temps de la fièvre avec l'expectoration d'une bronchite légère ; on constate seulement quelques râles humides disséminés, sans matité relative vers les sommets ; il n'y a jamais eu d'hémoptysie.

La malade est d'une irascibilité très grande et d'une agitation extrême.

L'enfant vient d'être envoyé en nourrice. Depuis son départ, tous les accidents dont la mère est atteinte paraissent augmenter, et ses paupières semblent déjà un peu plus écartées.

La diarrhée a été combattue avec succès, mais il y a toujours perte d'appétit.

Ainsi le goître chez le malade de M. le docteur Cazalis était à peine appréciable, bien que l'affection datât déjà de plusieurs mois. Dans la seconde observation, le goître ne s'est jamais développé, et la maladie existait cependant depuis plusieurs années. Enfin, dans cette dernière observation, il n'y a pas d'exophthalmie appréciable, mais un regard étrange ; peut-être dans quelques semaines la saillie oculaire sera-t-elle très accusée.

J'ai rapproché ces trois observations, parce qu'elles prouvent l'irrégularité d'apparition du goître et de l'exophthalmie dans la maladie de Graves, et qu'elles prouvent que l'un des symptômes principaux peut manquer, bien que la maladie existe avec tous ses autres caractères.

Mais le goître exophthalmique peut se montrer à un état plus rudimentaire encore, et la maladie peut être prévue et existe réellement dans un grand nombre de cas, alors qu'il n'y a ni exophthalmie, ni bronchocèle, ni fréquence excessive du pouls. Je suis heureux de voir que mon excellent ami et collègue M. Teissier, professeur de clinique médicale à l'École de médecine de Lyon, partage complètement mes idées à cet égard : opinion à laquelle il fut conduit après avoir observé des formes frustes de la maladie. Ainsi, M. Teissier a pu constater quatre fois l'absence de l'exorbitisme chez des malades qui avaient des battements de cœur avec turgescence et expansion du corps tyroïde, accélération du pouls, instabilité nerveuse, insomnie et seulement regard brillant, étrange, c'est-à-dire la plupart des caractères de la maladie de Graves. De plus, chez ces quatre malades, ainsi que chez plusiers autres, M. Teissier avait constaté l'existence d'un symptôme bien digne de fixer l'attention : je veux parler d'une augmentation de caloricité dont se plaignaient les malades, et qui pouvait être mesurée à l'aide du thermomètre.

Cette augmentation de température, déjà notée par Basedow, n'a rien qui doive vous surprendre, si vous vous rappelez que certaines lésions du grand sympathique ont pour conséquence l'élévation de la température. De plus, vous savez que dans d'autres affections névrosiques, la glycosurie par exemple, les malades accusent souvent une chaleur très vive, surtout pendant la nuit, chaleur telle qu'ils ne peuvent dormir que très légèrement couverts.

Vous avez pu voir en 1864, au n° 2 de la salle Saint-Bernard, une femme atteinte de la maladie de Graves et qui présentait tous ces phénomènes : son pouls était habituellement à 120, sa peau toujours chaude et sèche. Quand il y avait exacerbation, le pouls montait rapidement à 140 et 150 pulsations ; la sensation de chaleur devenait alors intolérable, et la malade rejetait loin d'elle les couvertures. Cette fréquence du pouls et cette élévation de la température simulent si exactement l'état fébrile, que cette femme avait été primitivement admise dans un des services de l'Hôtel-Dieu comme atteinte de *fièvre typhoïde*. Ce ne fut qu'au bout de trois semaines qu'on s'aperçut de l'erreur commise ; puis, remarquant l'exophthalmie et le goître, on fit enfin le diagnostic véritable et l'on m'adressa la malade. Elle vient d'être de nouveau, en 1866, à propos d'un concours pour la place de médecin du Bureau central, la cause d'une mésaventure clinique à l'hôpital de la Charité. Elle avait 140 pulsations au moment de l'examen et une chaleur cutanée des plus considérables ; elle disait n'éprouver de malaise que depuis la veille, de sorte que le médecin très distingué qui l'observait crut ne pouvoir mieux expliquer que par l'imminence d'une éruption *scarlatineuse*, cette fièvre si intense qu'aucune lésion ne venait motiver. Il avait seulement, comme le jury du concours, méconnu le goître et l'exophthalmie.

M. Peter et moi, nous avons découvert de plus, chez cette femme, un fait qui n'a pas encore été signalé, et sur lequel j'appelle toute l'attention des observateurs, c'est l'existence de la *tache cérébrale*; c'est-à-dire que si l'on irrite légèrement l'épiderme, au bout de deux secondes tout au plus, on voit apparaître une belle tache rouge, qui persiste près d'une minute. Il m'est difficile de ne pas croire qu'il y a là une *asthénie* très prononcée de *l'appareil nerveux vaso-moteur*, asthénie qui détermine la dilatation facile, rapide et persistante des capillaires, sous l'influence de l'irritation la plus légère, absolument comme il arrive dans la fièvre cérébrale et dans quelques cas de dothiénentérie à forme nerveuse. Or, je dis que ces trois phénomènes : accélération du pouls, augmentation de la caloricité et tache cérébrale, sont du même ordre ; qu'ils tiennent à une même cause, une modalité profonde du grand sympathique et du système

nerveux vaso-moteur en particulier, modalité qui produit cet état de
fièvre artificielle, avec ses caractéristiques ordinaires, la fréquence du
pouls et l'augmentation de la chaleur. Quant à la perturbation du grand
sympathique, nous en discuterons tout à l'heure la nature en invoquant
les expériences de Claude Bernard, et de Schiff, mais nous dirons ici par
avance que nous croyons à une asthénie, sinon à une paralysie momentanée du système nerveux vaso-moteur.

La maladie de Graves débute par une irritabilité nerveuse extraordinaire, des changements notables dans le caractère, des mouvements congestifs fréquemment répétés du côté du visage; un sentiment de plénitude
à la tête, dans les yeux, dans le cou, avec battements violents dans le
cœur, tous ces symptômes revenant par paroxysmes de quelques minutes,
de quelques heures, de quelques jours. En même temps, chez les
femmes, il y a des troubles menstruels; ordinairement les règles sont
moins abondantes, reviennent à des intervalles plus longs, se suppriment
même.

Cependant des troubles digestifs ne tardent pas à apparaître, de l'anorexie succédant à de la boulimie, il y a des battements violents au creux
de l'estomac, des vomissements.

Le plus ordinairement les malades maigrissent, même lorsque l'appétit
est puissant; dans quelques cas rares, comme je l'ai observé chez une
dame que je voyais en consultation, certains organes se développent, les
mamelles par exemple, alors que la glande thyroïde, les yeux, ne dénotent
rien encore, alors surtout que l'amaigrissement du reste du corps contraste d'une étrange façon avec l'augmentation de volume de quelques
autres parties. Il y a là un fait de congestion hypertrophique partielle,
dépendant vraisemblablement d'un trouble fonctionnel du système nerveux vaso-moteur.

Ces phénomènes prémonitoires peuvent exister plusieurs mois et plusieurs années, et tôt ou tard nous voyons la triade symptomatique apparaître et ne nous laisser aucun doute sur la nature des accidents que
nous avions observés.

L'ordre d'apparition ordinaire des principaux signes de la maladie de
Graves est plutôt apparent que réel. Je crois que tous les phénomènes
ayant une même cause ont leur raison d'être simultanée, et que leur
début se fait au même moment. Cela fut évident chez une malade, dont
je vous rapporterai plus loin l'histoire, qui éprouva la même nuit et pour
la première fois, à la suite d'une vive émotion, des battements cardiaques
énergiques, un gonflement de la glande thyroïde et de l'exorbitis, avec
épistaxis abondantes. Seulement ces phénomènes ne sont pas toujours
appréciables pour le malade et pour le médecin. Les palpitations de cœur
ont d'abord éveillé l'attention : le moindre dérangement dans les fonctions de cet organe ne peut passer inaperçu; car, indépendamment des

battements ressentis dans la région cardiaque, les malades éprouvent bientôt une oppression marquée, ils ne peuvent plus vaquer à leurs occupations avec la même liberté d'action, ils sont arrêtés par les battements de leur cœur, qui augmentent encore lors des émotions morales. Ils disent donc avoir souffert de palpitations avant que l'attention ait été frappée par l'étrangeté du regard, la saillie du globe oculaire et la bizarrerie du caractère.

L'exophthalmie se produit lentement, mais, une fois établie, elle persiste et fait presque toujours des progrès très remarquables.

Je vous ai dit que quelquefois l'hypertrophie de la glande thyroïde était peu marquée, il est donc tout naturel qu'elle soit tardivement appréciée, et déjà, depuis longtemps, elle est en voie de formation, lorsque les malades se plaignent de l'augmentation du volume du cou, augmentation dont ils ne s'aperçoivent souvent qu'au moment où ils ne peuvent plus, sans éprouver une certaine gêne, boutonner leurs cols ou collerettes. Mais recherchez attentivement par la palpation et l'examen comparatif des deux côtés du cou, et, dès le début de l'affection, vous pourrez souvent reconnaître une différence déjà notable et non encore appréciée du malade, dans le lobe droit du corps thyroïde.

Ainsi, pour le malade, l'affection générale commence par les palpitations, et ce n'est que plus tard que se manifestent l'exophthalmie et le goître.

La maladie a deux formes bien tranchées, une forme aiguë, rapide, et une forme lente, chronique. L'une et l'autre forme ont des périodes de paroxysmes. En effet, tout à coup les malades sont pris d'une grande oppression, les palpitations sont plus fortes, les yeux plus saillants, le goître est plus proéminent, et la dyspnée peut devenir telle qu'il y a menace de suffocation. Les paroxysmes graves sont surtout remarquables dans le goître exophthalmique à forme aiguë, et peuvent mettre la vie en grand péril. L'observation suivante, rédigée avec soin par M. le docteur Labarraque, vous fera voir à quelles mesures extrêmes le médecin pourrait songer dans les paroxysmes aigus de cette maladie :

« Le jeune T... est âgé de quatorze ans et demi, d'une bonne constitution, d'un tempérrment un peu lymphatique. A l'âge de douze ans, il va au collège et se livre aux jeux de son âge et à l'exercice de la natation sans jamais éprouver la moindre gêne de la respiration. Cependant on avait remarqué, il y a plus de deux ans, que les bains de mer ne pouvaient être supportés que pendant un temps très court ; cette susceptibilité n'existait pas à l'égard des bains de rivière.

» Un peu plus tard, il y a dix huit mois environ, il se plaignit d'éprouver une modification marquée de la vision. Sa vue devenait de plus en plus courte, et une myopie prononcée, qui persiste encore aujourd'hui, vint se révéler en l'espace de quelques semaines ; les démonstrations au tableau lui échappaient à ce point, qu'on dut le pourvoir de lunettes de myope portant le n° 9.

» Vers les premiers jours d'août 1860, notre écolier part en vacances ; il n'éprouvait rien de particulier, il avait seulement un peu moins bonne mine qu'à son ordinaire. Une semaine environ après son arrivée à Villerville, on remarque qu'il a le cou gros, surtout à sa base ; mais rien n'indique qu'on doive s'en préoccuper. Quelques jours plus tard, cette tuméfaction du cou attire davantage l'attention ; elle a augmenté sensiblement. Dès ce moment, les bains de mer, que l'écolier prenait si volontiers, deviennent impossibles. Dès le premier bain, au moment même de l'immersion, une violente oppression se manifeste, la suffocation est imminente ; le jeune homme a à peine le temps de se retirer. Un pédiluve très chaud est administré, on applique des sinapismes ; la crise se passe. Mais, alors encore, et bien que le gonflement du cou augmente de plus en plus, la respiration n'est pas sensiblement gênée.

» Le docteur Lebâtard, consulté à Trouville, conseille la médication iodée : sirop d'iodure de fer à l'intérieur ; frictions avec la pommade à l'iodure de plomb sur la tumeur. Ce traitement fut suivi ponctuellement, mais sans aucun succès. Le mal, au contraire, semble augmenter ; la tumeur continue à se développer, et la gêne de la respiration arrive ; le visage s'altère et prend la teinte blanc mat des individus atteints d'un commencement d'asphyxie. Vers la fin des vacances, on suspend le traitement, et au bout de quelques jours, une amélioration marquée se manifeste ; elle se soutient assez pour que, la rentrée des classes étant arrivée, l'écolier se dispose à rentrer au lycée. Au bout de huit jours, la maladie reprend son cours, et fait de nouveau des progrès effrayants : le cou grossit à vue d'œil à sa partie antérieure ; la pâleur augmente, la respiration devient de plus en plus gênée et sifflante. L'enfant ne peut ni courir, ni monter, il a peine à marcher.

» M. Blache, consulté à son tour, s'en montre préoccupé ; il fait suspendre la médication iodée et se borne à prescrire du repos, quelques frictions ammoniacales légères sur la tumeur, et des manuluves et pédiluves réitérés : on s'ajourne à courte échéance. Trois jours après, la suffocation fait des progrès si rapides, qu'au milieu de la nuit, M. Blache, mandé en toute hâte, désire qu'on appelle M. Trousseau, et quelques heures plus tard nous nous réunissions tous les trois »

La maladie, vous le voyez, messieurs, avait déjà trois mois d'existence, et ce fut au commencement du mois de novembre que, sans cause déterminante appréciable, survint un paroxysme aigu qui mit la vie de cet enfant en grand danger. Alors la face était bleuâtre, les vaisseaux du cou turgides, l'oppression extrême, l'asphyxie imminente. L'ouverture de la trachée était indiquée ; on prévint M. le docteur Demarquay de se tenir prêt à pratiquer l'opération, mais, avant d'en venir à ce moyen extrême, il fut convenu qu'on ouvrirait immédiatement la veine, qu'un sachet de glace serait appliqué sur la région antérieure du cou, et que l'on donnerait de la digitale d'heure en heure. Cette façon d'agir répondait à chacune des indications : désemplir le système veineux général, éloigner la fluxion thyroïdienne par l'application de la glace, et calmer l'agitation extrême du cœur par la teinture de digitale. L'oppression fut encore grande pendant la journée, mais les accidents asphyxiques étaient conjurés, et le jeune malade, dont l'insomnie était complète depuis huit jours, dormit la nuit suivante neuf heures sans se réveiller. Le danger avait été éloigné, nous n'avions plus qu'à attendre le bénéfice de la médication sédative prolongée; cependant nous n'étions pas complètement rassurés, le chirurgien se tenait toujours prêt à agir. Le matin, lors du réveil, il y avait encore de l'agitation, comme cela s'observe si souvent quand la respiration est gênée par un obstacle à l'entrée de l'air. L'agitation bientôt fut moindre, et, trois jours après la première consultation, nous assistions à une véritable résurrection du malade. En effet, le jeune T... n'avait plus d'oppression; il put, devant nous, descendre et monter les escaliers sans éprouver de gêne de la respiration. A partir du troisième jour, le mieux se soutint, et fit des progrès à ce point que, trois semaines après le paroxysme, T... pouvait faire à pied 4 kilomètres pour venir me remercier des soins que je lui avais donnés. Aujourd'hui, le goître a presque complètement disparu, ainsi que l'exophthalmie, et il n'existe plus de battements de cœur.

Après cette histoire d'un goître exophthalmique à marche aiguë, et ce tableau du paroxysme dans cette affection, voici maintenant une observation de goître exophthalmique à marche chronique, datant de onze années.

Il y a sept ans, M. le docteur Labarraque fut consulté au dispensaire de la Société philanthropique par une femme V..., âgée de trente-neuf ans. Elle se plaignait d'oppression, de battements de cœur; ses yeux étaient saillants, et sa glande thyroïde était très augmentée de volume. Elle fut traitée avec succès par les saignées, la digitale et les purgatifs drastiques répétés. L'exophthalmie et le goître diminuèrent de volume et les palpitations cessèrent.

Le docteur Labarraque se rappelait vaguement ce cas, lorsque, il y a quelques jours, il fut de nouveau consulté par la même dame V... pour un de ses petits-enfants. Elle n'était point entièrement guérie, et portait encore les preuves irrécusables de son affection : aussi M. le docteur Labarraque eut-il la bonté de me l'adresser, et, le dimanche 18 novembre, je pus moi-même rédiger son histoire, dont voici les principaux détails. Le malade est âgée de quarante-six ans (notons en passant que l'affection exophthalmique est déjà rare à cet âge de la vie; en effet elle se rencontre surtout de vingt à vingt-cinq ans). En 1849, à la suite d'une grande frayeur (Stokes et Graves ont déjà noté cette cause morale), le même jour, elle eut des palpitations, qui désormais continuèrent. Cinq à six mois plus tard, la glande thyroïde augmenta de volume, les yeux devinrent saillants, la myopie s'établit ; mais bientôt, à cette excellente vue de myope qui lui permettait de se livrer au travail minutieux de la dentelle, succéda de l'amblyopie, la malade voyait des mouches volantes, et sur les objets blancs apparaissaient de gros points noirs qui ne lui permettaient plus de continuer son métier d'ouvrière en dentelle. A ce moment, c'est-à-dire cinq ou six mois après le début des palpitations cardiaques, il y eut suppression de l'écoulement menstruel ; en même temps survinrent un appétit vorace et de la diarrhée.

Madame V..., après une aménorrhée qui durait depuis quatre mois, devint enceinte, elle accoucha le 21 octobre 1851 et recouvra la santé ; il n'y avait même plus de palpitations de cœur. Cet état satisfaisant persista jusqu'en 1855, époque à laquelle les symptômes de la maladie reparurent à la suite d'une pleurésie. La diarrhée et l'appétit exagéré revinrent, mais en même temps la malade magrissait et était d'une très grande faiblesse. Examinée de nouveau par M. Labarraque, elle avait de l'exophthalmie, de l'hypertrophie de la glande thyroïde et des palpitations de cœur. Les saignées, les purgatifs drastiques et la digitale lui permirent de reprendre ses occupations au bout de huit à dix mois.

En 1856, au mois d'août, elle marie sa fille ; elle avait toujours conservé une grande susceptibilité nerveuse, aussi ne put-elle signer au contrat, tant était grande l'agitation de sa main. Aujourd'hui, madame V... a encore les yeux saillants, elle est sujette à des battements de cœur, le corps thyroïde est surtout développé dans son lobe droit.

Son pouls varie entre 140, 120, 108 pulsations ; l'impulsion des artères carotides est considérable, tandis que le pouls radial est seulement fréquent et normal dans son ampleur. Cette différence a été bien notée par Graves et par beaucoup d'autres observateurs.

Vous venez d'entendre l'histoire d'une cachexie exophthalmique chronique, avec rémission et exacerbation dans les symptômes de la maladie. Voici, messieurs, une troisième observation ; la malade, entrée dans notre service en 1861, y est revenue en 1862.

Cette femme, âgée de vingt-cinq ans, née dans les environs de Paris et réglée à l'âge de treize ans, s'est assez bien portée jusqu'au commencement de cette année ; mais à la suite de sa dernière couche, et notez bien que son cou n'avait point augmenté de volume pendant sa grossesse, elle éprouva de violentes émotions, à propos de son mari qu'elle soupçonnait d'inconduite : ses soupçons n'étaient que trop fondés. Aussitôt elle ressent de violentes palpitations de cœur ; ses yeux, au dire de ses amies, prennent un aspect singulier ; ordinairement enfoncés dans leur orbite, ils sont plus saillants que de coutume ; son regard est brillant, sauvage.

Bientôt elle s'aperçoit elle-même que son cou devient progressivement plus gros ; son appétit augmente d'une manière extraordinaire.

A son entrée dans nos salles, nous constatons cette étrangeté de son regard, la saillie de ses yeux ; le goître est très développé ; son cœur a de violents battements que l'on voit et que l'on sent se propager dans les artères carotides et dans toute la tumeur thyroïdienne. Dans la glande thyroïde, en effet, on entend un bruit de souffle continu avec renforcement artériel. Les battements des artères soulèvent la tumeur en masse à chaque systole ventriculaire. Saisie entre les doigts, cette tumeur donne la sensation de l'expansion anévrysmale. De plus, il y a une impulsion cardiaque violente, bruit de souffle doux à la base du cœur, se prolongeant dans l'aorte ; le pouls radial, normal dans sa force, bat 110, 130. On avait donné du fer, il fallut bientôt le supprimer, il exaspérait les symptômes ; on se borna à la teinture de digitale et aux applications de glace sur la tumeur. Les yeux ont conservé leur regard sauvage. La tumeur thyroïdienne est toujours développée et le siège de battements et de souffle vasculaires, mais les palpitations de cœur sont moindres, le souffle cardiaque est moins intense. Les choses en étaient là lorsque tout à coup la malade fut prise de vomissements, d'anxiété précordiale et d'une augmentation très accusée de tous les symptômes de son affection. Le même jour apparaît le flux menstruel, il ne dure que quelques heures ; je regrette de n'avoir pas été instruit à temps de cet épiphénomène, j'aurais, par la saignée du bras ou l'application de quelques sangsues aux membres inférieurs, tenté de rendre l'écoulement menstruel plus abondant et plus durable. L'aménorrhée, chez notre malade, a peut-être une grande part dans l'étiologie de cette affection ; il n'y a point eu de retour des règles depuis l'accouchement ; son enfant est en nourrice, et c'est huit jours après être accouchée que se sont montrés les premiers phénomènes morbides.

Peut-être ne devons-nous voir dans le paroxysme qu'une conséquence de la fièvre ménorrhagique, c'est-à-dire de l'effort naturel nécessaire au rétablissement d'une fonction si importante. Après le paroxysme, il est survenu une aphonie presque complète ; à quelle cause faut-il l'attribuer ? Est-elle une complication mécanique, une conséquence de la congestion plus grande de la glande thyroïde ? ou n'est-elle pas plutôt un phénomène purement nerveux, se rattachant à l'état névralgique général dont le goître exophthalmique ne serait lui-même que la conséquence ? Nous avons revu, en 1863, une jeune femme que nous avions soignée pour la maladie de Graves ; elle avait perdu subitement et absolument la voix depuis deux jours, à la suite d'un violent chagrin. L'aphonie persista six jours sans être accompagnée d'aucune modification anatomique appréciable au laryngoscope, et elle disparut brusquement, sans transition aucune, à la suite d'une légère cautérisation du pharynx avec le nitrate d'argent.

Mais revenons à notre malade : six jours après le paroxysme, le regard était moins sauvage, la tumeur thyroïdienne moins volumineuse, les bruits de souffle étaient moins accusés et le cœur semblait calmé. Bientôt cette femme est sortie dans un état satisfaisant.

Nous avons vu la forme aiguë et la forme chronique du goître exophthalmique. Chacune de ses formes a ses paroxysmes, lesquels peuvent ne revenir qu'à de longs intervalles, plusieurs mois, plusieurs années, et varier à l'infini dans leur durée et leur gravité, tandis que d'autres reviennent tous les mois ou plusieurs fois par mois. Peut-être, en les étudiant mieux, trouvera-t-on un certain lien entre les paroxysmes et l'effort cataménial, et peut-être alors le clinicien trouvera-t-il dans ces rapports de précieuses indications thérapeutiques.

Cette relation entre le goître exophthalmique et les fonctions utérines s'est encore montrée évidente chez une dame grecque que mon collègue M. le docteur Panas m'a amenée le 29 mai 1866. Chez cette dame, qui était atteinte d'une maladie de Graves extrêmement bien caractérisée, il y avait cela de remarquable que les accidents avaient commencé le premier mois de la grossesse et avaient été croissant durant la gestation. Après l'accouchement, seulement, l'amélioration a commencé sous l'influence du fer et de la digitale. J'ai conseillé à cette dame les immersions froides quotidiennes.

Lorsque la maladie est dans sa période d'état, il peut y avoir plusieurs fois par jour des poussées vers les yeux et le corps thyroïde, avec redoublement des battements cardiaques.

La maladie, après avoir augmenté pendant plusieurs mois, peut rester stationnaire pendant un an, deux ans; puis les paroxysmes cessent de se manifester; alors commence la période de déclin, les battements de cœur deviennent moins fréquents, moins intenses; les yeux perdent leur saillie et leur éclat sauvage; la bronchocèle diminue de volume, présente moins d'élasticité, elle revient sur elle-même, se durcit, et son tissu érectile, suivant l'expression de Graves, devient de moins en moins apte à se laisser distendre par l'afflux sanguin. Il est rare que la maladie rétrocède complètement, elle recule, mais il reste toujours du gonflement avec induration de la glande thyroïde; les yeux sont plus saillants qu'à l'état ordinaire.

Quant aux différents bruits de souffle perçus dans la glande et dans les vaisseaux du cou, ils peuvent disparaître entièrement, ainsi que ceux du cœur. La diminution des phénomènes locaux est précédée de la disparition des phénomènes généraux, les fonctions de l'estomac et de l'intestin sont redevenues normales, les bizarreries de caractère n'existent plus, et les malades ont repris le cours de leurs occupations habituelles. La maladie chez les femmes semble se juger quelquefois par le retour des règles ou par la grossesse.

La terminaison peut donc être heureuse; il n'en est pas toujours ainsi. L'anémie, qui a été la conséquence des troubles digestifs, est quelquefois si grande, que les malades sont pris de fièvre hectique, ou bien, affaiblis depuis longtemps, ils deviennent accessibles à toute cause morbide, et succombent à quelque maladie intercurrente qui, le plus souvent, a pour siège les organes respiratoires.

Quelques observateurs, Hirsch, Praël, ont rapporté des exemples de terminaison fatale par hémorrhagies pulmonaires, intestinales ou méningées. Nous-même avons vu la mort survenir par hémorrhagie cérébrale.

Mais ce qu'il faut surtout redouter pendant les paroxysmes, ce sont les accès de suffocation; et si la trachéotomie, dans certaines circonstances, est le seul moyen auquel on puisse avoir recours pour conjurer les progrès de l'asphyxie, le chirurgien doit ne point oublier combien est grande la vascularité du goître exophthalmique, et se tenir en garde contre une hémorrhagie qui peut en quelques instants devenir mortelle.

Cependant, messieurs, avant de passer à l'étude de l'anatomie pathologique du goître exophthalmique, je veux vous citer deux observations d'une grande importance au sujet de la nature de cette maladie. Stokes a peut-être trop insisté sur la névrose cardiaque, il surbordonne d'une façon trop absolue les autres phénomènes de la maladie à la lésion fonctionnelle du centre circulatoire : aussi est-il conduit à admettre trop facilement une lésion organique, la dilatation du cœur. Pour moi, la dilatation du cœur, lorsqu'elle existe, n'est qu'exceptionnellement accompagnée de l'hypertrophie des parois. Je crois surtout, dans la maladie de Graves, à l'hypertrophie temporaire du cœur, analogue à celle dont on constate l'existence chez la femme enceinte. Les deux observations que je veux vous rapporter prouvent, la première, que la maladie ayant duré deux grandes années, il n'y a point eu de lésion organique persistante. La seconde observation établit que la dilatation, même passive, ne saurait toujours exister, la maladie fût-elle à son summum; et, par suite, que le clinicien ne doit point accorder une importance de premier ordre à cette dilatation si souvent absente.

Je dois la première de ces deux observations à l'un de mes collègues de la Faculté. La fille de ce savant professeur, à l'âge de dix-huit ans, a été affectée d'un goître exophthalmique avec palpitations cardiaques. Il y avait aménorrhée, troubles digestifs, caractérisés par une faim violente qui alternait avec de l'inappétence et du dégoût pour les aliments. Aujourd'hui l'appétit est régulier, il n'y a plus d'exophthalmie ni de tumeur thyroïdienne, et, chose digne de remarque, la guérison a été obtenue loin de Paris, dans un pays de montagnes où le goître est endémique. La malade n'a pris que très peu de fer; la plus grande part de la curation paraît appartenir au changement de résidence, comme cela a été déjà remarqué chez d'autres malades. L'exercice est facile, il n'y a plus de palpitations; la guérison est complète, et le cœur ne présente aucune modification organique appréciable.

La seconde observation a été recueillie à Clermont (Oise) par MM. les docteurs Labitte et Pain. Je dois à ce dernier de m'avoir adressé la malade, avec une relation très détaillée des principaux phénomènes pathologiques qui se sont présentés depuis deux ans. Voici le résumé de cette observation : Mademoiselle X... a toujours été très bien portante jusqu'à l'âge de quatorze ans. Elle se livrait aux jeux de l'enfance sans jamais avoir éprouvé de gêne de la respiration ni de la circulation. A douze ans les règles apparurent sans aucun trouble de la santé, et depuis elles reparaissaient exactement tous les vingt-huit jours. A quatorze ans, la menstruation fut moins régulière, et la jeune fille eut une névralgie temporale très douloureuse, qui ne céda qu'aux douches froides sur la tête. A partir du mois d'avril 1859, saignement de nez pendant six semaines et suppression complète de la menstruation. Ce fut à dater de ce moment que les parents de mademoiselle X... s'aperçurent que ses yeux devenaient plus grands, plus saillants, et que la glande thyroïde prit un accroissement remarquable. En septembre 1859, mademoiselle X... fit un voyage en Normandie; il y eut un peu d'amélioration dans sa santé, et les règles reparurent, mais faiblement. Les palpitations cardiaques avaient débuté en même temps que l'exophthalmie et le goître.

Depuis le mois d'octobre 1859 jusqu'au mois de juin 1860, il y eut une progression continue de la triade symptomatique, et, comme le fait remarquer la mère de cette malade, à la fin de chaque mois, du 20 au 30, il y avait une exaltation marquée dans tous les symptômes. Nouveau voyage en Normandie au mois de juin; amélioration passagère et réapparition des règles, qui avaient encore été supprimées depuis le mois d'octobre 1859.

Fin de juin : paroxysme alarmant, menaces de suffocation ; battements très prononcés dans la glande thyroïde considérablement augmentée de volume, du côté droit surtout; saillie extraordinaire des globes occulaires et violentes palpitations de cœur; souffles au cœur et dans la tumeur thyroïdienne.

Fin de juillet : accidents aigus, fièvre, délire.

Pendant toute cette période de la maladie, alternativement faim très-vive et inappétence absolue; parfois des vomissements.

La voix fut modifiée dès le début du goître exophthalmique ; le sommeil fut troublé par de pénibles cauchemars, la malade se réveillait souvent en sursaut, se sentant étouffer. Les yeux restaient incomplètement fermés pendant le sommeil, et il y avait un grand écoulement de larmes. Il n'y a jamais eu d'ophthalmie. Le caractère est devenu irascible. Il y avait des sueurs profuses, surtout à la fin de chaque mois; bientôt les troubles de la digestion, le manque de sommeil réparateur et l'excitation nerveuse amenèrent une émaciation très grande et un affaiblissement extrême, qui était encore augmenté par une diarrhée fréquente.

Mademoiselle X... avait souvent des épistaxis, et sa mère avait remarqué que ces hémorrhagies, quelquefois très abondantes, mettaient fin au paroxysme et étaient suivies de rémission de tous les symptômes.

Le fer, d'abord administré, n'avait pas déterminé d'amélioration, tandis que la digitale fut donnée avec un certain succès.

La cause déterminante de la maladie fut peut-être une vive impression morale. Il n'y avait point de goîtreux dans la famille, non plus que dans le pays qu'elle habite.

Aujourd'hui, nous avons pu nous-même constater les caractères les plus tranchés de la maladie de Graves : l'exophthalmie est telle que nous n'en avons jamais vu de semblable. Le globe occulaire est si saillant, qu'en faisant porter l'œil dans différentes directions, nous pouvons par transparence, à travers la conjonctive, distinguer les insertions sur la sclérotique des muscles droits interne, externe et supérieur. Le regard est brillant, sauvage, les milieux de l'œil très purs ; la pupille a conservé une extrême contractilité ; il n'y a aucun trouble de la vue ; au contraire, mademoiselle X... jouit de la propriété de lire à toutes les distances les gros et petits caractères ; ses yeux ont une propriété d'adaptation bien remarquable qui lui permet d'être myope ou bresbyte à sa volonté. Lorsqu'elle lit à la distance ordinaire ou à une distance plus grande, les yeux conservent leur axe normal ; si l'on rapproche très près l'objet imprimé, alors il se produit un double strabisme convergent, les pupilles se contractent, et la malade lit avec facilité.

Le goître est très volumineux, surtout à droite ; de très grosses veines rampent sous la peau ; la tumeur est élastique, on y perçoit des battements artériels ; il y a peu d'expansion de la tumeur, mais elle est soulevée dans sa masse à chaque diastole artérielle. Elle est le siège de bruits de souffle continu avec renforcement de bruit de râpe et de scie.

La région cardiaque est le siège de battements violents : il n'y a pas la moindre voussure ; la pointe bat dans le quatrième espace intercostal ; la percussion ne donne de matité absolue que dans une étendue de 4 centimètres carrés. Point de souffle, seulement claquements valvulaires très secs et sonores, identiques avec ceux que l'on perçoit chez les jeunes gens qui viennent de courir, et dont les battements du cœur sont entendus très distinctement en raison du peu d'épaisseur de leurs parois thoraciques. Le pouls bat 110-120 ; il y a une certaine force, mais pas d'ampleur.

Depuis le mois de juin, suppression complète de la menstruation ; leucorrhée abondante. L'appétit est plus régulier depuis quelques jours ;

il y a moins de diarrhée. La maigreur est extrême; la peau, qui était transparente autrefois, est devenue brune et présente plusieurs taches de vitiligo; le teint est assez bon. Lorsque mademoiselle X... a des épistaxis, le sang est d'un rose pâle et la tache faite sur le linge devient bientôt jaune. Il y a anémie.

Le traitement a consisté dans l'administration de la digitale, l'hydro-thérapie, l'application de la glace sur la région du cœur. Pendant plusieurs mois, il n'y a eu aucun amendement; mais, un an plus tard, je revoyais la jeune malade, grasse, fraîche, et dans des conditions générales infini-ment meilleures, bien que la saillie des yeux et que la bronchocèle ne fussent en rien modifiées.

M. le docteur Amédée Pain, qui m'a tenu au courant de cette intéres-sante malade, m'a donné de nouveaux détails en juin 1862.

Deux fois dans le cours d'une année, il y a eu un paroxysme d'exor-bitisme tel, que l'un des yeux s'est luxé, en ce sens que les paupières ont passé en arrière de la plus grande circonférence du globe oculaire, et il a fallu repousser le globe oculaire avec une certaine force pour ramener les paupières en avant.

Plusieurs fois, et c'est là un étrange phénomène qui rappelle la con-gestion des vaisseaux de la glande thyroïde et de la cavité orbitaire de celle des corps caverneux; plusieurs fois, dis-je, le goître disparaissait sou-dainement pour se reproduire un peu après; cela ne s'est jamais observé que le matin.

En certains moments l'exaltation nerveuse a été telle que l'on a craint l'aliénation mentale. Cependant le caractère de la jeune malade est rede-venu doux et facile, les paroxysmes congestifs ne s'observent plus; le teint est bon, l'embonpoint satisfaisant; les battements du cœur sont moindres, et j'ai appris du docteur Pain lui-même que la guérison était complète depuis plusieurs mois.

Revenons à la description générale de la maladie.

Dans le goître exophthalmique, le cœur, avons-nous dit, n'offre pas nécessairement de lésions organiques, mais quelques observateurs atten-tifs ont noté l'hypertrophie avec ou sans altération valvulaire : ainsi Praël (de Berlin), en 1857, d'autres, comme Graves, une dilatation passive du cœur, dilatation passagère n'existant que pendant les paroxysmes, ou permanente lorsque la maladie durait depuis longtemps, et nous avons nous-même rencontré une hypertrophie sans lésion valvulaire. Enfin le goître exophthalmique peut se montrer chez des sujets précédemment affectés de maladie du cœur.

De son côté, le docteur Withuisen rapporte dans son mémoire le résumé de sept autopsies de sujets malades depuis plusieurs années, et dont les lésions peuvent être considérées jusqu'à un certain point comme consécutives à la maladie.

« Une malade mourut avec les symptômes d'une maladie organique du cœur et d'une affection cérébrale. Le ventricule gauche était hyper. trophié sans dilatation; les valvules sigmoïdes étaient rigides, leurs bords épaissis, inégaux; dilatation du cœur droit sans hypertrophie des parois; cœur graisseux à la base. Il existait de nombreux dépôts athéromateux dans l'aorte et les vaisseaux qui naissent de la crosse aortique; les artères cérébrales, ophthalmiques et ciliaires étaient elles-mêmes envahies par des dépôts athéromateux; çà et là dans les artères de la base du cerveau, on observait des dilatations anévrysmales. L'altération des artères oph-thalmiques et ciliaires avait très probablement une grande part étiolo-gique dans la perte de la vision, laquelle s'était montrée plusieurs mois avant la mort.

» La glande thyroïdienne était très volumineuse, de structure fibreuse et parsemée de dépôts sanguins d'âges différents; il n'y avait point de kyste. Le système artériel de la glande était très développé, surtout l'artère thyroïdienne inférieure, dont les tuniques étaient dures, fragiles, et le siège de dilatations anévrysmales multiples. Les veines de la glande pré-sentaient de nombreuses traces d'inflammation, elles étaient en partie oblitérées et réduites à l'état de cordons fibreux.

» Les globes oculaires étaient projetés hors des orbites par une abon-dante formation de graisse, mais ils étaient aussi augmentés de volume, car le diamètre antéro-postérieur de l'œil gauche mesurait 11 lignes 1/2 et l'œil droit 11 lignes; les diamètres transversaux pour les deux yeux mesuraient 11 lignes (or, M. Sappey donne pour moyenne des diamètres antéro-postérieurs, 10 lignes 6; 10 lignes 1).

» La rétine était le siège de nombreuses et petites extravasions san-guines; la choroïde était d'une coloration uniformément rouge.

» Dans un autre cas le docteur Praël nota l'atrophie des globes ocu-laires, sans augmentation du tissu cellulo-graisseux de l'orbite. La glande thyroïde était considérablement hypertrophiée; le cœur gauche était di-laté et hypertrofié; dans l'endocarde et toute la crosse de l'aorte il y avait de nombreux dépôts athéromateux avec rétrécissement et insuffi-sance aortique. Le malade avait succombé avec les symptômes d'un ra-mollissement cérébral qui fut constaté à l'autopsie.

» Un malade traité par S. Henry Marsh succomba à une gangrène des extrémités inférieures; il y avait double lésion des orifices tricuspide et mitral. Dans la relation de Withuisen il n'est point dit si le docteur Marsh examina les globes oculaires et la glande thyroïde.

» Dans un autre cas observé par le docteur Smith (de Dublin), le malade mourut d'apoplexie et avait une hypertrophie du cœur gauche avec lésion de l'aorte. Basedow rapporte l'observation d'un homme qui, après avoir présenté pendant dix ans les signes du goître exophtalmique, succomba subitement aux progrès d'une affection cardiaque. A l'autopsie on trouva une insuffisance aortique. La glande thyroïde était hypertrophiée et remplie de kystes et de varicosités veineuses. Les globes oculaires étaient atrophiés, mais étaient poussés en avant par une grande quantité de tissu cellulo-adipeux. Même observation sur la cause de la saillie des yeux a été faite par Keussinger, qui a en même temps constaté une hypertrophie considérable de la glande thyroïde chez un homme qui avait pendant plusieurs années présenté les caractères de la maladie de Graves et avait succombé à une maladie cardiaque.

» Enfin la septième observation est due au docteur Kœben, qui, dans un cas semblable, a constaté une dilatation cardiaque sans lésion valvulaire, et une augmentation de la tyroïde, dont grand nombre de cellules étaient dilatées par une matière gélatineuse. Les yeux, qui pendant la vie étaient fort proéminents, après la mort paraissaient rentrés dans l'orbite, et cependant dans l'orbite gauche il y avait une quantité de graisse assez considérable pour s'opposer à la rétrocession de l'œil. »

En transcrivant ici ces nécropsies, j'ai voulu vous fournir une grande partie des éléments de la question, et, bien que toutes ces relations établissent l'existence d'une affection cardiaque organique, je crois qu'on exagérerait l'importance de ces lésions si l'on voulait leur accorder une trop grande part dans le goitre exophthalmique.

En résumé, je dis que dans le goitre exophthalmique le cœur peut présenter le plus souvent des altérations variables et temporaires, analogues à celles que l'on observe pendant la grossesse, et que dans quelques cas plus rares, la lésion cardiaque est permanente, mais seulement lorsque la névrose aura eu une longue durée.

Pour la glande thyroïde, elle présente des modifications de structure très remarquables ; sa vascularité est si grande à l'état normal, que Graves avait trouvé, dans la facilité avec laquelle la glande se congestionne sous l'influence de l'action du cœur, une raison suffisante pour la comparer à un tissu érectile. Cet organe reçoit quatre grosses branches artérielles et quelquefois une branche supplémentaire qui vient directement de l'aorte ; le système veineux est aussi fort développé : et nous avons la preuve de cette extrême vascularité artérielle et veineuse toutes les fois que le chirurgien porte le bistouri dans l'épaisseur de cette glande.

Or, dans le cas de goitre exophthalmique, les artères thyroïdiennes augmentent de diamètre, deviennent flexueuses, leurs extrémités et leurs branches prennent un grand développement, leurs anastomoses semblent se multiplier, ainsi que l'ont constaté Basedow, Stokes et Hirsch. Ce développement exagéré du système artériel rappelle la dilatation vasculaire à laquelle on donne le nom d'anévrysme cirsoïde, et rend parfaitement compte des bruits de souffle perçus au niveau de la tumeur, et du mouvement d'expansion éprouvé par la main qui saisit le cors thyroïde, mouvement dû à la dilatation des branches et des rameaux des artères thyroïdiennes, tandis que le soulèvement en masse résulte de la diastole des artères carotides.

Le système veineux de la tumeur est aussi très développé suivant Marsh, de grosses veines la sillonnent à sa surface et dans son épaisseur d'après Hénoch. Lorsque la maladie marche vers la guérison, nous avons fait remarquer que la tumeur devenait moins élastique, plus dure; alors les autopsies ont montré une diminution du système vasculaire et une augmentation du tissu conjonctif devenu fibreux; on observe aussi de petits kystes sanguins qui ont pu subir diverses métamorphoses. Dans l'examen rapporté par M. le docteur Kœben, les cellules thyroïdennes étaient remplies de matières gélatineuses.

L'exophthalmie devait frapper tous les observateurs, aussi a-t-on cherché à quelle cause anatomique devait être attribuée cette saillie des globes oculaires. On a étudié à cet effet le globe oculaire, les vaisseaux de l'œil et le tissu cellulaire intra-orbitaire. C'est à peine si Follin a trouvé, pendant la vie et à l'aide de l'ophthalmoscope, une vascularité plus grande de la choroïde; rien n'expliquait dans le texture de l'œil une cause probable d'exorbitis. M. Broca n'a rien trouvé non plus d'appréciable. En fait de lésion de l'œil, Withuisen et Naumann ont noté des depôts de pigment autour de la papille du nerf optique, mais rien encore qui puisse produire l'exophthalmie. Stokes pense qu'elle pourrait être due à une hydropisie du globe oculaire, sans apporter une preuve à l'appui. Romberg a trouvé l'artère ophthalmique allongée, dilatée. M. Fano a constaté dans un cas l'existence d'une vascularité veineuse considérable de l'orbite, à ce point que, en pressant le globe de l'œil, il voyait des veines volumineuses soulever en masse la paupière supérieure. Eu égard au tissu cellulaire de l'orbite, M. Richet a vu, chez un sujet affecté d'anasarque, l'œdème général disparaître et l'œdème du tissu cellulo-graisseux de l'orbite persister seul. On ne dit pas si, dans ce cas particulier, il n'y avait pas un obstacle local à la circulation veineuse. Basedow, Hastinger et Kœben ont observé une augmentation du tissu cellulaire de l'orbite. Nous-même, dans un cas que nous allons vous exposer tout à l'heure avec les plus grands détails, nous avons trouvé une énorme hypertrophie du tissu cellulo-adipeux intra-orbitaire, qui chassait l'œil de sa cavité.

De son côté M. X. Galezowski a donné du mécanisme de l'exorbitis une explication fondée sur les expériences de Cl. Bernard et les résultats d'une autopsie faite dans notre service : les expériences de Cl. Bernard ont démontré que si l'on coupe le filet sympathique au cou et si l'on enlève le ganglion cervical supérieur on voit l'ouverture palpébrale se déformer, devenir plus petite et la première supérieure se relever plus qu'à l'ordinaire. Maintenant, si l'on galvinise le bout supérieur du grand sympatique divisé, on voit au contraire la pupile s'élargir, l'ouverture palpébrale s'agrandir et l'œil faire saillie hors de l'orbite. « Ce que Cl. Bernard a pu provoquer par la galvanisation, ajoute M. Galezowski, la maladie et l'irritation morbide du ganglion cervical le produit à son tour, et il n'y a rien d'étonnant à ce que l'exophthalmie puisse tantôt s'accroître, tantôt disparaître sans laisser de traces, comme cela a été observé chez un malade du professeur Gubler. »

Quant à l'autopsie, dont les détails seront donnés plus loin, elle a permis de reconnaître une notable altération du ganglion cervical inférieur du sympathique, qui était très vasculaire et où les tubes nerveux étaient en partie étranglés par la prolifération du tissu conjonctif interstitiel.

Eh bien, de pareilles ulcérations peuvent déterminer une irritation qui se transmet aux parties animées par le sympathique. Reste donc à déterminer la partie de l'œil ou de l'orbite qui, sous l'influence de cette excitation, est capable de produire l'exophthalmie. Il n'y a, dit M. Galezowski, que la capsule de Ténon, enveloppant le globe oculaire, qui soit susceptible de recevoir cette excitation et d'amener la propulsion de l'œil hors de l'orbite. En effet, cette membrane est constituée par du tissu fibreux, mais on y trouve aussi des fibres musculaires lisses qui sont animées par le sympathique. Or, on conçoit que, sous l'influence de l'irritation du sympathique cervical dans la maladie de Graves, la contraction de ces fibres musculaires fasse saillir l'œil en avant[1].

Si maintenant nous remarquons que la saillie du globe oculaire peut, dans un grand nombre de cas, se manifester avec rapidité dans un paroxysme et disparaître ensuite, nous sommes conduit à attribuer cette saillie à une congestion violente et active. Ainsi pourraient s'expliquer l'apparition et la disparition facile de l'oxorbitis. Mais si les congestions répétées deviennent hypertrophiques, c'est-à-dire si l'habitude congestive exalte la nutrition du tissu cellulo-adipeux de l'orbite, ce tissu cellulaire augmente peu à peu de volume, et en refoulant graduellement le globe de l'œil, il crée une exophthalmie désormais définitive.

Dans l'étude des symptômes, nous vous avons fait remarquer que des troubles sérieux s'étaient manifestés du côté de l'estomac et de l'intestin, et les autopsies ont fait voir dans quelques cas des hémorrhagies de l'estomac, de l'intestin et des poumons. Enfin, le foie et la rate peuvent être gorgés de sang, augmentés de volume, et, pour mon compte, j'ai rencontré la cirrhose hypertrophique dans deux cas de goître exophthalmique. Il n'est pas jusqu'au rein qui n'ait présenté, dans cette maladie, des altérations graves, dégénérescence graisseuse, amyloïde, et tous les caractères de

1. X. Galezowski, *Traité des maladies des yeux*, 2ᵉ édition, Paris, 1875, p. 881.

la maladie de Brigh. Il va sans dire qu'il faut faire la part des complications, et que, dans les cas de maladies organiques du cœur, chez les exophthalmiques, c'est à la lésion cardiaque qu'il faut rapporter la plupart des congestions passives qui se rencontrent dans les organes parenchymateux.

J'arrive au *diagnostic différentiel*. Aucune maladie, messieurs, ne peut être confondue avec le goître exophthalmique; aucune, en effet, ne présente simultanément la triade de Graves. Le début insidieux, subit, de l'affection, ses paroxysmes éloignés, rapprochés, sa durée variable, sa marche, sa nature, offrent autant de caractères distinctifs, et si vous voulez prendre un à un chacun des phénomènes principaux de cette entité morbide, vous verrez que, dans leur manière d'être, ils viennent encore faciliter le diagnostic de l'affection générale.

L'exophthalmie est double, égale des deux côtés, sans strabisme, ce qui la distingue de toute exophthalmie de cause orbitaire ou crânienne; les globes oculaires ont une mobilité extrême, le regard est brillant, ce qui n'a pas lieu dans les cas de saillie occulaire par altération organique du cœur, où les yeux sont souvent ternes et seulement saillants. Les yeux des myopes ont un aspect spécial difficile à décrire, mais la date et la marche de la myopie ne pourront permettre au doute d'exister longtemps. Peut-on confondre l'exophthalmie avec l'hydrophthalmie?

Dans ce dernier cas, et encore faut-il supposer que l'affection soit double, ce qui est l'exception, les pupilles sont dilatées, la sclérotique est distendue par le liquide épanché, la cornée se détache fortement de la courbe scléroticale, la saillie oculaire est due à l'hydropisie des milieux de l'œil, à l'augmentation de volume du globe oculaire, tandis que, dans l'exophthalmie dont nous traçons l'histoire, la sallie est due surtout à sa projection en avant.

Dois-je insister pour vous faire remarquer les différences d'origine, de forme et d'accroissement du goître exophthalmique comparé au goître proprement dit et à celui des femmes enceintes? Le premier peut se développer en dehors de toutes les conditions qui font le goître endémique; il a le plus souvent son maximum de développement dans le lobe droit de la glande thyroïde, son accroisement est très rapide, il augmente avec des paroxysmes, sa structure est toute vasculaire, tandis que, dans le goître endémique, la tumeur du cou tient à une hypertrophie de tous les éléments de la glande thyroïde. Enfin l'iode, qui souvent guérit le goître des montagnes, détermine fréquemment l'accroissement du goître exophthalmique. Le goître des femmes enceintes semble avoir pour cause la grossesse, celui des exophthalmiques peut guérir par la grossesse ou diminuer lors du rétablissement de l'écoulement menstruel. Peut-être ai-je déjà trop insisté sur ces caractères différentiels; mais je ne puis terminer ce chapitre sans rappeler à votre attention les palpitations cardiaques, dont l'intensité augmente constamment la saillie oculaire et la tumeur thyroïdienne.

On a dit que le goître exophthalmique était une cachexie, encore faudrait-il s'entendre sur la cachexie en général. C'est là une dénomination souvent employée et dont le sens a beaucoup varié aux différentes époques de la médecine. Aujourd'hui on entend par cachexie une altération profonde de l'économie, consécutive à des causes morbides depuis longtemps inhérentes à la constitution des malades. Cette altération profonde est accompagnée de modifications importantes dans la proportion des éléments du sang. Il y a diminution des globules rouges, augmentation de la partie séreuse et de la fibrine; cette modification du sang constitue l'anémie ou l'hydrémie. Les cachexies sont nombreuses et reconnaissent pour origine toutes les causes morbides qui, en agissant sur la constitution, seront assez puissantes et assez prolongées pour amener l'affaiblissement général et l'anémie : ainsi les diathèses scrofuleuse, cancéreuse, syphilitique; ainsi les grandes hémorrhagies constitutionnelles, etc., etc.

La cachexie ainsi comprise, pouvons-nous admettre une cachexie exophthalmique ? Non, pour la maladie de Graves temporaire et curable; oui, pour celle qui persiste en dépit de nos efforts. Il est bien évident, en effet, que la crase du sang se modifie profondément sous l'influence des troubles considérables et prolongés de la circulation. L'hématose s'accomplit mal dans les capillaires généraux chez les exophthalmiques qui ont habituellement de 120 à 160 pulsations par minute. Et les troubles de l'hématose entraînent nécessairement une anémie d'autant plus prononcée que l'affection dure depuis un plus long temps. Mais la dyscrasie ne tient pas seulement aux troubles de la circulation, elle dépend en grande partie de la perturbation des fonctions digestives. Il nous suffira de vous rappeler cette boulimie singulière coïncidant avec un amaigrissement progressif. Ainsi, les troubles de la circulation et de la digestion produisent l'anémie, et l'anémie prolongée entraîne la cachexie. Mais cette cachexie n'est que le dernier terme d'une série morbide qui commence par des congestions multiples, lesquelles dérivent elles-mêmes d'une modalité spéciale du trisplanchnique, comme nous espérons le faire voir tout à l'heure. En résumé, le goître exophthalmique est pour nous au moins une névrose du grand sympathique, sinon une maladie avec lésion matérielle du système nerveux ganglionnaire.

Cette névrose produit des congestions locales ayant leur cause prochaine dans une modification de l'appareil vaso-moteur. Et cette opinion a pour elle des faits empruntés à la pathologie et à la physiologie, qui nous montrent des exemples de congestions locales de cause nerveuse. Ainsi, dans la chlorose, maladie où le système nerveux et la crase du sang sont si profondément modifiés, nous observons des bouffées de chaleur vers la tête, nous constatons des congestions utérines suivies de pertes qui m'ont permis de décrire une *chlorose ménorrhagique*.

Dans l'hystérie, maladie essentiellement névrosique, nous voyons le délire, le coma, les convulsions prolongées être accompagnés de congestions telles, du côté de l'encéphale, qu'elles ont plus d'une fois autorisé les déplétions sanguines. Dans l'hystérie, peut-on comprendre les sueurs profuses, l'excrétion d'urines si abondantes, sans un afflux sanguin considérable vers les glandes sudoripares, vers les reins ? Enfin, Graves se demande si le sentiment de suffocation éprouvé par les hystériques et qu'on a comparé à une boule qui remonte vers la gorge, à une griffe qui étreint la base du cou, n'est pas dû à une congestion soudaine de la glande thyroïde. Graves rapporte que plusieurs praticiens, dont il appréciait toute la valeur scientifique, ont été souvent étonnés du gonflement de la thyroïde lors des attaques hystériques.

La congestion de la glande thyroïde, dans l'hystérie comme dans le goître exophthalmique, serait sous la dépendance des paroxysmes nerveux qui agissent sur le centre circulatoire, ou sur quelqu'une des portions périphériques du système vasculaire par l'intermédiaire du sympathique. Lors des attaques d'hystérie, on a noté quelquefois l'accélération et l'état tumultueux des battements du cœur.

Dans une des observations que je vous ai rapportées au commencement de cette conférence, je vous ai parlé d'une jeune fille de Clermont-sur-Oise, chez laquelle le gonflement de la glande thyroïde disparaissait quelquefois subitement, pour se reproduire peu après.

Il existe d'autres exemples de congestions locales sous la dépendance du système nerveux : une douleur aiguë est souvent accompagnée de rougeur et de sueur de la face ; les émotions morales font rougir ; la pudeur, la colère, l'amour, donnent au visage une expression spéciale due à la congestion de la face et des yeux.

Eh bien ! la congestion dans le goître exophthalmique ne saurait être un seul instant douteuse ; la turgescence de la thyroïde, qui augmente ou diminue avec l'accélération ou la diminution des battements cardiaques, la saillie des yeux, l'éclat du regard, qui se montrent surtout pendant les paroxysmes, la chaleur et la moiteur de la peau, les troubles intellectuels, ce sont là autant de phénomènes qui viennent témoigner bien haut en faveur du molimen congestif.

Le raisonnement vous conduit à accepter les congestions partielles dans d'autres affections. Dans l'asthme nerveux, l'oppression, la dyspnée, sont accompagnées de congestions pulmonaires, les râles que vous entendez dans les vésicules et les bronches, l'expectoration critique de l'accès en sont des preuves. La moindre émotion morale, une vive lumière artificielle, peuvent amener la disparition de cette congestion locale subordonnée à l'élément nerveux qui fait l'asthme.

Je veux à ce sujet vous citer une observation que M. le docteur Gubler a recueillie dans son service : A l'hôpital Beaujon, un jeune homme d'une constitution moyenne, ordinairement bien portant, non goîtreux, ni emphysémateux, ni affecté d'un asthme nerveux de la forme ordinaire, était pris de temps à autre de crises d'étouffement pendant lesquelles il demeurait assis dans son lit, s'accrochant aux barreaux pour s'aider à respirer, et présentant l'aspect d'un malade menacé d'asphyxie. Il devenait alors violet, ses ongles, ses lèvres bleuâtres, témoignaient de la stase du sang veineux; les yeux, fortement injectés et largement ouverts, étaient projetés en avant comme dans la cachexie exophthalmique. Ces paroxysmes de dyspnée duraient quelques heures, et la crise ne s'étendait pas au-delà d'un ou deux jours. Puis le malade rentrait dans ses conditions normales. Il était alors si peu gêné de la respiration, qu'un jour il porta sur ses épaules, depuis les bains qui sont au rez-de-chaussée jusqu'au troisième étage, un malade qui ne pouvait marcher, et cela sans être plus haletant que les individus les mieux portants. D'ailleurs, dit M. Gubler, à qui j'emprunte ces détails, je n'ai jamais pu constater, par les moyens physiques d'exploration, aucun signe d'une lésion organique quelconque, soit du cœur et des gros vaisseaux, soit des organes de l'hématose. Pendant les accès de suffocation, le murmure respiratoire s'affaiblissait, la résonnance thoracique devenait un peu moins claire; on découvrait çà et là quelques menus râles, mais ces symptômes n'avaient rien que de rès naturel, en admettant une congestion interne semblable à celle des téguments extérieurs.

Voilà, messieurs, un bel exemple de congestion temporaire très probablement de cause nerveuse. Dans les inflammations, ne voyez-vous pas aussi des congestions locales? Ainsi, dans le panaris, la congestion est limitée à la phalange, au doigt enflammé, et le plus souvent, à moins de réaction générale, les battements artériels restent limités à la partie affectée, on a la fièvre dans le doigt, si je puis ainsi dire. On voit encore un exemple de congestion artérielle et veineuse limitée aux articulations envahies par le rhumatisme. Ce sont là, il est vrai, des congestions inflammatoires ; mais vous pouvez chaque jour observer des congestions physiologiques, et qui sont souvent sous la dépendance directe d'une cause nerveuse. Certains récits, le tableau de scènes lascives, déterminent la congestion rapide, immédiate, passagère des organes génitaux. A l'état physiologique, cette congestion fait l'érection ; à l'état pathologique, elle détermine le priapisme. La structure des organes qui desservent la fonction de la génération n'indique-t-elle pas qu'ils sont faits pour la congestion? Le tissu vasculaire affecte alors des dispositions spéciales auxquelles les anatomistes ont donné le nom de tissu érectile, de tissu caverneux, ou encore de plexus, qui sont susceptibles d'érections, comme cela s'observe pour les plexus ovariques, suivant les bellets recherches de M. le professeur Rouget. C'est encore à une congestion temporaire qu'est dû l'écoulement menstruel de la femme, le rut des animaux ; et, vers l'âge critique de la femme, comment comprendre ces hémorrhagies successives au moment où une fonction va s'éteindre si vous ne les rapportez à la congestion du système vasculaire ? Or, toutes ces congestions hémorrhagiques sont sous la dépendance plus ou moins directe du système nerveux ; car une frayeur suffira pour suspendre l'écoulement menstruel ou pour interrompre la congestion locale nécessaire à l'accomplissement de l'acte de la génération.

Il y a donc des congestions locales temporaires, physiologiques, qui sont de cause nerveuse. Mais si vous voulez, avec moi, passer en revue quelques phénomènes qui relèvent de l'histoire naturelle, vous y trouverez de nouvelles preuves de congestions analogues. Dans les plantes qui se reproduisent par gemmiparité, à un moment déterminé, un afflux considérable de la sève se porte vers les parties des branches où naîtront des bourgeons ; il y a là une congestion locale. Si vous laissez un cep de vigne exposé à une température de 4 ou 5 degrés au-dessous de 0, tandis que vous placerez un des sarments de ce même cep de vigne dans une serre, à une température de 20 degrés au-dessus de 0, bientôt vous verrez le sarment bourgeonner dans la serre, tandis que la branche exposée à la température extérieure ne manifestera aucun signe d'activité végétative. N'aurez-vous pas, par cette expérience, déterminé une congestion locale ?

Dans les classes inférieures des animaux, le polypier d'eau douce, l'hydre se produit par la gemmiparité. Ce mode de reproduction est accompagné d'une congestion locale, qui se manifeste par la poussée de polypes nouveaux, d'hydres nouvelles, qui, à leur tour, donnent naissance, par le même procédé, à de nouveaux êtres, et, sur la même tige mère, vous verrez plusieurs générations vivantes.

Il en est de même chez les animaux d'un ordre plus élevé ; la nature a tout disposé pour assurer la vie de l'espèce, et les phénomènes de la puberté, surtout dans la saison des amours, se manifestent par des congestions locales vers les crêtes membraneuses et les palmures des salamandres, dans les caroncules du dindon, la crête du coq, les goîtres, les crêtes cutanées des basilics, des dragons, et même dans cette sorte de vessie que le chameau fait paraître à sa bouche au moment du rut, et que Savi a reconnue n'être que le voile du palais distendu, poussé en avant. Il faut voir sans doute, dans ces singulières productions, une preuve de l'expansion générale décidée par la puberté et qui va jusqu'à une érection véritable dans les caroncules du dindon, du coq, etc.

Chez la femelle, vous observerez aussi ces phénomènes congestifs temporaires : la poule, pendant les vingt-quatre à vingt-six jours de la ponte, a la crête rouge et la collerette d'un bleu foncé ; aussitôt que commenceront les devoirs maternels, la crête se flétrira et la poule sera occupée à couver ses œufs. Ai-je besoin d'ajouter qu'à l'époque du rut, chez la plupart des femelles, les congestions des organes génitaux se manifestent par un écoulement de sang et par une augmentation de sécrétion des glandes annexées à ces organes?

Lorsque sous l'influence d'une cause nerveuse physiologique, on voit chez les animaux des congestions rapides, de durée variable, se reproduire d'une façon régulière, n'est-il pas permis de penser qu'un état morbide, qui est caractérisé par des congestions rapides de durée variable aussi et à marche paroxystique, peut reconnaître pour cause prochaine une modification de l'influx nerveux, et doit conséquemment être rangé dans la classe des névroses? D'ailleurs, la congestion de la glande tyroïde et des globes oculaires ne peut-elle être comparée à une sorte d'érection pathologique de ces organes, et les belles expériences de M. Claude Bernard sur le grand sympathique ne nous autorisent-elles pas à comparer les congestions morbides du goître exophthalmique à ces congestions anomales que le savant physiologique détermine dans différentes parties du corps en irritant ou en coupant les branches du système nerveux végétatif?

Pour moi, le goître est une névrose congestive; de plus, cette maladie est une entité morbide, parce qu'elle présente des phénomènes spéciaux: palpitations cardiaques, congestion de la glande thyroïde et des globes oculaires. C'est une espèce pathologique de la grande classe des névroses à marche paroxystique. Elle doit être nettement séparée des autres exophthalmies consécutives aux maladies organiques du cœur, et ne saurait être confondue avec le goître proprement dit de cause accidentelle ou de cause endémique.

Je veux maintenant vous parler d'une malade dont l'histoire me semble jeter le plus grand jour sur l'affection qui fait le sujet de cette conférence. Cette histoire montre, en effet, l'influence non douteuse des émotions profondes sur la production du goître exophthalmique, et elle permet de comprendre, par quelques-unes de ses lésions anatomiques, l'action qu'exerce le grand sympathique sur les troubles fonctionnels propres à la maladie, ainsi que sur les lésions de structure consécutives.

Une femme âgée de soixante ans entre le 3 juillet 1863 dans la salle Saint-Bernard. Elle est atteinte d'une exophthalmie considérable. Les antécédents sont les suivants : en 1856, c'est-à-dire sept ans auparavant, cette femme perdit son père, auprès duquel elle s'était beaucoup fatiguée ; elle éprouva un violent chagrin de cette perte. Dans une même nuit que la malade avait passée à pleurer, elle sentit tout à coup que ses yeux se gonflaient et soulevaient les paupières ; que le corps thyroïde s'hypertrophiait d'une façon très notable, et était le siège de battements insolites ; enfin, il y avait de violentes palpitations de cœur. En même temps que se produisait cette série de symptômes, la malade eut une épistaxis très abondante qui persista toute la nuit. Quatre jours après, la malade va consulter M. Desmarres, qui constate l'existence d'une cachexie exophthalmique. Un an plus tard, cette femme part pour l'Afrique ; elle ne tarde pas à y contracter la fièvre intermittente. Elle entre pour ce fait à l'hôpital d'Alger, et là, sous les yeux de M. Bertherand, le goître qui était très manifeste disparaît rapidement. Cependant les deux autres éléments morbides, battements du cœur et exophthalmie, persistent au même degré. La fièvre dura près d'un an ; elle entraîna un état de cachexie dont la malade ne s'est jamais complètement remise. Dans le mois de janvier 1863, attaque d'angine de poitrine qui dure quelques heures, avec irritation douloureuse dans l'épaule droite.

Il paraîtrait que quinze jours après son arrivée à Alger, cette femme aurait eu de l'œdème des membres inférieurs et de l'ascite, et que ces accidents durèrent quatre à cinq jours seulement. En 1863, cette hydropisie se serait produite plusieurs fois sans persister. Au moment de son entrée dans mon service, il n'y a pas de trace d'œdème ni d'ascite, et l'etat de la malade est le suivant :

Exopthalmie considérable, la paupière inférieure, au lieu d'être tangente à la cornée transparente par son bord libre, en est éloignée de plus de 4 millimètres. La paupière supérieure, loin de recouvrir un segment de la cornée, comme elle le fait habituellement, s'en éloigne de plus de 2 millimètres. Les paupières, par suite de la saillie des globes oculaires, ne décrivent plus des courbes régulières, mais interceptent entre elles un espace hexagone à angles obtus. La malade est facilement éblouie par une vive lumière, et éprouve alors comme une sorte d'ivresse ; elle est presbyte malgré la saillie de ses yeux. La nuit où les accidents se sont développés, il lui fut momentanément impossible de rien voir, et, pendant près d'un an, l'éclat de la lumière artificielle lui fut presque intolérable ; elle ne pouvait alors ni lire, ni coudre ; elle le peut maintenant en se servant de lunettes de presbyte.

Pendant les premiers temps de la maladie, l'œil était encore plus gros qu'aujourd'hui. L'occlusion des paupières était très imcomplète ; aujourd'hui encore, pendant le sommeil, les paupières ne recouvrent pas entièrement le globe de l'œil.

Le cœur bat énergiquement, mais beaucoup moins fort qn'au début de la maladie ; on lui trouve, à la percussion, 13 centimètres de diamètre longitutinal, et 12 centimètres de diamètre transversal ; il n'y a pas de souffle à la pointe ni à la base à aucun temps ; pas de souffle non plus dans les vaisseaux du cou, bien que les battements artériels soient énergiques. Le pouls bat 96 fois par minute. Il y a de l'essoufflement habituel.

Le foie déborde un peu les fausses côtes.

Le corps thyroïde est peu volumineux ; il n'y a plus trace de goître.

Quelque temps après le début de l'exophthamie, la malade éprouva une faim extraordinaire qui persista plus d'une année; elle avait besoin de manger presque toutes les deux heures; en même temps elle avait une diarrhée abondante.

Au moment de l'établissement des règles, qui n'apparurent qu'à l'âge de vingt ans, elle était depuis cinq ans chlorotique ; peu à peu, la menstruation fit disparaître les symptômes de la chlorose. La malade avait ses règles dans la nuit où les accidents exophthalmiques se développèrent ; elles se sont supprimées cette nuit-là, et n'ont plus reparu depuis.

Le père de cette femme a succombé à des accidents épileptiformes dont le début remontait à quelques années. Au moment de son entrée, la malade se plaint de douleurs névralgiques dans la branche ophthalmique, dans le rameau occipital et dans les deux premières paires cervicales. Tous les mois vers la même époque, elle a eu des épistaxis peu abondantes depuis le début de son affection.

On la traite par la digitaline et les gouttes amères de Baumé.

Sortie de l'hôpital dans le courant d'août, un peu soulagée de ses battements de cœur, mais conservant son exophthalmie, elle y rentre le 3 décembre dans le même état, mais plus fatiguée.

Six jours plus tard, après quelques crampes insignifiantes dans les jambes, elle est tout à coup frappée d'apoplexie; elle tombe de son lit sans se plaindre, et on la relève dans un état d'asphyxie avec roideur des quatre membres. Quelques heures après, le côté gauche se dégage, mais l'hémiplégie persiste à droite sans contractures; la malade ne recouvre pas sa connaissance et meurt dans le coma le plus complet, vingt-quatre heures après son attaque.

A l'autopsie nous trouvons un vaste foyer hémorrhagique dans l'hémisphère gauche du cerveau, au voisinage du corps strié et de la couche optique.

Le cœur est très volumineux; l'hypertrophie porte surtout sur les parois du ventricule gauche. La valvule mitrale est épaissie à ses bords libres, sans qu'il y ait rétrécissement ni insuffisance. Les valvules aortiques sont un peu rugueuses à leurs bords libres, mais il n'y a pas d'insuffisance. L'aorte est tapissée d'incrustations calcaires à sa grande courbure, et de dépôts athéromateux dans sa portion descendante.

Les vaisseaux de la base du cerveau ne présentent cependant aucune altération appréciable à l'œil nu; les capillaires situés au voisinage du foyer hémorrhagique, et dans ce foyer lui-même, examinés au microscope par M. Peter, ne présentent ni altération calcaire, ni altération athéromateuse.

La rate est volumineuse, elle a 12 centimètres de grand diamètre et 6 de petit diamètre. La capsule n'est pas épaissie, le tissu de l'organe est résistant; à la coupe, on trouve une hypertrophie des glomérules de Malpighi.

Le foie a un volume presque normal, cependant il a la couleur de la cirrhose; il présente un état lobuleux commençant : la capsule fibreuse est épaissie; les trabécules sont extrêmement hypertrophiées; le tissu de l'organe est induré. On trouve au microscope une persistance des cellules hépatiques, bien qu'elles soient moins nombreuses qu'à l'état normal, et il y a hypertrophie du tissu conjonctif interstitiel.

Les reins n'ont pas augmenté de volume; la capsule n'est pas épaissie; ils ont un aspect granuleux, sont rouges à la coupe, et l'on y découvre les traces d'une néphrite insterstitielle.

Le corps thyroïde est très peu volumineux, les lobes en sont durs; ils ont presque la consistance du squirrhe; leur aspect est lobuleux, comme cirrhotique; ils doivent cette apparence à la rétraction de leur charpente fibreuse. A la coupe, le tissu glandulaire est entrecoupé et comme étranglé par des trabécules d'un tissu fibreux extrêmement épais, de couleur nacrée, et qui crie sous le scalpel.

Les artères du corps thyroïde sont peu volumineuses, nullement flexueuses, et ne présentent aucune altération calcaire ni athéromateuse.

Les yeux sont repoussés hors de l'orbite par le tissu cellulo-adipeux; celui-ci remplit presque entièrement la cavité orbitaire; il est un peu plus rouge que de coutume e contient une grande quantité de graisse. L'artère ophthalmique n'est pas flexueuse ni manifestement plus volumineuse qu'à l'état normal; les globes oculaires, dégagés de ce coussinet graisseux, ne sont pas plus volumineux qu'à l'état physiologique. Ils ne présentent aucune altération dans leurs parties constituantes.

Les parois du crâne, extrêmement vasculaires, ont plus que doublé de volume; il y a une véritable hypertrophie de tous les os de la boîte crânienne.

Les ganglions cervicaux du grand sympathique sont disséqués avec soin et examinés des deux côtés par les douceurs Peter et Lancereaux, chefs de clinique de l'Hôtel-Dieu : les supérieurs et les moyens sont normaux d'aspect et de grosseur. Il n'en est pas de même du ganglion cervical inférieur, surtout du côté droit. Non seulement il est notablement plus gros qu'il n'est habituellement, mais encore il est beaucoup plus rouge; des vaisseaux nombreux rampent à sa surface et dans son intérieur (grossissement de 50 diamètres). Au microscope, on trouve de nombreux vaisseaux dans l'intérieur du parenchyme, un abondant feutrage de tissu conjonctif, au milieu des fibres duquel se voient des noyaux et des cellules fusiformes. Il y a de nombreux globules de graisse; les cellules ganglionnaires sont très rares, petites, mûriformes; quelques-unes sont réduites à de simples granulations; les tubes nerveux sont peu nombreux. Ces détails se voient bien à une coupe transversale (grossissement de 300 diamètres), où l'on découvre un entre-croisement très serré de fibres de tissu conjonctif, interceptant des espaces assez étroits dans lesquels se montrent des tubes nerveux, petits, serrés et comme étranglés par le tissu conjonctif ambiant. Ainsi, prédominance de l'élément conjonctif, diminution de l'élément nerveux : voilà ce que montre cet examen, sur lequel j'appelle toute votre attention.

Le plexus cardiaque ne présentait aucune altération apparente, sinon un peu de rougeur peut-être de ses rameaux constituants ; le ganglion de Wrisberg a été malheureusement détruit dans une incision faite à l'aorte par un aide.

Cette observation nous semble intéressante au plus haut degré, par son début comme par sa marche, par les lésions organiques trouvées à l'autopsie, comme par l'enchaînement probable de ces lésions. Elle fait voir d'abord l'énorme influence des émotions violentes sur la production du goître exophthalmique. En une seule nuit, les trois principaux symptômes de la maladie de Graves apparaissent : palpitations, gonflement de la glande thyroïde avec battements, et exophthalmie. De tous les accidents morbides, la congestion seule est capable de se produire avec une aussi grande rapidité ; et comme pour prouver que c'était bien, en effet, une congestion multiple qui avait lieu, au moment même la malade saignait abondamment du nez ; c'est-à-dire qu'il y avait en même temps congestion hémorrhagique de la membrane pituitaire.

Au bout d'un an, le gonflement de la glande thyroïde disparaît ; l'exophthalmie et les palpitations persistant seules : la maladie est devenue fruste. Le fait est loin d'être rare, mais il est très intéressant de voir chez une même malade l'affection présenter ces diverses formes symptomatiques.

Je viens de dire que l'affection avait commencé par des congestions rapides et multiples ; toute congestion, si elle ne cesse pas bientôt, aboutit à une hémorrhagie, à un flux, à une phlegmasie ou à ce qu'on appelle une hypertrophie. Or cette femme a eu des épistaxis et des diarrhées fréquentes. Les congestions chroniques ont le plus souvent pour résultat une exsudation plastique interstitielle, et, à l'œil nu, l'organe ayant augmenté de volume, on croit que son parenchyme s'est hypertrophié ; c'est le contraire qui est vrai, le plus souvent il y a une véritable atrophie de la substance propre. En effet, la lymphe plastique s'organise, passe à l'état de tissu fibreux et devient un élément parasite qui se développe en étranglant le tissu propre des organes, ou bien qui, doué d'une moindre force de vitalité, s'arrête dans son évolution et passe à l'état graisseux ; c'est-à-dire que, pour parler le langage de l'école allemande, l'hyperémie peut entraîner l'exsudation d'un plasma dans lequel se développent les éléments du tissu cellulaire, noyaux, cellules fusiformes et fibres : il y a prolifération du tissu conjonctif, et alors, de deux choses l'une : ou cette prolifération se continue, le tissu conjonctif devient du tissu fibreux, et par son exubérance autant que par la force de réaction dont il est doué, il produit l'étranglement des parenchymes; ou bien il subit une évolution rétrograde, il régresse, s'infiltre de lobules de graisse et devient finalement du tissu graisseux. Dans le premier cas, il y a cirrhose; dans le second, dégénérescence graisseuse.

Eh bien, dans le cas particulier de notre malade, c'est le processus cirrhotique qui a prédominé; qu'on se rappelle l'état du corps thyroïde et celui du foie. Le tissu de la glande thyroïde était entrecoupé de cloisons fibreuses extrêmement épaisses, qui comprimaient les lobules; il y avait cirrhose du corps thyroïde. Dans le foie, on trouvait également un grand développement du tissu fibreux et un commencement d'atrophie des lobules.

Dans les reins, il existait ce qu'on appelle une inflammation interstitielle, c'est-à-dire qu'il y avait une exsudation de fibrine entre les tubes contournés de la substance corticale, et peut-être si l'affection eût duré plus longtemps, il y aurait eu maladie de Bright. Le cœur était manifestement hypertrophié, les fibres musculaires étaient plus abondantes, et le tissu graisseux n'y prédominait pas.

Il y avait donc atrophie cirrhotique du corps thyroïde, consécutive à une congestion considérable et prolongée, commencement de cirrhose du foie, hypertrophie du cœur hypertrophie avec hyperémie du tissu cellulaire de l'orbite, hypertrophie des os du crâne.

Il me reste à déterminer la cause prochaine de ces hyperémies avec leurs conséquences. Nous savons que l'ablation du ganglion cervical supérieur produit l'hyperémie de l'oreille, et, d'une manière générale, que la paralysie ou la faiblesse du système nerveux vaso-moteur détermine le relâchement des parois vasculaires, la stase du sang, et par suite la congestion. Il nous semble difficile de ne pas croire que chez notre malade il n'y ait pas eu par le fait de son violent chagrin une modalité primordiale de son système nerveux ganglionnaire. On ne trouvait rien d'appréciable, il est vrai, dans quelques-uns des ganglions cervicaux, mais les inférieurs et surtout l'un deux étaient hyperémiés; il y avait dans son intérieur prolifération du tissu conjonctif, et diminution de nombre et de volume des tubes nerveux. Une pareille lésion de structure devait nécessairement porter atteinte aux fonctions de l'organe, et produire quelque chose d'analogue à ce qu'entraîne l'ablation des ganglions, c'est-à-dire des hyperémies avec toutes leurs conséquences.

En résumé, cette autopsie nous autorise à croire que les troubles fonctionnels si nombreux de la maladie de Graves dérivent soit d'un état congestionnel passager du grand sympathique, soit même d'une lésion de structure permanente du système nerveux ganglionnaire; congestion ou lésion qui devient la cause de congestions fugitives ou de lésions irrépara-

bles dans les divers organes, lesquels peuvent s'hypertrophier ou s'atrophier consécutivement à cette hyperhémie par un mécanisme que nous
avons fait ressortir.

Nous regrettons de n'avoir pu examiner le nerf trisplanchnique dans
toutes ses divisions : des circonstances indépendantes de notre volonté
ont entravé notre investigation ; nous pensons qu'il y a là une voie féconde à parcourir, et nous exhortons fortement les hommes laborieux à
s'y engager.

D'un autre côté, dans un cas de goître exophthalmique très intéressant, M. Alf. Fournier n'a trouvé aucune altération du grand sympathique, qui fut examiné avec le plus grand soin, à l'effet d'y constater les
lésions que je signale, par le docteur Ranvier.

La malade de M. Fournier, qui avait été autrefois soignée par moi,
vint mourir dans le service de mon collègue, en proie à la cachexie la
plus profonde ; elle vomissait à peu près tous les aliments, avait de la
diarrhée et succomba à des accidents de *gangrène multiple*. Le quin-
zième jour avant sa mort, ce fut d'abord le pied gauche qui commença à
se sphacéler ; puis la gangrène remonta jusqu'à la jambe ; deux jours
avant la terminaison fatale, le même travail de sphacèle se montrait dans
la main gauche. Enfin, le jour même de la mort, le pied se refroidissait
à son tour et les orteils étaient violacés.

Nous pensons que ces lésions gangréneuses ne sont point du fait même
de la maladie de Graves, mais sont un pur accident lié à la cachexie ; et
nous rapprocherions volontiers ce fait de gangrène de ceux qu'on observe, par exemple, dans la fièvre typhoïde, et dont il a été question dans
nos conférences sur la dothiénentérie. C'est du reste à peu près l'opinion de M. A. Fournier qui rapproche le goître exophthalmique « de
ces affections cachectiques (cancer, tuberculose, etc.) où de notoriété
commune des processus gangréneux sont parfois observés ». Il faut bien
d'ailleurs admettre une thrombose artérielle, puisqu'il n'y avait aucune
lésion des parois artérielles au niveau des points oblitérés. L'aorte elle-
même était saine, et il en était ainsi, d'après l'observation, de toutes les
parties du système aortique examinées.

Quant au grand sympathique, il ne présentait « aucune lésion appréciable à l'œil nu, ni dans les cordons ni dans les ganglions.

» Les cordons nerveux en furent examinés par le docteur Ranvier (non
seulement ceux du cou, mais encore ceux du thorax et de l'abdomen).
Ils étaient constitués, comme à l'état normal, par des tubes sans moelle,
parsemés de noyaux à direction longitudinale et par quelques tubes contenant de la myéline. Le tissu connectif qui reliait ces différents tubes
n'était pas épaissi.

» L'examen porta également sur les ganglions cervicaux, thoraciques
et semi-lunaires. Les cellules ganglionnaires renfermaient chacune un

seul noyau, autour duquel existait, comme à l'état normal, un amas plus ou moins considérable de granulations brunes. Le tissu conjonctif et les tubes nerveux sans moelle qui occupent les espaces laissés entre les cellules ne paraissaient avoir subi aucune modification[1]. »

C'est là un fait négatif qu'il importe d'enregistrer.

Messieurs, dans la plupart des cas, le *traitement du goître exophthalmique* a été complexe : Stokes dit avoir conseillé avec succès les débilitants et les préparations iodées. Pour quiconque ne pouvait remonter jusqu'à la nature de la maladie, il n'y avait à traiter que les symptômes ; aussi, en présence du goître dont on n'avait pas compris la variété, crut-on devoir donner l'iode *intus* et *extra;* presque tous les observateurs ont donné les préparations iodées ; mais bientôt presque tous furent unanimes pour en rejeter l'emploi, parce que, pendant le traitement par l'iode, il survenait une exacerbation de tous les symptômes.

M. le docteur Oliffe m'a communiqué l'observation d'une demoiselle de vingt-six ans affectée depuis plusieurs années de goître avec exophthalmie : la médication iodée ut conseillée, elle amena une faible diminution dans la tumeur thyroïdienne ; mais les globes oculaires restèrent saillants, et l'iode détermina un amaigrissement très rapide et un affaiblissement général si grand, que tout exercice était devenu presque impossible. Dans l'espace de trois semaines, il n'avait été pris cependant à l'intérieur que 1^{gr},50 d'iodure de potassium. On dut cesser l'administration de ce médicament ; M. Oliffe prescrivit alors des préparations antispasmodiques et cordiales ; la malade commença aussitôt à se sentir mieux ; mais ce ne fut qu'au bout de deux mois qu'elle recouvra ses forces et qu'elle put reprendre sa vie ordinaire. L'exophthalmie persistait aussi marquée que jamais.

M. Oliffe pensa, et nous l'aurions cru comme lui, que la jeune personne à laquelle il est fait allusion dans l'observation que nous venons de relater avait été affectée d'iodisme. Aujourd'hui nous ne pouvons avoir la même opinion, bien qu'elle s'appuie sur l'autorité de Rilliet. En effet, lorsque nous voyons qu'il suffit d'une dose si faible d'iodure de potassium, 1 centigramme par jour, à Paris comme à Genève, lorsque nous voyons, suivant Rilliet, de prétendus accidents iodiques se reproduire à l'occasion d'un voyage sur les bords de la mer, nous sommes enclin à penser que les malades étaient affectés de goître exophthalmique. Comment expliquer autrement cette contradiction entre l'expérience de tous et les observations d'iodisme de Rilliet, si l'on n'accepte point l'existence d'un élément morbide, qui, sous l'influence d'un médicament, a montré des manifestations plus marquées? Tous les jours, en tout pays, à Paris comme à Genève, l'iodure de potassium est donné à des doses considérables : 2, 3,

---

1. A. Fournier, *Bulletin de la Société médicale des hôpitaux de Paris*, 1866, p. 312

4 grammes dans les vingt-quatre heures; jamais ne surviennent d'accidents, bien que le médicament soit continué pendant plusieurs semaines à la même dose, et si, sous l'influence de doses au contraire presque infinitésimales, nous voyons se manifester l'un des principaux symptômes de l'iodisme, l'augmentation de la glande thyroïde avec de la boulimie et des accidents nerveux divers, je dis qu'il convient de considérer ces cas exceptionnels comme des exemples de goître exophthalmique.

C'est donc à tort, suivant nous, que Rilliet a accusé l'iode ; nous savons tous, et Rilliet savait lui-même, combien est grand le bénéfice que l'on retire de l'administration de l'iode dans le goître ordinaire ; mais ce qu'il ne faut pas ignorer, c'est que l'iode est un médicament périlleux dans le goître exophthalmique, et qu'il peut amener le retour des paroxysmes. Lorsque, chez un goîtreux, vous observez des palpitations de cœur et la saillie des globes oculaires, avec l'étrangeté du regard, ne donnez point l'iode, vous avez affaire à un goître exophthalmique, et le médicament ne fera qu'augmenter tous les symptômes de la maladie.

Cependant, messieurs, il arrive, quoique assez rarement, que les préparations iodées, peuvent être supportées sans dommage et même avec un semblant d'amélioration par certaines personnes atteintes de la maladie de Graves. Vers le milieu du mois de juin 1862, M. le docteur Bruneau (de Villaines) m'adressait une dame qui habite ordinairement Paris. Son histoire est assez intéressante pour que je vous la raconte avec quelques détails. Elle offre d'ailleurs un exemple du goître exophthalmique à forme aiguë. Cette dame a trente-cinq ans. Vers le commencement de l'année 1861 elle a éprouvé, du côté du cœur, des sensations étranges qu'elle comparait à une espèce de grattement ; en même temps, et toujours depuis cette époque, le cœur a battu plus vite, et après un repos de plus d'une heure dans mon cabinet, je trouvais encore 120 pulsations.

Depuis le mois de février 1862, les règles sont devenues un peu moins abondantes et un peu plus pâles ; cependant vers la mi-mars, elle s'est aperçue que son cou grossissait, principalement du côté droit, en même temps elle éprouvait des douleurs dans les globes oculaires. Huit jours plus tard, elle s'apercevait elle-même et tout le monde s'apercevait autour d'elle de la saillie de ses yeux. Elle avait de l'excitabilité nerveuse, de l'essoufflement, une augmentation notable de l'appétit, et pourtant elle maigrissait. Cependant, la bronchocèle et l'exophthalmie firent de tels progrès, que, en six semaines, elles arrivèrent au point où je les voyais. Le médecin que cette dame avait à Paris, l'engagea à aller dans sa famille à Villaines (Mayenne), et il lui conseilla de prendre chaque jour un gramme d'iodure de potassium et un certain nombre de pilules ferrugineuses. Sous l'influence du séjour à la campagne et peut-être de la médication, les forces se rétablirent, et le point sur lequel je veux insister ici, c'est que le goître diminua un peu, nonobstant l'usage de l'iode à grandes doses; mais l'exophthalmie, au dire de la malade, tendait plutôt à augmenter. Après un mois de traitement, les choses restant stationnaires, on cessa tous les remèdes, et en quelques jours la glande thyroïde reprit le peu de volume qu'elle avait perdu.

Quand j'examinai cette dame, je trouvai sa bronchocèle considérable, surtout du côté droit, ses yeux étaient fortement saillants, le gauche était un peu douloureux à la pression; elle éprouvait une sensation analogue à celle que produirait un peu de poussière jetée dans les yeux. Chose étrange, il était survenu de la presbytie depuis trois mois que la névrose avait débuté, et la malade ne pouvait lire ou coudre qu'en éloignant beaucoup les objets.

En saisissant la bronchocèle entre les doigts, on éprouvait une sensation d'expansion, et le stéthoscope appliqué sur la tumeur permettait de constater le double bruit de souffle dont je vous ai déjà parlé et qui au-dessus de la tumeur, au niveau de la bifurcation de l'artère carotide, était simple et correspondait à la systole ventriculaire. On acquérait ainsi la preuve que le double souffle entendu dans la bronchocèle n'était pas uniquement dû à la transmission des bruits qui se passaient dans la carotide primitive, puisqu'il n'y avait qu'un bruit simple dans les vaisseaux artériels.

Il n'y avait d'ailleurs ni hypertrophie du cœur, ni bruits anomaux du côté des valvules.

Messieurs, si, dans la presque généralité des cas, l'iode exerce une influence pernicieuse sur la névrose exophthalmique, quelquefois il semble améliorer momentanément la condition des malades.

Je ne voudrais pas, en effet, messieurs, laisser dans votre esprit cette idée qu'invariablement l'iode est nuisible dans le traitement de la maladie de Graves. Je voyais avec un de mes amis, M. le docteur L. Gros, celui-là même qui, l'un des premiers en France, a appelé l'attention sur la maladie qui nous occupe; je voyais, dis-je, un homme d'une cinquantaine d'années, dont la condition fut singulièrement améliorée par l'usage continu de l'iodure de potassium.

Ce fait ne m'avait pourtant pas converti à l'iodure, lorsque je fus témoin d'un autre cas dans lequel une erreur commise par moi devait m'éclairer.

Dans le cours du mois d'octobre 1863, une jeune dame, qui habite ordinairement Paris, vint me consulter. Elle était atteinte d'un goître exophthalmique à forme subaiguë. La bronchocèle était fort développée. Quand je l'examinai pour la première fois, bien que je l'eusse laissée long-temps se reposer, bien que j'eusse répété l'examen à plusieurs reprises et à des intervalles assez éloignés pour être certain que toute émotion avait disparu, je trouvai toujours le cœur battant de 140 à 150 fois par minute. J'écrivis une consultation dans laquelle je conseillai l'hydrothérapie; je voulais, en même temps, faire prendre de la teinture de digitale; mais préoccupé du danger de donner de l'iode, le nom de ce médicament vint sous ma plume, et la malade, pendant quinze jours, prit de 15 à 20 gouttes de teinture d'iode chaque jour. Elle me revint; le pouls ne battait que 90 fois. Je m'aperçus de mon erreur, je remplaçai la teinture d'iode par la teinture de digitale, et, quinze jours plus tard, je trouvai de nouveau le pouls à 150. Je redonnai la teinture d'iode. Quoi qu'il en soit, messieurs, de ces faits exceptionnels, retenez bien ceci, c'est que l'iode nuit ordinairement dans le traitement de la maladie de Graves.

Un praticien éclairé de Paris, M. le docteur Gosset, a eu l'heureuse idée d'utiliser les propriétés d'un médicament chimiquement très voisin des préparations iodées, le *bromure de potassium*. Il me présenta une malade à laquelle il faisait prendre, depuis deux mois et demi, de 2 à 4 grammes de ce sel, et qui, sous l'influence de cette administration, jointe à l'emploi de l'hydrothérapie, était extrêmement améliorée. Depuis cette époque, je conseille avec avantage cette médication et je vous engage à la mettre en œuvre.

Voyons maintenant ce que peuvent les préparations martiales. Les malades sont quelquefois dans un état d'anémie très prononcée; ils sont pâles, ils ont de l'œdème, vous entendez des bruits de souffle à la base du cœur, ces bruits se prolongent dans les vaisseaux du cou; la médication martiale vous paraît indiquée, et presque tous les observateurs l'ont conseillée. Relisez les observations, et vous constaterez combien le fer a peu réussi quand il n'a pas fait beaucoup de mal, et notez bien, messieurs, que les préparations martiales ont presque toujours été données concurremment avec la digitale, en même temps que l'on tenait les malades à la diète, et que sur la tumeur thyroïdienne on faisait des applications anticongestives. Le fer aurait fait probablement plus de mal encore, si son action n'avait pas été contre-balancée par l'action des autres médicaments, et en particulier par la digitale. Je considère le fer comme nuisible au goître exophthalmique, et vous partagerez mon opinion si vous vous rappelez que nous avons été obligés de suspendre son administration chez la malade du n° 34 de la salle Saint-Bernard, qui bientôt retrouva plus de calme et éprouva moins de palpitations, lorsque nous substituâmes au fer la teinture de digitale.

Déjà le docteur Graefe avait signalé les dangers et les contre-indications de la médication martiale. Elle doit être rejetée, dit-il, lorsque l'excitation vasculaire est à son comble et que le pouls bat plus de 100 à 110 fois par minute. Le fer, ajoute-t-il, amène alors des exacerbations dans tous les symptômes. Nous avons vu pourtant que, dans quelques cas, l'emploi du fer peut n'être pas suivi de mauvais résultats; l'observation que je vous citais tout à l'heure en fait foi.

Rappelez-vous aussi le bénéfice que nous avons obtenu chez le jeune T... au moyen des saignées, des purgatifs drastiques, de la digitale à haute dose et de l'application de la glace sur la tumeur thyroïdienne.

Mon expérience me permet de vous conseiller dans cette singulière affection la saignée, la digitale et l'hydrothérapie. Quand je conseille la saignée, ce n'est point d'une manière absolue, et surtout ce n'est pas, vous le pensez bien, messieurs, dans le dessein de combattre l'anémie et l'élément nerveux de la maladie. Les émissions sanguines n'ont qu'un but, celui de conjurer le péril imminent qui peut résulter de la congestion du corps thyroïde, d'empêcher l'asphyxie en amenant une déplétion du système vasculaire, de calmer les palpitations de cœur. La première indication lors du paroxysme, c'est d'empêcher la suffocation. Pour obtenir ce résultat, il faut diminuer le volume de la tumeur qui va étouffer le malade ; le froid, employé d'une façon continue sur la tumeur, éloigne l'afflux sanguin ; appelez la congestion en d'autres endroits, vers les extrémités inférieures, avec les ventouses Junod, de larges sinapismes, etc. Ultérieurement, lorsque le paroxysme est passé, lorsqu'il n'y a plus menace de suffocation, vous vous adressez à la cause supposée, à la nature de la maladie. Suivant nous, le goître exophthalmique est une névrose qui porte principalement sur le cœur et le système nerveux artériel sus-diaphragmatique ; pour Stokes, c'est surtout une névrose cardiaque caractérisée par des palpitations violentes ; ayez donc recours au sédatif par excellence de la circulation, à la digitale. Ne craignez pas de l'employer à de fortes doses ; tâtez cependant vos malades, et ne vous arrêtez qu'au moment où vous aurez produit chez eux un commencement d'empoisonnement, lorsqu'ils se plaindront de vertiges, de céphalalgie, de maux de cœur. Le pouls vous indiquera aussi quand vous devrez diminuer ou suspendre les doses. Lorsque le pouls ne battra plus que 70 à 60 fois par minute, interrompez la médication ou bien modérez-en l'action.

Quand la vie était menacée, je me suis très bien trouvé de l'administration de la teinture de digitale donnée d'heure en heure, à la dose de 8 ou 10 gouttes. Dans ce cas, vous n'avez pas à craindre l'accumulation d'action ; le jeune T... a pu prendre, sans danger, 100 gouttes de teinture de digitale dans l'espace de dix heures seulement.

Il me reste à vous parler, messieurs, du bénéfice que les malades peuvent retirer du traitement hydrothérapique. Il y a trois ans, je fus mandé à Crest, département de la Drôme, près d'une dame qui, pour la sixième fois depuis trois ans, présentait tous les symptômes du goître exophthalmique : saillie des yeux, tumeur thyroïdienne, palpitations cardiaques, battements et souffle des artères carotides, vomissements incoercibles, congestion du foie. En 1858, je fus de nouveau consulté et je conseillai d'avoir recours au traitement hydrothérapique. M. le docteur Gillebert-d'Hercourt dirigea lui-même ce traitement dans son établissement de

Longchêne. En considérant, dit M. Gillebert-d'Hercourt, dans son obser-vation, que toutes les rechutes de madame B... avaient été précédées de diminution ou de suppression complète des règles, je me déterminai à diriger le traitement hydrothérapique de manière à amener la congestion du côté de l'utérus et à produire ainsi une révulsion salutaire. Bientôt on vit disparaître l'engorgement hépatique; la saillie des globes oculaires et la tumeur thyroïdienne devinrent de moins en moins accusées. Madame B... pouvait reprendre ses occupations ordinaires et chanter plusieurs heures sans se fatiguer. En 1859, au mois de juin, il y eut une nouvelle rechute, ou, pour mieux dire, un nouveau paroxysme précédé de la dimi-nution du flux menstruel. L'hydrothérapie eut de nouveau raison de la maladie, et j'ai pu constater depuis le parfait état de santé de madame B... Elle marche et chante sans essoufflement, elle n'a plus de palpita-tions, le pouls a perdu sa très grande fréquence, l'appétit est bon, les digestions faciles, et le sommeil réparateur.

L'hydrothérapie a plusieurs fois donné les mêmes résultats en pareille circonstance. Vous savez, messieurs, tout le bénéfice que l'on peut en retirer, dans l'anémie, la chlorose, l'hystérie; vous savez aussi que beau-coup d'engorgements viscéraux ont été guéris par cette médication; vous devez donc trouver tout naturel que le goître exophthalmique, que nous avons considéré comme étant une névrose congestive, soit heureusement modifié par elle.

L'application permanente du froid sur la région du cœur et sur le corps thyroïde, est un moyen puissant que je ne saurais trop vous recom-mander.

Peut-être serait-ce l'occasion d'insister sur les indications du traite-ment et d'analyser les raisons qui font le succès des moyens employés dans cette maladie. Je serai bref, qu'il me suffise de vous rappeler que la saignée et les révulsifs vers les membres s'adressent à la congestion de la glande thyroïde, éloignent la cause de l'asphyxie, que la digitale modère les palpitations, diminue la fréquence des battements cardiaques et arté-riels, et que le traitement hydrothérapique a le double avantage de pro-duire une violente révulsion vers la peau et de rendre plus parfaites l'in-nervation et la nutrition. Peut-être devrions-nous insister davantage sur la nécessité du rétablissement du flux menstruel; il y a là certainement une indication thérapeutique importante; mais, pour réussir, il faut savoir attendre que l'effort hémorrhagique se manifeste vers l'utérus. On s'expo-serait à faire de mauvaise médecine en voulant quand même, et à toute époque, rappeler le flux menstruel; il faut savoir attendre, je le répète, et n'agir qu'au moment où la nature semble l'indiquer. Alors vous pourrez avoir recours à l'application des révulsifs, de quelques sangsues sur les membres inférieurs, etc.

Enfin, si vous n'avez pu conjurer le paroxysme, et qu'il soit accompagné d'accès de suffocation qui menacent la vie ; si les révulsifs, si l'application de la glace sur la tumeur ne font point disparaître la menace d'asphyxie, vous pourrez avoir recours à la trachéotomie. Il n'y a point de trachéotomie entreprise dans des circonstances plus graves, et le malade peut succomber sous le bistouri du chirurgien. J'ai déjà insisté sur la vascularité extrême de la glande thyroïde dans les cas de goître exophthalmique ; la mort peut survenir par hémorrhagie pendant l'opération ; il faut donc tout faire pour éviter l'hémorrhagie. Dumarquay, pour atteindre ce but, conseille d'avoir recours à l'écrasement linéaire ; vous savez combien la chirurgie moderne a eu à s'applaudir de la méthode inventée et répandue avec succès par M. le docteur Chassaignac. L'un des plus grands avantages de cette méthode nouvelle est de mettre presque toujours à l'abri des graves hémorrhagies qui suivent si souvent l'action du bistouri dans des conditions où les ligatures sont presque impossibles.

Le procédé recommandé par Demarquay consisterait à mettre le corps thyroïde à nu avec le bistouri, en ayant soin de poser une double ligature sur tous les vaisseaux sous-cutanés et sous-aponévrotiques susceptibles de donner du sang ; puis à passer la chaîne de l'écraseur au-dessous du pont thyroïdien. Et si la section par l'écrasement du corps thyroïde se faisait, comme cela est probable, sans hémorrhagie, il n'y aurait plus qu'à diviser la trachée et à placer une canule convenable.

M. Chassaignac pense qu'il n'est point nécessaire de se servir de bistouri en cette circonstance ; il préférerait, après avoir fait un pli transversal à la peau, comprendre dans une même anse de la chaîne de l'écraseur toutes les parties molles situées au-devant de la trachée. L'opération alors se ferait en deux temps : dans le premier temps, section de toutes les parties molles avec l'écraseur ; dans le second temps, ouverture de la trachée avec un bistouri et introduction de la canule.

Ce sont là, vous le voyez, deux procédés différents d'une même méthode, l'écrasement linéaire. Cette méthode a l'avantage de diminuer considérablement les dangers de l'hémorrhagie ; l'avenir prononcera sur sa valeur réelle. Mais, quelque procédé opératoire que vous employiez, entourez-vous de tous les moyens que la médecine et la chirurgie mettent à votre disposition pour arrêter une hémorrhagie qui peut en quelques instants compromettre la vie du malade.

LX. — ATAXIE LOCOMOTRICE PROGRESSIVE.

(ASYNERGIE LOCOMOTRICE PROGRESSIVE [1])

§ 1. — Définition. — Prodromes : douleurs, troubles de l'innervation; incontinence nocturne de l'urine; spermatorrhée; paralysie de la sixième et de la troisième paire crânienne; diplopie; amaurose. — Symptômes : défaut de coordination des mouvements avec conservation de la force musculaire; douleurs passagères, persistantes, frigidité; surdité. — Formes : ataxie douloureuse, ataxie à prédominance hémiplégique. — Étiologie : rôle de l'hérédité. — Symptômes de la période d'état : désordre dans la marche; spasme; anesthésie variable, manque quelquefois absolument; retour des accidents paralytiques. — Ataxie locomotrice progressive *fruste*. — Marche de la maladie. — Pronostic. — Ataxie locomotrice indépendante de l'anesthésie cutanée et musculaire. — *Sens musculaire* de Ch. Bell et *sentiment d'activité musculaire* de Gerdy. — Diagnostic différentiel.

MESSIEURS,

Un certain nombre de cas d'*ataxie locomotrice progressive* se sont offerts à votre observation dans les salles de la Clinique, et j'ai appelé très particulièrement votre attention sur les malades qui en étaient atteints.

Déjà, en 1861 et en 1862, j'avais consacré plusieurs de nos conférences à l'étude de cette singulière maladie. Je n'aurais sans doute pas grand'chose à ajouter aujourd'hui à ce que je vous ai dit des symptômes, mais il n'en est pas ainsi de l'anatomie pathologique.

Avant de commencer, qu'il me soit permis de rendre publiquement ici à Duchenne (de Boulogne) la justice qui lui est due.

Que bien avant que ce médecin en ait parlé, des faits se rapportant évidemment à l'*ataxie locomotrice progressive* aient été vus par d'autres et consignés dans les ouvrages de médecine, il n'y a rien là de surprenant; car, assurément, l'ataxie locomotrice n'est point une maladie nouvelle, et M. Duchenne n'a jamais eu la prétention d'avoir été le premier à soupçonner son existence.

Mais ces faits n'avaient pas reçu leur véritable interprétation, et les rares descriptions que quelques auteurs étrangers avaient données de la

---

1. Le mot *asynergie* vaudrait mieux que celui d'*ataxie*, qui a déjà dans la langue médicale un sens déterminé, différent de celui qu'il présente dans l'ataxie locomotrice; mais comme ce dernier mot a été presque universellement adopté en France, nous avons hésité à le changer.

maladie en la désignant sous différents noms plus ou moins appropriés, ces descriptions étaient tout au moins fort incomplètes. Je n'en excepte même pas celle du professeur Romberg, dont on a dit pourtant que sa monographie [1] était un vrai chef-d'œuvre d'exactitude et de concision.

De concision, j'en conviens; d'exactitude, je le conteste, tant sous le rapport de l'exposé des symptômes que sous celui de l'anatomie pathologique; je le conteste après avoir lu attentivement la traduction que M. le docteur Zubelski (de Varsovie) a bien voulu faire pour nous de cette monographie sur l'édition de 1851.

En acceptant, pour un moment, que les travaux des médecins allemands et anglais sur la matière soient aussi complets qu'on le voudrait prétendre, on n'en est pas moins forcé de reconnaître que, en France, comme d'ailleurs en Angleterre et même en Allemagne, l'attention du public médical n'a été réellement éveillée sur le sujet qui va nous occuper que depuis la publication du mémoire de M. Duchenne (de Boulogne) [2]. C'est donc à lui que nous sommes en réalité redevables aujourd'hui de connaître une maladie qui jusque-là restait confondue au milieu de maladies très différentes.

Quant à la dénomination d'*ataxie locomotrice progressive* que M. Duchenne lui a donnée, quelque longue et quelque médiocrement euphonique qu'elle soit, je l'accepte parce qu'elle me paraît présenter à l'esprit l'idée la plus complète des troubles de la locomotion qui constituent le caractère le plus saillant de la maladie. Les noms d'*atrophie des faisceaux postérieurs de la moelle*, de *tabes dorsualis*, qu'on a proposé de lui substituer, ne sauraient, à mon avis, la remplacer. Le nom de *tabes dorsualis*, dont l'ancienneté ferait tout le mérite, a l'inconvénient d'avoir été appliqué par les anciens qui, les premiers, l'ont employé, et par ceux qui depuis en ont fait usage, à des affections très diverses et surtout, en se reportant aux livres hippocratiques, aux affections médullaires *paralytiques* consécutives aux excès vénériens [3]. Si je repousse également la dénomination d'*atrophie des faisceaux postérieurs de la moelle*, qui, du reste, n'a pas sur celle que nous adoptons l'avantage de la brièveté, c'est qu'elle n'a pas non plus la précision qu'on lui accorde; ainsi que j'aurai à vous le dire, lorsque nous aborderons la question de l'anatomie pathologique, il est des cas où l'ataxie locomotrice progressive peut se mani-

1. Romberg, *Lehrbuch der Nervenkrankheiten des Menschen*. Berlin, 1849-1851.

2. Duchenne (de Boulogne), *De l'ataxie locomotrice progressive* (*Archives générales de médecine*, décembre 1858, janvier, février et mars 1859), et *De l'électrisation localisée*, par Duchenne (de Boulogne), 3e édition, Paris, 1872, de la page 616 à la page 671.

3. Consultez, à ce sujet, le chap. XIV, *De internis affectionibus;* le chap. XIX du livre II, *De morbis*, dans les œuvres hippocratiques, collectionnées dans les *Artis medicæ principes* de Haller, t. II, p. 121, et t. III, p. 75.

fester avec tous ses caractères nettement tranchés, et durer pendant plusieurs années, sans qu'à l'autopsie on trouve aucune altération matérielle de ces faisceaux postérieurs de la moelle.

Que faut-il donc entendre, messieurs, par *ataxie locomotrice progressive?*

« Abolition progressive de la coordination des mouvements et paralysie apparente, contrastant avec l'intégrité de la force musculaire, tels sont, dit M. Duchenne, les caractères fondamentaux de la maladie [1]. »

C'est là, messieurs, une définition bien incomplète; pour le moment, je ne chercherai pas à vous en donner une autre, car définir en général, et en médecine peut-être plus que dans toute autre science, c'est chose difficile; la difficulté est bien plus grande encore, elle devient même une mpossibilité, lorsqu'il s'agit d'une espèce morbide nouvellement connue, nouvellement étudiée du moins, et présentant une variété infinie dans ses manifestations, dans l'ordre de succession de ses symptômes.

J'entrerai donc tout de suite en matière, en essayant de vous exposer les faits aussi clairement que je le pourrai, et de vous tracer un tableau aussi complet que possible de la maladie. Plus tard, j'aurai à justifier mes opinions sur sa nature, et ce que je vous aurai dit vous fera connaître pourquoi j'ai placé et pourquoi je persiste à maintenir l'ataxie locomotrice progressive dans la classe des névroses.

Si vous demandez à un individu atteint d'ataxie de marcher, vous le voyez chanceler; il fait de grands efforts pour se maintenir en équilibre, il sent que ses muscles ne peuvent répondre à l'influence de la volonté; il cherche un point d'appui. Le manque d'équilibre est surtout remarquable au moment du premier pas; une fois en train, le malade marche mal, jetant ses pieds à droite et à gauche, mais il marche; d'un moment à l'autre l'équilibre lui fait complètement défaut, il va tomber si vous ne le soutenez, et principalement lorsqu'il se retourne.

Pour nous tous, un homme à marche hésitante, et dont les jambes étaient jetées à droite, à gauche, était un paralytique; et, s'il ne présentait aucun trouble sérieux de l'encéphale, nous localisions la maladie dans la moelle : c'était un paraplégique. En semblable circonstance, pas un médecin, avant M. Duchenne (de Boulogne), n'avait pensé à explorer les forces de ces prétendus paralytiques. A ce savant appartient cette initiative, elle fut féconde en résultats; bientôt l'observateur put prouver que ces prétendus paralytiques avaient une puissance musculaire considérable; il leur manquait seulement la possibilité de coordonner leurs mouvements. Vous avez pu examiner nos malades de la salle Sainte-Agnès, qui sont atteints d'ataxie locomotrice. Au n° 2, c'est un homme jeune; sa

1. Duchenne (de Boulogne), *De l'électrisation localisée et de son application à la pathologie et à la thérapeutique,* 3e édition. Paris, 1872, p. 616.

force musculaire est telle, que l'on ne peut fléchir ou allonger ses membres lorsqu'il veut les maintenir dans une position opposée. Lui, dont la marche est titubante, est assez fort pour supporter sur ses épaules, en se tenant debout, un fardeau de plus de 80 kilogrammes, à la condition toutefois qu'il puisse prendre appui sur un bras, sur un meuble, et je vous ai montré pendant la visite qu'il pouvait porter sur ses épaules successivement plusieurs élèves du service. Est-ce là, je vous le demande, de la faiblesse musculaire, de la paralysie?

Au n° 23, c'était un malade d'une quarantaine d'années : lui aussi avait l'apparence d'un paralytique; sa marche était chancelante; la moindre secousse suffisait pour le faire tomber, il ne pouvait marcher dans la salle qu'en s'appuyant de lit en lit; mais s'il était assis ou couché, il opposait une si grande force musculaire aux tentatives qui étaient faites pour fléchir ou étendre ses membres, qu'il fallait y renoncer.

Mais jetez maintenant les yeux sur une femme couchée au n° 23 de la salle Saint-Bernard, sur un homme couché au n° 11 de la salle Sainte-Agnès. Chez ces deux malades la puissance musculaire est considérable; mais lorsqu'on les fait lever, et qu'on les soutient sous les bras, ils ne peuvent faire un pas : ils jettent leurs jambes en avant, en arrière, de côté, avec un désordre prodigieux; et si on leur ordonne de fermer les yeux, alors le désordre n'a plus de limites, c'est une extravagance de mouvements qu'il est impossible de décrire, et dont j'ai voulu vous rendre tous témoins. Pourtant si on les assied ou si on les fait mettre au lit, et qu'on explore la force musculaire, on constate, à son grand étonnement, que cette force est entière ou à peu près, et que l'on ne peut fléchir ou étendre leurs membres à moins d'efforts considérables, lorsque ces prétendus paralytiques veulent résister aux mouvements qu'on leur imprime.

Chez ces malades, la difficulté de coordonner les mouvements est encore plus appréciable lorsqu'ils n'ont pas le sens de la vue pour corriger les désordres de la motilité. Cependant il faut remarquer que, dans l'ataxie, jamais la vue ne peut remédier complètement au manque de coordination; ce qui a lieu, au contraire, dans les cas de perte simple de la sensibilité tactile, et nous utiliserons cette remarque lorsque nous traiterons du diagnostic différentiel de l'ataxie musculaire progressive.

La difficulté que les sujets éprouvent pour diriger leurs mouvements est surtout très remarquable lorsqu'ils doivent faire un premier pas ou changer de direction pour aller à droite, à gauche ou tourner sur eux-mêmes. Cette difficulté diminue d'une manière très sensible lorsqu'ils ont un point d'appui, et surtout lorsqu'on leur donne le bras. Dans quelques cas rares, la maladie est bornée à ce défaut de coordination du mouvement; il n'y a point de trouble de la sensibilité musculaire, point d'analgésie, point d'anesthésie cutanée. Les malades alors ont conservé toutes les aptitudes qui relèvent du système cérébro-spinal, excepté la faculté de coordonner.

Mais entendez bien, messieurs, que cette forme est très rare, j'ose dire exceptionnelle; depuis que mon attention est appelée sur l'ataxie locomotrice, je compte plus de cinquante observations, et dans trois cas seulement je l'ai rencontrée limitée rigoureusement au manque de coordination. Je veux vous citer ces exemples; l'un d'eux restera, j'en suis certain, gravé dans votre mémoire. Au commencement de l'année 1861, j'étais allé à Tours; M. le docteur Duclos me pria de voir un malade, âgé de quatre-vingts ans, affecté de paraplégie, et comme cette paraplégie lui paraissait différer des paraplégies qu'il avait observées antérieurement, il voulut avoir mon avis.

Ce vieillard, je vous l'ai dit, avait quatre-vingts ans, il paraissait jouir d'une excellente santé; depuis longtemps, cependant, il ne pouvait plus marcher; il restait la plupart du temps assis sur un fauteuil, et depuis un an il y avait un peu de paralysie de la vessie, chose très naturelle dans un cas de paraplégie. M. Duclos m'avait raconté que quelques jours auparavant, l'ayant trouvé assis, il lui avait pris une de ses jambes, à laquelle il avait fait exécuter quelques mouvements. Lui ayant alors ordonné d'étendre cette jambe, il l'avait fait avec une violence et une brusquerie extraordinaires. « Cette paralysie m'a paru un peu étrange, » me disait M. Duclos. J'avais été frappé de ce renseignement, et je commençai par explorer la force musculaire de notre malade. Ce vieillard avait une vigueur insolite à son âge : il me fut impossible de fléchir ou d'étendre ses membres; je le fis lever, et l'étonnement de mon confrère fut grand lorsqu'il le vit pouvoir, en s'appuyant sur mon bras, facilement porter sur ses épaules le médecin qui le croyait paralytique. M. Duclos fut surpris, mais il avait déjà compris qu'il s'agissait là d'une ataxie, et non d'une paralysie musculaire. Son erreur du moins était bien pardonnable, nous la commettions tous il y a quelques années, et l'un des professeurs les plus distingués de la Faculté, homme d'une science très étendue, s'y trompa lui-même sur un malade que nous observions ensemble à l'établissement de Tivoli. Mais, grand partisan du progrès scientifique, mon collègue fut bientôt convaincu qu'il n'y avait point de paralysie musculaire là où il y avait seulement manque de coordination.

Chez le vieillard dont je viens de raconter sommairement l'histoire, l'ataxie était simple, à cela près pourtant d'un peu de paralysie de la vessie, qui pouvait être mise sur le compte de l'âge. Mais, en 1860, j'étais mandé par M. le docteur Deguise, pour voir avec lui un officier supérieur de cavalerie, chez lequel l'ataxie était très prononcée; la sensibilité de la peau, celle des muscles, des articulations, n'avaient éprouvé aucune modification; il n'y avait rien du côté des yeux, de la vessie, de l'intestin; en un mot, c'était une ataxie dégagée de toute espèce de complication. Je tins à le montrer à Duchenne, et ce praticien distingué vint, quinze jours plus tard, constater ce que M. Deguise et moi avions déjà constaté.

Depuis les recherches de Duchenne (de Boulogne), l'attention du monde médical est appelée sur cette maladie, et on la connaît facilement au cortège de ses symptômes; mais l'habileté du médecin désormais doit consister, non plus à reconnaître l'ataxie locomotrice lorsqu'elle est confirmée, mais à la deviner dans ses prodromes, à la dépister, si je puis ainsi dire. Alors peut-être nous sera-t-il possible de l'arrêter dans sa marche progressive.

Elle débute par des névroses diverses.

Un des symptômes avant-coureurs est la *douleur*. Que de malades ont été envoyés aux eaux de Néris, à Bourbon-Lancy, à Bourbon-l'Archambault et à Bourbonne, pour des douleurs rhumatismales ou de prétendues névralgies, et qui, n'éprouvant aucun soulagement de l'administration de ces eaux, étaient peut-être atteints de douleurs qui marquent le début de l'ataxie locomotrice! Ces douleurs ont des caractères particuliers; elles sont fulgurantes, se montrent et disparaissent avec la rapidité de l'éclair, de l'étincelle électrique; d'autres fois elles durent plus de temps, quelques secondes, une demi-minute, et reviennent dix, quinze, vingt fois par heure; elles se montrent sous forme d'accès plusieurs fois par année, par mois, et sans autre cause déterminante souvent que les variations de température. D'autres fois, elles sont térébrantes, et ne frappent simultanément ou successivement que des points limités, parfaitement circonscrits, sur lesquels le malade porte rapidement la main pour diminuer ses souffrances par la pression ou le frottement. Lorsque nous parlerons de la maladie dans sa période d'état, vous verrez que ces douleurs peuvent être persistantes et devenir de plus en plus atroces.

Elles ont été décrites par certains auteurs sous le nom de *névralgies générales, rhumatismes névralgiques*, et classées, ou parmi les névralgies, ou parmi les rhumatismes; elles n'ont pas été placées là où elles devaient l'être; elles n'ont pas été indiquées, ainsi que Duchenne l'a fait, comme le prélude de l'ataxie locomotrice. Elles en sont le signe avant-coureur le plus constant; cependant, en septembre 1861, je recevais, dans mon service de l'Hôtel-Dieu, un homme de trente-sept ans, ataxique à un haut degré et qui n'en avait jamais éprouvé aucune.

Parmi les névroses que l'on observe chez ceux qui, plus tard, seront affectés d'ataxie locomotrice, il nous faut mentionner l'*incontinence nocturne de l'urine;* plus fréquemment, et dans presque la moitié des cas que j'ai observés, il avait existé de la spermatorrhée : un grand nombre de malades ataxiques avaient eu, à partir de la puberté, des pertes séminales diurnes ou nocturnes, pertes séminales diurnes qui avaient lieu surtout lorsque les efforts de la défécation déterminaient une compression des vésicules séminales. Dans le livre de Lallemand sur la spermatorrhée, vous retrouverez plusieurs observations de paraplégies qui très certaine_ment étaient des ataxies locomotrices. Au n° 23 de la salle Sainte-Agnès, nous avons eu un malade qui, depuis plusieurs années, était affecté de spermatorrhée, spermatorrhée qui était devenue une cause d'épuisement considérable. Les pertes séminales nocturnes sont souvent accompagnées d'érections et de sensations voluptueuses. A côté de la spermatorrhée, il faut noter l'anaphrodisie qui sera, dans quelques cas, facilement reconnue par le manque de désirs vénériens ou l'imperfection de l'érection.

Mais il est une autre sorte de névrose génitale qui se rencontre aussi chez les ataxiques, et qui consiste en une faculté singulière de pouvoir répéter le *coït* un grand nombre de fois dans un court espace de temps : c'est là une déviation de l'état physiologique. Si, chez les oiseaux, chez quelques mammifères, le bélier, le taureau, le cerf, la rapidité du coït et la faculté de répéter l'acte vénérien à de courts intervalles de temps sont un fait normal, chez l'homme il n'en est pas ainsi : l'acte vénérien doit durer un certain temps ; s'il est trop rapide, c'est un signe de névrose ; il ne peut, dans l'état normal, être répété coup sur coup, et chez les hommes qui possèdent cette apparence exagérée de virilité, il y a souvent spermatorrhée. Hier encore vous entendiez le malade couché au n° 2 de la salle Sainte-Agnès, vous confier qu'il avait pu, avant d'entrer à l'hôpital, répéter le coït plusieurs fois par nuit, et cela jusqu'à huit ou neuf fois. Dans mon cabinet, je recevais dernièrement la visite d'un homme jeune encore et ataxique, qui me disait qu'il pouvait avoir des rapports sexuels huit, dix fois dans les vingt-quatre heures. Dans l'état physiologique, ces travaux d'Hercule ne peuvent se reproduire si vite ni si facilement ; et la preuve de l'état morbide en cette circonstance, c'est que chez les mêmes individus il a existé le plus souvent de l'incontinence d'urine à une époque antérieure et qu'il existe souvent comme des pertes séminales involontaires. Il y a donc du côté des organes génito-urinaires une névrose qui se dévoile par des manifestations diverses, lesquelles peuvent isolément ou simultanément se montrer dans les prodromes de l'ataxie.

Il est aussi des *paralysies transitoires*, c'est-à-dire des paralysies qui précèdent le manque de coordination. Dernièrement, je voyais chez moi un malade du département de la Côte-d'Or, qui, il y a neuf mois, fut frappé tout à coup d'hémiplégie du côté gauche ; l'intelligence ne fut point troublée, et au bout de huit jours il put reprendre ses occupations. Ce n'était point là une hémiplégie symptomatique d'une hémorrhagie cérébrale, non plus que d'un ramollissement ; il est probable qu'il n'y avait point eu non plus congestion cérébrale, puisqu'il n'y avait pas eu perte de connaissance, même momentanée.

Ce même homme, qui a conservé une anesthésie de la cinquième paire survenue en même temps que l'hémiplégie, fut frappé, au mois de juillet de la même année, à deux reprises différentes, de paralysie de la langue ; cette paralysie ne dura chaque fois que quelques secondes, et le malade recouvra l'usage de sa langue ; mais, à partir de ce moment, il y eut de l'hésitation dans la marche, et l'ataxie locomotrice fit bientôt des progrès d'une effrayante rapidité.

Nous venons de voir des exemples d'une paralysie transitoire, passagère ; ces exemples sont rares. Mais, parmi les symptômes avant-coureurs de l'ataxie locomotrice, il survient très souvent des paralysies plus persistantes : la sixième paire crânienne est ordinairement le siège de ces paralysies ; tout à coup survient du strabisme interne ; d'autres fois, c'est la troisième paire crânienne qui est affectée, il y a alors strabisme externe, chute de la paupière supérieure et diplopie.

La durée de ces paralysies est fort variable : certains malades les gardent le reste de leur vie ; d'autres pendant quelques jours, quelques semaines, quelques mois seulement ; dans quelques cas, cet accident revient dans la période confirmée de l'ataxie, après avoir disparu pendant plusieurs années.

C'est là cette forme de paralysie qui, guérissant ordinairement sans l'intervention de l'art, fait la fortune de tant de médications, et l'issue favorable du traitement contribue souvent à laisser le médecin dans l'erreur. En effet, la paralysie de la troisième et de la sixième paire de nerfs a été considérée, par un très grand nombre de pathologistes, comme un des accidents de la syphilis constitutionnelle, et lorsque la médication mercurielle et iodée a si facilement raison de la paralysie, le diagnostic semble justifié, et les autres phénomènes extérieurs qui caractérisent l'ataxie sont attribués à la même cause ; mais malheureusement les mêmes remèdes sont bientôt impuissants.

Les muscles de l'œil ne sont point seuls affectés, la vue peut encore être profondément modifiée : les sujets sont amblyopiques pendant un certain temps, d'autres fois ils sont amaurotiques d'un côté seulement, et le hasard leur révèle leur infirmité ; d'autres fois l'amaurose est double, comme vous pouvez l'observer chez l'homme couché au n° 23 de la salle Sainte-Agnès. Est-il besoin de vous faire remarquer combien la locomotion devient difficile chez ceux qui présentent à la fois l'ataxie du mouvement, l'anesthésie cutanée, l'amaurose, et quelquefois la perte de la sensibilité musculaire et osseuse ? La réunion de tous ces symptômes appartenant à la période confirmée de la maladie, nous y reviendrons tout à l'heure.

Du côté de l'appareil de la vision, il se passe encore d'autres phénomènes dont nous aurons peut-être à tirer parti quand nous parlerons de la nature de l'ataxie locomotrice, des lésions qu'elle laisse après elle et que l'on rencontre à l'ouverture des cadavres. En examinant attentivement les malades, on constate assez souvent, dans l'intervalle des crises de douleurs, une injection de la conjonctive, injection en quelques cas aussi prononcée qu'elle l'est dans la conjonctivite la plus violente, et parfois tellement vive qu'elle peut produire une sorte de chémosis. Elle coïncide avec un resserrement de la pupille parfois tellement considérable que l'on ne voit plus que le point central de l'ouverture de l'iris, et tellement énergique que l'action de la belladone est quelquefois impuissante à la contre-balancer et à produire la plus petite dilatation. Par opposition, au moment des crises de douleurs et principalement lorsque ces douleurs occupent la tête, on constate non plus un resserrement, mais une dilatation plus ou moins notable de la pupille, et généralement alors l'injection vasculaire de la conjonctive a complètement disparu.

Indépendamment de ces paralysies de l'appareil de la vision, il peut en exister d'autres affectant d'autres nerfs crâniens, et ces paralysies, qui, à la vérité, se montrent exceptionnellement, tantôt coïncident, tantôt alternent avec celles dont il vient d'être question. Ainsi on a noté, et pour ma part je vous en rapporterai tout à l'heure un exemple, la paralysie du nerf auditif ; la *surdité* étant quelquefois bornée à une seule oreille, quelquefois affectant les deux. Duchenne dit avoir vu deux fois la paralysie de la cinquième paire coexistant avec la paralysie de la troisième. « Dans un de ces cas, ces deux paralysies existaient du même côté ; dans l'autre, la paralysie de la cinquième paire était double, et la paralysie de la troisième paire existait à gauche. Ici, en outre, la paralysie s'étendait au voile du palais et au larynx. »

Quelques-unes des paralysies prémonitoires dont je viens de vous entretenir peuvent manquer, il est fort rare qu'elles manquent toutes à la fois. Je les ai presque toujours rencontrées, et c'est avec raison que Duchenne fait remarquer toute leur importance pour poser le diagnostic de la maladie au début. Notez, messieurs, que ces paralysies pouvant être passagères, et quelques-unes d'entre elles pouvant avoir été oubliées de celui qui en a été affecté, il faut de la part du médecin une grande attention pour les reconnaître dans les antécédents du malade.

Ajoutez encore aux symptômes de début les sensations étranges éprouvées par les individus : ils ressentent souvent de la constriction dans différentes parties du corps ; tantôt il leur semble que leur poitrine est étreinte par une cuirasse de caoutchouc ; tantôt leurs bras, leurs jambes leur paraissent serrés par des brassards, des cuissards ; ils croient que leurs chaussures sont trop justes, souvent ils ont la sensation d'une ceinture qui resserre les parois abdominales. Et, comme dans les paraplégies les mieux confirmées, ils ont de la paresse du rectum, de la vessie, ou bien de la paralysie des sphincters de ces mêmes organes.

L'*étiologie* de la maladie est encore très obscure, et, dans les cas observés par Duchenne et par moi, nous n'avons pu découvrir de causes constantes ; toutefois les faits sont aujourd'hui assez nombreux pour nous suggérer quelques réflexions sur la part que l'âge, le sexe et l'hérédité paraissent revendiquer dans cette étiologie.

L'ataxie locomotrice s'observe surtout dans la période moyenne de la vie, de vingt à quarante ans; cependant je vous ai cité l'exemple d'un vieillard de quatre-vingts ans qui en présentait les principaux symptômes. Il est remarquable surtout, et cela dans une proportion très grande, que les hommes en sont plus souvent atteints; quatre fois seulement Duchenne l'a observée chez les femmes; de mon côté, je l'ai vue trois fois. Cette prédominance de la maladie chez les hommes existe également pour la paralysie générale des aliénés.

Quelle est la part de l'*hérédité* dans l'ataxie locomotrice? S'il est difficile de retrouver dans les ascendants des malades la cause de la paralysie progressive liée à la dégénérescence musculaire graisseuse, cela l'est bien plus encore pour l'ataxie locomotrice, qui commence seulement à être étudiée; mais si dans les familles des sujets vous retrouvez des ascendants directs ou collatéraux affectés de névroses diverses, vous serez, jusqu'à un certain point, autorisés à reconnaître qu'il existe un lien entre ces affections et celle dont nous parlons; vous pourrez alors leur reconnaître une étiologie primitive commune, et s'il en est ainsi, vous serez, jusqu'à plus ample informé, autorisés à ranger l'ataxie dans la classe des névroses. Nous reviendrons du reste sur cette question, lorsque nous traiterons de la nature de la maladie et de la place qu'il faut lui assigner dans le cadre nosologique.

A l'occasion de cette question d'hérédité, permettez-moi de vous rappeler l'histoire d'une famille dont l'un des membres mourut avec une ataxie locomotrice. Je vous en ai parlé en traitant de l'épilepsie [1].

Dans ce cas, vous voyez dans une même famille, la monomanie, l'hypochondrie, l'épilepsie, des pertes séminales, se manifester chez différents individus, et l'ataxie locomotrice jouant son rôle parmi ces différentes névroses. C'est encore là un fait à l'appui de ce que je vous ai dit des mutations des névroses les unes dans les autres.

Le 17 juillet 1861, un de mes honorables confrères de Rouen amenait dans mon cabinet un malade âgé de quarante-cinq ans, atteint d'ataxie locomotrice, à un degré déjà fort avancé. L'intelligence n'avait subi aucun trouble; mais un oncle et une tante étaient aliénés, un frère était lui-même ataxique, et un second frère, plus jeune, atteint d'hémiplégie.

Nous connaissons, Duchenne et moi, un homme qui est ataxique depuis plus de vingt ans. Il n'a jamais eu de trouble intellectuel. Son père s'est suicidé, les deux fils ont eu les accidents nerveux les plus bizarres. L'un d'eux surtout, bien que jouissant de sa raison, jette des cris étranges presque toute la journée, poussé par une force irrésistible : l'autre a eu

1. Tome II, p. 137.

et a encore des tics musculaires très singuliers. — Nouveaux exemples des transformations des maladies nerveuses par l'hérédité.

Étudions maintenant l'ataxie dans sa *période d'état*.

Lorsque les enfants essayent de marcher sur une barrière étroite, sur le bord d'un bateau, vous avez remarqué combien singulière est leur allure : pour ne pas perdre l'équilibre, ils avancent, ils reculent, ils se penchent à droite, à gauche ; ils s'arrêtent, puis ils font un pas en avant, en arrière ; instinctivement leurs bras s'éloignent du tronc pour faire office du balancier. Ces enfants ressemblent au danseur de corde inhabile.

La démarche de l'ataxique est à peu près semblable à celle que je viens de décrire. Au début de la maladie, on le voit chanceler un peu, surtout au moment où il se lève après être longtemps resté assis ; il s'appuie, ou sur un bâton, ou sur le siège qu'il vient de quitter, et il part. Au moment où il fait les premiers pas, le membre supérieur qui ne s'appuie pas sur la canne s'écarte du corps et oscille comme celui du danseur de corde ; le tronc est un peu porté en avant. La marche, d'abord lente et incertaine, devient involontairement plus précipitée. Tandis que, chez le paralytique, les jambes se détachent lentement du sol sur lequel elles traînent, chez l'ataxique le pied est lancé en avant dans une direction qui n'est pas toujours la même, et retombe brusquement. Au lieu de la flexion mesurée du genou qui a lieu ordinairement, c'est une flexion brusque, suivie d'une extension forcée.

Lorsque la maladie est plus avancée et que l'ataxique ne s'appuie pas sur un bâton, il jette ses jambes avec plus de désordre encore, et l'inégalité de ses pas rend la perte de l'équilibre plus imminente ; les deux bras sont alors sans cesse agités de mouvements analogues à ceux du bateleur, et le tronc lui-même s'incline ou se relève suivant que le centre de gravité se déplace.

En voyant cette démarche incertaine et difficile, il semblerait que l'ataxique ne pourra fournir une bien longue carrière ; il n'en est rien, il pourra faire sur un sol égal plusieurs kilomètres, et souvent il fatiguera des promeneurs chez lesquels il n'existe aucune affection nerveuse. Rappelez-vous ce maçon que nous recevions le 18 septembre 1861 dans notre service ; il avait peine à faire quelques pas sur le plancher ciré de la salle, et la veille il avait traversé tout Paris à pied, et presque sans fatigue.

Quand le mal est arrivé à un degré assez avancé, la violence et l'irrégularité des mouvements épuisent les forces du malade, qui, après une centaine de pas, est hors d'haleine et ruisselant de sueur.

Mais il vient un moment où tout en conservant sa puissance musculaire, l'ataxique ne peut faire un pas sans tomber. Si alors deux aides le prennent sous les bras en le portant en quelque sorte et si on lui ordonne de marcher, vous voyez ses jambes s'agiter exactement comme des jambes de pantin ; elles se rejettent à droite, à gauche, en avant, en arrière, avec un désordre dont il est impossible de se faire une idée, et dont vous avez eu deux si tristes exemples chez l'homme couché au n° 11 de la salle Sainte-Agnès, et chez la femme couchée au n° 23 de la salle Saint-Bernard. Désormais le malade restera au lit. Il ne pourra même se tenir sur un fauteuil, les muscles du tronc participant souvent au désordre, il ne pourra demeurer assis que s'il se sert de ses bras comme arcs-boutants, dans le cas toutefois assez ordinaire où les bras eux-mêmes ne sont pas atteints.

Vous comprenez, messieurs, toute la gravité du pronostic dans des cas aussi extrêmes. La mort en est la terminaison inévitable, et elle est d'autant plus prompte qu'il survient alors des eschares au siège, aux régions trochantériennes, et que les suppurations dont elles sont la source épuisent rapidement les malheureux patients.

Il est des cas cependant où les ataxiques, arrivés à ce degré de la maladie, récupèrent tôt ou tard une partie de leurs mouvements. Vous en avez eu un exemple chez un homme couché au n° 11 de notre salle Sainte-Agnès.

Cet individu, après être resté longtemps condamné au repos forcé, éprouva une amélioration telle, qu'il put d'abord descendre seul de son lit, puis faire quelques pas, en s'aidant, il est vrai, de l'appui d'un bras, d'une chaise, ou bien en allant de lit en lit, en se cramponnant après les montants. Plus tard, il put monter et descendre les escaliers. Le mieux dura pendant plusieurs mois ; et nous nous laissions aller à l'espoir de voir ce malheureux guérir, lorsqu'il fut pris d'hémoptysie et de tous les signes de la phthisie pulmonaire à laquelle il succomba.

Au n° 23 de la même salle, vous pouvez voir en ce moment un autre malade amaurotique atteint d'ataxie locomotrice qui, après avoir été forcé à plusieurs reprises de garder le repos le plus absolu, peut marcher en s'appuyant sur une chaise et en se dirigeant à l'aide d'une baguette.

Lorsque l'ataxique en est arrivé à l'une des périodes que nous venons de décrire, il est ordinairement facile d'établir le diagnostic, pour peu que l'on ait étudié, même dans les livres, cette singulière maladie ; mais quand l'affection n'est encore qu'à son début, il faut une grande attention, et peu de médecins, à moins d'une grande habitude, sont en mesure de reconnaître la névrose.

Au commencement du mois d'août 1861, je recevais dans mon cabinet un pharmacien habitant l'ouest de la France ; il se plaignait d'un peu de faiblesse des jambes, de paresse de la vessie. Les douleurs fulgurantes qu'il éprouvait, depuis un an, dans les extrémités inférieures, la *surdité* d'une oreille qui, chez lui, remplaçait la diplopie ou l'amblyopie, me firent croire à l'ataxie locomotrice, et un examen plus approfondi me donna la conviction que je ne me trompais pas. Je dus alors me servir d'un moyen d'exploration d'une importance capitale, et sur lequel je veux, messieurs, fixer votre attention.

Vous avez déjà vu que, à un degré avancé de la névrose, lorsque le malade est dans les ténèbres ou bien quand il ferme volontairement les yeux, l'incertitude de sa marche augmente de telle sorte, qu'il devient absolument incapable de faire un pas sans tomber. Ce phénomène d'une grande valeur sémiotique se montre déjà, à un moindre degré, il est vrai, mais pourtant grossièrement évident, dès le début de l'ataxie.

Le malade dont je viens de vous entretenir, bien qu'accusant de la faiblesse dans les jambes, faiblesse qui n'existait réellement pas, marchait sans titubation apparente, et conservait parfaitement son équilibre. Mais si on lui disait de fermer les yeux, à l'instant même il chancelait comme un homme ivre, et il serait tombé si l'on eût voulu prolonger l'expérience un peu longtemps.

Cependant l'irrégularité des mouvements durant la marche, les yeux étant fermés, est encore un signe plus tardif, et par conséquent d'une moindre valeur diagnostique que celui dont je vais vous entretenir.

Si vous ordonnez à un ataxique de se tenir debout, les deux pieds parallèlement appliqués l'un contre l'autre, c'est déjà avec une certaine difficulté qu'il y parvient quand il garde les yeux ouverts, alors même que sa maladie n'est pas encore très avancée. Mais si on lui fait fermer les yeux, il oscille immédiatement sur sa base et il tomberait si on ne le retenait, ou si, ouvrant les yeux, il ne cherchait et trouvait un point d'appui, ou bien encore s'il ne faisait un très grand effort pour rattraper son équilibre.

Ainsi le dernier malade dont je viens de vous parler avait peu de désordre de la marche, mais il lui était parfaitement impossible de conserver son équilibre quand il avait les yeux fermés et les pieds joints en même temps.

Ce signe a donc une grande valeur; cette valeur est d'autant plus grande que chez les paralytiques on n'observe rien de semblable.

Nous avons eu bien souvent, dans notre service, des malades atteints d'hémiplégie à la suite d'hémorrhagies cérébrales, nous avons eu quelquefois des individus affectés de paralysie générale : je les ai fait marcher et se tenir debout devant vous, les yeux ouverts et fermés alternativement, et vous avez pu constater que, même en fermant les yeux, ils ne perdaient pas l'équilibre.

Cependant tous les ataxiques n'ont pas l'allure que j'ai décrite plus haut. Ainsi, le malade du n° 23 de la salle Sainte-Agnès, qui est en même temps affecté d'une double amaurose, marche à peu de chose près comme un aveugle ; de la main gauche il tient une canne, de la main droite un

petit bâton qui lui sert de conducteur; mais il marche à pas *précipités*.
Tandis que l'aveugle, en général, marche à pas lents et comptés, se
balançant régulièrement de droite à gauche, notre homme, au contraire,
précipite toujours sa marche en avant; il trottine plutôt qu'il ne marche,
et son pas est saccadé; lorsqu'il s'arrête, il oscille. L'aveugle peut rester
parfaitement immobile, s'il est debout : il a l'équilibre qui manque à
l'ataxique, parce que chez celui-ci les muscles sont alors toujours en
action exagérée, spasmodique. Il est des ataxiques qui marchent les
jambes raides, en avançant le corps d'une pièce : c'est là une forme
exceptionnelle.

Dernièrement, venait me consulter un malade dont l'intelligence est
fort nette : il n'a point de strabisme, mais il a de la mydriase; il se plaint
depuis un mois de paralysie du sens génital; il a de l'anesthésie cutanée,
accuse de la paralysie; de temps en temps il fait un faux pas et n'ose
plus sortir seul : lorsqu'il veut marcher, il ne peut y réussir qu'à la
condition de faire de petits pas ; aussitôt qu'il veut allonger le pas, ses
mouvements sont désordonnés. En réalité, ce n'est point un paralytique,
car sa force musculaire est encore considérable; chez lui la maladie
est au début.

A une période avancée de l'ataxie locomotrice, on observe fréquemment des phénomènes spasmodiques qui se produisent, non seulement
lorsque la volonté commande un mouvement régulier, mais encore à
l'état de repos. Ces *spasmes* qui, dans ce dernier cas, consistent en des
secousses très énergiques dans les membres, jouent un rôle important
dans la symptomatologie de cette singulière névrose.

Les malades interrogés à ce sujet vous disent que, souvent, quand ils
marchent, quand ils sont debout et immobiles, tout à coup le sol semble
s'enfoncer sous eux. C'est que les muscles fléchisseurs des membres, en
totalité ou en partie, ont été subitement pris d'un spasme qui a vaincu
la résistance des extenseurs et produit la flexion inattendue d'un des
membres pelviens.

Vous vous rappelez une femme qui était couchée au n° 23 de la salle
Saint-Bernard. Quand elle était dans son lit, et que nous découvrions ses
jambes, nous pouvions les voir quelquefois s'agiter et tressaillir avec une
violence extraordinaire. Si, avec les mains, nous embrassions sa cuisse,
nous sentions les muscles frémir sous notre étreinte, et le pied se
mouvait avec une violence et une célérité extraordinaires, à l'insu et
malgré la volonté contraire de la malade.

Nous voyions à Montmartre, Duchenne et moi, un individu atteint
d'ataxie locomotrice au plus haut degré, chez lequel ces mouvements
spasmodiques étaient tout aussi énergiques.

Enfin, dans le courant de juillet 1861, un de mes plus anciens clients,
atteint d'ataxie locomotrice depuis plus de vingt ans, se cassa les deux os

de la jambe. Il fallut le maintenir à l'aide d'un appareil, et, malgré la contention du bandage, il avait sans cesse des mouvements convulsifs du membre fracturé qui ont singulièrement entravé le traitement.

Les douleurs que nous avons notées dans la première période de la maladie, avec leurs variétés de durée, de siège ou d'intensité, sont ordinairement, mais non toujours, plus vives dans la période confirmée de l'affection; elles font le tourment des malades, et s'étendent des membres inférieurs aux membres supérieurs et au tronc. La fatigue physique, les moindres émotions morales suffisent pour les rappeler.

Elles surviennent le plus souvent sous forme de crises, c'est-à-dire que pendant quelques heures ou quelques jours, chaque semaine, chaque mois, elles se montreront avec leurs caractères de soudaineté et d'acuité, puis disparaîtront. D'autres fois elles affectent une forme continue, c'est-à-dire qu'elles se répètent dix, vingt, trente fois par heure, privent les malades de tout sommeil, et cela pendant des mois, des années; rappelez-vous ce marchand de tableaux qui était couché au n° 27 de la salle Sainte-Agnès, et qui ressentait des douleurs si vives et si répétées, que sa figure avait toujours une expression de souffrance. La belladone et l'opium ne les calmaient que d'une façon très passagère.

Qu'elles soient rares ou fréquentes, elles surviennent ordinairement d'une manière soudaine et disparaissent de même ; quelquefois cependant les malades sont prévenus de leur arrivée par quelque sensation morbide du côté de l'estomac ou des organes génitaux. Je vais souvent en consultation chez une dame qui tous les deux ou trois mois éprouve une crise de douleurs lancinantes dans les membres inférieurs ou dans les parois de la poitrine, s'annonçant tantôt par du malaise épigastrique, tantôt par du tiraillement dans la région de la matrice ; c'est donc une sorte d'*aura* qui, partant des régions que je viens de vous indiquer, remonte ou descend jusqu'aux points qui subitement sont le siège d'une douleur aiguë et passagère. D'autres fois, il est vrai, ces douleurs arrivent subitement sans être précédées d'aucune sensation qui puisse en faire prévoir le retour. Peut-être cette variété d'*aura* a-t-elle sa cause locale dans une susceptibilité spéciale de l'estomac et de la matrice ; nous-sommes d'autant plus disposés à le penser, que la malade a souvent de la gastralgie et que, depuis plusieurs années, elle a une hydropisie de l'ovaire gauche.

L'anesthésie prémonitoire se généralise sur diverses parties du corps, le pied sent mal le sol qu'il foule ; et lorsqu'à l'insensibilité cutanée se joint la perte de la sensibilité musculaire et articulaire, les malades ne savent plus s'ils sont debout ; ils ne perçoivent point la résistance que le sol oppose à leurs muscles contractés ; si on leur recommande de fermer les yeux, ils croient ne plus reposer sur terre, et il peut arriver ce que Duchenne et moi nous avons constaté, qu'ils éprouvent une sensation étrange comme s'ils étaient soutenus en l'air.

Pour quelques ataxiques, le parquet paraît élastique, il leur semble qu'ils marchent sur du caoutchouc, sur des corps ronds ou sur des boules dépressibles, et lors même que la vue peut les aider à redresser leur erreur, ils éprouvent encore cette singulière sensation.

L'anesthésie peut s'étendre aux membranes muqueuses. Le malade couché au n° 2 de la salle Sainte-Agnès offre un exemple d'anesthésie de la membrane muqueuse buccale ; il ne sent point les corps qui sont mis sur ses lèvres; il ne sait percevoir si les aliments sont froids ou chauds; il laisse quelquefois tomber celui qu'il porte à ses lèvres. Les dents, pour lui, sont aussi dépourvues de leur sensibilité propre ; elles ne peuvent plus distinguer ce qui est facile ou difficile à broyer. La membrane muqueuse linguale ne perçoit que d'une façon obtuse les substances sapides, et cette variété d'anesthésie s'observe surtout du côté gauche.

Chez les ataxiques, l'insensibilité s'étend quelquefois aux membres supérieurs ; ils perdent le sens du toucher et quelquefois aussi la sensibilité musculaire, osseuse, articulaire, mais conservent la sensibilité thermométrique.

Dans quelques cas, le fait est très important à signaler, *l'ataxie loco-motrice peut exister sans troubles de la sensibilité.* J'en ai, pour ma part, observé plusieurs exemples, et d'autres médecins en ont également rapporté d'analogues parmi lesquels je vous rappellerai celui publié par M. le docteur Oulmont [1], et celui que quelques-uns d'entre vous auront peut-être eu occasion de voir chez un malade de l'hôpital de Lariboisière, où il était placé dans les salles de M. Hérard. Ajoutez à ces faits les deux observations qui ont été publiées par le docteur J. Lecoq [2], les malades n'avaient jamais eu de douleurs spéciales et chez eux la sensibilité était restée intacte.

Quelque exceptionnels que soient ces faits, ils n'en ont pas moins une importance capitale, car ils démontrent d'une façon péremptoire que l'anesthésie cutanée et musculaire ne joue pas dans l'ataxie locomotrice progressive le rôle qu'on a voulu lui assigner, ainsi que j'aurai à vous le dire plus tard ; elle n'intervient ici qu'à titre d'épiphénomène.

Dans la période de maladie confirmée, les modifications que nous avons notées au début du côté de l'organe de la vision apparaissent de nouveau et peuvent rester stationnaires : ainsi la diplopie, l'amblyopie, l'amaurose ; ainsi la paralysie du nerf moteur oculaire commun ou celle du moteur oculaire externe. Ces troubles fonctionnels peuvent s'étendre aux deux yeux, ce qui est rare d'ailleurs ; d'autres fois, les troubles de la vue et la paralysie du globe oculaire peuvent manquer complètement, comme je l'ai constaté plusieurs fois.

1. Oulmont, *Union médicale*, 1862.
2. Lecoq, *Deux observations d'ataxie locomotrice (Archives générales de médecine,* juin 1861, t. XVII, p. 689).

J'ai observé aussi la paralysie de la cinquième paire crânienne; alors les membranes muqueuses oculaire, buccale, nasale, et la peau de la face avaient perdu leur sensibilité.

L'impuissance se rencontre souvent en même temps que la paralysie des sphincters du rectum et de la vessie. Cependant, chez trois malades que j'ai vus avec Duchenne, il y avait conservation du sens génital, bien que la vessie et le rectum fussent profondément affectés. Quelquefois la paralysie a pour siège les réservoirs eux-mêmes et non plus leurs sphinc-ters, alors on observe la constipation opiniâtre et la rétention d'urine. Cette dernière affection peut avoir de graves conséquences, comme cela s'observe dans les cas de paraplégie; le séjour de l'urine prolongé dans la vessie amenant de la cystite, et le travail inflammatoire pouvant remon-ter jusqu'aux reins, les malades succombent avec les symptômes de la fièvre urineuse ou de l'infection purulente.

L'ataxie locomotrice est assez souvent *fruste* comme peuvent l'être beau-coup d'autres maladies; or, vous savez, messieurs, ce que j'entends par cette épithète de *fruste*. Ainsi à son début, et quelquefois pendant plu-sieurs années, l'ataxie locomotrice ne se révèle que par un certain nombre de symptômes dont la signification peut nous échapper. Chez celui-ci, par exemple, tout se bornera à de la paralysie des muscles animés par la troisième ou par la sixième paire de nerfs crâniens; celui-là aura une amaurose plus ou moins complète, qui, après avoir d'abord résisté à tous les traitements, se guérira spontanément; un troisième se plaindra seu-lement de douleurs violentes dans les extrémités inférieures, ces douleurs qu'il comparera à celles produites par des décharges électriques, ont quelque chose de tellement caractéristique que lorsque je suis consulté par des individus qui en sont affectés, je ne puis me défendre de l'idée de l'ataxie locomotrice commençante. C'est qu'en effet, depuis que mon attention est fixée sur ce sujet, j'ai vu tant de malades que j'avais consi-dérés d'abord comme atteints de névralgies vagues ou de rhumatismes musculaires, présenter, quelques mois, un an, deux ans, trois ans plus tard, les symptômes les plus irrécusables de l'ataxie, qu'aujourd'hui je me tiens sur mes gardes. Chez ces individus se plaignant uniquement de ces douleurs fulgurantes des membres inférieurs, il m'est arrivé bien souvent de découvrir, dans mon interrogatoire, quelques autres phéno-mènes prémonitoires de l'ataxie, tels, par exemple, que l'impuissance, la spermatorrhée.

Vous comprenez de quelle importance il est pour le médecin de pouvoir saisir dans un mot le sens de la phrase symptomatique qui bientôt va se dérouler tout entière, car si cette maladie offrait quelques chances de gué-rison, ce serait assurément à son début.

Bien que dans quelques cas elle ait une *marche* très rapide, comme je l'ai observé chez un individu de Saulieu, dont la maladie s'est généralisée

dans l'espace de six mois, et comme vous l'avez vu chez un maçon de la
salle Sainte-Agnès, cependant le plus ordinairement l'ataxie marche lentement et peut durer dix, quinze, vingt ans. Un de nos amis est ataxique
depuis vingt ans ; et je donne des soins à un officier polonais qui est
ataxique depuis l'année 1846, ce qui ne l'a point empêché de prendre une
part très active dans la guerre de la Hongrie en 1848. Il peut encore
aujourd'hui monter à cheval tous les jours ; il ne sent plus les étriers,
tant est grande l'insensibilité de ses pieds, mais il possède une telle force
des adducteurs des cuisses, qu'il se tient très solidement ; et un jour où
je voulais avoir la mesure de ses forces, je sentis ma main très douloureusement étreinte entre ses deux genoux.

Indépendamment de tous ces symptômes il est encore d'autres épiphénomènes que Duchenne (de Boulogne) a surtout signalés : ce sont des
viscéralgies, des névralgies, des névroses des voies respiratoires, des lésions de nutrition des articulations (arthropathies), des muscles (atrophie),
de la peau (zona).

Les fonctions digestives, dit Duchenne (de Boulogne), à propos des
viscéralgies, d'abord normales, se troublent à un certain moment de la
maladie, il survient de la constipation ou de la diarrhée ; on observe de
singuliers accidents gastriques, apparaissant tout à coup sans cause connue
et disparaissant de même, après une durée de quelques heures à deux ou
trois jours, et consistant en des douleurs gastralgiques avec gonflement
de la région épigastrique et quelquefois vomissements ; ces douleurs peuvent être atroces, continues, mais avec paroxysmes. Elles peuvent siéger
dans les intestins et être alors accompagnées d'une véritable dysenterie
avec selles sanglantes. Lorsque les crises entéralgiques sont accompagnées de constipation, elles se distinguent des coliques saturnines par un
ballonnement considérable du ventre. On peut les observer en même temps
que les douleurs gastralgiques. L'hyperesthésie simultanée des parois abdominales rend ces douleurs plus intolérables encore. Tout le temps que
durent ces douleurs gastralgiques ou gastro-entéralgiques, l'état du malade
semble très grave ; et cependant elles disparaissent tout à coup, après
quoi les fonctions s'accomplissent normalement comme devant. Cette disparition subite des viscéralgies et leur retour par intermittences, peuvent
être considérées, en général, dit Duchenne (de Boulogne), comme un des
signes probables de l'ataxie.

Quant aux névralgies, dit encore ce médecin éminent, il n'est pas rare
d'observer des douleurs névralgiques, également rémittentes, et ne durant
que de quelques heures à deux ou trois jours, continues avec exacerbations. Les souffrances qu'elles occasionnent sont horribles. On les observe
dans les nerfs intercostaux, dans les sciatiques, dans les nerfs du rachis ;
dans plusieurs cas, Duchenne les a vues siéger dans le cordon testiculaire,
dans la vessie, avec spasme du col.

Le même médecin a encore observé des *névroses des voies respira-toires*, ainsi des spasmes de la glotte, avec une raucité opiniâtre de la voix, spasmes revenant par crises plus ou moins rapprochées. Une fois le spasme a été assez complet pour fermer absolument la glotte et assez prolongé pour menacer le malade d'asphyxie. Duchenne a encore observé des toux nerveuses, opiniâtres, apyrétiques, quelquefois accompagnées d'une sorte de bronchorrhée de courte durée et revenant d'une manière rémittente[1].

Quant aux *arthropathies* et à *l'atrophie musculaire*, je vous en parlerai tout à l'heure à propos des lésions anatomiques qui les engendrent.

Le *pronostic* est relativement d'une extrême gravité, car si dans les cas heureux l'ataxie peut rester longtemps stationnaire, elle ne guérit pas. Peut-on, du moins, en enrayer la marche ? C'est ce que nous verrons lorsque nous parlerons du traitement.

Essayons d'analyser les principaux phénomènes qui caractérisent la maladie. Essayons de donner une idée du défaut de coordination des mouvements qui constituent le phénomène le plus saillant de l'ataxie confirmée.

Dans l'action de patiner, il faut, de la part de celui qui se livre à cet exercice, un ensemble, une coordination très remarquable de tous les mouvements du pied, de la jambe, du corps tout entier. En même temps qu'il se lance, le patineur doit se tenir en équilibre sur un seul patin, c'est-à-dire sur une lame de fer très mince et placée de champ. Il faut qu'un pied vienne se poser sur la glace au moment même où l'autre s'est détaché du sol. Si les deux pieds sont réunis, que de savantes combinaisons dans l'effort musculaire sont nécessaires pour que les patins évitent ou franchissent tout obstacle; que d'inflexions du corps en avant, en arrière ou latéralement; combien il est nécessaire aussi que les bras viennent faire l'office du balancier ! Cet exercice, si difficile pour les gens inhabiles, devient un jeu pour ceux qui s'y livrent souvent; il n'est pas de tour de force qui ne soit accompli sur la glace avec la plus grande facilité et souvent avec une très grande puissance. Eh bien ! cette nécessité de coordination musculaire, si frappante dans l'acte de patiner, existe pour tous les mouvements du corps. Les plus simples en apparence demandent une précision dont nous oublions la difficulté par l'habitude que nous avons contractée de les exécuter automatiquement. En réalité, aucun mouvement n'est simple; pour fléchir les doigts, les muscles extenseurs, antagonistes des fléchisseurs, entrent aussi en action. Il y a, dans tout mouvement, un acte complexe, une action commune de plusieurs muscles tendant au même résultat, et c'est cette communauté d'action, qui s'appelle synergie musculaire, qui fait l'harmonie des mouvements. Lorsque

1. Duchenne (de Boulogne), *De l'électrisation localisée*, 3e édition, 1872, p. 636.

cette synergie fait défaut, on dit qu'il y a manque de coordination : or c'est là un des caractères principaux de l'ataxie locomotrice et de la danse de Saint-Guy.

Ainsi que je vous l'ai déjà dit, messieurs, chez la plupart des ataxiques la sensibilité tactile s'émousse et s'éteint même, surtout à la plante des pieds, à la peau des jambes, et cette insensibilité remonte quelquefois jusqu'au tronc, en diminuant toutefois à mesure qu'on l'explore de bas en haut. Chose étrange, les malades peuvent toujours apprécier la température des corps.

L'insensibilité peut s'étendre plus profondément encore, et frapper les muscles et les surfaces articulaires.

Le désordre des mouvements peut être considérable lors même que les malades n'ont rien perdu de leur sensibilité, et à la fin du mois d'août 1861, je voyais, dans mon cabinet, un avocat célèbre de Dublin, qui avait naguère reçu les soins de l'illustre Graves, et qui tout récemment avait demandé des avis à MM. Corrigan et Carmichael. Chez lui, la sensibilité était intacte; mais le défaut de coordination était porté si loin, qu'il ne pouvait marcher que soutenu vigoureusement par un bras étranger.

Mais quand la sensibilité cutanée et profonde vient à manquer, le désordre est porté à son comble. C'est ici le lieu, messieurs, d'aborder une question de physiologie bien importante, à laquelle plusieurs médecins recommandables ont fait jouer le rôle principal dans l'ataxie locomotrice.

Charles Bell avait observé le fait suivant : « Une mère, nourrissant son enfant, est atteinte de paralysie, et perd la puissance musculaire d'un côté du corps, et en même temps la sensibilité de l'autre côté. Circonstance étrange et vraiment alarmante, cette femme ne pouvait tenir son enfant au sein avec le bras qui avait conservé la puissance musculaire qu'à la condition de regarder son nourrisson. Si les objets environnants venaient à distraire son attention de la position de son bras, ses muscles fléchisseurs se relâchaient peu à peu, et l'enfant était en danger de tomber. »

Par cet exemple, Ch. Bell établit que les muscles des membres reçoivent des nerfs qui jouissent de deux propriétés distinctes, l'une qui donne la puissance musculaire, l'autre qui donne la sensibilité musculaire, et, suivant le physiologiste anglais, l'intégrité de ces deux propriétés est indispensable à l'intégrité du mouvement : « La puissance musculaire, dit-il formellement, est insuffisante pour l'exercice des membres, si la sensibilité ne l'accompagne et ne la dirige. » La sensibilité musculaire est donc nécessaire à la fonction régulière du muscle, mais la vue peut suppléer à ce manque de sensibilité, comme chez la nourrice dont parle Bell.

Ch. Bell a donné le nom de *sens musculaire* à la conscience que nous aurions de l'action des muscles au moment où ils produisent un mouvement. Gerdy a proposé de l'appeler *sentiment d'activité musculaire*, et O. Landry, en 1855, a écrit un mémoire *sur la paralysie de ce sentiment*. Nous verrons tout à l'heure ce qu'il faut penser de l'existence de ce sens musculaire ou de ce sentiment d'activité musculaire ; mais dès à présent, je ne vois pas qu'elle soit démontrée par le fait que rapporte l'illustre physiologiste anglais.

Il faut établir une distinction importante entre la conscience du mouvement accompli et la conscience de la contraction musculaire qui accomplit le mouvement. Lorsque, fermant les yeux, nous exécutons sans efforts un mouvement assez étendu, il nous est impossible, avec la plus sévère attention, de sentir nos muscles se contracter ; mais nous sentons le mouvement imprimé aux leviers que la contraction des muscles met en jeu. Le fait est si vrai, que si nous interrogeons une personne fort intelligente, mais complètement étrangère aux notions anatomiques et physiologiques, et si nous lui demandons quel est le siège du mouvement d'extension et de flexion des doigts, elle le place exclusivement dans la main, et jamais dans l'avant-bras. Il faut un effort musculaire énorme ou longtemps soutenu pour qu'il soit perçu là où se passe réellement la contraction ; nous n'avons donc pas, dans l'état normal, le sentiment de l'activité musculaire, mais seulement le sentiment et la conscience du sentiment : ce qui est essentiellement différent.

En veut-on une nouvelle preuve : Si nous imprimons à la main, aux doigts ou aux membres d'une personne saine, une série de mouvements, elle apprécie à merveille l'étendue et la variété de ces mouvements ; mais bien que ses muscles restent tout à fait inactifs, elle n'a pas plus la conscience de cette inactivité, que tout à l'heure elle n'avait la conscience de l'activité ; elle ne connaît que le mouvement exécuté, elle ne sait pas où sont les instruments de ces mouvements.

Chacun de vous, messieurs, peut, dans le silence du cabinet, répéter ces expériences, et chacun devra demeurer convaincu que ce prétendu sens musculaire de Charles Bell n'existe réellement pas dans la contraction normale ordinaire. Asseyez-vous, appuyé le coude sur votre table, et imprimez à l'un des bras, aux doigts, des mouvements de flexion et d'extension. Vous aurez, même en fermant les yeux, parfaitement conscience de ces mouvements ; mais la sensation qui vous fait affirmer leur existence est en partie psychique et en partie sollicitée par une impression locale.

Permettez-moi, messieurs, d'expliquer ce qu'a d'obscur cette double proposition.

Ma volonté commande un mouvement, j'ai la conscience qu'il s'exécute, qu'il est exécuté ; j'ai cette conscience d'abord parce que l'expérience de tous les jours m'a appris que nos membres obéissent invariablement à notre volonté : c'est là la partie psychique dont je vous parlais tout à l'heure.

Si, maintenant, j'analyse avec grande attention les impressions qui se produisent pendant ces mouvements divers, je constate une sensation très évidente, mais non dans les muscles du bras. Si le coude est appuyé sur la table, comme dans le cas où nous nous plaçons, il y a une sensation de pression sur la partie olécrânienne, sensation toute cutanée ; dans le mouvement d'extension, une portion de la peau qui recouvre la partie postérieure et cubitale de l'avant-bras sera en contact avec la table ; dans la flexion, le contact cesse et se fait avec d'autres points de la partie postérieure et inférieure du bras, et cette double impression, toute cutanée, m'avertit que j'ai fait un acte d'extension ou de flexion.

Il en est de même pour les mouvements de la main. Si ces mouvements s'exécutent pendant que nous fermons les yeux, nous avons, par exemple, dans la paume de la main et à la face palmaire des doigts, une sensation de tension et de tiraillement quand nous ouvrons largement la main, une sensation de relâchement quand nous la fermons, en outre, une sensation toute particulière dans les articulations elles-mêmes, sensation grossièrement évidente et même douloureuse au moment du réveil. Mais quant aux sensations musculaires, elles n'existent que si la contraction est excessive, que si le muscle est douloureux, à la suite d'une contusion, d'une fatigue extrême, par exemple.

Comprenez bien, messieurs, que je ne nie pas la sensibilité musculaire, comme on a voulu me le faire dire ; je nie le sentiment d'activité musculaire, ce qui est tout autre chose.

Les muscles sont doués d'une sensibilité obtuse, et les chirurgiens, pendant les opérations sur les membres, l'ont mille fois constaté. Cette sensibilité, à peine éveillée par le tranchant du couteau, est très vive dans la crampe, très vive dans ce qu'on appelle le rhumatisme musculaire, très vive encore, comme je vous le disais, à la suite des phlegmasies des muscles, à la suite des fatigues extrêmes ; mais il ne faut pas conclure de la sensibilité morbide à la sensibilité physiologique. Les ligaments, les surfaces articulaires, deviennent très douloureux dans l'entorse et dans l'arthrite ; le col *utérin* prend quelquefois une exquise sensibilité dans la métrite, et vous savez combien peu ils sont sensibles dans l'état physiologique.

L'excitation électrique portée sur le muscle sain éveille des douleurs qui témoignent de la sensibilité du muscle. Si nous pinçons fortement le biceps, nous causons une douleur qui, sans doute, n'est pas très aiguë, mais qui est parfaitement distincte de la douleur cutanée, et qui par conséquent appartient au muscle. Les muscles sont donc sensibles; mais encore une fois cette sensibilité musculaire, que je n'ai jamais prétendu nier, est essentiellement différente du sentiment d'activité musculaire que je nie en tant que phénomène non psychique. Pour moi, il n'y a pas de sentiment d'activité musculaire appartenant au muscle et inhérent à la sensibilité du muscle; il n'y a qu'une conscience du muscle en action, phénomène psychique que j'ai expliqué plus haut, et des impressions locales étrangères au muscle qui nous avertissent de l'accomplissement de l'acte.

Si, tenant la main ou l'avant-bras de la personne qui tout à l'heure était assise et exécutait spontanément ces mouvements, vous imprimez vous-mêmes aux parties les mêmes mouvements, cette personne qui est l'objet de l'expérience saura à merveille, même les yeux fermés, que les mouvements ont été exécutés; mais elle en aura été avertie, non pas par le sentiment d'activité musculaire, car les muscles sont inactifs, mais par la nature de la pression que votre main exerce sur la sienne, et par les sensations qui se passent dans la peau et au voisinage des articulations.

La sensibilité cutanée et profonde joue donc ici un rôle fort important, et cette sensibilité est le régulateur des mouvements.

C'est par la sensibilité, c'est-à-dire par l'impression produite d'abord sur la peau, puis sur les parties plus profondes, puis sur les surfaces articulaires, que nous apprécions la forme, le poids, la résistance. Étendez le dos de la main sur une table sans qu'aucun effort musculaire intervienne, placez dans la paume de la main un corps quelconque, vous apprécierez à l'instant même une partie de sa forme et de son poids; et la notion de cette forme et de ce poids vous fera connaître ce qu'il faut dépenser de puissance musculaire pour saisir, embrasser, déplacer ce corps. Votre volonté répondra à l'impression reçue, et commandera aux muscles une action proportionnelle. Supposez maintenant la sensibilité éteinte dans les parties superficielles et profondes de la main; placez-y successivement deux corps identiques quant à la forme et à la couleur, mais tout à fait différents par leur consistance et par leur poids. Le contrôle de la sensibilité va manquer à l'intelligence, et la volonté ne va plus commander au muscle d'action proportionnelle; si l'individu qui fait le sujet de l'expérience reçoit l'ordre de saisir et de soulever l'objet placé sur la paume de la main, il restera nécessairement en deçà ou il ira au delà de l'action nécessaire, et comparé à un individu sain, il y aura dans ses mouvements une incohérence maladive. La puissance musculaire est intacte chez lui. Le sens musculaire ou le sentiment d'activité musculaire, n'est nullement troublé; il n'y a de troublée que la sensibilité cutanée profonde, moniteur de l'intelligence, et par conséquent de la volonté.

Dans le fait de Charles Bell, tant que la mère regardait son enfant et la main qui le soutenait, elle savait qu'elle devait fléchir ses doigts et son avant-bras si elle les voyait se relâcher, et les yeux étaient ici les moniteurs de l'intelligence. Le mouvement nécessaire pour approcher l'enfant du sein et pour l'y maintenir, n'était peut-être pas parfaitement proportionné, mais il était suffisant, pourvu que l'attention fût toujours en éveil; mais dès que la mère cessait de tenir les yeux fixés sur son enfant, il n'y avait plus rien pour l'avertir de soutenir l'effort musculaire et l'enfant, ou s'échappait de son bras, ou pouvait être pressé avec une violence dont la mère n'eût eu conscience que par l'impression qu'elle eût éprouvée elle-même sur les parties de son corps restées sensibles.

L'individu privé de sensibilité cutanée et profonde qui va exécuter des mouvements est dans un cas analogue au sourd qui veut parler. L'éclat de notre voix est en général proportionné à la nécessité de nous faire entendre; et si nous sommes sourds, nous n'avons plus de moyens de juger de l'intensité de notre voix, nous l'élevons de la manière la plus inopportune, ou nous l'abaissons de telle sorte que nous ne sommes pas entendus.

Je n'accepte donc pas, messieurs, ce prétendu sens musculaire ou ce sentiment d'activité musculaire. C'est assez dire que je ne puis accepter la théorie de Landry, qui fait consister l'ataxie locomotrice dans la perte du sentiment d'activité musculaire.

Si vous étudiez la névrose dans sa forme la plus grave, à la période la plus avancée, je confesse que le malade perd la sensibilité musculaire, la conscience de la pression, de la résistance; mais jamais la sensibilité musculaire n'est profondément troublée que celle de la peau et des surfaces articulaires ne le soit au moins autant, et je ne vois pas pourquoi il faudrait invoquer une fonction et des propriétés qui ne sont nullement démontrées, quand on a l'interprétation si simple que je vous donnais plus haut.

Mais, d'une part, messieurs, vous verrez des malades atteints d'ataxie conserver, même à un degré fort avancé, la sensibilité musculaire, comme dans le fait de cet avocat de Dublin que je vous citais tout à l'heure, comme vous l'avez pu constater chez trois de nos malades de la salle Sainte-Agnès, et chez un autre qui se trouvait dans le service de mon regrettable collègue Legroux.

D'un autre côté, la perte de la sensibilité musculaire peut exister sans ataxie locomotrice. Je vous rappellerai l'exemple de ce peintre en bâtiments qui entrait à la salle Sainte-Agnès dans le courant de mai 1861, et était couché au n° 9. L'anesthésie de la peau était complète sur tout le corps : on pouvait piquer, pincer le malade, il ne sentait rien; il distinguait, au contraire, très bien le chaud du froid, et quand on appliquait sur sa cuisse un vase rempli d'eau froide, il éprouvait une sensation fort désagréable. On pouvait presser violemment les masses musculaires de ses membres sans éveiller la moindre sensation, il n'en avait aucune conscience. Lorsqu'il contractait énergiquement ses muscles, il le savait parce que sa volonté avait commandé, mais il ne le sentait pas. Sa sensibilité était d'ailleurs à peu près intacte aux mains et aux pieds. Or, malgré cette insensibilité musculaire complète, il marchait parfaitement, et lorsqu'il marchait les yeux fermés, il le faisait avec autant d'aisance que l'aurait pu faire l'homme le mieux portant.

Ce fait que nous avons étudié avec le plus grand soin, prouve donc que l'insensibilité musculaire, qui entraîne nécessairement la paralysie du sentiment d'activité des muscles, ne suffit pas pour donner l'ataxie locomotrice; il faut, suivant nous, un autre élément sur lequel je reviendrai plus tard, il faut l'élément spasmodique.

Dans quelques cas, assez rares il est vrai, à une période même assez avancée de la névrose, les malades ont une hyperesthésie cutanée et musculaire extraordinaire. Dans le courant du mois de juillet 1861, un de nos honorables confrères de Rouen m'amenait dans mon cabinet un de ses clients atteint d'ataxie locomotrice arrivée déjà à un degré fort avancé. Le fait qui avait le plus frappé le médecin et le malade, c'était, en effet, une sensibilité de la peau et de la profondeur des membres tellement exagérée, que le moindre contact, la moindre pression, causait d'insupportables douleurs. Au moment où nous examinions ensemble le malade, ces phénomènes étranges avaient disparu; mais ils avaient duré plusieurs mois, alors que le désordre des mouvements et le défaut d'équilibration étaient déjà portés fort loin.

Le fait suivant, que j'ai étudié avec un grand soin, semblerait, au premier abord, favorable à la théorie de Landry, mais l'analyse plus exacte de cette observation permet de donner une interprétation contraire à celle de ce médecin recommandable.

Le lundi 26 janvier 1863, j'étais mandé par M. le docteur Collongue, auprès d'une dame âgée de près de quarante ans, qui, vers le milieu de l'année 1862, avait été frappée d'hémiplégie du côté gauche. La perte de la sensibilité et du mouvement avait été complète, l'intelligence n'avait pas été notablement troublée. Peu à peu les mouvements se rétablirent, et aujourd'hui je trouve cette dame cousant avec la main droite, pendant qu'elle tenait son ouvrage avec la main gauche naguère paralysée.

La sensibilité était *complètement éteinte* dans tout le bras et dans la main, ainsi que dans tout le membre inférieur; toutefois il restait une sensibilité *très obtuse* à la plante du pied. En pinçant la peau fortement, en pressant énergiquement les masses musculaires, la malade n'éprouvait absolument aucune sensation. En pressant les surfaces articulaires les unes contre les autres, je n'éveillais non plus aucune sensibilité. Je fermais la main, je l'ouvrais, je pliais l'avant-bras sur le bras, je l'étendais, la malade n'avait pas conscience de ce que je faisais. Elle distinguait toutefois à merveille le chaud du froid. Quand je lui tenais la main fermée, et que je lui disais de l'étendre, elle le faisait; je dirai tout à l'heure comment. Elle exécutait également le mouvement inverse, bien que ses yeux fussent fermés.

Si, pendant qu'elle avait les yeux fermés, je lui ouvrais la main, si je lui commandais d'étendre les doigts, elle agitait ses doigts dans le sens de l'extension; si alors je lui disais que sa main était fermée, et si je lui commandais de l'ouvrir, bien qu'elle fût déjà largement étendue, elle faisait un grand effort d'extension pendant lequel tous les doigts exécutaient des mouvements d'extention exagérés et désordonnés d'ailleurs.

Je lui commandais de fermer successivement tous les doigts de la main; elle le faisait les yeux fermés avec assez peu de précision; mais enfin elle le faisait. Quand elle tenait un objet qu'elle voulait ne pas lâcher, elle fixait ses regards sur sa main, et elle le serrait avec une énergie qui n'était pas proportionnelle à la nécessité du but à atteindre. De sorte que si, sans tenir un objet, elle voulait fortement fermer la main, elle le faisait avec une violence telle, qu'elle imprimait ses ongles dans la paume de sa main.

Si, tenant un objet, elle se mettait à causer et qu'elle vînt à détourner ses regards de l'objet tenu, elle le laissait échapper, et alors elle se servait d'un stratagème singulier pour éviter la chute de l'objet. Elle portait cet objet sur sa poitrine restée sensible, et elle était avertie par la sensibilité de la peau de la poitrine de l'intensité de l'effort, et cette sensibilité empruntée lui servait à rectifier, et en quelque sorte à proportionner les efforts des muscles de l'avant-bras qui donnaient le mouvement à la main.

Avec une volonté *assidue*, elle supplée pourtant à l'insensibilité de la peau, des muscles et des surfaces articulaires.

J'ai dit que, en lui faisant fermer les yeux et en lui ordonnant de clore la main, elle le pouvait faire. *Elle sait* qu'elle exécute ce mouvement, *elle ne le sent pas*. Si bien que lorsque, la nuit, elle place un objet dans sa main, elle le serre vigoureusement, trop vigoureusement; mais enfin elle le tient, tant que sa volonté est active et en quelque sorte tendue. En cela elle diffère du commun des hommes, qui, sans effort *manifeste* de la volonté, peuvent tenir un objet, même lorsqu'ils se laissent distraire par autre chose, témoin l'individu qui porte une canne ou un parapluie et qui évidemment n'a pas toujours la *volonté tendue* vers cet acte si peu important.

Je reviens à l'ataxie. La force musculaire est considérable. Quand, pliant l'avant-bras sur le bras, je veux l'étendre, malgré la volonté de la malade, j'éprouve une résistance à peu de chose près aussi grande que du côté droit. Quand, le bras étant tendu, je veux le fléchir, il en est de même. Il en est de même encore quand on veut éloigner le bras du tronc malgré la malade. La force musculaire est donc *à peu près intacte*.

Si j'ordonne à la malade d'étendre et de fermer alternativement la main, il y a alors un désordre tout à fait identique avec celui que nous observons chez les ataxiques les plus avancés. Au lieu de fermer la main par un mouvement d'ensemble, en fléchissant les quatre doigts qui recouvrent immédiatement le pouce, elle les fléchit successivement et avec un désordre étrange. Il en est de même si je lui ordonne de les étendre en ouvrant la main. Je dois dire que le désordre qui existe lorsque la malade regarde les mouvements qu'elle exécute, est infiniment plus grand quand les yeux sont fermés.

Dans les mouvements alternatifs de flexion et d'extension de la main, on s'aperçoit aisément que les antagonistes ne règlent plus ces mouvements qui sont vu plus ou moins étendus qu'ils ne doivent être. Pendant la nuit, la malade n'a conscience de la position de son bras que par la sensation qu'éprouvent les parties avec lesquelles ce bras est en contact. Si le bras est hors du lit, elle ne sait où il est. Quand elle marche, elle jette le pied et la jambe exactement comme une ataxique. Bien qu'elle ait conservé, à peu de chose près, ses forces musculaires dans la jambe gauche, il faut qu'elle se regarde marcher, autrement elle tomberait. Toutefois, elle sent à une résistance éprouvée dans l'articulation de la cuisse et un peu à une sensation très obtuse de la plante du pied, que ce pied pose sur le sol; mais cette double sensation n'est pas assez nette pour lui permettre de marcher dans les ténèbres. La nuit, elle ne sait où est sa jambe, à moins qu'elle ne soit en contact avec l'autre.

Ce fait m'a paru intéressant à bien des points de vue. Tout d'abord, l'âge de la malade, ses antécédents, sa situation excluent la possibilité d'une affection hystérique, et dès lors nous devons éloigner de notre esprit toute idée de supercherie, car malheureusement, dans beaucoup de circonstances, chez les femmes nerveuses, les phénomènes étranges qui s'offrent à notre observation laissent quelques préoccupations et nous tiennent en défiance. D'autre part, il est très évident que, chez cette malade, l'affection n'avait jamais eu les allures de l'ataxie locomotrice. Le début avait été consécutif à une attaque subite d'hémiplégie, due probablement à un épanchement de sang dans le cerveau. Jamais elle n'avait eu les douleurs caractéristiques de l'ataxie, jamais de trouble du côté des yeux. L'insensibilité de la peau, des muscles, des articulations, avait été soudaine; il est donc absolument impossible d'admettre ici l'existence de l'ataxie. Or, les troubles de la coordination étaient portés aussi loin qu'ils puissent l'être, et personne n'eût hésité à déclarer la malade ataxique si, chez elle, on avait observé les phénomènes qui ordinairement précèdent et accompagnent cette affection. Des faits de ce genre, s'ils étaient

nombreux, donneraient raison à la théorie de Landry; mais, ainsi que
nous l'avons déjà dit, on trouve un grand nombre d'ataxiques chez lesquels la sensibilité cutanée, musculaire et articulaire, est parfaitement
conservée, et plusieurs fois je vous en ai montré dans notre service. D'un
autre côté, vous pouvez vous rappeler un jeune homme atteint de paralysie diphthérique qui était dans notre salle Sainte-Agnès en janvier 1863,
et une jeune femme qui avait la même maladie dans notre salle Saint-
Bernard, au commencement de l'année 1862. Chez ces deux malades, la
sensibilité des pieds, de la peau des jambes, était singulièremeut émoussée et presque éteinte; on pouvait presser les masses musculaires sans
que cette pression fût perçue; on faisait jouer les articulations du pied et
du genou sans qu'ils le sentissent, et pourtant quand on les faisait marcher, ils n'avaient nullement les allures des ataxiques, mais seulement
celles des paralytiques. Ils traînaient péniblement leurs pieds sur le parquet, et n'avaient d'autre incertitude de la marche que celle qui appartient à la paralysie musculaire ordinaire. Quand on leur ordonnait de
fermer les yeux, ils pouvaient encore marcher, quoique avec un peu plus
de difficulté.

Vous voyez, messieurs, que si le fait de la dame de Passy vient donner
un appui à la théorie de Landry, d'autres faits beaucoup plus nombreux
viennent l'infirmer.

Reste à accepter, chez notre malade, l'idée d'une hémorrhagie ou d'un
ramollissement du cervelet, et alors ce cas rentrerait dans les cas d'*ataxie
cérébelleuse* sur laquelle M. Bouillaud[1], M. Hillairet[2] et M. Duchenne[3]
ont appelé l'attention du public médical; or, la soudaineté et la forme des
premiers accidents rendent plus probable cette dernière opinion.

On veut encore faire de la non-conscience des mouvements imprimés
aux membres un caractère de l'ataxie locomotrice; mais c'est là une
grande erreur qui ne résiste pas à l'épreuve clinique. Je confesse que,
chez les malades atteints d'hémiplégie à la suite d'une hémorrhagie cérébrale ou d'un ramollissement, les mouvements imprimés aux membres
paralysés sont parfaitement perçus, et sont même douloureusement perçus, pourvu toutefois que le sujet ne soit pas dans le coma; j'ajoute que,
lorsque l'on presse les muscles d'un hémiplégique, ces muscles sont souvent très douloureux, et qu'il éprouve tout de suite la sensation de la
crampe, ce qui n'a pas lieu au même degré, à beaucoup près, du côté

1. Bouillaud, *Leçons sur l'hémorrhagie cérébelleuse* (*Union médicale*, 1859, t. II,
p. 535).

1. Hillairet, *Mémoire sur l'hémorrhagie cérébelleuse* (*Archives générales de médecine*, 1858).

3. Duchenne (de Boulogne), *Mémoire sur le diagnostic des affections cérébelleuses
et de l'ataxie locomotrice progressive* (*Gazette hebdomadaire de médecine*, nos 19 et
31, 1864).

non paralysé. Mais dans la plupart des paraplégies (car c'est surtou avec la paraplégie que l'on peut confondre l'ataxie locomotrice), il n'en est plus ainsi.

Le 2 juillet 1861, je recevais dans mon cabinet une jeune demoiselle de Bernay, atteinte d'une paralysie complète des extrémités inférieures. Elle ne pouvait exécuter le moindre mouvement. La peau était peu sensible à la pression et au pincement ; lorsque je lui faisais fermer les yeux, elle sentait imparfaitement que je touchais le mollet ; mais elle n'avait nullement conscience de la pression que j'exerçais sur les muscles de cette partie, bien que ces muscles se contractassent énergiquement et convulsivement sous l'influence de cette pression. Si j'étendais sa jambe, si prenant le pied dans ma main, je faisais exécuter à cette partie des mouvements d'adduction, d'abduction, de flexion, d'extension forcées ; si je pressais fortement les os des articulations les uns contre les autres, il n'y avait aucune sensation perçue. Pendant la nuit, cette jeune fille ne savait dans quelle situation se trouvaient ses jambes. Ces symptômes étaient bien ceux que Landry assigne à la paralysie du sentiment d'activité musculaire [1], et pourtant c'était bien et dûment une paralytique, et non une ataxique. Ce qui a trompé Landry, c'est que très réellement, dans le dernier degré de l'ataxie locomotrice, il se produit de la paralysie du sentiment, comme je vous l'ai fait voir, et c'est là un phénomène qui appartient à la plupart des paraplégies.

Dans l'ataxie locomotrice qui n'est point encore arrivée à sa période extrême, et lors même que déjà les désordres des mouvements ne permettent plus de méconnaître la maladie, la sensibilité musculaire et articulaire peut être conservée, comme cela avait lieu pour l'officier supérieur et pour l'avocat de Dublin dont je vous ai raconté sommairement l'histoire ; et l'incertitude de la marche est portée fort loin, surtout quand le malade ferme les yeux, bien qu'il sente parfaitement le sol, bien que rien n'indique la moindre perturbation de la sensibilité.

Le fait de l'incertitude plus grande de la marche lorsque la vue est abolie, n'est pas davantage le signe de la perte du sentiment d'activité musculaire. Cette incertitude a lieu d'abord dans l'état le plus normal, et appartient tout aussi bien à la paraplégie la plus franche qu'à l'ataxie locomotrice. Tous tant que nous sommes, si nous fermons les yeux, nous dirigeons mal notre marche, et lors même que nous sommes certains de ne rencontrer aucun obstacle, nous marchons avec une hésitation particulière. Tout le monde connaît le fameux pari du tapis vert de Versailles, et l'on sait que personne ne peut, les yeux fermés, aller d'un bout à l'autre de la pelouse sans tomber dans les allées : cela démontre

1. Landry, *De la paralysie du sentiment d'activité musculaire* (*Moniteur des hôpitaux*, 1855).

que la vue est un contrôle nécessaire de la marche, et que les pas sont involontairement inégaux lorsque les yeux sont fermés. Cette inégalité des pas, dont nous n'avions pas conscience, démontre, de la manière la plus péremptoire, que ce que l'on appelle le sens d'activité musculaire est insuffisant pour nous diriger, qu'il n'est pas un moyen de contrôle complet, et que l'œil doit venir à son secours.

L'aveugle qui marche sur un trottoir, si habitué qu'il puisse être à se passer de la vue, est néanmoins obligé, pour ne pas dévier, de se servir de son bâton, qui le ramène dans la direction normale qu'il perd sans cesse.

Cependant comme je vous l'ai dit déjà, l'ataxique aveugle, lors même qu'il a conservé la sensibilité tactile et celle des articulations, diffère beaucoup de l'ataxique clairvoyant, et diffère surtout du paralytique.

Quelques mots encore, messieurs, à propos de cette question de physiologie pathologique sur laquelle nous aurons à revenir lorsqu'en étudiant les lésions anatomiques de l'ataxie locomotrice, nous discuterons les rapports qui peuvent exister entre ces lésions et les symptômes de la maladie.

En présence de faits irrécusables, dans lesquels une incoordination extrême des mouvements coïncidait chez les ataxiques avec un affaiblissement très peu prononcé, ou même avec l'intégrité absolue de la sensibilité cutanée ou musculaire, comme dans les cas auxquels j'ai fait allusion, on a voulu invoquer l'existence d'une *sensibilité profonde* ou *commune* dont les perturbations rendraient compte de ce que la persistance de la sensibilité cutanée et musculaire ne permettait pas de s'expliquer suivant les lois connues de la physiologie. L'auteur d'une revue critique, publiée sur le sujet qui nous occupe [1], définit ainsi cette sensibilité profonde ou commune (*cœnesthésie*) :

« C'est, dit-il, la perception très nette, bien que devenue presque inconsciente à force de continuité, que nous avons tous de la présence de nos organes, de leur volume, de leur poids, de leur forme, de leur situation, de leurs rapports. De tous les points de l'organisme, sans cesse montent vers les centres nerveux une infinité de courants sensitifs qui, pour notre bonheur, passent inaperçus de l'encéphale, mais dont les *interruptions* ou les *irrégularités* nous frappent vivement aussitôt qu'elles se manifestent. »

J'avoue, messieurs, que je ne me fais aucune idée de cette sensibilité commune, inconsciente, qui ne se révèle à nous qu'autant qu'elle est *interrompue*, ce qui revient à dire qu'autant qu'elle n'existe plus. De l'aveu même de ceux qui l'admettent, ce n'est pas à la physiologie qu'il faut

---

1. Axenfeld, *Des lésions atrophiques de la moelle épinière* (*Archives générales de médecine*, août et octobre 1863, p. 486).

demander de nous la faire connaître; c'est sur le terrain de la pathologie que nous sommes plus en mesure de l'étudier. Cependant, je doute que le médecin soit ici plus heureux que le physiologiste; et, quant à présent, les exemples qu'on a cités à l'appui de la thèse que l'on soutient ne m'ont pas paru convaincants. Ces exemples, peu nombreux d'ailleurs, ont trait à des malades qui « étaient hors d'état d'indiquer au juste la position de leurs membres, à moins de la vérifier par la vue; ces malades n'avaient pourtant qu'une obtusion du tact légère et bornée à une région circonscrite du tronc ». L'auteur à qui j'emprunte la citation de tout à l'heure, parle de deux femmes qu'il a lui-même observées, et dont l'une « était obligée de noter la place où elle mettait ses mains au moment de s'endormir pour être sûre de les retrouver dans l'obscurité ». Cette observation me paraît encore de bien faible valeur, alors même qu'on aurait constaté l'état de la *sensibilité articulaire*, dont on néglige de tenir compte.

Vous entendez bien, messieurs, que nous ne confondons point cette prétendue sensibilité *profonde* avec la sensibilité organique, que personne ne conteste. Celle-ci, à l'inverse de ce qu'on imagine pour celle-là, ne se manifeste qu'en s'exaltant dans l'état pathologique. Ainsi l'estomac, qui à l'état normal fonctionne en silence, se fait sentir quand il digère mal; ainsi les organes normalement insensibles prennent, sous l'influence de ce que l'on est convenu d'appeler inflammation, une sensibilité exagérée et deviennent le siège de douleurs quelquefois des plus violentes.

J'arrive maintenant au *diagnostic différentiel*. L'ataxie débute le plus souvent par les membres inférieurs; les malades se disent paralysés, et pour quelques observateurs, ils ont été considérés comme paraplégiques, erreur qui était surtout pardonnable dans les cas où il y avait paralysie réelle de la vessie et du rectum, avec sensation de ceinture abdominale, fourmillements des extrémités inférieures, etc. Mais, pour éviter cette erreur, il suffit d'interroger la puissance musculaire de ces prétendus paraplégiques, et bientôt on acquiert la conviction qu'il n'y a point de paralysie. Les observations que je vous ai citées prouvent toute la valeur de cette remarque; rappelez-vous les différents malades de la salle Sainte-Agnès, et l'observation de celui que nous voyions avec M. Duclos (de Tours).

Il est une forme d'ataxie due à la présence de tumeurs dans le cervelet. M. Hérard nous en a donné[1] une observation très remarquable. Le malade avait perdu la faculté d'associer, de combiner, de coordonner tous les mouvements dont se composent les actes si complexes de la locomotion, de la station, etc. On avait en même temps constaté l'absence de la paralysie de la sensibilité et de la motilité, soit générale, soit partielle, directe ou croisée.

---

1. Hérard, *Union médicale*, t. III, 1860, p 230.

Il n'y a rien jusqu'ici qui différentie la maladie dont il est question dans cette observation de l'ataxie locomotrice proprement dite, puisqu'il y a des ataxies locomotrices sans paralysie. Mais, dans le cas observé par M. Hérard, on a noté des vomissements d'une extrême fréquence, ce qui, d'après les intéressantes recherches de M. Hillairet, devait déjà faire supposer que le siège de la maladie était dans le cervelet. Mais le diagnostic devenait encore plus facile, si l'on se rappelle que, chez le malade de M. Hérard, il n'y avait point eu le cortège des phénomènes prémonitoires de l'ataxie proprement dite : douleurs spéciales dans les membres, le tronc, troubles de la vue, paralysies diverses, etc.

Je ne crois pas devoir insister sur le diagnostic différentiel avec la paralysie générale des aliénés et la chorée ; ces deux états morbides ont des caractères tellement tranchés, que l'erreur nous semble impossible.

Nous venons de parler de l'ataxie cérébelleuse, c'est pour nous l'occasion de rendre à M. le professeur Bouillaud la part de priorité qui lui revient dans l'étude expérimentale et clinique des lésions du cervelet. Déjà en 1828, et plus tard en 1847[1], mon savant collègue avait spécifié *l'espèce de mouvements coordonnés* auxquels les lésions du cervelet portaient atteinte : ainsi la progression, la station et l'équilibration. Pour de plus amples détails, vous pourrez consulter les leçons de M. Bouillaud, qui ont été publiées par M. Auguste Voisin[2].

§ 2. — Anatomie pathologique de l'ataxie locomotrice progressive. — Relations entre les lésions et les symptômes. — Nature de la maladie. — Traitement.

Messieurs, je veux maintenant parler de l'anatomie pathologique ; des relations que l'on doit chercher à établir entre les lésions que l'on trouve après la mort, et les symptômes observés pendant la vie. Je veux enfin discuter la nature de la maladie et vous indiquer la place qu'elle me paraît occuper dans le cadre nosologique.

Dans son *Traité de l'électrisation localisée*[3], où, le premier, il nous a donné la description la plus complète et la plus claire des symptômes de l'ataxie locomotrice progressive, M. Duchenne (de Boulogne) ne dit rien de l'*anatomie pathologique*. Du moins ne rapporte-t-il qu'une seule observation dans laquelle il ait eu l'occasion de rechercher sur le cadavre les altérations qui auraient pu caractériser la maladie ; encore, dans cette observation très succincte, dont le sujet est un individu qui, en 1858, succomba dans le service de M. Nonat à l'hôpital de la Charité, l'encé-

1. *Nosographie médicale.*
2. Bouillaud, *Leçons sur l'hémorrhagie cérébelleuse* (*Union médicale*, 18, 25 et 28 juin 1859).
3. *De l'électrisation localisée*, 3e édition. Paris, 1872.

phale et la moelle épinière, examinés avec le plus grand soin, n'avaient présenté aucune lésion anatomique appréciable à l'œil nu[1]. Ces résultats négatifs des recherches nécroscopiques ne venaient guère à l'appui de la théorie que M. Duchenne s'était faite à priori sur la nature de la maladie. Considérant, en effet, que depuis les belles recherches de MM. Flourens et Bouillaud, le cervelet était regardé comme le siège de la faculté coordinatrice des mouvements, M. Duchenne admettait que, dans l'ataxie locomotrice, le trouble de coordination des mouvements qui en constitue le phénomène primordial, devait être « nécessairement produit par une lésion, soit anatomique, soit dynamique du cervelet »; puis, en tenant compte de l'ordre d'apparition et de progression des symptômes, il admettait, en outre, que le travail morbide central d'où relevaient ces symptômes, commençait, en général, par les nerfs moteurs de l'œil et par les tubercules quadrijumeaux, pour s'étendre de là aux pédoncules cérébelleux supérieurs et enfin au cervelet.

M. Duchenne a du reste complètement abandonné cette théorie, dès que les faits, aujourd'hui en assez grand nombre, nous ont appris que, dans l'ataxie locomotrice progressive, c'est la moelle, et presque toujours une portion limitée de cet organe, la région dorso-lombaire surtout, bien rarement la région cervicale, qui est le siège des lésions que l'on rencontre à l'ouverture des cadavres, tandis que le cervelet ne présente aucune altération notable.

Ces lésions occupent, — et c'est là un fait considérable sur lequel j'appelle tout de suite votre attention, — ces lésions occupent les cordons postérieurs de la moelle et les racines qui en émergent; ce n'est qu'exceptionnellement qu'elles envahissent les faisceaux latéraux et antérieurs. Elles consistent, tantôt en une sorte de dégénérescence grise, tantôt en un état gélatineux et translucide; en une diminution de consistance ou bien en une induration, ce qu'on appelle la *sclérose;* le plus ordinairement il y a une réduction sensible du volume de ces faisceaux postérieurs, quelquefois, mais très rarement, ce volume est augmenté. Les altérations des racines postérieures marchent parallèlement avec celles de la moelle, en ce sens que ces altérations sont plus prononcées dans les racines attenantes aux points les plus affectés des faisceaux correspondants.

Quant à ce que l'examen microscopique nous montre, permettez-moi d'emprunter à un travail de M. le professeur Axenfeld[2], le résumé des observations faites par un grand nombre d'auteurs:

« Dans la *substance blanche* des cordons postérieurs, devenue grise ou

---

1. Duchenne (de Boulogne), *ibid.,* p. 608.
2. Axenfeld, *Des lésions atrophiques de la moelle épinière* (*Archives générales de médecine,* août 1863, p. 22).

jaunâtre, on voit, d'une part, les tubes nerveux clairsemés, pâles, grêles
ou variqueux, réduits parfois à leur seule gaine ou présentant un contenu
granuleux; quelques-uns conservant leur *cylinder axis*. D'autre part, la
substance conjonctive hyaline (*névroglie* de Virchow), sorte de gangue où
ces tubes se trouvent implantés, a pris un aspect fibrillaire, et présente,
avec des granulations amorphes en grande quantité, un certain nombre
de noyaux allongés et quelques cellules plus rares (peut-être les noyaux
appartiennent-ils, du moins pour la plupart, aux gaines nerveuses). On
y trouve, en outre, des corpuscules amyloïdes plus ou moins abondants,
reconnaissables à leur réaction ordinaire avec de la teinture d'iode. Enfin,
les vaisseaux y ont pris un développement considérable, et leurs parois
épaissies, composées de plusieurs couches, sont incrustées d'un dépôt de
granulations graisseuses.

» Dans les cornes postérieures de la *substance grise*, mêmes altérations, mais moins marquées. La teinte rougeâtre de cette substance tient
à l'injection de son réseau capillaire; quelquefois on y remarque une
teinte plus foncée, noirâtre, due à la présence de nombreuses granules
pigmentaires. Les tubes y sont quelquefois détruits, les cellules nerveuses déformées; mais le plus souvent ces éléments demeurent intacts.

» Les changements notés dans les racines postérieures ne diffèrent pas
de ceux des cordons correspondants. Il en est de même des portions altérées du bulbe, de la protubérance, des nerfs optiques, etc.

» En somme, toutes ces altérations caractérisent nettement une *atrophie*
de la substance nerveuse. »

La lésion est, en général, localisée d'abord dans les points les plus
rapprochés de la commissure et de son bord postérieur, et siège dans la
gangue conjonctive; de là le travail d'irritation peut s'étendre, à une
période avancée de la maladie, soit aux cordons antéro-latéraux, soit aux
cellules des cornes antérieures. Elle consiste en une prolifération du tissu
conjonctif, dont les noyaux, considérablement augmentés, compriment,
déforment et atrophient les tubes nerveux, ou les réunissent en une masse de
myéline dans laquelle flottent irrégulièrement un ou plusieurs cylindres
d'axe souvent atrophiés, exceptionnellement hypertrophiés. A un degré
plus avancé, le tissu conjonctif proliféré devient fibroïde.

Nous venons de voir que le travail de prolifération conjonctive pouvait
s'étendre aux cornes antérieures de la moelle; dans une autopsie faite
à la Salpêtrière (service de M. Charcot), M. Pierret a noté, dans toute la région cervicale, un amoindrissement notable d'une des cornes antérieures
(la droite); on y observait en outre une quantité considérable de myélocites,
agglomérés au nombre de cinq ou six, de manière à former de petits
groupes, accumulés surtout au voisinage immédiat des grandes cellules
nerveuses. Quant aux cellules, beaucoup étaient infiltrées d'une énorme
quantité de pigment et plusieurs avaient subi un commencement d'a-

trophie. Dans ce cas, selon M. Pierret, l'irritation envahissant progressivement les fibres nerveuses radiculaires internes, dans le sens de leur direction centripète, se serait répandue à la longue jusqu'aux dernières limites connues de ces fibres. Bornée, dans une première période, à la première partie du parcours intra-spinal des faisceaux radiculaires postérieurs internes, elle se serait étendue ensuite, conformément aux données de l'anatomie normale, au noyau postéro-externe des cellules nerveuses de la *corne antérieure* de la substance grise et, vers la même époque, elle se serait communiquée au *cordon latéral*. Or, la marche des symptômes avait été parfaitement concordante avec celle des lésions médullaires : ainsi la malade, après avoir eu de vives douleurs ataxiques dans les membres, puis de l'incoordination locomotrice surtout dans le membre inférieur droit, puis de la perte de la sensibilité tactile et de la notion de la position des membres (correspondant au siège primitif de la lésion dans les cordons postérieurs) ; la malade, dis-je, eut, un an avant sa mort, des contractures et de la rigidité des articulations des membres supérieur et inférieur droits, avec tremblements dans les mouvements volontaires, et enfin, dans la dernière année de la vie, une *atrophie* très notable et rapidement progressive des masses musculaires du côté droit (troubles et lésions correspondant à la propagation des lésions aux cordons antéro-latéraux et aux cornes antérieures). Or, on sait que les cellules des cornes antérieures ne sont pas seulement motrices, qu'elles sont aussi *trophiques;* eh bien, dans le cas actuel, les masses musculaires altérées présentaient un état vaguement granuleux; quelques-unes des gaines étaient vides; il y avait une énorme multiplication des noyaux du sarcolème et atrophie simple des fibres musculaires.

C'est à l'aide de ce fait et de quelques autres analogues que M. Charcot a pu, par la propagation de l'irritation et de la lésion des cordons postérieurs aux cornes antérieures de la moelle, s'expliquer les lésions *trophiques* périphériques qui se développent dans le cours de l'ataxie locomotrice : ainsi, indépendamment de l'atrophie musculaire dont il vient d'être parlé, M. Charcot a signalé le premier des *arthropathies*. Cette lésion de nutrition, qui est rare, consiste dans un gonflement de la jointure et des parties voisines; elle entraîne une altération profonde des surfaces articulaires ainsi que des ligaments; et c'est bien une lésion de nutrition, car elle n'est précédée d'aucun des symptômes de l'inflammation et se développe sans douleur, sans chaleur, sans rougeur ni fièvre [1].

1. Pierret, *Sur les altérations de la substance grise de la moelle épinière dans l'ataxie locomotrice (Archives de physiologie et de pathologie*, nos 5 et 6; 1870; — Charcot, *Arthropathie liée à l'ataxie locomotrice (Ibid.*, 1868); — Charcot et Joffroy, *Note sur une lésion de la substance grise de la moelle dans un cas d'arthropathie liée à l'ataxie locomotrice (Ibid.*, 1870); — Duchenne (de Boulogne), *De l'électrisation localisée,* 1872, p. 637 et 657.

Il n'est peut-être pas sans intérêt de rapprocher de ces lésions si bien décrites celles qui ont été antérieurement observées par MM. H. Bourdon et Sappey, et que je vous avais signalées dans nos premières conférences sur l'ataxie locomotrice.

Dans le premier cas, il s'agissait d'un malade qui succomba à trente-huit ans, après avoir mené une existence très agitée ; vers l'âge de vingt-cinq ans il eut, pendant deux ans, des attaques épileptiformes dues à l'abus de l'absinthe, et qui cessèrent quand cessa cet abus. A trente-deux ans apparurent les premiers symptômes de l'ataxie locomotrice, qui furent d'abord une incertitude dans la marche ; il n'y eut jamais de douleurs fulgurantes, mais une douleur sous-occipitale qui sembla coïncider avec de l'affaiblissement de la vue, de la diplopie et une faiblesse marquée des fonctions génitales. Les derniers temps de la vie furent signalés par des désordres digestifs considérables : vomissements, hoquet, diarrhée incoercible, d'où l'épuisement et la mort.

« A l'autopsie, dit M. Bourdon [1], le *cerveau*, le *cervelet* et l'*isthme de l'encéphale* ne présentaient qu'un certain nombre d'injections partielles de peu d'importance.

» La *moelle*, au contraire, offrait des lésions profondes et qui ont d'autant plus de valeur qu'elles ont été constatées avec l'aide d'un micrographe distingué, M. Luys.

» 1° La *dure-mère* est fortement vascularisée dans toute son étendue ; cette injection s'étend jusque dans les dernières branches de l'arbre circulatoire, ce qui donne à cette membrane une teinte générale rouge sombre. Elle est, de plus, très notablement épaissie au niveau de sa région supérieure, et en quelque sorte œdématiée. Pas de traces d'anciennes exsudations.

» 2° La *pie-mère* rachidienne est également vascularisée d'une façon tout à fait anomale, seulement cette vascularisation est d'autant plus prononcée, que l'on se rapproche du tiers inférieur de la moelle, et que l'on examine ses faisceaux postérieurs. En ces points, en effet, la pie-mère est fortement adhérente aux faisceaux postérieurs ; elle offre, comme ceux-ci, une teinte jaunâtre, et ne peut en être détachée sans entraîner avec elle des fragments de tissu nerveux.

» 3° Les *faisceaux postérieurs* sont le siège de la lésion la plus remarquable ; on les voit se dessiner, sous l'aspect de deux fascicules transparents, vitreux, à coloration jaune ambré par places, et jaune rougeâtre en d'autres points, suivant que la vascularisation y est plus ou moins prononcée. Leur consistance est moindre que normalement, mais ils ne sont pas diffluents, et de plus, chose digne d'être notée, ils ne sont pas rom-

---

1. Bourdon, *Études cliniques et histologiques sur l'ataxie locomotrice progressive* (*Archives générales de médecine*, novembre 1861).

pus dans leur continuité ; en écartant avec une aiguille fine les fascicules qui les constituent, on pourrait facilement les suivre dans une certaine étendue.

» Cette *dégénérescence* des faisceaux postérieurs a son maximum à la région lombaire, mais elle se propage à la région dorsale, n'occupant exactement que l'espace compris entre les cornes postérieures droite et gauche, et disparaissant, en s'atténuant, à la région brachiale. Néanmoins au niveau de la région bulbaire supérieure, les portions de substance blanche qui avoisinent la commissure grise présentent les traces encore appréciables de ce mode de dégénérescence.

» Cette coloration spéciale des faisceaux postérieurs était due à la transformation subie par les *tubes nerveux* qui les constituent. La plupart de ces tubes, en effet, avaient disparu en tant qu'éléments anatomiques propres ; on n'en retrouvait plus comme traces que la gaine vide, dont les parois étaient adossées les unes contre les autres. Ceux dont la dégénérescence était moins avancée, avaient encore leur cylindre apparent ; seulement ces cylindres, au lieu d'être unis sur les bords, d'aspect rubané et à peine teintés en jaune pâle, étaient tomenteux, raboteux et d'une nuance jaune rappelant celle de l'ambre. Les capillaires étaient répartis au milieu des éléments nerveux dans une très forte proportion.

» 4° Les *faisceaux latéraux*, sauf une coloration jaunâtre très légère et très superficielle occupant les régions les plus inférieures, étaient parfaitement conservés dans toute leur étendue, depuis la région la plus inférieure jusqu'aux régions supérieures de la moelle.

» 5° Les *faisceaux antérieurs*, à la région lombaire, étaient moins épais et moins fermes au toucher que normalement ; leur coloration était normale et complètement différente de celle des faisceaux postérieurs.

» 6° *Substance grise.* — A la région lombaire, et dans le quart inférieur de la moelle, cette substance avait perdu sa consistance dans sa partie centrale surtout ; les fibres qui la constituent étaient toutes plus ou moins rompues par places ; dans certaines portions, quelques fibres pouvaient être néanmoins suivies ; en ces endroits, la forme des cornes antérieures et des cornes postérieures était encore parfaitement reconnaissable. Ainsi, en l'étudiant par des coupes horizontales, on pouvait constater la conservation des réseaux de cellules étendues des cornes postérieures aux cornes antérieures, et, un millimètre plus haut ou un millimètre plus bas, ne plus rencontrer que des fibres rompues, que des amas de granulations graisseuses, et qu'un détritus informe. Néanmoins dans ces portions dégénérées, les *cellules nerveuses* n'avaient pas toutes disparu ; un certain nombre étaient munies de leurs prolongements, mais la plupart, soit celles des cornes antérieures, soit celles des cornes postérieures de la substance grise de Rolando, soit celles des régions intermédiaires, étaient ratatinées, déchiquetées sur leurs bords et recouvertes d'un certain nombre de granulations pigmentaires beaucoup plus abondantes qu'à l'état normal ; elles étaient, en un mot, en période d'*involution*.

» Les vaisseaux capillaires étaient aussi, dans cette substance grise, considérablement turgides. Le réseau capillaire avait été incontestablement le siège de congestions partielles passagères ; car dans les points où la substance grise effondrée avait perdu sa consistance, il existait des dépôts amorphes de matière hématique sous forme diffuse, attestant qu'il y avait eu antérieurement des poussées congestives.

» 7° *Racines postérieures*. — L'examen des fibres nerveuses, dans leur continuité jusqu'au point où elles arrivent dans les ganglions, n'ayant malheureusement pas pu être fait, on n'a pu les étudier que dans leur trajet étendu de ces ganglions aux faisceaux postérieurs.

» Tous les *ganglions des racines postérieures* de la région lombaire étaient augmentés de volume et surtout d'une rougeur et d'une vascularité insolites. Leur consistance n'était pas diminuée, leur membrane d'enveloppe était notablement épaissie. A la coupe on reconnut, outre l'existence de vaisseaux capillaires énormément dilatés, des traces non équivoques d'anciennes poussées congestives, avec diffusion de matière hématique.

» De plus, les *corpuscules ganglionnaires*, au lieu de présenter, comme à l'état normal, quelques granulations pigmentaires brunâtres, qui ne couvrent qu'une portion de leur surface, étaient littéralement saupoudrés de granulations jaune rougeâtre : les uns étaient ratatinés, déchiquetés sur leurs bords ; d'autres, au contraire, étaient volumineux, pâles, décolorés, presque sphériques, et rappelant d'une façon assez nette l'aspect des vésicules adipeuses, avec lesquelles on aurait pu les confondre, si l'on n'avait eu pour se guider, d'une part, les traces encore apparentes des anciens noyaux, et, d'autre part, les vestiges des tubes nerveux effilés encore adhérents à leurs parois. Un certain nombre de corpuscules ganglionnaires avaient encore conservé leurs rapports normaux avec les filaments nerveux qui les entouraient.

» Ces lésions, limitées à des portions de ganglions, ne se sont présentées que dans les ganglions des racines lombaires.

» Les nerfs de la queue de cheval offraient un aspect bien caractéristique : au lieu de se présenter avec cette forme cylindroïque, cette consistance ferme et cette coloration blanchâtre que tout le monde leur connaît, ils étaient aplatis, rubanés, et ressemblaient à des lanières de parchemin détrempées dans l'eau depuis longtemps ; leur coloration, du reste, était, pour ceux qui viennent des faisceaux antérieurs, grisâtre et transparente, et pour ceux qui vont aux faisceaux postérieurs, d'une teinte jaunâtre uniforme, avec un aspect vitreux. De gros troncs vasculaires accompagnaient, en bien plus grande abondance que normalement, les fascicules nerveux qui se rendaient aux cordons postérieurs.

» Tous les filaments nerveux étendus des ganglions aux faisceaux postérieurs, avec lesquels ils se continuent, présentaient le même aspect jaunâtre que celui de ces faisceaux. Le mode de dégénérescence des tubes nerveux était le même : c'était le même état d'affaissement des parois et le même aspect jaune ambré des cylindres lorsqu'ils étaient encore apparents.

» Cette lésion des racines postérieures n'occupait que la région lombaire : à la région dorsale, par nuances insensibles, les racines postérieures reprenaient leur aspect normal; aux régions supérieures de la moelle, elles ne paraissaient plus modifiées dans leur aspect. Ainsi les filets radiculaires du *nerf glosso-pharyngien*, du *nerf pneumo gastrique*, du *nerf acoustique* et du *nerf trijumeau* n'offraient rien d'appréciable.

» 8° En général, les *racines antérieures* étaient touchées d'une manière infiniment moins prononcée que les racines postérieures. A la région lombaire, ces racines étaient moins fermes que d'habitude; elles étaient transparentes, grisâtres d'aspect. Les tubes nerveux n'étaient pas altérés d'une manière bien sensible; on a pu reconnaître, dans la plupart, des cylindres continus, sans ruptures, recouverts par une gaine intacte. La myéline interposée était très sensiblement diminuée, de sorte que ces nerfs des racines antérieures, qui sont habituellement volumineux et blancs, offraient, par le fait de leur atrophie, l'aspect des nerfs dépourvus de moelle que l'on trouve dans les portions grises des centres nerveux.

» A la région dorsale, les racines antérieures avaient repris un aspect normal, de même à la région supérieure de la moelle. Les racines du *nerf spinal* et du *nerf facial*, à droite et à gauche, avaient l'apparence normale; il en était de même des filets radiculaires des *nerfs hypoglosses*.

» Mais les deux *nerfs moteurs oculaires externes*, de même que les deux troncs des *nerfs moteurs oculaires communs*, offraient une modification très remarquable dans leur aspect. Les *moteurs communs* étaient passés à l'état de cordons grisâtres, œdématiés en quelque sorte et réduits à la moitié à peine de leur volume; ils se sont cassés en quelque sorte spontanément, lorsque, par de légères tractions, on a cherché à dégager le cerveau de la boîte crânienne.

» Les *moteurs externes* présentaient la même altération, mais à un degré moins avancé; ces nerfs étaient aussi tous deux diminués de consistance et de volume, avec une coloration grisâtre. Les parois des tubes nerveux qui les constituaient étaient également revenues sur elles-mêmes; dans quelques-unes, le contenu (cylindre et substance grasse interposée) avait été complétement résorbé, de nombreux vaisseaux capillaires accompagnaient les fascicules nerveux en les enlaçant en tous sens.

» En poursuivant dans la substance grise du quatrième ventricule la recherche du tronc du nerf moteur oculaire externe jusqu'à son point d'origine réelle, on reconnut qu'une série de gros troncs vasculaires était interposée sur le trajet des fibrilles originelles de ce nerf, qu'ils devaient probablement comprimer d'une manière notable.

» Les racines du nerf pathétique offraient le même aspect comme coloration et comme consistance. »

Dans le second cas, l'affection dura quinze ans, et le malade succomba à la phthisie pulmonaire. Le début fut signalé par des douleurs fulgurantes; puis le malade devint impuissant; l'ataxie de la marche ne vint qu'après.

A l'autopsie, qui fut faite par le professeur Sappey, avec l'assistance de M. Dumontpallier, on trouva « le cerveau bien conformé, d'une consistance normale, sans aucune trace d'injection. Divisé couche par couche, et réduit en segments de plus en plus petits, il nous offre dans chacune de ses parties constituantes l'intégrité la plus parfaite.

» Le cervelet, la protubérance annulaire, le tube rachidien sont également sains.

» La moelle épinière, dans sa portion cervicale et dans sa portion dorsale, possède ses dimensions, sa consistance, sa coloration et ses attributs ordinaires.

» Sa portion inférieure ou lombaire a subi une légère diminution de volume. Après l'avoir incisée transversalement dans le voisinage de sa continuité avec la portion dorsale, nous remarquons sur la coupe, au niveau des cordons postérieurs, une teinte grisâtre qui atteste manifestement une altération de ces cordons. Ceux-ci ont conservé, du reste, leur consistance habituelle.

» Les racines antérieures de cette portion lombaire ont conservé les caractères qui leur sont propres. Les postérieures sont au contraire très considérablement atrophiées. Leur atrophie devient surtout saisissante lorsqu'on la compare aux racines correspondantes d'une moelle épinière exempte de toute altération. Il devient alors facile de reconnaître qu'elles ont perdu environ les deux tiers ou les trois quarts de leur volume primitif. Leur aspect est aussi très notablement modifié; elles ne sont pas blanches, mais d'un gris rougeâtre, et assez semblables à des faisceaux de vaisseaux capillaires sanguins. En outre, elles ne font pas saillie à la surface de la moelle, au niveau de leur point d'émergence, mais s'étalent et s'appliquent sur celle-ci à la manière de petits rubans déliés et presque sans épaisseur.

» A l'examen histologique, M. Sappey trouve que les tubes nerveux qui forment ces racines postérieures ont perdu très manifestement une forte proportion de leur substance médullaire. Quelques-uns cependant semblent encore pleins; c'est à peine s'ils ont perdu une quantité appréciable de leur moelle; à leur centre on retrouve le *cylinder axis*.

» Parmi les autres tubes, la plupart ont subi une notable réduction de calibre, par suite de la résorption partielle de leur contenu ; en outre, ils sont rétrécis sur certains points, renflés un peu plus loin, très irréguliers en un mot. Dans un très grand nombre, la substance médullaire a complètement disparu de distance en distance, en sorte qu'ils paraissent çà et là comme étranglés. Enfin, il en est dans lesquels la moelle ne se montre que de loin en loin et seulement à l'état de vestiges, ou bien dans lesquels elle a totalement disparu ; vus à un grossissement de 400 diamètres, ces derniers paraissent filiformes, sans offrir toutefois un contour parfaitement régulier.

» La lésion des racines postérieures chez cet ataxique était essentiellement caractérisée par la résorption de la substance médullaire contenue dans les tubes nerveux qui les composent ; et comme entre les tubes à peu près pleins et les tubes entièrement vides on en retrouve une foule d'autres très inégalement altérés, il en résulte qu'on peut facilement suivre l'atrophie de ces tubes dans toute la série de ses dégradations.

» Les tubes pleins nous rendent compte de la persistance de la sensibilité sur plusieurs points des téguments. Les tubes vides, ou en partie vides, nous expliquent les troubles survenus dans la sensibilité des membres inférieurs. »

Messieurs, ne voyez-vous pas de singulières contradictions entre les lésions médullaires et les symptômes de l'ataxie locomotrice progressive ?

Dans cette maladie essentiellement caractérisée par les troubles de la motilité, et où la perte de la sensibilité ne joue qu'un rôle relativement secondaire, puisqu'elle peut faire plus ou moins complètement défaut, on devrait, en effet, s'attendre à trouver les lésions, non dans les faisceaux postérieurs, mais bien dans les faisceaux antérieurs. Or, c'est l'inverse qui a lieu.

Ces contradictions, cependant, ne sont peut-être pas aussi absolues qu'elles le paraissent, du moins quant à l'absence de lésions des faisceaux antérieurs. Si ces lésions n'existent pas, il n'y a pas non plus de paralysie ; la force musculaire, j'ai appelé votre attention sur ce fait capital, est conservée au milieu des troubles de la motilité, et ceux-ci peuvent s'expliquer physiologiquement par les altérations des faisceaux postérieurs.

Toutefois, pour être limité, le problème n'est pas plus facile à résoudre. Quelles relations y a-t-il entre les modifications éprouvées par la substance nerveuse des cordons postérieurs et le défaut de coordination des mouvements ? Comment, dans la doctrine professée par Longet, concilier la conservation plus ou moins complète de la sensibilité avec l'existence de lésions matérielles graves des faisceaux postérieurs et des racines correspondantes ?

Relativement au premier point, c'est à tort qu'on admettrait une analogie entre ce qui se passe dans l'ataxie locomotrice et ce que nous observations servons dans cette espèce de paralysie, évidemment liée à la perte de la sensibilité, comme dans l'exemple que j'empruntais à Ch. Bell. Le défaut de coordination des mouvements dans l'ataxie est si peu sous la dépendance de l'anesthésie, que nous voyons, et cela, je vous le rappelle, assez souvent, cette anesthésie être passagère, très peu prononcée, quelquefois manquer absolument, alors que le défaut de coordination des mouvements est persistant et porté à son plus haut degré.

Relativement au second point, l'anatomie microscopique répond en démontrant que dans les cordons et dans les racines atrophiées il subsiste au milieu du tissu *dégénéré* un certain nombre de tubes nerveux intacts; d'où l'on conclut que les fibres nerveuses échappées à la destruction, étendant leur sphère d'action au delà des limites qui les contiennent, suppléent celles qui ont disparu, de façon que la fonction de sensibilité peut encore s'accomplir.

Sans doute, on ne saurait contester un fait anatomique constaté par des observateurs habiles et expérimentés, mais la conclusion qu'on en a tirée est très discutable, car, ainsi que M. Axenfeld l'a fait judicieusement observer, « le nombre minime et la ténuité des filaments échappés à la désorganisation, leur absence même dans quelques cas ne permettent pas de s'arrêter à une pareille interprétation. Et quand bien même une anesthésie légère aurait existé chez le malade et passé inaperçue, il y aurait toujours une disproportion bien singulière et bien imprévue entre le trouble imperceptible de la fonction et la lésion profonde de l'organe qu'on en suppose chargé[1]. » Cette conclusion est encore bien plus attaquable, elle pèche entièrement par sa base, lorsqu'il s'agit de cas où, comme dans les expériences de MM. Brown-Séquard, Türck, Philippeaux et Vulpian, la sensibilité a persisté tout entière malgré la destruction complète d'une partie des cordons postérieurs comprise entre deux incisions transversales. Ces expériences, il est vrai, répétées par MM. Leyden et Rosenthal, n'ont pas donné les mêmes résultats. De ces débats contradictoires entre savants d'un mérite reconnu, débats dans lesquels je ne peux ni ne dois intervenir, il ressortirait, tout au moins, que pour ce qui touche aux fonctions de la moelle, comme d'ailleurs, on peut le dire, pour tout ce qui touche au système nerveux, la physiologie est loin encore d'avoir prononcé en dernier ressort. Cependant, en revenant au sujet qui nous occupe, au problème que nous nous sommes posé, relativement aux rapports de l'ataxie locomotrice avec les altérations matérielles des cordons postérieurs, du moment que les troubles de la sensibilité ne peuvent être mis en cause pour expliquer les troubles de la motilité, l'observation des faits pathologiques semblerait prouver que,

1. Axenfeld, *Éléments de pathologie médicale* de Requin, article ATAXIE MUSCULAIRE. Paris, 1863, p. 683.

suivant l'opinion de MM. Brown-Séquard, Türck, Philippeaux et Vulpian, les cordons postérieurs de la moelle interviennent directement et immédiatement dans la coordination des mouvements. Le docteur William Gull, du reste, avait déjà rappelé que Todd regardait les cordons postérieurs de la moelle comme étant le centre de coordination des mouvements volontaires[1].

Messieurs, je veux vous dire quelle idée je me fais de la *nature de la maladie*, vous indiquer la place qu'elle me paraît devoir occuper dans le cadre nosologique.

Lorsque, pour la première fois, je vous parlai de l'*ataxie locomotrice progressive*, je la rangeai dans la grande classe des *névroses*; c'est aussi dans cette classe que l'a comprise l'un des continuateurs du livre de Requin[2]. Ce que je professais, alors que l'anatomie pathologique de cette maladie nous était fort peu connue, je le maintiens aujourd'hui, bien que de nombreuses autopsies nous aient révélé l'existence de lésions matérielles plus ou moins graves de la moelle.

Pour maintenir ainsi mon opinion, je me fonde sur l'observation clinique, sur la nature des symptômes qui caractérisent des troubles intéressant essentiellement le système nerveux, sur la marche apyrétique de ces symptômes, sur leur évolution, sur leur variété, et surtout sur la mobilité de quelques-uns d'entre eux. Quant aux lésions matérielles dont l'existence paraît incompatible avec l'idée qu'on se fait des névroses, ces lésions (si l'on accepte la théorie de Todd, confirmée par les expériences de Brown-Séquard, Philippeaux et Vulpian) nous rendent bien compte, jusqu'à un certain point, de l'un des phénomènes de l'ataxie locomotrice progressive, du phénomène capital, le défaut de coordination des mouvements; mais, d'une part, elles ne nous rendent compte en aucune façon de tous les symptômes, et, d'autre part, c'est à tort qu'on voudrait leur subordonner la maladie, car elles n'en sont que la conséquence, le produit. Je m'expliquerai tout à l'heure.

Entendons-nous bien d'abord sur ceci. Lorsque je dis que la maladie n'est pas subordonnée à l'existence de lésions matérielles, je parle seulement des lésions appréciables à nos moyens d'investigation, car, ainsi que j'ai eu maintes fois occasion de vous le déclarer, je ne comprends pas un trouble fonctionnel sans une modalité particulière correspondante de l'organe qui préside à sa fonction, modalité plus ou moins passagère, plus ou moins persistante, qui souvent n'altère pas plus la texture de l'organe qu'une décharge électrique n'altère la texture du verre ou du métal d'une bouteille de Leyde, mais qui nous reste parfaitement inconnue. Or, je le répète, la maladie que nous désignons sous le nom

---

1. *Guy's Hospital Reports*, t. IV, p. 169, 3º série, 1858.
2. Axenfeld, *loc. cit.*

d'*ataxie locomotrice progessive*, n'est pas subordonnée à l'existence des lésions matérielles évidentes dont nous parlons seules. J'en trouve la preuve dans ce fait, que ces lésions ne sont pas aussi constantes qu'on a prétendu le poser en loi absolue. En quelques cas, alors que l'ataxie a duré pendant de longues années, se manifestant avec ses caractères les plus nets, les plus tranchés, l'anatomiste le plus expert ne peut, soit à l'œil nu, soit à l'aide du microscope, découvrir, à l'ouverture des cadavres, la plus petite altération des racines et des cordons postérieurs. Ces cas sont rares, je le reconnais, ils constituent la grande exception ; mais un seul suffit pour appuyer la thèse que je soutiens. Or, personne ne récusera celui que je vais vous rapporter et qui a été observé dans le service de M. le professeur Gubler, dont on ne saurait contester la compétence en pareille matière.

Un homme, âgé de quarante-quatre à quarante-cinq ans, a éprouvé depuis douze ans environ les douleurs caractéristiques de l'ataxie locomotrice. Trois ans après, elles ont disparu et alors s'est déclarée une paralysie de la troisième paire gauche, qui a duré jusqu'à sa mort. Cette paralysie s'est compliquée bientôt d'une amblyopie qui d'abord a siégé à gauche, s'est étendue ensuite à droite, et s'est terminée par l'amaurose, avec atrophie double de la papille du nerf optique. Cinq à six mois environ avant son entrée à l'hôpital, le malade se plaint d'un sentiment de faiblesse dans les membres, et quelquefois de peu de sûreté dans l'équilibration ; plus tard, d'incoordination des mouvements dans les membres inférieurs, incoordination qui s'est aggravée rapidement, progressivement, et a gagné les membres supérieurs ; enfin d'impuissance génésique.

Il succombe, le 16 octobre 1863, à la variole, pendant le cours de laquelle il lui est survenu une paralysie générale qui appartient à la classe des paralysies liées aux maladies aiguës, et si bien décrites par M. Gubler.

Quinze jours avant la mort de ce malade, Duchenne l'avait examiné en présence de M. Gubler, qui l'avait signalé comme un cas très intéressant à divers point de vue. Duchenne avait observé alors l'ensemble de faits précédents qui caractérisent une ataxie locomotrice type, datant de douze ans, ayant parcouru progressivement toutes ses périodes avec le cortège complet de ses symptômes. Il avait constaté que la force des mouvements partiels de ce sujet était considérable, et cependant l'incoordination généralisée de ses mouvements était telle, qu'il ne pouvait ni marcher ni se tenir d ebout, et que l'usage de ses membres supérieurs était difficile. Enfin, bien que sa musculature ne fût pas très développée, on ne voyait pas sur ses membres de dépressions locales qui indiquassent l'existence de l'atrophie musculaire progressive : d'ailleurs ce malade n'offrait aucun des signes de cette maladie.

Dans un cas d'ataxie locomotrice aussi complet et aussi ancien, on devait s'attendre à trouver la dégénérescence gélatineuse des cordons de la moelle et l'atrophie des racines postérieures. Aussi la surprise a-t-elle été bien grande lorsque, à l'œil nu, on a vu que cette lésion anatomique faisait complètement défaut. La *moelle* était, il est vrai, *généralement injectée*, mais cela n'explique tout au plus que la paralysie ultime survenue pendant le cours de la variole. Les *nerfs optiques* et leurs *bandelettes* offraient un aspect gélatineux, et l'examen microscopique montrait l'atrophie de leurs tubes nerveux; enfin la troisième paire gauche était légèrement atrophiée. Ce sont les seules lésions anatomiques (assez fréquentes dans l'ataxie locomotrice) qu'on ait vues dans ce cas. L'examen microscopique de la moelle et de ses racines, fait par MM. Gubler, Luys et Duchenne, a été complètement négatif pour ce qui a trait à la lésion habituelle des cordons postérieurs èt des racines postérieures. *Ce dernier médecin constate, au contraire, sur des coupes transversales de racines antérieures, cervicales et lombaires, l'atrophie d'un tiers environ de leurs tubes nerveux.* Plusieurs personnes, qui assistaient à cette autopsie, avaient été frappées de la petitesse des racines antérieures de ce sujet.

Messieurs, je vous disais que les lésions matérielles dans l'ataxie locomotrice progressive étaient, non pas la cause, mais la conséquence, le produit de la maladie.

Dans l'étude de ces lésions trois faits nous frappent : en premier lieu, l'atrophie de la substance nerveuse des cordons postérieurs de la moelle et des racines correspondantes ; en second lieu, le développement du tissu conjonctif, ou, si vous aimez mieux le mot aujourd'hui adopté, l'hypertrophie de la *névroglie ;* en troisième lieu, la vascularisation des tissus affectés.

L'atrophie de la substance nerveuse apparaît comme le phénomène le plus saillant ; évidemment, il ne s'agit pas ici d'une de ces atrophies simples « comme nous les voyons se produire dans les organes condamnés à une inaction physiologique prolongée, et qui sont comme la contrepartie des hypertrophies par excès d'exercice fonctionnel, » et ceux qui m'ont attribué l'opinion contraire me l'ont gratuitement attribuée pour se donner le facile plaisir de la combattre. Cette atrophie, tout en apparaissant comme le phénomène le plus saillant, n'est déjà que la conséquence de l'*évolution* pathologique de l'élément conjonctif qui, en se développant, a étouffé l'élément nerveux contenu dans ses mailles; et ce développement du tissu conjonctif relève lui-même de l'augmentation de vascularité des tissus.

Ceci admis, comme ce l'est par un certain nombre d'anatomo-pathologistes, et avant d'aller plus loin, reste à savoir si cette augmentation de vascularité des tissus suffit pour caractériser l'inflammation ; si, pour être plus précis encore, il est permis d'en conclure que la maladie dont nous nuos occupons n'est rien autre chose qu'une *myélite chronique quel-*

conque. Mais alors, déjà, il faudrait expliquer comment cette myélite se limite toujours si régulièrement aux cordons postérieurs de la moelle et aux racines qui en émergent; il faudrait surtout expliquer pourquoi elle se traduit, pendant la vie, par des symptômes si différents dans leurs formes, dans leur marche, dans leur variabilité, des symptômes communs à toutes les myélites.

Cette vascularisation anomale des cordons postérieurs de la moelle, que nous retrouvons encore sur les nerfs moteurs de l'œil, sur les nerfs optiques, sur les bandelettes et les tubercules quadrijumeaux, cette vascularisation me paraît être le résultat de phénomènes congestifs fréquemment répétés, analogues à ceux que, pendant la vie, nous voyons se passer, pour ainsi dire, sous nos yeux. Je fais allusion à l'injection parfois si considérable de la conjonctive que j'ai pris soin de vous signaler parmi ces accidents dont l'appareil de la vision est le siège, chez les individus atteints d'ataxie locomotrice progressive; injection qui se produit dans l'intervalle des crises de douleurs, coïncide avec un resserrement quelquefois extrême de la pupille et disparaît généralement quand surviennent des douleurs, principalement des douleurs de tête, sa cessation coïncidant à son tour avec la dilatation plus ou moins prononcée de la pupille.

Ces phénomènes congestifs que nous observons d'ailleurs dans d'autres névroses dont personne ne conteste la nature, dans l'hystérie par exemple, dans l'asthme, et sur lesquels j'ai longuement appelé votre attention dans nos conférences sur la maladie de Graves [1]; ces phénomènes congestifs me semblent être du même ordre que ceux que, dans ses expériences sur les animaux, M. Cl. Bernard provoque à volonté en détruisant par une section les filets du nerf sympathique [2]. Ils indiquent, dans la maladie dont nous nous occupons, comme dans les autres névroses, une perturbation dont nous ne connaissons ni la nature ni la cause.

Je serai forcé d'être bref sur le *traitement de l'ataxie locomotrice progressive*, car la multiplicité des remèdes employés pour combattre la maladie témoigne de leur infidélité et de l'impuissance de la médecine. Mais si, quant à présent, nous ne possédons aucun moyen de guérir ce mal ou même de l'enrayer dans sa marche, nous pouvons cependant, en quelques cas, modifier et modérer quelques-uns des symptômes, de façon à soulager les malades. Ce qu'il importe avant toutes choses ici, comme d'ailleurs dans toutes les circonstances où l'on invoque notre secours, ce qu'il importe, c'est d'éviter les remèdes dont, non seulement l'inutilité, mais encore les inconvénients sont parfaitement démontrés. A ce titre, nous

1. Tome II, p. 583.
2. Cl. Bernard, *Leçons sur la physiologie et la pathologie du système nerveux.* Paris, 1858, t. II.

devons formellement proscrire les émissions sanguines générales ou locales; les purgatifs qui, souvent répétés, agissent comme celles-ci; les révulsifs, applications de cautères, de moxas, de sétons, qui, en déterminant une irritation de la peau, peuvent appeler les douleurs spéciales de l'ataxie dans les points où ils ont été appliqués.

Il n'en est pas de même de la *flagellation* qui, méthodiquement et modérément pratiquée chez quelques-uns de mes malades, a tempéré la douleur dont ils se plaignaient.

Duchenne (de Boulogne) dit avoir vu souvent diminuer, sous l'influence de la *faradisation cutanée*, l'anesthésie cutanée et musculaire qui, à une période avancée de l'ataxie locomotrice, vient aggraver les troubles de la coordination des mouvements. Il en résulte, ajoute Duchenne, une grande amélioration dans la locomotion.

Les médications auxquelles j'ai habituellement recours pour calmer les douleurs parfois si vives de l'ataxie locomotrice, sont les médications par la *belladone* et par l'*huile essentielle de térébenthine*, que je prescris d'ordinaire alternativement pendant dix à quinze jours de suite et en augmentant progressivement les doses.

Dans ces derniers temps, le professeur Wunderlich a rapporté plusieurs observations dans lesquelles la marche de la maladie avait paru avantageusement modifiée par l'emploi du *nitrate d'argent* donné à l'intérieur. Charcot et Vulpian expérimentèrent à leur tour ce médicament et s'empressèrent de publier les heureux résultats qu'ils en avaient obtenus[1]. Depuis, de nouveaux faits également favorables ont été enregistrés, mais à ces faits on peut malheureusement en opposer d'autres où la médication a complètement échoué. Bien souvent, moi-même, tant en ville qu'à l'hôpital, j'ai donné le nitrate d'argent, et quoique, à priori, je me crusse en droit d'espérer quelque chose d'un médicament qui, dans un grand nombre de névroses, m'avait paru d'une réelle utilité, je dois avouer que, dans l'ataxie locomotrice, il n'a pas répondu à ce que j'en attendais.

L'*hydrothérapie*, les *bains sulfureux*, trouvent leur indication à titre de modificateurs généraux dans une maladie où les efforts des médecins doivent tendre, par-dessus tout, à soutenir les forces de l'économie.

---

1. Charcot et Vulpian, *De l'emploi du nitrate d'argent dans le traitement de l'ataxie progressive* (*Bulletin général de thérapeutique*, 1862).

LXI. — ATROPHIE MUSCULAIRE PROGRESSIVE.

Anatomie pathologique. — Lésions des muscles. — Lésion du système nerveux.
— Celle-ci est-elle constante? — Symptômes. — L'atrophie commence généralement par les membres supérieurs. — Il y a des exceptions à cette règle. — Pronostic fatal.

MESSIEURS,

Je suis aujourd'hui en mesure de compléter l'observation nécroscopique du malade du n° 10 de la salle Sainte-Agnès, dont nous avons fait
l'autopsie. M. Ch. Robin, qui a bien voulu se charger d'examiner au microscope l'état des muscles, m'a remis à ce sujet la note que je vous demande la permission de vous lire. Mais auparavant je tiens à vous dire
que l'autopsie a été faite en notre présence par M. Sappey. Cet habile anatomiste n'a trouvé aucune autre lésion, en dehors des masses musculaires,
qu'une atrophie considérable des racines antérieures de la moelle et *peut-
être* un peu moins de volume des faisceaux antérieurs.

« Dans tous les muscles, m'écrit M. Ch. Robin, même dans ceux qui
sont le plus décolorés, on trouve encore existants un certain nombre de
faisceaux offrant leurs stries transversales. Celles-ci sont, il est vrai, plus
pâles et d'un aspect moins net qu'elles ne le sont à l'état normal; les
faisceaux des muscles frappés par la maladie ont un diamètre d'un tiers
moindre que celui des faisceaux qui ont conservé leur structure normale,
lesquels ont un diamètre variant de 7 à 12 centièmes de millimètre. Quelques faisceaux ont perdu leurs stries transversales et présentent l'état granuleux, tout en ayant encore 4 à 5 centièmes de millimètre de diamètre.
Là où ce diamètre a plus notablement diminué, plus aussi est marqué l'é-
tat granuleux, plus grandes sont la pâleur et la transparence des faisceaux
atrophiés. Ce fait n'est nulle part plus frappant que dans les muscles interosseux, où l'on trouve un assez grand nombre de faisceaux dans lesquels le contenu du myolemme a presque entièrement disparu, si bien que
ce myolemme est revenu sur lui-même, au point que ses éléments sont réduits à un diamètre de 8 à 10 millièmes de millimètre. Ces muscles sont
remarquables par leur pâleur et par leur transparence. On en trouve à
côté de faisceaux moins atrophiés, d'autres qui sont complètement granu
leux, d'autres encore marqués de stries très pâles; enfin, les faisceaux les
plus atrophiés sont réunis à d'autres offrant presque tous un même degré
d'atrophie. Le tissu cellulaire intermusculaire ne présente aucune lésion.

Les cellules adipeuses ne sont pas en plus grand nombre qu'à l'état normal. Le degré de pâleur des muscles est manifestement proportionnel au nombre des faisceaux présentant les divers degrés d'atrophie, depuis la simple diminution de volume avec pâleur des stries transversales, jusqu'à l'état granuleux sans stries apparentes et diminution extrême de volume.

» Dans les muscles les plus rouges, mais ayant déjà quelques faisceaux plus petits, plus pâles que les autres, et dont quelques-uns sont déjà granuleux et privés de leurs stries, on trouve autant de cellules adipeuses que dans les muscles les plus pâles, tels que les muscles interosseux dont j'ai déjà parlé, et les muscles de l'éminence hypothénar. Ce fait anatomique était des plus évidents dans les muscles intercostaux, dont un très petit nombre de faisceaux seulement sont devenus pâles, et dans lesquels l'état granuleux est plus rare encore. »

Messieurs, ce fait, eu égard aux résultats de l'examen microscopique des muscles malades, ne pourrait pas, suivant M. Duchenne (de Boulogne), être donné comme un type parfait d'atrophie musculaire progressive, ou du moins la lésion anatomique n'aurait pas atteint son degré le plus prononcé, à savoir, la transformation graisseuse. Cette transformation, il est vrai, M. Ch. Robin dit ne l'avoir jamais rencontrée, mais sa manière de voir est combattue par Virchow[1], Freidreich[2], Lebert[3]. Pour ces derniers, — et leur opinion est aussi celle de M. le professeur Cruveilhier et de M. Duchenne, — l'atrophie musculaire progressive est caractérisée anatomiquement par la diminution du volume des faisceaux musculaires, dont, à un degré plus avancé, on voit disparaître les stries transversales et longitudinales, et enfin par la formation de granulations qui, en définitive, deviennent graisseuses.

Que ces granulations soient ou non graisseuses, le fait importe peu à la clinique; ce qui lui importerait davantage serait de savoir si la lésion musculaire est primitive, ou si elle relève d'une lésion quelconque du système nerveux, soit des centres encéphalo-rachidiens, soit enfin, ainsi qu'on l'a prétendu, des racines antérieures de la moelle.

Vous savez, messieurs, que Cruveilhier[4] concluait en disant que cette paralysie du mouvement, tantôt partielle, tantôt générale, coïncidant avec l'intégrité du sentiment et de l'intelligence, avait son principe dans l'atrophie des racines antérieures des nerfs spinaux. Mon honorable col-

1. Virchow, *Pathologie cellulaire*, 2e édition. Paris, 1874.
2. Friedreich, *Uber progressive Muskelatrophie uber wahre und falsche Muskelhypertrophie.* Berlin, 1873.
3. Lebert, *Traité d'anatomie pathologique*, Paris, 1855, t. I, p. 21.
4. Cruveilhier, *Mémoire sur la paralysie musculaire progressive atrophique*, communiqué à l'Académie de médecine au mois de mars 1858 (*Bulletin de l'Académie de médecine, Archives de médecine* pour le mois de mai de la même année).

lègue se fondait, pour établir sa proposition, sur l'observation d'un malade, le nommé Lecomte, dont l'histoire, rapportée dans le travail de Cruveilhier, avait été déjà consignée dans le mémoire de Aran[1], et a été reproduite depuis dans l'ouvrage de Duchenne[2]. Chez ce malade, il y avait une atrophie considérable des racines antérieures de la moelle épinière, surtout dans la région cervicale. Cette atrophie, nous l'avons également retrouvée chez l'individu qui est le sujet de cette leçon. Cependant d'autres faits, dans lesquels ces racines antérieures ont été trouvées, dit-on, parfaitement normales, sembleraient faire croire que la lésion en question n'était en aucune façon la cause primitive et productrice de l'atrophie musculaire progressive.

Quant à une lésion des centres nerveux, l'intégrité des fonctions intellectuelles, l'absence de tout symptôme de paralysie proprement dite, pendant la vie, et, après la mort, l'absence de modifications anatomiques de la moelle et de l'encéphale, prouvent surabondamment que les grands appareils centraux de l'innervation ne sont nullement en jeu dans la maladie qui nous occupe. Je vous ai dit pourtant que M. Sappey avait cru reconnaître, chez notre malade, une diminution de volume des faisceaux antérieurs de la moelle.

Que l'atrophie musculaire progressive soit de la nature des névroses, ainsi que je le crois et que je l'admets, le travail morbide qui la caractérise ne s'en passe pas moins d'emblée dans le système musculaire, dans la trame même des muscles intéressés. Mais quelque intéressant qu'il soit pour le médecin d'arriver à la notion précise de la cause prochaine d'une maladie, ce qui lui importe avant tout, ce qui lui est d'une utilité immédiate, indispensable, c'est de bien connaître les symptômes, de bien apprécier les caractères à l'aide desquels seuls il lui sera permis d'arriver au diagnostic. Voyons donc quels sont les *symptômes* de l'atrophie musculaire progressive.

Ces symptômes ont une physionomie toute particulière qui ne trompe que rarement ceux qui les ont une fois attentivement observés.

Les premiers phénomènes morbides accusés par les malades sont un affaiblissement de la force musculaire, d'abord limité dans un seul membre, augmentant par l'exercice, par l'action du froid; la gêne du mouvement arrivant jusqu'à l'impossibilité de l'exécuter. Cette faiblesse, d'abord partielle, limitée à un seul membre, à une partie de ce membre et ne portant que sur certains mouvements, est accompagnée généralement de crampes, de soubresauts dans les tendons, et les muscles frappés de la

---

1. Aran, *Archives de médecine*, septembre 1850.
2. Duchenne (de Boulogne), *De l'électrisation localisée et de son application à la pathologie et à la thérapeutique.* Paris, 1855; 2ᵉ édition, Paris, 1861, p. 438 et suivantes; 3ᵉ édit., p. 521.

maladie sont souvent agités de petites contractions fibrillaires. Je dis souvent, parce qu'il ne faudrait pas croire que ces contractions fibrillaires soient un phénomène obligé de l'atrophie musculaire progressive, qu'elles constituent un de ses caractères fondamentaux. D'une part, en effet, il n'est pas rare qu'elles manquent absolument pendant tout le temps de la maladie ; d'autre part, elles se produisent dans d'autres affections musculaires très différentes de celles-ci. Analogues à celles qu'on observe dans les maladies de la moelle épinière, comme celles-ci elles sont indépendantes de la volonté, surviennent spontanément, mais ne sont jamais plus violentes et plus multipliées que lorsque les muscles qui en sont le siège ont éprouvé une excitation, soit qu'on les frappe, qu'on les comprime, qu'on les pince, qu'on les maintienne dans une contraction forcée, soit enfin que cette contraction soit sollicitée par l'application d'un courant galvanique. Très courtes, tantôt elles se succèdent avec une telle rapidité, elles sont tellement nombreuses, que les muscles affectés semblent continuellement en mouvement; tantôt, au contraire, elles sont tellement rares, qu'il faut, pour ainsi dire, épier le moment où elles se manifestent, qu'il faut même exciter les muscles pour qu'elles se produisent. Quand elles ont lieu, on voit sous la peau comme des cordes très fines qui se tendent et se relâchent alternativement avec une extrême vitesse; d'autres fois, ce sont de petits mouvements vermiculaires. Non douloureuses, involontaires, ainsi que je vous l'ai déjà dit, souvent elles passent inaperçues des malades; il en est cependant qui les accusent en comparant la sensation qu'ils éprouvent à un frémissement très léger. Quand ces contractions fibrillaires portent sur un faisceau assez volumineux, elles impriment aux membres des mouvements convulsifs très appréciables, surtout lorsqu'ils se passent dans les extrémités, et les malades vous disent que quelquefois leurs doigts se fléchissent et s'étendent alternativement d'une manière brusque, indépendamment de leur volonté.

Selon M. Duchenne, cette sensation de frémissement n'est pas la seule qu'accusent les individus affectés d'atrophie musculaire progressive; à une période assez avancée de la maladie, ils éprouvent une sensation de refroidissement dans le membre atrophié, et cette sensation est due à un abaissement réel de la température que le médecin peut apprécier. La circulation capillaire est alors devenue moins active, en même temps que les veines cutanées sont développées, et que la peau est violacée sous l'influence du froid extérieur.

Cette faiblesse musculaire, premier symptôme saillant de l'atrophie musculaire progressive, ne se montre que très rarement d'une manière subite ; et encore, dans les cas où il a paru en être ainsi, était-on en droit de douter de l'exactitude des renseignements donnés par les malades. Presque toujours, pour ne pas dire toujours, c'est lentement, graduellement, que se manifestent les troubles de la locomotion. D'abord partielle, ainsi que je vous le disais il y a un instant, limitée à un membre, à une partie de ce membre, portant sur certains mouvements plutôt que sur d'autres, elle augmente par la fatigue, par l'action du froid, et arrive jusqu'à l'impossibilité absolue du mouvement; puis la maladie se généralise, et les mêmes accidents se prononcent dans toute l'étendue du membre, n'affectant pas également tous les muscles, ou bien en respectant certains complètement; le membre opposé se prend à son tour, et enfin tout le système musculaire de la vie de relation est plus ou moins généralement affecté.

Cet affaiblissement dépend, suivant Duchenne, non d'un défaut d'incitabilité nerveuse, mais de l'altération des muscles, dont les fibres sont détruites en plus ou moins grande partie, et qui deviennent par conséquent impuissants à exécuter les mouvements dont ils sont chargés; la contractilité musculaire volontaire restant normale jusqu'à la fin de la maladie, à son degré même le plus avancé, dans les faisceaux qui n'ont pas subi de transformation morbide. C'est là un fait essentiel que l'exploration par la faradisation localisée a mis et pouvait seule mettre en lumière. La découverte de ce fait revient tout entière à Duchenne.

Personne plus que moi, messieurs, n'est disposé à rendre à M. Duchenne la justice qu'il mérite, et à déclarer que pas un médecin n'a fait faire aux maladies nerveuses des progrès aussi solides; mais je ne puis partager complètement son opinion relativement à l'atrophie musculaire progressive. J'ai voulu, en commençant cette leçon, vous lire tous les détails de l'autopsie microscopique qu'avait faite M. le professeur Ch. Robin. Vous vous rappelez que dans ce cas il restait encore une grande partie des fibres musculaires intactes en apparence, d'autres déjà altérées, d'autres profondément décolorées et modifiées de telle sorte que l'on concevait qu'elles dussent avoir perdu toute aptitude contractile. Vous vous rappelez que M. Duchenne lui-même, qui nous faisait l'honneur de suivre notre visite, avait fait voir que la plupart des muscles du bras et de l'avant-bras obéissaient encore à l'excitation électrique; cependant le malade ne pouvait mouvoir les mains ni les avant-bras. Il fallait donc supposer que, avant la modalité anatomique qui semblait ne pas exister, il y avait dans les extrémités périphériques des nerfs une modification en vertu de laquelle elles devenaient impropres à solliciter la contraction musculaire. Le défaut d'influx nerveux périphérique précéderait donc la dégénérescence musculaire, ce qui n'a rien que de très conforme à la physiologie pathologique.

La gêne des mouvements coïncide en général avec un amaigrissement très notable dans les parties affectées. Je dis en général, parce qu'il est des cas, du moins Duchenne en a rapporté un remarquable exemple, où l'atrophie musculaire se liait à un embonpoint considérable et n'était caractérisée que par l'affaiblissement des mouvements. Cet amaigrissement a d'ailleurs quelque chose de très caractéristique. Portant sur telle ou telle partie correspondante aux muscles malades, tandis que les autres parties conservent leur volume normal, ce n'est plus cet amaigrissement général qui s'observe chez les individus épuisés par de longues maladies, et qui survient à la suite des paralysies, même des paralysies localisées comme le sont les paralysies saturnines. La destruction des masses musculaires qui produit ces déformations a également pour résultat d'amener des changements dans l'attitude des membres et du tronc pendant le repos musculaire, en raison même de ce que l'équilibre entre les muscles antagonistes se trouve détruit; enfin, indépendamment aussi de la faiblesse des mouvements, il y a impossibilité de coordonner les mouvements que la volonté commande, la synergie musculaire à laquelle concouraient les muscles affectés n'existant plus.

Je reviendrai tout à l'heure sur ces particularités, mais il en est une des plus curieuses que je veux auparavant vous signaler, c'est le *siège* de prédilection de l'atrophie musculaire progressive, à son début, dans les membres supérieurs.

Ordinairement, en effet, neuf fois sur onze, d'après le relevé des observations fait par Aran, la maladie frappe primitivement les extrémités supérieures, et c'est plus spécialement par le membre supérieur droit qu'elle commence : sept fois sur onze, toujours d'après le même relevé. Sa localisation est plus nette encore : ce sont les muscles de la main, ceux de l'éminence thénar, qui en sont tout d'abord frappés; ce sont ensuite ceux de l'éminence hypothénar, puis les interosseux. Il ne faudrait pas croire toutefois que non seulement toute la masse musculaire des régions affectées, mais encore que tous les faisceaux d'un même muscle sont pris simultanément. Il est loin d'en être toujours ainsi : à côté des muscles atrophiés, d'autres de la même région, leurs congénères même, peuvent rester intacts et suppléer aux fonctions que les premiers cessent nécessairement de remplir; dans un même muscle, à côté de faisceaux dont le tissu a subi la transformation morbide, la faradisation va démontrer l'existence d'autres faisceaux dont la contractilité entre en jeu sous l'influence de l'excitation électrique, et qui ont par conséquent conservé l'intégrité de leurs fibres. Ainsi, chez le malade du n° 23 de la salle Sainte-Agnès, dont je vous dirai l'histoire tout à l'heure, l'atrophie débuta par le deltoïde gauche, et cependant, au bout de trois ans et demi, les faisceaux postérieurs de ce muscle étaient encore presque intacts. Ils obéissaient à la volonté comme à la faradisation. A l'autopsie, on leur trouva leur coloration et leur volume normaux, et, au microscope, on put voir que les fibres en étaient très régulièrement striées en travers, tandis que celles des faisceaux antérieurs et moyens n'étaient plus que striées par place, ou ne l'étaient plus du tout, ou enfin, ce qui est le dernier terme de l'altération, le sarcolemme ne contenait plus que des granulations d'une extrême finesse, mêlées à des globules de graisse plus ou moins abondants.

Telle est la règle ; toutefois elle comporte des exceptions, car M. Duchenne a vu assez souvent encore la maladie débuter par les muscles du tronc. Dans ces cas il l'a vue primitivement se localiser une fois dans les muscles sacro-spinaux ; chez un individu, elle avait détruit les pectoraux, les trapèzes, les grands dorsaux, avant d'attaquer les membres supérieurs dont une grande partie du biceps et du long supinateur fut prise, les muscles moteurs de la main n'ayant jamais été touchés. Chez un autre encore, les muscles du tronc, les pectoraux, les trapèzes, les rhomboïdes, les grands dorsaux, les grands dentelés, certains muscles des membres inférieurs, et entre autres les fléchisseurs de la jambe sur la cuisse, étaient atrophiés, tandis qu'aux membres supérieurs le malade n'avait perdu que les longs supinateurs ; deux fois, les extrémités inférieures avaient été les premières affectées. Enfin, dans un dernier cas que j'eus l'occasion d'observer avec Duchenne [1], la maladie se généralisa en moins de deux années en suivant une progression des plus irrégulières.

C'était chez un Espagnol, âgé de trente-deux ans, qui était venu de Barcelone à Paris. Les muscles moteurs de la main droite s'étaient atrophiés les premiers, et après eux les muscles fléchisseurs du pied gauche sur la jambe. La main gauche s'atrophia ensuite et après elle les muscles fléchisseurs du pied droit et les fléchisseurs des cuisses sur le bassin. Puis l'atrophie atteignit, à des degrés divers et dans l'ordre suivant : le biceps, les deltoïdes, les muscles du tronc, les muscles du cou et de la face. Au moment où cette note était rédigée, le diaphragme et les muscles qui président à la déglutition étaient assez gravement affectés pour mettre en danger la vie du malade qui était menacé de mourir de faim et asphyxié.

A la fin de l'année 1860, un de mes confrères du Midi m'adressait une dame âgée de trente ans, frappée de paralysie depuis plusieurs années. Elle avait un embonpoint et une fraîcheur remarquables, et je ne vis chez elle que l'impuissance musculaire, sans en deviner la cause. Je priai Duchenne de m'aider de ses avis, et je dois déclarer qu'avant de lui avoir fait quatre questions, il reconnaissait et me faisait reconnaître avec la plus grande facilité, une atrophie musculaire progressive cachée sous des monceaux de graisse. Ce qui avait encore contribué à me tromper, c'est que cette dame, excellente musicienne, cherchait à se consoler de sa triste infirmité en touchant du piano ; elle n'avait donc rien perdu de la force et de la précision des mouvements de la main et de l'avant-bras. Chez elle, les deltoïdes, les rhomboïdes, les grands dentelés, les sacro-

1. Duchenne (de Boulogne), *De l'électrisation localisée et de son application à la pathologie et à la thérapeutique*, 3ᵉ édit., 1872, p. 499 et figures 129 et 130.

lombaires, les psoas et les iliaques étaient plus particulièrement atteints.

Ce sont là des exceptions qui n'infirment en rien la règle générale, à savoir, que l'atrophie musculaire débute par les membres supérieurs. On a étudié avec soin la progression du mal, et l'on a vu qu'après avoir frappé les muscles des mains et particulièrement les éminences thénar et hypothénar, les interosseux, les fléchisseurs et les extenseurs des doigts s'atrophiaient à leur tour; d'autres fois ce sont les faisceaux musculaires de la région postérieure de l'avant-bras.

Le mal ainsi localisé dans ces parties, peut rester stationnaire et ne pas s'étendre au delà pendant plusieurs années; mais lorsqu'il franchit ces limites, il va frapper presque simultanément les muscles des bras et ceux du tronc, sans jamais cependant les envahir autrement que partiellement et très irrégulièrement. Au bras ce sera le biceps, puis le deltoïde, tantôt celui-ci avant celui-là, tantôt au contraire le biceps avant le deltoïde. Le triceps est le dernier qui subisse la transformation. On voit généralement, dit Duchenne, l'atrophie marcher de la façon suivante: C'est d'abord le trapèze qui disparaît, mais, chose remarquable, c'est sa partie inférieure, tandis que sa portion claviculaire est au contraire la dernière envahie de tous les muscles du tronc et du cou. On voit ensuite s'atrophier successivement les pectoraux, les grands dorsaux, les rhomboïdes, les angulaires des omoplates, les extenseurs et les fléchisseurs de la tête, les sacro-spinaux et les muscles de l'abdomen. Presque toujours, à ce moment, Duchenne a vu se prendre les muscles de la respiration, ceux de la déglutition, et les muscles de la face.

Si quelquefois, bien que très rarement, l'atrophie musculaire débute par les extrémités inférieures, généralement les muscles de ces régions ne se prennent que lorsque ceux des membres supérieurs et du tronc sont, en grande partie, détruits. La maladie semble se concentrer dans les fléchisseurs du pied sur la jambe et de la cuisse sur le bassin; les autres muscles subissent seulement à la longue la transformation.

Jamais le mal n'envahit d'emblée les deux côtés du corps, mais une fois qu'il a frappé un certain ordre de muscles, leurs homologues ne tardent pas à l'être à leur tour avant que l'atrophie gagne d'autres régions.

Les changements survenus dans la forme des parties dont les masses musculaires ont disparu, les changements dans l'attitude du membre et du tronc, les troubles de la locomotion déterminés par la destruction des muscles, ont quelque chose de particulier, de spécial à l'atrophie musculaire progressive.

Je vous parlais tout à l'heure de l'amaigrissement qui accompagne la faiblesse, la gêne des mouvements accusée par les malades, et je vous disais que cet amaigrissement ne ressemblait en rien à celui qui suit les maladies longues qui ont épuisé les individus, à ce qu'on observe consécutivement aux paralysies, dans lesquelles on voit les parties privées de mouvement perdre leur volume normal. Alors, en effet, même dans les paralysies localisées à un certain appareil de muscles, comme le sont les paralysies saturnines, cet amaigrissement est uniforme, tandis que dans l'atrophie musculaire il est partiel, de telle sorte qu'à côté des parties presque privées de leurs masses musculaires, il en est d'autres qui ont conservé leurs formes régulières et dont la saillie contraste avec la dépression des autres.

Cette déformation caractéristique, ces contrastes que nous signalons, peuvent porter sur l'ensemble des diverses régions du corps, ou rester circonscrits dans des régions plus ou moins restreintes, présentant une variété infinie de siège et d'aspect. Ainsi, chez un individu dont la poitrine sera décharnée par l'atrophie des muscles pectoraux, dont les masses musculaires du dos, le trapèze et le rhomboïde, ayant disparu, mettront en relief les saillies osseuses de l'omoplate, vous verrez les bras encore robustes et fortement musclés, un visage conservant la parfaite régularité de ses traits et tout son embonpoint. Chez un autre, dont la maladie ne se sera pas étendue au delà des membres supérieurs, vous serez frappés de voir une main et un avant-bras considérablement amaigris, avec un bras dont les muscles ne présenteront aucun changement. Chez un troisième, l'atrophie, à son début, n'ayant encore frappé que la main, vous verrez disparaître la saillie de l'éminence thénar, et à sa place vous observerez une dépression produite par la disparition des muscles de la couche superficielle et profonde, plus tard la dépression des espaces interosseux dont l'élément charnu a subi la transformation pathologique propre à l'atrophie. Il suffira d'avoir une fois observé ces déformations pour pouvoir dorénavant reconnaître la maladie à la première vue.

Dans certains cas, cette déformation qui constitue un caractère pathognomonique de l'atrophie, peut faire défaut même chez des sujets dont un grand nombre de muscles sont entièrement atrophiés, leur disparition étant alors masquée par un embonpoint considérable. Je vous en ai signalé tout à l'heure un exemple remarquable. Duchenne en rapporte un autre : c'est celui d'un homme affecté d'atrophie musculaire progressive, localisée de chaque côté dans les muscles trapèzes, rhomboïdes, grands dorsaux et grands dentelés, coïncidant avec une obésité considérable. Cette observation est trop intéressante à plus d'un titre, pour que je ne vous demande pas la permission de vous la lire textuellement.

« M. R..., d'Aix en Provence, âgé de vingt-deux ans, d'une taille élevée, d'une forte constitution, d'un tempérament sanguin, d'un embonpoint considérable, n'a pas eu, dit Duchenne, d'autres affections que celle pour laquelle il vient réclamer mes soins. Son bisaïeul, son aïeul et son père, les *aînés de la famille*, ont été atteints de la même maladie, le premier à l'âge de vingt à vingt-deux ans, le second à l'âge de vingt-quatre ans, et le troisième à dix-sept ans. Chez tous ces malades, la lésion musculaire a atteint successivement les muscles qui meuvent l'épaule, puis ceux du bras et, en dernier lieu, les fléchisseurs de la cuisse sur le bassin et du pied sur la jambe. Chez M. X..., la maladie a commencé à l'âge de dix-sept ans. Jusqu'à cette époque il était assez maigre ; dès l'âge de dix-huit ans il a engraissé progressivement au point d'être réformé à la conscription pour cause d'obésité. C'est depuis le début de cette obésité (laquelle s'est développée également chez son père et chez ceux de ses ascendants qui ont été atteints de la même affection musculaire), c'est depuis cette époque, dis-je, que l'affaiblissement de certains mouvements a commencé. D'abord, l'élévation du bras ou l'action de porter la main au front comme pour saluer, devint de plus en plus pénible. Pendant ce mouvement d'élévation, les omoplates faisaient une saillie considérable, et leur angle inférieur, au lieu de se porter en dehors et en avant, se portait en arrière. Ces phénomènes ont été en augmentant jusqu'à ce jour. M. X... dit éprouver depuis un an un peu de fatigue en marchant et surtout en montant. Il n'a jamais souffert ; n'a point eu de rhumatisme articulaire ni musculaire. Pas d'affection syphilitique.

» Bien que M. X..., ait déjà perdu en grande partie l'élévation des bras, il espère encore échapper à la maladie qui, depuis trois générations, frappe les aînés dans sa famille. Il croit que la maladie est limitée aux muscles qui président à ce mouvement d'élévation du bras. Le développement de ses membres et des parties molles qui recouvrent son corps le rassure à cet égard.

» A l'exploration électro-musculaire, j'ai constaté que les pectoraux avaient disparu en grande partie, et je n'ai plus retrouvé de traces des rhomboïdes, des grands dorsaux et du long supinateur. Les autres muscles ét. ent très développés et réagissaient très fortement par l'excitation électrique. M. X... ne pouvait élever les bras au-dessus de la direction horizontale, et encore lui fallait-il pour cela faire de grands efforts. Pendant ce mouvement, le bord spinal de l'omoplate se détachait du thorax et l'angle inférieur se rapprochait de la ligne médiane. Dans cette attitude, l'omoplate représentait un triangle dont le sommet était formé par son angle interne et la base par son bord axillaire. L'atrophie des autres muscles ne paraissait pas causer une grande perturbation dans les mouvements. Enfin, je ne percevais dans aucune région la plus petite contraction fibrillaire, et M. X... disait n'avoir jamais ressenti ni sautillement ni frémissement musculaires. Du reste, sa santé générale était excellente.

» A la seule vue des formes de M. X..., on ne croirait certainement pas que l'atrophie musculaire a déjà exercé chez lui de grands ravages. La poitrine est grasse, bien développée ; la face postérieure du tronc paraît normale, bien nourrie, quand les bras pendent le long du corps ; cependant l'exploration électro-musculaire fait découvrir l'absence des trapèzes, des rhomboïdes, des grands dorsaux. Si le malade n'avait pas perdu ses grands dentelés, on ne soupçonnerait pas que les autres muscles signalés ci-dessus sont atrophiés, car ces muscles sont d'une utilité secondaire. M. X... fut étonné quand il m'entendit lui annoncer que tous ces muscles lui manquaient, et surtout les longs supinateurs, alors que ses membres supérieurs étaient pourvus de muscles vigoureux. L'absence de ses grands dentelés, dont la lésion a, dès le début, occasionné une grande gêne dans les mouvements d'élévation des membres supérieurs, lui a annoncé qu'il était frappé du même mal que ses ancêtres. La difformité toute spéciale que l'on observe pendant l'élévation du bras, à la suite de l'absence de concours du grand dentelé, est le seul signe extérieur qui annonce, chez ce malade, l'existence d'une affection musculaire. En effet, si l'omoplate conserve son attitude normale quand M. X... laisse tomber les bras, on voit au contraire qu'elle affecte l'attitude pathologique et pathognomonique de la paralysie du grand dentelé, pendant l'élévation des bras. »

Des faits de ce genre sont trop exceptionnels pour enlever au caractère tiré de la déformation toute sa valeur pathognomonique dans l'atrophie musculaire progressive. A mesure que la maladie fait des progrès, ce caractère se prononce de plus en plus, et il arrive un moment où l'état squelettique de la plus grande partie du corps contraste avec l'embonpoint qui s'est conservé à la face.

Mais ce qui imprime à la maladie un cachet plus spécial encore, ce sont les changements dans l'attitude des membres et du tronc pendant le repos musculaire, les troubles de la locomotion pendant les mouvements volontaires. Ces attitudes vicieuses, ces troubles des mouvements volontaires ont été parfaitement étudiés et analysés par l'auteur du *Traité de l'électrisation localisée :*

« L'attitude des membres pendant le repos musculaire est sous la dépendance de la force tonique des muscles qui les meuvent; or il n'est pas un muscle qui n'ait son antagoniste. En conséquence, un des muscles pantagonistes vient-il à être affaibli ou détruit par l'atrophie, l'équilibre des forces toniques, d'où résulte l'attitude normale des membres, se trouve rompu, et ces derniers sont nécessairement entraînés dans la direction de la force tonique prédominante, c'est-à-dire de l'action propre du muscle ou faisceau musculaire prédominant. Si l'on possède bien le mécanisme de ces attitudes vicieuses, mécanisme dont la connaissance est acquise par l'étude de l'action individuelle des muscles et même des faisceaux musculaires, il sera facile d'en déduire l'espèce de signes qui sont les principaux caractères des atrophies partielles [1]. »

_____

1. Duchenne, *De l'électrisation localisée, et de son application à la pathologie et à la thérapeutique,* 3ᵉ édition. Paris, 1872.

Les troubles fonctionnels pendant le mouvement volontaire portent, les uns sur le mouvement propre exercé par un muscle ou par la portion de ce muscle, les autres sur la synergie musculaire à laquelle ces muscles malades étaient appelés à concourir ; car tout mouvement, pour s'exécuter régulièrement, nécessite non seulement la mise en action d'un ou de plusieurs muscles, mais encore celle des muscles qui, ne concourant pas directement au mouvement principal, doivent entrer en jeu pour l'assurer, le régler, le modérer. Les malades peuvent suppléer à quelques-uns des muscles qui leur manquent en faisant instinctivement agir leurs congénères, comme lorsque, le biceps manquant, la flexion de l'avant-bras sur le bras s'opère au moyen des muscles qui s'insèrent à l'épitrochlée, et surtout au moyen du rond pronateur ; ces mouvements supplémentaires sont il est vrai, très irréguliers ; mais il est des muscles qui n'ont pas de congénères, et alors les mouvements auxquels ces muscles présidaient sont absolument impossibles ; si le malade cherche à les exécuter, les antagonistes entrant seuls en action, il en résultera des mouvements tout opposés.

Je ne saurais trop vous engager, messieurs, à lire dans le traité de M. Duchenne (de Boulogne), les détails intéressants dans lesquels cet auteur est entré à ce sujet, détails qu'il serait trop long d'exposer ici.

Quelque avancée que soit la destruction des muscles frappés d'atrophie, quelque généralisée que soit celle-ci, les phénomènes indiquant un trouble général de l'économie manquent absolument. L'appétit est conservé, les digestions s'accomplissent avec une parfaite régularité. Toutefois, lorsque les muscles qui servent à la mastication et à la déglutition se prennent à leur tour, il en résulte, et cela se comprend, une gêne plus ou moins considérable dans l'accomplissement de ces actes. L'abaissement de la mâchoire, car ce sont d'ordinaire les abaisseurs qui sont affectés, ne se fait plus qu'avec effort, et il peut arriver un moment où, les muscles étant détruits, la bouche ne s'ouvrant plus, l'alimentation devient extrêmement difficile. Généralement alors la déglutition ne s'exécute plus qu'avec peine, et sa gêne est accompagnée d'un écoulement abondant de salive. Est-il besoin de vous dire que ce trouble dans le mécanisme de la déglutition introduira dans l'état du malade une complication d'autant plus grave qu'il sera porté plus loin ; que l'alimentation devenant, par ce fait même, insuffisante, l'individu pourra mourir d'inanition ?

Le rectum et la vessie ne participant jamais aux troubles des appareils de la locomotion, la défécation et la miction se font normalement, volontairement et avec une parfaite liberté, à moins que les muscles de l'abdomen ne soient atrophiés, auquel cas les évacuations alvines et urinaires deviennent moins faciles.

La respiration s'exécute régulièrement jusqu'au moment, bien en-

tendu, où les muscles qui servent à l'accomplissement des actes respiratoires se trouvent intéressés, ce qui n'a lieu généralement qu'à une
époque assez avancée de la maladie : la fonction est alors plus ou moins
gênée. Si le diaphragme est pris, c'est la phonation qui est embarrassée,
et cet embarras devient considérable lorsque les muscles expirateurs sont frappés d'atrophie. Si ceux-ci avaient complètement disparu,
en même temps que le diaphragme, l'impossibilité absolue de respirer
entraînerait l'asphyxie ; mais avant que les lésions soient portées à ce
point, elles pourront amener les complications les plus sérieuses dans les
affections intercurrentes de l'appareil respiratoire, et devenir une cause
indirecte de mort. Que l'individu soit pris de bronchite, par exemple,
l'excrétion des mucosités sécrétées dans l'arbre aérien ne se fera plus, et
l'accumulation de ces liquides dans les cavités des bronches aura pour
conséquence une asphyxie plus ou moins rapide.

C'est ainsi qu'est mort un malade que vous avez pu voir au n° 23 de la
salle Sainte-Agnès. Cet homme, âgé de quarante-six ans, était dessina-
teur en ébénisterie ; il y a trois ans et demi qu'il commença à s'apercevoir que son épaule gauche devenait moins forte et que les mouvements
en étaient moins faciles. En même temps il éprouvait dans son muscle
deltoïde des espèces de fourmillements et de tressaillements qui n'étaient
autres que les mouvements fibrillaires caractéristiques de l'atrophie musculaire commençante. Bientôt l'épaule maigrit ; puis des phénomènes de
tous points analogues se manifestèrent successivement dans le biceps,
dans la plupart des muscles de l'avant-bras et dans ceux des éminences
thénar et hypothénar. Il en fut bientôt de même de l'épaule, du bras,
de l'avant-bras et de la main du côté droit. Vous remarquerez qu'ici
l'atrophie a procédé de haut en bas, de l'épaule vers la main, au lieu de
le faire de la main vers l'épaule, ainsi qu'il est d'ordinaire.

Quoi qu'il en soit, au bout d'un an et demi, cet homme fut obligé de
renoncer à sa profession, et depuis deux ans il ne pouvait plus faire que
des courses comme placier, quand il se décida à entrer dans mon service
le 2 octobre 1863. Vous avez pu voir que les deux épaules étaient atrophiées, et que les humérus, privés du soutien que leur fournit le deltoïde,
s'échappaient en partie de la cavité glénoïde de l'omoplate. Les membres
thoraciques pendaient le long du corps, et quand le malade voulait prendre son repas, il se mettait à genoux près de sa petite table, appuyait ses
avant-bras sur cette table, ce qui déterminait la flexion de ceux-là et suppléait à ses biceps impuissants ; il saisissait à deux mains, lentement et
avec adresse, les objets qu'il voulait porter à sa bouche, en utilisant du
mieux qu'il pouvait les muscles ou les portions de muscles qui lui restaient
encore ; sa poitrine était décharnée, et il était évident que les pectoraux
étaient en voie d'atrophie ainsi que les muscles intercostaux. Les muscles
de l'abdomen comme ceux des membres inférieurs étaient intacts.

Toutes les fonctions de la vie végétative s'accomplissaient parfaitement bien; cependant j'avais dit à ceux d'entre vous qui suivent habituellement ma visite que le péril imminent pour cet homme était l'éventualité d'une affection thoracique. En effet, il avait une petite toux sèche habituelle.

Or, le 16 janvier, il fut pris tout à coup de fièvre et d'oppression, et deux jours plus tard il succombait aux progrès d'une dyspnée contre laquelle nous avions lutté en vain. Il y avait des granulations miliaires dans les poumons, avec congestion généralisée.

Vous avez vu les pièces anatomiques préparées par mon chef de clinique, M. Peter. Les muscles deltoïdes, biceps, coraco-brachiaux, fléchisseurs superficiels et profonds, etc.; ceux des éminences thénar et hypothénar, les interosseux et les lombricaux étaient atrophiés à un degré plus ou moins considérable; tandis que le triceps brachial, le palmaire grêle, l'acconé étaient intacts et contrastaient par leur volume normal et leur coloration rouge avec la gracilité et la couleur jaunâtre des muscles atrophiés. Il y avait atrophie partielle des grands et petits pectoraux, et atrophie très avancée des intercostaux.

L'atrophie n'était pas seulement inégale d'un membre à l'autre, elle l'était pour les diverses portions d'un même muscle. Ainsi les muscles du membre thoracique gauche étaient notablement plus atrophiés que les homologues du côté opposé, et les faisceaux postérieurs des deltoïdes étaient intacts, tandis que les faisceaux antérieurs et moyens présentaient une altération profonde.

Vous avez pu constater, par la comparaison avec une moelle saine, à quel degré d'atrophie étaient arrivées les racines antérieures des paires nerveuses cervicales et dorsales, tandis que les paires lombaires et les nerfs de la queue de cheval avaient un volume normal. L'atrophie portait spécialement sur les racines cervicales et plus fortement sur les racines du côté gauche. Quelques-unes de ces racines et particulièrement celles qui entrent dans la composition du plexus brachial, étaient réduites à un ou deux fils d'une ténuité extrême. Les nerfs circonflexe, médian, cubital et radial étaient assez grêles.

Je tenais beaucoup à ce qu'on examinât avec soin, non seulement la texture histologique des racines antérieures et des nerfs, mais encore l'état des vaisseaux capillaires qui se distribuaient aux muscles atrophiés. Or M. Peter a constaté que les tubes nerveux des racines les plus malades, comme ceux des nerfs que je viens de nommer, avaient diminué de nombre et de volume, et que la diminution de volume tenait à ce que la substance nerveuse était beaucoup moins abondante. Dans certains tubes, la myéline était remplacée par une matière finement granuleuse; dans d'autres, elle avait complètement disparu ainsi que le cylindre de l'axe; le tube nerveux, réduit à son périnèvre, présentait alors un étranglement remarquable. (Cet examen a été fait comparativement avec des

tubes nerveux provenant des racines et des nerfs sains.) Ainsi, diminution, altération granuleuse ou disparition de la substance nerveuse, avec
persistance du périnèvre, telles étaient les altérations des éléments nerveux. Nous allons voir qu'elles sont absolument analogues à celles des
éléments musculaires.

Il ne fut pas possible de découvrir de lésion appréciable des vaisseaux
capillaires.

Quant aux fibres musculaires, elles présentaient tous les degrés d'altération ; elles avaient diminué de volume ; dans certaines fibres, les stries
transversales étaient seulement devenues plus rares, et l'on y distinguait
des globules de graisse en assez grande abondance ; dans certaines autres
fibres, les stries avaient complètement disparu, et à leur place, il n'y
avait plus que de très fines granulations. Ainsi persistance du sarcolemme
pour les fibres musculaires comme du périnèvre pour les tubes nerveux,
diminution ou dégénérescence granuleuse de la substance propre du tissu
musculaire et du tissu nerveux, voilà les altérations révélées par l'examen
microscopique. Si cette autopsie remarquable ne nous permet pas de reconnaître que la lésion a débuté par le nerf ou par le muscle, du moins
elle nous autorise à affirmer que les lésions étaient parallèles et identiques dans ces deux ordres d'organes.

Dans les quelques mots que je vous ai dit de l'anatomie pathologique
de l'atrophie musculaire progressive, je vous ai rappelé que l'absence de
toute espèce de lésion des appareils centraux de l'innervation concordait
avec l'absence de troubles nerveux pendant la vie. C'est tout au plus si,
dans quelques circonstances, il y a de l'anesthésie cutanée dans les régions correspondantes aux muscles qui ont subi la transformation : c'est
là le seul phénomène nerveux que l'on observe. Partout ailleurs les téguments conservent leur sensibilité, sans exaltation ni diminution. Les organes des sens ne sont en aucune manière troublés dans leurs fonctions.
Enfin, l'intelligence garde jusqu'au bout toute son intégrité, et c'est un
spectacle aussi curieux que triste de voir des malheureux réduits
pour ainsi dire à l'état de squelettes, par la perte d'une grande partie de
leurs muscles, non seulement accomplir toutes les fonctions de la vie
organique, mais posséder l'entière lucidité de leur esprit, et assister
ainsi à leur destruction lente et progressive.

J'ai conservé, messieurs, dans mes souvenirs, l'histoire d'une dame de
Tours que Bretonneau soigna pendant plusieurs années, et qui, d'après
la description que m'a donnée mon vieux maître, est morte à la dernière
période de l'atrophie musculaire. Elle ne pouvait presque plus respirer,
elle ne parlait plus ; mais ses yeux conservaient encore toute leur vivacité et reflétaient l'intelligence qui ne l'abandonnait pas. Elle pouvait
encore mouvoir quelques-uns des muscles qui soutenaient la tête et ceux
qui animaient le doigt indicateur de la main droite. C'est à l'aide de ce

doigt que, dans les derniers jours de sa vie, elle conversait avec ses enfants. On lui avait procuré plusieurs alphabets en jetons, et, avec son doigt, elle assemblait des lettres pour en composer des mots et des phrases. C'est ainsi qu'elle put dicter son testament.

L'épithète de *progressive* appliquée au mot *atrophie* indique assez la marche de la maladie. S'il n'est pas rare qu'elle reste stationnaire après avoir frappé une ou plusieurs régions, trop souvent, après un temps d'arrêt plus ou moins long, elle s'étend à d'autres parties, et ce que je vous ai dit de son mode de progression, en vous traçant rapidement le tableau des symptômes, me dispense d'y revenir ici. A ne considérer que ce qui se passe dans un ou plusieurs muscles pris isolément, les progrès du mal sont rapides, car en quelques mois la destruction des tissus peut être complète; mais, en envisageant la maladie dans son ensemble, en calculant le temps qui s'écoule depuis le début des premiers accidents jusqu'à la cessation absolue des derniers, l'atrophie musculaire progressive a une durée généralement longue. Si, comme Duchenne (de Boulogne) en a observé des exemples, il a fallu moins de deux années pour qu'un grand nombre des muscles des membres supérieurs et du tronc, quelques-uns des muscles des membres inférieurs, pour que ceux de la face, ceux qui servent à la déglutition et à la respiration, fussent altérés à différents degrés, d'ordinaire les choses marchent beaucoup plus lentement, sans toutefois que cette durée du mal ait jamais rien de bien déterminé.

Le pronostic est invariablement des plus sérieux. La mort, en effet, peut être la conséquence de ces graves désordres des appareils locomoteurs. Elle peut en être la conséquence directe lorsque l'atrophie ayant envahi les muscles qui président à la déglutition, et ceux qui servent à la respiration, les individus, ainsi que je vous l'ai dit, vont succomber à l'inanition ou à l'asphyxie; elle peut en être la conséquence indirecte lorsque, je vous l'ai dit encore, une affection intercurrente, une bronchite par exemple, survenant, l'atrophie musculaire va introduire dans l'évolution de cette affection une funeste complication. Mais à supposer que cette terminaison fatale n'arrive que le plus tard possible, à supposer que la maladie restant localisée, l'individu souffre de longues années, le pronostic n'en est pas moins des plus fâcheux. Le mal, en effet, peut s'arrêter, être enrayé dans sa marche envahissante, mais il ne faut pas espérer le voir rétrograder; les muscles détruits le sont à jamais. Vous comprenez, messieurs, à quelle infirmité vont se trouver condamnés ces malheureux ainsi privés d'une plus ou moins grande partie de leur système musculaire, infirmité d'autant plus cruelle que l'atrophie musculaire progressive frappe beaucoup plus fréquemment des individus dans la force de l'âge, ou appartenant à la classe ouvrière, et qui ont besoin, pour subvenir à leur existence et à celle de leur famille, de toute la liberté de leurs mouvements.

Il est encore, à propos du pronostic, une particularité signalée par Duchenne (de Boulogne), et qui me paraît aussi d'une grande importance : c'est que la maladie se généralise d'autant plus vite, se termine d'autant plus rapidement d'une manière fatale, qu'elle s'est développée sans cause occasionnelle appréciable; il semble alors que la diathèse, dont la lésion musculaire n'est que l'expression, est beaucoup plus active que lorsque la maladie a été sollicitée à se produire par une circonstance déterminée. Enfin, et c'est aussi une remarque faite par Duchenne, quand l'atrophie a primitivement frappé les muscles du tronc, elle reste beaucoup plus longtemps stationnaire, envahissant plus lentement les autres régions que lorsqu'elle a débuté par les muscles des extrémités.

Une maladie dont la physiologie est aussi nettement tranchée que celle-ci ne saurait être méconnue par le médecin attentif qui l'aura une fois bien observée. Il est des cas cependant où le *diagnostic* offre quelques difficultés. Lorsque, par exemple, un embonpoint exagéré empêche les déformations caractéristiques de se produire, le mal peut, au premier abord, passer inaperçu. Toutefois les troubles de la locomotion pourraient le faire aisément reconnaître.

Vous verrez quelquefois survenir, à la suite de douleurs rhumatismales, des atrophies musculaires qu'il importe de ne pas confondre avec l'atrophie progressive ; elles en diffèrent essentiellement. La marche des accidents, leur durée, la forme qu'ils affectent, le siège qu'ils occupent, suffisent déjà, avant toute exploration à l'aide de l'électricité, pour vous mettre en garde contre l'erreur. L'atrophie rhumatismale, en effet, est précédée de douleurs plus ou moins violentes susceptibles d'être exagérées par la contraction volontaire des muscles intéressés, par la pression exercée sur eux, tandis que l'atrophie progressive est généralement indolente. En outre, toute la masse musculaire est prise, et non plus seulement quelques faisceaux, comme dans l'atrophie progressive. Enfin, tandis qu'ici la contractilité électrique est considérablement affaiblie proportionnellement au nombre des fibres musculaires perdues, dans l'atrophie rhumatismale, à quelque degré qu'elle soit arrivée, quelque gênés et même impossibles que soient devenus les mouvements volontaires, l'excitation galvanique conserve toute son action, le muscle ayant diminué de volume sans que ses fibres aient subi aucune transformation.

Le diagnostic différentiel entre la paralysie saturnine et l'atrophie musculaire progressive présentera plus de difficultés. Toutefois, dans la première de ces deux affections, la contractilité électrique est complètement perdue, tandis que, dans la seconde, elle n'est qu'affaiblie en proportion du nombre des vaisseaux musculaires qui ont éprouvé l'altération caractéristique. De plus, alors même que la paralysie saturnine est généralisée, la contractilité électrique n'est abolie que dans certains muscles,

les extenseurs de la main sur l'avant-bras, et consécutivement les muscles
du bras, particulièrement le triceps et le deltoïde. Enfin, la marche des
accidents (car dans la maladie saturnine la paralysie a précédé l'atrophie),
les antécédents du malade (lorsqu'on saura qu'il a été soumis à l'influence
des préparations de plomb), d'autres phénomènes morbides appartenant
en propre à l'intoxication saturnine, seront autant d'éléments qui éclaire-
ront singulièrement la question.

La maladie qui se rapproche le plus de l'atrophie musculaire progressive
est la *paralysie atrophique de l'enfance*; mais celle-ci diffère de celle-là
en ce qu'elle se complique d'un arrêt de développement des os des membres dont les muscles ont éprouvé la transformation graisseuse.

Il importe également de distinguer de l'atrophie progressive, celle qui
résulte de la lésion d'un nerf ou d'un rameau nerveux. Alors l'atrophie
porte exclusivement sur les groupes de muscles animés par ce nerf ou ce
rameau, et cette exacte circonscription de la maladie doit immédiatement
faire penser à une lésion nerveuse également circonscrite, et faire rejeter
l'idée d'une atrophie musculaire progressive, dans laquelle la lésion frappe
pour ainsi dire au hasard et ne suit point la distribution anatomique d'un
nerf. Par exemple, il y a actuellement dans un des services de cet hôpital,
à la salle Sainte-Jeanne, un homme affecté d'atrophie de l'avant-bras et
de la main gauches; la langue est également atrophiée du côté gauche.
Eh bien! il n'est pas difficile de voir que l'atrophie frappe le fléchisseur
profond des doigts, les interosseux, les deux lombricaux internes et l'adducteur profond du pouce, c'est-à-dire les muscles animés par le nerf
cubital. Or cet homme a eu la syphilis, et il présente au niveau de l'épitrochlée une exostose qui, comprimant le nerf cubital, a vraisemblablement altéré la structure du nerf et par suite entraîné l'atrophie des muscles animés par lui. Il est probable qu'une exostose de même nature
comprime soit le nerf lingual, soit le grand hypoglosse, et détermine dans
les muscles de la langue les mêmes altérations de nutrition que dans ceux
du membre thoracique.

Enfin, il est une affection dont vous verrez peu d'exemples et qui produit aussi l'atrophie musculaire : je veux parler de la *lèpre sèche des pays
chauds*. Mais ici encore l'atrophie est circonscrite et limitée à tous les
muscles de la main. La peau de celle-ci est rouge, épaisse et absolument
insensible, les masses musculaires ont complètement disparu et les doigts
sont disposés en forme de griffes. Tel était le cas d'une femme que
M. Peter a observée longtemps pendant son internat dans le service de
Cruveilhier. Le diagnostic différentiel est encore facile : indépendamment
de la lèpre, dont il est aisé de reconnaître l'existence, et de l'anesthésie
absolue qu'elle entraîne, il y a un état de contraction permanent des
fléchisseurs des doigts que M. Peter avait bien observé et sur lequel Duchenne insiste avec raison d'une façon toute spéciale.

Je vous disais tout à l'heure que l'atrophie musculaire progressive ne marchait jamais plus rapidement vers une terminaison fatale que lorsqu'elle s'était développée en dehors de toute cause occasionnelle appréciable. Les plus fréquentes de ces *causes occasionnelles* sont la continuité et l'excès de travail, nécessitant l'exercice, la contraction exagérée de certains muscles. Mais ces causes occasionnelles sont subordonnées à une prédisposition individuelle, à une diathèse qui, le plus souvent acquise, se transmet quelquefois aussi de génération en génération.

Ce rôle de l'hérédité, ou tout au moins de la consanguinité, avait été signalé en 1851 par le docteur Meryon, qui, dans une lecture faite à la Société médico-chirurgicale de Londres, rapportait l'histoire d'une famille dont trois petits garçons avaient présenté l'atrophie musculaire[1]. Je vous ai rapporté tout à l'heure les faits du même genre observés par Duchenne. Ce qu'il y avait de plus remarquable dans celui du docteur Meryon, c'est que sur les neuf enfants dont se composait cette famille, les trois garçons furent seuls affectés, tandis que les six filles n'éprouvèrent rien de semblable.

Il est du reste d'observation que la maladie dont nous parlons attaque rarement les femmes, et que jamais jusqu'ici on ne l'a vue chez elles se généraliser.

Si nous ajoutons enfin que l'atrophie musculaire ne se rencontre guère que dans l'âge adulte, je vous aurai exposé le peu que nous savons relativement à son étiologie.

L'art reste malheureusement impuissant pour la combattre, et si la faradisation localisée a pu, en quelques cas, enrayer son développement, la maladie, après un temps plus ou moins long, a repris sa marche progressive.

L'atrophie musculaire progressive est-elle due à une *affection de la moelle,* ou bien doit-elle être rangée parmi les *maladies du système musculaire?*

En fait, on observe dans cette affection une atrophie des muscles, des racines antérieures des nerfs (qui animent ces muscles) et des cellules des cornes antérieures de la moelle (qui sont *trophiques*). Eh bien, l'origine de toutes ses atrophies est-elle périphérique ou centrale? La lésion part-elle des muscles ou de la moelle? La connaissance qu'on a de la fonction des cellules nerveuses trophiques semble déjà résoudre la question et autoriser à placer dans la moelle même le point de départ du mal.

Dès 1853, J. Cruveilhier avait rattaché l'atrophie des muscles à celle des racines antérieures, qu'il avait découverte, ajoutant que c'était probablement dans la substance grise qu'il faudrait rechercher le point de

---

1. Meryon, *Medico-chirurgical Transactions* London, 1854, t. XXXV.

départ de l'atrophie des racines. La lésion de ces racines était parfaitement évidente sur la moelle d'un malade qui a succombé dans notre service et que M. Sappey a préparée avec le soin que vous savez. Quant à la lésion prévue par M. Cruveilhier, elle a été découverte par M. Luys en 1860. Cet habile anatomiste a trouvé chez un malade de cinquante-sept ans, atteint d'atrophie musculaire localisée aux éminences thénar et hypothénar du côté gauche, aux muscles de l'avant-bras du même côté, et n'ayant presque rien d'anomal du côté droit; M. Luys a trouvé, dis-je, dans les cornes antérieures de la substance grise, au point correspondant aux lieux d'émergence des racines antérieures, que les cellules nerveuses avaient toutes disparu et qu'à leur place se voyait une substance granuleuse plus ou moins abondante qu'il était porté à considérer comme un exsudat provenant des capillaires énormément dilatés dans ces régions.

A côté des points où M. Luys notait la disparition complète des cellules, il en apercevait quelques autres en voie de désintégration ; elles étaient d'une coloration brunâtre, remplies de granulations foncées, toutes leurs anastomoses étaient rompues. Et ces lésions variées existaient principalement du côté gauche; elles étaient moins apparentes à droite. Les cellules nerveuses des régions postérieures correspondantes étaient pareillement méconnaissables. Il y avait aussi de la sclérose de la substance blanche, par prolifération du tissu conjonctif. C'est là, dit Duchenne, un cas qui n'est pas simple. Il n'en est pas ainsi du suivant qui a été observé pendant un an par Duchenne et dont la moelle a été examinée par des anatomistes aussi compétents que MM. Vulpian et Hayem : il y avait atrophie et disparition d'un très grand nombre de cellules des cornes antérieures, dilatation et sclérose des artérioles et des principaux vaisseaux capillaires. Les racines antérieures des deuxième, troisième, quatrième et cinquième nerfs cervicaux étaient excessivement grêles et un grand nombre de leurs tubes nerveux presque complètement vides.

Dans des cas moins simples que celui-ci, où l'atrophie musculaire était accompagnée d'autres troubles nerveux, MM. Lockhart Clarke, Charcot et Joffroy, ont également trouvé une atrophie des cellules des cornes antérieures, de sorte qu'on est conduit à admettre, connaissant les propriétés trophiques de ces cellules, que l'atrophie des muscles est la conséquence de l'atrophie de ces cellules.

Maintenant quelle est la nature du travail morbide qui produit cette atrophie des cellules nerveuses ? Duchenne n'hésite pas à le croire phlegmasique, et il invoque à l'appui la dilatation des vaisseaux de la région des cornes antérieures, l'épaississement et l'hyperplasie nucléaire de leurs parois, la production de corps granuleux dans leur gaine lymphatique. Il est même établi, dit-il, par l'expérimentation et l'observation clinique, que ce travail irritatif qui accompagne l'atrophie des cellules antérieures de la moelle est nécessaire à la production de ces altérations du tissu musculaire, qui consiste dans la prolifération nucléaire de leur sarcolemme, laquelle aboutit à la dégénérescence granulo-graisseuse du muscle. On s'expliquerait ainsi, ajoute-t-il, comment dans les cas, au contraire, où l'atrophie des cellules est *primitive*, dans la paralysie labio-glosso-laryngée par exemple, il n'y a ni atrophie ni altération musculaire concomitante. Cette explication ne me semble rien expliquer; contentons-nous, jusqu'à plus ample informé, de constater les faits.

Dans l'affection qui nous occupe, la propriété trophique des cellules antérieures serait seule atteinte, tandis que dans les paralysies atrophiques spinales, décrites à part par Duchenne, les propriétés trophiques et motrices de ces cellules sont simultanément lésées, bien que, jusqu'à présent, on n'ait découvert aucune altération spéciale, appréciable, du moins, qui puisse expliquer ces différences de résultat pathologique.

Je ne crois pas devoir insister maintenant sur les raisons qui m'avaient d'abord fait croire avec Aran, Duchenne (de Boulogne), au début de ses recherches sur l'atrophie musculaire, et Virchow, que cette affection était d'origine périphérique, qu'il en était dans ce cas pour les racines antérieures comme le plexus brachial, que l'on trouve atrophié à la suite d'une amputation du bras, ou pour le nerf optique également atrophié après la perte de l'œil.

Je n'insisterai pas davantage sur l'opinion qui attribue l'atrophie musculaire à une lésion du grand sympathique. Cette lésion serait, suivant M. Schnee voogt, une dégénérescence graisseuse de la portion cervicale et dorsale de ce nerf. Depuis 1854, où le fait de ce pathologiste a été publié, M. Jaccoud et M. Duménil (de Rouen) auraient observé chacun deux fois cette lésion. Mais Duchenne assure n'avoir rien trouvé d'anomal dans la description du cas pathologique de M. Jaccoud. Ce qui tient, dit encore Duchenne, « à ce qu'il y a des anatomo-pathologistes qui décrivent des lésions anatomiques d'organes dont ils ne paraissent pas connaître suffisamment l'état normal. Cette critique s'applique au cas de M. Jaccoud. » En réalité, dans d'autres autopsies, le sympathique a été trouvé parfaitement normal par des anatomistes très familiarisés avec ce genre de recherches microscopiques, entre autres MM. Charcot, Vulpian, Hayem [1].

1. Duchenne (de Boulogne), *De l'électrisation localisée*, p. 528 et suiv., 1872. — Comparez : J. Simon, *Atrophie musculaire progressive*, dans le *Nouveau Dictionnaire de médecine et de chirurgie pratiques*, t. IV, 1870; Luys, *Gazette médicale*, 1860; Hayem, *Archives de physiologie*, 1869; et article MUSCLE du *Dictionnaire encyclopédique des sciences médicales;* Charcot et Joffroy, même recueil, 1869; Straus, article MUSCLE du *Nouveau Dictionnaire de médecine et de chirurgie*, 1877, t. XXIII.

LXII. — DE L'APHASIE.

Il n'y a pas seulement perte de la parole, mais aussi perte de la mémoire. — 1° Amnésie de la parole. — 2° Amnésie de la parole et de l'écriture. — 3° Amnésie de la parole, de l'écriture et du geste. — D'où trois espèces principales d'aphasie. — Aphasie transitoire et aphasie persistante. — Lésions anatomiques spéciales de l'aphasie. — Rôle de la partie postérieure de la troisième circonvolution frontale gauche. — Faits plus rares de lésion de la troisième circonvolution frontale droite. — Troubles incontestables et plus ou moins profonds de l'intelligence dans l'aphasie.

MESSIEURS,

L'état dont je vais vous parler a été désigné, en 1820, par M. le professeur Lordat, sous le nom d'*alalie*; M. Broca, en 1861[1], a cru devoir le désigner sous le nom d'*aphémie*, mais *aphémie* en grec signifiant « infamie », le terme était évidemment impropre. M. Crysaphis, Grec d'origine, et elléniste fort distingué, a pensé que le mot *aphasie* était préférable, en le faisant dériver de α privatif et de φάσις, parole. M. Littré, dont l'autorité est si grande, et M. le docteur Briau ont pensé également que *aphasie* était le mot le plus convenable; ils s'accordent tous pour répudier de la manière la plus formelle le mot *aphémie*. Dans une question de ce genre, je reconnais ma complète incompétence; j'avais, d'après M. Broca, accepté le mot *aphémie*, mais il m'a fallu céder devant l'autorité de savants auxquels M. Broca et moi devons nous soumettre.

Je tiens d'autant plus à ce mot d'aphasie qu'il me permet d'établir une différence radicale entre l'état que nous allons étudier ensemble et l'*alalie* dont parlent Sauvages, les deux Frank, Cullen, etc., l'alalie n'étant dans les écrits de ces auteurs qu'un monstrueux assemblage de phénomènes contradictoires, qu'on a récemment, et bien à tort, voulu remettre en honneur.

Cela dit sur le mot, voyons quelle est la chose.

Quelques-uns de vous peuvent se rappeler un jeune ouvrier de vingt-cinq ans qui entrait dans notre salle Sainte-Agnès, et qui était couché au n° 2. Il était venu à pied à l'hôpital, il ne boitait pas, il se servait à merveille de ses deux mains, son visage exprimait l'intelligence, mais il lui était impossible de répondre à aucune de nos questions, bien que sa langue fût très mobile. Il entendait bien, il fixait ses regards sur nous lors-

---

1. Broca, *Sur le siège de la faculté du langage articulé, avec deux observations d'aphémie* (*Bulletins de la Société anatomique*, 2ᵉ série, t. IV, 1861).

que nous l'interrogions ; ses gestes, ses yeux indiquaient qu'il comprenait ce que nous disions, il semblait que les pensées naissaient en foule dans son cerveau, mais il ne pouvait les exprimer par la parole. Il savait lire et écrire, nous lui donnions un crayon et du papier, il prenait le crayon et le tenait parfaitement, et quand nous lui disions d'écrire son nom, il formait des lettres sans suite et jetait le crayon avec impatience. Il avait pourtant à son service quelques mots qu'il répétait toujours et à tout propos, témoignant d'ailleurs parfaitement qu'il comprenait à quel point ces mots exprimaient peu sa pensée. Cette maladie était survenue subitement à la suite de quelques excès.

Il était bien évident pour nous qu'il existait quelques modifications locales dans la substance cérébrale ; mais cette modification n'était certainement ni une hémorrhagie ni un ramollissement, et comme il n'y avait ni mal de tête ni fièvre, nous attendîmes que la lumière se fît ; or, quinze jours ne s'étaient pas écoulés que notre jeune ouvrier quittait l'hôpital, revenu complètement à la santé, sans qu'aucune intervention médicale fût venue troubler cette rapide guérison. Chaque jour un mot nouveau s'ajoutait à quelques autres mots, puis à des phrases incomplètes ou incohérentes succédèrent des phrases très sensées, enfin le malade put soutenir une conversation dans laquelle pourtant il éprouvait de temps en temps une certaine hésitation et quelquefois de l'impossibilité à trouver le mot juste qui devait exprimer sa pensée. Quand il quitta l'hôpital, tout trouble avait cessé. Il put alors nous rendre assez bien compte de ce qui s'était passé dans son entendement. Il appréciait bien qu'il n'avait plus le souvenir des mots, et il reconnaissait en même temps que son esprit n'avait point alors la netteté qu'il présentait auparavant, et qu'il avait retrouvée.

Le 27 février 1861, nous recevions à la salle Saint-Bernard la femme Desteben, âgée de cinquante-huit ans. Elle quittait l'hôpital et était admise le 12 avril suivant à la Salpêtrière, où elle mourait, le 16 avril 1863, de ce que l'on désigna sur la feuille de statistique sous le nom de *congestion cérébrale;* mais l'autopsie ne put être faite. Pendant les quarante-quatre jours qu'elle passa avec nous à l'Hôtel-Dieu, cette malade fut l'objet de notre attention la plus grande, et chaque jour nous restions assez longtemps auprès de son lit.

On nous racontait que plusieurs fois, à la suite de petites attaques apoplectiformes, elle avait éprouvé beaucoup de difficulté à parler, sans qu'elle fût d'ailleurs paralysée. Quand nous la vîmes, elle avait la parfaite liberté des mouvements des membres ; elle remuait la langue avec autant de facilité que personne ; mais elle ne pouvait articuler autre chose que : — « Ah ! que c'est embêtant ! » — C'est ainsi qu'elle exprimait l'impatience que lui causait son impuissance alors qu'elle était pressée de questions. Quoiqu'elle eût l'air intelligent, quoique dans la salle elle se comportât comme une femme sensée et bien élevée, jamais nous ne pûmes obtenir un mot de plus. Elle connaissait parfaitement l'usage des objets que nous lui présentions ; mais il lui était toujours impossible d'en dire le nom, et si nous essayions de la tromper en désignant par une dénomination fausse l'objet que nous lui montrions, elle protestait très bien par le geste, et indiquait au contraire son adhésion lorsque nous revenions au nom véritable.

Comme elle ne savait point écrire, il nous était impossible de connaître les manifestations de l'intelligence que la parole écrite eût pu nous révéler. Cette femme était d'une propreté remarquable ; chaque jour elle faisait elle-même son lit, se peignait, s'habillait avec une sorte de coquetterie, rangeait avec minutie tous les petits objets qui servaient à sa toilette, et jamais on n'observa chez elle, pendant qu'elle resta à l'hôpital, la moindre hésitation dans les mouvements, qui furent toujours d'une précision extrême.

A côté de ce fait, messieurs, j'en placerai un autre,   autant plus précieux ici qu'il a été observé et recueilli sur lui-même par l'un de nos collègues les plus éminents de la Faculté de médecine, l'un de ceux qui se soient occupés avec le plus de soin de l'étude des maladies cérébrales.

A la suite d'un accident chirurgical qui le retenait depuis un certain temps au lit, Rostan, resté seul à la campagne depuis quelques jours, avait lu presque toute la journée et avait ainsi fatigué son cerveau. Il était en train de lire un des entretiens littéraires de Lamartine, quand tout à coup il s'aperçut qu'il comprenait mal ce qu'il lisait. Il s'arrêta un instant, reprit sa lecture, et il éprouva immédiatement les mêmes accidents ; effrayé, il voulut appeler, et à sa grande stupéfaction il ne put proférer un mot. Il se crut alors frappé d'une attaque d'apoplexie, et immédiatement il fit faire alternativement des mouvements très complexes à ses deux mains et à celle de ses jambes qui n'était pas blessée, et il constata qu'il n'avait pas de paralysie. Il était seul, il sonna, et quand on vint auprès de lui, il ne put articuler une parole ; il mouvait sa langue dans tous les sens et se rendait très bien compte de ce singulier désaccord qui existait entre la facilité des mouvements des organes vocaux et l'impossibilité de manifester sa pensée par la parole. Il fit signe qu'il voulait écrire, on lui apporta une plume et de l'encre, et il lui fut aussi impossible de traduire sa pensée par l'écriture que par la parole. Cependant, comme il avait fait des maladies de l'encéphale l'étude de toute sa vie, il cherchait à analyser les symptômes qu'il éprouvait et à les rapporter à quelque lésion particulière du cerveau, raisonnant mentalement sur sa propre maladie, comme il l'eût fait dans une conférence clinique.

La personne appelée par lui, effrayée d'un état si insolite, fit mander par le télégramme sa femme qui était à Paris, et envoya chercher un médecin qui arriva seulement au bout de deux ou trois heures. Rostan releva la manche de sa chemise, et, en portant l'une de ses mains vers le pli du bras, il indiqua clairement qu'il voulait être saigné.

A peine la saignée était-elle terminée, que quelques paroles revinrent sans suite, il est vrai, et incomplètes ; pourtant certains mots exprimaient nettement une pensée, tandis que d'autres semblaient n'avoir aucune relation directe avec l'idée principale. Peu à peu le voile sembla se dissiper, les mots revinrent plus nombreux au service d'idées plus nombreuses elles-mêmes, et au bout de douze heures tout était rentré dans l'ordre.

Je vous ferai observer, et j'y reviendrai plus tard, que Rostan, dont je viens de vous raconter l'histoire, était diabétique depuis quelques années.

Le fait suivant, qui a une grande analogie avec celui-là, a été observé chez un homme qui avait une maladie de Bright.

Le 18 juin 1863, je voyais dans mon cabinet un malade âgé de soixante ans, que m'adressait mon confrère M. le docteur Denouette (du Havre). Ce malade, cruellement goutteux, avait, malgré l'avis de son médecin, abusé de l'eau de Vichy, et il était tombé dans tous les accidents de la goutte viscérale. Il était profondément cachectique ; déjà, depuis quelques années, il avait de l'albumine dans l'urine.

En 1861 il avait éprouvé un accident nerveux dont il me raconta les détails, confirmés d'ailleurs par sa femme, qui l'accompagnait.

Il était au cercle, jouant au whist. Pendant une partie il jeta ses cartes sur table ; la partie se trouvant ainsi terminée, il voulut parler, et il lui fut impossible d'articuler un mot. Cependant jusque-là il ne s'était aperçu de rien, et son jeu avait été conduit avec l'habileté ordinaire.

Effrayé, il se lève, prend son chapeau, sa canne et revient rapidement chez lui, plus rapidement qu'à l'ordinaire.

Arrivé chez lui, il voulut raconter à sa femme ce qui lui arrivait. Il disait quelques mots alors, composait des membres de phrases, mais omettait des mots qu'il lui était impossible de trouver ; cette impossibilité lui donnait une vive impatience. Cependant la difficulté d'exprimer sa pensée s'accroissait à chaque instant, et deux heures ne s'étaient pas écoulées, que pas un mot ne pouvait être prononcé ; toutefois, les mouvements des membres, ceux de la langue étaient aussi libres que dans l'état normal.

Sur ces entrefaites arriva le médecin de la famille ; il conseilla l'application de sangsues au siège. Pendant que la servante était allée chercher des sangsues, la femme du malade voulut voir si son mari pouvait lire. Elle lui mit un journal sous les yeux ; mais il ne put lire, bien que sa vue fût parfaitement nette. Lorsque je l'interrogeai, il me dit qu'il voyait les lettres et les mots, mais il n'en comprenait pas bien le sens ou la valeur.

Les sangsues étaient arrivées, on les appliqua ; comme elles mordaient lentement et difficilement, cela parut l'impatienter fortement ; il voulut dire le motif de son impatience : ses gestes, tout à fait normaux, n'étaient pas compris ; la parole était absolument abolie.

Cependant, à peine trois sangsues avaient-elles commencé à se gonfler que la parole revint un peu ; le malade put alors faire comprendre ce qu'il voulait, bien que plusieurs mots manquassent à chaque phrase. Il demandait de meilleures sangsues ; on en alla chercher d'autres chez un pharmacien, et quand elles donnèrent du sang avec abondance, tout trouble disparut et le malade exprima sa pensée avec autant de facilité que jamais. Il raconta alors toutes les circonstance de son accident, et indiqua à merveille que sa grande impatience au moment où on lui appliquait les premières sangsues tenait à ce qu'il voulait que l'on en allât chercher de meilleures, et il s'irritait de ne pas voir ses gestes compris.

Depuis cette époque, rien de ce genre n'a eu lieu, la maladie de Bright a suivi sa marche sans phénomènes anomaux.

Les deux faits suivants m'ont été communiqués par M. le docteur Voyet, médecin à Chartres : « M. X..., vétérinaire à X... (Eure-et-Loir) quarante-six ans, forte constitution, célibataire; aucune maladie antérieure, si ce n'est un cancer à la lèvre inférieure, opéré avec succès en 1863.

» Vers la fin de septembre, rhumatisme articulaire aigu.

» Le 29 octobre 1863, au milieu de la nuit, forte dyspnée; les parents effrayés m'envoyèrent chercher, et je vis le malade le 29 octobre au matin pour la première fois. Au moment de cet accès de dyspnée, les douleurs rhumatismales avaient disparu, le pouls était intermittent et tellement irrégulier qu'il était impossible d'en compter les pulsations; même perturbation du côté du cœur sans bruits anomaux; l'anxiété du malade était telle, qu'il ne pouvait pas rester dans son lit. On appliqua des sinapismes et un vésicatoire sur la région du cœur qui amenèrent un soulagement immédiat. Alors apparurent de nouveau les douleurs rhumatismales avec irrégularité des battements du cœur.

» Le 4 novembre, M. X... était assis auprès de son feu, causant avec un de ses amis, lorsque tout à coup il regarda cet ami d'un air hébété sans pouvoir prononcer une parole ; au bout de cinq minutes il se mit à bredouiller le mot *monomomentif* qu'il ne cessa de répéter pendant quatre heures. Irrité de ne pouvoir se faire comprendre, il demanda par signes la plume et l'écritoire et essaya d'écrire ; mais il ne traça sur le papier que des signes sans forme, comme le ferait un enfant ne sachant pas écrire. Quatre heures après, il renouvela cette tentative, il voulait faire part de sa position à son frère; les deux premiers mots « mon cher » étaient lisibles, le reste était aussi informe que la première fois.

» Déjà pourtant, il commençait à prononcer quelques monosyllabes, mais il les terminait en *tif*, et s'il voulait prononcer un mot de plusieurs syllabes, il disait la première et ajoutait *tif* : monsieur (montif), vendredi (ventif), bonjour (boutif).

» Le lendemain 5 novembre, il pouvait répondre aux questions qu'on lui adressait, mais il ne pouvait pas faire une phrase ; on le comprenait cependant.

» Le surlendemain 6, tout avait disparu. Pendant les quarante-huit heures que dura cette aphasie, aucune trace de paralysie.

» Le vendredi 12 février 1864, c'est-à-dire plus de trois mois après ces accidents, M. X..., qui éprouve encore des douleurs rhumatismales dans le poignet droit, mangeait son potage de la main gauche, lorsque tout à coup sa cuiller lui échappa de la main et le bras tomba inerte le long du tronc ; on accourut chercher M. Voyet, et il constata une paralysie de tout le *côté gauche*, avec une grande difficulté dans la prononciation et la déglutition ; ce matin 13 février, tout avait disparu.

« La difficulté dans la parole ne ressemblait en rien cette fois à ce qui s'était passé le 4 novembre ; en effet, dans le premier cas, M. X... ne trouvait pas les mots pour exprimer sa pensée ; dans le second, au contraire, il les trouvait, mais il avait de la peine à les articuler.

» Le vendredi 12 février 1864, M. Voyet fut appelé en consultation chez madame X..., âgée de cinquante-huit ans, demeurant à Voves, et atteinte depuis bien des années d'une hypertrophie du cœur. Sa fille lui raconta que, au commencement de février, elle fut réveillée par un bruit insolite qui se passait dans la chambre de sa mère ; elle la trouva gesticulant et répétant continuellement *vousi, vousi* ; cet état ne fut que passager, il dura environ deux heures. Madame X... raconta ensuite qu'elle avait l'intention de demander de l'éther et d'ordonner qu'on allât chercher le médecin, parce que, dit-elle, elle sentait qu'il se passait en elle quelque chose d'extraordinaire. »

A côté de ce fait, plaçons tout de suite le suivant : Madame B..., belle-mère d'un médecin très recommandable, sans avoir jamais éprouvé d'accidents paralytiques, arriva assez rapidement à des troubles d'intelligence fort singuliers. Un visiteur entre chez elle ; elle se lève pour le recevoir avec un air de bienveillance et lui montrant un fauteuil : « Cochon, animal, fichue bête (Madame vous invite à vous asseoir, dit le gendre, qui interprète la volonté de la malade, si étrangement exprimée). » Notons en effet que les actes de cette dame paraissaient d'ailleurs assez sensés, et, chose bizarre, qui n'est pas ordinaire chez les aphasiques, elle ne semblait pas s'impatienter ni comprendre le sens des injures qu'elle proférait.

Dans les sept faits que je viens de vous raconter, messieurs, les phénomènes nerveux semblent ne frapper que sur l'intelligence, et surtout sur l'aptitude à manifester sa pensée par la parole et par l'écriture. Voyons maintenant quelques faits un peu plus complexes dans lesquels il y a évidemment une lésion plus profonde du cerveau, caractérisée par quelques troubles de la motilité, en même temps que par les phénomènes insolites sur lesquels je viens d'appeler votre attention.

M. X... est un jurisconsulte fort éminent, il me demandait des avis au commencement de l'année 1863, et sa femme, douée comme lui d'une intelligence fort remarquable, me donnait les renseignements les plus précis, que le malade peut-être n'eût pas voulu ou n'eût pas pu me donner. De temps en temps, pendant une conversation, il ne trouve pas le mot qu'il veut dire, ou bien il le remplace par un mot étrange. D'autres fois, il demande une chose, la plus vulgaire, et s'adressant à sa femme : « Donne-moi donc mon... mon... sacré mâtin, mon..., tu sais bien, » il porte alors la main à sa tête. — « Tu veux ton chapeau? — Eh oui, mon chapeau! » Dans d'autres circonstances, au moment où il va sortir, il sonne : « Donnez-moi, dit-il, mon pa, para, para, sacré mâtin! — Votre parapluie? — Eh oui, mon parapluie! » Cependant, sa conversation dans ce moment même est aussi pleine de sens que jamais; il vient d'écrire, il vient de lire, il vient de traiter avec la plus parfaite lucidité des questions très ardues; il trouve pourtant qu'il a un peu d'embarras dans la tête; il éprouve assez souvent de légers engourdissements dans les membres et plutôt à droite qu'à gauche.

Supposez, messieurs, ce singulier oubli des mots porté beaucoup plus loin, et vous aurez l'aphasie avec les caractères qu'elle présente habituellement.

Dans les premiers faits que je vous ai rapportés, il n'y avait aucun symptôme de paralysie; celui dont je viens de vous parler est accompagné très probablement, sinon certainement, d'une lésion matérielle de l'encéphale. L'observation qui va suivre, recueillie dans le service de la Clinique, aura d'autant plus d'intérêt, que la malade est aujourd'hui complétement guérie, et qu'elle a pu analyser tous les phénomènes qui se sont présentés chez elle.

Le 1er avril 1862, nous recevions dans notre salle Saint-Bernard Marie Keller, âgée de cinquante ans. Un mois auparavant, elle avait commencé à éprouver quelques accidents dont elle nous fit plus tard le récit fort exact. A la suite de vives douleurs de tête, elle avait de temps en temps des mouvements convulsifs dans le côté droit du visage, lesquels passaient rapidement et laissaient un embarras momentané dans la parole. Jamais elle n'avait perdu connaissance; elle raconta même qu'elle s'était levée durant une attaque pour aller chercher un mouchoir afin d'essuyer de la salive écumeuse qui coulait de ses lèvres. Deux jours avant d'entrer à l'hôpital, elle avait eu un accident plus violent pendant lequel elle s'était mordu la lèvre.

Pendant la première semaine qu'elle passa à l'hôpital, elle ne put dire que quelques mots sans signification précise. Elle semblait intelligente,

cependant elle ne pouvait dire ni écrire le nom des objets les plus vulgaires, tels qu'une montre, une clef, une cuiller, une assiette. Elle répétait bien son nom et l'écrivait avec facilité ; mais si, après qu'elle l'avait
écrit, nous l'invitions à écrire le mot *cuiller*, elle continuait à écrire son
nom, et s'apercevait pourtant de son erreur, ce qu'elle témoignait par un
geste de dépit. Quand nous insistions pour qu'elle prononçât un mot, elle
nous faisait signe qu'elle avait un obstacle du côté droit du cou, et, chose
bizarre, une jeune fille, Adèle A..., dont je vous parlerai tout à l'heure, se
plaignait d'une gêne douloureuse qu'elle éprouvait à la même place.

Marie Keller, cependant, lisait durant une grande partie du jour, et
nous étions tous dupes de cette apparence d'intelligence ; mais quelque
temps après, quand elle fut guérie, elle nous avoua qu'elle lisait avec les
yeux, mais qu'elle ne lisait pas *avec son estomac*, singulière manière de
dire qu'elle ne comprenait pas ce qu'elle lisait.

Lorsque, après quelques jours passés à l'hôpital, la malade fut un peu
mieux, et qu'elle eut recouvré la faculté de parler, elle nous apprit que
l'année précédente elle avait été soumise par son médecin à un traitement mercuriel fort énergique. Nous supposâmes alors que les accidents
tenaient à quelque grave lésion syphilitique ayant son siège dans l'hémisphère gauche du cerveau, ou bien à la base du crâne ; nous instituâ-
mes un traitement antisyphilitique énergique, et, à notre grande satisfaction, tous les accidents disparurent, et la santé redevint ce qu'elle avait
été naguère. Depuis deux ans qu'elle a quitté l'hôpital, elle est revenue
souvent nous voir. Elle a pris pendant plusieurs mois et elle reprend
encore de temps en temps de l'iodure de potassium.

Le 9 décembre 1854, nous recevions dans notre salle Sainte-Agnès,
où il fut couché au n° 11 *ter*, un jeune homme de vingt-huit ans, exerçant la profession de journalier, qui, deux jours auparavant, avait été pris
tout à coup et sans cause appréciable, au dire de ses parents, d'un mutisme
absolu.

De bonne santé habituelle, menant une vie régulière, il avait cependant présenté deux ans auparavant des accidents cérébraux caractérisés
par une céphalalgie violente et par des phénomènes délirants, accidents
qui, nous racontait-on, avaient cédé après une saignée générale et ne
s'étaient jamais reproduits depuis.

Ceux qui l'amenaient à l'hôpital consistaient uniquement en une impossibilité absolue de parler, bien que l'intelligence parût entièrement
conservée, et que le malade parût parfaitement comprendre toutes les
questions qu'on lui adressait. Mais à ces questions il répondait invariablement : *non*, alors même que de la tête il fit un signe affirmatif quand
la demande comportait une affirmation. Cependant un élève du service
nous dit que l'ayant interrogé à part, il lui avait fait prononcer le mot
manteau, après avoir longtemps fixé son attention.

Nous constations une déviation notable de la langue du côté droit, sans trouver d'ailleurs aucun autre signe de paralysie, les mouvements de la face, du tronc et des membres s'exécutant avec une force et une liberté très régulières.

Le surlendemain de l'arrivée du malade dans nos salles, nous prescrivîmes une saignée, après laquelle les mouvements de la langue parurent beaucoup plus libres qu'ils ne l'étaient les jours précédents, mais l'aphasie restait absolue.

Nous lui demandâmes d'écrire son nom, ce qu'il fit très correctement, mais quand nous lui dîmes de mettre sur le papier ce qui lui était arrivé, il ne put écrire autre chose que la syllabe *fu* répétée un certain nombre de fois : *fu, fu, fu*. Il comprenait parfaitement que ce n'était pas cela qu'il voulait écrire, et découragé de ne pouvoir rendre sa pensée, il laissait la plume en témoignant son impatience.

Deux jours après, nous lui demandâmes d'écrire le lieu de sa naissance, et il écrivit *seule, seule, seule*, qu'il écrivit encore quand nous lui demandâmes d'écrire le mot *bonjour*, témoignant toujours par des gestes d'impatience qu'il avait parfaitement conscience que ce qu'il écrivait n'était pas ce qu'il avait dans l'idée.

Le lendemain, il écrivait encore des mots sans rime ni raison, comme *jeu* au lieu de *soupe*; mais il peut dire : *bonjour, monsieur*, en parlant, il est vrai, comme un enfant qui bégaye ses premières paroles.

Quelques jours plus tard, il dit très clairement : « *Je me pôte assez bien* », puis « *Bonjour, monsieur, ça va bien* », mais en hésitant comme un bègue qui cherche à ne pas bégayer. Quand on voulut le faire écrire, il mit sur le papier des séries de syllabes sans signification, mais sur la dictée, il écrivit cette phrase : *J'ai mangé*.

Ce jeune homme quitta l'Hôtel-Dieu le 24 décembre, bien que rien ne fût notablement changé dans sa situation ; il demanda cependant sa sortie, en nous disant très distinctement : *Je veux m'en aller*.

Vous avez vu, messieurs, l'aphasie se produire d'abord sans paralysie ; ce sont les premiers faits que j'ai mis sous vos yeux. Puis vous avez vu les mêmes phénomènes se présenter encore avec une paralysie transitoire et très peu prononcée. Les troubles et les accidents ont persisté comme chez la femme K..., lors même qu'il ne restait plus de trace d'affaiblissement des mouvements du bras et de la jambe. Étudions maintenant d'autres faits dans lesquels l'aphasie est extrêmement prononcée, et la paralysie plus persistante mais d'ailleurs transitoire.

Dans le courant de l'année 1863, je voyais dans mon cabinet un homme de quarante-neuf ans, receveur de l'enregistrement. Il s'était levé comme à l'ordinaire un jour du mois de janvier 1862, et s'était mis au travail; après être resté cinq heures à son bureau sans éprouver rien d'extraordinaire, il se lève et sent sa jambe droite un peu engourdie. Il remonte

sans aide dans sa chambre, et en remontant il sent que le bras se prend.
Cependant il parle avec facilité, et inquiet de cette paralysie qui allait
l'obliger à suspendre ses fonctions pendant quelque temps, il dicte à sa
femme une lettre parfaitement sensée destinée à son chef. Quelques
heures plus tard, sans que la paralysie eût augmenté, il ne peut plus
parler. Toutefois il semble reconnaître tous les objets, tout comprendre,
mais il ne sait dire que deux mots : « *nasi bousi, nasi bousi* », qu'il répète à tout propos, soit qu'il interroge, soit qu'il désigne un objet, soit
qu'il réponde à une question. Après huit jours la parole était complète·
ment revenue. La paralysie avait cessé au bout d'un mois.

Ce malade était obèse et hémorrhoïdaire ; je ne trouvai du côté du
cœur rien d'anomal. Il avait eu, quelques jours avant l'attaque dont je
viens de vous parler, des douleurs à la nuque et au côté gauche de la
tête, douleurs qu'il ressentait d'ailleurs assez fréquemment lorsqu'il se
livrait à un travail pénible. Deux ans auparavant, il avait éprouvé dans la
main gauche, subitement, une espèce de secousse électrique, et depuis
lors, cette main était restée légèrement engourdie. Le jour qu'il vint me
consulter, accompagné de sa femme, qui me donnait tous les détails que
je viens de vous rapporter, il jouissait de toute son intelligence, marchait
à merveille, et écrivait encore avec beaucoup de peine. Dès qu'il tenait
sa plume, son bras s'écartait du corps avec violence, et il était obligé de
le retenir avec une corde. A cette condition, il pouvait écrire, quoique
avec difficulté. Il était donc atteint de ce que l'on a appelé *crampe des
écrivains*, de ce que Duchenne a désigné beaucoup plus exactement
sous le nom de *spasme fonctionnel*. J'ajouterai enfin qu'il avait un peu
de surdité à droite, et du même côté du corps un sentiment de brûlure à
la peau.

Nous allons voir maintenant, messieurs, la maladie prendre une forme
plus durable, répondant probablement à une lésion plus profonde et plus
persistante du cerveau.

Au n° 8 de la salle Sainte-Agnès, vous avez maintenant le nommé
Marcou, atteint d'aphasie avec *paralysie du côté gauche*. Entendez bien,
messieurs, que je dis *paralysie du côté gauche* ; cela est d'autant plus
important que ce fait d'aphasie est jusqu'à présent le seul, au moins que
je sache, où la paralysie n'ait pas eu son siège à droite. Cet homme, âgé
de trente ans, est venu à pied à la consultation de l'Hôtel-Dieu où M. Peter, qui le vit, s'empressa d'autant plus de le recevoir qu'il reconnut que
c'était un cas d'aphasie avec hémiplégie à gauche. Introduit dans le bureau où le nom des malades est enregistré avant qu'on les place dans les
salles, il fut impossible d'obtenir de lui le moindre renseignement. Il ne
put indiquer ni son nom, ni sa profession, ni sa demeure. Son vocabulaire très restreint se bornait à ceci : « *Ma foi...,* » et quand on insistait, il témoignait de l'impatience en disant le juron : « Cré nom d'un

cœur ! » Les gens préposés à l'admission des malades se servirent alors d'un stratagème pour connaître sa demeure et obtenir des renseignements. On lui dit que puisqu'il ne pouvait donner son nom et son adresse, on ne pouvait l'admettre à l'hôpital. On le mit donc à la porte en l'engageant à s'en aller chez lui ; le pauvre diable comprit, obéit, et on le fit suivre. Il arriva alors au chantier où il travaillait et s'assit sur une pierre. Ses compagnons de travail le reconnurent, indiquèrent son nom et racontèrent que le matin il était venu au chantier où l'on s'était aperçu qu'il ne pouvait parler et qu'il traînait un peu la jambe gauche. On le ramena alors dans nos salles.

Le matin quand nous l'interrogeâmes, il ne nous fut pas difficile de reconnaître l'aphasie. Quand je lui demandai son nom et sa profession, il me regarda en me répondant : « Ma foi... ; » j'insistai, il fit des efforts, et, agitant la tête d'un air d'impatience : «Cré nom d'un cœur ! » Il importait de savoir s'il avait d'autres mots à son service, et comme j'insistai pour qu'il me dise son nom, son pays, sans que d'ailleurs il y parvînt, je lui dis : « N'êtes vous pas de la Haute-Loire? » à quoi il répliqua comme un écho : « Haute-Loire. — Comment vous appelez-vous? — Haute-Loire. — Quelle est votre profession? — Haute-Loire. Mais vous vous appelez Marcou? — Oui, monsieur. — Vous vous appelez bien Marcou? — Oui. — Quel est votre pays? — Marcou. — Mais non ! c'est votre nom. » Et alors, avec un geste d'impatience : « Cré nom d'un cœur ! »

On s'aperçoit aisément que sa bouche est un peu déviée à droite à cause de la paralysie de la face du côté gauche, et quand on insiste auprès de lui pour savoir ce dont il se plaint, il lève le bras gauche en même temps que le droit, et tandis qu'il agite ce dernier avec vigueur, en serrant fortement le poing, il regarde tristement le bras gauche qui est relativement impuissant, non pas pourtant jusque-là qu'il ne puisse s'en servir assez bien, et il faut un peu d'attention, quand il est au lit ou quand il marche, pour reconnaître la paralysie qui existe à gauche. Je n'oserais pas dire que sa figure est aussi intelligente qu'elle a pu l'être naguère. Mais il n'a pas, comme les gens atteints d'hémorrhagie cérébrale, cet air d'hébétude qui nous frappe et nous attriste. Il est aussi fort remarquable que généralement les aphasiques ne pleurent pas comme les apoplectiques, lors même que chez eux il existe une hémiplégie complète.

Je ne saurais vous dire maintenant, messieurs, sous quelle influence a pu se produire la maladie de notre homme ; mais en examinant tous les organes, nous avons cru reconnaître la trace d'un chancre induré, guéri depuis longtemps ; à défaut de toute indication thérapeutique, nous avons pris celle qui nous était fournie par cette circonstance, et prescrit les mercuriaux et l'iodure de potassium. Après des alternatives d'amélioration très marquée et d'aggravation momentanée, il y a un mieux être définitif et permanent, qui ne va cependant pas jusqu'au rétablissement complet. Le pauvre Marcou, malgré trois mois de leçons et d'efforts, ne se rappelle jamais le mot : « *cheveu* », et de son bonnet de coton ne peut prononcer que la terminaison « *de coton* », qu'il profère avec une satis- faction véritable.

Dans la même salle, au numéro 20, est couché un homme de quarante ans. Comme il a reçu une éducation assez élevée puisqu'il a été au sémi- naire et qu'il se destinait à l'état ecclésiastique, il va nous être plus facile d'étudier les dégradations de l'intelligence et d'en apprécier toutes les manifestations.

Il s'est marié et il est père de famille, nonobstant il n'est pas un mo- dèle de vie fort régulière. Il s'adonne surtout à l'ivrognerie. Il y a quatre mois, après s'être plaint d'un mal de tête notable que l'on pouvait, avec une certaine raison, attribuer à son intempérance habituelle, il fit une chute dans sa chambre, et, sa femme, habituée à le voir tomber après des libations trop copieuses, ne s'en inquiéta pas autrement. Le soir elle se coucha comme d'habitude avec un de ses enfants. Elle s'endormit et fut réveillée par le bruit d'une nouvelle chute que fit son mari, qui s'embar- rassa le pied sous une armoire. Notre homme se releva sans rien dire et sans que sa femme lui fît aucune question. Il alla gagner le lit où il couchait seul, et pendant toute la nuit il s'agita violemment, comme il le faisait d'ailleurs quand il rentrait ivre. Au point du jour (c'était l'été) sa femme se leva, vint à son lit et s'aperçut que le fond de la couchette était brisé. Le malheureux était presque complètement nu sur son lit, souillé d'ordure de la tête aux pieds. Cependant son visage n'avait pas l'expres- sion habituelle, et quand sa femme l'interrogea et lui fit des reproches qu'il méritait si souvent, il la regarda d'un air étrange en lui disant : « *cousisi, cousisi.* » C'est la seule chose qu'il ai dite depuis quatre mois, et à tout propos il la répète ; qu'il soit en colère, qu'il témoigne sa gratitude, qu'il demande une chose ou qu'il la refuse, le *cousisi* revient invariable- ment. Cependant, dans les grands accès d'impatience, il prononce : « Sa- con ! sacon !... » abréviation probable d'un « sacré nom de Dieu ! »

Lorsque la pauvre femme avait reconnu la gravité de l'état de son mari, elle lui avait aussitôt porté secours et s'était aperçue que le côté droit était paralysé ; on l'avait conduit à l'hôpital, et il quittait un service pour rentrer dans le nôtre.

Aujourd'hui, vous l'avez vu, il est beaucoup moins paralysé qu'il ne l'a été ; il meut facilement le bras et la jambe du côté droit ; cependant les mouvements un peu précis de la main, ceux que nécessite l'écriture, par exemple, sont tout à fait impossibles. Il écrit de la main gauche, et cela va nous servir à apprécier l'état de son intelligence. Nous lui deman- dons son nom : «*cousisi* » ; nous le prions de l'écrire, il écrit « *Paquet* »,

Nous lui demandons alors d'écrire le nom de sa demeure, il écrit encore
« *Paquet* ». — Cependant il s'aperçoit qu'il fait une faute, et tourne sa
tête d'un air d'impatience en disant «*cousisi*». Nous lui faisons copier
le mot *billet*, il l'écrit ; puis nous enlevons le modèle sur lequel était écrit
le mot imprimé, et nous le prions alors d'écrire son nom ; il écrit « *billet* ».
— Nous lui demandons s'il sait jouer aux dames et aux dominos, il répond affirmativement par un mouvement de tête. Nous engageons plusieurs malades de la salle, connaissant bien ces jeux, à faire sa partie, et
tous nous déclarent qu'il joue bien, qu'il comprend les finesses du jeu et
même qu'il triche quelquefois quand il voit que la partie ne tourne pas à
son avantage. Les bonnes ou les mauvaises chances excitent ou son hilarité ou son impatience, qui se traduisent toujours par des signes très significatifs ou par l'éternel « *cousisi* ».

Sa femme était venue au moment de la visite pour nous donner les renseignements dont nous avions besoin, et elle en avait profité pour nous
amener son fils atteint d'une maladie articulaire. Pendant que j'examinais
le genou de ce jeune garçon qui avait gardé sa casquette sur sa tête, le
père lui fit signe de l'ôter, en portant, lui-même, à plusieurs reprises, la
main à son front. Il semblait mécontent de voir son fils manquer à la défé-
rence qu'il me devait.

J'insiste beaucoup sur tous ces détails, messieurs, parce qu'ils nous
serviront quand nous aurons à examiner dans quelle mesure l'intelligence est conservée chez ces malades. Il est encore un détail que je ne
veux pas omettre. Il a plusieurs journaux contenant des feuilletons-ro-
mans; il les lit et il nous fait signe qu'il les comprend à merveille quand
nous le lui demandons; mais son voisin nous raconte qu'il les relit chaque
jour et même plusieurs fois dans le même jour, ce qui, à coup sûr, n'aurait pas un grand attrait pour lui s'il les comprenait bien et s'il ne les ou-
bliait pas.

Les signes de l'hémiplégie avaient très notablement diminué, et au dire
de sa femme les manifestations de l'intelligence ne s'étaient pas développées parallèlement.

Nous allons maintenant parler d'une série de malades chez lesquels
l'hémiplégie a été complète et persistante, chez lesquels aussi l'aphasie est
restée ce qu'elle était dès l'invasion de la maladie.

J'ai été appelé dans le fond du département des Landes pour voir un
malade au printemps de l'année 1863. L'observation avait été recueillie
avec un soin extrême par M. le docteur G. Hameau, son parent, médecin
d'Arcachon. Je le vis avec MM. les docteurs Sourouille, de Loustalot,
Hameau et Laffite.

M. X... est âgé de cinquante-sept ans; il a une grande fortune, et il
a vécu largement, sans faire d'excès. Son père a succombé à une affection chronique de la poitrine; sa mère, âgée de quatre-vingt-sept-ans, vit

encore. Son grand-père maternel et son aïeule sont morts d'apoplexie, l'un à soixante et dix ans, l'autre à soixante-cinq ans. Un oncle de la branche paternelle est mort apoplectique à soixante-cinq ans. Une tante maternelle est morte de même à cinquante-huit ans ; une autre est morte récemment à quatre-vingt-quatre ans, avec des accidents épileptiformes qui ont succédé à une hémorrhagie cérébrale.

Depuis son adolescence, M. X... a été sujet à des accès de migraine très violents, très longs, revenant deux ou trois fois par mois. Quand il atteignit quarante-cinq ans, la migraine fut remplacée par des attaques de goutte normale. Il alla prendre les eaux de Vichy qui ne lui firent aucun bien.

Les crises arthritiques n'avaient diminué en rien, quand trois ou quatre ans après la saison thermale de Vichy, M. X... éprouva un vertige, le soir, au moment de prendre le thé. Il était debout, un éblouissement rapide obscurcit sa vie et ses sens ; il s'appuya contre le manteau de la cheminée pour ne pas perdre l'équilibre. On ne fit pas grande attention à ce dérangement, bien qu'il restât un peu de gêne dans la main droite et une notable difficulté pour écrire. Le malade seul en prit de l'inquiétude ; il avait alors quarante-sept ans.

Quelques années auparavant, et alors que M. X... n'avait encore que sa migraine, il s'était aperçu tout à coup que sa vue s'obscurcissait, et la faiblesse de la vue avait persisté pendant un mois ou deux. Il est assez probable que déjà à cette époque, comme la seconde fois, M. X... avait été atteint d'une petite hémorrhagie du cerveau.

Deux ou trois années se passèrent sans nouvel accident ; les douleurs goutteuses reparaissaient l'hiver, la main ne recouvrant que lentement sa puissance première. Puis survint un deuxième vertige, pendant que le malade était à jeun, assis dans un fauteuil et faisant sa toilette ; l'éblouissement dure un peu plus longtemps que la première fois, et laisse le bras droit plus manifestement affaibli et la langue légèrement embarrassée. Cet embarras de la langue était remarqué lorsque M. X... parlait avec animation.

L'intelligence avait un peu faibli. Pendant l'été de 1857, on envoya le malade prendre les eaux d'Ems. Il y eut un peu d'amélioration pendant quelques mois. En 1858, il alla à Bagnères-de-Bigorre ; en 1859, il prit les bains de Dax, qui lui firent du bien ; mais en décembre 1859 l'état devint moins bon ; il survint un peu de fièvre et des douleurs épigastriques ; c'est dans ces circonstances que M. X... fut frappé de sa grande attaque : c'était le 2 février 1860, à sept heures du soir. Tout à coup, il veut saluer le curé qui entre, tend la main, chancelle, balbutie un mot, et s'affaisse dans les bras de son visiteur qui s'est précipité pour le soutenir. Il est resté dans la stupeur apoplectique la plus profonde pendant plus de dix heures, avec paralysie complète du côté droit. Pendant quelques jours, les manifestations de l'intelligence ont été très obscures et bornées à un petit nombre de signes confus. A partir de cette attaque, la parole fut abolie ; je dirai tout à l'heure dans quelle mesure ont lieu les manifestations de l'intelligence. Quelques mois après l'attaque, le mouvement se rétablit presque complétement dans la jambe droite, mais le bras resta toujours fort embarrassé. Pendant l'été de 1860, on observe une première attaque épileptiforme ; il y en eut trois cette année-là, six l'année suivante, quatre en 1862, jusqu'au mois d'août, époque à partir de laquelle il n'en est plus survenu.

C'est, comme je vous l'ai dit, au printemps de 1863 que je fus appelé auprès de M. X.... Je trouvai un homme avec une apparence très satisfaisante, très propre, très bien tenu, même avec élégance. Toute sa vie il a été fort recherché. Son visage est intelligent, bienveillant, souriant. Il se lève lorsque j'arrive et témoigne du plaisir qu'il trouve à me voir, par le geste et surtout par l'expression de ses traits. Cependant il ne parle pas et ne balbutie que des mots tout à fait inintelligibles où domine le monosyllabe *oui*. Nous nous asseyons et je l'interroge. Il répond par *oui* à toutes les questions, et lors même que le mouvement de la tête exprime la dénégation, l'expression parlée est affirmative. Le *oui* revient sans propos. « Quel âge avez-vous ? — *Oui !* — A quelle époque faites-vous remonter les accidents ? — *Oui !* » etc., etc. Cependant il est facile de s'apercevoir que ce mot ne le satisfait pas lorsqu'il est mal appliqué. Il témoigne alors de son impatience par un geste. Si, au contraire, le mot *oui* est bien appliqué, son visage exprime la satisfaction. Il s'est mis à table avec nous ; pendant toute la durée du repas, il a mangé avec sa main gauche, très proprement et avec infiniment plus de réserve que la plupart des paralytiques ordinaires qui mangent souvent avec voracité et assez malproprement. Pendant le dîner, il s'occupait de ses hôtes, prenait part à la discussion qui s'établissait quelquefois sur la qualité d'une viande. On avait servi de l'agneau landais. On insistait sur l'excellence de la saveur de cette viande, saveur, en effet, bien plus délicate que celle de la chair des agneaux des autres contrées de la France ; il donnait son assentiment par un signe de tête ; quelques-uns des convives déclaraient la chair du chevreau des Landes de beaucoup supérieure à celle de l'agneau ; une discussion s'élevait sur cette question ; notre malade y prenait part, témoignant par le geste de la dénégation que, pour lui, le chevreau était inférieur à l'agneau. Il insistait par le geste pour que le domestique servit les vins assez nombreux que l'on avait préparés, et quand le vin le plus estimé circulait autour de la table, il indiquait qu'il fallait boire surtout de celui-ci. — Il en fut de même pendant toute la durée du repas.

Il se leva avec tout le monde, appuyé sur sa canne. Arrivé à la porte de la salle à manger, il laissa passer poliment les hommes qui donnaient le bras à des dames. Nous nous assîmes alors et je tâchai de connaître quelles pouvaient être les manifestations de son intelligence. Il répondait toujours par le *oui* dont j'ai parlé.

Je pris un gros livre in-quarto ayant pour titre : *Histoire des deux Amériques*. — « Vous savez, lui dis-je, comment s'écrit le mot *oui* que vous prononcez sans cesse. » Il me répondit par le mot *oui*, accompagnant ce mot du signe de l'affirmation. — « Eh bien ! ajoutai-je, trouvez-moi dans ces quatre mots : *Histoire des deux Amériques*, les trois lettres qui composent le mot *oui*. » Je mis donc sous ses yeux le titre dont j'ai parlé. Les lettres étaient remarquablement grandes, elles avaient plus d'un centimètre. Il parut embarrassé et ne put venir à bout de cette épreuve. — « Cherchez l'*o* ; » il hésite longtemps et finit par montrer l'*o* du mot *histoire*. — « Trouvez l'*u* ; » il hésite longtemps ; enfin il m'indique l'*u* du mot *deux*. Restait l'*i*. Il eut quelque peine à le trouver, enfin il en vint à bout ; mais je lui avais dit, et j'insiste beaucoup sur ce point, je lui avais dit : — « Cherchez l'*o* — l'*u* — l'*i*. » « Maintenant, lui dis-je, refaites le mot *oui* sans que j'aie à vous indiquer les lettres moi-même. » Il fixa pendant quelque temps ses yeux attentifs sur le titre du livre ; mais après quelques secondes, il jeta le livre avec une mauvaise humeur qui témoignait de son impuissance.

Cependant il joue chaque jour à l'*impériale* ; il place lui-même ses cartes derrière un rempart de livres, de sa main gauche il choisit celles qu'il va jouer et gagne le curé, le docteur et ses fils qui n'y mettent aucune complaisance. Quand il jette un *atout*, il le fait en appuyant sa carte d'un air d'autorité qui indique qu'il en comprend la valeur et la force.

J'ai beaucoup insisté auprès de son fils et du docteur Laffitte qui fait souvent sa partie ; ils m'ont déclaré qu'il joue tout aussi bien qu'il ait jamais joué. Il arrive quelquefois que quand il fait la partie du curé ou du docteur, son fils reste placé derrière lui pour lui donner des conseils. Quand il voit son père prendre une carte qui ne lui paraît pas convenable, il l'avertit ; le père insiste, il joue suivant son idée, gagne, et prouve ainsi à celui qui lui donnait un conseil que s'il faisait le sacrifice d'une carte et semblait ainsi mal jouer, il devait y trouver une compensation et améliorer sa partie.

Quoique son fils ait aujourd'hui la gestion de toutes les affaires, il veut pourtant être consulté pour les baux, les traités, etc., etc., et le fils me déclare qu'il indique parfaitement bien, par des gestes qui deviennent intelligibles pour ceux qui sont habituellement autour de lui, que telle ou telle partie de ces actes ne lui convient pas, et il ne paraît satisfait que quand on y introduit des modifications qui, le plus ordinairement, sont utiles et raisonnables.

Notons encore que, quoique la vue soit nette, il est incapable de lire ou tout au moins de suivre le sens d'une lecture ; mais il écoute avec plaisir celle qui lui est faite. J'ai voulu qu'il me fît connaître son âge, et il l'a fait d'une manière trop remarquable pour que je ne la mentionne pas ici. Il a fermé sa main gauche, puis il a ouvert successivement les cinq doigts, refermé la main qu'il a ouverte toute à la fois en écartant les doigts, l'a refermée de nouveau pour ne montrer que deux doigts. J'avoue que je ne compris pas et que je lui dis : « Mais vous ne me montrez que douze ans et vous avez quelque chose de plus. » Il se mit à rire comme un homme qui sentait lui-même que le défaut d'intelligence était peut-être de mon côté. Il recommença alors lentement à montrer successivement les cinq doigts accompagnant chaque mouvement d'un geste de bras et de tête, comme pour fixer davantage mon attention. « Cela désigne 50, » lui dis-je ; il fit alors un signe de tête affirmatif avec un sourire d'approbation, et de nouveau il ouvrit la main entière une première fois, puis montrait encore deux doigts ; il indiquait cinquante-sept ans, ce qui était vrai.

Il ne peut assembler les lettres ni écrire avec la main gauche, ce que font la plupart des paralytiques. Il lui arrive souvent de dire un mot qu'il n'a pas prononcé depuis bien longtemps, comme si une vieille impression se réveillait dans son cerveau. Il y a peu de temps, il laissa tomber son mouchoir. Une dame était auprès de lui, le ramassa et le lui offrit. *Merci!* dit-il à haute et intelligible voix. Sa famille était autour de lui, et ce fut un moment de vive joie ; on s'imagina qu'il y avait un retour à la parole. On le supplia alors de répéter ce mot, on le dit plusieurs fois devant lui, on insista, ce fut en vain ; malgré les plus grands efforts, il n'y put parvenir.

Je rappellerai tout à l'heure l'histoire d'un banquier anglais que je voyais avec MM. Campbell et Blondeau, et qui présentait des anomalies du même genre.

Il semblait que notre malade était doué de toute son intelligence ; l'expression de son visage le disait hautement, l'aptitude qu'il avait conservée pour le jeu de cartes témoignait dans le même sens. Mais si l'expression des mots était difficile, la mémoire de ces mêmes mots faisait également défaut. Je pris ses lunettes. « Qu'est-ce cela ? » lui dis-je. Il sembla faire un effort et répondit par son éternel *oui*. On voyait bien que cette réponse ne le satisfaisait pas ; il prit alors les lunettes de sa main gauche et les mit sur son nez pour indiquer que s'il ne pouvait dire le nom, il savait néanmoins parfaitement l'usage de la chose. « Vous rappelez-vous le nom de ce que vous tenez ? » Il fit le signe de la dénégation. « Il est bien certain, ajoutai-je, que vous ne vous souvenez pas du nom de l'objet que vous tenez ? » Il fit le même signe. « C'est une plume », fis-je. Il se mit à rire, témoignant par un mouvement de tête et de bras qu'il comprenait à merveille que je plaisantais. « Alors, c'est un couteau ? » Même mimique. « Peut-être serait-ce une paire de lunettes ? — Oui », reprit-il vivement, indiquant nettement du geste que cette fois je ne plai-

santais plus. « Essayez maintenant de dire le mot *lunettes* . » Il ne le put ;
il ne put même articuler la première syllabe de ce mot.

Cependant sa vive impatience ne se traduit pas toujours exactement de
la même manière. Avec les étrangers, il se contente d'un geste très significatif de l'épaule qu'il lève avec un air de découragement ou d'ennui.
Quand il est seul avec sa femme, son fils, ou les gens de son service,
l'impatience de ne pouvoir exprimer sa pensée se traduit par un f...
bien accentué. C'était naguère son juron favori.

Il lui arrive de proposer lui-même des espèces d'énigmes à ceux qui
l'entourent. Il y a, dans certains journaux illustrés, des collections de
portraits, et il semble prendre grand plaisir à voir les gravures. Il lui
arrive quelquefois de cacher, avec sa main gauche, le nom du personnage
représenté. Puis, du geste et du regard, il demande quel est ce portrait.
Comme ce jeu assez enfantin semble l'amuser, on le prolonge en faisant
semblant de se tromper. « C'est Napoléon, » lui répond-on, « c'est
Alexandre de Russie, c'est Léopold de Belgique. » Il rit en signe d'incré-
dulité et continue à interroger. « C'est la reine d'Angleterre. » Il ôte alors
sa main et indique qu'enfin on a bien rencontré.

La jeune femme que nous avions au numéro 5 de la salle Saint-Bernard est tout à fait dans les mêmes conditions. Adèle Ancelin est âgée de
trente-deux ans ; elle semble jouir d'une bonne santé. Elle a de l'embonpoint et de la fraicheur. Cependant elle est restée dans nos salles pendant une année entière, et maintenant elle est à l'hospice de la Salpêtrière. Quand elle entra dans notre service, outre la paralysie du côté
droit du corps, elle avait une pneumonie aiguë, et en l'examinant avec
soin nous constatâmes l'existence d'une endopéricardite chronique avec
insuffisance de la valvule mitrale. Dans le cours de l'année qu'elle passa
avec nous, elle eut de légères hémoptysies liées peut-être à l'état du cœur,
et sa santé générale était aussi bonne que possible lorsqu'elle quitta
l'Hôtel-Dieu. Nous apprîmes qu'elle était restée plusieurs mois à l'hôpital
de Lariboisière pour y être traitée de sa paralysie qui avait débuté deux
ans avant qu'on la conduisît dans nos salles. Elle avait eu naguère des
rhumatismes articulaires aigus, et nous supposâmes que l'affection cérébrale avait été la conséquence d'une embolie partie d'une des valvules
malades. L'hémiplégie avait été subite et complète, il n'y avait point eu
perte de connaissance, mais la parole avait été abolie, comme elle l'est
encore aujourd'hui. La paralysie du bras droit ne s'est en rien modifiée.
Il y a quelques mouvements dans la jambe droite.

Vous vous rappelez les longues séances que nous avons faites auprès
de son lit pour nous assurer de l'état de son intelligence. Quand nous lui
demandons son nom, elle ne peut le dire. Elle témoigne son impatience
par l'exclamation : « Ah ! malheur ! » Elle répond assez bien par signes ;
nous lui demandons si elle se souvient de son nom, elle répond : « Non. »

Si nous en prononçons un autre, elle fait un signe de tête négatif; si nous lui disons exactement le sien, elle rit en faisant le geste de l'affirmation. Quelquefois elle se rappelle son nom de baptême : *Adèle*, qu'elle prononce fort mal; mais nous n'avons jamais pu lui faire prononcer les mots : *fourchette, cuiller, miroir, livre*, pas plus lorsque nous lui présentions ces objets sans les lui nommer, que lorsque nous les nommions pour les lui faire répéter. Nous parvînmes pourtant à lui faire prononcer les vingt premiers nombres lorsque nous les disions un à un et successivement avant elle. Mais si, après lui avoir fait faire cet exercice, nous l'engagions à le faire elle-même spontanément, elle s'embrouillait ordinairement avant d'arriver au chiffre 10, et jamais elle n'a pu compter complètement seule jusqu'à 20. Quand elle faisait ainsi des efforts pour se souvenir et pour prononcer, elle revenait constamment à son exclamation : « Ah! malheur ! » et elle accusait une sensation pénible au côté droit du cou, exactement comme la femme Keller, dont je vous ai raconté plus haut l'histoire. La religieuse lui avait mis entre les mains un livre de piété que l'on appelle le *Mois de Marie*, elle le lisait presque toute la journée, mais nous nous aperçûmes que c'était presque toujours le même chapitre et la même page. Elle prétendait pourtant qu'elle comprenait bien ce qu'elle lisait.

Comme presque tous les aphasiques, elle connaissait l'usage des objets dont elle ne pouvait dire le nom; ainsi, quand nous mettions dans sa main gauche une cuiller, elle la portait à sa bouche; si nous lui présentions un miroir, elle le mettait devant son visage et s'y regardait en riant.

Je n'ai pas besoin de dire que les mouvements de la langue et des lèvres étaient aussi faciles que chez qui que ce fût. Elle savait jouer aux cartes, et plusieurs fois nous avons fait avec elle des parties d'écarté. Je n'oserais affirmer qu'elle jouait bien, mais du moins elle ne se trompait pas de couleur, connaissait bien les atouts, et quand nous lui faisions une tricherie, elle s'en apercevait et se mettait à rire, faisant des gestes de protestation. En fin de compte, pendant toute l'année que la pauvre fille passa dans nos salles, bien que les médecins et élèves attachés au service, que les religieuses, que les servantes et même ses compagnes se prêtassent de fort bonne volonté à son éducation, quand elle fut envoyée à la Salpêtrière, trois ans après le début de sa maladie, elle était à peu près dans les mêmes conditions qu'au commencement.

Le fait suivant, qui est tout à fait analogue, est d'autant plus intéressant que nous l'observions chez un homme fort intelligent et fort éclairé.

M. T..., fonctionnaire de l'empire russe, a près de soixante ans. Il a toujours joui d'une bonne santé, malgré les fatigues d'un travail de bureau fort assidu. Il n'a jamais eu de lésion du cœur.

L'an dernier, au printemps, il a été pris d'une attaque de paralysie *du côté droit*. Il ne perdit pas connaissance; mais il perdit totalement l'usage de la parole. Dès les premiers jours, la famille fut frappée de ce fait capital, à savoir : que ses yeux exprimaient l'intelligence, que la main gauche faisait des gestes indiquant une grande netteté de l'esprit, et que les questions les plus directes, les plus pressantes, ne pouvaient solliciter que des réponses toujours les mêmes et roulant dans le cercle étroit du *oui* et du *non*..

Les choses restèrent en cet état pendant quelques mois; le malade put se lever, la paralysie de la main et de la jambe se modifia au point que M. T... put marcher assez bien, s'habiller en se servant de la main droite; mais la parole ne revenait pas.

Je le vis à l'automne de 1862 avec M. le docteur Galezowski, et l'été suivant, le 2 juillet 1863, nous le revîmes encore alors qu'il venait de passer l'hiver et le printemps à Nice.

A cela près d'attaques de coliques hépatiques fort douloureuses et heureusement assez rares, notre malade va bien au point de vue de la santé générale. Il a un excellent visage, de l'embonpoint, et les mouvements du bras et de la jambe, quoique embarrassés, ne le sont pourtant pas de manière à gêner beaucoup les fonctions des membres. Les mouvements de la langue sont parfaitement libres, l'organe se meut rapidement et exécute toutes les inflexions nécessaires pour la production de la parole; mais les mots ne peuvent être prononcés. Il se passe même ici une chose que nous observons toujours sur nos aphasiques. Il lui arrive quelquefois de prononcer un mot très nettement et avec assez d'à-propos; vous lui demandez alors de répéter ce mot, et il ne le peut, quelque instance que l'on y mette.

Il se passe chez M. T... une chose assez remarquable. Il appartient à la meilleure société de Saint-Pétersbourg, il parle français comme un Parisien, et depuis qu'il est malade, il ne dit jamais un mot de français. Lorsque je l'interroge, il me comprend à merveille; mais jamais il ne me répond que par un mot russe. Je lui dis en plaisantant qu'il n'est pas poli, que je n'entends pas le russe et qu'il devrait me parler français; il sourit et réplique par le mot russe *da*, qui signifie *oui*, incapable d'ailleurs d'assembler aucun membre de phrase en sa langue nationale. Cependant il donne des signes d'intelligence assez curieux.

Son médecin ordinaire, M. le docteur Galezowski, est Polonais, et l'on comprend qu'au moment où la guerre sévit si cruellement entre la Pologne et la Russie, le médecin et le malade, ainsi que la famille de ce dernier, ne soient pas d'accord. M. T... semble prendre part à la discussion; son visage s'anime, il s'agite, il se lève. Un jour que M. Galezowski parlait d'un engagement meurtrier qui venait d'avoir lieu entre les deux partis, et qu'il mettait le siège du combat auprès d'une petite bourgade qu'il supposait exister dans son ancienne province de la Pologne, M. T... se lève, se dirige vers une carte géographique, et, après avoir cherché assez longtemps, il marque avec son doigt le lieu sur lequel on disputait, et il avait raison.

Chaque jour il fait sans fatigue sa partie de whist avec ses filles, avec ceux de ses amis qui viennent lui faire visite. Il joue aussi bien qu'il ait jamais joué; il compte ses points à merveille, discute du geste ceux de ses adversaires, et si l'un d'eux marque indûment des honneurs, il s'en aperçoit et réclame du geste jusqu'à ce qu'on l'ait réglé équitablement.

Voilà, certes, des signes d'intelligence et de mémoire assez notables, et pourtant M. T... a perdu la mémoire des mots qui désignent les objets. Je lui demande ce que c'est qu'une cuiller, il fait un geste indiquant l'usage de cet objet; si maintenant je lui en demande le nom, il ne le sait ni en russe, ni en français, et ce n'est pas seulement impuissance de prononcer, c'est quelque chose de plus, c'est un oubli. Sur ce point il est aussi catégorique que notre malade du n° 6, que notre malade du département des Landes, dont je vous ai raconté l'histoire avec tant de détails. « Vous rappelez-vous le nom de cet objet? » Il fait un geste de tête, indiquant la dénégation tout en prononçant le mot russe *da* (oui), et en même temps un geste des épaules exprimant le chagrin que lui cause ce manque de mémoire. « C'est un crayon? » lui fais-je. Il rit et fait un geste négatif, en prononçant le mot « *da* ». — « C'est une fourchette? » Même réponse. — « C'est une cuiller? » Il hoche la tête en signe d'affirmation. Ainsi, bien positivement, il a oublié le mot et il ne se le rappelle que lorsqu'on le prononce devant lui.

Dans le courant du mois d'août 1863, une dame de province amenait dans mon cabinet son fils âgé de vingt-cinq ans. Quatre ans auparavant, ce jeune homme avait été pris de mal de tête et la céphalalgie avait duré plusieurs jours, quand tout à coup, un matin, il dit à sa mère : *Ah! je me sens quelque chose d'extraordinaire.* Ce furent ses dernières paroles ; le bras et la jambe du côté droit s'engourdirent, et après quelques heures l'hémiplégie fut complète. Au bout de quelque temps les mouvements commencèrent à se rétablir dans la jambe, puis dans le bras, et lorsqu'il vint chez moi, ce jeune homme marchait encore avec difficulté et ne pouvait se servir de sa main que pour des usages extrêmement grossiers. Mais l'aphasie, qui avait été complète dès le premier jour, ne s'était jamais modifiée. Il n'avait au service de son intelligence que deux mots : *Non, — maman.* « Comment vous appelez-vous ? — Maman. — Quel âge avez-vous? — Maman, non. » Et toujours ainsi. Il comprenait pourtant qu'il ne répondait pas comme il l'aurait dû faire. Il s'était appris à écrire de la main gauche, mais il n'avait jamais pu que signer son nom : Guénier (Henri). Il l'écrivit très lisiblement sur une feuille de papier que je lui présentai. « Puisque vous écrivez votre nom, lui dis-je, prononcez « *Guénier* ». Il fit quelques efforts et dit « *Maman* ». — Dites « *Henri* ». Il reprit « *Non, maman* ». — Eh bien! écrivez « *maman* ». Il écrivit « *Guénier* ». Ecrivez « *non* ». Il écrivit encore « *Guénier* ». Quelque instance que j'y misse, je ne pus obtenir rien de plus. La mère me raconta qu'il jouait assez bien aux dames et aux cartes. Il était naguère grand amateur de lecture et souvent il prenait des livres qu'il paraissait lire avec intelligence ; mais sa mère avait remarqué qu'après quelques minutes, il laissait le livre comme s'il n'y trouvait aucun intérêt, pourtant on avait soin de ne mettre entre ses mains que des écrits faciles à comprendre et en même temps amusants. Je dois dire que sa figure exprimait l'intelligence, comme celle de la plupart des aphasiques ; mais comme sa santé était parfaite, qu'il n'avait pas de maux de tête et que sa vue était excellente, il fallait bien qu'il y eût quelque trouble dans son intelligence pour qu'il ne trouvât pas de charme à une lecture qui, autrefois, l'eût beaucoup intéressé.

Nous avons pu observer un autre cas de même genre, MM. les docteurs Blondeau, Campbell et moi. Un banquier anglais établi à Paris, âgé de quarante-deux ans, vigoureux, replet, adonné à la bonne chère, d'un esprit vif et enjoué, sortit comme à l'ordinaire, en voiture, le 9 du mois d'avril 1863 ; il rentrait chez lui pour déjeuner vers onze heures du matin. Il ouvrit lui-même la portière de son coupé, et mettant le pied sur le marche-pied, il s'affaissa sur lui-même, sans perdre connaissance. Tout le côté droit était paralysé, et probablement la paralysie avait-elle commencé à l'insu du malade pendant les derniers moments qu'il passa dans sa voiture. Toujours est-il que le concierge de la maison le releva et le porta dans sa loge. Immédiatement on courut chercher les médecins de la famille, MM. Campbell et Blondeau, et en même temps qu'eux arrivait un de mes collègues de la Faculté. Ils trouvèrent le pauvre malade avec la paralysie la plus complète du côté droit. La sensibilité était à peu près éteinte de ce côté ; quant aux mouvements, il était impossible, même avec les excitations les plus vives, d'en provoquer un seul. Le malade essayait de parler, il ne pouvait articuler un mot, c'est à peine si l'on entendait quelques grognements, cependant les yeux étaient intelligents, et il semblait que toutes les questions étaient bien comprises. Il n'y avait pas de coma, de sterteur.

MM. Blondeau et Campbell refusèrent de pratiquer la saignée conseillée impérativement par le médecin étranger qui était arrivé en même temps qu'eux. Ils voulurent que le malade fût placé dans son lit, la tête élevée ; ils conseillèrent seulement quelques boissons acidules et légèrement laxatives, comptant plus sur les soins hygiéniques que sur une active médication pour éloigner le danger, ne se dissimulant pas toutefois qu'il existait, du côté gauche de l'encéphale, une lésion irrémédiable. Je vis le malade le soir avec ces deux messieurs, et je ne pus qu'approuver sans réserve la conduite prudente qu'ils avaient tenue, certain que la vie eût été gravement compromise par des saignées, par des purgations vio-

lentes, par des vésicatoires et par cette multitude de moyens thérapeutiques que l'on oppose à une lésion irrévocable, profonde et ordinairement accomplie quand on est appelé à intervenir.

Le second et le troisième jour de l'accident, il y eut une fièvre et des
signes d'engouement pulmonaire qui nous donnèrent une vive inquiétude;
un peu de calomel, de musc, semblèrent faire une prompte justice de ces
phénomènes; le quatrième jour, nous pûmes espérer que la vie était
sauve. En effet, le pouls reprit du calme, la respiration devint naturelle;
les aliments légers furent bien supportés, et le douzième jour, nous fîmes
lever le malade qui se tint assis dans un fauteuil. Depuis cette époque
jusqu'à aujourd'hui, le mieux s'est prononcé graduellement; mais depuis
onze mois que l'accident est arrivé, la faculté de parler est presque nulle,
bien que le malade marche en s'appuyant sur le bras d'un aide, et que
les mouvements de la main soient un peu revenus. Pendant plus de trois
mois, il n'a pu prononcer que quelques mots dépourvus de sens, mots
qui étaient toujours les mêmes; pourtant, un jour, deux semaines après
l'attaque, il prononça nettement, en s'adressant à sa femme : « *My dear.* »
Ce fut en vain que nous voulûmes lui faire répéter ces deux mots; la
chose fut impossible. Maintenant, le malade a quelques mots au service
de son intelligence; mais ces mots sont bien peu nombreux; et il ne
les applique pas toujours à propos. Notons que huit mois après cette
grande attaque, il a été pris, en décembre 1863, d'un accès d'éclampsie qui se répéta au mois de février 1864 et qui probablement se
renouvellera encore comme chez notre malade du département des
Landes.

A présent, messieurs, arrivons à l'histoire d'un homme qui mourut
dans notre service après avoir présenté les symptômes les plus nets de
l'aphasie et dont l'autopsie fut faite avec le plus grand soin en présence de
M. le professeur Broca.

Cet homme, âgé de soixante ans, entré d'abord dans le service de
M. le docteur Vigla, à l'Hôtel-Dieu, avait été frappé de paralysie de tout
le côté droit du corps; notre collègue ayant constaté l'aphasie, s'empressa
de nous adresser le malade. L'intelligence paraissait obtuse; depuis plusieurs mois déjà il était paralysé, et bien qu'il parût comprendre qu'on
lui parlait lorsqu'on insistait près de lui, il ne répondait jamais à nos
questions que par ces mots : « *Ah! fou!* » « Depuis quand êtes-vous malade? — Ah! fou! — Quel âge avez-vous ? — Ah! fou! — Souffrez-vous?
— Ah! fou! — Voulez-vous manger ? — Ah! fou! » Il était impossible de
lui tirer aucune autre parole. La sensibilité générale était conservée, et
si on le pinçait un peu fort, il disait d'une façon un peu plus accentuée :
« *Ah! fou!* »; puis, par un mouvement de la tête, il témoignait de sa
mauvaise humeur. Quelques semaines plus tard, ce malade succombait.
Comme il s'agissait d'un fait important qui pouvait infirmer ou confirmer

la doctrine de la localisation des facultés intellectuelles, nous avions fait prier M. Broca de venir examiner avec nous la pièce anatomique. L'encéphale fut enlevé avec ménagement, et l'on put constater que du côté gauche il existait un ramollissement jaune de la pulpe cérébrale ayant pour siége la circonvolution marginale inférieure, la partie inférieure de la circonvolution pariétale transverse et les circonvolutions de l'insula. Au premier examen, le lobe frontal nous paraissait indemne de toute lésion. Mais après avoir écarté les bords de la scissure de Sylvius, nous pûmes reconnaître que le ramollissement s'étendait des circonvolutions de l'insula à la partie inférieure de la circonvolution frontale transverse, et de plus, que la troisième circonvolution frontale était elle-même le siége d'un ramollissement dans sa partie postérieure, c'est-à-dire la plus rapprochée du sillon de Rolando. Enfin l'artère cérébrale moyenne gauche contenait un caillot oblitérateur.

Cette pièce anatomique fut présentée à la Société de biologie par M. Dumontpallier, dans la séance du 28 mars 1863, et, sur la demande de M. Broca, elle a été déposée au musée Dupuytren.

Revenons maintenant aux conditions physiologiques de l'aphasie : elles avaient été entrevues depuis longtemps. Je ne ferai que mentionner un passage de Pline, où le savant naturaliste fait remarquer que rien n'est aussi fragile dans l'homme que la mémoire : « Les maladies, les chutes, une simple frayeur l'altèrent, soit partiellement, soit complétement. — Un homme frappé d'une pierre n'oublia que les lettres; un homme tombé d'un toit très élevé ne reconnaissait plus ni sa mère, ni ses alliés, ni ses parents ; une maladie enleva à un autre le souvenir de ses esclaves, l'orateur Messala Corvinus oublia son propre nom [1]. » Il n'est pas encore question de localisation cérébrale ; ces idées devaient nécessairement faire défaut à un polygraphe, qui n'avait pu approfondir le sujet, et auquel manquaient d'ailleurs les données fournies par l'anatomie pathologique.

Schenkius, qui vivait à la fin du seizième siècle [2], avait vu que dans certaines affections cérébrales, bien que la langue ne fût nullement paralysée, les malades ne pouvaient parler parce qu'ils avaient perdu la mémoire. « Observatum a me est plurimos, post apoplexiam aut lethar- » gum, aut similes magnos capitis morbos, etiam non præsente linguæ » paralysi, loqui non posse, quod memoriæ facultate extinctâ, verba pro- » ferenda non occurrant. »

En 1820 [3], l'illustre Lordat, qui lui-même devait être aphasique huit ans plus tard, attribuait l'aphasie, ou ce qu'il appelait l'*alalie*, non à la

1. Pline le Naturaliste, liv. VII, § 24.
2. Joan. Schenkii, *Obs. med.*, lib. VII, in-fol., p. 180, Lugduni, 1585.
3. Lordat, *Recueil pér. de la Soc. de méd. de Paris*, décembre 1820, p. 317.

paralysie de la langue, mais à une aberration dans la synergie des muscles qui concourent à l'action de parler; mais Lordat n'avait pas essayé de localiser dans quelle partie de l'encéphale était la lésion qui pouvait donner lieu à la perte de la parole.

Gall avait supposé que la faculté du langage résidait dans les lobes antérieurs du cerveau. M. Bouillaud a placé cette faculté du langage articulé dans les lobes frontaux. « Les lobules antérieurs du cerveau, disait-il en 1825 [1], sont les organes de la formation et de la mémoire des mots ou des principaux signes représentatifs de nos idées. » — A la page suivante, il établit formellement que « l'organe du langage articulé réside dans la partie antérieure de l'encéphale. »

En 1836, M. le docteur Marc Dax, de Sommières (Gard), présentait au congrès médical de Montpellier un travail très curieux et très original dans lequel il cherchait à préciser plus nettement encore que ne l'avait fait M. Bouillaud, le point spécial du cerveau qu'il regardait comme le siége des manifestations de la pensée par la parole. Dès 1800, il avait vu que les malades atteints d'aphasie, quand ils étaient paralytiques, avaient leur paralysie du côté droit, et par conséquent la lésion dans l'hémisphère gauche; son attention une fois fixée sur ce point curieux de physiologie pathologique, il constata par l'observation que lorsqu'il y avait altération de la mémoire des mots, toujours la lésion était à gauche, et il ajoutait que jamais il n'avait vu cet accident se produire dans les cas de maladie du cerveau occupant exclusivement l'hémisphère droit. Le titre de son mémoire résume d'ailleurs assez bien ses idées : *Lésion de la moitié gauche de l'encéphale coïncidant avec l'oubli des signes de la pensée.*

Ainsi, messieurs, M. Bouillaud démontre par des faits ce que Gall avait entrevu, savoir : que la mémoire des principaux signes de la pensée a pour condition matérielle l'intégrité des lobes antérieurs du cerveau. M. Marc Dax la localise exclusivement dans l'hémisphère gauche.

M. le docteur G. Dax, continuant les travaux de son père, adressa à l'Académie de médecine, au commencement de 1863 [2], un mémoire dans lequel il établit, comme l'avait dit son père, que la lésion existait invariablement dans l'hémisphère gauche, mais il la localise plus spécialement dans la partie antérieure et externe du lobe moyen.

Ce qu'écrivait M. G. Dax en 1863, est bien peu différent, vous le voyez, messieurs, de ce que M. Broca a démontré dans ces derniers temps, car évidemment le point que M. G. Dax assigne à la lésion est tout voisin de l'*insula de Reil*, et par conséquent de la partie postérieure de la troisième circonvolution du lobe frontal.

---

1. *Traité de l'encéphalite*, p. 284.
2. G. Dax, *Bulletin de l'Académie impériale de médecine*, t. XXX, p. 173.

C'est donc à M. Bouillaud qu'appartient cette idée, savoir : que *l'apha-sie est produite par une lésion des lobes antérieurs du cerveau*. Mon hono-rable et savant collègue de l'hôpital de la Charité pensait que la lésion de la partie antérieure de ces lobes était le plus souvent la cause de l'*a-phasie*; mais il acceptait également que les mêmes phénomènes morbides pouvaient se produire alors que les lobes antérieurs étaient altérés dans leur partie postérieure. Ces points sont amplement établis dans le travail que M. Bouillaud lisait à l'Académie de médecine le 22 février et le 7 mars 1848.

En 1856, Marcé cherchait à établir qu'il existait un principe coordina-teur de la parole et de l'écriture [1]; que pourtant, dans un certain nombre de cas, la perte de la faculté du langage articulé et la perte du langage par l'écriture pouvaient exister isolément; mais il se refusait à admettre qu'on pût localiser dans un point du cerveau le principe coordinateur de la parole et de l'écriture.

En 1861, il s'éleva dans la Société d'anthropologie de Paris une dis-cussion importante relative à la localisation des fonctions cérébrales, dis-cussion à laquelle Gratiolet, MM. Auburtin et Broca prirent la part principale. Gratiolet déclarait, en s'appuyant sur des faits assez nombreux, que les essais de localisation qui avaient été tentés jusqu'ici manquaient absolument de base.

M. Auburtin soutenait un avis contraire; rappelant les travaux de M. Bouillaud, plusieurs fois consignés dans les ouvrages de M. Rostan et dans les *Lettres* de Lallemand, il n'hésita pas à conclure que la science permettait d'affirmer que le principe coordinateur de la parole avait son siége dans les lobes antérieurs du cerveau.

L'autorité de Gratiolet, les faits rapportés par M. Auburtin, rendaient difficile la détermination. Devait-on faire du cerveau un grand centre, dont toutes les parties sont solidaires, ainsi que les facultés qui en dépen-dent ? Devait-on, au contraire, diviser le cerveau en départements, et re-chercher dans quel département siégerait telle faculté ?

M. Broca partageait l'hésitation générale; cependant il fut l'un des premiers à fournir les observations qui devaient apporter un grand appui à la doctrine des localisations cérébrales. En effet, quelques semaines après la discussion de la Société d'anthropologie, il recevait dans son service de chirurgie, à l'hôpital de Bicêtre, un homme de cinquante et un ans, nommé Leborgne, qui, depuis vingt ans, avait perdu la parole.

« Lorsque le malade fut admis à Bicêtre, dit M. Broca, il y a vingt et un ans, il avait perdu depuis peu de temps l'usage de la parole; il ne pouvait plus prononcer qu'une seule syllabe, qu'il répétait ordinaire-ment deux fois de suite. Quelle que fût la question qu'on lui adressât, il

---

1. Marcé, *Mémoires de la Société de biologie*, 2e série, t. III, année 1856, Paris, 1857

répondait toujours : *tan, tan*, en y joignant des gestes expressifs très variés ; c'est pourquoi, dans tout l'hospice, il n'était connu que sous le nom de *Tan*.

» A l'époque de son admission, *Tan* était parfaitement valide et intelligent. Au bout de dix ans, il commença à perdre le mouvement du bras droit, puis la paralysie gagna le membre inférieur du même côté, si bien que, depuis six à sept ans, il a continuellement gardé le lit. Depuis quelque temps on s'est aperçu que sa vue s'affaiblissait ; enfin, ceux qui étaient en rapports particuliers avec lui avaient remarqué que son intelligence avait beaucoup baissé dans ces dernières années. »

Le 12 avril 1861, il fut transporté dans le service de chirurgie de l'hospice pour un vaste phlegmon diffus gangréneux, qui occupait toute l'étendue du membre inférieur droit (côté paralysé), depuis le cou-de-pied jusqu'à la fesse. Ce fut alors que M. Broca le vit pour la première fois.

L'étude de ce malheureux, qui ne pouvait parler et qui, paralysé de la main droite, ne pouvait écrire, offrait bien quelque difficulté. On constata, toutefois, que la sensibilité générale était partout conservée ; que le bras et la jambe gauches obéissaient à sa volonté ; que les muscles de la face et de la langue n'étaient point paralysés, et que les mouvements de ce dernier organe étaient parfaitement libres. Il n'est pas douteux, ajoute M. Broca, que *l'intelligence du malade avait subi une atteinte profonde*, mais il en conservait certainement plus qu'il n'en faut pour parler. Enfin, remarquons que pendant seize à dix-sept années Tan avait conservé son intelligence, et que depuis vingt et un ans il ne pouvait parler.

Le malade est mort le 17 avril 1861. A l'autopsie, on a trouvé la dure-mère épaissie et vascularisée, tapissée à sa face interne d'une épaisse couche pseudo-membraneuse ; la pie-mère épaissie, opaque et adhérente sur les lobes antérieurs, surtout sur le lobe gauche. Le lobe frontal de l'hémisphère gauche est ramolli dans la plus grande partie de son étendue ; les circonvolutions du lobe orbitaire, quoique atrophiées, ont conservé leur forme, la plupart des autres circonvolutions frontales sont entièrement détruites. Il est résulté de cette destruction de la substance cérébrale une grande cavité capable de loger un œuf de poule, et remplie de sérosité. Le ramollissement a gagné en arrière le pli ascendant du lobe pariétal, en bas le pli marginal du lobe temporo-sphénoïdal, enfin, dans la profondeur, le lobule de l'insula et le noyau extra-ventriculaire du corps strié ; c'est à la lésion de ce dernier organe qu'on doit attribuer la paralysie du mouvement des deux membres du côté droit. Mais, continue M. Broca, c'est dans la partie moyenne du lobe frontal de l'hémisphère gauche qu'on trouve les lésions les plus étendues, les plus avancées et les plus anciennes. Le ramollissement s'est ensuite propagé très

lentement dans les parties environnantes; et l'on peut considérer comme
certain qu'il y a eu une très longue période pendant laquelle le mal n'occupait que les circonvolutions du lobe frontal. Cette période correspond
probablement aux onze années qui ont précédé la paralysie du bras droit,
et pendant lesquelles le malade, ayant conservé toute son intelligence,
n'avait perdu que la parole.

Tout permettait donc de penser que, dans le cas actuel, la lésion du
lobe frontal pouvait avoir sa part dans la perte de la parole.

Mais la seconde observation semble limiter davantage encore le siége
de la faculté du langage articulé. Un homme, âgé de quatre-vingt-quatre
ans, avait été admis huit ans auparavant dans l'hospice de Bicêtre pour
cause de débilité sénile. Il n'avait alors aucune paralysie, il avait conservé
tous ses sens, toute son intelligence. En 1860, au mois d'avril, c'est-à-dire
à l'âge de quatre-vingt-trois ans, Lelong est frappé d'apoplexie en descendant un escalier. Quelques jours plus tard il sortait de l'infirmerie, jamais
il n'avait présenté la moindre apparence de paralysie; seulement depuis
son attaque d'apoplexie, Lelong avait perdu subitement et définitivement
la faculté de parler; il ne prononçait plus que certains mots articulés avec
difficulté, sa démarche était un peu incertaine, toutefois il ne boitait pas;
son intelligence semblait n'avoir subi aucune atteinte appréciable; il comprenait ce qu'on lui disait, et son court vocabulaire, accompagné d'*une
mimique expressive*, lui permettait d'être compris à son tour par les personnes qui vivaient habituellement avec lui.

Le 27 octobre 1861, Lelong se fracture le col du fémur du côté gauche.
Il entre à l'infirmerie, et alors M. Broca constate que le malade *n'avait
aucune paralysie* du mouvement ni de la sensibilité; la langue jouissait
de tous ses mouvements, la déglutition se faisait régulièrement, tous les
sens étaient conservés, l'intelligence était intacte.

Aux questions qu'on lui adressait, cet homme ne répondait que par des
signes, accompagnés d'une ou deux syllabes articulées brusquement avec
un certain effort. Ces syllabes avaient un sens, c'étaient des mots français,
savoir : *oui, non, tois* (pour trois) et *toujours;* et quand on lui demandait
comment il s'appelait, il répondait alors *Lelo* pour Lelong, qui était son
véritable nom. Il employait très pertinemment les mots *non* et *oui*, et
cela très à propos. Le mot *trois* exprimait pour Lelong tous les nombres,
mais il comprenait fort bien que ce mot ne répondait pas toujours à sa
pensée; alors il rectifiait l'erreur de son langage en faisant des signes
avec ses doigts pour montrer qu'il disait *trois* quand il pensait et devait
dire quatre, cinq ou tout autre nombre. Il pouvait lire l'heure à une
montre, il avait conservé la notion des unités et des dizaines. Il n'avait
point perdu la mémoire, et une seule fois, fait remarquer M. Broca, la
mémoire de Lelong parut en défaut lorsqu'on lui demanda depuis combien de temps il avait perdu la parole.

M. Broca dit encore que Lelong comprenait tout ce qu'on lui disait; qu'il appliquait avec discernement les quatre mots de son vocabulaire; qu'il était sain d'esprit; qu'il connaissait la numération écrite, et au moins la valeur des deux premiers ordres d'unités; qu'il n'avait perdu ni la faculté générale du langage, ni la mobilité des muscles de la phonation et de l'articulation, et qu'il n'avait perdu par conséquent que la faculté du langage articulé, il était donc aphasique. Ajoutons cependant que Lelong, qui savait écrire et qui n'avait point de paralysie de la main, ne pouvait réussir *à diriger* sa plume pour tracer des mots.

Le malade mourut le 8 novembre 1861, douze jours seulement après sa chute, des suites de sa fracture, sans avoir présenté aucune complication du côté de l'encéphale. A l'autopsie on constata l'intégrité parfaite de l'hémisphère droit dans toutes ses parties ainsi que du cervelet, du bulbe et de la protubérance. Il n'y avait de lésions appréciables que sur l'hémisphère gauche. Dans cet hémisphère, la couche optique, la voûte, le corps calleux, le corps strié, les lobes occipital et pariétal, le lobe de l'insula, les circonvolutions orbitaires qui forment l'étage inférieur ou lobe frontal, sont à l'état normal : il a paru toutefois qu'à l'union de l'extrémité antérieure du noyau ventriculaire du corps strié avec la substance médullaire du lobe frontal, la consistance du tissu cérébral était légèrement diminuée : « Mais cette lésion, si c'en est une, dit M. Broca, était tout à fait indépendante de la lésion principale, dont elle est séparée par une épaisseur considérable de tissu sain. » Mais avant de décrire la lésion parfaitement circonscrite de la deuxième et de la troisième circonvolution frontale dans une partie de leur tiers postérieur, il est nécessaire de rappeler ici sommairement la disposition et les rapports des organes cérébraux qui devront être mentionnés dans la description de la lésion.

Le sillon de Rolando sépare le lobe frontal du lobe pariétal : il parcourt obliquement de haut en bas toute la surface externe de l'hémisphère cérébral; il part de la scissure médiane interhémisphérique pour venir aboutir à la scissure de Sylvius. En avant, ce sillon est bordé par la circonvolution frontale transverse, en arrière par la circonvolution pariétale transverse. Le lobe antérieur ou frontal comprend donc latéralement toute la portion de l'hémisphère qui est située en avant du sillon de Rolando, et inférieurement toute la portion de l'hémisphère qui se trouve en avant de la scissure de Sylvius. La portion inférieure du lobe frontal est formée par les circonvolutions orbitaires, les portions supérieure et latérale de ce même lobe sont formées par les circonvolutions frontales proprement dites. Celles-ci sont au nombre de trois : une supérieure, ou première circonvolution frontale; une moyenne, ou seconde circonvolution; enfin, une inférieure, ou troisième circonvolution frontale. Toutes trois elles ont une direction antéro-postérieure et viennent se terminer,

après avoir décrit des sinuosités plus ou moins étendues, sur la circonvolution frontale transverse dont elles semblent être les ramifications. La
troisième circonvolution frontale dans sa moitié postérieure est libre et
séparée du lobe temporo-sphénoïdal par la scissure de Sylvius dont elle
forme le bord supérieur. C'est à cause de ce rapport que la troisième
circonvolution frontale est quelquefois désignée sous le nom de circonvolution marginale *supérieure*, le nom de circonvolution marginale *inférieure* étant réservé à la première circonvolution temporo-
sphénoïdale. Lorsqu'on écarte les deux circonvolutions marginales,
supérieure et inférieure, de la scissure de Sylvius, on aperçoit une
éminence large et un peu saillante dont le sommet donne naissance à cinq
petites circonvolutions simples, ou plutôt à cinq plis rectilignes radiés en
éventail : c'est le lobe de l'insula qui recouvre le noyau extra-ventriculaire du corps strié et qui, s'élevant du fond de la scissure de Sylvius, se
trouve en continuité de substance par sa couche corticale avec la partie
la plus enfoncée des deux circonvolutions marginales. Il résulte de ce
rapport qu'une lésion qui se propage par voie de continuité du lobe frontal au lobe temporo-sphénoïdal, ou réciproquement, passe presque nécessairement par le lobe de l'insula et de là au noyau extra-ventriculaire
du corps strié.

Ces détails d'anatomie normale étant bien connus, j'ajoute que chez
Lelong, la lésion était limitée au tiers postérieur de la deuxième et de la
troisième circonvolution frontale ; elle consistait en une perte de substance de 15 à 18 millimètres à peu près. La circonvolution transverse
frontale était intacte, et la lésion, inférieurement, se trouvait en rapport
avec le lobule de l'insula, qui avait été respecté. La perte de substance
formait une cavité dans laquelle se trouvait de la sérosité ; en dehors,
cette cavité était formée par la pie-mère. Les parois du foyer étaient fermes et l'on y apercevait de petites taches d'un jaune orangé qui paraissaient
d'origine hématique, ainsi que le démontra le microscope ; il s'agissait là
d'un ancien foyer hémorrhagique, et l'on se rappelle que le malade avait
subitement perdu la parole dans une attaque d'apoplexie dix-huit mois
avant sa mort.

Ce fait établit donc que, chez un malade qui ne présente d'autre lésion
cérébrale qu'une perte de substance du tiers postérieur des deuxième
et troisième circonvolutions frontales du côté gauche, il peut exister exclusivement, comme coïncidence ou comme conséquence, une perte de la
faculté du langage articulé.

Ainsi, M. Bouillaud localise l'expression de la pensée par la parole
dans les lobules antérieurs de l'encéphale, des deux côtés indifféremment.
M. Mac Dax la place dans l'hémisphère gauche exclusivement ; M. G. Dax,
à la jonction du lobe moyen avec le lobe frontal de l'hémisphère gauche ;
M. Broca spécifie plus nettement, et quoiqu'il ne connût pas le travail

de M. Marc Dax, et que très certainement il ne pût rien savoir de ceux de M. le docteur G. Dax, il arrive, comme ces derniers, à localiser le mal dans la partie postérieure de la troisième circonvolution frontale du côté gauche.

C'était, vous l'avouerez, une singulière idée que celle de Dax et de Broca. Dans un organe aussi parfaitement symétrique que le cerveau, dire qu'un côté sert à une fonction, à l'exclusion de l'autre côté, cela me semble étrangement heurter le bon sens et la physiologie. Mais, si singulière que puisse être une idée, quand des faits sont là pour l'appuyer, la sagesse veut qu'on accepte les faits et l'idée. Or, les faits ne démontrent précisément pas l'exactitude de la doctrine de la localisation à gauche.

Voici des chiffres, en effet : j'emprunte à MM. Dax père et fils 40 cas d'aphasie avec paralysie du côté droit ; à M. Archambaud, 11 cas d'aphasie avec paralysie à droite ; à M. Pidoux, 4 cas d'aphasie avec paralysie à droite ; à M. Cornil, 2 cas d'aphasie avec paralysie à droite ; à M. Lancereaux, 2 cas avec paralysie à droite. A ces cas où la paralysie siège exclusivement à droite, je peux opposer la série suivante : M. Jackson rapporte 33 cas d'aphasie avec paralysie à droite et 3 avec paralysie à gauche ; M. Charcot, 20 cas d'aphasie avec paralysie à droite et 3 avec paralysie à gauche ; M. Vulpian, 2 cas d'aphasie avec paralysie à droite et 1 cas avec paralysie à gauche ; M. Gubler, 1 cas avec paralysie à droite, et M. Peter, 1 cas avec paralysie à gauche ; M. Hirkes, 1 cas avec paralysie à droite et 1 cas avec paralysie à gauche. Enfin, dans les 10 cas d'aphasie que j'ai observés, il y en a 9 avec hémiplégie à droite et 1 avec hémiplégie à gauche. Ainsi, sur 135 cas d'aphasie, il y en a 125 conformes à la doctrine de M. G. Dax et 10 qui ne le sont pas. La loi posée par M. G. Dax, à savoir que la lésion de l'aphasie siège exclusivement à gauche, n'est donc pas absolue.

Je sais bien que le côté droit et le côté gauche du corps sont sujets à des maladies différentes, et qu'on a décrit autrefois dans l'homme un homme droit et un homme gauche. A gauche, par exemple, les névralgies sont tellement fréquentes, à l'exclusion du côté droit, que, dans le cours de trois années, ayant pris soin de noter tous les cas de névralgie intercostale de mon service de femmes, à l'Hôtel-Dieu, je n'en ai pas observé un seul à droite (et notez bien que je ne parle pas ici du rhumatisme musculaire, de pleurodynie, du point pleurétique, de la colique hépatique, je parle de la névralgie intercostale bien et dûment diagnostiquée). Pourquoi cette névralgie siége-t-elle presque toujours à gauche ? ce pourquoi, je l'ignore. Il en est ainsi du rhumatisme, qui frappe presque exclusivement le cœur gauche, ainsi que l'a merveilleusement démontré M. Bouillaud. Ainsi encore dans l'hystérie, presque toujours, quand la paralysie est unilatérale, c'est à gauche qu'on l'observe. Il y a donc dans la science des exemples de localisation pathologique à l'un des côtés du corps, absolument incompréhensibles. Relativement à l'aphasie, on pourrait invoquer en faveur de M. Dax une disposition anatomique spéciale : la circulation ne se fait point du côté droit comme du côté gauche du cerveau, ici le sang artériel arrive directement de l'aorte par l'artère carotide primitive, là c'est du tronc brachio-céphalique que naît l'artère carotide droite. Mais je ne discute pas ce point d'anatomie, laissant ce soin à de plus habiles. Si donc les assertions de Dax étaient constamment d'accord avec les faits, il faudrait bien les accepter sans les comprendre; mais elles ne le sont pas.

Voyons maintenant les faits qui regardent M. Broca; pour ce savant, l'aphasie reconnaît comme condition une lésion de la troisième circonvolution du lobe frontal gauche. Eh bien! sur 32 faits que j'ai recueillis et qui sont connus de M. Broca, 14 sont conformes à sa doctrine et 18 viennent l'infirmer.

Voici le dénombrement de ces faits : des 14 cas à l'appui de sa doctrine, 2 appartiennent à M. Broca lui même, 2 me sont propres, 8 m'ont été communiqués par M. Charcot, 1 par M. Vulpian, 1 par M. Cornil. Des 18 cas infirmatifs, il y en a 11 avec autopsie et 7 sans autopsie; les 11 premiers sont : 1 cas de M. Peter, 4 de M. Vulpian, 1 de M. Cornil, 3 de M. Charcot, 2 de MM. Pelvet et Luys; les 7 sans autopsie avec hémiplégie à gauche, appartiennent : 3 à M. Jackson, 3 à M. Charcot et 1 à moi. C'est le fait de Marcou, qui était aphasique et paralysé à gauche. M. Broca vint l'examiner à ma prière; il convint que c'était bien là un aphasique, mais il m'objecta qu'il pourrait bien y avoir tout à la fois chez lui une lésion de l'hémisphère droit produisant la paralysie à gauche, et une lésion de la troisième circonvolution frontale gauche produisant l'aphasie sans trouble de la motilité à droite. A cette objection, je n'avais rien à répondre, d'autant plus que la femme Ancelin, dont je vous ai parlé, et qui a été mourir à la Salpêtrière dans le service de M. Charcot, présentait simultanément, à gauche, une grave lésion du lobule de l'insula, du corps strié et de la troisième circonvolution frontale; et à droite, une lésion assez étendue du lobe frontal, bien qu'il n'y ait jamais eu aucun trouble fonctionnel du côté gauche du corps. Le fait de Marcou, ainsi interprété par M. Broca, restait donc un fait douteux. Mais il n'en est pas ainsi du fait suivant, que m'a communiqué M. le docteur Peter, et qui figure dans le relevé précédent.

Une femme d'une quarantaine d'années entre le 12 décembre dernier à l'Hôtel-Dieu. Elle est paralysée de tout le côté gauche du corps, et sa paralysie date de deux jours seulement. Depuis son attaque, qui est survenue brusquement, cette femme ne dit plus (mais elle le fait d'une voix distincte et sans aucun bredouillement) que les mots : « Oui parbleu! Tiens! — Vous comprenez. »

A tout propos son langage se borne à ces paroles, qu'elle profère avec animation. Lui demande-t-on si elle veut manger, elle répond aussitôt : « Oui, parbleu! » — Ce qu'elle veut manger : « Oui, parbleu! » — Comment elle s'appelle : « Oui parbleu! » ou bien : « Tiens! » qu'elle dit d'une façon railleuse et comme péremptoire. Elle semble, d'ailleurs, très convaincue qu'elle répond très pertinemment aux questions qu'on lui adresse. Et souvent elle ajoute, lorsqu'on insiste pour avoir d'elle une réponse plus satisfaisante : « Vous comprenez! » comme le fait une personne qui croit avoir à moitié convaincu son auditeur. Elle appelle souvent à son aide le langage des gestes, mais celui-ci est tout aussi limité que celui des mots. Il consiste à montrer rapidement les trois premiers doigts de la main droite étendus, les deux derniers fléchis, ainsi que le fait une personne qui veut indiquer le nombre *trois*. Et cela encore à tout propos, ou plutôt hors de propos, comme lorsqu'on lui demande si elle veut manger et ce qu'elle veut manger.

Le regard semble très intelligent; la malade suit avec une certaine attention ce qui se passe autour d'elle; mais cette attention se fatigue bientôt, et l'on parvient assez difficilement à l'exciter de nouveau.

Comme c'est là un type d'aphasie, M. Peter pense à une lésion de la troisième circonvolution frontale; comme il y a des signes non douteux d'affection du cœur (bruit de souffle rude au premier temps et à la pointe), il pense à une embolie de cette artère. De sorte que, d'induction en induction, il arrive à ce diagnostic final : « Ramollissement de la partie postérieure de la troisième circonvolution frontale droite, par oblitération embolique de l'artère cérébrale moyenne. »

Ce diagnostic acquiert un plus haut degré de probabilité quand, le 26 décembre, la malade se plaint de la jambe droite, et que bientôt se manifestent les signes d'une gangrène par oblitération de l'artère tibiale postérieure. Quatre jours plus tard la malade meurt, sans avoir dit autre chose que les mots signalés plus haut.

A l'autopsie, on trouve l'artère sylvienne *droite* oblitérée, dans l'étendue d'un centimètre, par un caillot grisâtre, de date évidemment ancienne, et très adhérent à la paroi vasculaire. Au niveau de ce point, la partie postérieure de la troisième circonvolution frontale droite est ramollie au plus haut degré. Le ramollissement, blanc, a la largeur d'une pièce de 5 francs, et il s'étend en profondeur jusqu'au corps strié. Mais la perte de consistance du cerveau est à son maximum, comme étendue et comme intensité, au voisinage de l'oblitération vasculaire, c'est-à-dire à la portion de la troisième circonvolution qui limite la scissure de Sylvius où le ramollissement a évidemment débuté. On ne trouve pas d'autres lésions cérébrales, la troisième circonvolution frontale *gauche* est intacte. Il n'y a pas de lésion du bulbe, ni de la région olivaire.

Il existe un rétrécissement fibro-cartilagineux très considérable de l'orifice auriculo-ventriculaire du cœur gauche. Des végétations fibreuses recouvrent le bord libre des valvules.

A cette observation de M. le docteur Peter, si complétement discordante avec la doctrine de la localisation de la parole dans l'hémisphère gauche, s'ajoutent les observations de MM. Charcot, Cornil et Pelvet, observations avec autopsie; et autopsie faite avec le contrôle le plus sévère par de jeunes savants très habitués à l'anatomie pathologique et à la microscopie, très au courant de la question de la localisation du langage, et qui avaient su chercher la lésion au point où l'on avait dit qu'elle devait siéger. Ces observations sont donc des plus probantes. Aussi peut-on dire que l'opinion de M. Broca est moins généralement vraie que celle de Dax, et surtout de M. Bouillaud.

De l'examen de tous ces faits, il me semble que nous sommes autorisé à tirer les conclusions suivantes :

L'aphasie est produite, dans la presque universalité des cas, par une lésion des lobes frontaux, ainsi que l'avait établi M. Bouillaud.

Cette lésion, comme l'avait établi M. Marc Dax, a son siége presque exclusivement dans l'hémisphère gauche. Le point occupé par cette lésion est souvent la partie postérieure de la troisième circonvolution frontale gauche, conformément à l'opinion émise pour la première fois par M. Broca.

Maintenant, messieurs, examinons la question sous un autre point de vue. Si l'on accepte aisément que l'aphasie, losqu'elle est accompagnée d'une paralysie, reconnaît pour cause un ramollissement ou une hémorrhagie, il devient difficile de se faire une idée de la lésion lorsque l'aphasie dure quelques minutes, quelques heures, et qu'elle n'est accompagnée ou précédée ni de douleurs de tête, ni de paralysie même momentanée.

Cependant il est plus difficile encore de ne pas admettre de lésion. Je veux bien que nous n'ayons pas affaire à un ramollissement ou à une hémorrhagie, toujours est-il qu'il a dû exister une modalité dans une partie du cerveau, et probablement dans la même partie que celle qui est profondément lésée dans les aphasies compliquées de paralysie, modalité qui sera peut-être l'analogue de ces congestions transitoires que nous observons dans certaines régions accessibles à nos sens, ou bien de ces profondes perturbations de la circulation capillaire qui se traduisent tantôt par l'hyperémie, tantôt par l'anémie, tantôt par la perte ou par l'exaltation de la sensibilité.

D'un autre côté il arrive parfois qu'on trouve des traces de lésions anciennes dans le cerveau d'individus qui pendant plusieurs mois ont eu une aphasie non compliquée de paralysie, et qui plus tard succombent soit à un accident aigu du côté de l'encéhpale, soit à une maladie étrangère à l'aphasie. Il peut donc y avoir des lésions assez graves du cerveau pour causer une aphasie persistante, sans qu'il y ait paralysie; de sorte qu'il n'y a rien d'impossible à ce qu'une petite hémorrhagie cause une aphasie de quelques heures, au même titre que nous la voyons produire, dans quelques cas, une paralysie qui ne dure pas plus d'un, deux ou trois jours. Combien de fois n'arrive-t-il pas de faire l'autopsie d'individus qui n'ont eu que deux ou trois attaques de paralysie, et dans le cerveau desquels on trouve pourtant les traces les plus évidentes de huit ou dix hémorrhagies successives? Par conséquent, je n'oserais pas affirmer que les aphasies transitoires que nous avons observées, et qui ne sont pas rares, n'ont pas été causées soit par une petite hémorrhagie, soit par un ramollissement très limité d'une partie des lobes frontaux.

Et cette opinion est d'autant plus acceptable que certains aphasiques qui n'avaient, pendant plusieurs mois, présenté aucun signe de paralysie, succombent à une attaque violente d'hémorrhagie ou de ramollissement du cerveau, ainsi qu'il est arrivé, par exemple, à la femme Desteben, dont je vous ai parlé au commencement de ces conférences.

Le siége de ces petites hémorrhagies ou de ces ramollissements partiels avec paralysie temporaire ou à peine perceptible, a une grande importance. Il est d'observation, en effet, que si les lésions du lobe frontal entraînent si souvent la perte de la faculté de manifester sa pensée par la parole, l'écriture et le geste, elles n'ont qu'une influence fort limitée sur la perte de la sensibilité et du mouvement.

Si donc, comme le veut M. Bouillaud, et comme je suis disposé à l'admettre, cette portion de l'encéphale est la condition matérielle de la faculté en vertu de laquelle la pensée se manifeste par la parole, l'écriture et le geste, tandis que d'autres parties sont plus particulièrement affectées aux mouvements et à la sensibilité, on comprend que les lobes frontaux puissent être légèrement lésés sans qu'il en résulte d'hémiplégie, de la même manière que des lésions peu profondes de la couche optique, du corps strié ou du centre ovale peuvent exister sans autre accident qu'une hémiplégie peu accusée, la faculté de parler et d'écrire restant d'ailleurs intacte.

Mais avant de discuter cette doctrine de M. Bouillaud, il importe au préalable de savoir exactement ce qu'on doit entendre par le lobe frontal. Ici, j'ai dû faire appel au savoir de mon ami M. Sappey. Vous savez que le cerveau de l'homme présente des circonvolutions antéro-postérieures coupées par des circonvolutions verticales; un des sillons qui séparent celles-ci, et qui est constant, est le sillon de Rolando, qui commence à la scissure interhémisphérique et se termine à la scissure de Sylvius. Eh bien, tout ce qui est en avant de ce sillon de Rolando appartient au lobe frontal, tout ce qui est en arrière fait partie du lobe postérieur. Si maintenant on fait passer un couteau par ce sillon de Rolando, on divise le cerveau en deux parties à peu près égales, et l'on voit que dans le lobe frontal ainsi isolé, se trouvent comprises la moitié du lobule de l'insula

et la presque totalité du corps strié. Voilà comment est composé le lobe
frontal à sa partie profonde. Cette délimitation met un terme à bien des
discussions ; toute lésion de l'insula ou du corps strié se trouve être une
lésion du lobe antérieur du cerveau, et, en réalité, le corps strié se continue, ainsi qu'il est facile de le voir, avec la partie inférieure de la t·oi-
sième circonvolution frontale.

Ces détails anatomiques étant compris, voyons donc si les faits sont
d'accord avec la doctrine de M. Bouillaud (il ne s'agira ici que des faits
recueillis depuis ces dernières années, parce qu'ils ont été observés avec
toutes les garanties d'exactitude désirables). Et, d'abord, il est évident
que les faits favorables à l'opinion de M. Broca le sont également à celle
de M. Bouillaud, qui est plus compréhensive. De sorte que, aux quatorze
faits qui militent en faveur de M. Broca, on doit ajouter trois autres
observations de M. Charcot, avec lésion du corps strié, et l'observation
de M. Peter, que je viens de vous citer. Voilà donc dix-huit faits absolument confirmatifs de la doctrine qui place dans le lobe antérieur l'organe législateur de la parole. Mais à ces faits viennent s'en opposer seize
autres infirmatifs : ce sont onze observations de M. Vulpian, dans lesquelles il y eut quatre fois ramollissement du lobe frontal gauche sans
aphasie, trois fois ramollissement du lobe frontal droit sans aphasie, et
trois fois ramollissement du lobe occipital avec aphasie ; puis il y a un
fait, observé par M. Cornil, de ramollissement du lobe occipital gauche
avec aphasie ; deux observations de M. Fernet et de M. Parrot, de ramollissement du lobe frontal droit sans aphasie ; un cas observé dans le service de M. Bouillaud lui-même (et qui a été communiqué à l'Académie
par son chef de clinique, M. le docteur Blachez), d'abcès du lobe frontal
droit sans trouble de la parole. A ces faits on peut ajouter une observation qui m'est propre et une autre recueillie par M. le docteur Peter à
l'hôpital militaire du Gros-Caillou. Permettez-moi de citer l'observation
qui m'est personnelle, il s'agit d'un officier qui fut blessé en duel et apporté à l'hôpital de Tours.

C'était au printemps de 1825, deux officiers en garnison à Tours
avaient eu une querelle qui se termina par un combat singulier. Les
deux adversaires se rendirent sur le terrain en habit bourgeois et par
une pluie battante ; l'un d'eux, qui essuya le premier le feu de son adversaire, reçut une balle qui traversa le ruban du chapeau, le cerveau
d'une tempe à l'autre, et vint soulever l'os temporal du côté opposé. La
matière cérébrale jaillit au dehors par le trou que la balle avait fait et
nous en trouvâmes des morceaux sur le bord du chapeau. Le blessé fut
apporté immédiatement à l'hôpital de Tours pendant la visite du matin.
Il était dans la stupeur, et quoiqu'il respirât avec facilité il ne donnait
aucun signe de connaissance. On incisa le muscle temporal du côté gauche, avec la spatule on souleva la portion de l'os qui était brisée et l'on

retira la balle. A la fin de l'opération, le pauvre malade fit avec les mains un geste qu'il accompagna d'un remercîment prononcé à voix très basse.

Chose étrange, cette épouvantable blessure marcha à souhait : après quelques jours le malade parlait et il n'y avait aucun signe de paralysie. Un mois plus tard il se levait, et pendant cinq mois qu'il passa à l'hôpital, vivant presque constamment avec les internes de service, il les amusait par sa gaieté, par sa causerie piquante. Il occupait ses loisirs à faire des comédies et des vaudevilles. Vers la fin de l'été, il survint une céphalée violente, de la stupeur, puis les signes d'un ramollissement aigu du cerveau, et à l'autopsie on trouva dans le trajet de la balle une esquille qui avait déterminé une inflammation de la substance cérébrale. La balle avait traversé les deux lobes frontaux à leur partie moyenne, et dès le premier jour qui avait suivi la blessure, le malade n'avait pas présenté de signe de paralysie, il avait parlé et jamais il n'avait eu la moindre hésitation dans l'expression de la pensée jusqu'au moment où survint le ramollissement cérébral qui causa la mort. Vous remarquerez, messieurs, que cette autopsie était faite en 1825, à une époque où il ne pouvait être question de la lésion spéciale de telle ou telle portion des lobes frontaux, si bien que ce fait remarquable prouve, d'une part, comme le soutient M. Auburtin, que de graves lésions du lobe frontal peuvent exister sans produire de paralysie ; mais en même temps il démontre que si les lésions du lobe frontal causent l'aphasie, tout au moins cette lésion doit occuper, dans ce lobe, un point particulier, peut-être celui qui a été indiqué par M. Broca. La doctrine de M. Bouillaud n'en est pas moins entière à l'égard des lobes frontaux comme siége des manifestations de la pensée par la parole, l'écriture et la mimique ; seulement il appartient à M. Broca d'avoir plus exactement localisé.

Dans le fait observé par M. Peter à l'hôpital militaire du Gros-Caillou, il s'agit d'un cavalier qui, étant ivre, tomba de cheval sur l'occiput et se fractura le crâne. A la stupeur initiale succédèrent l'agitation la plus grande et le délire le plus intense. Cet homme vociférait continuellement les jurons les plus énergiques et se livrait à des conversations suivies avec des personnages imaginaires. Il succomba au bout de trente-six heures sans avoir recouvré sa raison. A l'autopsie, on trouva une fracture de la voûte et de la base du crâne dans toute leur longueur. Mais ce qu'il y avait de très remarquable, c'est que la chute ayant eu lieu sur l'occiput, ainsi que le prouvait l'attrition des parties molles et la fracture en étoile de l'occiput, le cerveau ne présentait pas de lésion à ce niveau, tandis que les deux cornes frontales étaient réduites en une véritable bouillie par une contusion des plus violentes, produite évidemment par le choc de la masse cérébrale qui était venue s'écraser contre la partie antérieure de la voûte crânienne. Cette altération du cerveau intéressait toute l'épaisseur de la pulpe et s'étendait de chaque côté jusqu'à l'origine antérieure du sillon des nerfs olfactifs. Ainsi encore les deux lobes frontaux peuvent être détruits à leur extrémité antérieure sans abolition de la faculté de parler.

En présence donc de pareils faits qui sont contraires à la doctrine de M. Bouillaud, je crois qu'on peut conclure que, jusqu'à présent, la doctrine de notre éminent collègue, et celles de M. Dax et de M. Broca, relatives à la localisation de la faculté du langage dans les parties antérieures du cerveau; on peut conclure, dis-je, que ces doctrines sont loin d'être à l'abri de tout reproche.

Ce qu'il y a de certain, c'est que le plus souvent l'aphasie coïncide avec des lésions des lobes *antérieurs,* et que le plus fréquemment de beaucoup, c'est le lobe antérieur *gauche* qui est frappé. Ainsi, dit M. Aug. Voisin, « le lobe antérieur *gauche* a été le plus souvent le siège des lésions (140 fois), et le lobe antérieur droit n'a été trouvé atteint que six fois. » Mais, continue le même auteur, Yelloli, Cruveilhier, Martin-Solon ont vu l'aphasie coïncider avec des lésions de la protubérance annulaire, Romberg avec une altération de la moelle allongée, Schröder van der Kolk et Roell l'ont observée avec une lésion des olives, Marcé, Winslow, avec une lésion du cervelet, enfin Andral, Romberg, Bright et Charcot, avec des altérations des corps striés [1].

Messieurs, dans cette question de l'aphasie, il est un point qu'il me semble important de traiter, c'est *la nature de la lésion* qui produit l'aphasie. Il est bien remarquable que, dans l'immense majorité des cas, ce soit un *ramollissement*. Je ne connais d'exemple d'hémorrhagie que le fait de M. Broca, d'un kyste du cerveau sur les parois duquel l'hématine déposée venait témoigner en faveur de l'existence d'un ancien foyer hémorrhagique; puis un fait tout récent de M. Lancereaux, d'hémorrhagie avec aphasie. M. Vulpian a bien voulu me faire savoir qu'il a vu quelques cas d'aphasie transitoire avec hémorrhagie cérébrale, tandis que tous les faits d'aphasie persistante se rapportent à un ramollissement du cerveau.

De pareilles coïncidences sont bien remarquables. Ce qui ne l'est pas moins, c'est que, dans presque tous les cas, le ramollissement est dû à l'oblitération de l'artère cérébrale moyenne, ou artère de la scissure de Sylvius, soit par thrombose, soit par embolie; et que ce ramollissement a été caractérisé par une apoplexie subite, comme elle l'est par le fait d'une hémorrhagie. Ainsi, dans un cas rapporté par M. Dumontpallier, la malade, frappée tout à coup, s'écria : « Qu'on me conduise à l'hôpi-

---

1. Aug. Voisin, art. APHASIE du *Nouveau Dictionnaire de medecine et de chirurgie pratiques*, 1865, t. III.

tal, » et devint aphasique. A l'autopsie on trouva une oblitération de l'artère sylvienne, avec ramollissement du lobe frontal et en particulier du corps strié. Mon malade qui ne savait dire que « Ah ! fou ! » avait une lésion de la troisième circonvolution frontale gauche, avec embolie de l'artère de Sylvius. Il en était ainsi d'Adèle Ancelin. Dès 1853, Senhouse Kirkes établissait le rapport qui existe entre l'oblitération de l'artère sylvienne droite et le ramollissement du cerveau, dans un travail qui a pour titre : *Des effets principaux qui résultent des concrétions fibrineuses développées dans le cœur et de leur mélange avec le sang.* En 1864, M. Jackson publia un travail intitulé : *De l'aphémie dans ses rapports avec l'hémiplégie droite et les lésions valvulaires du cœur;* mais ce travail ne s'appuie sur aucune autopsie. Il y a donc une certaine relation entre les affections du cœur, l'oblitération de l'artère de Sylvius, le ramollissement du cerveau et l'aphasie. Il résulte encore de tous ces faits une conséquence clinique, c'est que l'instantanéité des accidents n'est pas un indice probant qui différencie l'hémorrhagie du ramollissement cérébral. Ce matin, je faisais l'autopsie d'un homme qui avait eu pendant quelques jours des vertiges, et avait succombé tout à coup à la suite de convulsions. Le récit qu'on m'avait fait me portait à croire à une hémorrhagie de la protubérance annulaire. En réalité, il y avait thrombose des artères vertébrales et de l'artère basilaire, avec ramollissement périphérique. Or, cet homme avait de vieilles artères, j'entends qu'elles étaient rigides par le fait d'incrustations interstitielles. Il justifiait l'axiome si spirituel de M. Cazalis : « On a toujours l'âge de ses artères; » c'est-à-dire que, quoique jeune par l'âge, on peut être vieux avec de vieilles artères (c'est-à-dire des artères incrustées) et réciproquement on est jeune, quoique vieux par l'âge, avec de jeunes artères (c'est-à-dire des artères saines). Vous comprenez bien qu'ici, messieurs, je ne veux pas dire que le ramollissement soit un accident subit, pareille doctrine serait trop invraisemblable ; ce qui est subit, c'est l'asphyxie du cerveau par oblitération vasculaire.

De tout ce que je viens de dire, on peut déduire cette conclusion clinique : lorsqu'on observe une apoplexie avec aphasie, on est autorisé, d'une part, à croire à un ramollissement du cerveau plutôt qu'à une hémorrhagie, et, d'autre part, à rattacher ce ramollissement à une oblitération artérielle, s'il existe une affection du cœur ou des vaisseaux. On en peut déduire aussi cette conclusion pronostique, à savoir que ce ramollissement suivra une marche lente, qu'il permettra de vivre assez longtemps, et qu'il n'aura pas la gravité rapidement fatale du ramollissement étendu, tel que l'a si bien décrit M. Rostan.

Il est important de chercher si *l'intelligence est lésée* chez les aphasiques, et dans quelle mesure elle peut l'être ; mais cette appréciation n'est pas facile. Il y a cela de remarquable, que ces malades ont ordinairement l'œil intelligent, et que par quelques gestes ils viennent en aide à l'expression parlée qui leur manque. Nous n'avons pour apprécier l'intelligence des aphasiques que l'expression du visage, l'écriture et le geste. Le visage, je vous l'ai dit, ne s'éloigne pas beaucoup de l'état normal, et, à ce titre, il semblerait que l'intelligence est entière; mais ici je ferai une observation. Il a dû vous arriver bien souvent de parler à un chien et de l'interroger en quelque sorte. Vous avez certainement alors été frappés de la limpidité du regard, de la vivacité, de l'intelligence singulière qui brille dans les traits de l'animal; des mouvements de sa tête, et souvent aussi des petits cris, des grognements accentués dont il accompagne cette mimique; vous vous surprenez à causer avec lui, et combien de fois ne vous est-il pas arrivé de dire : « Il ne lui manque que la parole. » Eh bien ! messieurs, appliquez cette observation au malade frappé d'aphasie, et vous vous convaincrez que, dans l'expression du visage, il a moins que le chien; et l'on conviendra alors qu'il nous faut quelques signes de plus pour juger de l'intelligence d'un homme.

L'écriture nous peut venir en aide; mais la plupart des aphasiques sont paralysés de la main droite et ne peuvent écrire; que s'ils prennent l'habitude d'écrire de la main gauche, il est aisé de s'apercevoir qu'ils ne peuvent pas tracer, par l'écriture, beaucoup plus de mots qu'ils n'en expriment par la parole. Vous avez vu par combien d'épreuves nous avons fait passer nos malades. Le jeune Guénier (Henri) signait son nom de la main gauche quand on lui disait de le faire; Paquet faisait de même; mais vous vous rappelez que Guénier n'avait que deux mots dans son vocabulaire, *oui, maman;* si je lui demandais d'écrire *oui,* il écrivait son nom; si je le priais d'écrire *maman,* il écrivait encore son nom. On l'avait instruit péniblement à faire sa signature, et les muscles moteurs de sa main s'y étaient faits en quelque sorte automatiquement, et continuaient à agir dans le même sens lorsque nous demandions autre chose. Le même fait exactement avait lieu comme chez Paquet; il signait fort bien son nom de la main gauche, et si nous lui disions d'écrire le mot *fourchette,* il écrivait encore *Paquet.* Nous lui faisions copier le mot *salle* qui était imprimé sur sa pancarte, il écrivait avec hésitation ; mais enfin, il en venait à bout; si alors nous éloignions de ses yeux cette pancarte, et si nous lui demandions d'écrire encore *salle,* il écrivait *Paquet.*

Vous conviendrez, messieurs, que des manifestations aussi limitées indiquent une intelligence bien faible.

Vous vous rappelez aussi le malade que nous présenta M. le docteur Lancereaux. Cet homme se vantait d'avoir complètement conservé la mémoire, de bien savoir lire encore, ou du moins de parfaitement comprendre tout ce qu'il lisait, et de posséder l'intégrité de son intelligence : le langage seul, suivant lui, trahissait sa pensée. Nous l'invitâmes aussitôt à lire une lettre qui commençait par ces mots : « Mon cher maître » et il lui lut sans hésitation : « monsieur », puis s'arrêta court. Il marmotta quelques mots incohérents comme s'il cherchait à déchiffrer des caractères sans signification pour lui, puis il aperçut au hasard le mot « mademoiselle » et lut « madame ». Il était évident que cet homme ne savait plus lire.

Nous l'invitâmes à écrire le mot « monsieur », qu'il venait de lire faussement dans la lettre, et il écrivit lentement son propre nom. On le pria d'écrire « mademoiselle », et il écrivit encore son nom.

Alors nous lui fîmes lire la préface d'une *Histoire de sainte Geneviève*. Au lieu de « préface », il dit d'abord « fastes »; puis il lui fut impossible de déchiffrer ce premier membre de phrase : « Quatre siècles se sont écoulés depuis qu'une humble bergère. » Il dit bien le mot « siècles », prononça « trois » au lieu de « quatre », et, chose singulière, en même temps qu'il disait « trois », il étendait les quatre doigts de sa main pour venir par son geste au secours de son langage impuissant. Nous lûmes nous-même à haute voix le membre de phrase : il nous écouta avec une certaine attention, puis, au mot de « bergère », il nous dit avec un sourire niais : « oh! bergère, sais bien ce que c'est; aime bien bergère; dessine bien bergère », en supprimant toujours le pronom « je », qu'il ne peut prononcer.

Nous l'attendions là : cet homme est peintre, élève de Coigniet, et se vante de dessiner encore très bien; nous le priâmes de vouloir bien nous dessiner une bergère. Après trois ou quatre minutes d'efforts qui lui faisaient perler la sueur au visage, il ne put réussir qu'à tracer au crayon des traits informes qui n'avaient aucune espèce de ressemblance avec quoi que ce fût. Cependant il put dessiner assez mal une tête d'homme telle que l'aurait fait un enfant de huit ans qui n'aurait pas appris le dessin.

Ainsi voilà un individu qui prétend avoir conservé l'intégrité de son intelligence, qui dit savoir bien lire, bien écrire, bien dessiner, et qui ne peut en réalité déchiffrer quoi que ce soit; qui, en fait d'écriture, ne sait que tracer son nom, et, en fait de dessin, ne peut que crayonner une tête de bonhomme. C'est-à-dire qu'en réalité ses doigts obéissent alors à une impulsion automatique à laquelle la pensée reste complétement étrangère.

L'intelligence de cet homme présente d'étranges lacunes : il sait, par exemple, ce que veut dire le mot « force », et il ignore absolument ce que signifie le mot « faiblesse », qui est cependant le corrélatif de force. Nous lui demandions s'il n'éprouvait pas de la faiblesse, et il ne nous comprenait pas. Nous lui fîmes alors la même question d'une façon indirecte en lui demandant s'il n'était pas moins fort, et il nous comprit. Quant au mot « faiblesse », non seulement il ne pouvait le prononcer, mais il avait complétement oublié et le mot et sa signification. Ses phrases étaient d'ailleurs des plus primitives et de la forme suivante : « Moi toujours

travaillé, — beaucoup travaillé ; — moi toujours premier, — premier,
— premier. » Un grand nombre des parties du discours lui faisaient défaut. Nous aurons plus tard à revenir sur certaines particularités de ce
fait à propos de la psychologie de l'aphasie.

La mémoire, cette faculté si importante de l'entendement, est lésée
profondément, et il est bien facile d'en acquérir la certitude ; la plupart
des aphasiques répondent fort bien par signes, et cent fois j'ai fait devant vous l'expérience suivante. Nous leur montrions une cuiller. —
Qu'est-ce cela ? Pas de réponse. — Est-ce un couteau ? Signe de dénégation. — Est-ce une fourchette ? Même signe. — Vous rappelez-vous le
nom de l'objet que je vous montre ? Même signe. — Est-ce une cuiller ?
Signe très vif d'affirmation. — Vous ne vous rappeliez donc pas le nom
de cette cuiller ? Signe de dénégation. Et il en est ainsi de presque tous
les aphasiques. Il y a pourtant cela de singulier, c'est que ne se souve-
nant pas du nom de l'objet, ils s'en rappellent parfaitement l'usage. En
leur montrant la cuiller : « A quoi cela sert-il ? » Ils prennent la cuiller
et la portent à leur bouche pour désigner l'usage de cet instrument.

M. Lordat, qui, en vertu de ses doctrines spiritualistes, croit à l'indépendance absolue de la pensée et de la parole, et *à fortiori* à l'indépendance de la pensée et des organes de la parole, fournit lui-même la
preuve de cette dépendance. Avant l'attaque d'aphasie qu'il éprouva en
1828, il improvisait admirablement ses leçons ; après la guérison de
cette attaque, il fut désormais incapable, non seulement d'improviser,
mais même de professer de mémoire des leçons préalablement écrites ; il
ne put jamais que les lire.

Il est donc impossible de contester que, dans l'aphasie, l'intelligence
soit profondément altérée ; d'ailleurs, quand la maladie se guérit sous
nos yeux, ce qui est assez fréquent, nous assistons chaque jour à la résurrection des facultés, et nous voyons le progrès s'accomplir exactement
comme, dans la convalescence d'une maladie grave, nous voyons renaître
chaque jour les aptitudes physiques.

Mais quand l'aphasie est temporaire, le témoignage des malades devient
bien précieux. Ceux même dont l'intelligence paraît être le moins troublée ont perdu pourtant quelque chose. Rappelez-vous notre collègue de
la Faculté, qui fut aphasique pendant quelques heures seulement, et qui
se souvenait si bien des phases étranges par lesquelles son esprit avait
passé. L'accident le prit pendant qu'il lisait un des *Entretiens littéraires*
de Lamartine. Ce n'est pas une lecture bien fatigante ni qui demande
une bien grande attention ; il s'aperçoit néanmoins qu'il ne *comprend
plus bien ce qu'il lit*. Il laisse le livre un instant, reprend sa lecture, et
constate de nouveau son impuissance. C'est alors que, voulant parler, il
ne put proférer une parole ; il voulut écrire, il ne put tracer un mot ;
pourtant, effrayé de ce symptôme, il agitait son bras, il faisait mouvoir

sa langue, et constatait lui-même qu'il n'était point paralysé. Il recueillait même ses souvenirs, comme médecin, et il se demandait quelle partie de son cerveau pouvait être lésée en ce moment. Son intelligence était donc encore plus grande que celle du commun des hommes; néanmoins elle était amoindrie, et j'en veux pour preuve cette difficulté qu'il éprouvait à comprendre une page de Lamartine.

Vous vous souvenez de la femme Keller; elle semblait avoir récupéré son intelligence; elle répondait aisément aux questions simples que nous lui adressions; elle lisait une partie de la journée. Mais quand elle fut complétement guérie, nous la priâmes d'apprécier elle-même l'état de son intelligence durant sa maladie; et elle confessa qu'elle avait moins de mémoire, qu'elle comprenait moins bien ce qu'on lui disait, qu'elle avait beaucoup perdu et que, lorsqu'elle lisait, elle *lisait bien des yeux*, mais qu'elle ne lisait pas bien avec *son estomac*, expression naïve et singulière, par laquelle elle voulait désigner son impuissance intellectuelle, alors que ses organes des sens la servaient à merveille.

Adèle Ancelin lisait aussi toute la journée; il en est de même pour Paquet, et ceux qui se sont faits, si je puis m'exprimer ainsi, les champions des aptitudes intellectuelles des aphasiques, invoquent comme un grand argument cette attention que les malades donnent à leur lecture. Adèle Ancelin a eu pendant un an le même livre entre les mains, c'était un ouvrage pieux, le *Mois de Marie*. La pauvre fille lisait presque toujours la même page, ce qui prouve qu'elle ne comprenait guère ce qu'elle lisait. Plusieurs fois, vous vous le rappelez, j'ai pris son livre, j'ai lu à haute voix la page même qu'elle avait sans cesse sous les yeux; et quand je lui demandais si elle comprenait ce que je prononçais, elle indiquait par un mouvement d'épaule qu'elle n'en connaissait pas le sens.

Paquet, que vous avez encore vu dans les salles, a reçu une éducation assez élevée, puisque, ainsi que je vous l'ai dit, il allait entrer dans les ordres quand il a quitté le séminaire. Il lit quelquefois toute une journée, et je dois confesser qu'il suit assez bien ses lignes, qu'il tourne ses pages à propos et qu'il semble bien comprendre; mais on peut faire une expérience qui prouve péremptoirement qu'il comprend beaucoup moins qu'il ne semble le faire. Je prends son livre, je lis une fin de page à haute voix, et je lui dis de suivre des yeux ce que je lis et de tourner la page lorsque j'arriverai au bout; jamais il ne le fait à propos. Or, un enfant de cinq ans, sachant lire, eût-il une intelligence assez bornée, tournerait la page quand il faudrait la tourner. Il y a d'ailleurs une autre circonstance qui prouve que, s'il comprend ce qu'il lit, du moins il ne conserve aucun souvenir de sa lecture; et l'on conviendra sans peine que la mémoire est une des plus importantes facultés de l'entendement, et que les animaux eux-mêmes en sont pourvus à un degré éminent. Or, Paquet a sur la table du chevet de son lit des romans-feuilletons assez amusants d'ailleurs; généralement, quand nous avons lu un roman-feuilleton, nous en faisons un médiocre cas, et nous le reléguons où nous reléguons les journaux de la veille. Ce serait un intolérable supplice d'être condamné à relire trente fois par jour un roman-feuilleton. Or, notre homme y met plus de patience : il lit, il relit encore, il relit toujours avec la même attention ; or, de deux choses l'une, ou il ne comprend pas ce qu'il lit, — et, comme certaines gens, il occupe le peu d'intelligence qu'il possède à faire des patiences ou à jouer au bilboquet, ce qui est assez naturel quand on ne peut faire autre chose, — ou bien il n'a pas la mémoire de ce qu'il vient de lire, et, dans les deux hypothèses, il fait preuve d'un amoindrissement notable de son intelligence.

Cependant il joue aux dames et aux dominos, et il joue assez bien ; il triche même, ce qui exige une certaine finesse, et, quand son adversaire surprend la tricherie et l'oblige à replacer la partie là où elle doit rester placée, il s'impatiente ou bien il rit, comme pour railler. Eh bien ! ce même homme, qui joue aux dominos et aux dames et qui fait des combinaisons assez savantes, ce même homme, dis-je, est incapable de compter son âge sur ses doigts. Les mêmes aptitudes s'observent chez les aliénés.

J'ai toujours été frappé de la spécialité des aptitudes intellectuelles de chaque homme ; mais je n'ai jamais compris les signes d'intelligence extraordinaire que donnaient souvent les gens plongés dans la plus profonde démence.

Lorsque j'étais élève interne de la maison de Charenton, en 1825 et 1826, j'allais souvent, le soir, au salon faire une partie avec les aliénés. Je n'ai jamais pu jouer que fort mal aux dames et aux échecs ; mais je m'indignais de me voir gagner sous-jambe par des gens qui ne savaient pas assembler deux idées. Pour le tric-trac, auquel j'avais quelque prétention, je n'étais pas plus heureux quand je jouais avec des gens qui naguère avaient été très forts. Le fait avait de quoi m'étonner, et encore aujourd'hui, quand j'y pense après quarante années presque, je suis à comprendre comment, dans une cervelle aussi profondément dérangée que l'est celle d'un homme en démence, des combinaisons peuvent se former qui soient supérieures à celles qu'enfante une intelligence saine. Chez le monomaniaque semblable fait n'a rien qui m'étonne ; il ne délire que sur un point assez limité. Il peut donc conserver toutes les aptitudes qu'il avait auparavant pour le jeu ou pour le calcul ; mais il m'est impossible de comprendre comment les combinaisons si diverses d'une partie de cartes ou de tric-trac peuvent se faire dans l'esprit d'un maniaque, qui semble incapable de lier entre elles deux idées.

Pour résumer, je dis que les aphasiques sont, pour l'intelligence, beaucoup au-dessous du commun des hommes, et surtout beaucoup au-dessous d'eux-mêmes, quand la comparaison peut être établie.

Toutefois, il est une espèce d'aphasie dans laquelle l'intelligence est complète. La mémoire ne fait pas défaut, les malades écrivent facilement et traduisent exactement leurs pensées par l'écriture, comme le font les sourds-muets qui ont reçu de l'éducation. Cette forme est très rare, et elle m'a paru tellement différente de l'autre que je me suis cru le droit d'en faire une espèce à part; et j'ai considéré cette différence comme d'autant mieux fondée, que chez tous les autres aphasiques, l'impossibilité d'écrire est parallèle à celle de s'exprimer par la parole. Voici le fait qui m'a le plus frappé.

Je voyais un jour entrer dans mon cabinet un facteur des halles de Paris, très jeune et avec toutes les apparences d'une excellente santé. Il indiquait, par signes, qu'il ne pouvait parler, et me remettait une note où se trouvait détaillée l'histoire de sa maladie. Cette note était écrite par lui en bons termes et d'une main fort assurée. Quelques jours auparavant il avait perdu subitement connaissance et il était resté près d'une heure en cet état; en revenant à lui, il n'avait aucun symptôme de paralysie, mais il ne pouvait articuler un seul mot. La langue se mouvait parfaitement, la déglutition était facile, et, quelque effort que fît le malade, il ne pouvait proférer une parole. Je pensai que la faradisation pouvait lui être de quelque secours, et je l'adressai à mon ami M. le docteur Duchenne (de Boulogne). Il fut infructueusement électrisé pendant une quinzaine de jours; et le malade, sans aucun traitement particulier, recouvra complétement la parole cinq ou six semaines après le début des accidents. Il y eut cela de très remarquable que, pendant tout le cours de cette singulière maladie, il put régler toutes ses affaires et les continuer dans une certaine mesure, en suppléant à la parole par l'écriture.

A côté de ce fait, nous pouvons en ranger un second qui a un assez grand intérêt : Une dame de Boulogne-sur-Mer est restée pendant dix ou douze ans l'objet de l'attention et des conversations de la ville. Elle était d'humeur fort acariâtre, et les gens du pays disaient qu'elle avait été ensorcelée à cause de sa méchanceté. Or, à la suite d'un accident sur la nature duquel nous n'avons pu être éclairé, il ne lui resta qu'un juron : « Sacré nom de Dieu! » C'est par ce blasphème qu'elle exprimait toutes ses pensées, qu'elles fussent tristes ou agréables. Chose étrange! elle put, pendant un grand nombre d'années, surveiller des intérêts assez importants, gérer sa maison avec beaucoup d'ordre. Elle allait elle-même au marché; elle faisait ses emplettes et elle discutait le prix par signes, qu'elle assaisonnait souvent d'un *sacré nom de Dieu!* Jamais il ne vint à l'idée de personne qu'elle fût insensée, jamais sa famille ne la fit interdire, bien que peut-être le désir ne lui en manquât pas. Elle n'était pas paralysée. Je ne sais pas si elle écrivait comme notre facteur dont je viens de vous parler, et si, par conséquent, elle traduisait comme lui ses pensées par l'écriture.

Il est une autre forme d'aphasie que l'on observe quelquefois après les maladies aiguës, et qui est causée par l'oubli *absolu* des mots. Le fait suivant en est un exemple remarquable :

Madame M., qui jouissait habituellement d'une excellente santé, et qui était douée d'une intelligence très remarquable, prit, à l'âge de cinquante-six ans, un érysipèle qui envahit le visage et le cuir chevelu. Elle eut, pendant plusieurs jours, des accidents cérébraux assez graves, et quand la fièvre eut cessé, elle n'avait conservé la mémoire d'aucun mot. Pendant plusieurs jours, elle fut réduite à une sorte d'état automatique, acceptant les boissons et les aliments sans les demander, et n'exprimant aucune pensée. Quelques jours plus tard elle put répéter, en y attachant le sens vrai, les mots qui lui étaient dits.

Peu après, elle commença à assembler quelques mots pour constituer des membres de phrase ou des phrases très courtes ; elle était alors complétement rétablie au point de vue physique. Les premiers jours, elle ne répétait que les mots qu'on lui disait ; puis sa mémoire commença à lui en rappeler quelques-uns. Elle demanda alors un gros cahier de papier, une plume et de l'encre, et, pendant trois mois, elle passa plusieurs heures de chaque jour à écrire tous les mots qui lui revenaient à l'esprit. J'ai eu les cahiers entre les mains, et il est étrange de voir par quel procédé un mot en rappelait un autre ; tantôt la première syllabe, tantôt la seconde lui donnait la clef d'un mot suivant. Souvent c'était la rime, quelquefois un sens fort éloigné. J'en veux donner quelques exemples : « chat — chapeau, — peau — manchon, — main — manche, — robe — jupon, — pompon — rose, — bouquet — bouquetière, — cimetière — bière — mousse, — cordage — corde à puits, — fossé, — etc., etc. » Il y avait ainsi près de cinq cents pages écrites en petit texte.

M. Boucher, professeur de pathologie interne à l'école préparatoire de médecine de Dijon, a observé depuis deux faits de ce genre dans le cours d'une épidémie de dothiénentérie qui a sévi sur la ville en 1863.

Le fils du portier du lycée impérial de Dijon, âgé de treize ans, d'une constitution délicate, fut pris de la fièvre au mois de septembre. Sa vie fut en péril pendant quelque temps ; enfin les symptômes s'amendèrent ; tout allait très bien, quand, un beau matin, on constata une aphasie complète. C'était une chose à la fois triste et singulière de voir les efforts extrêmes de l'enfant pour prononcer un seul mot, et le plus simple de tous : « Non! » M. Boucher eut l'idée de rechercher si l'urine contenait de l'albumine : il y en avait, en effet, un peu. Comme, d'ailleurs, les symptômes généraux continuaient d'être bons, on insista sur les toniques et sur une alimentation convenable. Au bout de quatre ou cinq jours, les mots revinrent successivement, quoique prononcés avec une remarquable lenteur ; mais enfin tout se rétablit, et, après une convalescence assez longue, l'enfant reprit ses études au lycée.

Le second fait observé par M. Boucher l'a été sur un enfant de trois ans, chez lequel les accidents nerveux dothiénentériques avaient été fort graves, et dans les urines duquel on trouva aussi de l'albumine. La parole se perdit également tout à coup au moment où la fièvre cessait de présenter de la gravité; seulement la convalescence fut très longue.

Vous pouvez vous rappeler une femme de notre service, qui, dans le cours de l'année 1863, éprouva, à la suite d'une dothiénentérie grave, des accidents identiques avec ceux qui ont été indiqués par le docteur Boucher.

Il n'est pas rare de voir des paralytiques qui ne peuvent proférer clairement une parole; ils bredouillent, et la langue est à ce point embarrassée qu'ils ne peuvent exprimer le peu de pensées qu'ils ont. Mais avec quelque attention, il est aisé de voir qu'à chaque pensée répond une intonation particulière, de telle sorte que les gens qui sont auprès de ces malades finissent par comprendre assez bien ces espèces de grognements imparfaits. Ces pauvres gens répondent aux questions par le mot propre; mais la paralysie des organes de la parole les empêche d'articuler nettement.

Nous en dirons autant pour la paralysie labio-glosso-laryngée dont je vous ai longuement entretenus. Si, chez les paralytiques ordinaires qui peuvent à peine parler, l'intelligence est profondément lésée, il n'en est plus de même dans la paralysie labio-glosso-laryngée. Ici l'intelligence est complète, les malades peuvent écrire, lire, et il est aisé de voir que, lorsqu'ils veulent parler, leurs yeux, leurs gestes suppléent à ce que la parole a d'incomplet. Ils ont donc au service de leur intelligence toutes les manifestations qui appartiennent à l'homme sain, à cela près de la parole dont l'embarras est proportionné au degré de paralysie des organes qui servent au langage articulé.

Je comprends que toutes ces distinctions paraissent assez subtiles aux personnes qui lisent sans voir les malades, mais lorsque l'on fait cette étude au lit des malades, les différences sont telles, que ceux de vous qui sont encore au début de leurs études médicales saisissent d'emblée les nuances qui séparent des maladies qui, au premier abord, paraissent identiques.

Il y a encore un caractère étrange qui sert à distinguer la paralysie ordinaire de l'aphasie, de la paralysie glosso-laryngée et de la perte de la parole qui est la conséquence du manque absolu de mémoire. Je veux parler de cette sensiblerie que l'on observe ordinairement chez les vrais paralytiques. Lorsqu'un malade a été frappé d'hémiplégie à la suite d'une hémorrhagie cérébrale, nous le voyons pleurnicher sans cesse à la moindre occasion; c'est là un caractère signalé par tous les observateurs. Or, dans l'aphasie, ce caractère manque le plus ordinairement; j'avoue que je ne saurais en comprendre le motif. Nous croyons que cette facilité à répandre des larmes tient, chez les paralytiques, au trouble grave de l'intelligence qui accompagne ordinairement la maladie; mais, chez les aphasiques, l'intelligence est tout aussi profondément troublée, et pourtant la pleurnicherie s'observe plus rarement. Je voyais dernièrement à la Maison municipale de santé, avec mon honorable collègue M. Bourdon, un négociant atteint d'aphasie complète; il pleurait facilement; mais il y avait chez lui deux choses : il avait éprouvé successivement deux attaques de paralysie, la première qui avait frappé le côté gauche, l'autre qui avait atteint le côté droit. Il n'était devenu aphasique qu'après la seconde attaque, et lors de la première, qui s'était comportée comme la plupart des hémorrhagies cérébrales, il avait eu la pleurnicherie qui n'avait pas cessé quand avait apparu l'aphasie.

Il y a chez les aphasiques une impossibilité de parler qui tient à des causes fort diverses, qu'il est très difficile de bien analyser.

D'abord il y a de l'*amnésie*, cela est de la plus grande évidence. L'amnésie est même, chez la plupart d'entre eux, le phénomène dominant. Ils ne parlent pas, parce qu'ils ne se souviennent pas des mots qui expriment leur pensée. Vous vous rappelez l'expérience que nous faisions chaque jour au lit de Marcou. Nous prenions son bonnet de coton, nous le placions sur son lit, et nous lui demandions : « Qu'est-ce cela? » Il regardait attentivement, disant : « Pourtant je sais bien ce que c'est, nom d'un sort! je ne m'en souviens pas. » — « C'est un bonnet de coton, lui disais-je. — Ah! oui! c'est un bonnet de coton. » Il en était de même pour une multitude d'objets que nous lui présentions. Il nommait au contraire très bien certains autres objets, sa pipe, par exemple. J'ai dit qu'il était terrassier. Les gens de sa profession se servent de deux instruments de travail, la pelle et la pioche. Certes, s'il est des objets dont un terrassier ne doive pas oublier le nom, ce sont ces deux-là. Or, Marcou n'a jamais pu nous dire ce qu'il employait à son travail; et quand il s'était fatigué à chercher inutilement, et que nous désignions la pelle et la pioche : « Ah! c'est vrai, » reprenait-il, et deux minutes après il n'était pas plus capable de les nommer qu'auparavant. Il y a donc une amnésie telle que le malade ne peut spontanément désigner un objet par son appellation; mais non pas telle qu'il ne se souvienne pas très bien du mot quand on le prononce devant lui. Ainsi ce même Marcou, qui ne pouvait jamais désigner son bonnet de coton, reconnaissait ce nom parfaitement bien; je le lui montrais, et quand il hésitait : « C'est votre pipe, lui disais-je. — Oh! que non! — C'est votre cuiller. — Non! non! — C'est votre pantalon. — Oh! que non! — C'est peut-être votre bonnet de coton? — Oui, c'est bien cela. »

Ces pauvres gens sont dans une condition analogue à celle de l'écolier auquel la mémoire fait défaut quand il récite une leçon : il ne peut venir à bout de réciter un vers; mais si le maître lui souffle le premier mot, il suit et ne se trompe plus, si toutefois il est doué d'une certaine mémoire ; mais pour ceux qui n'ont pas de mémoire il faut en quelque sorte dire chaque mot avant eux, et, à cette condition seule, ils reconnaissent et répètent les mots qu'ils ont appris ou cherché à apprendre.

Chez quelques aphasiques, la mémoire est affaiblie au point qu'ils n'osent affirmer qu'une dénomination est bien celle de l'objet qu'on leur montre. Vous avez vu combien souvent Paquet était en défaut sur ce point. Je lui montrais un couteau : « Qu'est-ce ? » lui disais-je. Il répondait : *cousisi.* « C'est un couteau ? » Il faisait un signe d'affirmation. « Vous vous trompez. » Alors, il hésitait, et l'on voyait l'incertitude se peindre sur son visage. — Il en était autrement de Marcou, qui, lorsqu'on voulait le tromper de la même manière, ne se laissait jamais déconcerter.

Il y a donc *amnésie*, le fait est incontestable, et cela constitue quelquefois le seul phénomène morbide chez l'aphasique. Dans le courant de janvier 1864, un de nos collègues de l'Académie de médecine fut pris, rentrant chez lui, de légers vertiges. Il voulut parler, et il s'aperçut que la plupart des substantifs lui manquaient. On appela MM. les docteurs Pidoux et Const. Paul, et ces messieurs purent aisément constater ce singulier trouble de l'intelligence. Les phrases commençaient, et tout à coup le malade les interrompait, impuissant qu'il était à exprimer un substantif : il hésitait alors, en témoignant de l'impatience, et si l'on venait à son secours en prononçant le mot : « C'est cela, » disait-il, et il le répétait très nettement, et il continuait sa phrase. Il y avait donc ici mémoire parfaite pour la plupart des parties du discours, amnésie presque absolue des substantifs ; mais notons, et ceci est important, que dès que le mot était prononcé, le malade le saisissait en quelque sorte au vol et le prononçait avec une facilité extrême.

Mais il y a dans l'aphasie un autre phénomène bien étrange, qui peut-être n'est qu'une forme de l'amnésie, et qui consiste dans l'impossibilité de prononcer les mots, quelque insistance que l'on y mette. Voyez Paquet, il ne sait dire que *cousisi ;* mais s'il dit *cou,* il semble qu'il devrait dire aisément *coucou ?* S'il dit *cousisi,* il semble qu'il devrait dire aisément *sisi ?* Eh bien ! non.

Vous avez vu que, plusieurs jours de suite, pendant la visite, je me suis arrêté longtemps à son lit, et que nous ne sommes parvenu qu'après plusieurs jours à lui faire prononcer *cou-cou.* Il y est pourtant arrivé quelquefois, mais pas une seule fois nous n'avons pu lui faire dire *sisi.* Déjà la même remarque avait été faite par M. le docteur Perroud, médecin de l'Hôtel-Dieu de Lyon. Il avait une femme aphasique qui disait fort bien : « Bonjour, monsieur, » et jamais M. Perroud n'a pu lui faire dire *bonbon,* qui n'est pourtant que la répétition de la première syllabe de *bonjour.*

Vous avez été témoins de la peine que nous nous sommes donnée pour faire répéter quelques syllabes à Paquet. Nous lui faisions dire *a*, et il le répétait assez facilement. Il lui était impossible de dire *pa*. Devant lui, nous serrions les lèvres comme pour prononcer le *p*, et nous lui disions d'imiter ce mouvement; il se consumait alors en efforts étranges, et il n'arrivait pas à placer ses lèvres comme il les devait placer. Nous lui disions de faire *peu-a*, espérant lui faire syncoper les deux sons en un son unique *pa*. Nous n'avons jamais pu y parvenir.

Il semble donc qu'il y ait, chez ces malades, une impossibilité de coordonner les mouvements qui servent à la phonation. En effet, la faculté motrice est intacte, comme on peut s'en assurer en leur ordonnant de mouvoir la langue et les lèvres dans tous les sens; mais dès que les mouvements doivent se combiner pour produire un mot, il y a impossibilité. Je me suis demandé si ce n'était pas tout simplement l'oubli des mouvements instinctifs et harmoniques que nous avions tous appris dès notre première enfance et qui constituent le langage articulé; et si, par cet oubli, l'aphasique n'était pas dans les conditions d'un enfant que l'on instruit à bégayer les premiers mots, d'un sourd-muet qui, guéri tout à coup de sa surdité, s'essaye à imiter le langage des personnes qu'il entend pour la première fois; il y aurait alors entre l'aphasique et le sourd-muet la différence que l'un a oublié ce qu'il avait appris, et que l'autre ne sait pas encore.

Je suis d'autant plus porté à croire cette opinion fondée, que l'oubli du mode d'articuler marche presque toujours avec l'oubli de l'écriture. Ordinairement l'aphasique n'est pas plus apte à exprimer ses pensées par la parole que par l'écriture; et, bien qu'il ait conservé les mouvements de ses mains, bien qu'il s'en serve avec autant d'agilité qu'auparavant, il est impuissant à composer un mot avec la plume, comme il l'est à le composer avec la parole. Or, il est impossible d'accepter ici le défaut de coordination, tandis que l'amnésie explique tout.

Nous avons vu que la mimique, autre mode d'exprimer les pensées, était, chez beaucoup de nos aphasiques, aussi profondément modifiée que la parole elle-même. Or, lorsqu'un individu se meut avec la facilité la plus grande, quand les traits de son visage sont agités par la joie, par la surprise, par la douleur, on se demande pourquoi ces traits sont impuissants à exprimer les mêmes sentiments, lorsqu'ils ne sont pas commandés par la passion qui les agite. Ainsi, quand nous disons à un aphasique de faire semblant de pleurer, il ne le peut, et cet acte de mimique, si simple pourtant, n'est pas plus exprimé par lui que la pensée ne l'était tout à l'heure par la parole ou par l'écriture. Il ne s'agit pas ici d'un défaut de coordination musculaire, puisque, quand la douleur existe réellement, l'aphasique exprime nettement cette douleur sur son visage. Vous m'avez vu, pour Paquet, faire l'expérience suivante : Je plaçais mes deux mains et j'agitais mes doigts dans la position où se trouve un homme qui

oue de la clarinette, et je lui disais de faire comme moi. Il exécutait
aussitôt ces mouvements avec une parfaite précision. « Vous voyez, lui
disais-je, que je fais le geste d'un homme qui joue de la clarinette? » Il
répondit par un geste affirmatif. Alors, je laissais passer quelques minutes, et je lui demandais de faire le geste d'un homme qui joue de la
clarinette; il réfléchissait, et, le plus souvent, il lui était impossible de
reproduire cette mimique si simple. Il y avait donc amnésie : il ne se souvenait pas.

L'illustre professeur Lordat, qui lui-même a été aphasique, et qui,
guéri, rend compte des sensations intimes qu'il a éprouvées pendant sa
maladie, fait ressortir parfaitement le rôle que joue la mémoire. Il pensait, il était capable de coordonner une leçon, d'en changer dans son
esprit la distribution; mais lorsque la pensée devait se manifester par la
parole ou par l'écriture, c'était chose impossible, bien qu'il n'y eût pas
de paralysie. « Je réfléchissais, disait-il, à la doxologie chrétienne,
« Gloire au Père, au Fils et au Saint-Esprit, » et il m'était impossible
de m'en *rappeler un seul mot.* » La pensée semblait entière, le souvenir
du mode d'expression phonétique ou le réceptacle de cette pensée n'existait plus. Dans l'exemple grossier que je citais tout à l'heure, quand je
disais à Paquet de faire le geste d'un homme qui joue de la clarinette,
j'éveillais évidemment dans son esprit le souvenir, mais le mode d'expression par la mimique lui faisait défaut. Ce que je tenais à bien faire ressortir ici, messieurs, c'est que l'amnésie joue, chez ces malades, le principal rôle; ils oublient, en totalité ou en partie, les modes d'expression de
la pensée, et ils sont, comme je le disais, dans les conditions du sourd-
muet, qui tout à coup recouvre l'ouïe et ne sait point encore se servir des
instruments de la phonation.

Est-ce à dire, messieurs, que pour moi, *aphasie* et *amnésie* doivent
être synonymes? A Dieu ne plaise que vous me prêtiez une pareille pensée! L'aphasique, qui ne se souvient pas des moyens d'exprimer sa pensée
par la parole, par l'écriture ou par le geste, garde souvent l'aptitude à former les combinaisons si difficiles que demandent les jeux dans lesquels
la mémoire a sa grande part. Il se souvient à merveille de choses passées
il y a longtemps; et vous avez vu comment le professeur Lordat, comment
celui de mes collègues dont je vous racontais l'histoire, repassaient, dans
leur esprit, des séries d'idées fort complexes; bien que, suivant toute
apparence, la netteté de leur intelligence ne fût peut-être pas ce qu'elle
était auparavant, ce qu'elle a été depuis; cependant on ne peut révoquer
en doute l'existence de conceptions étendues et plus élevées, certes, que
celles des hommes peu éclairés et ignorants qui, pourtant, s'expriment,
avec une parfaite facilité.

Il est fort étrange, assurément, que des hommes doués évidemment
encore d'une mémoire assez étendue, quand elle s'applique à certains

objets, en soient complétement dépourvus, quand il s'agit d'exprimer leurs pensée, par la parole, l'écriture, le geste.

Le pauvre Marcou, quand il arriva à l'hôpital, ne savait même pas son nom ; il ne pouvait donner son adresse. Les gens préposés à la réception des malades, afin de connaître ses desseins, lui refusèrent son admission. Marcou comprit qu'il fallait retourner comme il était venu ; il sortit de l'Hôtel-Dieu, suivi par un des gardiens de l'hôpital ; il gagne le chantier dans lequel il travaillait, en suivant des chemins assez difficiles. Il avait donc la mémoire des lieux, et nous avons vu que Paquet, qui depuis huit mois, n'a pu dire que *cousisi*, jouait aux dominos, aux dames, se rappelant des combinaisons assez difficiles. M. Lasègue a connu un musicien complétement aphasique ; il ne pouvait parler ni écrire, mais il écrivait facilement une phrase de musique qu'il entendait chanter. Ainsi, quelque part que je sois disposé à accorder à l'amnésie dans la production de l'aphasie, je suis forcé d'admettre que certaines mémoires spéciales restent intactes.

Cette expression, messieurs, peut vous paraître étrange, et il semble que la mémoire soit une. Il n'en est pas ainsi. J'ai connu un élève en mé-decine, bon musicien et, à cela près, d'une intelligence ordinaire et d'une mémoire peu facile ; s'il allait, pour la première fois, entendre un opéra, il revenait chez lui et jouait sur son violon tous les airs qu'il avait enten-dus. Vous avez, certes, entendu parler du berger tourangeau Mondheux ; il avait la mémoire des chiffres et du calcul à un degré surprenant, et si, sans qu'il en fût prévenu, on lui demandait depuis combien d'heures était né un homme de quarante-cinq ans quatre mois et cinq jours, deux mi-nutes ne s'étaient pas écoulées, qu'il avait répondu sans commettre la moindre erreur et sans avoir pris une plume ou un crayon. C'était, d'ail-leurs, un garçon doué d'une mémoire fort vulgaire, et qui, arrivé à un âge un peu plus avancé, n'a révélé aucune aptitude pour les mathémati-ques. Tel a la mémoire des lieux, tel autre la mémoire des noms ; celui-ci la mémoire des dates, celui-là la mémoire des chiffres, et chacune de ces *mémoires*, permettez-moi cette locution étrange, est indépendante des autres.

Si donc il était accepté que l'aphasique est, en fin de compte, un amné-sique, il faudrait ajouter qu'il a perdu la mémoire du moyen par lequel la pensée doit se manifester par la parole, par l'écriture et par le geste.

Maintenant, je ne sais plus dans quelle catégorie je puis ranger ceux des aphasiques qui, incapables de traduire leur pensée par la parole, se font comprendre à merveille par l'écriture, comme notre facteur de la halle·

Il faut alors supposer que, dans ce cas, le malade ne se souvient plus du mouvement nécessaire pour produire et modifier le son vocal. En effet, le malade que nous avons vu avec Duchenne, et qui, par l'écriture, donnait la preuve que son intelligence était fort grande encore, ne savait pas même prononcer la syllabe *ba*. Il mouvait sa langue et ses lèvres avec une parfaite facilité ; la déglutition était aussi facile que naguère, et quand, placés devant lui, nous lui disions de prononcer *beu*, de fermer les lèvres comme nous le faisions, et de lancer la voyelle *a* au moment où nous desserrions les lèvres, il faisait les plus étranges contorsions, et il ne parvenait pas à prononcer la syllabe *ba*. Or, quand cet homme buvait, mangeait, il rapprochait ou éloignait ses lèvres avec une harmonie parfaite. Il n'y avait donc ni impuissance ni désordre ; il n'y en avait que lorsqu'il voulait exécuter un mouvement déterminé, celui de parler ; exactement comme il y a impuissance et désordre chez ceux qui ont ce que Duchenne a appelé le *spasme fonctionnel*. Ces malades, en effet, se servent très bien de leur main droite pour faire leur barbe, pour toucher du piano, pour coudre, pour ramasser les objets les plus menus ; mais s'ils veulent écrire, à l'instant les muscles entrent en spasme et la plume ne peut retracer que des caractères illisibles. Tel autre, s'il est un violoniste, écrira à merveille ; mais s'il prend son instrument, il ne peut tenir l'archet, ou bien la main qui tient le violon se contracte convulsivemen t. En serait-il de même de nos aphasiques ?

On peut objecter à cette manière de voir qu'il n'y a pas de spasme des organes phonateurs dans l'aphasie, mais perte de l'aptitude en vertu de laquelle les organes si nombreux qui concourent à la phonation, les lèvres, la langue, le voile du palais, la glotte et les dive rses parties du larynx, s'adaptent harmoniquement pour produire des sons déterminés, perte de cette synergie si compliquée, qui ne nous paraît naturelle et facile que parce que nous avons oublié le temps et les peines qu'elle nous a coûtés ; c'est-à-dire, en d'autres termes, qu'il y a ce que M. Lordat appelle si justement *asynergie verbale*.

Il n'y a pas seulement asynergie, il y a *amnésie ve rbale*. Les malades ont oublié les mots ; mais n'ont-ils oublié que les mots, sans les pensées dont ils sont l'expression ? Nous touchons ici à l'un de s problèmes les plus ardus de la métaphysique. La pensée peut-elle exi ster sans les mots qui la représentent ? Nous n'avons pas la présomption de résoudre d éfinitivement un problème qu'ont résolu en sens inverse spiri tualistes et sensualistes ; mais nous pencherions volontiers vers l'opinion de Condillac et de Warburton, qui considèrent les mots comme nécessaires et même indispensables à la pensée.

Il m'est donc difficile de souscrire entièrement à l'opinion de M. Lordat, qui professe l'indépendance absolue de la pensée et de la parole, et qui croit qu'on peut circonscrire un sujet pour le transmettre, en faire le développement, le couper en pensées élémentaires et même diviser celles-ci en idées plus simples, bien qu'on ait perdu le souvenir des sons qui servent de signes, c'est-à-dire bien qu'on ait perdu la mémoire des mots de la langue.

A ce propos, Lordat cite son propre exemple : frappé d'aphasie, il pouvait encore, dit-il, combiner des choses abstraites, les bien distinguer, *sans avoir aucun mot pour les exprimer, et sans penser le moins du monde à cette expression.*

« Je n'éprouvais, dit encore Lordat, aucune gêne dans l'exercice de la pensée. Accoutumé depuis tant d'années aux travaux de l'enseignement, je me félicitais de pouvoir arranger dans ma tête les propositions princi- pales d'une leçon et de ne pas trouver plus de difficultés dans les change- ments qu'il me plaisait d'introduire dans l'ordre des idées. »

Que l'illustre professeur de Montpellier me permette de lui dire : ne se fait-il pas illusion ? N'est-il pas dans la position du malade de M. Lan- cereaux, dont nous avons parlé tout à l'heure, et qui, lui aussi, croyait posséder la plénitude de son intelligence ? Cependant à peine était-il mis en demeure que son impuissance intellectuelle se révélait d'une façon non douteuse, de sorte qu'il restait démontré pour nous que cet homme était amoindri dans son intelligence, et qu'il n'avait pas seulement perdu la faculté toute physique de la transmettre matériellement.

Assurément, l'intelligence peut errer un peu à l'aventure, sans avoir besoin de *corporifier* ses idées, mais dès qu'elle essaye de les concréter, conditions que je considère comme *indispensables à leur coordination,* il me paraît impossible, au moins pour moi, de ne point les revêtir de leur enveloppe matérielle, les mots.

On objectera, sans doute, le fait du sourd-muet chez lequel la pensée existe manifestement, avant qu'on lui ait enseigné la mimique à l'aide de laquelle il pourra désormais communiquer avec ses semblables et perfec- tionner son intelligence. Mais est-il bien démontré que le sourd-muet, non modifié par l'éducation, soit susceptible d'avoir des conceptions d'un ordre très élevé ? N'est-il pas probable qu'il se sert, même pour les pensées *élémentaires* dont il est capable, de l'image matérielle des choses, au lieu d'employer comme nous les mots, images des idées ? N'est-il pas probable que, par exemple, s'il pense à un arbre, il se représente l'arbre par l'arbre même, au lieu de songer comme nous au mot *arbre ?* Et voyez donc quelle infériorité relative présente la mémoire de ce sourd-muet, que je suppose n'avoir reçu aucune éducation; comme lui, nous nous rappelons l'arbre par l'arbre même, mais nous nous le rappelons aussi par le vocable *arbre,* lequel se retrace à notre esprit, parce que nous l'avons lu, et parce que nous l'avons écrit. On conçoit quelles entraves doit alors éprouver la pensée, et combien rudimentaires doivent être les conceptions de l'intelligence. Le grand penseur, comme le grand mathé- maticien, ne peut se livrer à des spéculations transcendantes qu'en se ser- vant des formules et des mille accessoires matériels qui viennent en aide à l'intelligence, soulagent la mémoire et donnent plus de force à la pensée en la précisant davantage. Or, l'aphasique a de l'amnésie verbale : il a perdu les formules de la pensée.

Je crois qu'il en est de la métaphysique comme de la géométrie, où l'on peut bien concevoir vaguement l'étendue et l'infini sans précision ni mesure ; mais où, dès qu'on veut songer aux propriétés de l'étendue, et plus particulièrement aux propriétés spéciales des figures qui limitent l'étendue, soit les sections coniques, il est impossible à l'esprit de ne pas voir aussitôt les courbes propres à la parabole, à l'hyperbole, à l'ellipse. Eh bien ! je crois qu'en métaphysique on ne peut songer aux propriétés spéciales du beau, du juste et du vrai, je suppose, sans immédiatement matérialiser en quelque sorte sa pensée par des exemples concrets, et sans associer des mots, représentations des idées devenues concrètes, mots qui sont alors aux idées métaphysiques spécialisées ce que sont les figures aux idées géométriques déterminées.

Ainsi, il n'y a pas seulement dans l'aphasie perte de la parole, il y a lésion de l'entendement. L'aphasique a perdu tout à la fois, à un degré plus ou moins considérable, la *mémoire des mots, mémoire des actes à l'aide desquels on articule les mots*, et l'*intelligence ;* mais il n'a pas perdu toutes ces facultés parallèlement, et si lésée que soit l'intelligence, elle l'est moins que la mémoire des actes phonateurs, et celle-ci moins que la mémoire des mots.

En résumé, l'aphasie est la perte d'une faculté, celle d'exprimer sa pensée par la parole et le plus souvent aussi de l'exprimer par l'écriture et par le geste.

Toute faculté distincte supposant un organe spécial, les localisateurs ont cherché, et ils ont cru découvrir que le siège cérébral de cette faculté serait la partie postérieure de la troisième circonvolution frontale, surtout du côté gauche. Mais les lésions les plus diverses de cette portion de la troisième circonvolution peuvent entraîner l'aphasie, et j'ajoute qu'il en est ainsi, non seulement des lésions des parties voisines situées plus profondément, telles que l'insula de Reil et le corps strié, mais encore des altérations des lobes moyens et postérieurs du cerveau ! Toutefois, la lésion de la troisième circonvolution frontale gauche est de beaucoup la plus fréquente, ainsi que je vous l'ai dit précédemment.

Il est bien évident qu'on ne doit pas confondre dans un même *pronostic* l'aphasie des convalescents de fièvre grave avec celle due à un ramollissement ou à l'hémorrhagie cérébrale. Dans le premier cas, — l'aphasie des convalescents, — on ne comprend guère la lésion, et l'on doit avouer que cette forme essentiellement transitoire diffère grandement par sa marche et par sa terminaison de l'aphasie persistante dont nous avons rapporté de tristes observations. Peut-être y a-t-il eu simplement congestion dans ces cas d'aphasie fugitive ou plus ou moins longtemps prolongée, *sans hémiplégie concomitante*, dont, par un singulier rapprochement du hasard, deux illustres professeurs de Paris et de Montpellier ont été successivement frappés. Quoi qu'il en soit, il faut soigneusement distinguer ces deux formes d'aphasie de celles avec hémiplégie, lesquelles sont le plus souvent absolument incurables, à cela près d'une amélioration parfois bien légère. Il est un fait qu'il importe aussi de mettre en relief, c'est la fréquence de la terminaison par apoplexie foudroyante : ainsi moururent brusquement frappés la femme Desteben, notre malade du département des Landes, et un autre encore dont on nous a rapporté l'histoire.

Dans un intéressant travail sur l'aphasie, M. Proust[1], professeur agrégé de la Faculté, après avoir dit que l'aphasie n'est pas une maladie, mais un symptôme, le plus souvent lié à un ramollissement de la troisième circonvolution frontale, par oblitération embolique de l'artère du Sylvius ; qu'on a eu tort de la considérer comme un état complexe, un assemblage de symptômes tels que des troubles de la parole, des troubles de l'intelligence, et de la paralysie ; M. Proust définit l'aphasie « le trouble ou la perte du pouvoir d'affirmer sa pensée par une série de signes appropriés, c'est-à-dire le trouble ou la perte d'une partie du langage. »

« Dans l'aphasie, dit-il encore, *la pensée persiste ; le langage d'action persiste ; mais le langage artificiel est altéré ou aboli.*

» La lecture mentale est souvent conservée ; quant à la lecture verbale, elle est toujours altérée, et le degré de la lésion est en rapport avec l'altération de la parole.

» Le pouvoir d'écrire chez l'aphasique doit être soigneusement distingué, suivant qu'il copie, improvise un mot, une phrase, ou doit désigner un objet qu'on lui présente. Cette différence sera très sensible, et elle existera également pour la musique et le dessin. Il en est ainsi du calcul. »

Quand l'aphasie est accompagnée d'hémiplégie droite, ainsi qu'il arrive le plus souvent, l'hémiplégie s'améliore, et peut disparaître, mais il est bien rare que la parole reprenne ses qualités premières. On a cité l'exemple de Lordat, mais cet exemple est loin d'être concluant, dit M. Proust, Lordat n'était pas *aphasique*, mais *amnésique*.

Ici, M. Proust distingue soigneusement les troubles du langage en 1° *alogie*, 2° *amnésie verbale*, 3° *aphasie*, 4° *alalie mécanique*.

L'*alogie* est l'altération de la parole, par perte de l'intelligence, elle se distinguera presque toujours facilement de l'aphasie ; dans l'alogie, en effet, le malade ne parle pas, parce qu'il ne pense pas, parce qu'il n'a pas d'idées à exprimer ; il est dans le coma, la stupeur, la démence, il n'a pas cette mimique si expressive de l'aphasique.

Comme le mot l'indique, l'*amnésie verbale* est la perte de la mémoire des mots ; l'amnésique ne peut parler, ni écrire, ce qui le rapproche de l'aphasique ; mais il diffère de celui-ci en ce qu'il ne peut suivre une

---

1. A. Proust, *De l'aphasie* (*Archives génér. de médecine*, 1872).

conversation, ni une lecture. Il répétera facilement les mots prononcés devant lui; enfin, caractère distinctif de la plus grande valeur, l'amnésie peut guérir par l'éducation, se guérit même assez promptement, tandis que l'aphasie est, le plus généralement, incurable.

Enfin, l'*aphasie* se sépare également de l'*alalie mécanique,* ou perte de la parole par altération des organes moteurs périphériques. Il est facile de saisir les différences qui séparent l'alalie mécanique de l'aphasie. La faculté de parler, c'est-à-dire de revêtir l'idée de son enveloppe extérieure, le mot, n'est nullement atteinte dans l'alalie : l'alalie est un trouble ou une suppression de la parole par lésion de l'appareil moteur. Le souvenir des mots est intact chez l'alalique, ainsi que le procédé à employer pour les parler, mais l'appareil mécanique moteur fait défaut, c'est pourquoi la parole ne peut se produire.

L'alalique continuera à écrire, dessiner, etc., absolument comme auparavant, et à mesure que l'appareil moteur reviendra à son état normal, la parole reparaîtra, la progression des deux faits sera en rapport exact.

Ces distinctions de M. Proust sont excellentes, et on va voir, au contraire, Frank, d'abord, et, à son exemple, M. Jaccoud tomber à ce sujet dans de regrettables erreurs.

Si facile que le *diagnostic* semble être maintenant, il n'a été bien fait que de nos jours; les anciens médecins ne le savaient pas établir. C'est donc bien injustement que M. Jaccoud a prétendu qu'ils connaissaient parfaitement l'aphasie, et qu'ils l'avaient décrite sous le nom d'*alalie.* Ce que j'en peux dire, c'est que Sauvage, Cullen, ont écrit les plus déplorables choses sur l'alalie. On a dit encore que J. P. Frank avait su distinguer l'aphonie de l'alalie; la vérité est que Frank consacre un même chapitre à ces deux choses et qu'il les met constamment sur le même plan. Qu'on relise, comme je l'ai fait, Frank dans Frank lui-même, sans se contenter d'une lecture par trop superficielle, et l'on verra que cet auteur a confondu l'alalie avec certains troubles de la parole dépendant de la paralysie de la langue et des lèvres. Ce sont là de monstrueuses erreurs de clinique et de physiologie. Vous allez pouvoir en juger :

« Les causes générales de l'aphonie et de l'alalie, dit J. P. Frank[1], sont : 1° les émotions de l'âme; 2° une vive douleur; 3° l'abus des spiritueux et des narcotiques; 4° les fièvres asthéniques; 5° la puberté; 6° l'hystérie, l'hypochondrie, la mélancolie, l'antipathie; 7° la paralysie de la langue; » et ici se trouvent mentionnés certains cas de véritable aphasie où J. P. Frank croit, évidemment sans raison, à une paralysie de la langue. Voici, d'ailleurs, le texte de cet auteur :

---

1. J. P. Frank, *Traité de médecine pratique,* traduit du latin par J. M. G. Goudareau, Paris, 1842.

« Il y a des cas, après une apoplexie, chez les hystériques, où la paralysie de la langue semble partielle, où le malade ne peut prononcer certains mots ou certaines lettres.

» Une femme hémiplégique, âgée de cinquante ans, pouvait bien réciter ses prières accoutumées, mais ne prononçait pas un mot de plus.

» En 1768, nous avons soigné à Bade une religieuse hystérique qui ne pouvait articuler que le nom de Jésus. »

Ces deux cas sont des observations bien nettes d'aphasie; cependant J. P. Frank les donne comme des exemples d'*alalie* par *paralysie de la langue*. Et, afin qu'il n'y ait pas d'ambiguïté pour le lecteur, il a soin d'ajouter que la paralysie de la langue semble partielle, « car le malade ne peut prononcer certains mots ou certaines lettres. »

Ainsi, l'hémiplégique qui récitait ses prières n'avait pas de paralysie de la langue pour ses patenôtres, elle n'en avait que pour tout autre discours.

La religieuse hystérique faisait correctement mouvoir sa langue pour prononcer le mot « Jésus »; mais la langue était paralytique dès qu'il s'agissait de dire autre chose.

Vit-on jamais pareil oubli de la physiologie la plus élémentaire? Et comprend-on qu'on ait, de nos jours, voulu prétendre que les anciens, et surtout les écrivains du dernier siècle, avaient parfaitement décrit l'aphasie sous le nom d'alalie?

Quant à Joseph Frank l'érudit, il a décrit toutes sortes d'espèces d'alalie : 1° par vice des instruments de la voix; 2° par faiblesse de l'intelligence ou hébétude; 3° par surdité. Et dans aucune de ces espèces il ne mentionne des faits qu'on puisse rapporter à l'aphasie telle que je l'ai décrite; il est évident qu'il n'avait pas su faire de distinction. D'abord, sa première espèce d'alalie comprend tous les cas où la langue est empêchée dans ses fonctions; et l'auteur parle de langues atrophiées ou trop volumineuses, bridées par des adhérences ou paralysées. C'est à ce sujet qu'il parle des hémiplégies. L'alalie, dit-il, annonce quelquefois l'apoplexie, la suit souvent, ainsi que les autres affections cérébrales, et accompagne quelquefois l'hémiplégie complète. On croirait ici que J. Frank va mentionner des faits d'aphasie, c'est-à-dire des troubles de la parole sans lésions des organes phonateurs. Il n'en est rien. Il se livre à ce sujet à des considérations sur la cause anatomique de l'alalie, « qui doit se trouver, dit-il, dans l'encéphale et doit être cherchée spécialement autour de la moelle allongée, vers l'origine des nerfs glosso-pharyngiens et hypoglosse. » « Cette origine des nerfs moteurs de la langue, ajoute-t-il, séparée des nerfs acoustiques par le quatrième ventricule, permet de comprendre comment le mutisme peut avoir lieu avec la conservation de l'ouïe. » Ces détails anatomiques ressemblent fort à la théorie anatomique de l'alalie qu'on a récemment donnée comme nouvelle et qui n'est pas plus exacte que celle de J. Frank : je veux parler de la localisation de la faculté du langage dans la région des olives. Du reste, cette localisation tout hypothétique a été réfutée par M. Aug. Voisin, à l'aide même des faits qu'on a invoqués pour la soutenir[1]. De même, M. J. Falret considère les cas d'altération de la protubérance et des corps olivaires cités par Schröder van der Kolk et M. Jaccoud comme devant être rejetés du cadre de l'aphasie, pour être étudiés avec les lésions des organes extérieurs de la phonation[2].

Je ne m'arrêterai pas à combattre cette confusion ; il serait puéril d'insister sur la différence qui existe entre la difficulté de la parole par glossoplégie ou paralysie de la langue et l'aphasie proprement dite, mais je veux vous tenir en garde contre certains cas de *mutisme simulé*. Vous avez pu voir que les aphasiques, s'ils ont perdu la faculté du langage, n'ont pas perdu celle de proférer certains sons ou de prononcer certains mots. Par exemple, l'aphasique qui ne parle pas dira encore *ta! ta! cousisi* ou *vousi! vousi!* Quant à l'aphasique qui parle un peu, il prononce quelques mots très distinctement, le plus souvent toujours les mêmes, et ne peut les faire correspondre à ses idées, mais enfin il les prononce. Or, il est certains individus qui tout à coup et sans cause connue deviennent muets. Prenez garde! ce sont des simulateurs, et il y a là une indigne supercherie. Tels étaient les cas dont je vais vous parler :

Il y a quelques années, des parents tout éplorés venaient, du fond du département du Gers, me consulter avec leur jeune fille qui tout à coup était devenue muette. La demoiselle était d'une grande dévotion et de mœurs irréprochables. Grand émoi dans tout le pays, neuvaines répétées et infructueuses. La jeune fille ne parlait toujours pas, et l'on venait en désespoir de cause me consulter sur un mutisme qui durait depuis trois ans. J'engageai la jeune fille sinon à parler, au moins à proférer quelques sons laryngés. Elle me fit signe que cela lui était impossible. Je flairai l'imposture. Car notez bien que les muets peuvent pousser des sons laryngés, mais que leur infirmité consiste à ne savoir pas les coordonner. Je priai alors la jeune personne de vouloir bien formuler ces sons buccaux dans la production desquels le larynx n'intervient pas et qui sont produits par la vibration des joues et des lèvres, en d'autres termes, je la priai de « parler à voix basse ». Elle se livra alors à une gymnastique désordonnée de la bouche et de la langue, destinée à me prouver que la chose lui était impossible, et qui ne servit qu'à me démontrer davantage son imposture. Désabuser les parents, il n'y fallait songer, essayer de confondre la jeune fille était chose assez malaisée. Je feignis donc de croire à l'existence d'une affection aussi étrange que grave, et je pres-

1. Aug. Voisin, art. APHASIE du *Dictionnaire de médecine et de chirurgie pratiques.*
2. Jules Falret, art. APHASIE du *Dictionnaire encyclopédique des sciences médicales.*

crivis un traitement hydrothérapique qui devait être suivi à la lettre. J'écrivis spécialement au médecin directeur de l'établissement. Il devait faire ce que j'appelle un traitement *comminatoire*, c'est-à-dire aussi brutal que possible : la douche à colonne avec sa plus grande force de projection, de manière à renverser presque la jeune fille, et cela pendant trois ou quatre minutes chaque fois. A la troisième séance, la jeune fille cria « grâce »! et la famille « au miracle! » La jeune demoiselle avait recouvré la parole aussi subitement qu'elle l'avait perdue. Et depuis lors elle parle parfaitement. La douche avait eu raison de sa sotte supercherie.

Il y a peu de temps, je reçus dans mon cabinet la visite d'un monsieur d'Aurillac qui venait me consulter pour son fils âgé de onze ans, lequel ne parlait plus depuis deux mois. Quoi qu'on eût fait, le petit garçon était resté muet. Je ne tardai pas à apprendre que c'était au moment de retourner au collège que cette infirmité était survenue. Je regardai alors l'enfant entre les deux yeux et lui dis : « Petit misérable, si j'avais le malheur d'être votre père, je commencerais par vous donner une paire de soufflets à vous décrocher la tête, et si cela ne suffisait pas, je prendrais une canne et vous en rosserais jusqu'à ce que vous ayez retrouvé la parole pour me crier merci ! — Allez, monsieur, dis-je au père, il n'y a pas d'autre traitement à faire. » Le lendemain le père m'écrivait qu'à peine étaient-ils montés en voiture, le fils avait *dit* en pleurant que j'étais un médecin bien méchant et qu'il ne voulait pas que son père le battît.

Pareille chose m'était arrivée avec un pharmacien de Paris dont le fils était devenu muet, encore à propos d'une question de collège. Je conseillai au père de corriger vigoureusement son fils, qui se moquait de lui. Le père, après m'avoir demandé si j'étais bien sûr de mon fait, rentra au logis et là suivit si bien ma prescription, qu'au deuxième soufflet qui avait jeté l'enfant à terre, celui-ci demanda pardon à son père et depuis lors n'eut plus le moindre penchant au mutisme.

Les aphasies transitoires, comme celles qui sont liées à la convalescence d'une maladie grave, guérissent ordinairement seules, mais la guérison en sera puissamment aidée par les efforts du malade, ainsi que je vous l'ai dit pour madame M...[1], non moins que par l'assistance intelligente et devouée de parents attentifs. C'était une éducation à refaire; mais lorsqu'il n'y a pas eu de lésion cérébrale grave, la fonction reparaît à l'aide de la volonté persistante du malade, comme il est arrivé à Lordat. Il est incontestable qu'alors les émissions sanguines ont produit des effets immédiatement heureux : tel a été le cas de mon collègue de la Faculté. J'ajoute que la saignée n'a produit ces bons résultats que dans des faits analogues, c'est-à-dire dans des cas d'aphasie

1. Voyez page 714.

sans hémiplégie, où il n'y avait pas de lésion cérébrale, ou tout au moins de lésion bien profonde.

Pour l'aphasie avec paralysie, lorsqu'elle n'est pas, comme chez la femme Keller, liée à la syphilis, je crois devoir avouer notre impuissance presque absolue. Nous ne pouvons pas plus guérir l'aphasie que la paralysie qui l'accompagne ; la nature à peu près seule fait les frais de l'amélioration, et celle-ci n'est toujours que partielle. L'aphasique reste à jamais frappé dans son entendement comme il l'est dans la motilité d'un côté de son corps. Il boitera toujours de l'intelligence.

LXIII. — PERTES SÉMINALES (SPERMATORRHÉE).

Phénomènes locaux. — Symptômes généraux. — Ceux-ci peuvent en imposer et être
pris pour les manifestations de maladies très différentes de celles dont ils relèvent. —
La spermatorrhée dépend de différentes causes. — Spermatorrhées consécutives à
une irritation chronique des voies urinaires, de l'intestim rectum. — Spermatorrhée
dépendant d'un excès de contractilité des vésicules séminales. — Spermatorrhée
dépendant d'une atonie des conduits éjaculateurs. — Le traitement doit varier suivant ces différentes espèces. — Traitement des deux dernières par le compresseur,
par les applications topiques du chaud ou du froid, suivant les indications.

MESSIEURS,

Par *pertes séminales involontaires*, ou par *spermatorrhée*, on entend
des pertes ou des évacuations de la liqueur spermatique qui se font sans
qu'il y ait eu aucune excitation érotique, ou du moins sans que cette excitation ait été suffisante.

Dans l'état normal, chez un individu bien constitué, il faut, pour que
l'émission de la liqueur séminale ait lieu, non seulement que l'orgasme
vénérien soit porté à un très haut degré, mais il faut encore une série
d'actes répétés pendant un temps plus ou moins long ; il faut l'acte de la
copulation ou tous autres moyens analogues quant au résultat mécanique.
Les désirs, si vifs qu'ils soient, même chez les personnes les plus vigou-
reuses et les plus continentes, ne provoquent pas d'ordinaire l'éjaculation
spontanée ; le simple contact avec l'objet de ses désirs ne suffit pas davantage. Lorsque cette éjaculation se produit en dehors de cette excitation
érotique habituellement nécessaire, il y a perte séminale involontaire.
Vous comprenez, toutefois, que dans une acception aussi générale nous
confondons pour un moment les degrés les plus différents, depuis la pollution nocturne proprement dite, accident qui, dans beaucoup de cas, n'a
absolument rien de morbide, jusqu'à la spermatorrhée, constituant la
maladie dont je veux vous entretenir.

Assurément les pollutions qui, chez des sujets trop continents, surviennent pendant le sommeil sous l'influence de rêves lascifs, accompagnés
d'érection et d'un haut degré d'orgasme vénérien, ces pollutions sont des
accidents dont le médecin n'a pas ordinairement à s'occuper, car elles
indiqueraient plutôt un excès de santé et de puissance qu'un état de faiblesse et de maladie. Les individus qui les éprouvent ressentent généralement à leur réveil un état de bien-être général succédant aux inquiétudes

dont souvent ils étaient auparavant tourmentés; ils se sentent plus libres, plus dispos, et, suivant leur expression, plus dégagés: ils sont dans la situation d'un homme qui a satisfait à un besoin physique. Cependant je dois vous faire observer que les pollutions nocturnes chez les individus bien portants, et d'ailleurs chastes, sont beaucoup plus rares qu'on ne le croit communément. Un homme, même très vigoureux, qui n'a aucun rapport avec les femmes, peut rester des mois entiers sans avoir de pollutions, et en général, si ce n'est dans la première jeunesse, ces accidents ne doivent avoir lieu que très rarement. S'ils se répètent tous les mois, et à plus forte raison, tous les quinze, tous les huit jours, bien que la perte de semence ait lieu moins fréquemment que cela n'arrive chez les hommes adultes qui usent sobrement du coït, cependant cela n'est pas sans inconvénient; et, lors même que, le matin, après une pollution, il y a sentiment de bien-être, on est déjà sur le penchant de la maladie. Bientôt, en effet, il arrive que l'excrétion spermatique, sous l'influence de causes diverses, et même par le seul fait de l'habitude, devient un accident pathologique : les pollutions vont se reproduire à des intervalles de plus en plus rapprochés, elles vont avoir lieu, non pas activement, mais passivement, c'est-à-dire sans rêves, sans érections, sans que l'individu éprouve des sensations érotiques; bientôt il n'aura plus conscience de ce qu'il aura éprouvé pendant la nuit, et ne s'en apercevra qu'en trouvant le matin les traces du liquide séminal qu'il aura perdu. Alors aussi ces pollutions constitueront le premier degré de la maladie que nous étudions.

Presque toujours, en effet, sinon toujours, la spermatorrhée proprement dite débute par des pollutions nocturnes. Celles-ci ont d'abord été sollicitées par des rêves érotiques; elles se produisent fréquemment ; par l'habitude, leur fréquence augmente à ce point que les individus finissent par en avoir, non seulement toutes les nuits, mais encore plusieurs fois chaque nuit. A un degré plus avancé de la maladie, l'émission du sperme a lieu sans éréthisme nerveux, sans cette érection qui, dans les premiers temps, la précédait et l'accompagnait ; du moins les malades n'ont eu conscience d'aucune sensation voluptueuse, et c'est au réveil seulement qu'ils s'aperçoivent de l'accident qui les a surpris pendant leur sommeil.

Alors aussi, au lieu d'éprouver un sentiment de bien-être, ils éprouvent un sentiment de malaise, de courbature, de fatigue générale; ils accusent de la pesanteur de tête, un certain état de vague, de trouble dans les idées; ils ont de l'inaptitude aux travaux de l'esprit et du corps.

Au bout d'un certain temps, ces pollutions nocturnes se combinent avec des *pollutions diurnes*. Au début, il est encore besoin d'un certain degré d'orgasme, mais une érection incomplète et de courte durée suffira pour provoquer l'émission du sperme. Si les malades se livrent au coït, l'éjaculation se fait immédiatement; dans quelques circonstances, l'intromission du pénis commence à peine, que l'acte vénérien est consommé, que l'érection cesse brusquement. Plus tard, moins encore sera nécessaire: de simples attouchements, quelques frottements comme ceux que peuvent produire l'exercice de l'équitation, les mouvements d'une voiture ou d'une escarpolette, d'autres fois la vue seule d'objets réveillant des idées lascives, seront les causes occasionnelles et déterminantes d'un flux de semence plus ou moins abondant.

Dans tous ces cas, même dans le premier, c'est-à-dire dans les pollutions nocturnes qui sont compatibles avec l'état de santé la plus parfaite, les pertes séminales involontaires se sont produites sous l'influence d'une sorte d'excitation érotique, mais d'une excitation érotique insuffisante, eu égard à ce qu'elle doit être pour que normalement l'éjaculation ait lieu.

Mais lorsque la spermatorrhée est arrivée à un haut degré de développement, les pertes surviennent sans qu'il y ait eu la moindre excitation.

Ce genre de pertes peut se produire cependant en dehors de la maladie dont nous parlons, mais alors c'est un accident passager et qui ne saurait tirer à conséquence. Ainsi, un individu habituellement de bonne santé est affecté de constipation opiniâtre. En allant à la garde-robe, il a une perte séminale: c'est là un phénomène mécanique sans aucune importance, car cette émission de sperme est le résultat de la pression exercée sur les vésicules séminales par le bol excrémentitiel que des contractions énergiques tendent à expulser de l'intestin.

Ce fait ne mérite pas que nous nous y arrêtions. Mais il n'en est plus de même de ces pertes séminales habituelles qui, chez les individus atteints de spermatorrhée, surviennent non plus seulement dans l'acte de la défécation, mais encore pendant la miction. Tandis que, chez les premiers, l'écoulement de la semence n'a lieu qu'en petite quantité et sous l'influence d'un effort violent, chez ceux dont il est ici question, les efforts qui, au début il est vrai, étaient nécessaires, deviennent inutiles, à ce point que, lorsque la maladie est arrivée à un certain degré, les pertes séminales surviendront, au moment de la défécation, aussi bien lorsque l'individu aura des garde-robes diarrhéiques que lorsqu'il expulsera des matières solides et dures.

A son tour l'émission des urines provoquera celle du liquide spermatique, et celui-ci s'écoulera quelquefois avec le premier jet d'urine, le plus souvent avec les derniers. Lallemand (de Montpellier), à qui, vous le savez, nous devons l'étude la plus complète qui ait été faite à ce sujet[1],

---

1. Lallemand, *Des pertes séminales involontaires*. Paris, 1836-1842, 3 vol. in-8° publiés en cinq parties.

Lallemand dit que les pertes séminales survenant ainsi pendant la miction sont les plus graves de toutes, les plus rebelles à la médecine, et aussi les plus difficiles à reconnaître, en raison même de l'altération que subit le sperme par son mélange avec l'urine.

Cependant il est des caractères physiques et microscopiques que Lallemand a indiqués et qui peuvent aider le diagnostic dans ces cas.

Les malades eux-mêmes s'aperçoivent quelquefois du changement survenu dans leurs urines, dont les dernières gouttes sont épaisses, gluantes, visqueuses, pouvant former de petits grumeaux caillebottés, qui s'arrêtent à l'entrée du méat, prenant aussi la consistance de la colle d'amidon et laissant sur le linge une empreinte comparable à celle de l'emploi.

Si l'on examine les urines contenues dans le vase au moment où elles viennent d'être rendues, on voit rouler au fond du liquide de petites granulations, de volume variable, demi-transparentes, irrégulièrement sphériques, assez semblables à des grains de semoule. Ces granulations molles n'adhèrent pas aux parois du vase; et, ce qui permet surtout de ne pas les confondre avec les dépôts de sels urinaires, elles apparaissent avant tout refroidissement dans des urines d'ailleurs parfaitement transparentes.

Quand la maladie a fait des progrès, les caractères que nous venons d'indiquer manquent. Les urines ne laissent plus déposer de granulations assez volumineuses pour se rassembler au fond du vase; mais elles contiennent un nuage épais, homogène, blanchâtre, parsemé de petits points brillants, gagnant les couches inférieures, et ressemblant au dépôt qui se forme dans une décoction d'orge ou de riz concentrée. L'existence de ces granulations, dit Lallemand, ne doit laisser aucun doute sur la nature du nuage dans lequel on les observe. Il faut d'ailleurs, pour bien saisir le caractère dont nous parlons, prendre certaines précautions. Les urines rendues à différentes époques de la journée ne présentant pas toujours les mêmes apparences, doivent être chaque fois recueillies et conservées dans des vases à part. D'ordinaire les urines du matin, surtout quand le malade a passé une mauvaise nuit, sont plus chargées; d'autres fois ce sont celles qui sont rendues après que l'individu a éprouvé des excitations vénériennes, ou bien des émotions morales violentes, ou bien encore après une digestion laborieuse. Un refroidissement subit du corps peut, suivant Lallemand, produire les mêmes effets. Dans la journée, les urines sont généralement transparentes.

A l'aide du microscope, Lallemand a pu s'assurer que ces nuages dont il a été question sont dus en grande partie à la présence du sperme, mélangé de produits d'exsudation des membranes muqueuses des voies urinaires, et que ces points brillants dont ces nuages sont parsemés, sont des productions excrétées par les vésicules séminales. Mais un fait plus intéressant, auquel les recherches microscopiques ont conduit, c'est celui de connaître l'état des animalcules spermatiques chez les malades atteints de spermatorrhée. Or, ces animalcules diminuent de nombre, de volume, et prennent, dans les cas les plus graves, une forme sphérique; en outre, leur vitalité diminue à mesure que la maladie fait des progrès.

Messieurs, je vous ai dit que les malades s'apercevaient quelquefois eux-mêmes d'une modification dans les caractères physiques de leurs urines; j'ajouterai que quelques-uns se plaindront d'éprouver, au moment de la miction, certains phénomènes qui leur annoncent leurs pollutions. C'est une sensation de frôlement particulier que les urines produisent lors de leur passage, et qui provient de leur densité inaccoutumée; ce sont des contractions spasmodiques; c'est une douleur qui s'étend du col de la vessie jusqu'au gland, à la marge de l'anus; c'est un frisson, un malaise général. « Ceux qui sont habitués à ces coïncidences particulières savent parfaitement, dit Lallemand, qu'ils trouveront au fond de leurs urines un dépôt floconneux contenant les granulations dont nous avons parlé; et leur conviction à cet égard est si intime, qu'ils en éprouvent immédiatement une espèce de sueur froide, accompagnée d'un sentiment de défaillance. »

Indépendamment des changements survenus dans les urines, et qui sont dus à la présence du sperme, il en est d'autres qui s'observent encore assez souvent. Ceux-ci se lient à des complications qui accompagnent fréquemment la spermatorrhée : ces complications sont la cystite, soit aiguë, soit chronique; des inflammations de la prostate, des canaux éjaculateurs, et même des vésicules séminales, inflammations amenant des sécrétions muqueuses pathologiques, qui expliquent l'existence du mucus, du muco-pus, du pus en nature, lesquels contribuent pour leur part à la formation des nuages dont nous avons parlé.

Ces inflammations coïncidentes expliquent aussi un certain nombre de symptômes accusés par les malades : la gêne, la pesanteur dans les régions hypogastrique, périnéale et anale; les douleurs qu'augmentent les exercices un peu forcés, la marche, l'équitation, et qui même se font vivement sentir quand les individus gardent trop longtemps la position assise.

Quels sont maintenant les symptômes plus généraux qu'entraînent à leur suite les pertes séminales?

A Lallemand, bien que peut-être il ait exagéré les conséquences funestes de cette maladie, à Lallemand revient incontestablement le mérite d'avoir plus particulièrement appelé l'attention des médecins sur ce sujet, et, plus que personne, l'illustre médecin de Montpellier a vulgarisé les notions relatives à ce point important de la science et de l'art médical. Il a pensé (nous verrons tout à l'heure s'il a eu raison) qu'un certain nombre de névroses, de névropathies, de vésanies pouvaient *avoir pour cause* la spermatorrhée; mais, bien certainement, il a exagéré les faits en attribuant aux pertes séminales un certain nombre d'affections qui n'en relèvent aucunement. Il n'a pas assez vu que les pertes séminales sont, non pas la cause des névroses diverses qu'il a décrites dans son livre, mais, dans bon nombre de cas, l'expression d'un désordre nerveux qui, se traduisant d'abord par la spermatorrhée, revêtira plus tard des formes beaucoup plus graves. Après le coït, un état de tristesse et de fatigue s'empare de l'homme; si l'acte a été répété au delà d'une certaine mesure, le corps est en général plus abattu, l'esprit moins vif, les facultés morales ont momentanément perdu de leur activité et de leur énergie accoutumées. Cependant le résultat le plus immédiat de l'accomplissement de l'acte vénérien est la cessation de l'érection. Dès que l'éjaculation a eu lieu, celle-là cesse plus ou moins rapidement, aussi bien chez l'homme que chez la plupart des animaux; il faut un certain intervalle de temps suffisant pour réparer les forces, et de nouvelles excitations pour que l'érection revienne ce qu'elle était auparavant. En définitive, le résultat le plus immédiat de l'éjaculation est ce que l'on a appelé la *frigidité*; frigidité relative, bien entendu, et passagère dans les circonstances normales.

On comprend comment les pertes séminales se répétant à des intervalles très rapprochés auront pour conséquences, avant toutes choses, d'amener une frigidité absolue, et définitivement l'impuissance.

Entendez bien, messieurs, que j'attribue cette impuissance et l'état de faiblesse auquel elle se lie à la déperdition habituelle du sperme, et non, comme plusieurs médecins ont prétendu le faire, à l'ébranlement du système nerveux qui accompagne l'acte vénérien. Pour appuyer mon opinion, vous me permettrez d'entrer dans quelques détails nécessaires à l'interprétation des faits.

On a prétendu, disais-je, que l'état de faiblesse, d'accablement, qui succède à l'éjaculation, pour mieux dire au dernier terme de l'acte vénérien, dépendait de l'ébranlement éprouvé par le système nerveux pendant l'accomplissement de cet acte. Je crois, moi, que cet élément n'entre que pour une faible part.

Réfléchissez à ce qui se passe chez la femme. Chez elle assurément l'excitation du système nerveux, ce que l'on a appelé le *spasme cynique*, est tout aussi énergique qu'il l'est chez l'homme; il l'est même souvent beaucoup plus, et cependant en général la femme est apte à se livrer au coït et à accomplir plusieurs fois en entier l'acte vénérien dans un espace de temps très court, à des intervalles beaucoup plus rapprochés que l'homme n'est capable de le faire, cela sans éprouver une extrême fatigue, sans qu'il en résulte pour elle un épuisement de forces bien considérable. Le spasme cynique, l'ébranlement du système nerveux qui l'accompagne ne sauraient par conséquent être regardés comme la cause principale de l'accablement, de la faiblesse qui suit le coït; ils ne sauraient dès lors être considérés comme la cause principale de la frigidité et de l'impuissance, et c'est à la perte du liquide séminal que celle-ci doit être attribuée. Si nous rentrons dans les faits pathologiques, nous y trouverons encore la preuve que nous cherchons, car la faiblesse consécutive aux pollutions passives, c'est-à-dire ayant lieu sans rêves érotiques, sans érections, sans sensations voluptueuses, est bien autrement grande que lorsque les pollutions ont été actives, accompagnées d'un certain degré de spasme cynique.

Quoi qu'il en soit, l'impuissance est un des premiers accidents qui accompagnent les pertes séminales involontaires; je dis un des premiers accidents, parce qu'en effet il n'est pas nécessaire que la maladie date de bien loin pour que ce symptôme se manifeste.

L'infécondité en est le résultat habituel. Il faut bien cependant se garder de confondre l'impuissance avec l'abolition des facultés génératrices. Un individu impuissant peut être apte à la génération; tandis qu'un homme vigoureux et doué de toutes les qualités de la virilité peut être infécond. Chez celui-ci, l'infécondité dépendra de différentes causes. Ainsi, avec toutes les apparences de la virilité, cet homme n'aura pas la faculté procréatrice, parce que son liquide séminal manquera des qualités nécessaires, parce que son sperme ne contiendra pas d'animalcules spermatiques, ou que ces animalcules seront altérés, mal conformés. Il en est ainsi chez les cryptorchides, qui sont inféconds, mais non impuissants. En définitive, il arrivera pour cet individu ce qui arrive pour les métis des animaux, qui, tout en étant parfaitement aptes à saillir les femelles, qui, tout en étant même extrêmement lascifs, restent inféconds. L'infécondité chez cet homme peut dépendre encore d'une imperfection ou d'une altération morbide des organes génitaux externes; le pénis n'aura pas une longueur suffisante, soit que naturellement il soit court, soit qu'il ait accidentellement subi une réduction, lorsque, par exemple, il se trouve pour ainsi dire effacé par quelque tumeur voisine, une hydrocèle, une hernie scrotale; ou bien, au contraire, le pénis aura une longueur et une grosseur excessives, ou sa direction sera vicieuse; il y aura un épispadias ou un hypospadias, un phimosis, et ces anomalies de la conformation du membre viril auront pour conséquence d'empêcher la semence éjaculée d'être déposée comme elle doit l'être dans les organes sexuels de la femme; ou bien encore l'infécondité reconnaît pour cause un rétrécissement organique qui gêne le passage de la liqueur séminale : on a cité des cas dans lesquels ce rétrécissement se produisait au moment même du coït par le fait d'une érection trop vigoureuse, et alors la semence, ou regorgeait dans la vessie, ou ne pouvait être éjaculée qu'au moment où la turgescence du pénis avait cessé.

L'infécondité n'implique donc pas nécessairement l'impuissance, et j'ai dit que celle-ci pouvait exister, à un certain degré bien entendu, sans que l'individu perdît ses facultés génératrices. Il lui suffira pour engendrer que l'introduction du pénis dans le conduit vulvaire soit assez complète, alors même que l'érection ne l'est pas, pour que la fécondation ait lieu.

Si les individus atteints de pertes séminales involontaires sont frappés d'infécondité, c'est parce que, ainsi que je l'ai dit, l'éjaculation a lieu chez eux avant que l'introduction du membre viril dans les parties sexuelles de la femme ait elle-même eu lieu; c'est aussi parce que, alors même qu'il y a introduction, l'éjaculation est trop faible pour que la liqueur séminale soit projetée assez loin; et dans ces deux cas il peut n'y avoir pas une excitation suffisante de l'utérus. Mais la grande cause de l'infécondité dans la spermatorrhée, c'est l'altération du liquide spermatique, qui ne contient plus d'animalcules ou qui en contient de mal conformés, de profondément altérés.

L'impuissance et l'infécondité sont loin d'être les seuls effets des pertes séminales involontaires; celles-ci peuvent être le point de départ d'un certain nombre de névroses. C'est déjà à cette classe d'affections que l'on peut rapporter les perturbations éprouvées par les grandes fonctions de la vie organique, perturbations dont l'origine est souvent méconnue.

Si dans les premiers temps de la maladie l'appétit est conservé et même augmenté, la sensation de la faim n'est pas celle de la faim ordinaire : ce sont des tiraillements d'estomac, un malaise, un sentiment de défaillance que soulage momentanément l'ingestion d'une petite quantité d'aliments; mais bientôt le dégoût arrive, et les individus, pour satisfaire au besoin de nourriture, cherchent dans des mets fortement épicés, dans des boissons excitantes, les moyens de stimuler leur appétit. Cette alimentation a pour résultat d'irriter l'estomac, de rendre les digestions laborieuses. La surcharge des voies digestives, la nourriture excitante produit à son tour une augmentation notable des pertes séminales. Ces accidents gastriques et intestinaux varient d'ail leurs suivant les individus, et même, pour chaque individu, ils varient du jour au lendemain; à la diarrhée succède la constipation, et celle-ci, s'établissant définitivement, devient une cause occasionnelle persistante de la spermatorrhée.

L'épuisement, l'affaiblissement général produits par les pertes habituelles du liquide séminal ne peuvent qu'augmenter sous l'influence de cette perturbation des fonctions nutritives. Aussi le spermatorrhéique va-t-il tomber dans un profond état de dépérissement. Ses téguments se décolorent, son teint pâlit, sa peau prend une couleur jaune plombée, ses yeux se cernent, se cavent, deviennent ternes et sans expression. Il résiste avec peine aux abaissements de la température extérieure, il perd en même temps progressivement de son énergie physique et morale. Le

défaut d'activité musculaire se prononçant de plus en plus, il devient
incapable de soutenir un exercice un peu prolongé sans se plaindre
d'essoufflement, de gêne de la respiration ; et à mesure que le mal
fait des progrès, il a la plus grande difficulté à exécuter des mouvements. Chose extraordinaire! et qui, suivant Lallemand, est un phénomène pathognomonique dans la spermatorrhée, avec cette faiblesse,
même lorsqu'elle est poussée à l'extrème, le malade éprouve un besoin
irrésistible de se mouvoir ; alors même qu'il peut à peine remuer, une
inquiétude physique le porte à vouloir changer continuellement de
place.

Des palpitations de cœur, l'accélération, la petitesse, la faiblesse du
pouls, témoignent des troubles de la sanguification, et il n'est pas rare
que l'anémie se traduise par un bruit de souffle vasculaire. J'ai parlé de
l'essoufflement que les sujets accusent lorsqu'ils font un exercice un peu
prolongé ; plus tard cette oppression est continuelle, le repos ne la fait
pas cesser ; la respiration est lente, rare, peu profonde. Quelques-uns
sont tourmentés par une toux sèche, habituelle, par des douleurs névralgiques occupant un point de la poitrine, et l'auscultation révèle une faiblesse du murmure respiratoire dépendant de la débilitation générale.

Les modifications dans l'état de la sensibilité consistent en une anesthésie comparable par sa mobilité avec ce que nous observons chez les
hystériques et chez les hypochondriaques : tantôt ce sont les mains, tantôt la poitrine, l'abdomen, tantôt d'autres parties du tégument externe,
dont la sensibilité tactile est obtuse dans une étendue plus ou moins considérable et pour un temps plus ou moins long. Les individus se plaignent de sensations fugaces, de chaleur, de brûlure, de froid : ils les
comparent à celles que produiraient un courant électrique, le contact
d'un air froid, d'une eau tiède ; ils se plaignent encore de douleurs analogues à celles occasionnées, par une compression violente, par une contusion, de fourmillements dont le dos et la région lombaire sont plus spécialement le siège.

Les sens spéciaux finissent par participer à la perturbation générale.
Des troubles de la vision, l'amblyopie, la diplopie, peuvent être le début
d'une amaurose complète, bien que celle-ci soit un fait rare. Cette diminution de la vue est accompagnée d'une sensibilité extrême à l'impression de la lumière, de la dilatation plus ou moins remarquable des pupilles. L'*ouïe* perd de sa finesse et de sa précision ; elle devient d'une
susceptibilité extraordinaire ; il y a des bourdonnements, des tintements,
des sifflements d'oreilles, accidents qui quelquefois arrivent jusqu'à la
surdité complète. Le goût et l'odorat peuvent être aussi pervertis.

Les douleurs de tête, les accidents vertigineux, qui font partie du cortège de ces symptômes concomitants de la spermatorrhée, ne sont jamais
plus prononcés que lorsque les malades ont une digestion laborieuse,

lorsqu'ils ont essayé de se livrer à un travail d'esprit un peu soutenu, lorsqu'ils ont passé des nuits sans dormir. Le sommeil est chez eux habituellement léger, peu réparateur ; et comme c'est pendant la nuit que leurs pertes séminales sont plus fréquentes, ils se trouvent au réveil encore plus épuisés qu'ils ne l'étaient auparavant. Dans une période avancée de la maladie, il peut y avoir une insomnie complète : et alors les malheureux passent la nuit dans un état d'agitation considérable, se découvrant et se recouvrant, se relevant et se recouchant, changeant à chaque instant de position sans jamais en trouver une qui leur convienne. Le sommeil arrive enfin ; il est troublé par des cauchemars pénibles. Ces nuits d'angoisse laissent après elles une fatigue extrême, et tout le jour les individus restent dans une sorte d'abrutissement dont ils ont conscience, qui explique leur tristesse, leur découragement, la mélancolie qui les fait fuir toute espèce de société.

De grands changements se manifestent dans le caractère de ces malades. Uniquement préoccupés de leur santé, ils sont indifférents aux choses qui peuvent toucher ceux qui les entourent ; d'une extrême pusillanimité, ils sont irascibles, insupportables pour les autres comme pour eux-mêmes. Leur mémoire s'affaiblit, et cet affaiblissement de la mémoire, joint à ce que la langue éprouve un certain degré de paralysie, joint aussi à la faiblesse de la voix et à l'hésitation de la parole, leur donne une grande difficulté pour exprimer leurs idées, dont l'élaboration est du reste moins active et moins nette.

Enfin, les troubles des facultés intellectuelles peuvent arriver jusqu'à l'aliénation mentale. Celle-ci peut être passagère, et, restant entièrement subordonnée à la cause qui l'a produite, guérir quand la spermatorrhée a guéri elle-même ; mais elle peut aussi persister alors même que depuis longtemps les pertes séminales qui en ont provoqué l'évolution ont complétement cessé. Lallemand avait parfaitement indiqué ce fait capital, et il avait noté que les formes que revêtait le plus habituellement l'aliénation mentale consécutive à la spermatorrhée étaient l'hypochondrie, la mélancolie, la lypémanie compliquées parfois de tendance au suicide.

Ce long tableau de symptômes sur lesquels Lallemand s'étend avec tant de soin, et peut-être avec trop de soin, rappelle celui qui appartient à l'hypochondrie confirmée.

En général, quand un homme jeune encore a une hypochondrie grave, il est rare qu'il n'ait pas de spermatorrhée. Cependant des faits encore assez nombreux démontrent que l'hypochondrie peut apparaître en dehors des pertes séminales.

Mais avant d'aborder ce sujet doctrinal du rapport entre la spermatorrhée et l'état du système nerveux, je veux encore fixer votre attention sur certaines causes toutes matérielles de la spermatorrhée.

Il est d'observation que la spermatorrhée est assez commune chez les individus qui ont le prépuce d'une longueur insolite. Dans ce cas, la sécrétion sébacée s'accumule autour du gland, qu'elle irrite, et l'on comprend qu'alors chez les individus prédisposés à la spermatorrhée, il y ait des éjaculations faciles, comme il y en a chez ces mêmes individus au moindre contact avec une femme. Ici la circoncision est vraiment, comme Lallemand l'a souvent observé, un moyen sinon de guérir, du moins d'atténuer singulièrement les pertes séminales.

Mais la longueur démesurée du prépuce tient encore à une autre cause, qui n'avait pas échappé à la sagacité de Lallemand : je veux parler du défaut d'évolution des corps caverneux. Dans ce cas, c'est du côté du système nerveux que la cause originelle doit être cherchée. Les gens ainsi affectés sont issus de consanguins, de fous, d'épileptiques ; ou bien ils comptent dans leur famille des fous, des sourds-muets, des becs de lièvre. Ils ont donc un système nerveux primordialement lésé ; d'où toute une série de conséquences, et d'abord une évolution imparfaite de certains organes ; d'autre part, la disposition constante aux névroses en général et à la spermatorrhée en particulier, celle-ci n'étant, en dernière analyse, qu'une névrose des organes de la génération.

C'est de la même manière que peuvent s'expliquer les pollutions chez les monorchides, les cryptorchides, les individus atteints d'hypospadias ou d'épispadias ; chez ces sujets il y a tout à la fois arrêt de développement de l'organe et trouble de la fonction par suite d'un mauvais état congénital du système nerveux ; la lésion matérielle et congénitale de l'organe, comme le trouble de la fonction à laquelle l'organe est préposé, exprimant une seule et même chose, un vice dans l'évolution organique.

Pour en revenir aux symptômes nerveux si variés que j'ai longuement énumérés déjà, vous retrouverez encore ceux qui signalent le début de l'ataxie locomotrice, tels que la diplopie, l'amblyopie, les douleurs fulgurantes des membres, etc., etc., et, comme corollaire, je vous ai dit combien souvent l'ataxie locomotrice était précédée de pertes séminales.

Déjà, messieurs, je vous ai fait pressentir mon opinion, relativement à l'influence extraordinaire qu'exerceraient les pertes séminales sur l'ensemble de l'économie, principalement sur le système nerveux. Je suis convaincu que Lallemand a singulièrement rembruni le tableau, et qu'il a commis surtout une faute capitale, qui consiste à attribuer les perturbations du système nerveux à l'épuisement causé par la perte exagérée et trop souvent répétée de la semence, tandis que les *troubles nerveux* pourraient, à plus juste titre, être considérés comme la *cause* de la spermatorrhée.

Permettez-moi, messieurs, de donner quelques développements à cette idée. Tout d'abord l'expérience démontre que dans un assez grand nombre de cas, les jeunes gens qui ont de la spermatorrhée, ont eu, dans leur enfance, de l'*incontinence nocturne* de l'urine : c'est là un symptôme nerveux assez grave, et bien souvent il y a déjà des bizarreries de caractère, de l'irritabilité et des signes peu équivoques d'hypochondrie à un âge où l'hypochondrie est fort rare. Si l'on peut pénétrer les secrets de famille, on apprend assez souvent que parmi les ascendants, que chez les frères ou les sœurs, il y a eu des maladies graves du système nerveux, hypochondrie, folie, épilepsie, ataxie locomotrice, etc., etc. Nous trouvons donc pour expliquer la spermatorrhée, comme pour expliquer l'incontinence nocturne de l'urine, des causes héréditaires, des prédispositions personnelles, et, dans ce cas, nous nesommes pas en droit d'accuser la spermatorrhée d'avoir produit les accidents; il est bien plus raisonnable de penser et de dire que l'incontinence nocturne de l'urine et les pertes séminales sont la conséquence d'un état maladif de l'encéphale et surtout de la moelle, état dont il n'est pas bien facile de spécifier la nature.

A ce propos, laissez-moi vous donner quelques exemples pris dans ma consultation et durant un espace de temps assez court : Le 10 avril 1866, je reçois la visite d'un M. C..., qui a épousé sa cousine germaine. Il a eu de son mariage deux garçons que j'ai vus plusieurs fois; l'aîné, âgé de neuf ans, est frêle et affecté d'*incontinence nocturne* de l'urine; le plus jeune, âgé de huit ans, est *épileptique* depuis sa naissance et *idiot*.

Le 13 avril, on me consulte pour une jeune fille de dix-neuf ans, belle et bien portante, mais *épileptique* depuis deux ans. Elle est fille unique et n'a pas eu d'incontinence nocturne de l'urine dans son enfance ; mais son père a été atteint de cette *incontinence* jusqu'à l'âge de sept ans.

Le 16 avril, une dame de trente-quatre ans vient me consulter ; elle a eu la *manie puerpérale*. De ses deux filles, l'une a été affectée d'*incontinence nocturne* jusqu'à l'âge de douze ans ; l'autre a une *paralysie hystérique*. Le père et la mère sont *issus de germains*.

Le 19 avril, je suis consulté pour deux jeunes gens dont le père est mort *fou;* l'un a vingt-quatre ans, l'autre vingt et un; tous deux ont de fréquentes *pertes séminales* et tous deux sont très libertins.

Le 20 avril, un monsieur me consulte, il a un frère *aliéné;* luimême, qui n'a pas eu d'incontinence nocturne de l'urine, est atteint depuis assez longtemps de *spermatorrhée* très abondante et très fréquente. Depuis deux ans il a de l'*hypochondrie* allant presque jusqu'à la nosomanie.

3 mai : jeune homme de vingt et un ans ayant eu de l'*incontinence nocturne* de l'urine jusqu'à quatorze ans. *Épileptique* depuis son enfance, avec grand et petit mal. *On me dit* qu'il n'y a pas eu de maladies nerveuses dans la famille.

Le 10 mai, je reçois dans mon cabinet une jeune demoiselle de Copenhague, qui a eu de l'*incontinence nocturne* jusqu'à l'âge de cinq ans. Depuis cette époque elle a des attaques d'épilepsie surtout sous la forme vertigineuse.

Le même jour, je vois à Auteuil, chez M. le docteur Béni-Barde, un malade âgé de trente ans : son aïeule a été *folle;* sa mère est très nerveuse ; lui-même a présenté la série d'accidents suivants : *incontinence nocturne* de l'urine jusqu'à douze ans; *spermatorrhée* à seize ans et jusqu'à présent ; *hypochondrie* extrême, troubles nerveux des plus bizarres, *imminence de folie.*

Le 11 mai, je vois une demoiselle de Mézidon, âgée de vingt ans. Son grand-père est *fou,* sa mère *hystérique;* elle-même a eu de l'*incontinence* nocturne jusqu'à douze ans, et elle est *épileptique* depuis cet âge.

Le 21 mai : jeune fille de treize ans, née de *parents consanguins;* elle a eu de l'*incontinence* nocturne jusqu'à cinq ou six ans, *épileptique* depuis cette époque, forme vertigineuse, quelquefois grand mal.

22 mai : jeune homme de vingt-deux ans, *incontinence* d'urine jusqu'à l'âge de six ou sept ans; *spermatorrhée* depuis l'époque de puberté. Un frère *paraplégique.*

26 mai : un monsieur, âgé de quarante-cinq ans, est *épileptique* depuis deux ans; son fils, âgé de quatorze ans, a de l'*incontinence* nocturne.

Le 3 juillet, un Espagnol de trente-quatre ans vient me consulter ; il a eu de l'*incontinence* d'urine jusqu'à dix ans ; de la *spermatorrhée* à la suite et il est *impuissant* maintenant; enfin il a des attaques d'*épilepsie* depuis trois mois.

5 juillet : vu un jeune homme de vingt-deux ans, atteint d'*incontinence nocturne* de l'urine et des fèces jusqu'à l'âge de neuf ans; *spermatorrhéique* depuis la puberté. Mère et frère *épileptiques.*

9 octobre : vu un jeune homme de dix-huit ans *épileptique.* Il n'a pas eu d'incontinence nocturne dans son enfance; mais il a de la *spermatorrhée* nocturne trois fois environ par semaine. Pas d'accidents héréditaires.

Le 11 octobre, je vis un jeune homme de vingt-cinq ans, jumeau : il a eu de l'incontinence nocturne dans son enfance; il est atteint maintenant de *spermatorrhée* nocturne et diurne. Il se sent beaucoup plus fatigué après les rapports sexuels que lorsqu'il a eu une perte nocturne. Du reste l'*anaphrodisie* chez lui est très prononcée, et l'émission du sperme a lieu presque immédiatement.

Je me borne à cette énumération que j'aurais pu sans peine faire beaucoup plus longue, mais qui, par le nombre relativement considérable de faits presque identiques dans un espace de temps très restreint, suffit à vous prouver d'abord la relation qui existe chez un même individu entre les troubles génito-urinaires et les névroses; ensuite l'influence de la consanguinité ou de l'état du système nerveux des parents sur la production de ces accidents chez les enfants; d'un autre côté, l'enchaînement

des phénomènes morbides presque constant qui commence par l'incontinence nocturne de l'urine, se continue par la spermatorrhée pour aboutir
à l'hypochondrie, à l'épilepsie ou à la folie; ce qui vous démontre enfin
que tous ces accidents tiennent à une même cause et que cette cause est
un état morbide primordial du système nerveux.

Il est maintenant une autre considération sur laquelle je veux attirer
votre attention. Nous sommes souvent consultés par des hommes qui ont
des pertes séminales et en même temps cette série d'accidents nerveux
dont Lallemand a tracé si complaisamment le tableau. Si nous entrons
dans quelques détails, nous apprenons que les pollutions nocturnes ne se
répètent que deux, trois, au plus quatre fois par semaine; nous pouvons
nous convaincre par l'examen microscopique des urines qu'il n'y a pas
d'autres pertes séminales que celles qui arrivent pendant la nuit. Or,
chez un homme jeune, l'acte du coït peut s'exercer sans dommage trois
ou quatre fois par semaine, et si l'on voit que chez l'un il y a des accidents nerveux de la plus grande gravité, tandis que chez l'autre la santé
est bonne, il faut bien chercher d'autres causes que celles de la perte
séminale. J'ajoute une chose, c'est que les pertes séminales involontaires
sont beaucoup moins abondantes que celles qui sont précédées de l'excitation vénérienne ordinaire. D'un autre côté, l'examen microscopique
démontre que, dans le liquide séminal des gens atteints de spermatorrhée, il y a beaucoup moins d'animalcules spermatiques que dans la semence qui est rendue dans l'acte du coït, et physiologiquement il devrait
en être ainsi, puisque l'excitation érotique sollicite non seulement une
plus abondante sécrétion des vésicules séminales, mais encore du testicule
lui-même.

Disons de plus que la surexcitation nerveuse extrême qui précède, accompagne et surtout termine l'acte du coït, laisse immédiatement après
elle une prostration qui témoigne de l'influence considérable qu'elle exerce
sur le système nerveux; tandis que rien de semblable ne s'observe après
les pertes séminales involontaires qui ont lieu le plus souvent sans rêves
érotiques, ou bien après une excitation si rapide et si peu sentie, que les
malades ne s'aperçoivent quelquefois de l'émission du sperme qu'à la
souillure de leur lit ou de leurs vêtements.

Je ne sais, messieurs, si ces considérations vous frappent comme moi,
mais je suis forcément amené à cette conclusion, que les troubles nerveux
que l'on observe chez les malades atteints de spermatorrhée, sont causés
par autre chose que par la spoliation du liquide séminal.

Ce qui ne veut pas dire que cette spoliation n'ait aucune influence.

J'admets, en effet, que, chez un jeune homme valide, et dont le système nerveux est bien harmonisé, l'émission du sperme puisse avoir lieu
deux fois par semaine, après le coït, sans aucun dommage pour la santé;
mais si vous acceptez que chez celui qui a de la espermtorrhée, le cer-

veau et la moelle sont dans des conditions d'infirmité, une perte séminale moindre, et même sans excitation érotique suffisante, deviendra une cause puissante de troubles nerveux, et ces troubles prendront une exagération presque fatale si les pertes séminales se répètent avec une extrême fréquence comme cela s'observe trop souvent. De sorte que le mauvais état du système nerveux dispose à la spermatorrhée, et la spermatorrhée aggrave singulièrement l'affection nerveuse, source première du mal.

Messieurs, les accidents que peuvent entraîner à leur suite les pertes séminales involontaires sont loin de se montrer tous chez le même individu, de se développer dans le même ordre de succession, et d'atteindre toujours leurs degrés extrêmes. Généralement tel ou tel phénomène prédominera sur les autres, et sa prédominance sera telle, que l'attention du malade sera appelée sur lui seul ; de façon que, si le médecin n'y prend pas garde, il pourra commettre des erreurs de diagnostic, et croire à l'existence d'une affection tout autre que celle à laquelle il a réellement affaire. Je ne saurais trop vous le répéter, la maladie peut présenter dans son aspect, dans sa marche, des variétés infinies ; et ces diverses formes sont subordonnées aux dispositions individuelles, à une foule de circonstances particulières qu'il serait difficile de signaler d'avance ; elles sont encore subordonnées à des complications intercurrentes.

Chez un jeune homme que nous avons vu au n° 18 de la salle Sainte-Agnès, la maladie datait seulement de quatre mois, et paraissait avoir eu pour point de départ une blennorrhagie chronique. Cet individu, âgé de vingt-sept ans, nous racontait que la blennorrhagie, dont il était guéri seulement depuis neuf à dix mois, avait duré trois ans. La spermatorrhée s'était déclarée cinq à six mois après, ou du moins à cette époque seulement il s'était aperçu qu'il perdait de la liqueur séminale en allant à la garde-robe. Trois semaines avant le début des accidents, il était tourmenté, par une constipation opiniâtre ; mais, bien que cette constipation eût cédé, et que les évacuations alvines eussent repris leur consistance et leur régularité accoutumées, les pollutions n'en continuaient pas moins. Depuis lors aussi survinrent des pollutions nocturnes, et vous voyez déjà, messieurs, que ce fait est en opposition avec la règle la plus générale, puisque les pollutions nocturnes sont arrivées après les pollutions diurnes, qu'elles précèdent habituellement. Ces pollutions nocturnes avaient toujours lieu à l'occasion de rêves érotiques ; les pollutions diurnes, qui d'abord survenaient, ainsi que le malade nous l'a dit, au moment de la défécation, se répétèrent de plus en plus fréquemment. S'il se livrait au coït, l'éjaculation avait lieu presque immédiatement, non seulement avant la copulation, mais avant même que l'érection fût complète, et plus tard elle avait lieu même avant toute érection. Bien plus, ce jeune homme nous a raconté que, passant un jour devant la vitrine d'un magasin où était exposée une peinture représentant un couple amoureux, la vue de cette image lascive avait suffi pour déterminer une pollution abondante sans érection préalable.

Sa santé générale se troubla considérablement. Il se plaignait d'une excessive faiblesse, et le moindre travail lui causait de la fatigue ; une promenade un peu longue provoquait des palpitations de cœur ; son appétit était diminué, et il était bientôt dégoûté des différents mets qu'il essayait de prendre : ceux qu'il choisissait de préférence étaient des aliments épicés ou préparés à l'huile et au vinaigre. Cependant l'alimentation calmait momentanément les douleurs d'estomac qu'il éprouvait avant le repas, et faisait cesser les renvois fades qui accompagnaient cette cardialgie ; mais celle-ci et les renvois revenaient constamment deux heures après.

Un traitement tonique, des bains sulfureux, des bains de siége froids, des préparations de quinquina, qui furent prescrits dans un des services de cet hôpital où le malade avait fait un premier séjour, avaient amendé la situation. Son mal ayant bientôt repris la même intensité après sa sortie de l'Hôtel-Dieu, il y rentra de nouveau.

L'existence d'une ancienne blennorrhagie qui avait duré longtemps devait donner à penser que la spermatorrhée pourrait bien dépendre de quelque affection chronique du canal de l'urèthre, et nous cherchâmes s'il n'existait pas de rétrécissement. Le jeune homme nous disait que depuis trois ou quatre mois il éprouvait une certaine difficulté pour uriner ; que le jet, qui se laissait attendre, sortait aplati et en spirale ; que quelquefois il était interrompu, et qu'au moment où l'on pouvait croire le besoin d'uriner entièrement satisfait, il s'échappait encore quelques gouttes d'urine.

En explorant avec la sonde, nous constatâmes un premier obstacle situé à l'entrée du canal, un second vers le milieu de la région spongieuse, un troisième enfin au niveau de la région prostatique. Le traitement indiqué par Lallemand nous paraissait devoir avoir ici son application, lorsque le malade voulut quitter l'hôpital où il était à peine resté trois jours.

J'essayerai, messieurs, de vous rappeler quelques-unes des conditions sous l'influence desquelles se produisent les pertes séminales involontaires.

Lorsqu'on se demande quel est l'organe sécréteur du sperme, il semble qu'il n'y ait pas d'hésitation possible, et que le testicule doive être mis seul en cause. Il n'en est rien cependant. Les expériences sur les animaux, des faits observés sur l'homme lui-même, nous en ont donné la preuve.

Vous liez en deux endroits chez un animal, chez un jeune chien par exemple, les canaux déférents, et vous en opérez la section entre les deux ligatures. Le testicule est de cette façon complétement isolé du canal de l'urèthre. Néanmoins, l'animal va pouvoir encore se livrer au coït avec la même énergie, et l'éjaculation sera chez lui, à peu de chose près, aussi abondante qu'auparavant. Quelque chose d'analogue se voit chez l'homme. Un individu prend une blennorrhagie : que celle-ci, suivant l'expression vulgaire, vienne à tomber dans les bourses, ou, pour parler plus scientifiquement, qu'il survienne une inflammation et consécutivement une induration de l'épididyme suffisante pour que les canaux épididymaires s'oblitèrent, le malade ne perdra pas pour cela ses aptitudes vénériennes ; il pourra se livrer au coït comme par le passé et l'éjaculation n'aura rien perdu de son énergie et de sa puissance. Cela dépend, messieurs, de ce que le liquide séminal est fourni par deux sources : la plus grande partie provenant des vésicules séminales, tandis que la partie la plus faible provient des testicules. Cette partie, il est vrai, est la plus importante, car c'est elle qui contient la substance fécondante et les zoospermes. Or si, dans la condition pathologique dont nous parlons, les aptitudes vénériennes persistent, si l'éjaculation peut encore avoir lieu, le liquide spermatique aura perdu les éléments essentiels qui le rendent propre à la fécondation, et si les deux épididymes sont affectés de la même façon, l'individu sera frappé d'infécondité.

Ces faits, entrevus par Hunter, ont été, dans ces derniers temps, merveilleusement mis en lumière par M. le professeur Gosselin[1].

Vous comprendrez dès lors comment certains hommes jeunes, d'une solide et vigoureuse constitution, présentant tous les attributs de la virilité, resteront inféconds. C'est là, messieurs, une particularité dont vous saisissez toute l'importance au point de vue de la pratique médicale, car il vous arrivera peut-être d'être consultés à ce sujet. Avant de chercher ailleurs les causes d'une stérilité dont on se plaint, interrogez scrupuleusement l'individu qui s'adresse à vous, examinez-le attentivement, voyez s'il n'a pas eu autrefois quelque accident blennorrhagique et s'il n'en a pas gardé une induration amenant l'oblitération complète des voies spermatiques. Le fait mérite d'autant plus qu'on s'y arrête, qu'il semblerait, de prime abord, que l'individu, dans ces conditions, ne devrait pas différer d'un eunuque. Il en diffère beaucoup, ne vous y trompez pas. Le vieillard au dernier degré de la caducité, qui, depuis nombre d'années, n'a pu avoir des rapports sexuels, ce vieillard tout impuissant, et par conséquent tout infécond qu'il est, ne ressemble pas au castrat, et ses testicules inutiles lui impriment encore son cachet de virilité ; tant qu'il les gardera, il aura les attributs de la virilité, la voix grave, la barbe, etc., et ceux-ci disparaîtront du jour où, par quelque circonstance, il aura perdu les organes qui paraissaient ne plus jouer aucun rôle. Un travail très curieux

1. Gosselin , *Nouvelles études sur l'oblitération des voies spermatiques, et sur la stérilité consécutive à l'épididymite bilatérale (Archives générales de médecine*, numéro de Novembre 1853).

de M. le professeur Charles Robin, sur le sarcocèle, renfermant la démonstration de ce fait[1].

Un individu est affecté d'un sarcocèle double, et bien qu'on ait pu croire à la destruction des testicules, cet homme ne devient réellement un eunuque qu'aussitôt après que le chirurgien a enlevé ces deux organes. C'est que, ainsi que l'a fait voir M. Ch. Robin, ces cas rentrent dans la catégorie de ceux observés par M. Gosselin, en ce sens que ce ne sont pas les testicules qui sont malades. Le sarcocèle appartient à l'épididyme, et reste séparé par la tunique albuginée de la glande elle-même dont il respecte le tissu, de telle sorte que la structure normale de ces filaments tubuleux est conservée, bien que ceux-ci se trouvent ordinairement étalés à la surface de la tumeur épididymaire.

Je vous ai déjà dit que chez les cryptorchides même chose s'observait, à savoir que ces individus restaient *puissants,* tout en étant inféconds.

Cela bien établi, reprenons notre sujet. Pour qu'une glande entre en fonction, il n'est pas nécessaire que l'excitation porte directement sur elle. Une irritation de la membrane muqueuse buccale, une stomatite va solliciter une sécrétion abondante des glandes salivaires qui ne sont pas mises en cause, comme une irritation de la membrane muqueuse oculaire occasionnera de la même façon un flux plus abondant de larmes, comme une irritation de la membrane muqueuse gastro-intestinale déterminera une sécrétion plus considérable de bile et de liquide pancréatique, comme enfin une irritation de la vessie, une cystite sera accompagnée d'une sécrétion d'urine plus abondante, plus fréquente qu'à l'ordinaire, bien que dans ce cas l'organe affecté soit à une assez grande distance de la glande dont il excite sympathiquement les fonctions. Eh bien ! dans cette action sympathique nous allons déjà trouver une cause des pertes séminales involontaires.

Lallemand avait fondé sur ce fait presque toute sa théorie de la spermatorrhée. Il admettait que celle-ci était presque toujours sous la dépendance d'une irritation de la prostate et des canaux éjaculateurs, et que le plus souvent cette irritation, qui existait aussi au col de la vessie, était la conséquence d'une inflammation chronique de l'urèthre dans la région prostatique du *verumontanum.* Suivant l'illustre professeur de Montpellier, la cause la plus fréquente des pertes séminales involontaires était une ancienne uréthrite, une ancienne blennorrhagie, et souvent ces pertes se liaient à l'existence d'un rétrécissement de l'urèthre.

Ce genre de causes ne saurait être mis en doute, et l'irritation sympathique que les inflammations chroniques du canal de l'urèthre déterminent peut avoir encore pour point de départ des affections siégeant dans

---

1. Charles Robin, *Mémoires de la Société de biologie,* 2e série, t. III, année 1856 Paris, 1857, p. 167 et suiv.

les organes qui sont en rapport plus ou moins immédiat avec les vésicules séminales et les canaux éjaculateurs. Ainsi les affections du rectum, et parmi celles-ci les affections hémorrhoïdaires, la présence des oxyures vermiculaires, et même, bien que plus rarement, les ascarides lombricoïdes peuvent être cause de la spermatorrhée.

Je vous ai dit que les pertes involontaires de la semence étaient, en quelques cas, provoquées par une constipation opiniâtre et habituelle; mais, dans ces cas, cette émission du sperme est sollicitée mécaniquement par la compression exercée sur les vésicules séminales par le bol excrémentitiel qui est expulsé avec peine et au prix de grands efforts.

Si ces causes agissent peut-être le plus communément dans la production de la maladie dont nous parlons, il en est d'autres incontestables encore.

Ainsi, les pertes séminales peuvent survenir sous l'influence d'un état spasmodique, d'une façon analogue à ce que nous voyons se passer dans l'incontinence nocturne de l'urine. J'aurai à vous entretenir plus spécialement de cette dernière affection ; mais afin de vous mettre mieux à même de saisir ma pensée relativement au sujet qui nous occupe aujourd'hui, je vous rappellerai dès à présent ce qui a lieu dans l'incontinence nocturne de l'urine. Les individus chez lesquels elle s'observe (ce sont principalement des enfants) ont presque tous, pendant le jour, le jet d'urine plus roide que ne l'ont les autres : cette émission plus vigoureuse dans la miction volontaire prouve une énergie plus considérable de la contractilité de la vessie ; et, chose plus curieuse encore, ces enfants qui, la nuit, ne peuvent conserver leurs urines dans leur réservoir naturel, les retiennent quelquefois plus facilement et plus longtemps que d'autres quand ils sont dans l'état de veille. Comment expliquer ce fait depuis longtemps signalé par Bretonneau? Pendant le sommeil, la vessie entre dans un état d'éréthisme comparable à celui dans lequel entrent également les organes génitaux externes ; car vous savez que les enfants et les hommes jeunes sont presque toujours en érection pendant le sommeil. Or, l'incontinence d'urine reconnaît pour cause un phénomène analogue à cet éréthisme : elle est due à ce que, permettez-moi cette expression, le muscle vésical entre lui-même en érection. Il n'est pas besoin pour cela que la vessie soit pleine, ni même qu'elle contienne une grande quantité de liquide ; loin de là, l'émission se fait aussitôt qu'une faible quantité s'est accumulée dans la vessie ; et ce qui le prouve, c'est que c'est dans les premières heures de la nuit que l'enfant a son incontinence. On l'a fait uriner au moment de le mettre au lit, et c'est deux heures, et non huit à dix heures après qu'il s'est couché, que les accidents surviennent: c'est, je le répète, en vertu d'une contraction très énergique, d'une sorte d'érection du muscle vésical à laquelle ne peut résister le sphincter chargé de fermer pour quelques instants l'orifice du col.

Les pertes séminales involontaires peuvent se produire suivant un mécanisme analogue. C'est dans les premières heures de la nuit que les pollutions ont lieu. Sous l'influence d'une excitation occasionnée quelquefois seulement par la position de l'individu dans son lit, les vésicules séminales entrent en érection, ou, si vous aimez mieux, se contractent énergiquement comme se contractait tout à l'heure le muscle vésical, et il y a une éjaculation du liquide séminal se faisant à l'insu du malade, de même que l'émission d'urine se faisait involontairement.

Enfin, la spermatorrhée peut être le résultat non plus d'une contraction trop énergique des organes sécréteurs du liquide séminal, mais au contraire d'un état d'atonie de ces mêmes organes. Elles sont alors non plus actives, mais passives, comme l'émission des urines, avec laquelle nous poursuivrons la comparaison, peut l'être elle-même, en certains cas, dans l'incontinence diurne. Des enfants et des adultes sont incapables de retenir leurs urines dès qu'une faible quantité s'est accumulée dans la vessie; ces individus ont un jet faible, baveux et non plus vigoureux comme ceux dont nous parlions tout à l'heure. Cette incontinence dépend d'une faiblesse du sphincter, faiblesse absolue et non plus relative, ainsi que cela avait lieu dans les cas précédents où il y avait une contractilité du muscle vésicale supérieure à celle des fibres musculaires disposées autour du col. Pour les pertes séminales même chose se passe : les conduits éjaculateurs, frappés d'atonie, sont incapables de résister à la faible contraction des vésicules et de retenir le sperme qui les traverse, de là l'éjaculation ou plutôt l'écoulement involontaire, dès que le liquide séminal est sécrété. Cette comparaison que j'établis entre cette espèce de spermatorrhée et l'incontinence diurne de l'urine, est d'autant plus acceptable, que l'analogie se poursuit jusque dans le traitement, les mêmes procédés pouvant présenter les mêmes avantages dans les deux maladies, ainsi que nous en a offert un exemple un malade de notre salle Sainte-Agnès, affecté d'incontinence d'urine, et dont je vous parlerai lorsque j'aurai l'occasion de faire l'histoire de cette dernière maladie.

Mais une chose sur laquelle on n'a pas assez appelé l'attention, c'est l'*impuissance* consécutive à la spermatorrhée. Que de fois j'ai été consulté par des individus dont les uns m'avouaient franchemet leur infirmité et dont les autres n'arrivaient à cette confession qu'après des circonlocutions multipliées ! Eh bien ! à peu près tous ceux qui n'étaient pas impuissants par atrophie des testicules ou par cryptorchidie avaient eu dans leur enfance de l'incontinence nocturne de l'urine, à la puberté des pollutions involontaires, et, à l'âge viril, ou ils ne pouvaient entrer en érection auprès d'une femme, ou l'intromission de la verge était à peine accomplie qu'une éjaculation prématurée terminait cet acte qu'aucune volupté n'avait accompagné. Qui ne voit que ces phénomènes sont du même ordre et que l'incontinence de l'urine est à l'enfance ce que l'in continence du sperme est à la puberté, et l'impuissance génésique à la virilité? Et qui ne voit aussi que ces infirmités successives sont sous la dépendance d'une imperfection du système nerveux de la vie organique? Il est un certain nombre de ces individus qui disent s'être adonnés à la masturbation d'une façon féroce; et l'impuissance, suivant eux, aurait été consécutive à ces tristes excès. Mais n'y a-t-il pas là une preuve indirecte de ce que j'avance, à savoir, un mauvais état du système nerveux? N'est-ce pas, en effet, une aberration de l'intelligence qui pousse ces pauvres insensés à leurs débauches solitaires? Et si plus tard ces mêmes individus sont impuissants, puis aliénés, ou paraplégiques, il n'y faut pas voir une conséquence directe de leurs pollutions volontaires, mais une aggravation d'un état nerveux dont les éjaculations provoquées n'étaient que la première manifestation maladive.

Des considérations dans lesquelles je viens d'entrer vont découler maintenant certaines indications pour la thérapeutique à instituer contre les pertes séminales involontaires.

Jusqu'à l'époque où Lallemand publia ses importants travaux, la spermatorrhée avait peu appelé l'attention des médecins, on méconnaissait sa gravité et les funestes conséquences qu'elle traîne à sa suite directement ou indirectement; enfin, on la traitait sans méthode et par des moyens tout à fait empiriques.

En se plaçant presque exclusivement au point de vue d'une irritation des voies spermatiques dépendant d'une inflammation chronique, Lallemand trouvait l'indication d'un traitement destiné à modifier les surfaces muqueuses siége de cette inflammation; à cet effet, il recommandait comme le meilleur moyen, la cautérisation du canal de l'urèthre au niveau de sa portion prostatique, de façon à toucher le *verumontanum*, près duquel s'ouvrent les canaux éjaculateurs. A l'appui de ses opinions, il apportait un assez grand nombre d'observations suffisamment probantes pour que, lorsqu'on lit son livre, on reste convaincu de l'utilité de cette médication dans beaucoup de cas. Je n'ai point à vous décrire ici le procédé employé pour cette cautérisation et je ne saurais mieux faire que de vous renvoyer à son livre [1], où vous trouverez tous les développements désirables.

De quelque incontestable utilité que soit, dans des circonstances données, cette médication, Lallemand, à mon avis, a eu le tort de trop en généraliser l'application, et cela parce qu'il généralisait aussi outre mesure l'influence des phlegmasies uréthrales sur la production des pertes séminales involontaires. D'une incontestable utilité, je le répète, dans des circonstances données, c'est-à-dire lorsqu'elle s'adressait à cette espèce de spermatorrhée dépendant d'une inflammation chronique du canal de

1. Lallemand, *Des pertes séminales involontaires.* Paris, 1842, t. III.

l'urèthre, la cautérisation n'est plus applicable aux autres espèces de pertes séminales. Ici nos moyens thérapeutiques doivent être tout différents. Tantôt c'est l'élément spasmodique qu'il faut combattre, et alors la belladone, d'une si merveilleuse utilité dans l'incontinence nocturne de l'urine, est appelée à nous rendre de réels services dans cette forme de spermatorrhée qui présente avec cette incontinence nocturne une certaine analogie. Toutefois la belladone est loin de réussir toujours aussi efficacement dans la première de ces deux affections qu'elle le fait dans la seconde, mais encore est-il que les cas dans lesquels l'emploi de ce médicament m'a paru très avantageux, sont assez nombreux pour que je vous engage à l'essayer à votre tour.

Si la belladone est utile dans la maladie qui nous occupe, comme elle l'est dans l'incontinence nocturne de l'urine, ce n'est peut-être pas à cause de l'action stupéfiante qu'elle exerce sur la contractilité des vésicules séminales, mais bien à cause de l'influence incontestable qu'elle peut avoir sur le système nerveux tout entier, et surtout sur l'encéphale et la moelle épinière. Cette grande influence est démontrée par les effets que nous obtenons dans l'épilepsie, dans le tétanos et dans beaucoup d'autres névroses.

C'est au même titre, probablement, que les préparations de digitale, d'aconit, nous rendent encore de réels services dans le traitement de la spermatorrhée ; c'est au même titre que j'ai eu quelquefois à me louer de l'usage interne du nitrate d'argent qui, certes, ne se recommande par aucune action stupéfiante.

Me plaçant toujours au point de vue d'une irritation de la moelle ou tout au moins d'une modification peut-être congestive du cordon rachidien, je conseille souvent l'application réitérée de ventouses sèches et quelquefois même de ventouses scarifiées le long de la colonne vertébrale ; les lotions avec la teinture d'iode, les embrocations avec une grosse étoffe de laine imprégnée d'essence de térébenthine, sur laquelle je fais passer un fer très chaud. Enfin, je n'hésite pas à conseiller l'application des moxas et des cautères volants, et j'agis ainsi avec énergie surtout quand je vois survenir chez les malades ces douleurs fulgurantes des membres, premiers indices de l'ataxie locomotrice, maladie terrible, si souvent annoncée par la spermatorrhée.

L'hydrothérapie, en tant qu'agent antispasmodique, doit encore occuper un rang important dans le traitement des pertes séminales ; et les bains de mer méthodiquement administrés qui ne sont, en fin de compte, qu'un des modes d'emploi de l'hydrothérapie, rendent aussi de véritables services.

Lorsque les pertes séminales dépendent d'une contractilité trop énergique des vésicules et des canaux éjaculateurs, je prescris l'usage des *bains de siège chauds*, aussi chauds que les individus peuvent les pren-

dre ; de plus, je conseille des applications sur toute la région du périnée, de *sachets de sable chaud*. Elles doivent être faites le soir au moment où le malade se met au lit, et le matin au moment du réveil, et
durer une demi-heure au moins chaque fois.

Il semblera sans doute étonnant à quelques-uns d'entre vous de m'entendre préconiser les bains chauds, lorsque ce sont, au contraire, des
bains de siège froids qui sont conseillés par la généralité des médecins
dans le traitement de la spermatorrhée. Peut-être m'accusera-t-on d'esprit de contradiction, bien qu'en vérité je sois très peu contredisant de
ma nature, étant toujours disposé à accepter, de qui que ce soit, les médications même les plus bizarres, pourvu qu'elles me paraissent appli-
cables sans aucun inconvénient. Si je parle ici de bains chauds; si, d'une
manière plus générale, l'application du chaud me semble être préférable,
dans les cas particuliers dont il est ici question, à l'application du froid,
c'est que j'ai mes raisons pour cela. En maintes circonstances, je vous ai
dit combien était grande la puissance antiphlogistique du calorique, et,
combien, par opposition, le froid était un énergique excitant. Des exemples les plus vulgaires démontrent péremptoirement la vérité de ces propositions. Lorsque l'on trempe ses mains dans la neige ou dans l'eau
glacée, au refroidissement qu'on a éprouvé succède bientôt une élévation
considérable de la température ; tandis que lorsqu'on trempe ses mains
dans une eau très chaude, à la chaleur, à la congestion momentanée des
tissus succèdent rapidement un abaissement de température, une décoloration notable de la peau. C'est que l'action du chaud est, en définitive, sédative, tandis que celle du froid est éminemment phlogistique.
Ces propriétés du calorique sont d'une fréquente application en médecine ; je me réserve de traiter un jour complétement cette importante
question. Ainsi, relativement au traitement des pertes séminales, je conseille des applications de sachets de sable, des bains de siège aussi chauds
que le malade peut les endurer. Vous devez cependant être avertis que
dans les premiers temps de ces applications, les accidents que l'on cherche
à combattre augmentent momentanément ; mais cette surexcitation passagère est de courte durée, et l'amélioration ne tarde pas à se faire sentir.

Ces bains chauds, utiles lorsqu'il s'agit de pertes séminales liées à une
contractilité, à une excitabilité exagérées des vésicules et des conduits
éjaculateurs, sont nuisibles au contraire dans la spermatorrhée que j'ai
appelée passive. Ici ce sont les *bains froids*, c'est l'*hydrothérapie* qui
trouve formellement son indication, et il serait superflu de revenir sur ce
que je viens de vous dire il y a un instant, pour vous expliquer comment
agit cette médication par le froid.

Dans ce dernier cas aussi, certains médicaments doivent être administrés à l'intérieur. Les préparations de strychnine, la noix vomique, la
féve de Saint-Ignace, occupent ici la première place Ces préparations,

données d'abord à faibles doses, seront successivement et graduellement portées jusqu'au point de produire leurs effets physiologiques.

Cependant, messieurs, il arrive encore trop souvent que tous ces moyens échouent. Il en est un autre que j'emploie depuis un grand nom-d'années et qui réussit quelquefois. Je veux parler du compresseur de la prostate. Laissez-moi vous dire, messieurs, comment j'ai été conduit à user de ce moyen mécanique.

En 1825 (j'étais alors attaché, en qualité d'élève interne, à la maison de santé de Charenton), le médecin adjoint, M. Bleynie, me parla de l'un de ses malades atteint d'impuissance, qui, ayant été trouver un certain charlatan demeurant sur la place Baudoyer, à Paris, avait été guéri à l'aide d'un procédé qui avait consisté à lui faire porter dans l'anus une sorte d'embout de buis. Le fait me parut étrange, et méconnaissant alors, comme tout le monde d'ailleurs, les relations existant entre l'impuissance et les pertes séminales, j'étais loin de comprendre comment la guérison avait pu être la conséquence d'un aussi singulier moyen. Je ne voyais là qu'une de ces manœuvres lascives analogues à celles auxquelles se livrent trop souvent dans les mauvais lieux des libertins dont les facultés viriles sont épuisées et qui cherchent ainsi à se procurer momentanément une vigueur factice. Sans m'inquiéter de trouver une autre explication, le fait dont me parlait M. Bleynie ne me paraissait pas avoir une grande importance. Cependant, à dix ans de là, je devais avoir l'occasion d'appliquer moi-même ce procédé empirique, et en y réfléchissant, je me fis une idée de son mécanisme. Je donnais des soins à un jeune homme de vingt-six ans, qui était affecté de pertes séminales involontaires et d'une impuissance absolue. Ce malheureux était sur le point de se marier, et cette circonstance, vous le comprenez, augmentait encore la mélancolie dans laquelle la maladie le jetait déjà par elle-même; des idées de suicide traversaient son esprit. Son affection résistait à tout ce que je faisais pour la combattre, lorsque l'exemple que M. Bleynie m'avait cité me revenant à la mémoire, je résolus, en désespoir de cause, de le mettre à profit. Je conseillai donc à mon malade, qui toute la journée ne quittait ni sa chambre ni sa chaise, de porter dans l'anus un appareil que je lui fis fabriquer. C'était une sorte d'embout de bois semblable à celui d'un spéculum; une fois introduit dans le rectum, il était maintenu en position au moyen de serviettes. Quinze jours après s'être soumis à ce mode de traitement, le jeune homme vint me voir; à mon grand étonnement, je l'avoue, ma médication avait eu quelque succès. Les aptitudes viriles commençaient à reparaître en même temps que les pertes séminales devenaient de plus en plus rares. Encouragé par ce premier résultat, j'engageai le malade à persévérer dans l'emploi des mêmes moyens. Au bout de quinze jours la guérison était assez complète pour que le jeune homme pût se marier, et, en entier dans sa confidence, j'apprenais

qu'il était parfaitement à même de remplir, comme tout autre, l'acte con-
jugal.

Cette première observation me donna grandement à réfléchir, et, ainsi
que je vous le disais tout à l'heure, je me mis à chercher l'interprétation
du fait; je me demandais comment un aussi étrange moyen pouvait amener la guérison de l'impuissance. Je pensai que cette espèce d'embout,
introduit dans le rectum, agissait en comprimant la prostate et médiatement les canaux éjaculateurs, que cette pression suppléait au défaut de
résistance que les conduits auraient dû opposer normalement à la contractilité des vésicules séminales. Cette théorie établie, je marchai dorénavant à sa vérification, lorsque des circonstances analogues se présentaient. Or, aujourd'hui, ces circonstances se sont fréquemment présentées,
et si cette singulière médication ne m'a pas toujours donné le résultat
que j'en attendais, je n'en ai pas moins par devers moi un nombre assez
important de faits dans lesquels le succès a répondu à mon attente.

Je vous montre ici, messieurs, l'appareil que j'emploie à présent.

Dans le principe, j'avais tout simplement adopté le bandage dont se
servent les individus affectés d'hémorrhoïdes volumineuses pour maintenir leurs tumeurs hémorrhoïdaires et empêcher les flux abondants dont
elles sont souvent le siège. Cet appareil consiste en une sorte de petit
cône d'ivoire ou de caoutchouc vulcanisé, fixé par un bandage en T qui se
fixe lui-même autour des reins à l'aide d'une ceinture sur laquelle des
sous-cuisses viennent s'attacher en avant. L'embout de mon appareil était
plus volumineux, plus long que celui du bandage compresseur des
hémorrhoïdes, car il était nécessaire qu'il pénétrât dans l'anus assez
profondément pour arriver jusqu'au niveau des vésicules séminales. Aujourd'hui l'appareil est encore plus simple, en ce sens qu'il n'est pas
besoin de bandage pour le contenir : c'est celui qui a été imaginé par
M. Mathieu notre fabricant d'instruments de chirurgie. Il consiste,
vous voyez, en une sorte de bondon de métal, ayant la forme d'une
olive très allongée, et dont la grosseur varie depuis celle d'un petit œuf
de pigeon jusqu'à celle d'un petit œuf de poule. Ce bondon va en s'amin-
cissant, en bas, sous forme d'un goulot dont le diamètre n'excède pas
5 millimètres, de façon qu'une fois introduit dans le rectum, il soit naturellement maintenu par le resserrement du sphincter anal. En outre, ce
bondon compresseur est soudé sur une tige plate du même métal, de trois
à quatre centimètres de longueur sur un demi-centimètre de largeur environ, qui va appliquer sa moitié antérieure sur le périnée, l'autre sur la
région coccygienne. Vous voyez, messieurs, qu'une fois en place, cet
appareil d'une merveilleuse simplicité ne saurait se déplacer spontanément; aussi, une fois introduit, les malades peuvent-ils le garder facilement toute une nuit et même toute une journée, sans qu'il soit besoin
de le maintenir autrement. Vous comprenez aussi que le volume de cet

instrument varie nécessairement suivant les individus, suivant leur âge d'abord, suivant la facilité avec laquelle ils pourront le supporter.

Je vous ai dit, messieurs, que la partie du compresseur de la prostate qui devait être introduite dans le rectum était soudée sur le pied destiné à rester en dehors. Cette réunion est ainsi combinée, que les deux pièces de l'appareil ne sont pas perpendiculaires, mais forment par leur rencontre un angle aigu de 75 degrés d'un côté, et obtus de 125 du côté opposé. Il est essentiel, quand on emploie l'instrument, que l'angle obtus regarde le coccyx, et par conséquent que l'angle aigu regarde le pubis ; de cette manière la partie supérieure du renflement appuiera nécessairement sur la prostate.

Je dois encore vous faire observer que la longueur de la partie interne de l'appareil doit un peu varier. Il vous a suffi d'explorer quelquefois la prostate d'un certain nombre de malades pour vous convaincre que cet organe est situé à des profondeurs qui varient entre elles de 2 à 5 centimètres, suivant la taille des malades et suivant leur embonpoint.

Cet appareil m'a rendu de réels services : plus d'une fois j'ai vu des pertes séminales involontaires, rebelles jusque-là à tous les traitements, céder complètement dès les premiers jours de l'emploi de ce moyen ; j'ai vu, après sept ou huit jours de son usage, une amélioration telle, que non seulement les aptitudes viriles se réveillaient, mais encore que les accidents généraux, les troubles intellectuels qui accompagnaient l'impuissance diminuaient notablement.

Je vous dirai un autre jour que je trouve encore son indication dans certains cas d'incontinence d'urine. J'ajouterai, quant à présent, que ce mode de traitement est également utile dans les deux dernières formes de spermatorrhée dont je vous ai parlé.

Je n'ai pas la prétention que ces moyens soient infaillibles, et j'ai encore moins la prétention de guérir les troubles graves du système nerveux que les pertes séminales entraînent trop souvent encore après elles. Alors même que les accidents qui en ont été le point de départ auront pu complètement céder, la perturbation survenue dans les fonctions de l'innervation, les troubles intellectuels persisteront à tous les efforts de notre art. Mais les cas dans lesquels la guérison définitive, ou tout au moins un grand soulagement est le résultat d'un traitement bien ordonné et régulièrement suivi, ces cas, Dieu merci ! se présentent encore assez fréquemment pour être donnés comme des encouragements.

J'insiste sur la nécessité d'un traitement régulièrement suivi ; car lorsque des malades affectés de pertes séminales abandonnent trop promptement l'emploi des divers moyens que je viens de vous indiquer, parce que le soulagement qu'ils en ont obtenu leur fait croire à une guérison radicale, cette amélioration ne se maintient pas, et les accidents ne tardent pas à reparaître. Il faut donc une certaine persévérance dans le traitement; celui-ci d'ailleurs n'est ni douloureux, ni difficile à faire.

On ne doit pas oublier non plus que celui qui a été une première fois affecté de spermatorrhée est plus sujet que tout autre, par cela seul, à en éprouver de nouvelles atteintes. Il est donc nécessaire de prendre toutes les précautions possibles pour en éviter le retour. Aussi devra-t-on persévérer, quelque temps encore après la guérison, dans l'emploi des remèdes auxquels ont cédé les premiers accidents ; on devra engager l'individu à faire usage deux ou trois fois chaque année, et pendant quinze jours ou un mois, du compresseur ; de revenir de temps en temps aux bains de siège chauds ou froids, et l'hydrothérapie suivant les indications. Je le répète, la médication que je préconise n'aura d'efficacité qu'à cette condition d'avoir été longuement et méthodiquement suivie, et même lorsqu'elle aura été employée avec une extrême patience, elle échouera encore trop souvent.

Quelques mots encore, en terminant.

Au mois de septembre 1863, un jeune Irlandais me fut adressé par un de nos honorables confrères de Dublin. Ce jeune homme avait, depuis deux ans, des pertes séminales survenant pendant la nuit. Le docteur Adolphe Richard m'ayant parlé des heureux résultats qu'il avait obtenus, dans des cas analogues de la *dilatation forcée de l'anus*, je lui confiai le malade. Il l'opéra en ma présence. A partir de ce jour les pertes séminales ne se reproduisirent plus, et quatre mois après, en janvier 1864, M. Richard recevait de notre jeune homme une lettre par laquelle il nous annonçait que la guérison s'était maintenue absolue.

Comment agit la dilatation de l'anus en pareilles circonstances? je ne saurais vous le dire ; mais comme cette opération est exempte de tout danger, on doit l'ajouter à la liste des moyens que nous pouvons employer pour guérir une affection quelquefois aussi rebelle que celle dont je viens de vous entretenir.

LXIV. — INCONTINENCE NOCTURNE DE L'URINE.

Diverses espèces. — Incontinence nocturne ne constituant pas un état morbide chez les enfants paresseux, peureux. — L'incontinence nocturne proprement dite est une névrose qui se traduit spécialement par un excès d'excitabilité et de tonicité du plan musculaire de la vessie. — L'incontinence à la fois diurne et nocturne dépend d'une atonie du sphincter vésical. — Traitement : la belladone dans l'incontinence nocturne ; les préparations de strychnine dans l'incontinence nocturne et diurne. — Compresseur de la prostate.

MESSIEURS,

Vous m'avez bien souvent entendu interroger une jeune fille qui aide les infirmières de notre salle Saint-Bernard, et lui demander depuis combien de temps elle n'avait pas pissé au lit. Cette jeune fille, sur laquelle j'ai plus d'une fois appelé votre attention, est en effet entrée dans le service de la Clinique depuis près de dix-huit mois, pour une incontinence nocturne de l'urine. Sous l'influence du traitement auquel je l'ai soumise, et ce traitement, je dois vous le rappeler tout de suite, a consisté dans l'administration de la belladone, les accidents se sont graduellement amendés, à ce point que la guérison peut être à présent regardée comme certaine.

Avec toutes les apparences d'une vigoureuse constitution, cette malade, qui a aujourd'hui dix-neuf ans, est d'un tempérament éminemment lymphatique. Pendant son séjour ici, nous avons eu plusieurs fois à combattre des ophthalmies scrofuleuses qui ont laissé sur les deux cornées de légers nuages à cette heure à peu près complétement dissipés. En dehors de ces ophthalmies, en dehors de l'infirmité qui l'amenait à l'hôpital, sa santé est habituellement bonne. Il y a quelques mois, elle a contracté une diphthérie pharyngienne, en soignant des malades de la crèche qui en étaient atteints ; mais cette diphthérie, qui cependant nous a donné quelques inquiétudes, n'a eu aucune suite fâcheuse, et sa bonne santé habituelle a rapidement repris le dessus.

Cette jeune fille vous a raconté que son incontinence d'urine avait débuté quand elle avait huit ans. Jusque-là, depuis qu'elle avait passé sa première enfance, elle n'était pas plus sujette qu'aucune autre à ces accidents, et elle ajoute, en le répétant d'ailleurs d'après le dire de ses parents, qu'une peur violente a été l'occasion des premiers qu'elle a éprouvés. Nous aurons à voir la part qui revient à cette influence. Toujours est-il que, à partir de ce moment, elle n'est plus restée une seule nuit sans uriner au lit, au moins une, quelquefois deux ou quatre fois. Chose remarquable, et qu'il importe de bien mentionner, dans la journée, et lorsqu'elle est éveillée, elle peut, autant que qui que ce soit, retenir ses urines, et c'est seulement quand elle dort qu'elle n'en est plus maîtresse. Un point encore à noter, c'est que c'est vers le matin, dans les dernières heures de son sommeil, qu'elle est prise du besoin auquel elle ne peut résister. Quelques mots suffiront pour nous rendre compte de ce dernier fait. La malade nous dit que c'est vers le matin aussi que son sommeil est le plus profond. Il l'est à ce point que l'on a toutes les peines du monde à la réveiller. On a beau l'appeler, on a beau la secouer, elle n'entend et ne sent rien, et lorsqu'on la fait lever de force, elle semble dormir debout. Dans les premières heures du sommeil, il lui arrivait assez souvent de sortir de son lit pour satisfaire au besoin qu'elle ressentait ; et qu'elle ait ou non uriné dans le courant de la nuit (et plusieurs fois la veilleuse est venue l'éveiller pour prévenir les accidents), elle n'en pissait pas moins au lit vers le matin, alors même que deux heures à peine s'étaient passées depuis que, pour la dernière fois, elle avait volontairement exonéré sa vessie.

Ces détails ont leur intérêt, et j'aurai à y revenir. Pour en finir avec l'histoire de cette malade, dès son arrivée ici je l'ai mise à l'usage de la belladone. Tout de suite les effets du médicament se sont manifestement prononcés, et tout d'abord nous avons obtenu que les accidents ne se produisissent plus qu'une fois seulement par nuit ; puis, à mesure que nous avons augmenté les doses, la jeune fille est restée plusieurs jours sans pisser au lit ; en définitive, voici maintenant plus de deux mois que cela ne lui est arrivé.

A la même époque, nous avions au n° 3 de la même salle une autre jeune fille âgée de seize ans, également affectée d'incontinence d'urine. Chez elle, cette infirmité datait de sa naissance. Elle nous racontait que se couchant d'ordinaire à sept heures et demie du soir, c'était entre onze heures et minuit qu'elle pissait au lit. Elle disait que lorsqu'elle s'endormait pendant la journée, cela ne lui arrivait pas, parce qu'alors elle se sentait éveillée par le besoin ; mais elle ajoutait que le besoin était pressant à ce point que quand il la prenait, soit qu'elle dormît, soit qu'elle ne dormît pas, elle n'avait que le temps de courir au cabinet.

Ici encore nous avons eu recours à la belladone, et la belladone nous a rendu le même service. Mais ce médicament a complétement échoué, et nous n'avons pas été plus heureux avec l'opium associé à la belladone, avec la strychnine, dont les préparations sont indiquées dans certains cas, nous n'avons pas été plus heureux avec la résine de mastic, récemment préconisée contre l'incontinence nocturne de l'urine, chez un jeune homme de notre salle Sainte-Agnès ; chez lui cette incontinence a complétement cédé à la suite d'une petite opération chirurgicale.

Ce jeune homme, âgé de dix-sept ans, pissait au lit depuis son enfance; cet accident se produisait deux ou trois fois chaque nuit. L'âge de la puberté n'avait amené aucune modification à son infirmité; bien plus, quoique ses facultés génésiques ne parussent que fort peu développées, l'incontinence d'urine s'était compliquée de pollutions nocturnes. Un instant, je crus que la belladone nous donnerait ce que j'en attendais; l'incontinence semblait, en effet, avoir cédé; mais cette sensation coïncidant avec un flux diarrhéique abondant, occasionné par le médicament, il nous fut facile de voir que si le malade n'urinait plus au lit, c'est qu'il se levait plus souvent la nuit pour aller à la garderobe. Après avoir essayé le sirop de sulfate de strychnine, après avoir eu recours aussi inutilement à la résine de mastic, il me vint à l'idée que son infirmité que j'essayais en vain de combattre par ces moyens pouvait être sous la dépendance d'un phimosis congénital dont il était atteint. Je priai mon collègue M. le professeur Jobert de pratiquer la circoncision. A partir de ce moment treize nuits se passèrent sans accident, puis ils reparurent pendant trois nuits de suite; enfin, les neuf dernières nuits qu'il resta à l'hôpital, ce jeune homme n'urina pas une seule fois au lit, et quand il demanda à retourner chez lui, il nous était permis d'espérer que la guérison serait définitive.

Enfin au n° 1 de la même salle, vous voyiez dernièrement encore un homme dans la force de l'âge, qui était également affecté d'incontinence d'urine, mais d'incontinence tout à la fois diurne et nocturne. C'était un individu âgé de cinquante et un ans, exerçant la profession de peintre en bâtiments. Il nous racontait qu'il avait eu cinq attaques de colique de plomb, mais que jamais, jusqu'à il y a deux ans, il n'avait eu de paralysie.

Il y a deux ans, il ressentit dans les jambes une diminution de forces, sans que cette faiblesse fût accompagnée de diminution de la sensibilité cutanée. Cependant cette demi-paralysie s'était généralisée; les bras commençaient à en être affectés, la langue à perdre sa liberté d'action, et il en résultait un certain embarras de la parole, la vue elle-même était affaiblie. Mais ce qui tourmentait le plus cet individu, ce qui l'avait surtout décidé à entrer à l'hôpital, c'était son incontinence d'urine. Pendant la journée et dans l'espace de douze heures, il était obligé de quitter quatre ou cinq fois son travail pour satisfaire au besoin de pisser sans qu'il lui fût possible de retenir ses urines. La nuit il mouillait plusieurs fois son lit, n'étant plus alors averti, comme pendant la veille, de la nécessité de vider sa vessie. Ce malade a succombé plus tard dans notre service à une encéphalopathie saturnine.

L'espèce d'incontinence d'urine dont était affecté cet individu n'a aucun rapport avec celle dont je vous ai parlé tout à l'heure. Je ne voulais pas cependant laisser ce fait de côté, d'autant moins qu'il est important d'appeler votre attention sur les moyens que nous avons employés pour arriver à la guérison dans ce cas.

Messieurs, si l'incontinence nocturne de l'urine ne saurait être considérée en réalité comme une maladie sérieuse, du moins constitue-t-elle une triste infirmité, que vous observerez assez communément dans le cours de votre carrière médicale, et à propos de laquelle il n'est pas un d'entre vous qui ne puisse être consulté dès le début de sa pratique. Je ne dois donc pas laisser passer inaperçus les faits qui se sont présentés à votre observation, et je dois surtout insister sur le mode de traitement qui nous a si merveilleusement réussi chez la première de nos malades, comme il me réussit dans la majorité des cas. Mais avant de formuler cette médication, il importe de bien spécifier les circonstances où elle est indiquée, et d'établir par conséquent les conditions dans lesquelles l'incontinence nocturne de l'urine se produit.

Il est, vous le savez, des individus, et cela est surtout fréquent dans la première jeunesse, il est des individus auxquels il arrive de pisser au lit parce qu'ils rêvent pisser contre un mur ou dans leur pot, ces rêves étant sollicités par un besoin d'uriner qui les tourmente et qu'ils satisfont en dormant. Il en est d'autres, ce sont toujours des enfants, qui pissent au lit par paresse, parce que, ne voulant pas se lever aux premiers avertissements qu'ils éprouvent, ils se rendorment, et ne sont bientôt plus maîtres de retenir les urines. A cette catégorie appartiennent ceux qui, d'un naturel poltron, ont peur des ténèbres, et n'osant pas sortir du lit, ou appeler les personnes qui pourraient leur venir en aide, aiment mieux souiller leur couche que de se déranger. Dans ce genre d'incontinence nocturne de l'urine, beaucoup plus rare d'ailleurs qu'on ne le croit généralement, les accidents se répètent à des intervalles très éloignés; pour y mettre un terme, il suffit le plus ordinairement d'exercer sur ce ,enfants une influence morale, de les menacer de châtiments quand ils sont petits, de leur faire honte lorsqu'ils sont plus avancés en âge, et la médecine n'a ici aucun besoin d'intervenir. Il n'en est plus de même pour l'incontinence nocturne d'urine, de laquelle seule nous devons nous occuper, et qui est sous la dépendance d'un état vraimenr pathologique.

Celle-ci, bien qu'elle puisse quelquefois dater de la naissance, ainsi que cela avait lieu chez notre jeune fille du n° 3 de la salle Saint-Bernard, ne survient ordinairement que lorsque le malade est arrivé à un certain âge. Comme presque tous les enfants, il avait pissé au lit jusqu'à l'âge de quinze à dix-huit mois, et comme tous les enfants aussi, à partir de cette époque, il avait cessé d'y pisser lorsque tout d'un coup il recommence à le faire. C'est habituellement vers sept à huit ans que celte incontinence nocturne de l'urine se déclare. Les accidents surviennent alors presque toutes les nuits, et quelquefois plusieurs fois dans le courant de la même nuit.

Quelles en sont les *causes?* Vous entendez souvent dire par ceux qui en sont affectés, et par leurs parents eux-mêmes, qu'une peur qu'ils ont éprouvée en a été le point de départ. Je ne saurais trop vous mettre en garde contre ces interprétations. Les émotions morales, la peur en particulier, sont mises trop facilement en avant pour expliquer l'origine de certaines névroses, bien qu'en réalité il s'en faille de beaucoup qu'il existe la moindre relation entre celles-ci et leurs prétendues causes. Un enfant a des attaques de mal comitial, ses parents ne manqueront pas de raconter que la première est survenue à la suite d'une grande frayeur. Cela peut être, je ne le conteste pas, et dans nos conférences sur l'épilepsie j'ai eu soin de vous signaler la part qui revient aux émotions morales dans la production de cette redoutable maladie ; mais cette part est, en vérité, relativement très faible, et sur plus de cent fois qu'on invoquera cette influence morbide, à peine existera-t-elle une fois réellement. En interrogeant les antécédents héréditaires du sujet, vous trouverez des raisons plus que suffisantes pour vous rendre compte de l'existence du mal.

Ce que nous savons toutefois, c'est que, pour l'incontinence d'urine, comme pour beaucoup d'autres névroses, l'*hérédité* joue, dans certains cas, un rôle incontestable.

Je voyais, il y a quelque temps, dans mon cabinet, une demoiselle d'une vingtaine d'années qui en était atteinte ; ses accidents, qui revenaient presque chaque nuit, se montraient dans la première heure du sommeil, et ne se renouvelaient pas jusqu'au réveil. Dans le jour elle avait la faculté de retenir très longtemps ses urines. Elle m'était amenée par sa mère, et celle-ci me disait qu'elle-même avait été sujette à cette incontinence d'urine jusqu'au moment de sa puberté, où elle avait été guérie spontanément ; elle ajoutait que son fils avait eu jusqu'à douze ans la même infirmité.

Au mois de juillet 1860, une dame de quarante ans me conduisait son fils qui allait subir ses examens pour l'école militaire de Saint-Cyr; ce jeune homme avait une incontinence nocturne de l'urine depuis sa seconde enfance. Les accidents étaient d'ailleurs assez rares et ne se reproduisaient qu'une ou deux fois par mois. C'en était assez pour rendre le séjour dans une école militaire impossible. Cette dame me disait qu'elle-même avait été sujette à la même infirmité jusqu'à l'âge de douze ans. Elle me racontait qu'elle était déjà très grande et pubère depuis une année, lorsque sa mère, qui avait compté que la puberté amènerait la cessation des accidents, trompée dans son attente et persuadée qu'elle y mettait de la mauvaise volonté, lui infligea, un matin, en présence de la

femme de chambre, une de ces corrections qui ne sont guère employées
que pour les petits enfants; elle en fut profondément émue, et dès lors
elle cessa d'uriner au lit.

Des exemples analogues ont été rapportés. C'est ici, messieurs, que
l'incontinence nocturne d'urine et l'épilepsie présentent un certain point
de contact. Il est loin d'être rare, en effet, de rencontrer dans les antécédents héréditaires, des individus épileptiques, et, dans ce cas, ce n'est pas
forcer l'induction que de voir dans les accidents dont nous parlons un
nouvel exemple de ces mutations des névroses les unes dans les autres,
mutations sur lesquelles j'ai plus d'une fois appelé votre attention. Ma
manière de voir est d'autant plus acceptable, qu'il peut arriver, ainsi
que j'en ai cité des observations, que cette mutation ait lieu chez le
même individu. Dans l'un des cas auxquels je fais allusion, il s'agissait
d'un enfant qui, ayant pissé au lit jusqu'à l'âge de neuf ans, fut sujet à
des accès de mal comitial quand il eut été guéri de sa première infirmité.
L'épilepsie, du reste, ne jouerait pas seule ici le rôle que nous lui attri-
buons; l'hystérie pourrait être également mise en cause dans un grand
nombre de circonstances. Enfin je vous ai signalé, dans mes leçons sur
les *pertes séminales*, la relation qui existe entre ces pertes, l'incontinence
nocturne de l'urine et les névroses [1]; je vous ai fait voir dans un grand
nombre de cas l'incontinence du sperme succéder, chez l'adolescent, à
l'incontinence de l'urine de l'enfance, et l'impuissance accompagnant à
la virilité l'incontinence du sperme : puis vous avez vu, couronnant le
tout, l'épilepsie ou l'aliénation mentale terminer cette série morbide, et
démontrer que chacun des termes de celle-ci est de nature nerveuse.

J'ai dit qu'il nous fallait confesser notre ignorance des causes de l'incontinence d'urine; j'entends les causes occasionnelles. Dans quelques
cas, ainsi que cela est arrivé chez notre jeune garçon de la salle Sainte-
Agnès, un phimosis a été le point de départ des accidents : ce fait pourrait être interprété en disant que la présence des concrétions sébacées
interposées entre le prépuce et le gland provoque une irritation qui se
propage sympathiquement à la vessie, qui est dès lors plus vivement
sollicitée à se contracter lorsque l'urine vient s'accumuler dans sa cavité; mais c'est là un fait exceptionnel, et, pour la grande majorité des
cas, toute explication nous fait absolument défaut.

Peut-être connaissons-nous mieux la cause prochaine, la cause organique de l'incontinence. On a longtemps émis cette opinion, encore aujourd'hui professée par quelques médecins, que cette infirmité dépendait
d'une faiblesse de la constitution; qu'elle affectait les enfants débiles,
d'un tempérament lymphatique, les individus à chairs flasques, à teint
pâle, à cheveux blonds. Il a suffi d'observer plus attentivement les faits

---

1. Voyez plus haut, page 741.

pour voir tout ce que cette opinion avait de trop exclusif. L'incontinence nocturne de l'urine s'observe, en effet, chez des sujets d'une constitution délicate, sans aucune énergie physique ou morale, mais il est presque aussi fréquent de l'observer chez des individus présentant tous les attributs de la force et de la plus parfaite santé.

Sans vouloir aller plus loin, nous répéterons que l'incontinence nocturne de l'urine est une névrose, et nous ajouterons que cette névrose se traduit par une irritabilité excessive de la vessie. En définitive, c'est cet excès d'irritabilité des fibres musculaires de la vessie, qui est la cause immédiate de l'incontinence. Voilà les conclusions auxquelles nous sommes arrivé en cherchant à nous rendre compte des succès obtenus avec la belladone dans le traitement de cette affection, constatant une fois de plus la vérité de l'aphorisme d'Hippocrate : *Naturam morborum curationes ostendunt.*

Vous savez, messieurs, ce qui se passe dans l'acte de la miction. L'urine sécrétée par les reins s'écoule par les uretères dans la vessie où elle s'accumule, retenue par l'obstacle qu'oppose à sa sortie le sphincter vésical habituellement fermé. Lorsqu'il s'en est ainsi accumulé une quantité plus ou moins considérable, le besoin d'uriner se fait sentir, et il est dû à la contraction des fibres musculaires de la vessie luttant contre la résistance du sphincter. Bien que celui-ci, comme tous les muscles de la vie organique, soit placé en dehors de l'action de la volonté, il en dépend cependant de telle sorte que sa contraction, sous l'influence de cette volonté, devient assez énergique, et l'on peut retenir ses urines pendant un temps plus ou moins long ; la constriction exercée sur le col de la vessie par les fibres propres de son sphincter est alors augmentée par la contraction des muscles bulbo-caverneux et releveur de l'anus. Mais il arrive un moment où le besoin devenant plus pressant par suite de l'accumulation plus grande de l'urine, les forces qui s'opposent à sa sortie sont vaincues par celles qui tendent à l'expulser et alors la miction a lieu. Elle a lieu d'abord par le seul fait de la contraction des fibres musculaires de la vessie, et cette action est suffisante pour que la vessie se vide complétement, quand surtout le sphincter offre peu de résistance, comme chez les petits enfants ; chez les enfants plus avancés en âge et chez les adultes, elle ne suffit pas toujours, et les muscles abdominaux, y compris le diaphragme, interviennent pour aider à l'accomplissement de l'acte.

Il est donc nécessaire, pour que la miction s'opère volontairement, que la résistance du sphincter vésical soit assez forte pour contre-balancer l'action des muscles qui tendent à expulser l'urine hors de son réservoir naturel. Dès que cette résistance du sphincter ne sera plus assez puissante, les urines s'échapperont involontairement, il y aura incontinence.

Ce défaut de résistance peut être absolu ou relatif. Il peut être absolu, comme dans les cas de paraplégie, de paralysie, et c'est ce qui arrive chez notre malade du n° 1 de la salle Sainte-Agnès, qui, je vous le rappelle, a été affecté d'accidents saturnins et qui a gardé une paralysie de vessie. Mais alors il n'y aura plus seulement incontinence nocturne, les urines s'échapperont indépendamment de la volonté de l'individu, aussi bien dans la journée que pendant la nuit, et comme la vessie participera elle-même à cette paralysie, l'écoulement se fera d'une manière passive, non par un jet vigoureux, comme cela a lieu dans le cas dont il est ici spécialement question.

Dans l'incontinence nocturne de l'urine, le défaut de résistance n'est que relatif, en ce sens que, ainsi que je vous le disais tout à l'heure, c'est l'irritabilité des fibres musculaires de la vessie elle-même qui est augmentée. Cette irritabilité, et, j'ajouterai, cette tonicité exagérées de la vessie sont démontrées par ce fait que, ainsi que l'a constaté Bretonneau, ainsi que je l'ai constaté moi-même, la plupart des malades atteints d'incontinence nocturne d'urine pissent pendant le jour avec une roideur extrême. Elle me paraît aussi démontrée par ce fait encore, que les malades sont, quand ils dorment, presque toujours en érection : or ne peut-on pas admettre que la vessie participe à cet état d'éréthisme des organes génitaux externes ?

Il se peut qu'avec cette augmentation de la tonicité des fibres musculaires de la vessie, il y ait un certain degré d'atonie du sphincter, et alors les malades, comme cela arrivait chez la jeune fille du n° 3 de la salle Saint-Bernard, ont beaucoup de peine, même pendant le jour, à retenir leurs urines. Mais le plus souvent, hâtons-nous de le dire, il n'en est point ainsi ; le sphincter vésical, alors du moins que la volonté peut lui commander, conserve toute son énergie. Ce qui démontre qu'il ne s'agit point ici, bien qu'on l'ait prétendu, d'une atonie du sphincter vésical, c'est que ces individus peuvent retenir très longtemps leurs urines lorsqu'ils sont éveillés. La jeune fille qui fait le sujet de notre première observation nous a souvent répété qu'il en était ainsi chez elle. Or comment expliquer cette faculté, en admettant un affaiblissement dans la contractilité du sphincter !

L'incontinence est nocturne ; c'est pendant le sommeil que les accidents surviennent et au moment où le sommeil est le plus profond. Interrogez les malades, ou plutôt interrogez les personnes qui peuvent nous donner des renseignements sur eux, et vous apprendrez que ceux qui pissent au lit ont en général le sommeil très dur. On comprend facilement dès lors comment les choses se passent. Pendant le sommeil, la contractilité volontaire du sphincter vésical étant complétement anéantie, sa contractilité organique n'est plus suffisante pour lutter contre celle des fibres propres du corps de la vessie, et dès lors la miction se fait involontairement. Il n'est pas besoin pour cela qu'il y ait une quantité considérable d'urine accumulée.

Je reviens encore à notre malade de la salle Saint-Bernard. Bien que plusieurs fois dans la nuit elle se levât pour uriner, soit qu'elle se réveillât d'elle-même, soit qu'on la réveillât pour éviter les accidents, ceux-ci n'en survenaient pas moins vers le matin, dans les dernières heures de son sommeil. Il en est de même chez beaucoup de ceux qui son atteints de cette infirmité. Il n'y a donc pas lieu d'admettre, comme l'ont écrit certains auteurs, que l'incontinence nocturne est due à une plénitude excessive de la vessie, que l'écoulement des urines se fait par regorgement, ainsi que cela arrive dans la rétention en général.

Messieurs, dans la question qui nous occupe, il est un point important à élucider. Dès les premiers temps qu'elle fut soumise au traitement que je lui avais prescrit, notre jeune fille de la salle Saint-Bernard éprouva une amélioration sensible. Il y avait une quinzaine de jours qu'elle prenait de la belladone, lorsqu'elle resta dix à douze jours sans pisser au lit, tandis qu'auparavant elle y pissait non pas seulement toutes les nuits, mais même souvent deux fois par nuit. Sur ces entrefaites, ses règles ayant apparu pour la première fois, la religieuse hospitalière jugeant que ce serait une crise qui amènerait la guérison radicale de la maladie, cessa de donner le médicament. L'incontinence ne tarda pas à reparaître.

Cette influence de l'établissement des règles, et, d'une manière plus générale, l'influence de la puberté sur la guérison de l'incontinence nocturne d'urine, est une opinion assez généralement répandue, non seulement parmi les gens du monde, mais encore parmi les médecins ; de même que l'on croit que, lorsqu'elle date de la naissance, cette infirmité cédera tout naturellement, soit à l'époque de la première dentition, soit tout au moins à l'époque de la seconde ; comme aussi lorsque l'âge de la puberté est passé sans avoir rien modifié, on espère que le mariage, qu'un premier enfant amèneront le changement désiré. Gardez-vous, messieurs, de ces illusions ! Les faire partager aux parents qui vous demanderaient votre avis sur ce point serait vous exposer à de fâcheux mécomptes. Sans doute l'incontinence d'urine qui guérit le plus souvent, pour ne pas dire toujours, d'elle-même, à un moment donné, peut guérir à l'époque de la dentition, à l'époque de la puberté, à l'époque du mariage ou d'un premier accouchement. Mais ce sont là de simples coïncidences, si j'en juge par les faits nombreux que je vois chaque jour, dans lesquels les accidents ont persisté sans que les diverses révolutions éprouvées par l'organisme aient jamais eu aucune influence sur eux.

Une fois, cependant, il m'a semblé voir dans la guérison d'une incontinence nocturne et une première grossesse une relation évidente. C'était chez une jeune fille de dix-huit ans qui, depuis sa naissance, urinait au lit. Chez elle aussi on avait compté, mais en vain, sur la dentition ; à qua-

torze ans, la menstruation s'était établie sans plus d'avantage; on avait
alors dit à la famille que le mariage la guérirait. Cette demoiselle avait
tous les agréments de la beauté et de la richesse; mais comment la donner à un homme sans prévenir celui-ci de l'infirmité de sa future femme?
Et quel homme consciencieux aurait accepté de courir les chances qu'on
lui présentait? Un individu sans fortune ne recula pas devant la situation;
il l'épousa. Sa femme devint immédiatement enceinte, et à partir de cette
époque, elle cessa de pisser au lit.

Cet exemple est le seul que je connaisse; je ne saurais trop vous le
répéter les cas analogues doivent être très exceptionnels. Quant aux maladies intercurrentes dont peuvent être pris les individus affectés d'incontinence, elles ont une influence réelle sur celle-ci. Ainsi les maladies aiguës, fébriles, notamment les fièvres éruptives, suspendent les accidents pendant leur durée, et quelquefois même ce bénéfice se prolonge
pendant quelque temps après la cessation de la fièvre. Vous vous rappelez
certainement cette jeune fille couchée au n° 22 de la salle Saint-Bernard.
Je la traitais infructueusement depuis dix-huit mois. Elle prit une dothiénentérie dans le courant de l'été de 1861, et durant sa convalescence
elle resta vingt-quatre nuits sans uriner au lit. Les accidents reparurent
plus tard. Ne voyez-vous pas ici une nouvelle analogie entre l'incontinence nocturne de l'urine et les autres névroses?

Messieurs, un grand nombre de moyens ont été employés pour combattre l'incontinence nocturne de l'urine qui, bien qu'étant toujours une
affection sans aucune gravité et guérissant à peu près toujours d'elle-même
à un moment donné, n'en constitue pas moins une déplorable infirmité,
contre laquelle les médecins sont chaque jour appelés à intervenir. Entre
toutes ces médications, celle par la belladone ou par l'atropine occupe le
premier rang. Administré dans certaines conditions, et ces conditions
sont celles qui se présentent le plus ordinairement, donné suivant certaines règles, ce médicament constitue un remède sinon infaillible, du
moins éminemment utile. Presque toujours il amène un amendement notable dans la fréquence des accidents, et en un grand nombre de cas, il
les fait cesser complétement.

Cette médication que j'ai empruntée à la pratique de Bretonneau me
rend depuis longtemps d'incontestables services, comme elle en a rendu
à M. Blache et à d'autres médecins encore. Vous avez vu vous-mêmes le
succès que nous en avons obtenu chez la première de nos deux jeunes
filles de la salle Saint-Bernard, et je vais vous raconter sommairement ce
qui s'est passé chez elle, en vous rappelant ainsi les règles que nous
avons suivies.

A son arrivée à l'hôpital, je lui ai fait prendre chaque soir une pilule
contenant *un centigramme d'extrait de belladone,* et tout de suite l'amélioration a été sensible. Les accidents qui jusque-là survenaient deux fois

chaque nuit, ne se répétaient plus qu'une; à mesure que nous avancions, le médicament étant toujours donné à la même dose, ces accidents n'avaient plus lieu toutes les nuits comme auparavant. Deux, trois, quatre nuits se passaient sans que la malade urinât dans son lit; puis elle y pissait de nouveau pendant deux, quatre, cinq, six nuits de suite. Cela dura plusieurs semaines. Sans me laisser décourager par la ténacité du mal, j'augmentai les doses de belladone, que je portai progressivement à 6, 7, 8, 9 et même jusqu'à 10 centigrammes, qui étaient pris du même coup, et toujours le soir. A cette dose de 10 centigrammes, l'amendement fut tel, que vingt-deux nuits se passèrent sans qu'il y eût d'accidents. La malade en fut reprise alors deux nuits de suite, et resta ensuite huit ou dix nuits sans en avoir; de nouveau elle pissa au lit deux ou trois nuits, et de nouveau encore elle resta une dizaine de nuits sans y pisser. Assurément nous avions gagné du terrain, mais notre but était loin d'être atteint. J'insistai sur la médication, et toujours graduellement je portai jusqu'à 15 centigrammes la dose de la belladone. Il y a aujourd'hui cinquante jours, près de deux mois, que la malade est maintenue à cette dose de 15 centigrammes, et depuis cinquante nuits elle n'a pas uriné une seule fois au lit[1].

C'est pour moi une conviction profonde, que la belladone est l'arme thérapeutique la plus puissante que nous ayons à opposer à l'incontinence nocturne de l'urine chez les individus des deux sexes. Si je n'ai pas la certitude absolue que, grâce à cet héroïque moyen, je guérirai invariablement mes malades, du moins suis-je certain de les soulager presque toujours. Fort de cette conviction, je mets dans le traitement une patience que je réclame de ceux confiés à mes soins, et dans le cas dont vous venez d'être témoins, vous avez vu si le succès a répondu à notre attente. Malheureusement il n'est pas toujours possible d'obtenir des malades cette persévérance qui leur est si nécessaire : dès qu'une amélioration notable s'est prononcée, ils se croient désormais à l'abri du mal, et, ne tenant plus compte de vos recommandations, ils abandonnent l'usage du remède; les accidents ne tardent pas à reparaître, il faut alors recommencer le traitement, et le continuer alors plus longtemps qu'on ne l'aurait fait si les premières prescriptions avaient été rigoureusement suivies.

En définitive, messieurs, voici les règles de ce traitement. Je fais prendre chaque soir, au moment de se coucher, 1 centigramme d'extrait de belladone, ou bien un demi-milligramme de sulfate neutre d'atropine, qui est administré soit sous forme de pilules, soit sous toute autre forme.

---

1. La guérison ne s'est pas démentie depuis le jour que cette leçon était faite à l'amphithéâtre de l'Hôtel-Dieu, et nous avons pu nous assurer que cette guérison était radicale, puisque la malade resta dans nos salles en qualité d'infirmière jusque vers la fin de l'année 1863.

Si les accidents deviennent plus rares sous l'influence de cette première dose de médicament, je la maintiens pendant un certain temps; mais si au bout de ce certain temps, huit ou dix jours par exemple, l'amélioration ne fait pas de progrès, j'augmente la dose de belladone, et j'en fais prendre, toujours le soir, et au même moment, 2 centigrammes. Suivant la même règle et guidé par les mêmes indications, j'accrois successivement ainsi les quantités du remède, que je porte à 3, 4, 5, 6, 10, 15, 20 centigrammes et même au delà, selon que l'action thérapeutique est plus ou moins prononcée, selon aussi la tolérance individuelle.

Lorsque l'amélioration a duré un assez long temps pour qu'il soit permis de croire à une guérison radicale, lorsque pendant trois, quatre, cinq mois il n'y a eu aucun accident, au lieu d'interrompre brusquement la médication, je la maintiens encore, mais en diminuant progressivement la dose du médicament, pendant deux, quatre, cinq, six, huit, dix mois, plus d'un an même, selon les cas, selon les circonstances, lorsque j'ai eu à combattre une incontinence nocturne plus ancienne, et par conséquent, plus invétérée.

La belladone, administrée suivant les règles que je vous indique, et administrée avec une grande persévérance, est, je vous le répète, l'arme thérapeutique la plus puissante que nous ayons à opposer à l'incontinence nocturne de l'urine, j'entends cette espèce d'incontinence sur laquelle j'ai plus spécialement appelé votre attention et qui dépend d'un excès d'irritabilité de la vessie. La belladone agit, dans ces cas, en diminuant cette excitabilité, cette tonicité exagérée du plan musculaire du réservoir de l'urine; elle agit donc par ses propriétés physiologiques, qui sont de diminuer la contractilité de ces fibres musculaires, propriétés qui ont été surtout mises en lumière par les expériences que M. le docteur Comaille a faites sur lui-même.

Tout en revenant encore sur la nécessité d'insister sur ce remède, en en augmentant graduellement les doses, de continuer longtemps après que les accidents nocturnes ont cessé, je vous ferai observer que souvent, lorsque, dans les premiers mois du traitement, la belladone a produit l'effet qu'on en attendait, il est opportun d'en suspendre l'usage et de la remplacer quelque temps par des préparations de noix vomique.

Dans les cas où l'incontinence nocturne d'urine dépend non plus seulement d'un excès d'irritabilité des fibres musculaires de la vessie, mais encore d'une atonie du sphincter vésical, la belladone ne présente plus les mêmes avantages. Quoique, en quelques circonstances, on en obtienne d'abord un certain effet, parce qu'en diminuant la tonicité du plan musculaire de la vessie, lorsque cette tonicité est exagérée, le sphincter peut résister plus facilement, c'est contre l'atonie du sphincter qu'il faut lutter pour arriver au résultat que l'on cherche. Or les *préparations de strychnine* trouveront ici leur indication. Celle à laquelle je donne la préférence, parce qu'elle me paraît d'un maniement plus facile, est le sirop de sulfate neutre de strychnine, dont, en d'autres occasions, je vous ai donné la formule et dont je vous ai indiqué le mode d'administration.

C'est à ce médicament qu'il faut d'emblée avoir recours lorsque l'incontinence est exclusivement sous la dépendance d'une atonie, non-seulement du sphincter, mais encore de toute la vessie. Cette espèce d'incontinence se reconnaît à ce que, d'une part, elle est à la fois diurne et nocturne ; à ce que d'autre part, chez les individus qui sont affectés de cette infirmité, le jet d'urine est flasque, contrairement à ce que nous avons dit exister chez ceux qui sont atteints de l'autre espèce d'incontinence exclusivement nocturne.

C'est aussi la strychnine que nous avons d'abord donnée à notre malade du n° 1 de la salle Sainte-Agnès ; mais cette médication, tout en modifiant la paralysie, au point que peu de temps après cet homme marchait avec beaucoup plus de facilité et beaucoup plus longtemps qu'auparavant, tout en modifiant, dis-je, la paralysie des membres inférieurs, la médication par la strychnine est restée sans effet sur l'incontinence d'urine. Voyant cela, j'ai eu l'idée de recourir au *compresseur de la prostate*, dont je vous ai parlé comme d'un des plus puissants moyens que nous possédons pour guérir certaines espèces de spermatorrhée. Je comptais, à l'aide de cet appareil, agir sur le col de la vessie de la même façon que, dans les pertes séminales, nous agissons sur l'orifice des canaux éjaculateurs. J'ai atteint mon but ; car bientôt notre malade, averti du besoin d'uriner, ce qui ne lui arrivait pas auparavant, a pu résister à ce besoin et retenir ses urines aussi bien quand il dormait que lorsqu'il était éveillé. Quoique ce fait soit le seul que j'aie à vous présenter de ce genre, il n'en a pas moins sa valeur, et je vous engage à en prendre note.

Indépendamment de ces médications internes et du traitement chirurgical à opposer à l'incontinence nocturne de l'urine, il en est un autre que nous devons faire entrer en ligne de compte, et qui consiste à engager les individus à prendre l'habitude de résister aussi longtemps que possible au besoin d'uriner lorsqu'ils l'éprouvent dans la journée.

L'incontinence nocturne de l'urine, ainsi que je vous l'ai dit, dépend d'un excès de tonicité et d'irritabilité des fibres musculaires de la vessie ; or, toutes les fois qu'un muscle se trouve dans ces conditions de tonicité, d'irritabilité exagérée, qui en sollicitent le spasme, le meilleur moyen de lutter contre ce spasme est aussi de lutter contre la tonicité du muscle. Il suffit pour cela de porter la fibre musculaire à son degré le plus considérable possible d'extensibilité ; or, c'est par l'habitude qu'on arrive à ce résultat.

Vous savez tous que les gros mangeurs finissent par avoir un estomac plus ample que celui des autres hommes. Cette amplitude plus grande de l'estomac, occasionnée d'abord par la présence d'une quantité trop considérable d'aliments, finit par en être indépendante. A force d'être habituellement distendue, la fibre musculaire perd sa tonicité, et, à un moment donné, bien que l'estomac soit vide, il ne revient plus sur lui-même. De même, une constipation habituelle amène une distension exagérée du gros intestin. Ces distensions exagérées de l'intestin et de l'estomac sont, pour le dire en passant, causes d'accidents dont j'aurai à vous entretenir longuement un jour, et parmi lesquels je citerai dès à présent les flatuosités stomacales et intestinales.

Il en est de la vessie comme du tube digestif, comme d'ailleurs de tous les organes creux : par leur distension habituelle, les fibres musculaires qui entrent dans la composition de ces appareils perdent une partie de leur contractilité. C'est ce fait qui doit être mis à profit dans le cas particulier dont nous parlons.

Il n'est personne qui ne sache que la vessie des femmes est plus grande que celle des hommes; que cela tienne en partie à ce que naturellement ce réservoir est plus ample chez elles, il est incontestable aussi que cela tient encore à ce que les femmes, en raison des conditions sociales au milieu desquelles elles vivent, prennent de bonne heure l'habitude de retenir leurs urines beaucoup plus longtemps quene s'y astreignent les hommes. Ceux-ci peuvent cependant prendre la même habitude, et il en est qui restent plusieurs heures sans exonérer leur vessie, tandis que d'autres ne savent pas résister aux premiers besoins. Si, passé un certain âge, retenir ces urines a des inconvénients, cela n'en a aucun dans la jeunesse et encore moins dans l'enfance. On ne saurait donc trop recommander aux enfants et aux adolescents affectés d'incontinence nocturne de prendre l'habitude de retenir leurs urines aussi longtemps qu'ils le peuvent lorsqu'ils sont éveillés. Cette petite précaution semblera peut-être à certains savants bien insignifiante; elle n'en a pas moins son importance, et vient en aide au traitement que je vous ai indiqué.

LXV. — GLYCOSURIE, DIABÈTE SUCRÉ

La présence du sucre dans les urines ne suffit pas pour constituer le diabète. — Glycosurie passagère. — Glycosurie symptomatique d'affections cérébrales; glycosurie alternante (chez les goutteux). — Diabète sucré persistant. — Il peut être intermittent au début. — Ses symptômes. — Polyurie. — Caractère des urines — Soif exagérée. — Période consomptive. — Elle peut être la première. — Phthisie. — Gangrènes spontanées. — Les maladies intercurrentes, un état fébrile, suspendent la glycosurie. — Physiologie pathologique de la glycosurie. — Traitement. — Le régime occupe la place la plus importante.

MESSIEURS,

J'ai à vous parler aujourd'hui d'un malade entré il y a quelques jours dans le service de la Clinique; il est couché au n° 16 de notre salle Sainte-Agnès et est accompagné de diabète sucré.

C'est un homme de trente-six ans, d'une constitution robuste en apparence; cependant en interrogeant ses antécédents de famille, nous avons appris que deux de ses frères étaient morts de la poitrine. Or, bien que chez lui nous ne trouvions aucun signe d'affection thoracique, nous devons tenir compte de ces renseignements, car nous pouvons redouter qu'en vertu de la prédisposition héréditaire, la phthisie tuberculeuse, cette complication si fréquente du diabète sucré, n'arrive dans ce cas plus rapidement qu'elle ne le fait chez d'autres diabétiques. Le malade nous a dit qu'il était habituellement sujet à des sueurs abondantes des pieds et des mains : cette transpiration s'était complètement supprimée depuis qu'il avait éprouvé les premiers symptômes de l'affection qui l'amène à l'hôpital. Toutefois, il insiste sur ce fait que les accidents dont il se plaint à présent ne sont pas venus à l'occasion d'une suppression brusque de la transpiration habituelle, que celle-ci au contraire a suivi l'apparition de ceux-là, apparition qui, contrairement à ce que nous observons généralement, a été subite. D'emblée aussi la maladie a revêtu la forme particulière qu'on a appelée la *phthisurie*, c'est-à-dire la phthisie par excès de sécrétion et d'émission de l'urine, caractérisée par les phénomènes de consomption qui ne se manifestent d'ordinaire que dans l'extrême période du diabète.

Notre homme raconte que dans le courant du mois de juin de l'année dernière, il y a par conséquent environ neuf mois, il travaillait à faucher les prés par une chaleur ardente; pour satisfaire la soif qui le dévorait, il avala, en rentrant chez lui, d'énormes quantités de lait et d'eau. A partir de ce jour, sa santé, jusque-là parfaite, subit un changement notable. En même temps qu'il était tourmenté d'une soif inextinguible, il perdit complètement l'appétit, et pendant quinze jours il n'eut aucune espèce de goût pour la nourriture. C'est là, messieurs, une particularité qu'il faut noter, car elle est en opposition avec ce que nous voyons, le plus souvent, dans le diabète, où les individus ont au contraire un appétit exagéré.

Le malade, naturellement porté à s'alarmer, s'observait avec le plus grand soin, et il entre avec nous dans les plus grands détails. Il nous dit qu'effrayé de son manque d'appétit il se pesait de temps à autre et qu'alors il s'était aperçu que, dans l'espace de quelques semaines, il avait perdu à peu près 15 kilogrammes de son poids. Il avait de plus remarqué que lorsqu'il pissait dans son jardin, ses urines laissaient sur le sol et sur l'herbe une trace inaccoutumée, que sur la place qu'elles avaient humectée, les abeilles venaient s'abattre et restaient pour y puiser les sucs qu'elles butinent ordinairement dans la corolle des fleurs.

Tourmenté de sa situation qui allait s'aggravant de jour en jour, il se fit admettre à l'hôpital de Reims où il reçut les soins d'un de nos plus recommandables et bien regrettés confrères de la province, le docteur Landouzy. Il fut soumis à un traitement où les boissons alcalines jouaient le principal rôle, et sous l'influence duquel les accidents s'amendèrent assez vite pour qu'il demandât à retourner dans sa famille. Sa soif était moins vive, son embonpoint revenait : cependant il fut bientôt forcé de rentrer à l'hôpital, qu'il quitta encore après avoir obtenu de nouveau un amendement notable dans son état. Pas plus que la première fois, ce temps d'arrêt dans la marche du mal ne fut de longue durée, et en désespoir de cause, le malade se décida à faire le voyage de Paris, pour demander d'autres conseils, pour chercher une guérison, que, pour ma part, je ne saurais lui promettre.

Sa glycosurie a une mauvaise forme contre laquelle la médecine ne prévaudra pas. Ce que nous pourrons, ce sera d'enrayer les accidents, comme l'a fait notre honorable confrère de Reims, mais pas plus que lui nous ne les enrayerons au delà d'un certain temps. Quoi que nous tentions, le mal résistera à tous nos efforts, et d'ici à peu, vous verrez, si cet homme consent à rester parmi nous, les accidents extrêmes de la consomption survenir et aboutir à une terminaison fatale.

Messieurs, ne perdez pas cet individu de vue, car dans nos hôpitaux vous n'aurez pas souvent occasion d'étudier le diabète sucré. Ce n'est pas que ce soit une maladie rare; bien au contraire, suivant la remarque qu'en avaient déjà faite Copland, Graves (de Dublin) et son compatriote sir Henry Marsh, la glycosurie est commune, beaucoup plus commune qu'on ne le croit généralement. Si elle échappe aussi fréquemment à notre observation, c'est que, d'une part, un certain nombre de malades n'éprouvant pas de grandes perturbations dans leur manière d'être, et continuant de se livrer à leurs occupations habituelles, ne jugent pas nécessaire de s'adresser au médecin; c'est que, d'autre part, lorsque, tourmentés par quelque changement survenu dans leur santé, ils viennent consulter, c'est pour se plaindre d'accidents sans caractères nettement définis, ou dont la signification est méconnue de ceux dont l'esprit n'est point éveillé sur la possibilité de l'existence du diabète.

Ainsi le docteur Henry Marsh, en faisant des recherches sur cette maladie et interrogeant à ce point de vue tous ceux chez lesquels il croyait pouvoir la soupçonner, l'a rencontrée chez beaucoup de gens qui n'accusaient rien autre chose que des troubles dyspeptiques ou nerveux. Pour mon compte, combien de fois, tant dans ma clientèle que dans celle des confrères qui me faisaient l'honneur de m'appeler auprès de leurs malades, l'analyse chimique ne m'a-t-elle pas révélé la présence de la glycose dans les urines d'individus qui ne présentaient, en apparence, que quelques accidents sans gravité, et qui paraissaient d'ailleurs jouir de la plénitude de leur santé.

Toutefois, hâtons-nous de le dire, depuis que les travaux modernes ont appelé sur elle l'attention des observateurs, la glycosurie passe bien plus rarement inaperçue aujourd'hui qu'autrefois. Si, dans quelques cas, les phénomènes annoncés par les malades n'ont eux-mêmes rien de significatif, le plus souvent, au milieu des différents symptômes dont on nous rend compte, nous en saisissons qui se présentent comme des signes de grande valeur, propres à nous mettre sur la voie d'un diagnostic que l'examen des urines complètera en nous décelant l'existence de la glycose.

Cependant, messieurs, avant de vous exposer ce que j'ai à vous dire du diabète sucré, entendons-nous bien sur ceci, que *la présence du sucre dans les urines ne suffit pas pour constituer la maladie spéciale que l'on désigne sous le nom de diabète sucré*, pas plus que la présence de l'albumine dans les urines ne suffit pour constituer la maladie de Bright.

Notre grand physiologiste, Claude Bernard, à qui la médecine est redevable des notions les plus exactes que nous possédions sur la pathogénie du diabète, Bernard nous a appris que, dans un grand nombre de circonstances, qui toutes ne sauraient encore être parfaitement déterminées, le sucre se montre dans les urines d'une manière passagère [1].

1. Claude Bernard, *Leçons de physiologie expérimentale appliquée à la médecine*. Paris, 1853.

Cette *glycosurie*, passagère, temporaire, peut survenir sous l'influence de l'ingestion de certains aliments ou de certains médicaments, comme l'éther par exemple, qui agissent vraisemblablement en imprimant à la fonction glycogénique du foie une activité exagérée. Dans ces cas, il est vrai, le sucre apparaît en faible quantité.

Dans d'autres cas, il se montre en quantité plus considérable; cela s'observe chez quelques individus à la suite d'émotions, d'impressions morales vives. Cette glycosurie *aiguë*, pour employer l'épithète que lui donne l'éminent professeur du Collège de France, cesse rapidement et d'elle-même.

C'est encore au trouble momentané éprouvé par le système nerveux que l'on peut rapporter ce fait signalé par plusieurs médecins, par MM. Michéa et Alvaro Reynoso, entre autres, que les urines des épileptiques et des hystériques, après les attaques, contenaient du sucre, fait, à la vérité, qui n'a pas été confirmé par tous les praticiens, mais qui, pour ceux que je viens de nommer, résulte d'un grand nombre d'observations recueillies exactement.

Cette glycosurie accidentelle peut être aussi la conséquence d'une affection plus profonde des centres nerveux. Subordonnée à l'existence de cette affection, elle sera passagère ou persistante, suivant que celle-ci sera elle-même passagère ou persistante.

Ainsi, MM. Goolden, Istrighson, Paggle, d'autres encore, ont rapporté des faits de glycosurie temporaire, survenue consécutivement à une commotion de l'encéphale occasionnée soit par des coups reçus sur la tête, soit par une chute ayant eu un retentissement plus ou moins direct sur le cerveau.

Parmi les exemples que je pourrais citer, et dont quelques-uns ont été rapportés dans le mémoire publié par M. Fischer[1], je vous rappellerai celui que M. le docteur Szolskaski (de Savigny-sur-Beaune) a consigné dans le journal *l'Union médicale*[2]. C'est l'histoire d'un malade qui devint glycosurique à la suite d'une chute qu'il avait faite; il s'était fracturé le crâne, qui présentait un enfoncement au milieu de la suture sagittale. Dès le lendemain, les symptômes du diabète se déclaraient : soif vive, polyurie, et à l'examen des urines on constatait l'existence d'une quantité notable de glycose. Cette glycosurie cessa d'elle-même au bout de cinq semaines, en même temps que les autres accidents qui s'étaient manifestés.

Aux cas analogues à celui-ci, il faut ajouter ceux qui reconnaissent pour cause des chutes sur les pieds, des secousses, ou même seulement des efforts violents, des coups sur le dos, sur le thorax, sur les membres, des

1. Fischer, *Archives générales de médecine*, septembre et octobre 1862.
2. Szolskaski, *Union médicale*, 23 avril 1853.

fractures des vertèbres. Le développement du diabète, dans ces circonstances, s'explique par le traumatisme éprouvé par les nerfs rachidiens, par le nerf trisplanchnique, par la moelle, traumatisme retentissant plus ou moins directement sur les éléments ganglionnaires ou sympathiques qui entrent dans la composition du système nerveux cérébro-spinal, et qui sont accumulés en plus grand nombre dans le plancher du quatrième ventricule, où aboutissent et d'où partent les nerfs de la vie organique régissant le système vaso-moteur viscéral.

Il importe, toutefois, d'être prévenu que cette glycosurie traumatique, le plus souvent passagère, peut quelquefois persister longtemps après que la cause qui en a été le point de départ a cessé d'agir. Nous en trouvons dans le travail de M. Fischer huit observations empruntées à différents auteurs.

Enfin, messieurs, A. Becquerel[1], et avant lui M. le docteur Leudet (de Rouen)[2], avaient cité des exemples de glycosurie persistante, symptomatique d'altérations graves du cerveau, et plus récemment M. le docteur Levrat-Perroton prenait pour sujet de sa thèse, soutenue en 1859 devant la Faculté de Paris, un *cas de glycosurie déterminé par une tumeur colloïde renfermée dans le quatrième ventricule.*

A ces observations, qui aujourd'hui se sont considérablement multipliées, nous joindrons celle que vous avez pu recueillir dans ces derniers temps, dans le service même de la clinique.

Vous avez encore devant les yeux cet homme de trente-cinq à trente-six ans, entré à la salle Sainte-Agnès pour une polyurie qui paraissait remonter assez loin. D'après les renseignements qui nous furent donnés, il avait autrefois rendu des urines sucrées, mais elles ne l'étaient plus quand le malade arriva dans nos salles. Il était tombé dans un profond état de cachexie, et il ne tarda pas à succomber, après avoir été pris, dans les derniers jours de sa vie, d'un *purpura hæmorrhagica.*

L'examen du cerveau, confié à M. Luys, a fait voir que la paroi antérieure du quatrième ventricule était plus vasculaire qu'à l'état normal; de gros troncs vasculaires se dessinaient à sa surface. De plus, en y regardant de près, on voyait nettement quelques taches fauves disséminées et diffuses aux régions supérieures, au-dessous des processus supérieurs du cervelet; quelques taches semblables se voyaient également au-dessous des points d'insertion des branches du nerf acoustique.

En faisant une section transversale de la région, M. Luys a constaté que toute la substance grise était le siège d'une vascularisation insolite, qui lui donnait un aspect rosé, et, de plus, l'examen histologique des taches

1. Becquerel, *Études cliniques sur le diabète et l'albuminurie (Moniteur des hôpitaux*, 1857).
2. Leudet (de Rouen), *Recherches cliniques sur l'influence des maladies cérébrales sur la production du diabète sucré (Gazette médicale de Paris*, 1857).

fauves lui a fait voir que ces colorations insolites étaient dues à la dégénérescence graisseuse de toutes les cellules nerveuses des régions correspondantes. Ces cellules nerveuses, au lieu de se présenter, en effet, avec leurs contours nets, avec leurs prolongements effilés et leur noyau bien circonscrit, étaient toutes converties en un amas granulé informe, constitué exclusivement par des granulations jaunâtres plus ou moins lâchement agrégées entre elles; de telle sorte que l'on pouvait dire que, dans ce cas, les éléments histologiques, arrivés aux dernières phases de l'évolution rétrograde, avaient complètement cessé d'exister, en tant qu'individualités anatomiques propres.

Déjà M. Luys avait observé un cas analogue, communiqué l'année précédente à la Société de biologie[1]. Il s'agissait d'un homme d'une cinquantaine d'années, qui, diabétique depuis deux ans, fut pris dans les derniers temps de son existence, de tous les symptômes d'une phthisie pulmonaire à laquelle il succomba. Ce malade portait en même temps une double cataracte.

A l'autopsie, on constata une vascularisation considérable avec coloration brunâtre de la paroi antérieure du quatrième ventricule, dont la consistance était en même temps notablement diminuée. L'examen histologique fit reconnaître, outre une turgescence remarquable des vaisseaux capillaires du plus fin calibre, que la présence de ces taches jaunes, fauves et brunâtres par places, n'était due qu'à une dégénérescence particulière de toutes les cellules nerveuses de ces régions. Toutes ces cellules, en voie d'évolution rétrograde, étaient remplies de granulations jaunâtres, déchiquetées sur leurs bords, à moitié détruites et ne présentant plus que quelques fragments à peine reconnaissables.

Ces faits confirment, par l'observation clinique, les résultats des expériences de Claude Bernard sur la production de la glycosurie artificielle, je ne dis pas du diabète.

Il en est de même des cas dans lesquels la glycosurie temporaire s'est manifestée consécutivement à une irritation portant directement sur le foie, comme Claude Bernard en cite un fait chez un individu qui, à la suite d'un coup de pied de cheval reçu dans l'hypochondre droit, présenta du sucre dans ses urines jusqu'au moment où il fut guéri de sa contusion. Peut-être des exemples analogues auraient-ils été plus fréquemment signalés, si l'attention des médecins avait été portée sur la relation qui peut exister entre le diabète et les maladies du foie.

Lorsque l'on considère le retentissement que la goutte a sur la glande hépatique, il est permis de se demander si ce n'est pas à l'irritation directe ou sympathique de cet appareil qu'il faut rapporter ces diabètes

1. Luys, *Comptes rendus des séances de la Société de biologie*, année 1860. Paris, 1861; 3e série, t. II, p. 29.

alternants, qui semblent quelquefois être la manifestation de la diathèse goutteuse et succéder par accès aux autres manifestations de cette diathèse.

On voit quelquefois, dit Claude Bernard, les malades goutteux dont les urines contiennent beaucoup d'acide urique, présenter tout à coup les symptômes du diabète sucré; et lorsqu'on analyse ces urines, on y découvre des quantités notables de glycose. A l'appui de cette proposition, Cl. Bernard invoque le témoignage de M. Rayer, qui a observé un certain nombre de cas de ce genre; lui-même il en connaît un exemple très caractérisé.

Ces glycosuries accidentelles, symptomatiques, passagères, ne constituent pas plus la maladie spéciale à laquelle il faut réserver le nom de DIABÈTE SUCRÉ, et dans laquelle l'examen du cadavre ne révèle aucune lésion appréciable vraiment caractéristique, que l'albuminurie symptomatique des maladies du cœur, des fièvres graves, etc., ne constitue cette maladie spéciale que nous appelons la maladie de Bright.

Il n'en est plus ainsi du *diabète intermittent* et du *diabète périodique.* Ceux-là ne sont peut-être qu'une manière d'être du *diabète* vrai, puisque le diabète intermittent, dans lequel le sucre n'apparaît dans les urines des malades qu'au moment de la digestion pour disparaître dans l'intervalle des repas, finit souvent par aboutir au diabète continu ; et que le diabète périodique ne diffère de celui-ci qu'en ce qu'il se manifeste seulement à des périodes distinctes et de loin en loin.

Pour qu'il y ait *diabète,* il faut donc, non-seulement que les urines contiennent des proportions plus ou moins considérables de glycose, mais il faut encore qu'il existe un certain nombre de phénomènes particuliers dont l'étude attentive des malades peut seule nous faire apprécier la valeur.

En général, ce qui frappe d'abord, c'est la soif vive, quelquefois excessive, intarissable, qui tourmente les individus; souvent c'est le seul phénomène qu'ils accusent et auquel ils viennent nous demander d'apporter du soulagement. Il a une importance si grande, si universellement reconnue, que lorsqu'il existe, l'idée du diabète vient la première à l'esprit du médecin consulté, et vient souvent aussi à celui des malades eux-mêmes, qui en sont horriblement effrayés. Ils le sont d'autant plus, si cette soif ardente, insatiable, coïncide, ainsi que cela arrive le plus ordinairement, avec une émission d'urine tout à la fois plus abondante et plus fréquente qu'elle ne l'est d'habitude.

Soif immodérée, exagération de la sécrétion urinaire, voilà donc déjà deux grands symptômes du diabète sucré.

Toutefois, leur signification n'a rien d'exclusivement absolu, car nous les retrouverons l'un et l'autre dans cette autre espèce de diabète non sucré, que l'on fait mieux d'appeler polyurie ou *polydipsie.* Nous verrons même que dans cette dernière maladie, ils sont peut-être plus prononcés que dans la glycosurie.

Si dans l'un ou l'autre de ces diabètes, la quantité des urines rendues par vingt-quatre heures est en rapport avec la quantité plus considérable aussi des boissons prises par le malade : si, le plus souvent, la quantité des urines dépasse de beaucoup celle des liquides absorbés, cette hypersécrétion urinaire est, en général, bien autrement exagérée dans la polydipsie que dans la glycosurie. C'est à la première qu'il faut rapporter ces cas où des individus ont rendu dans l'espace de vingt-quatre heures, 15, 20, 30, 40, 80 et jusqu'à 100 kilogrammes d'urine.

Dans le diabète sucré, la sécrétion urinaire ne présente souvent, au début, rien de remarquable ; lorsque dans le cours de la maladie elle s'est exagérée, elle n'atteint pas ces énormes proportions que nous venons de rappeler ; dans la première période, son abondance diminue sensiblement. Enfin, il n'est pas rare, comme l'avait dit M. le docteur Contour dans sa thèse inaugurale, en 1845, il n'est pas rare que le diabète sucré existe sans que la quantité des urines excède les proportions normales. Du reste, chez le même individu, ce phénomène présente quelquefois, sous l'influence de causes très différentes et souvent inappréciables, d'énormes variations.

Cependant, dans la majorité des cas, la quantité des urines rendues est plus considérable qu'elle ne l'était normalement. Dans la journée les malades sont forcés d'exonérer leur vessie bien plus fréquemment qu'ils n'avaient l'habitude de le faire, et c'est la nuit surtout que ce besoin se répète et les incommode en les sollicitant à se lever, quatre, cinq, six fois pour le satisfaire.

Cette urine présente des modifications notables dans ses propriétés physiques et dans sa composition.

Immédiatement après son émission, elle est transparente, moins foncée qu'elle ne l'est d'habitude dans l'état ordinaire de santé, en quelques cas elle est presque incolore ; quand on la considère à un certain jour, elle présente une teinte d'un jaune ambré, ou légèrement verdâtre, assez fréquemment elle est mousseuse. Sa densité, et c'est là un des grands caractères de la glycosurie, sa densité est augmentée ; de 1,015, 1,016, 1,020, 1,22 qu'elle pèse normalement, elle s'élève à 1,030, 1,040, 1,045 et jusqu'à 1,074, selon M. Bouchardat[1], tandis que dans la polydipsie elle s'abaisse au contraire jusqu'à 1,007, 1,004 et au-dessous. Abandonnée à elle-même, elle devient blanchâtre, ressemblant à du petit-lait clarifié, ou, suivant la comparaison acceptée par Cullen, à une dissolution de miel dans une grande quantité d'eau : comparaison d'autant plus juste, qu'elle

1. Bouchardat, *Du diabète sucré ou glycosurie ; son traitement hygiénique.* (*Mémoires de l'Académie de médecine*, Paris 1851, in -4°.)

s'applique à la saveur de cette urine sucrée, qui, lorsqu'elle sèche sur les linges qu'elle a souillés, laisse à sa place une trace comme le fait une eau fortement chargée de sucre. Nous avons vu, en outre, chez notre malade de la salle Sainte-Agnès, et le fait s'est représenté chez d'autres, que lorsque cette urine est répandue sur le sol, elle attire les mouches, qui viennent y pomper le sucre qu'elle contient. Enfin cette urine des glycosuriques dévie à droite la lumière polarisée, et cette propriété est mise à profit pour l'examen qu'on en peut faire.

Relativement à ses propriétés et à sa composition chimique, elle est acide, comme l'urine normale, et son acidité augmente quelquefois encore par le fait de la présence de l'acide carbonique et de l'acide acétique produit par la fermentation qu'elle subit.

On a longtemps pensé, sur la foi d'observateurs recommandables, parmi lesquels il me suffira de citer Thenard, que l'urine des diabétiques ne contenait ni urée, ni acide urique; de nouvelles analyses, faites par MM. Mac Gregor, Chevreul, Bouchardat et d'autres, ont démontré que l'*urée* existait en quantité aussi considérable chez les glycosuriques que chez les individus en bonne santé, et que, chez les uns et chez les autres, elle était proportionnelle à la quantité d'aliments azotés qu'ils prenaient. L'*acide urique* se rencontre rarement, il est vrai, dans les urines sucrées mais la présence du sucre n'est pas incompatible, comme on l'a prétendu, avec celle de cette substance, puisque quelquefois l'acide urique est en quantité suffisante pour former des dépôts cristallins.

Quant à l'albumine, si elle existe dans les urines glycosuriques, c'est dans la dernière période de la maladie; aussi, loin de considérer l'albuminurie comme un symptôme favorable, ainsi que le voulaient Thenard et Dupuytren, doit-on regarder cet accident comme de mauvais augure, et en cela l'observation clinique est en complet accord avec les résultats des expériences physiologiques.

Le caractère pathognomonique des urines glycosuriques, c'est donc la présence de quantités plus ou moins considérables de sucre, mais d'un sucre particulier, la *glycose*, qui est analogue au sucre de raisin ou de fécule. Je n'entrerai pas dans le détail des différents procédés analytiques à l'aide desquels nous constatons sa présence. A défaut des réactifs les plus sensibles, tels que la liqueur de Trommer, ou celle de Barreswil, de Fehling ou de Quevenne, vous pourrez toujours du moins vous procurer facilement de la *potasse caustique*. En en mettant une certaine quantité avec de l'urine dans un tube de verre, ou plus simplement dans une cuiller de métal, que vous ferez chauffer, à la flamme d'une lampe à alcool ou d'une chandelle, vous verrez le liquide, dès qu'il entrera en ébullition, prendre, s'il contient de la glycose, une couleur brun-rougeâtre, que ne présentera aucune autre urine soumise à la même expérience.

Indépendamment de la soif ardente éprouvée par les malades, il est un autre symptôme d'une grande valeur, bien que, pas plus que le premier, il ne puisse être donné comme caractéristique du diabète sucré, puisqu'il appartient aussi à la polydipsie, dans laquelle il se retrouve souvent à un degré encore plus prononcé : ce symptôme est une *exagération de l'appétit*, une véritable boulimie.

Cet appétit exagéré s'observe chez presque tous les diabétiques. Il peut être tel qu'il semble que rien ne saurait rassasier les malades, et l'on en a vu, dit-on, qui mangeaient dans le courant de vingt-quatre heures une masse d'aliments que l'on évaluait au tiers du poids de leur corps.

On a dit que, malgré cet appétit féroce et quoique les aliments fussent parfaitement digérés, la nutrition se faisait mal, les facultés nutritives étant perverties par le fait de la maladie, et que les diabétiques tombaient rapidement dans un état de maigreur et de consomption qui les menait fatalement au tombeau.

Ainsi formulée d'une manière générale, cette proposition est beaucoup trop absolue. Si dans sa dernière période le diabète sucré est, en effet, une maladie consomptive ; si dans quelques cas, analogues à celui que nous présente un malade de la salle Sainte-Agnès, la maladie marchant avec une excessive rapidité, et passant, pour ainsi dire, d'emblée à cette seconde période, entraîne tout de suite une émaciation considérable, et mérite le n om de *phthisurie*, de phthisie diabétique, le plus souvent il n'en est pas ainsi dans la première période, qui se prolonge quelquefois un temps très long.

Ainsi, ça été une véritable phthisie diabétique que le cas du malade que vous avez vu au n° 3 de la salle Sainte-Agnès. Dès son entrée, le 24 mars dernier, j'av ais été frappé de sa maigreur et de son état de fièvre ; aussi pour cette double raison, n'avais-je pas hésité un instant à porter devant vous le pronostic le plus fâcheux et à prévoir une terminaison rapidement fatale.

Depuis deux mois, cet homme, âgé de vingt-huit ans, était privé d'ouvrage, et avait été réduit à se faire porteur de journaux : de sorte qu'il était surmené et ne pouvait réparer ses pertes par une alimentation suffisante. Aussi ne tarda-t-il pas à maigrir, pâlir et perdre définitivement ses forces.

Ce ne fut cependant qu'au bout de cinq semaines qu'il commença à éprouver une soif ardente et une augmentation de l'appétit. Il y avait trois sem aines que cet état durait lorsqu'il entra à l'hôpital ; alors il avait l'aspect typhoïde le plus caractérisé ; sa démarche était chancelante, son regard vague et incertain, sa figure était triste, sa langue sèche et râpeuse. Il avait de la céphalalgie. Huit jours auparavant il avait eu une épistaxis. Son foie était volumineux, remarquablement dur ; il débordait les fausses côtes de trois travers de doigt et envahissait tout l'épigastre. Il n'était ni bosselé, ni douloureux. Le pouls était à 112, petit, non dicrote, la peau chaude et sèche.

Quand il fut admis dans notre service, le malade buvait de neuf à dix litres de liquide et rendait une quantité équivalente d'urine. Celle-ci pesait de 1,029 à 1,030, au lieu de 1,015, chiffre normal ; elle réduisait énergiquement la liqueur de Trommer, et prenait une couleur rouge sombre par l'ébullition avec la potasse caustique ; il était évident que nous avions affaire à un diabète sucré.

Je prescrivis 10 grammes de craie lavée par jour, en même temps qu'une alimentation réparatrice, mais il n'y eut aucun amendement, puis dix jours après, j'essayai les inspirations d'oxygène, qui furent continuées cinq jours, également sans amélioration. Deux jours plus tard, le 11 avril, la fièvre augmenta, l'appétit fit défaut et la soif diminua : le malade ne buvait plus que deux litres environ de liquide et ne rendait qu'une quantité équivalente d'urine. Sa langue était sèche, sa faiblesse extrême, et il était tombé dans un tel état de marasme, qu'il ne quittait plus son lit. Deux jours plus tard, il mourait dans un état de subdelirium, après cinq semaines seulement de maladie. Les urines, devenues très peu abondantes dans les trois derniers jours de sa vie, contenaient néanmoins beaucoup de sucre. Il est bon d'ajouter que cet homme m'avait frappé dès son entrée, par la coloration presque bronzée de son visage et la couleur noirâtre de son pénis.

A l'*autopsie* nous ne trouvâmes aucune altération des capsules surrénales. — Les reins n'étaient ni plus volumineux ni plus vasculaires qu'à l'état normal : l'affection n'ayant pas duré longtemps, les urines n'ayant pas eu une excessive abondance, ces organes n'avaient pas d'hypertrophie ni d'hypérémie par excès de fonctionnement. — Il n'en était pas ainsi du foie, qui avait au moins doublé de volume : le lobe droit avait 19 centimètres, de hauteur ; le lobe gauche, qui s'étendait jusqu'à la rate, était long de 20 centimètres et le foie avait une longueur totale de 34 centimètres. L'organe était granuleux dans toute sa surface ; sa couleur était d'un gris jaunâtre uniforme, sa densité considérable : il résistait à la pression et ne se laissait pas pénétrer par le doigt. Il criait sous le scalpel, et la surface de la coupe, au lieu d'être lisse, était granuleuse elle-même. Il y avait une cirrhose évidente, mais une cirrhose hypertrophique. L'altération ne portait pas tant sur la partie fibreuse de l'organe que sur la partie fondamentale ou sécrétante. La capsule fibreuse et les trabécules qui segmentent le foie avaient bien augmenté d'épaisseur, mais les acini, visibles à la surface où ils faisaient saillie, visibles à la coupe qu'ils rendaient granuleuse, avaient surtout notablement augmenté de volume. Ainsi, il y avait hypertrophie du foie par excès de fonctionnement, hypertrophie portant spécialement sur la partie sécrétante. Cela était également évident au microscope, à l'aide duquel on pouvait voir que les cellules hépatiques, loin d'être détruites ou atrophiées, avaient augmenté de volume et de nombre.

J'appelle votre attention, messieurs, sur cette modification de texture du foie, d'accord avec la théorie glycogénique de Claude Bernard. La glycose augmente dans l'organisme au point d'apparaître abondamment dans les urines, et voici qu'on trouve une hypertrophie de la partie sécrétante de l'organe qui, suivant le professeur du Collège de France, produit la glycose.

Si la glycosurie trouvait ainsi sa cause prochaine dans un état particulier du foie, le point de départ n'était-il pas ailleurs? Aussi me préoccupais-je tout spécialement de l'état anatomique du plancher du quatrième ventricule. Or, je dois dire qu'à l'œil nu, le quatrième ventricule de cet homme comparé à celui d'un autre sujet ne m'a pas présenté d'altération appréciable. La vascularisation n'y était pas plus considérable et la coloration y était la même. Au microscope, on ne trouvait pas non plus, au milieu des cellules nerveuses et au-dessous de la membrane qui tapisse le quatrième ventricule, ces dépôts de matières hépatiques, ces globules granuleux qu'on a signalés dans quelques cas de diabète.

Ce qu'il y a donc eu d'évident, et ce qui semble incontestable, dans ce cas, c'est la lésion hépatique, c'est l'hypertrophie de l'organe et son exagération fonctionnelle, avec la glycosurie pour conséquence.

Vous verrez, messieurs et ce fait sera le plus commun, les individus non seulement ne pas maigrir, mais encore engraisser.

J'ai parmi mes relations bien proches un monsieur atteint depuis plus de six ans de diabète sucré, chez qui l'appétit s'est exalté d'une façon formidable et dont l'embonpoint a notablement augmenté. Sa santé générale s'est maintenue et son intelligence n'a rien perdu de son activité.

Graves rapporte un fait du même genre. Je connais, dit-il, un gentleman de Dublin qui depuis sept ans rend de la glycose par les urines; son appétit est merveilleux, sa vigueur physique extraordinaire, et il continue de diriger, avec une intelligence des plus actives, les grandes exploitations qu'il possède à la campagne.

On a dit encore que la *sécrétion cutanée* se faisant mal chez les diabétiques, ils avaient la peau sèche. C'est là, en effet, la règle générale, mais cette règle comporte des exceptions. La personne dont je vous parlais il y a un instant, a au contraire le corps habituellement couvert de sueur, et Graves dit encore avoir vu des malades qui avaient des sueurs profuses. Ces abondantes transpirations se retrouvent même, très exceptionnellement il est vrai, dans la seconde période de la maladie, où la sécheresse de la peau est presque toujours excessive.

Avec cette perversion dans les fonctions de la peau coïncide un autre accident qui s'observe rarement chez les hommes, beaucoup plus communément chez les femmes : c'est une éruption eczémateuse siégeant aux parties génitales, et qui est accompagnée d'un prurit parfois très douloureux. Lorsqu'il vous arrivera d'être consulté par des malades, par des emmes commençant à avancer en âge, qui se plaindront de démangeasons vives de la vulve ou de son pourtour; lorsqu'en examinant ces régions vous constaterez l'existence d'un eczéma, et que cet eczéma survenu en dehors des époques menstruelles, indépendamment de tout écoulement leucorrhéique, occasionnera des douleurs telles qu'elles entraîneront la perte du sommeil, votre idée devra se porter vers la glycosurie. Souvent sous apprendrez que cette affection cutanée, toute locale en apparence, coïncide avec une soif exagérée, des émissions plus abondantes d'urine, et la potasse vous montrera que celle-ci renferme du sucre.

Il n'est pas absolument rare que le diabète sucré ne se traduise par aucun autre trouble morbide que des accidents nerveux bizarres, dont on ne saurait trouver la raison d'être ailleurs, et dont la nature ne se révèle souvent que lorsque le hasard vous a fait découvrir dans les urines l'existence de la glycose. Je dis que c'est le hasard qui vous met souvent ainsi sur la voie du diagnostic, parce que dans ce cas, en effet, la glycosurié n'est pas accompagnée de polyurie, les quantités d'urine rendues dans les vingt-quatre heures restant normales ou à peine un peu plus abondantes Il n'y a non plus ni ces phénomènes dyspeptiques dont nous parlions en commençant, ni cet appétit exagéré, ni cette soif excessive, qui, je le répète, manquent assez fréquemment.

Ces accidents nerveux bizarres consistent en une perversion, soit de la motilité, qui est diminuée, soit de la sensibilité, qui est quelquefois exaltée, ainsi que j'en connais un remarquable exemple.

Il s'agit d'une femme d'une soixantaine d'années, qui, tout en conservant les apparences d'une parfaite santé, se plaint depuis trois ans d'éprouver dans tout le côté droit du corps des douleurs constantes. Ces douleurs, que la malade compare à des tiraillements, à des crampes, s'exaspérant par instants, ne lui laissent pas un moment de répit; elles s'exaspèrent aussi par le toucher, et le contact même des vêtements est souvent pénible, tandis qu'une pression un peu forte exercée sur les parties douloureuses ne produit aucune sensation désagréable. Avec cette hyperesthésie, la motilité, la force musculaire sont parfaitement conservées, du côté affecté comme de l'autre.

La santé générale, je le répète, est d'ailleurs bonne ; toutes les fonctions de la vie organique semblent s'accomplir avec la plus grande régularité. L'appétit est resté ce qu'il a toujours été, et cette dame ne s'est jamais trouvée incommodée de sa nourriture; dans ces derniers temps il y a eu un peu de constipation habituelle. Ces accidents nerveux durent depuis trois ans; c'est il y a un an seulement qu'on s'est aperçu qu'il y avait de la glycosurie. La malade ayant témoigné, à cette époque et pendant quelques jours, d'une soif un peu plus vive, l'attention fut éveillée du côté de la sécrétion urinaire, bien que les urines ne fussent pas beaucoup plus abondantes que d'ordinaire. L'analyse révéla la présence de quantités notables de glycose. Depuis lors les quantités ont varié considérablement, le sucre disparaissant quelquefois tout à fait, d'autres fois réapparaissant en plus grande proportion. Les accidents nerveux n'ont subi aucune modification.

Mais un des symptômes les plus fréquents et les plus remarquables du diabète sucré, et qui se rattache aux troubles du système nerveux, lesquels deviendront de plus en plus prononcés à mesure que la maladie fera des progrès, c'est l'*affaiblissement de la vue*, la presbytie prématurée.

Un homme dans la force de l'âge vous raconte que depuis quelque temps sa vue, jusqu'alors parfaite, a notablement baissé; que depuis quelque temps il s'est trouvé dans l'obligation, pour lire, d'abord d'éloigner son livre à une distance plus grande qu'il ne le faisait auparavant, puis d'avoir recours aux lunettes; que, de mois en mois, il a été forcé de changer ses verres contre des verres de plus en plus forts : ce seul fait devra vous donner à penser que cet homme est ou albuminurique ou diabétique. A défaut d'autres symptômes qui pourraient ne pas exister, celui-ci vous mettra sur la voie, et l'examen des urines éclairera votre diagnostic.

Cette presbytie qui, chez les individus qui en étaient naturellement atteints, augmente rapidement, s'observe dans la première période du diabète sucré, et se rattache, je vous le disais, aux troubles du système nerveux, qui en seront d'autant plus prononcés que la maladie approchera davantage de la seconde période. Dans quelques cas, on observe chez les diabétiques de l'amblyopie passagère ou persistante. Cette dernière ne se rencontre que dans la seconde période du diabète et est la conséquence d'altérations organiques de la rétine. D'autres fois vous verrez se développer des cataractes molles dans les derniers mois de la vie des diabétiques, le plus souvent elles sont doubles. Les travaux de Claude Bernard et les faits rapprochés par MM. Dionis, Leudet et de Graefe ont établi l'existence de la cataracte diabétique; dans un mémoire du docteur Lécorché[1] vous trouverez une intéressante discussion sur la nature et le mode de formation de ces cataractes.

Dans cette seconde période, ou pour mieux dire dans la période consomptive, qui, chez quelques individus, survient d'emblée, les *fonctions digestives* s'altèrent; l'appétit se déprave, les malades ont du dégoût pour la nourriture; ils éprouvent des douleurs gastralgiques qui augmentent après l'ingestion des aliments, des nausées, des vomituritions, des vomissements, de la diarrhée, qui d'abord alterne avec la constipation, et devient ensuite très abondante. La bouche, acide et sèche comme chez les personnes tourmentées par la soif, est à peine humectée par une salive épaisse, écumeuse, qui forme des traînées blanchâtres sur la langue,

---

1. Lécorché, *De la cataracte diabétique* (*Archives générales de médecine*, mai, 1861).

dont la couleur est d'un rouge vif, sur la membrane muqueuse des joues, et à la commissure des lèvres. Bien que cette salive ne contienne pas de sucre, les diabétiques se plaignent souvent d'avoir constamment un goût sucré dans la bouche. M. Cl. Bernard explique ce phénomène en le comparant à ce qui se passe chez les chiens dans les vaisseaux desquels on injecte du bouillon, et que l'on voit aussitôt se lécher les lèvres avec une expression de sensation agréable. Il y a lieu de croire, dit M. Claude Bernard, que, dans ce dernier cas, comme dans celui des diabétiques, la substance qui se trouve dans le sang en assez grande quantité arrive avec lui dans les capillaires de la membrane muqueuse buccale, et agit alors sur les papilles nerveuses, comme si elle venait d'être absorbée directement par cette membrane muqueuse. Mais si la salive ne contient pas de sucre, celui-ci se retrouve dans les crachats des glycosuriques, lesquels crachats sont formés par les mucosités bronchiques que les malades sécrètent et qu'ils rejettent en d'autant plus grande abondance que, dans les derniers temps, ils deviennent assez souvent phthisiques.

Alors, en effet, ils sont pris d'une toux sèche qui semble provoquée par une sensation de chatouillement incommode dans le larynx. Cette toux ne tarde pas à devenir plus inquiétante, et l'auscultation, qui d'abord ne donnait que des signes négatifs, révèle l'existence de tubercules pulmonaires qui parcourent rapidement leurs divers degrés d'évolution.

Alors, aussi, les troubles nerveux se prononcent davantage. Le moral s'affecte, et l'hypochondrie, qui, dans quelques cas rares, était apparue, comme un des premiers symptômes de la maladie, prend des proportions considérables et va jusqu'à la vésanie. Les facultés génératrices, souvent exaltées au début de la glycosurie, s'affaiblissent et se perdent complètement. Des sensations de chaleur intérieure alternant avec des frissons, une sensibilité plus grande à l'impression du froid extérieur, témoignent tout à la fois et de la perturbation du système nerveux et du mauvais état des fonctions de circulation. C'est alors aussi que les individus deviennent souvent *albuminuriques*.

Ce qui témoigne plus encore de ces troubles de la circulation et de l'innervation, ce sont ces accidents singuliers sur lesquels M. le docteur Marchal (de Calvi) a appelé l'attention du monde médical [1].

Ces accidents sont des *gangrènes spontanées* qui simulent ce qu'on a appelé les gangrènes séniles, que nous observons dans le cours des fièvres graves, et dont je vous ai longuement parlé dans nos conférences sur la dothiénentérie [2]. Dans le diabète, cette mortification des tissus se lie évidemment le plus souvent à une affection des vaisseaux artériels, à ce

1. Marchal (de Calvi), *Recherches sur les accidents inflammatoires et gangréneux diabétiques, théorie nouvelle du diabète*, 1864.
2. Tome I, p. 379 et suivantes.

qu'on est convenu de nommer une artérite. Mais que cette artérite ait précédé la formation du caillot obturateur, qu'elle soit au contraire consécutive à la formation de ce caillot, lequel donne la raison anatomique de la gangrène par l'obstacle qu'il met à la circulation du sang dans les parties qui vont se mortifier, il est incontestable que ces accidents surviennent sous l'influence d'une disposition particulière, d'un état général se rattachant à la maladie dont l'expression caractéristique est la glycosurie.

Cette gangrène spontanée frappe principalement les extrémités inférieures, et en voici un nouvel exemple chez une dame américaine à qui j'avais eu l'accasion de donner mes soins pendant son séjour à Paris. Elle avait quitté la France pour retourner à la Nouvelle-Orléans ; dans l'année qui suivit, le diabète sucré dont elle était affectée n'avait présenté aucune modification notable, quand tout à coup survinrent des accidents qui conduisirent rapidement la malade au tombeau.

Son mari m'envoya la relation de ce qui s'était passé, dans une longue lettre que je vous demande la permission de vous traduire ici :

« Depuis que je ne vous avais vu, la position de ma femme n'avait présenté aucun changement matériel jusqu'au mois de novembre, lorsqu'elle fut très abattue par une sérieuse affection cholériforme. Elle se rétablit et reprit avec un merveilleux ressort sa force et son embonpoint.

» A cette époque elle s'était conformée à votre conseil de s'abstenir des aliments farineux, même au delà de votre prescription ; elle avait abandonné presque entièrement l'usage du pain, et trouva une grande amélioration dans sa position. Elle devint plus forte et engraissa un peu plus qu'elle ne l'avait fait pendant l'été. Ses démangeaisons avaient en même temps cessé pendant tout l'hiver, sa santé fut meilleure qu'elle ne l'avait été les années précédentes.

» Au commencement de mars un petit ulcère apparut sur le côté externe du quatrième orteil du pied gauche, il était à peu près large comme un pois. Le pied s'enflamma et l'on appliqua des cataplasmes de farine de graine de lin pour combattre cette inflammation et apaiser les douleurs. Le pied fut maintenu dans une position horizontale.

» Environ deux semaines après, les os du doigt furent tous affectés, et l'ulcère s'étendit sur l'autre côté de l'orteil ; bientôt celui-ci fut dans un tel état, qu'il fallut l'enlever, ce qui fut fait sans que la patiente en ressentît la moindre douleur. Cependant les douleurs s'éveillèrent et devinrent si grandes, qu'on dut user largement des opiacés, et que l'on se demanda si la malade aurait assez de force physique pour résister à la marche de la gangrène.

» Celle-ci poursuivit lentement sa marche insidieuse, et elle avait atteint presque le haut du pied quand elle s'arrêta.

» La malade était dans cette situation le jeudi 13 avril ; on considérait sa position comme critique, mais on ne redoutait pas un danger imminent. Pendant la nuit elle eut une grande agitation, mais elle fut assez forte pour se lever seule sans se faire aider. Elle se plaignait d'une grande chaleur, d'une grande obstruction dans la gorge, et elle disait qu'elle éprouvait comme de la suffocation. Ses efforts pour uriner étaient très fréquents et il semblait qu'il y eût de la gêne dans l'émission des urines. Entre deux et quatre heures du matin l'agitation était extrême et le pouls déclinait très perceptiblement. Vers le matin l'agitation cessa et fit place à la tranquillité, comme si le sommeil attendu arrivait enfin ; cependant la malade ne dormit pas, et s'affaiblissant de plus en plus, elle mourut sans agonie, aussi doucement qu'un enfant qui s'endort : il était alors à peu près dix heures du matin. »

Ces gangrènes spontanées se produisent quelquefois dans d'autres parties du corps, au menton, au nez, dans la continuité des membres, sur les parois du thorax, et il n'est pas sans exemple qu'elles aient occupé le poumon.

Par le fait que je viens de vous rapporter, vous voyez, messieurs, comment la mort arrive dans la glycosurie ; c'est là, il est vrai, un mode de terminaison assez peu ordinaire de la maladie.

Généralement les glycosuriques s'éteignent lentement, succombant aux progrès de la phthisie pulmonaire tuberculeuse qui en est la conséquence habituelle. Dans d'autres cas, ils sont emportés par des accidents cérébraux apoplectiques. Dans le courant de l'année 1846, j'avais dans le service que je dirigeais alors à l'hôpital Necker une femme qui était entrée pour un diabète sucré ; ce diabète ne présentait rien d'extraordinaire dans sa marche, lorsque, quinze jours avant sa mort, cette malade fut prise d'un catarrhe aigu avec fièvre vive. *Les urines cessèrent dès ce moment de contenir de la glycose.* Onze jours après le début de cette bronchite, survint une otalgie très violente du côté gauche, et le lendemain nous constatâmes une hémiplégie du côté droit, avec résolution complète des membres, coïncidant avec un peu de contracture musculaire et un peu d'insensibilité cutanée. Le visage ne semblait pas participer à la paralysie. La malade tomba dans la stupeur et mourut.

A l'autopsie, nous trouvâmes dans le corps strié, dans la couche optique et dans quelques points de la substance grise, au voisinage de la circonférence de l'hémisphère gauche du cerveau, de petites masses comme infiltrées de sang et notablement ramollies. Les méninges paraissaient saines, et il n'y avait aucune apparence de lésion sur la dure-mère correspondante au rocher du côté gauche.

Dans les poumons il y avait quelques masses tuberculeuses arrivées au second degré, et quelques cicatrices de cavernes.

Les reins, hypertrophiés, injectés d'une quantité considérable de sang, n'étaient pas ramollis, mais au niveau de leur scissure on voyait une portion plus gonflée, d'un rouge plus foncé, et plus infiltrée que le reste de la glande.

Il n'est pas fait mention de l'état du foie dans les notes que j'ai conservées. C'est qu'à l'époque où ces notes étaient prises, on ne connaissait point encore le rôle que cet organe joue dans le diabète sucré.

Depuis que les beaux travaux de Virchow ont appelé plus particulièrement l'attention des pathologistes sur les oblitérations artérielles et sur le rôle qu'elles jouent dans l'économie [1], je me suis souvent demandé si ces lésions locales gangréneuses dont je parlais il n'y a qu'un instant, si les désordres que je vous ai signalés dans le cerveau et dans les reins de la malade dont je viens de vous raconter sommairement l'histoire, n'étaient pas le résultat de véritables embolies occupant soit des ramuscules artériels, soit des troncs plus importants. Je sais que pour Virchow, cela ne fait guère de doute ; mais il s'écoulera probablement bien des années encore avant que ces idées aient pris droit de cité dans notre pays et même dans la patrie de Virchow. Il restera toujours à décider si les oblitérations artérielles se sont faites sur place, en vertu du même travail maladif qui cause la gangrène de la partie, ou si le sphacèle est la conséquence de l'oblitération qui serait causée soit par un caillot migrateur, soit par un travail morbide local se passant dans le vaisseau.

Dans l'observation dont je viens de vous présenter un résumé, j'ai insisté sur ce fait que, du moment où la malade fut prise d'une affection aiguë, les urines cessèrent de renfermer de la glycose.

C'est là, messieurs, une remarque faite par tous les observateurs, que lorsqu'une maladie aiguë survenait chez un diabétique, le sucre n'apparaissait plus dans les urines, si bien que l'on pouvait croire l'individu guéri de son diabète. C'est que, ainsi que Claude Bernard l'a établi dans ses expériences, la première condition pour que le foie sécrète du sucre est un état d'activité parfaite des fonctions digestives, et que toute altération dans ces fonctions, par une cause quelconque, fait cesser le diabète pendant tout le temps que dure cette altération.

Si la fièvre est l'une des causes de perturbation apportées dans les fonctions du foie, elle n'est pas la seule, et une médication énergique peut produire le même effet, le malade ne présentant plus, pendant un certain temps, le signe caractéristique du diabète.

A ce propos, Cl. Bernard cite l'histoire d'un individu atteint d'un diabète extrêmement rebelle, qui, sous l'influence des médications qu'on employait pour le combattre, diminuait pendant les premiers jours ; mais bientôt le sujet s'habituait au médicament et la maladie revenait aussi intense qu'autrefois.

1. Virchow, *Gesammelte Abhandlungen*, Berlin, 1862.

« Il se passait, dans ce cas, ajoute l'illustre physiologiste, quelque chose de tout naturel : chaque médication nouvelle apportait du trouble dans les fonctions, celles du foie étaient atteintes comme toutes les autres, et le sucre cessait alors simultanément d'être produit en aussi grande abondance. Il faut donc ne jamais se faire illusion sur de semblables résultats, et ne pas considérer comme guéri un individu dont on aura, au moyen d'une médication quelconque, empêché momentanément l'apparition du sucre dans les urines. »

Le médecin doit avoir toujours présentes à l'esprit ces judicieuses remarques lorsqu'il est appelé à donner des soins aux malades affectés du diabète sucré.

Messieurs, avant d'aborder la question du traitement, ce point capital du sujet qui nous occupe, il est nécessaire d'entrer dans quelques considérations relatives à la *physiologie pathologique de la glycosurie*.

Rollo, qui, l'un des premiers, écrivit sur le diabète, en plaçait la cause dans un vice de la digestion, dans un dérangement des fonctions de l'estomac dont les sucs acquéraient la propriété morbide de changer en sucre les substances alimentaires ingérées.

Au commencement de ce siècle, Nicolas et Gueudeville considéraient ce qu'ils nommaient la *phthisurie sucrée* comme la conséquence d'une affection intestinale. Suivant eux, le chyle, par suite d'une altération des sucs intestinaux, au lieu de se trouver constitué par des matières azotées, serait formé par un principe moins bien élaboré, la matière sucrée, impropre à entretenir complètement la nutrition.

Ces théories, vous en avez fait l'observation, diffèrent peu de celle qui, de nos jours, a été mise en avant par un chimiste, Bouchardat.

Cullen, qui un instant avait adopté l'opinion de Mead que le diabète était dû à un certain état de la bile, opinion fondée sur ce que cette maladie s'observe quelquefois chez les personnes atteintes d'affection du foie ; Cullen semblait plus près de la vérité quand, abandonnant cette manière de voir, il revint à cette idée beaucoup plus vague cependant, que la cause prochaine du diabète est un vice des puissances assimilatrices ou de celles qui convertissent les matières alimentaires en vrais fluides. Il fait d'ailleurs assez peu de cas de sa théorie, car il ajoute : « J'ai donné autrefois cette idée au docteur Dobson, qui l'a suivie et publiée, mais je suis obligé d'avouer que cette théorie est embarrassée de quelques difficultés qu'il ne m'est pas possible pour le moment de résoudre parfaitement. »

Il était réservé à notre époque d'approcher de cette solution, bien que la pathogénie du diabète reste et doive rester probablement longtemps encore entourée de beaucoup d'obscurité.

C'est aux travaux de l'éminent physiologiste dont le nom est pour ainsi dire lié à celui de la maladie dont nous parlons que la science et l'art sont redevables des notions plus précises que nous possédons aujourd'hui. Ces travaux, d'une valeur incontestable et réelle, n'eussent-ils eu d'ailleurs d'autres résultats que de renverser les théories des chimistes, qui, jugeant de ce qui se passe dans l'organisme vivant, d'après leurs expériences de laboratoire, prétendaient diriger la thérapeutique du diabète sucré, Claude Bernard aurait rendu à la médecine un de ces immenses services qu'elle ne saurait oublier.

Un fait primordial a été tout d'abord mis par lui en lumière. Toujours on avait cru que les principes immédiats qui se trouvent dans l'économie animale provenaient exclusivement du règne végétal, lequel avait seul la propriété de les produire, tandis que les animaux ne faisaient que les y puiser pour se les assimiler et pour les détruire. Pour le sucre en particulier, on disait que lorsqu'il se trouvait chez un animal, c'est qu'il y avait été introduit par l'alimentation, et l'on en concluait que la quantité de ce sucre devait nécessairement varier en raison même de la nature de cette alimentation. Or, comme on croyait aussi que les matières sucrées, ou que les substances féculentes, qui, sous l'influence des sucs digestifs, se transforment en sucre, pouvaient seules en fournir à l'absorption intestinale, on concluait encore qu'on devait en trouver chez les animaux herbivores qui se nourrissent de ces matières féculentes, mais qu'on ne pouvait s'attendre à en rencontrer chez les carnivores, nourris seulement de substances azotées ou graisseuses, lesquelles, disait-on, ne peuvent pas dans l'intestin se transformer en sucre par les procédés digestifs connus.

Claude Bernard a démontré qu'il n'en était pas ainsi. Il a démontré que le sucre se rencontrait chez tous les animaux et en proportions sensiblement égales chez les différentes espèces de la série animale, quel que fût le genre d'alimentation dont ces espèces faisaient naturellement usage. Dans ces derniers temps, G. Colin[1] a établi par de nombreuses expériences que les substances azotées elles-mêmes étaient susceptibles de se transformer en sucre dans le travail de la digestion.

Cependant Claude Bernard avait démontré que la production du sucre dans l'économie animale était non seulement indépendante du genre d'alimentation, mais qu'elle avait lieu en dehors même de l'alimentation, puisque l'on constatait sa présence dans le sang d'animaux qui n'avaient point encore vécu dans la vie extérieure, chez les fœtus, aussi bien chez les fœtus d'oiseaux que chez les fœtus de mammifères.

Si le sucre avait sa source dans les aliments, il était évident qu'il en avait encore une autre. Quelle était cette source?

Je ne saurais, messieurs, sans dépasser les limites de cet enseignement, entrer ici dans les détails de cette importante question de physiologie; il me faut donc vous renvoyer aux ouvrages de l'éminent profes-

1. G. Colin (d'Alfort), *Bulletin de l'Académie de médecine*, 1856.

seur du Collège de France. Je me bornerai à vous rappeler ce qui a plus directement trait à la glycosurie.

Du moment que le sucre qui existait chez les animaux ne provenait pas uniquement de l'alimentation, l'organisme devait en produire de toutes pièces, du moins en partie ; il devait y avoir une fonction spécialement assignée à cette élaboration de la matière sucrée, et il s'agissait de savoir quel était l'appareil chargé de remplir cette fonction.

En recherchant dans les divers tissus et dans les divers organes la présence de cette matière sucrée, analogue à la glycose (sucre de fécule), ou pour mieux dire au sucre que l'on retrouve dans les urines des diabétiques, et qui diffère un peu du sucre de fécule, Claude Bernard avait été frappé de ce fait, que, dans l'état normal, le foie, quels que fussent les animaux sur lesquels il expérimentait, était le seul qui en fût imprégné. Il en conclut qu'il devait en être de cette glande comme des autres, qui, suivant les fonctions qu'elles remplissent, sont seules imprégnées du produit de sécrétion propre à chacune d'elles : le rein, d'urine ; le testicule, de liqueur spermatique ; le pancréas, de suc pancréatique ; les glandes salivaires, de leurs diverses salives. Cette présence du sucre dans le foie était également constatée chez l'homme, quand celui-ci *avait été surpris par la mort en état de santé.* Indépendamment de la sécrétion biliaire, la seule dont on l'a crue chargée, la glande hépatique était donc l'organe où s'élaborait la matière sucrée que l'on trouvait chez les animaux qui, comme les fœtus, n'avaient pas encore pu puiser cette matière dans les substances alimentaires considérées jusque-là comme sa source unique.

En poursuivant ses recherches, Claude Bernard arrivait à une démonstration plus péremptoire et plus incontestable de ce rôle particulier du foie. En effet, en analysant le sang qui, des intestins, arrive à cette glande par la veine porte, et celui qui en sort par les veines sus-hépatiques pour se jeter dans la veine cave, il constatait que le sang de la veine porte ne contenait pas de trace de sucre, tandis que celui des veines sus-hépatiques en contenait abondamment ; qu'on en retrouvait encore dans le sang de la veine cave, de l'oreillette droite du cœur, de l'artère pulmonaire, sa quantité diminuant à mesure qu'on s'éloignait davantage du foie. L'expérience donnait donc la solution la plus absolue du problème ; il était évident que la matière sucrée se formait dans la glande hépatique où on l'y rencontrait en si grande masse.

Ainsi cette glande était chargée de deux fonctions : l'une, la sécrétion de la bile, dont les produits, versés dans le canal digestif, allaient servir à l'accomplissement des phénomènes de la digestion intestinale, l'autre, la sécrétion du sucre, dont les produits, non plus excrétés comme les premiers, rentraient dans la circulation générale, ou du moins dans cette partie de la circulation qui s'étend du foie au cœur et du cœur aux poumons.

Cette double fonction remplie par un organe unique chez les animaux des classes supérieures est bien distincte chez les mollusques; elle l'est encore plus chez les insectes, qui présentent deux organes très séparés, destinés, l'un à l'élaboration de la bile, l'autre à celle du sucre.

Je vous disais, messieurs, que la matière sucrée sécrétée par la glande hépatique rentrait dans la circulation générale, ou du moins dans cette portion de la circulation générale qui se passe entre le foie et le cœur, entre celui-ci et les poumons. Ici, resserrant davantage les limites de notre sujet, nous arrivons à des applications plus directes de la physiologie à la pathologie du diabète.

Quand, sacrifiant les animaux aux divers moments de leur digestion, il recherchait la présence du sucre dans leur sang, Claude Bernard constatait que lorsque ces animaux étaient à jeun, c'est-à-dire, lorsqu'un certain nombre d'heures s'étaient écoulées après leur dernier repas, le sucre n'existait que dans le tissu hépatique et dans les vaisseaux qui vont du foie au poumon, mais pas au-delà. Qu'était donc devenu ce sucre? Puisqu'on ne le trouvait plus dans le sang qui avait traversé les poumons, il avait donc été détruit dans ces organes ou avant d'y arriver? Mais comment cette destruction s'opérait-elle? Ici les théories imaginées pour expliquer le phénomène n'en rendent pas suffisamment compte, et nous devons nous borner à constater le fait sans chercher à l'interpréter. Tel qu'il est, ce phénomène est d'une si grande importance pour l'organisme, que s'il s'arrête, la mort arrive; ce que nous en savons suffit d'ailleurs pour la question de la glycosurie.

Dans ces conditions que je viens de vous dire, quand l'animal est à jeun, le sucre sécrété par le foie ne se retrouve donc pas dans le sang qui a traversé les poumons. Mais il n'en est plus ainsi après les deux ou trois premières heures qui suivent les repas. A cette époque de la digestion, on peut retrouver du sucre dans tous les vaisseaux du corps, artériels et veineux; on en trouve même dans les artères rénales, en proportion, il est vrai, trop peu considérable pour qu'il puisse traverser les reins; de telle sorte que l'urine, pas plus que les autres produits de sécrétion, n'en contient de traces. Cependant il peut arriver que la sécrétion du sucre soit exagérée au point qu'il en passe dans les urines. Quoi qu'il en soit, cette espèce de débordement, exagéré ou non, de la matière sucrée au delà des poumons, dure environ trois ou quatre heures, et alors le sucre ne se retrouve plus qu'en deçà des poumons.

Il ressort de ces expériences que la sécrétion du sucre dans le foie présente, comme toutes les sécrétions en général, des oscillations, et ce premier fait nous rendra compte de ce que nous observons chez les diabétiques dont les urines sont plus ou moins chargées de glycose, suivant qu'on les prend à des époques différentes de la journée, à des intervalles plus ou moins rapprochés de l'heure du repas.

Ces oscillations que présentent les quantités de sucre dans le sang aux différentes époques de la digestion sembleraient indiquer que, si la nature des substances alimentaires n'a pas d'influence sur la production du sucre, du moins l'alimentation est la source où l'organisme puise cette matière sucrée. Claude Bernard a encore démontré qu'il n'en était rien et que le foie était cette source unique. Je ne saurais, je le répète, entrer dans les détails de la question, et je dois vous renvoyer aux leçons que notre illustre physiologiste a consacrées à ce sujet. Il vous dira que le sucre introduit en nature dans le tube intestinal, que la glycose provenant de la réaction des sucs digestifs sur les substances féculentes ingérées, n'augmentent pas la quantité de sucre contenu dans le foie et dans le sang des vaisseaux qui en sortent; que, bien plus, ce sucre, cette glycose alimentaire sont détruits dans cette glande et transformés en une matière émulsive spéciale. Voilà le fait qu'il nous importe de connaître pour en tirer parti dans le traitement et pour le régime des diabétiques.

Je vous disais, messieurs, que dans quelques circonstances du sucre passait dans les urines, et que dans ces cas c'était du sucre de diabète, c'est-à-dire du sucre qui, sécrété par le foie, avait traversé les poumons avant d'arriver dans la grande circulation. Mais, dans d'autres circonstances, et cela s'observe chez les animaux qui, après être restés quelque temps sans manger, prennent soit des aliments sucrés, soit des substances féculentes, le sucre que l'on trouve dans les urines provient directement de cette alimentation. Ce phénomène s'explique par l'extrême rapidité avec laquelle se fait l'absorption intestinale chez les animaux à jeun. En raison même de cette rapidité, le sucre contenu dans les liquides absorbés est entraîné en masse vers le foie. Là une partie de ce sucre, passant dans les vaisseaux qui appartiennent à cette circulation que Claude Bernard appelle la *circulation chimique du foie*, est détruite dans cette glande ; l'autre partie est emportée dans le torrent de cette autre circulation que Claude Bernard appelle la *circulation mécanique du foie*. Cette circulation collatérale, de beaucoup plus rapide que la première, a pour appareils des vaisseaux de la veine porte, qui, au lieu de s'enfoncer dans les lobules de la glande, les circonscrivent et vont s'anastomoser avec les veines hépatiques qui versent leur contenu dans la veine cave inférieure. Le sucre, ainsi versé dans la circulation générale dans des proportions plus ou moins considérables, passe dans les urines, où son apparition peut être constatée pendant un certain temps. Sa présence n'y est du reste que passagère, et ce qui arrive pour lui ne lui est pas particulier, car le même phénomène s'observe pour toutes les substances alimentaires ingérées en trop grande proportion. Ainsi, Claude Bernard raconte[1] qu'un homme bien portant, du reste, ayant avalé, lorsqu'il était

---

1. Claude Bernard, *Leçons de physiologie.*

à jeun, un assez grand nombre d'œufs crus, devint momentanément albuminurique. Quelques heures après ce repas on constata que ses urines étaient devenues très albumineuses, et elles ne reprirent qu'au bout d'un certain temps leurs qualités normales.

Si la digestion a une si remarquable influence, je ne dis pas seulement sur cette glycosurie dans laquelle le sucre provient directement des aliments, mais encore sur les oscillations que présentent les quantités de sucre contenu dans les urines et sécrété par le foie, cette influence, qui s'explique probablement par l'activité que prennent alors les fonctions sécrétoires de la glande hépatique, n'est pas la seule.

Du moment que le sucre était sécrété par le foie, il devait en résulter que toutes les causes susceptibles de stimuler ou bien au contraire d'affaiblir les fonctions de la glande seraient également susceptibles d'augmenter ou de diminuer les quantités de sucre contenu dans l'organisme.

C'est ici, messieurs, que les belles expériences de Claude Bernard, sur la production du diabète artificiel, ont jeté le plus vif éclat sur cette importante question de la glycogénie et de la glycosurie.

Comme toutes les glandes, le foie est sous la dépendance du système nerveux. Dès lors, en agissant sur celui-ci, on peut agir indirectement sur celui-là, stimuler, modifier, diminuer, ou même anéantir complètement la fonction dont il est chargé. Or, dit Claude Bernard, si l'on pique un certain point de la moelle allongée d'un animal carnivore ou herbivore (ce point peut être limité dans le quatrième ventricule cérébral, en haut par une ligne transversale qui réunit les deux tubercules de Wenzel, en bas par une autre ligne qui va de l'origine d'un des nerfs pneumogastriques à l'autre), le sucre, après un certain temps, se répand dans l'organisme en si grande abondance, qu'il apparaît dans les urines. L'excitation provoquée par la piqûre des centres nerveux s'est transmise au foie par la moelle et par les nerfs du grand sympathique qui président aux fonctions de la glande, la sécrétion du sucre s'est exagérée, et le sang saturé de cette matière l'a entraînée à travers les poumons en telle quantité, qu'une partie les traverse sans avoir été détruite, et arrive dans la circulation générale d'où elle est éliminée par l'estomac (car on en retrouve dans le suc gastrique), et bien plus encore par les reins, d'où sa présence dans les urines.

Par opposition, en coupant les nerfs pneumogastriques dans la région cervicale, ou bien en coupant la moelle épinière au-dessus de l'origine de filets du grand sympathique qui se rendent au foie, la sécrétion du sucre est interrompue.

Messieurs, la physiologie expérimentale peut donc nous rendre compte de la glycosurie dans les cas où elle se lie, ainsi que je vous en ai cité des exemples, à des lésions matérielles intéressant le quatrième ventricule cérébral.

La physiologie expérimentale peut également nous rendre compte de ce qui se passe dans les cas analogues à ceux qui ont été rapportés dans le mémoire de M. Fischer, et dans lesquels le diabète sucré reconnaissait pour point de départ des affections plus ou moins profondes de l'encéphale, de la moelle, des nerfs rachidiens et du grand sympathique. C'est ici le lieu de vous rappeler les beaux travaux qu'un physiologiste allemand fort éminent, M. Schiff, a entrepris pour confirmer ou pour contrôler les expériences de Claude Bernard, et les conclusions qu'en a tirées l'illustre physiologiste français, et qui jettent un nouveau jour sur la question qui nous occupe.

On sait, depuis la célèbre expérience de Claude Bernard, qu'on produit la glycosurie par la piqûre de la moelle allongée dans la région médiane du plancher du quatrième ventricule, entre les origines du nerf acoustique et celles du nerf vague. La présence du sucre dans les urines provient de la présence d'un excès de sucre dans le sang. Or, Schiff s'est posé à cet égard une série de problèmes qu'il a résolus avec sa sagacité habituelle[1].

1° Et d'abord, cet excès de sucre dans le sang provient-il de ce que *le sucre n'est plus détruit dans l'organisme* avec la même rapidité qu'autrefois ou à ce qu'il *s'en produit davantage?*

2° En second lieu, et dans l'une ou l'autre hypothèse, la piqûre du plancher du quatrième ventricule agit-elle en *paralysant* ou *excitant* le bulbe?

3° Enfin *par quelle voie* cette action nerveuse, excitatrice ou paralytique, est-elle transmise aux organes directement producteurs de la glycosurie?

Pour démontrer que l'excès du sucre dans le sang provient bien d'une modification dans le fonctionnement du foie, Schiff extirpa le foie à des grenouilles, et trois semaines après cette extirpation il constata que leur sang ne contenait plus trace de sucre. Alors il piqua le plancher du quatrième ventricule de ces mêmes grenouilles, et ne put par cette opération provoquer la glycosurie. Il s'ensuit bien évidemment de cette expérience que la piqûre seule du quatrième ventricule ne suffit pas à produire la glycosurie, que le foie est l'intermédiaire obligé pour la production de ce phénomène, et qu'enfin le foie est directement l'organe producteur du sucre.

Dans d'autres expériences confirmatives, Schiff a lié sur des grenouilles rendues préalablement glycosuriques des portions de foie de plus en plus considérables, et il a constaté que le sucre diminuait dans les urines en raison de la diminution artificielle du volume du foie. Ce qui tend à dé-

---

1. Voyez dans l'*Union médicale* (9 avril et 31 juillet 1860) la remarquable analyse qu'ont publiée de ces recherches MM. Lucien Corvisart et Jules Worms, analyse dont nous nous sommes servi pour ce qui va suivre.

montrer l'opinion de Claude Bernard, à savoir, que le diabète a son origine dans le foie.

Mais le diabète provient-il de ce que le foie forme plus de sucre? ou de ce que le ferment qui normalement détruit le sucre dans le sang cesse de se produire?

Pour arriver à prendre parti entre ces deux hypothèses, Schiff lia sur les grenouilles piquées et rendues glycosuriques des portions de foie de plus en plus grandes. Si le diabète provient de ce que la production du ferment destructeur est abolie, il est bien évident que nonobstant la destruction partielle du foie, il arrivera nécessairement un moment où, malgré la production très minime du sucre par ce qui reste de foie, ce sucre s'accumulera dans le sang (puisqu'il n'y sera plus détruit) et la glycosurie apparaîtra, c'est-à-dire que les grenouilles redeviendront glycosuriques. Or, le sucre diminuait dans l'urine de ces grenouilles, à mesure que le foie diminuait de volume. D'où il suit que la glycosurie tient à ce que le foie forme plus de sucre et non pas à ce que le ferment destructeur du sucre ne se produit plus.

Ainsi se trouve résolue la première question : « La glycosurie provient de ce qu'il se produit plus de sucre dans l'organisme. »

Mais quelle est la *nature de l'altération nerveuse* en vertu de laquelle survient la glycosurie?

Andral a depuis plus de douze ans signalé l'hyperémie du foie dans le diabète. Cette hyperémie est-elle la cause prochaine du diabète et, dans ce cas, comment le prouver expérimentalement?

Pour provoquer une hyperémie du foie, Schiff a tiré parti d'une disposition anatomique propre à la grenouille. Chez cet animal le foie ne reçoit pas la totalité du sang veineux de l'abdomen : une portion seulement est apportée à cet organe par la veine cave hépatique, tandis qu'une autre portion se rend directement au cœur par une seconde veine cave sans passer par le foie. Il suffit donc, pour hyperémier le foie, de forcer tout le sang veineux de l'abdomen à traverser le foie, et pour cela il suffit de lier la seconde veine cave. Or, deux heures après cette ligature, les grenouilles étaient glycosuriques.

De même en enlevant la rate, on a pu immédiatement hyperémier le foie et produire aussitôt la glycosurie. Enfin la piqûre du foie, en hyperémiant traumatiquement cet organe, produit aussi la glycosurie. Donc l'hyperémie hépatique est bien la cause prochaine de la glycosurie. Mais est-ce en produisant cette hyperémie qu'agit la piqûre du quatrième ventricule?

Suivant Schiff, cette piqûre irrite les nerfs vaso-moteurs du foie, d'où une dilatation des vaisseaux de cet organe et comme conséquence première l'hyperémie, puis comme conséquence seconde la glycosurie. Ce qui est d'accord avec la théorie de Claude Bernard sur le rôle modérateur qu'il attribue au grand sympathique. Quant à l'explication donnée par Schiff, elle repose sur une notion anatomique qu'il professe, à savoir, que les nerfs vaso-moteurs qui régissent la contraction des vaisseaux dans les organes abdominaux partent des couches optiques et des pédoncules cérébraux, se réunissent dans la moelle allongée où ils sont côte à côte avec les nerfs vaso-moteurs du reste du corps, puis descendant par les cordons antéro-latéraux en s'éloignant les uns des autres, quittent enfin la moelle, traversent les ganglions du cordon spinal et se terminent sur les vaisseaux des organes de l'abdomen. Ce serait donc la piqûre des filets originels de ces nerfs, au moment où ils passent au voisinage du quatrième ventricule, qui produirait le diabète. Ainsi la piqûre du quatrième ventricule n'aurait rien de spécifique, mais toute lésion intéressant les nerfs vaso-moteurs depuis leur origine dans le pédoncule cérébral jusqu'au point où ils pénètrent dans les organes abdominaux peut produire la glycosurie ; mais le plancher du quatrième ventricule est le point le plus convenable, parce que les nerfs vaso-moteurs y sont concentrés dans un espace très retréci. Ainsi l'irritation directe des nerfs vaso-moteurs du foie par la galvanisation produit la glycosurie ; il en est de même de l'empoisonnement des grenouilles par la strychnine ou l'opium, d'un état tétanique prolongé, etc.

Que si, au contraire, on coupe les cordons antérieurs de la moelle, par lesquels passent les filets sympathiques destinés aux organes abdominaux, l'irritation ne sera plus portée au foie et la piqûre du quatrième ventricule ne produira plus la glycosurie. L'éthérisation, en rendant ces mêmes nerfs insensibles, rendra la piqûre ventriculaire impuissante pour produire la glycosurie.

C'est donc en entraînant l'hyperémie du foie que la piqûre du quatrième ventricule produit le diabète; cette hyperémie hépatique a lieu par irritation des nerfs vaso-moteurs du foie; cette irritation résulte de la piqûre du quatrième ventricule, parce que les filets originels de ces nerfs sympathiques passent réunis en ce point; enfin c'est par les cordons antérieurs de la moelle que cette irritation est transmise au foie.

Ainsi se trouvent résolues la seconde et la troisième question que s'était posées Schiff, et dont je vous ai parlé tout à l'heure[1].

La glycosurie produite par la piqûre du quatrième ventricule et les lésions analogues est, suivant M. Schiff, d'une espèce spéciale, c'est la glycosurie *irritative*. Cette glycosurie est essentiellement fugitive et ne dure pas au delà de quelques heures ou d'une journée. C'est qu'en effet la loi commune à tous les irritants est d'épuiser bientôt leur action; car l'irritabilité s'émousse vite et s'épuise.

Au contraire la paralysie a des effets durables; s'il existe une glycosu-

---

1. Voyez plus haut, page 795.

rie d'origine paralytique, elle devra persister. C'est cette espèce de glycosurie que M. Schiff dit avoir découverte. Il produit la glycosurie *paralytique* en coupant les cordons antérieurs de la moelle épinière ; ce qui entraîne forcément la section des faisceaux des nerfs vaso-moteurs qui
traversent cette portion de la moelle, ainsi que je vous l'ai dit il y a un
instant. La section doit être faite soit au niveau de la quatrième vertèbre
cervicale, soit en un point plus rapproché du bulbe. Les vaisseaux du foie
privés des nerfs vaso-moteurs se laissent alors distendre, gorger de sang,
hyperémier, et les animaux deviennent glycosuriques. La glycosurie qui
en résulte est bien différente de la glycosurie irritative, toujours si fugace,
car elle persiste plusieurs jours et même plusieurs semaines, ainsi que
Schiff l'a constaté sur des rats et des lapins. La glycosurie paralytique
représente donc assez bien l'image du diabète proprement dit, lequel est
si rebelle. Ce serait à l'espèce paralytique qu'on devrait rapporter le diabète expérimental produit par la destruction des centres nerveux ainsi
que le diabète gangréneux.

Messieurs, ce ne sont pas seulement des lésions locales du système nerveux qui influencent la production du sucre dans le foie; des perturbations générales, ainsi que Claude Bernard l'a démontré dans ses expériences, agissent de la même façon.

Il en est de même des excitations portées sur la glande hépatique, soit
par l'intermédiaire du tube digestif, soit plus directement encore. Ainsi
Leconte, agrégé de notre Faculté, a provoqué des diabètes artificiels
en empoisonnant des chiens avec l'azotate d'uranium donné à petites
doses. D'un autre côté, M. Harley, en injectant dans les rameaux de la
veine porte une substance irritante, telle que l'ammoniaque étendue ou
l'éther, a vu que l'injection, arrivant au foie, y déterminait une excitation locale et directe, et, au bout de quelque temps, il a constaté que le
sucre apparaissait dans les urines de l'animal sur lequel il avait opéré.
Enfin, je vous ai rapporté, d'après Claude Bernard, un cas de diabète
accidentel survenu chez un individu consécutivement à un coup reçu sur
la région du foie, et j'ai observé le même fait chez un homme qui avait
reçu un coup de pied de cheval dans le flanc droit.

Toutefois, si l'excitation nécessaire pour stimuler la sécrétion de la
glande dépasse un certain degré et arrive jusqu'à l'irritation, des phénomènes inverses se produisent : la sécrétion du sucre est diminuée dans
des proportions considérables; et c'est là un fait de pathologie générale
sur lequel j'ai appelé votre attention en plus d'une circonstance.

C'est à cette excitation portée au delà des limites convenables pour la
production des phénomènes que nous étudions, qu'il faut attribuer la
diminution de la sécrétion du sucre sous l'influence d'un état fébrile, des
maladies aiguës qui, survenant dans le cours du diabète sucré, suspendent
momentanément, ainsi que je vous l'ai dit, la glycosurie.

En définitive, messieurs, sécrétion exagérée du sucre dans le foie, telle est la cause, celle que les anciens auraient appelée la *cause prochaine du diabète sucré;* et il n'est plus besoin d'aller la chercher dans les réactions chimiques qui se passent soit dans le tube digestif, soit dans les vaisseaux sanguins, réactions de la chimie vivante bien différentes d'ailleurs de celles que l'on est maitre de produire dans les verres à expérience et auxquelles on a eu la prétention de les assimiler.

Ces faits physiologiques trouvent leur application à la pathologie de la maladie que nous étudions. L'influence des lésions locales du système nerveux, ou des excitations portées directement sur le foie, nous rend compte de la pathogénie des diabètes symptomatiques des affections cérébrales ou des affections hépatiques dont je vous ai parlé. Dans les cas où l'anatomie pathologique ne nous dit rien, et ces cas sont encore les plus nombreux, il nous est permis de supposer que le diabète est sous la dépendance d'une perturbation du système nerveux retentissant sur la sécrétion hépatique. Si la nature de cette perturbation nous échappe, elle se traduit du moins par des symptômes variés, troubles gastriques, troubles de la sensibilité, de la motilité, des facultés intellectuelles; accidents du côté des appareils des sens, des organes de la génération. Ces faits trouvent aussi leur application dans le *traitement du diabète sucré.*

Encore une fois, messieurs, je ne saurais trop insister sur ce fait, que la glycosurie doit être considérée à la fois comme maladie et comme symptôme, de même que l'albuminurie peut être la conséquence de la *néphrite* dite *albumineuse,* ou seulement un épiphénomène commun à beaucoup de maladies, sans qu'il existe même de lésion des reins.

Ainsi que l'albuminurie, la glycosurie peut, par exemple, survenir dans les maladies du foie, du pancréas, des poumons, du cerveau, de la moelle ou du grand sympathique.

L'observation a permis d'établir que, dans ces cas, il pouvait y avoir une lésion *organique* du foie, du cerveau ou des poumons, tandis que, dans d'autres, il n'y avait point de lésion matérielle appréciable, ou que, s'il y en avait eu, elle n'avait été que passagère, comme cela a lieu probablement dans les accès d'épilepsie, d'hystérie convulsive, et lorsque les malades sont soumis aux inhalations d'éther ou de chloroforme.

Faut-il croire que, dans tous ces cas, il y a eu modification de l'hématose, hépatique ou pulmonaire, et que cette modification a suffi pour déterminer le passage intermittent ou continu du sucre dans les urines? Les lésions cérébrales, surtout lorsqu'elles portent sur la protubérance et la moelle allongée, entravent la régularité des fonctions respiratoires; de même, lorsqu'il y a lésion directe du poumon, l'hématose est incomplète. Ainsi, dans les lésions aiguës ou chroniques, Reynoso et Michéa ont beaucoup insisté sur cette étiologie locale de la glycosurie. Il en serait de même pour les lésions du foie, autre organe d'hématose et producteur de la matière glycogène ; on comprend aisément qu'une lésion organique de la glande hépatique puisse modifier tellement sa fonction, que l'on verra le sucre passer dans les urines en quantité plus ou moins grande suivant le degré et l'étendue de cette lésion, comme le prouvent les expériences de Claude Bernard et Schiff.

La glycosurie peut encore être produite lorsqu'il y a modification de l'appareil circulatoire de ces organes, bien que cette modification ne soit que passagère. On observe, en effet, dans les accès d'épilepsie et d'hystérie, une période d'asphyxie, c'est-à-dire de stase du sang dans le poumon, dans le cœur droit, et probablement aussi dans le foie. La conséquence de cette asphysie serait une diminution ou au moins une modification de l'hématose, qui rendrait compte du passage intermittent de la glycose dans l'urine.

De plus, la part du système nerveux ne saurait être douteuse dans la production de la glycosurie; les expériences pratiquées par les physiologistes sur le bulbe, sur le nerf pneumogastrique, sur le nerf grand sympathique et sur la moelle, ne peuvent laisser aucun doute à ce sujet, et chaque jour la clinique vient confirmer l'interprétation physiologique.

Disons enfin que la glycosurie existe assez souvent chez les femmes enceintes et chez celles qui allaitent; cette intéressante découverte est due à MM. Blot [1] et Reveil. Quoique, dans ces cas, le sucre ne se produise jamais en grande quantité, cependant l'analyse chimique a pu, chez des nourrices, en retrouver 10 et 12 grammes pour 1000 grammes d'urine. Ces faits ont été constatés depuis par d'autres observateurs; je dois ajouter toutefois que Leconte [2] est arrivé à des conclusions différentes de celles de Reveil et Blot. La question est donc encore à l'étude, et je devais la signaler de nouveau à votre attention.

Mais, messieurs, Claude Bernard n'a pas seulement découvert que le foie était un organe qui fabrique du sucre, il y a trouvé la substance à l'aide de laquelle ce sucre est fabriqué, la *matière glycogène*. C'est un principe immédiat non azoté, qui existe dans les cellules épithéliales hépatiques et qui est susceptible de se transformer en sucre au contact du sang.

D'un autre côté, le même savant a constaté que chez le fœtus, dans les premiers temps de la vie embryonnaire, cette matière glycogène se trouvait dans le placenta, principalement entre la portion maternelle et la portion fœtale de cet organe chez les rongeurs tels que les lapins et les cochons d'Inde, tandis qu'on ne la rencontrait que sur la face interne de

1. Blot, *De la glycosurie physiologique des femmes en couches, des nourrices et d'un certain nombre de femmes enceintes* (*Gaz. méd.*, 1856, p. 720, et *Comptes rendus de l'Académie des sciences*, 6 octobre 1856).

2. Leconte, *Comptes rendus des séances de la Société de biologie*, année 1875 Paris, 1858, p. 60.

l'amnios chez les ruminants sous forme de plaques épithéliales glycogènes; de sorte que chez ces derniers animaux la portion vasculaire et la portion glandulaire du placenta sont séparés et se développent isolément. Or, dans les premiers temps de la vie intra-utérine, le tissu du foie, d'ailleurs rudimentaire, ne donne pas les moindres traces de matière glycogène, tandis qu'à la fin de la période d'accroissement, lorsque les cellules glycogènes des plaques amniotiques commencent à disparaître ou à dégénérer, on trouve dans le foie du fœtus des cellules ayant leur forme définitive de cellules hépatiques. Ainsi, avant que le foie fœtal puisse exécuter ses fonctions, il existe un véritable organe hépatique placentaire qui produit la matière glycogène, sorte de *foie provisoire,* qui disparaît plus tard, précisément à l'époque de la vie intra-utérine où le foie définitif accomplit ses fonctions. Cet organe placentaire se rapprocherait des formations épithéliales en ce que chez le fœtus il existe aussi des cellules glycogéniques dans divers épithéliums des voies digestives et respiratoires, de même que dans la peau et ses dépendances; mais cette dissémination de la matière glycogène est un fait de la vie embryonnaire, car on voit successivement disparaître cette matière dans les parties qui sont le siège d'une organisation plus avancée. Au contraire, chez l'adulte la formation de la matière glycogène est concentrée dans le foie et ne se retrouve plus dans les organes où l'on en rencontre chez le fœtus. Cependant, ajoute Claude Bernard, il y a deux tissus, le musculaire et le pulmonaire, qui, chez l'adulte, et dans des conditions déterminées, peuvent présenter de la matière glycogène, mais de la matière glycogène infiltrée. Ces conditions déterminées sont l'engourdissement par le froid chez les animaux hibernants, ou l'état de repos spontané ou artificiellement produit par la section du nerf qui se rend au muscle; mais dès que l'animal se réveille ou se meut, il respire plus activement. La matière glycogène ainsi accumulée est consommée et disparaît.

En résumé, le sucre est une substance indispensable à la vie et que la vie seule produit, ou plutôt la vie seule produit la matière glycogène, et c'est une opération chimique qui en sait tirer du sucre. Mais cette opération chimique est absolument indépendante de la vie, et s'accomplit encore en dehors de son empire; de sorte que, une fois la matière glycogène constituée, sa transformation ultérieure en sucre sera réalisée après la mort de l'animal, et se continuera ainsi tant qu'il persistera de la matière glycogène et que les conditions physiques nécessaires à l'accomplissement de ce phénomène exclusivement chimique seront elles-mêmes réalisées. Ainsi se trouve expliqué ce fait en apparence étrange qu'un foie lavé, dépouillé de son sang, continue à fabriquer du sucre quelques heures encore après la mort. Il y a là un phénomène analogue à celui qui s'accomplit dans un fruit détaché de sa tige avant sa maturité et qui, de non sucré qu'il était, devient sucré, non pas par un phénomène vital, mais par la transformation chimique en sucre de la matière amylacée qu'il contenait.

Tous ces détails étaient nécessaires pour bien faire comprendre la nature et la valeur des objections faites à la doctrine de la glycogénie hépathique ; car, chose étrange, ce qui semblait devoir être le triomphe de cette doctrine a failli en provoquer la ruine, au moins momentanée. 1° Claude Bernard démontre que le foie débarrassé de son sang fabrique encore du sucre dans les premières heures qui suivent la mort ; 2° il isole cette substance qui produit ainsi du sucre ou substance glycogène ; 3° il en montre la présence dans le placenta et dans quelques tissus, le tissu musculaire en particulier.

Eh bien, un médecin anglais, Pavy, prétend que la formation du sucre dans le foie n'est qu'un phénomène *post-mortem* ou pathologique, que le foie ne fait pas de sucre pendant la vie ni dans les conditions physiologiques de la santé. Il dit qu'en pratiquant le cathétérisme du ventricule droit par la jugulaire d'un animal vivant il ne trouvait que des traces de sucre, tandis qu'après la mort du même animal une incision faite au ventricule droit donnait issue à du sang chargé de sucre. De même s'il tuait instantanément un animal, ouvrait rapidement la poitrine, jetait des ligatures sur les gros vaisseaux et examinait le sang du cœur droit, il le trouvait aussi privé de sucre que le sang obtenu par le cathétérisme pendant la vie. Au contraire, ce liquide était fortement sucré si on laissait seulement s'écouler un espace de temps si léger qu'il fût entre le moment de la mort et celui où on recueillait le sang. D'où Pavy conclut que le sucre se forme dans le foie avec une surprenante rapidité après la mort. Pavy avoue bien aussi que le cathétérisme du cœur droit peut fournir du sang chargé de sucre, mais il explique le fait par la résistance musculaire de l'animal ou des troubles de la respiration ; « alors, dit-il, la compression du foie ou la gêne de la circulation peut faire échapper la substance amyloïde du foie et la mélanger au sang du ventricule droit, d'où résulte la formation immédiate du sucre. »

D'un autre côté, le professeur Rouget admet que la matière glycogène, qu'il nomme amidon animal ou *zoamyline*, se trouve normalement chez l'adulte dans certains tissus qu'il appelle tissus à zoamyline.

Enfin M. Jaccoud, groupant habilement les expériences de l'un et les assertions anatomiques de l'autre, n'hésite pas à rejeter complètement la fonction glycogénique du foie en tant que fonction physiologique et à donner du diabète une théorie nouvelle, « à savoir que la glycogénie n'étant pas un fait normal, le diabète n'est pas l'exagération d'une action physiologique : c'est le résultat d'une opération anormale, qui consiste dans la désassimilation des tissus à glycogène. »

Cet édifice théorique n'a qu'un vice, mais il est fondamental, c'est de pécher par la base : attendu que 1° le foie fait du sucre physiologiquement et pendant la vie; 2° il n'y a pas normalement chez l'adulte de tissus à zoamyline.

Pour prouver que le foie fait du sucre pendant la vie et réfuter les conclusions de Pavy, M. Cl. Bernard a fait cette expérience bien simple qui consiste à prendre, à l'aide d'une sonde, sur un animal vivant, et pendant plusieurs heures, du sang d'une veine sus-hépatique; ce sang contient de grandes proportions de sucre, tandis que celui de la veine porte n'en renferme pas. Quant aux tissus dits à zoamyline, ce sont des tissus où la matière glycogène du foie s'est diffusée, ou infiltrée, et où elle existe non pas enfermée dans des cellules comme dans le tissu du foie, mais à l'état amorphe.

Ainsi s'écroulent à la fois l'échafaudage d'objections à la doctrine de Cl. Bernard et la construction théorique annexe de M. Jaccoud. Du reste, Claude Bernard se propose de répéter publiquement toutes ses expériences dans ses leçons du Muséum et de faire voir le néant des objections adverses; mais il m'a paru nécessaire de vous mettre en garde contre une doctrine pathologique absolument théorique et qui n'est que spécieuse, car elle repose sur des expériences mal conduites comme sur des assertions anatomiques erronées [1].

J'arrive à la question du traitement.

Dans les cas dont je viens de vous parler, comme dans tous ceux où la glycosurie est accidentelle et passagère, l'intervention de la médecine est à peu près superflue, puisque cette glycosurie cédera d'elle-même après avoir duré un temps généralement assez court. Il n'en est plus ainsi de cette espèce de diabète persistant dont nous nous occupons spécialement.

Ici la question du *régime* est de la plus haute importance.

Il est d'observation clinique qu'une alimentation féculente augmente chez les diabétiques les proportions du sucre rendu par les urines, tandis qu'une alimentation presque exclusivement animale diminue au contraire la glycosurie. Ce n'est pas parce qu'en tenant les malades à la diète animale, on les prive des substances alimentaires qui fournissent le plus de matériaux sucrés. Nous avons vu que ceux-ci étaient aussi bien produits par les substances animales que par les substances végétales, bien qu'en moins grande quantité; nous avons vu de plus que ce sucre *alimentaire*

1. Cl. Bernard, *Leçons de physiologie expérimentale*, t. I; — *Sur le mécanisme de la formation du sucre dans le foie* (*Comptes rendus des séances de l'Académie des sciences*, t. XLI, sept. 1855); — Suite du même travail (même recueil, t. XLIV, mars 1857); — *Sur la formation de la matière glycogène dans le foie* (même recueil, juin 1857); — *Sur une nouvelle fonction du placenta* (même recueil, janvier 1859); — *De la matière glycogène considérée comme condition du développement de certains tissus, chez le fœtus, avant l'apparition de la fonction glycogénique du foie* (même recueil, avril 1859); — Pavy, *On the nature and treatment of diabetes*, Londres, 1862; — accoud, article DIABÈTE dans le *Nouveau Dictionnaire de médecine et de chirurgie pratiques*, 1869.

se transformait dans le foie en une matière spéciale très différente du sucre de diabète, et que celui-ci était exclusivement un produit de sécrétion de la glande hépatique. Si l'alimentation animale convient mieux aux diabétiques que l'alimentation végétale, c'est que cette dernière, principalement quand elle est féculente, augmente tout à la fois la suractivité fonctionnelle du foie et celle des reins; c'est que les substances végétales sont beaucoup plus diurétiques que les substances animales ; ainsi les herbivores rendent beaucoup plus d'urine que les carnivores.

Le précepte posé par Rollo, et suivi depuis lui, de donner aux diabétiques une alimentation aussi azotée que possible, concorde donc avec ce que la physiologie nous apprend.

Toutefois, messieurs, il faudrait se garder de tomber dans l'exagération, et de croire que le diabète commande un régime exclusivement animal, de sorte que les malades doivent rigoureusement s'abstenir de toute autre espèce de nourriture.

Vous verrez, en effet, des diabétiques ne plus rendre que de petites quantités de glycose, lorsqu'ils se tiennent à un régime dans lequel n'entrent que des végétaux verts contenant une proportion considérable de chlorophylle, tels que les épinards, l'oseille, le chou, le cresson, etc., etc., même lorsqu'ils prennent des fruits dits acides, tels que les groseilles, les fraises, les cerises.

Dans une maladie où les troubles des fonctions nutritives jouent incontestablement un grand rôle, il importe, avant tout, d'éviter ce qui pourrait augmenter ces troubles; il importe par conséquent de varier l'alimentation, de peur d'amener le dégoût, qui est une rapide conséquence de l'usage exclusif du même genre d'aliments.

En définitive, si un régime très animalisé convient le mieux aux diabétiques, il faut associer à ce régime une certaine proportion de végétaux herbacés, d'une digestion beaucoup plus facile que les substances féculentes. Non seulement je permets, mais encore je conseille l'usage des fruits rouges; à leur défaut, je permets les autres fruits, les poires, les pommes, et même le raisin, qui contient cependant une si grande quantité de glycose.

Je ne saurais donc assez m'élever, messieurs, contre l'abus du régime exclusivement animal dans le traitement du diabète, de même que je ne saurais assez m'élever contre l'abus des alcalins que, dans ces derniers temps surtout, on a voulu donner comme les *spécifiques* par excellence de la glycosurie.

Si le régime exclusivement animalisé diminue immédiatement la soif et l'abondance de la diurèse, il finit bientôt par inspirer aux malades un insupportable dégoût, et leur santé, qui avait paru refleurir, se trouble de nouveau, et se trouble plus gravement qu'auparavant ; tandis que si l'on se contente de diminuer dans une grande proportion l'usage des féculents, si l'on permet, comme je viens de le dire, les végétaux verts et les fruits, l'appétit et les forces se soutiennent, et bien que la quantité de glycose rendue par les urines soit assez considérable, la santé est à peine troublée. J'ai depuis plus de dix ans des diabétiques en traitement, qui certes ne sauraient pas qu'ils urinent de la glycose, si de temps en temps l'analyse chimique ne le leur démontrait.

Quant au pain, je vois peu d'inconvénient à ce que les malades en prennent en petite proportion, et à ce sujet je tiens un grand compte du goût des individus, me gardant bien d'en interdire l'usage à ceux, et vous en rencontrerez beaucoup, qui ne sauraient manger sans prendre du pain. Je conseille le pain de froment ou de seigle, et non le pain de gluten, d'un goût si peu agréable, et qui, prescrit en vue d'une théorie chimique, n'offre en réalité aucun avantage.

Pour obtenir une régularisation plus parfaite des fonctions digestives, les *moyens pharmaceutiques* peuvent nous venir en aide.

Les alcalins sont assurément efficaces. Déjà, dans le siècle dernier, en avait reconnu leur utilité : c'était l'eau de chaux qui était alors prescrite aux diabétiques comme un moyen d'apaiser leur soif ardente et de diminuer la sécrétion du sucre. Aujourd'hui les remèdes alcalins sont variés à l'infini, soit que nous donnions le carbonate de chaux, le bicarbonate de soude, la magnésie, etc., etc., sous forme de poudres ; soit que nous ordonnions les eaux minérales naturelles, telles que les eaux de Vichy, de Pougues, etc., qui contiennent ces principes alcalins en quantité plus ou moins considérable[1].

Mais de l'utilité incontestable de ces médicaments dans le traitement du diabète sucré, il ne faudrait pas conclure qu'ils agissent en tant qu'alcalins, c'est-à-dire en opérant dans l'économie les mêmes réactions que nous leur voyons produire dans nos expériences de laboratoire.

Vous savez en effet que les *sucres de la seconde espèce*, qui comprennent le sucre de diabète, sont détruits par les alcalis caustiques, la potasse, la soude, la chaux, etc., et changés en acides bruns particuliers, avec une rapidité d'autant plus grande que ces alcalis sont plus concentrés et la température plus élevée.

Sur ce fait certains chimistes ont fondé toute leur théorie de la glycosurie et du diabète sucré. Si chez l'homme bien portant, disent-ils, le sucre ne se retrouve pas dans les urines, c'est que la matière sucrée qui, suivant eux, tire son origine tout entière des substances alimentaires, est détruite dans le sang, habituellement assez alcalin pour opérer cette transformation, tandis que la glycosurie dépend de ce que le sang n'est plus assez alcalin pour que la destruction du sucre ait lieu. Je ne me se-

---

1. Voy. *Dictionnaire général des eaux minérales et d'hydrologie médicale*, Paris, 1860, t. II, p. 563, 965.

rais pas arrêté à vous rappeler cette théorie chimique, victorieusement combattue par Claude Bernard, si elle n'avait eu un trop grand retentissement, si dans les premiers temps de son apparition elle n'avait causé un certain engouement dont on est bien revenu; les chimistes eux-mêmes l'ont d'ailleurs réfutée. Ainsi Poggiale a démontré, en premier lieu, que la glycose requérait, pour brûler au contact des alcalins, une température de 95 degrés; or, déjà ce fait renverserait à lui seul la théorie dont je viens de parler. En second lieu, Poggiale a vu qu'en injectant dans les vaisseaux simultanément de la glycose et un sel alcalin, du carbonate ee soude ou de potasse, la quantité de glycose rendue par les urines de l'animal était exactement la même que lorsqu'on injectait de la glycose seule.

L'explication chimique fait donc ici défaut, comme elle fait du reste défaut toutes les fois que nous voulons l'adapter anx phénomènes de la chimie vivante. Mais le fait clinique reste, que les alcalins sont d'une incontestable utilité dans le traitement du diabète sucré. Ils agissent en tant que modificateurs puissants de l'appareil digestif, dont ils régularisent les fonctions; ils agissent en guérissant le diabète, mais en replaçant les malades dans des conditions particulières de nutrition en vertu desquelles la production anomale exagérée du sucre n'aura plus lieu. Ceci ressemblerait presque à un paradoxe; je m'explique. Il arrive pour le diabète, sous l'influence des alcalins, ce qui arrive pour la gravelle, par exemple. Ce n'est point en alcalinisant les urines, c'est en régularisant les sécrétions renales que ces médicaments agissent.

En acceptant la théorie de l'alcalinisation du sang dans le diabète, il faudrait donner des alcalins en aussi grande quantité que possible, et continuer indéfiniment leur emploi. C'est là, messieurs, que l'erreur serait le plus préjudiciable aux malades.

Je ne saurais trop insister sur ce point, que les alcalins, administrés uniquement à titre d'adjuvants, doivent être donnés à doses modérées, seulement pendant un certain temps, huit à dix jours de suite chaque mois, et pas davantage.

D'autres médications peuvent être associées à celle-ci : ainsi les remèdes toniques, la rhubarbe, par exemple, à la dose de 15, 20, 35 centigrammes, peuvent être donnés à chaque repas, pendant huit autres jours du mois.

Vous avez vu dans les salles de mon regrettable collègue Legroux un glycosurique qui avait été soumis à l'usage des préparations arsenicales, en même temps qu'on lui faisait faire de l'hydrothérapie. Sous l'influence de ce traitement, cet homme avait éprouvé une très notable amélioration.

C'est qu'en effet l'*hydrothérapie* est également une très puissante médication dans le traitement du diabète sucré, comme le sont en définitive tous les moyens susceptibles de stimuler les fonctions assimilatrices, en agissant sur les grands appareils de l'économie..

Je ne veux pas terminer cette conférence, déjà si longue et si pleine de détails que vous avez peut-être trouvés superflus, sans vous dire deux mots de l'influence immense de l'*exercice*. Un diabétique, qui, chaque jour, fait à pied un exercice violent, peut, sans rien changer à son régime, retrouver temporairement la santé qu'il avait perdue. J'ai connu des glycosuriques qui, au moment des chasses, cessaient de boire et d'uriner avec autant d'abondance, retrouvaient leurs forces, leur appétit, récupéraient, malgré les fatigues, leurs facultés viriles perdues dès le début de la maladie. Aussi ne saurait-on jamais assez conseiller l'exercice à ces malades, et l'on peut dire qu'avec un régime convenable, qui pourtant n'a rien de très sévère, et cette gymnastique quotidienne dont je viens de parler, le diabète, surtout celui que l'on observe chez les gens gras, constitue plutôt une indisposition qu'une maladie grave.

Avec une hygiène et un régime bien entendus, aidés par l'action des médicaments sagement et prudemment administrés, nous pouvons espérer guérir un petit nombre et soulager un très grand nombre de diabétiques. Je parle des malades qui ne sont pas arrivés à la dernière période de la maladie, car, dans cette période consomptive, le mal est au-dessus des ressources de l'art.

LXVI. — POLYDIPSIE.

Observations. — Le diabète non sucré peut survenir chez des individus nés de parents qui avaient été polyuriques, glycosuriques ou albuminuriques. — Les affections cérébrales intercurrentes peuvent faire cesser la glycosurie comme l'albuminurie.

Messieurs,

Il y a quelques jours sortait de l'Hôtel-Dieu un malade qui était resté plusieurs mois dans les salles de la Clinique pour s'y faire traiter d'une polydipsie qui nous présenta un des exemples les plus remarquables peut-être de cette affection. Bien que cet homme ne fût pas complètement guéri, sa situation était assez notablement amendée pour qu'il demandât lui-même à quitter l'hôpital.

La médication à laquelle nous l'avions soumis avait consisté dans l'administration de l'extrait de valériane rapidement porté à de très hautes doses.

Ce mode de traitement nous avait déjà donné des résultats encore plus satisfaisants dans un cas analogue.

C'était chez un individu que quelques-uns d'entre vous se rappelleront peut-être avoir vu dans notre salle Sainte-Agnès. Comme celui dont nous parlons aujourd'hui, il était affecté de polydipsie avec polyurie. Il buvait chaque jour jusqu'à 32 litres de tisane et urinait en conséquence. L'urine, qui fut à différentes fois analysée par Bouchardat, alors pharmacien en chef de l'Hôtel-Dieu, n'a jamais présenté la moindre trace glycose. Il y avait cela de remarquable dans ce fait, que la peau du visage du malade était assez souvent le siège d'un érythème extrêmement intense, sans mouvement fébrile, qui coïncidait avec une exagération de la soif et de la sécrétion urinaire ; cet érythème disparaissait au bout de deux ou trois jours, pour reparaître peu après. La santé était d'ailleurs assez bonne. Nous prescrivîmes l'extrait de valériane, qui fut successivement porté jusqu'à l'énorme dose de 30 grammes (une once) par jour. La soif, la sécrétion urinaire, diminuèrent parallèlement, et la guérison était complète après quatre mois de traitement. Plus tard, nous avons revu cet homme, dont la santé restait fort bonne.

Dans une observation du même genre, rapportée par Rayer, le succès de la médication avait été encore plus rapide.

Il s'agissait d'un jeune garçon dévoré par une soif inextinguible et qui urinait en proportion de l'énorme quantité de boisson qu'il prenait. Ses urines étaient très légères, presque comme de l'eau, inodores, incolores, insipides et excessivement abondantes. Ce petit malade ne maigrissait pas du reste, mangeait beaucoup et jouissait à cela près d'une parfaite santé. Cette polydipsie et cette polyurie toutes simples étaient produites vraisemblablement par une affection nerveuse, et n'avaient d'ailleurs avec le diabète, dont elles différaient sous les rapports les plus importants, d'autre point de ressemblance que l'abondance de la sécrétion urinaire. Sous l'influence de la valériane, administrée, non plus sous forme d'extrait, mais en poudre, ce qui revient absolument au même, les accidents cédèrent dans l'espace de trois semaines à un mois. Plusieurs médications, et la médication par l'opium en particulier, avaient complètement échoué.

En plusieurs occasions, Rayer avait employé avec avantage le même traitement dans des cas semblables.

Bien que chez le malade qui nous fournit le sujet de cette conférence, le résultat n'ait pas entièrement répondu à notre attente, le fait n'en mérite pas moins d'être pris par vous en considération.

La maladie dont notre homme était atteint avait débuté, disait-il, quatre ans auparavant, et avait été reconnue dans les circonstances suivantes. Ce garçon, alors âgé de vingt ans, avait été admis dans les salles de chirurgie de Laugier, pour un accident assez insignifiant d'ailleurs. Il se plaignait quelquefois de douleurs dans la région lombaire, principalement du côté droit, douleurs qui n'avaient aucun rapport avec l'affection chirurgicale qui l'avait fait entrer à l'hôpital et dont il rendait compte d'une manière très imparfaite. Cependant on s'apercevait qu'il buvait abondamment et qu'il urinait en conséquence. Il buvait en effet déjà alors environ 6 litres par jour, et suivant son expression, il urinait comme quatre hommes. Ce phénomène appela l'attention de Laugier, qui priait M. Bouchardat d'analyser les urines. On y trouva du sucre, mais en petite quantité. Quelque temps après, le malade passa dans les salles de clinique de Rostan, où il ne resta que cinq semaines. Quand il quitta l'hôpital, la quantité des boissons qu'il absorbait dans les vingt-quatre heures s'élevait de 18 à 20 litres, celle des urines à 25 litres.

Bientôt il fut forcé de rentrer à l'hôpital de la Charité. Il urinait alors jusqu'à 32 litres par jour. Dans le service où il fut placé, on le soumit à une abstinence presque absolue de boisson, et on ne lui donnait, pour étancher la soif qui le dévorait, que de la glace ou du citron à sucer, tout en lui accordant des aliments à la discrétion de son appétit qui était des plus exagérés. Le malheureux jeune homme se résigna à ce dur régime, qu'il supporta pendant huit mois, bien qu'en souffrant parfois cruellement, à ce point qu'un jour il se jeta avec avidité sur son vase de nuit dont il vida le contenu jusqu'à la dernière goutte. Il est vrai de dire que, sous l'influence de ce régime, il avait éprouvé une grande amélioration en ce sens qu'il n'urinait plus que dix litres par vingt-quatre heures. Néanmoins, comme il sentait ses forces diminuer, sa vue s'affaiblir, comme il maigrissait beaucoup, il demanda sa sortie.

Il resta un an chez lui; mais alors ses douleurs de reins ayant reparu en même temps que la soif était redevenue très vive, que les urines étaient très abondantes (il buvait 14 litres et en urinait de 18 à 20), il se fit admettre à l'hôpital Lariboisière. Là on constata quelques traces de sucre dans les urines, et l'on institua un traitement dont les préparations de fer, d'opium et de quinquina constituèrent la base; on le mit à un régime très animalisé dont on proscrivit les féculents, remplaçant le pain ordinaire par le pain de gluten. Ce traitement n'eut pas la moindre influence sur la maladie, et ne diminua même pas la quantité, d'ailleurs assez insignifiante, du sucre que contenaient les urines, plus abondantes que jamais. Au bout de deux mois et demi, le malade, n'éprouvant aucun bénéfice de cette médication, quitta l'hôpital, mais pour y rentrer quelques jours plus tard dans les salles de M. le docteur Pidoux.

M. Pidoux lui prescrivit une alimention composée de cinq livres de viande, dont trois de jambon et deux de viande rôties; de pain grillé; il lui donna un litre de vin en supplément de la ration habituelle que l'on accorde aux convalescents. En même temps, il le mit à l'usage du bicarbonate de soude et de la poudre de valériane, dont il lui fit prendre 10 grammes dès le premier jour.

La soif ne tarda pas à diminuer, et la quantité des urines rendues dans les vingt-quatre heures tomba de 29 à 12 ou 11 litres.

L'étonnante facilité avec laquelle cet homme supportait les boissons alcooliques (car, indépendamment de son vin, il prenait encore chaque jour 6 litres de tisane vineuse) engagea M. Pidoux à essayer de lui donner de l'eau-de-vie. Il but, en deux heures, à une demi-heure d'intervalle, un litre de ce qui est connu dans le commerce, sous le nom de *trois-six;* et chaque jour il absorba la même dose, sans paraître en éprouver la plus petite incommodité. Il racontait du reste que, depuis qu'il était tombé malade, il avait acquis cette singulière immunité de pouvoir boire des quantités considérables sans ressentir les plus petits accidents de l'ivresse. Plusieurs fois il avait parié absorber dans une seule séance 20 litres de vin, et il avait gagné son pari sans voir le moindre trouble nerveux.

Après être resté trois mois dans les salles de M. Pidoux, il se sentit en état de reprendre ses occupations, occupations dures et fatigantes; il était garçon d'un marchand de chevaux.

Mais cette fois encore l'amélioration ne devait pas être de longue durée et quelques mois plus tard il entrait dans nos salles.

Je repris la médication par la valériane. D'emblée j'en portai la dose à 10 grammes d'extrait à prendre dans les vingt-quatre heures, et progressivement nous arrivâmes à 30 grammes (une once). Alors de 29 litres d'urine qu'il rendait jusque-là, le malade descendit promptement à 6, sa soif ayant diminué dans les mêmes proportions. Malheureusement le valériane finit par ne pouvoir plus être supportée, et par être vomie aussitôt ingéré. L'appétit s'affaiblit, et cet homme, qui jusqu'alors mangeait quatre fois plus qu'un autre, se contenta des quatre portions d'aliments, qui représentent environ 50 décagrammes de pain, 20 décagrammes de viande et environ 50 centilitres de légumes. Quelques phénomènes convulsifs se manifestèrent : il fallut suspendre le traitement. Au bout de quinze jours, les urines étaient redevenues plus abondantes, jusqu'à 16 litres par vingt-quatre heures.

Notre homme nous demanda d'aller passer quelques jours chez lui; il rentra le quatrième jour, buvant 33 litres d'un matin à l'autre, et urinant 37 et jusqu'à 43 litres dans le même espace de temps. N'osant plus reprendre la valériane, j'essayai la belladone à la dose d'un centigramme seulement, et, chose étrange, cet homme qui pouvait boire 20 litres de vin et un litre d'alcool à 90 degrés centésimaux sans être enivré, éprouva de violents accidents sous l'influence d'une si faible dose de belladone, et chaque fois que je voulus y revenir, je constatai les mêmes effets. J'eus alors recours aux préparations de strychnine qui, dans les affections nerveuses, rendent de si grands services ; le sirop de sulfate de strychnine n'étant pas toléré, je donnai la teinture de noix vomique, à laquelle je fus également forcé de renoncer, bien que d'abord la quantité des urines fût descendue, sous l'influence de ce médicament, de 37 à 18 litres.

Laissant alors reposer le malade, je repris enfin la valériane, que je prescrivis de nouveau à la dose de 10 grammes, par laquelle j'avais la première fois commencé, et je ne l'élevai plus qu'à 12 grammes. Dans l'espace de vingt-cinq jours, l'amélioration se dessina franchement. La soif avait considérablement diminué, les urines étaient beaucoup moins abondantes, et quand cet homme nous a quittés il ne buvait plus déjà depuis quelque temps que 4, 3 et définitivement 2 litres et demi; il ne pissait plus que 5, 4 et 3 litres et demi dans les vingt-quatre heures. Notons que chez cet individu, comme cela s'observe d'ailleurs le plus souvent dans la polydipsie et le diabète, il y avait impuissance complète.

Cette observation présente une certaine analogie avec celle du malade dont je vous ai parlé dans notre dernière conférence sur le diabète sucré, et à l'autopsie duquel M. le docteur Luys avait trouvé une lésion du quatrième ventricule. Chez ces deux malades, la polyurie n'a pas été complètement simple, puisque chez l'un et chez l'autre la glycosurie avait existé au début.

Or, il n'en est point ainsi dans la polydipsie proprement dite, dans cette maladie à laquelle on a donné les noms de *faux diabète, diabète insipide, hydromanie, polyurie, urinæ profluxio.*

Ici les urines claires, semblables à de l'eau, ne contiennent jamais de traces de sucre ; leur densité, au lieu d'être supérieure à celle de l'urine normale, au lieu de s'élever à 1,030, 1,040, et jusqu'à 1074, descend au contraire à 1,009, 1,001.

Les quantités qui peuvent être rendues dans les vingt-quatre heures sont toujours beaucoup plus considérables qu'elles ne le sont dans la glycosurie, et tout en excédant la quantité des boissons prises par les individus, elles sont cependant en rapport avec elles. Ainsi le malade de notre salle Sainte-Agnès qui, d'une de nos visites à l'autre, buvait 6, 8, 15 et jusqu'à 40 litres de liquide, rendait dans le même espace de temps, 8, 10, 16, jusqu'à 37, et même 43 litres d'urine.

Un autre jeune homme, également polydipsique, qui mourait dans notre service avec un purpura, avait eu, comme celui dont je viens de vous parler, du sucre dans les urines, au début de la maladie ; il y a donc entre la glycosurie et la polydipsie une relation qu'il est impossible de méconnaître, et les expériences physiologiques de M. Claude Bernard déposent dans ce sens. L'illustre professeur du Collège de France, en lésant certaines parties du plancher du quatrième ventricule, détermine, soit de l'albuminurie, soit un diabète sucré, soit une polyurie[1] : ne devient-il pas bien probable qu'une perturbation du système nerveux, inconnue jusqu'ici dans son essence, est la cause principale de ces maladies qui, au premier abord, semblent si nettement distinctes les unes des autres ?

Si, comme je viens de vous le dire, la polyurie et le diabète sucré, et quelquefois l'albuminurie, peuvent succéder l'un à l'autre chez le même individu, il n'est pas rare de voir des enfants atteints de diabète non sucré quand leurs ascendants avaient été glycosuriques ou albuminuriques.

Je voyais naguère en consultation avec mon excellent ami et collègue dans les hôpitaux, M. Bergeron, une jeune demoiselle polyurique dont je vais vous raconter sommairement l'histoire.

Elle avait dix-neuf ans au moment où je la vis, et présentait d'ailleurs les apparences d'une assez bonne santé. Elle était petite-fille d'un diabétique chez lequel la glycosurie a duré dix ans, sans troubler très-notablement la santé. Chez lui, l'obésité était considérable, et je vous ai déjà dit, en parlant du diabète sucré, que chez les gens gras le diabète était, il est vrai, plus fréquent que chez les individus maigres, mais qu'en revanche il exerçait sur la constitution une influence beaucoup moins fâcheuse. La glycosurie avait été, au début, rapidement modifiée par les alcalins, puis elle reparut. Elle dura dix ans, comme je vous le disais, et elle cessa subitement et définitivement le jour où le malade fut frappé

---

1. Claude Bernard, *Leçons de physiologie expérimentale appliquée à la médecine.*

d'accidents cérébraux, dus probablement à une hémorrhagie du cerveau suivie de ramollissement. Pendant les dix-huit mois que durèrent ces accidents, il survint un amaigrissement considérable.

Laissez-moi, messieurs, m'arrêter un instant sur ce fait et sur cette étrange coïncidence. N'êtes-vous pas étonnés de voir les lésions de l'encéphale déterminer quelquefois le diabète sucré (comme je vous en ai cité des exemples en traitant de la glycosurie, comme cela arrive, d'ailleurs, dans les expériences faites sur les animaux dont on blesse le quatrième ventricule), tandis que le mal cesse, dans d'autres cas, lorsque des lésions cérébrales d'une autre nature sont produites ?

J'aurai à appeler votre attention sur des faits de ce genre à propos de l'albuminurie. Vous devez vous rappeler un homme de cinquante-sept ans couché au n° 14 de la salle Sainte-Agnès ; il avait une maladie de Bright, avec anasarque générale, infiltration pulmonaire, et je ne croyais pas qu'il pût vivre un mois de plus. Tout à coup il est frappé d'hémiplégie ; l'albuminurie disparaît, la santé générale se rétablit, et quelques mois plus tard j'envoie le pauvre paralytique Bicêtre, sans que depuis l'invasion de l'hémorrhagie cérébrale, l'albumine ait reparu dans les urines. Chose étrange, dans le cours d'une carrière médicale déjà bien longue et bien occupée, je n'ai vu guérir que trois malades atteints de maladie de Bright bien confirmée, et tous les trois ont cessé d'uriner de l'albumine et se sont rétablis au point de vue de la santé générale, l'un après être devenu franchement épileptique, les deux autres après avoir été atteints d'une hémorrhagie du cerveau qui les laissa hémiplégiques : nouvelle preuve de l'influence immense qu'il faut accorder à l'élément nerveux, dans la production de l'albuminurie, du diabète sucré et de la polydipsie.

Mais revenons à notre jeune fille.

Son grand-père avait donc été diabétique. Un de ses oncles était mort avec une maladie de Bright. Elle-même, dans son enfance, avait toujours été délicate, et, comme on dit, lymphatique. En mai 1856, elle avait quatorze ans, on voit apparaître les symptômes de la chlorose ; peu après, il survient une soif ardente ; les urines deviennent aqueuses, pèsent à peine plus que l'eau distillée, et la santé générale s'altère profondément. Sous l'influence de la valériane et des martiaux, l'état s'améliore, les forces reviennent, et les urines, de 10 litres, tombent à 6 ou 7 en vingt-quatre heures ; bientôt il n'y en a plus que trois litres et demi, et le poids spécifique remonte de 1,003 à 1,019. De 1856 à 1862, la polydipsie ne cesse jamais, augmentant, diminuant, sans qu'il soit toujours facile d'en saisir la cause. Les eaux minérales, les bains de mer, l'hydrothérapie, la valériane, donnent un soulagement temporaire. Cependant le corps s'est développé ; la jeune malade a acquis une stature élevée et beaucoup d'embonpoint ; mais la menstruation ne s'est pas manifestée, malgré les traitements divers employés avec persévérance pour déterminer l'apparition des règles.

Messieurs, durant la première période de la polydipsie, la soif violente, quelquefois inextinguible, l'émission plus abondante des urines, constituent les seuls phénomènes morbides. Cependant, contrairement à ce que vous verrez écrit par la plupart des auteurs, qui à cet égard, n'ont fait d'ailleurs que répéter ce que le premier avait dit, en même temps que la soif, l'appétit est non seulement habituellement augmenté, mais encore très exagéré. Vous vous rappelez notre malade de la salle Sainte-Agnès, et l'effroyable quantité d'aliments qu'il absorbait dans les vingt-quatre heures; vous l'avez entendu raconter qu'il était la terreur des chefs de ces restaurants où le pain est donné à discrétion. Une fois qu'il avait pris un ou deux repas dans un de ces établissement, on lui offrait, nous disait-il, de l'argent pour l'engager à n'y plus revenir.

En dehors de cet appétit féroce et cette soif si vive, les facultés digestives ne semblent en rien troublées; les digestions s'accomplissent avec une parfaite régularité, la santé générale se maintient bonne, et la polydipsie constituerait alors bien plutôt une infirmité très incommode qu'une maladie.

Dans quelques cas, c'est un accident passager, mais dans d'autres il dure toute la vie, et quelquefois il peut avoir débuté dès l'enfance, se développer avec une grande intensité à l'âge de puberté, et persister ainsi, résistant à tous les moyens employés pour le combattre; ou du moins, si la médecine arrive à le modérer, à le faire cesser momentanément, sa guérison n'est presque jamais complète.

Mais gardez-vous de croire, messieurs, que les choses restent longtemps dans d'aussi favorables conditions. Bientôt à la boulimie succède une anorexie insurmontable, de la diarrhée, et l'amaigrissement se prononce, de plus en plus inquiétant; la peau se flétrit et devient terreuse, l'haleine est fétide, et, comme dans le diabète sucré, on voit se manifester les symptômes de la phthisie tuberculeuse.

J'avais cru longtemps, messieurs, sur la foi de ceux qui m'avaient devancé, que la polydipsie était une maladie moins grave que la glycosurie; mais aujourd'hui l'expérience a singulièrement modifié mes idées à cet égard. Tandis que j'ai pu, dans ma pratique particulière, dans nos salles d'hôpital, voir un grand nombre de glycosuriques conserver longtemps la plénitude de leur santé, sans que j'intervinsse par un traitement fort actif, j'ai eu la douleur, au contraire, de voir presque tous les polyuriques que j'ai eus à traiter, dépérir rapidement et arriver au terme de leur vie beaucoup plus vite que les diabétiques. J'ajoute que si j'ai pu, chez la plupart des glycosuriques, modifier aisément et l'abondance et la nature de la secrétion, je n'ai pu rendre que de bien rares services aux malades atteints de polydipsie; la jeune demoiselle que je voyais avec mon honorable ami M. le docteur J. Bergeron, et dont je vous parlais tout à l'heure, est une nouvelle preuve que si, dans quelques cas heureux et rares, la polydipsie ne trouble pas gravement la santé, du moins elle résiste avec une opiniâtreté désespérante aux médications les plus diverses et les plus rationnelles.

Si cette singulière affection a eu pour point de départ évident des émotions morales vives; si la polyurie est un des épiphénomènes assez fréquents de certaines affections nerveuses, et de l'hystérie plus particulièrement, le plus ordinairement ses causes occasionnelles nous sont parfaitement inconnues.

D'après les exemples du malade qui vient de quitter les salles de la Clinique, et de celui que nous avions traité pour la même affection et par les mêmes moyens il y a six ans; enfin, d'après les faits qui nous ont été rapportés par Rayer, la médication antispasmodique, et, pour mieux dire, la médication par la valériane constituerait le meilleur mode de traitement de la polydipsie. L'hydrothérapie a paru rendre aussi de grands services dans quelques cas.

LXVII. — DU RHUMATISME CÉRÉBRAL.

Observations de rhumatisme cérébral chez un ivrogne et chez une femme qui avait
été folle autrefois. — Accidents cérébraux ordinairement dus à une prédisposition
personnelle. — Du délire dans les maladies. — Six formes de rhumatisme cérébral;
apoplectique, délirante, méningitique, hydrocéphalique, convulsive et choréique. —
Divisions un peu artificielles. — Description de ces formes. — Nature du rhumatisme. — Rareté de la méningite, absence habituelle des symptômes et des lésions
de la phlegmasie des méningites. — Les accidents cérébraux ne sont pas le fait
d'une métastase. — Tiennent ordinairement à une prédisposition cérébrale fâcheuse;
antécédents d'ivrognerie ou de névrose. — Le sulfate de quinine ne doit pas être
mis en cause. — Traitement.

MESSIEURS,

Il y a quelques jours à peine, vous avez pu voir couché au n° 16 de notre salle Sainte-Agnès un homme remarquablement robuste, qui était atteint de rhumatisme articulaire aigu.

A l'âge de douze ans, cet homme avait eu une première attaque de
rhumatisme, qui avait surtout frappé les membres inférieurs et duré trois
mois. Six ans plus tard, il avait une deuxième attaque, qui frappait toutes
les articulations et durait encore trois mois environ. A vingt et un ans,
nouvelle attaque qui touchait encore toutes les articulations successivement et durait quatre mois.

Il est difficile de voir la diathèse rhumatismale plus nettement et plus
sévèrement accusée; et cependant cet homme dit n'avoir jamais éprouvé
quoi que ce fût du côté du cœur : jamais il n'a eu de palpitations, d'essoufflement ni d'œdème. Or, nous verrons plus tard qu'il avait néanmoins
de graves lésions cardiaques et que la loi de M. Bouillaud[1] s'était une
fois de plus vérifiée dans ce cas.

Douze jours avant d'entrer dans notre service, cet homme éprouva de
vagues douleurs dans les petites articulations des doigts, sans fièvre, ni
malaise marqués. Puis la fièvre survint, le poignet gauche se gonfla, devint très douloureux et le malaise se généralisa. Le 19 février, jour de son
entrée à l'hôpital, ce malade a une fièvre assez vive : nous comptons 118
pulsations par minute, la peau est couverte de sueur, le poignet gauche
est très tuméfié, il y a de la rougeur le long des gaines synoviales des
extenseurs du pouce et du grand abducteur. Les petites articulations du

_____

1. Bouillaud, *Traité clinique du rhumatisme articulaire et de la loi de coïncidence
des inflammations du cœur avec cette maladie,* Paris, 1840.

carpe sont douloureuses. Les deux genoux sont douloureux, surtout le gauche, qui est pris depuis la veille seulement. Le genou droit, affecté depuis deux jours, contient une petite quantité de sérosité.

Je vous donne tous ces détails, afin qu'il soit certain pour vous que c'est bien d'un rhumatisme articulaire aigu qu'il s'agit ici, et afin que vous puissiez suivre la migration des accidents.

Il existe de plus un bruit de souffle remarquablement rude au premier temps du cœur et à la base, et un souffle doux au deuxième temps, également à la base. Ces bruits se propagent dans les gros vaisseaux.

En raison de la fréquence du pouls, de la chaleur de la peau, de l'intensité de la soif, de l'aspect général, je pronostique une attaque sévère de rhumatisme et la longue durée de cette attaque.

Je prescris 1 gramme de sulfate de quinine et, le soir, mon chef de clinique fait appliquer six ventouses scarifiées à la région du cœur.

Les jours suivants la fréquence du pouls reste la même. Quant aux articulations, voici ce qu'elles présentent : le 21, le poignet gauche s'est dégonflé, mais la rougeur persiste le long des gaînes synoviales du poignet et de la main ; le 22, l'articulation tibio-tarsienne et le pied droits sont douloureux ; la main et le poignet gauches sont libres ; la main droite est prise ; — le 24, les membres inférieurs sont dégagés, la main droite est toujours rouge et gonflée ; les coudes sont libres ; les épaules sont douloureuses.

Le malade se sent beaucoup mieux et il espère bientôt manger. Depuis deux jours la dose de sulfate de quinine a été portée à 2 grammes, après avoir été le 1gr,50 le 22.

A la visite du soir du 24, mon chef de clinique ne constate rien d'insolite, sinon la diminution de la douleur des arthrites ; le malade se félicite de son état. Cependant, une heure plus tard, cet homme se plaint de ne plus voir clair, puis bientôt après il vocifère, il crie « *au voleur* », s'élance hors de son lit, tombe, est relevé, replacé dans son lit, lutte avec deux infirmiers, en déployant une force considérable, puis s'affaisse et meurt ; toute cette scène ayant duré à peine un quart d'heure.

A l'autopsie, on trouve une injection assez vive de toute la pie-mère cérébrale. Mais les méninges ne sont nulle part épaissies, nulle part adhérentes à la substance corticale. Il n'y a pas trace d'exsudation séreuse dans l'espace sous-arachnoïdien. Les plexus choroïdes ne sont pas notablement plus rouges qu'à l'état normal. Il n'y a pas d'épanchement ventriculaire.

Le cerveau est remarquablement sain. Coupé par tranches assez minces, il n'est en aucun point plus vasculaire qu'à l'état normal ; il n'y a même pas de piqueté interstitiel comme on en observe dans certains cas où les méninges sont injectées. Le corps calleux, les couches optiques, les corps striés sont fermes et ne présentent nulle part d'altération. Il est

est ainsi du cervelet et du bulbe dans toutes leurs parties. En un mot, il est difficile de voir un cerveau plus normal d'aspect et de texture.

Les artères basilaires et cérébrales sont absolument saines, il n'y a aucune altération des parois ; nulle part on ne trouve de coagulation qui permette de croire à une thrombose ou à une embolie.

Je passe rapidement sur les lésions cardiaques ; il vous suffira de savoir que les souffles entendus pendant la vie correspondaient, ainsi qu'on l'avait diagnostiqué, à une double lésion de l'orifice ventriculo-aortique, rétrécissement de l'orifice et insuffisance des valvules. Seulement, contrairement à ce qu'on aurait pu croire, d'après les assertions du malade, ces lésions étaient de date très ancienne, bien qu'elles n'aient pas encore trahi leur existence par des troubles fonctionnels. Le péricarde adhérait intimement au cœur dans toute son étendue. Le cœur était très volumineux, surtout à gauche ; les cavités étaient vides. Il y avait une congestion comme asphyxique des poumons. Les reins étaient volumineux et violacés. Le foie était rouge et très volumineux. On ne trouvait rien à noter dans les autres organes.

Il n'y avait pas trace d'épanchement dans les deux genoux ; la synoviale n'était nullement injectée, sinon très légèrement dans le cul-de-sac externe du genou gauche. Il n'existait ni rougeur de la synoviale ni épanchement dans les poignets et dans les autres articulations, envahies la veille encore.

Je ne crois pas qu'ici aucun détail soit superflu. Il s'agit d'un sujet controversé, qui soulève de nombreux points de doctrine : y a-t-il dans les cas de rhumatisme cérébral, métastase des articulations sur le cerveau, simple trouble fonctionnel de l'encéphale sans lésion, ou méningite rhumatismale ? Et alors on comprend quel intérêt présente l'investigation anatomique.

Quoi qu'il en soit, et pour en revenir à notre malade, il avait eu antérieurement trois attaques de rhumatisme articulaire aigu, qui avaient duré chacune trois à quatre mois et avaient laissé d'ineffaçables traces sur le péricarde et le cœur. La quatrième et dernière n'était aiguë que depuis huit jours, quand, tout à coup, il y a amélioration dans les arthropathies et l'état général, et bientôt développement d'accidents cérébraux, qui débutent par un léger trouble de la vue pour se terminer par un délire d'un quart d'heure seulement de durée, à la suite duquel la mort arrive brusquement.

A l'autopsie on trouve à peine un peu d'injection des méninges pour expliquer les troubles cérébraux.

Assurément il s'agit bien ici de rhumatisme articulaire aigu, et les accidents ultimes sont bien ceux du rhumatisme cérébral. Mais ils étaient survenus avec une telle brusquerie, ils nous avaient pris tellement au dépourvu, que mon attention une fois éveillée, je résolus d'envoyer aux ren

seignements. Or, voici ce que j'appris : Notre malade était un grand buveur, c'est-à-dire, sans euphémisme, que c'était un ivrogne. Il pouvait
boire beaucoup sans s'enivrer, mais il était *abruti*, disaient ses camarades. Depuis trois mois, d'ailleurs, il avait souvent des étouffements
et des cauchemars pendant la nuit. En d'autres termes, cet homme avait
de tristes antécédents alcooliques, et il se trouvait dans un état cérébral
fâcheux quand, pour la quatrième fois, le rhumatisme fit explosion. Nous
verrons plus tard ce qu'il en faut conclure au point de vue de l'étiologie
du rhumastime cérébral. En attendant, laissez-moi souligner certaines
phrases, à savoir : que cet homme était un grand buveur; qu'il passait sa
vie dans un état d'ébriété habituel, que depuis quelque temps il avait des
cauchemars, et qu'il eut de l'obnubilation de la vue quelques minutes
avant l'accident.

Passons à notre seconde observation : c'est une femme de soixante-trois
ans, couchée au n° 2. Elle est femme de ménage et concierge ; c'est-à-
dire qu'elle est peut-être bien un peu adonnée aux liqueurs fortes. Quoi
qu'il en soit, voici ce qu'elle raconte : Le dimanche qui précéda son
entrée à l'hôpital, elle avait été faire un ménage, et de là s'était rendue à
Notre-Dame pour y entendre la messe. Elle ne put suivre la messe comme
d'habitude, elle ne comprenait plus rien aux diverses parties du sacrifice ;
en même temps qu'elle éprouvait ce trouble de l'intelligence, elle ressentait une vive douleur dans l'épaule droite. Elle quitta l'église alors pour
aller faire un second ménage, bien qu'elle se sentît dans un état singulier.
Elle accomplissait machinalement une partie de sa besogne, puis s'asseyait hébétée dans un coin obscur de sa cuisine et y restait immobile et
silencieuse. Ses maîtres la firent charitablement monter en voiture pour
la reconduire chez elle. Dans la voiture elle était à la fois tourmentée par
une vive douleur dans l'épaule droite et par cet état singulier et indéfinissable de son intelligence. Elle se coucha, s'endormit et se réveilla le
lendemain complètement aphasique. Elle voulait boire et ne pouvait
faire comprendre ce désir à son mari. De la main gauche, elle désignait
la carafe, mais elle ne pouvait même pas faire cette série de geste élémentaires à l'aide desquels nous indiquerions notre intention d'avoir à
boire, si nous avions affaire à des personnes qui ne comprissent pas
notre langage. Elle s'impatientait comme font habituellement les aphasiques, de ce qu'elle était incapable de parler et de gesticuler et de ce
qu'on était inhabile à la comprendre. Elle avait alors dans l'esprit la
volonté bien arrêtée de manifester son impatience et sa colère en disant
une grosse injure à son mari; et cette injure, parfaitement précise dans
son esprit, ne pouvait s'échapper de ses lèvres. Elle resta toute la journée
du lundi et une partie du mardi dans cette impuissance absolue d'articuler
une parole ou de faire un geste intelligent. Un médecin fut enfin appelé,
qui appliqua quelques sangsues et ordonna un purgatif. Dans la soirée

du mardi, elle commença à pouvoir bredouiller un peu, et entra chez nous le mercredi, bredouillant encore, mais pouvant néanmoins raconter assez bien les diverses particularités de sa maladie. Elle avait alors une violente douleur à l'épaule droite et au genou gauche.

Vivement interressé par son état mental, je la pressai de questions à l'effet de savoir si elle n'avait pas autrefois éprouvé quelques troubles nerveux, et je finis par obtenir d'elle les renseignements suivants : Elle avait été, disait-elle, un peu *nerveuse* dans sa vie et cela datait surtout de la révolution de 1848. A cette époque, où les petits locataires étaient si récalcitrants à l'endroit du terme, son mari eut affaire, en sa qualité de concierge, à un locataire qui poussa la mauvaise volonté jusqu'à vouloir faire feu sur l'infortuné représentant du propriétaire ; elle éprouva de cette scène de violence une émotion telle qu'elle en devint folle de terreur et qu'on dut la conduire trois jours plus tard à la Salpétrière, où elle resta treize mois folle, mais folle furieuse. Or, je dis qu'il fallait bien qu'il y eût quelque chose d'anormal dans le cerveau de cette femme pour qu'elle devînt aliénée à la suite d'une scène de violence, et surtout pour qu'elle restât aussi longtemps dans un état de manie furieuse.

J'ajoute au point de vue de l'état actuel, que cette femme a de la fièvre, que sa langue est blanche ; qu'elle a des envies de vomir chaque fois qu'elle essaye seulement du s'asseoir sur son lit. Les articulations de l'épaule et du coude droit, celles du genou gauche, sont douloureuses mais non rouges ni tuméfiées. Il n'y a rien au cœur ni dans la poitrine. Ce qu'il y a surtout de remarquable dans l'état cérébral, c'est un assoupissement invincible, véritablement apoplectiforme : la malade commence une phrase, puis les mots deviennent de moins en moins intelligibles, de moins en moins rapides, puis elle se tait et s'endort. On la secoue vivement, elle se réveille, regarde autour d'elle d'un air étonné, répond avec lucidité, puis ne tarde pas à s'assoupir de nouveau.

Ainsi, messieurs, le premier de nos malades était un grand buveur ; il éprouvait habituellement des accidents nerveux qui n'étaient autre chose au fond que des accidents cérébraux, et notre seconde malade était une femme éminemment nerveuse et quelque peu folle. Il y avait donc chez ces deux individus une *invitation* aux manifestations du rhumathisme vers la cervelle.

Mais, avant d'aller plus loin, je désire faire une digression qui me permettra de vous exposer ma façon de penser sur les divers modes de manifestation du délire et sur la différence de signification de ce trouble psychique.

Vous savez, messieurs, par expérience, que certaines personnes délirent à peu près pour rien ; afin de vous faire voir jusqu'où peut aller cette prédisposition au délire, je vous raconterai le fait suivant ; il y a quelques années que je fi à l'Hotel-Dieu une nécropsie avec mon chef de clinique. Lui et moi nous nous piquâmes ; or, voici ce qu'il advint de nos blessures. Mon chef de clinique, fils d'une mère nerveuse, et qui avait été lui-même somnambule dans son enfance, eut des furoncles avec accidents nerveux très graves, et quelquefois délire épouvantable ; tandis que cinq ou six jours après j'avais au niveau de ma piqûre un anthrax qui me fit beaucoup souffrir sans occasionner le moindre mouvement fébrile, et j'eus ainsi successivement un certain nombre de furoncles toujours sans fièvre et sans délire. Ainsi, une cause identique, une piqûre produite dans des conditions semblables, déterminait des accidents anatomiques absolument les mêmes, mais une réaction générale complètement différente, et cela très évidemment par la différence de résistance vitale des deux individus contaminés. C'est ce que les anciens ont exprimé par le mot souvent raillé d'idiosyncrasie. Ainsi encore combien de personnes ne peuvent avoir de mouvement fébrile sans délire, combien d'enfants ne peuvent avoir de fièvre sans convulsions !

Le délire fébrile survient ordinairement au *début* des maladies. Le délire et les convulsions sont alors des phénomènes corrélatifs du frisson. Il faut ajouter maintenant qu'il y a certaines prédispositions acquises. Par exemple, Dupuytren avait signalé le délire nerveux des blessés, et l'avait justement comparé au *delirium tremens*. Or, ce délire on l'observe chez les blessés adonnés aux liqueures fortes, sans qu'il y ait de relation entre la lésion et le trouble intellectuel, car il survient à l'occasion d'un traumatisme quelconque comme à la suite de l'opération la mieux faite. Vous savez aussi combien il est commun de voir chez les ivrognes le délire accompagner la pneumonie. Dans le premier cas, le traumatisme, dans le second, la phlegmasie, ont été la cause occasionnelle, en vertu de laquelle la prédisposition aidant, est survenue la perturbation de l'intelligence, prélude redoutable d'une funeste terminaison.

L'hérédité joue aussi un rôle des plus importants dans la production des troubles nerveux ; c'est ainsi qu'il est fréquent de voir des filles nées de mères nerveuses ou aliénées, être prises d'accidents éclamptiques pendant le travail de l'enfantement.

A l'égard du délire et de sa signification pronostique, il importe surtout de considérer la nature et l'intensité de la maladie dans le cours de laquelle il survient. Voici, par exemple, la dothiénentérie et le choléra, d'une part ; la scarlatine et la rougeole, d'autre part. La stupeur, le délire sont des faits, pour ainsi dire, normaux dans la dothiénentérie, laquelle requiert des accidents nerveux, tels que l'insomnie, la stupeur, les vertiges, la faiblesse et le délire. Ces phénomènes vous semblent alors très simples, ils rentrent dans le plan morbide et vous ne vous en préoccupez pas autrement que comme moyen de confirmer votre diagnostic. Mais que des accidents de cette nature surviennent dans le cours d'une affection dont ils ne sont pas le cortège obligé, dans le rhumatisme articulaire ou la pneumonie, par exemple, et alors votre sollicitude est éveillée et vos alarmes commencent.

Prenons le choléra dans sa plus grande véhémence : l'intelligence reste saine, et si le malade crie dans la torture des crampes, il n'en répond pas moins pertinemment aux questions qu'on lui adresse. Ici encore il n'y a donc rien du côté du cerveau, si ce n'est dans la période dite typhoïde du choléra. Voici d'autre part une péritonite atroce ; le mal occupe tout le ventre, il se propage par voie de contiguïté aux parois mêmes de l'intestin ; et cependant il n'y pas de délire, pas d'accidents nerveux. Ces accidents ne tiennent donc pas au siége du mal, mais à la nature de la maladie. J'ajoute qu'en plaçant un moment, pour les besoins de la démonstration, le choléra et la dothiénentérie dans les affections de l'abdomen, j'ai suivi l'habitude, bien que cette habitude soit mauvaise.

Voyons maintenant le délire en rapport avec ce qu'on appelle les affections de la peau, avec les fièvres éruptives, qui ne sont pas plus des maladies cutanées que le choléra et la dothiénentérie ne sont des maladies abdominales.

Dans la scarlatine le délire est pour ainsi dire la règle, comme dans la dothiénentérie. Il en est autrement de la rougeole. Aussi doit-on s'alarmer si, au cinquième ou sixième jour de l'affection morbilleuse, on voit survenir le délire. C'est qu'en effet cet accident nerveux ne fait pas partie du plan morbide de la rougeole.

D'autres fois, le délire est en rapport avec l'intensité du mal, bien que les accidents nerveux ne fassent pas partie intégrante de l'affection. Ainsi on ne délire pas dans la variole discrète, tandis que le délire est à peu près constant dans la variole confluente. On délire également dans l'érysipèle de la face, alors que la face et le cuir chevelu sont simultanément envahis.

On doit donc considérer attentivement les allures habituelles d'une affection, avant d'établir son pronostic ; se préoccuper médiocrement d'un accident nerveux quand il est propre à cette affection ; compter sérieusement avec lui, au contraire, quand il est insolite dans l'espèce. Par exemple, le délire qui se montre chez un saturnin fait aussitôt penser à l'encéphalopathie et modifier le pronostic ; et l'éclampsie qui survient chez un albuminurique fait songer aux accidents dits urémiques et indique la gravité du mal.

Voyons maintenant quelle relation existe entre le rhumatisme et les accidents nerveux.

Le rhumatisme articulaire n'éveille pas volontiers les sympathies cérébrales, voilà une phrase qu'il importe de souligner. Quelle que soit l'intensité de la fièvre et des douleurs, le rhumatisme articulaire ne provoque habituellement ni ataxie, ni délire, ni somnolence ; les malades conservent l'intégrité de leur intelligence. Et cependant, il est certains cas où le rhumatisme se complique d'accidents cérébraux, lesquels sont indépendants de l'intensité du mal, de sa gravité comme de son extension.

Rappelez-vous, en effet, les deux cas que vous avez observés dans nos salles, et qui ont été l'occasion de ces conférences. La femme du n° 2 avait un rhumatisme d'une bénignité extrême et qui n'avait pas même éveillé de réaction fébrile notable. L'intensité du mal n'était donc pour rien dans l'explosion des troubles cérébraux; et cependant, dès le deuxième jour, il existait des phénomènes comme apoplectiformes, lesquels ont débuté par une aphasie de quarante-huit heures de durée. L'homme du n° 16 avait un rhumatisme articulaire prononcé, mais non pas excessif; les articulations simultanément prises n'étaient pas très nombreuses, la fièvre était modérée, et néanmoins de formidables accidents cérébraux sont survenus qui l'ont enlevé en moins d'une heure.— Mais cet homme était un grand buveur, habituellement abruti par les excès bachiques; mais la femme dont nous venons de parler était éminemment nerveuse et elle avait été folle. Tenez grand compte de ces circonstances; elles jettent, suivant moi, la lumière la plus vive sur l'étiologie du rhumatisme cérébral.

Il faudrait bien se garder d'ailleurs de confondre ces cas avec d'autres dans lesquels les accidents cérébraux sont constants, attendu qu'ils dérivent alors d'un véritable état typhoïde : je veux parler des arthrites suppurées de l'infection purulente ou de la fièvre puerpérale. Vous vous souvenez de ce malade qui était naguère couché au n° 2 de notre salle Sainte-Agnès. En déchargeant une voiture, il avait reçu un sac pesant sur la partie antérieure de la poitrine. Le jour de son entrée, il se plaignait d'une vive douleur dans le côté droit. Nous y constatons une fluctuation profonde. Le surlendemain les genoux se tuméfièrent, puis les poignets et les épaules. Il survint de la mussitation, du tremblement des lèvres, de la carphologie, du délire. Nous conclûmes à une infection purulente avec arthrites symptomatiques. A l'autopsie nous trouvions une énorme collection de pus à la poitrine, et de l'inflammation dans chacune des articulations qui avaient été prises, ce qui ressemblait grossièrement à du rhumatisme. Mais ce n'est pas là du rhumatisme articulaire aigu ordinaire. Je ne saurais trop vous le répéter, dans cette dernière maladie l'accident cérébral est l'exception, tandis qu'il est la règle dans les maladies infectieuses ou purulentes.

Avant d'aborder la description des accidents et des formes du rhumatisme cérébral, je veux vous dire quels peuvent en être les phénomènes prémonitoires. Dans quelques cas, ces phénomènes sont nuls. Ils ont certainement fait défaut chez notre femme du n° 2; quant à l'homme du n° 16, l'accident prodromique a été un léger trouble de la vue de quelques

minutes de durée. Si court qu'il ait été, nous l'acceptons néanmoins en
tant que phénomène prémonitoire, attendu que dans certaines circonstances il a devancé d'un jour ou deux l'explosion des accidents cérébraux.

On a également cité l'inquiétude exagérée des malades comme phénomène mental propre à nous mettre en garde; car en général, le rhumatisme articulaire aigu ne provoque nullement la terreur chez celui qui en
est atteint. Les hallucinations, la stupeur sont donc des symptômes indiquant une complication cérébrale possible.

M. Vigla et d'autres observateurs ont encore signalé l'extrême profusion des sueurs et avec elles l'éruption miliaire. Cependant les sueurs
profuses sont habituelles chez les rhumatisants et n'impliquent pas la
venue d'accidents cérébraux. Et comme la miliaire n'est que la conséquence de la sueur, nous ne pouvons pas voir dans celle-ci ni dans celle-là
rien qui ressemble à un phénomène prémonitoire.

Voyons maintenant quelles sont les formes du rhumatisme cérébral;
celles qu'on a admises sont : 1° *l'apoplectique*; 2° *la délirante*; 3° *la mé-
ningique*; 4° *l'hydrocéphalique*, signalée par M. Marrotte; 5° la *convulsive*; 6° enfin la *choréique*, dont nous avons cité des exemples. Toutes ces
formes ne sont pour nous que des modifications de l'état cérébral, et rien
ne les justifie que le besoin de la description. Elles sont, au fond, l'expression de la même cause et de la même lésion anatomique, s'il y en a une,
et elles ne méritent pas plus d'être considérées comme espèces distinctes
que ne le feraient la forme délirante ou convulsive pour la dothiénentérie
ou la scarlatine.

Cela dit, nous allons examiner successivement ces six formes scolas-
tiques du rhumatisme cérébral.

Commençons par la forme *apoplectique* : les anciens l'avaient déjà
acceptée. L'apoplexie rhumatismale est indiquée par Storck, Musgrave,
Sauvages. Mais quelle confusion, à cette époque, à propos du mot *apoplexie !* C'est à l'apoplexie qu'on attribuait toute mort rapide. Aussi
sommes-nous autorisés à croire que ce terme de rhumatisme cérébral
apoplectique a été appliqué à des accidents qui n'intéressaient pas tous
le cerveau.

Je n'admets pas non plus, avec Musgrave et Sauvages, que toute hémiplégie qui surviendra chez un goutteux ou un rhumatisant, soit le fait
même du rhumatisme apoplectique. Il est cependant des cas dans lesquels on voit survenir, pendant la durée de l'attaque rhumatismale, des
hémiplégies transitoires qu'il est impossible de ne pas rattacher à cette
affection; alors l'hémiplégie est bien et dûment rhumatismale. Je vous ai
raconté autrefois l'histoire de cette jeune fille qui entra à l'hôpital avec
une fièvre véhémente, une rachialgie intense, comme celle des prodromes
de la variole et de la paraplégie. Pendant trois jours nous attendons

l'éruption varioleuse; le quatrième jour, nous faisons appliquer des ventouses : la paralysie cesse; mais aussitôt surviennent une amaurose et une hémiplégie. Nous appelons alors cet état *hémiplégie rhumatismale* ou *rhumatisme cérébral*. Quelques sangsues sont appliquées derrière les oreilles, et deux jours après, des douleurs apparaissent dans les articulations; l'amaurose se dissipe alors ainsi que l'émiplégie. Pour cette hémiplégie essentiellement transitoire, et qui, par la façon dont elle alterne avec d'autres phénomènes, se rattache si évidemment à la diathèse rhumatique, j'accepte la dénomination *d'apoplexie rhumatismale*.

L'émiplégie peut aussi dépendre, dans le cours du rhumatisme, d'une embolie cérébrale. En effet, qu'un exsudat, formé sur les valvules du cœur, par le fait de l'endocardite, se détache tout à coup et s'engage dans une branche artérielle du cerveau, il en résulte une asphyxie immédiate de cet organe, due à l'oblitération artérielle. Maintenant, si la circulation collatérale y supplée, l'hémiplégie peut disparaître, et l'on aura eu affaire à une apoplexie rhumatismale, dans le sens étroit du mot; mais c'est une apoplexie indirectement rhumatismale, bien différente de celle dont nous venons de parler, où le rhumatisme frappait directement l'axe nerveux ou ses enveloppes, comme il aurait frappé les articulations. Ainsi nous sommes disposé à admettre deux espèces de rhumatisme apoplectique l'un dû à une congestion, l'autre à une embolie.

Reste à expliquer l'apoplexie rhumatismale des anciens avec mort subite. Le plus souvent, la cause de la mort n'est pas alors dans le cerveau, mais dans le péricarde, dans le cœur ou dans les vaisseaux. Ainsi, la péricardite avec épanchement rapide et considérable peut entraîner la mort par obstacle brusquement porté aux mouvements du cœur. Ainsi l'endocardite aiguë peut produire le même accident, le cœur étant matériellement ou dynamiquement entravé. Ainsi, enfin, en vertu de la remarquable disposition aux coagulations spontanées dans le rhumatisme, une coagulation peut s'effectuer dans les veines cardiaques, dans le cœur droit ou dans l'artère pulmonaire; et cette thrombose déterminera une asphyxie à laquelle le malade sucomberait rapidement, sinon subitement, au milieu d'une stupeur qui fera croire faussement à un état cérébral.

L'analyse moderne permet donc de restreindre beaucoup l'apoplexie rhumatismale, c'est à peine si nous dirions que notre homme du n° 16 a succombé à une attaque de cette nature. Il a bien eu de l'obnubilation de la vue et pendant quinze jours un délire violent; mais je ne vois pas là *l'ictus apoplectique* proprement dit.

D'autres fois, il y a des phénomènes jusqu'à un certain point apoplectiques. Tels étaient ceux de la femme couchée au n° 2. Vous vous rappelez cet assoupissement invincible qui la faisait s'asseoir dans un coin obscur de sa cuisine, et plus tard s'endormir en nous parlant; vous vous rappelez aussi cette aphasie transitoire, il est vrai, mais qui n'en persista pas moins près de quarante-huit heures. Cet accident violent, subit, du côté du cerveau et qui simule l'hémorrhagie ou la congestion, nous le considérons volontiers comme un cas de rhumatisme cérébral apoplectique.

Je ne fais que mentionner, à propos de l'apoplexie rhumatismale, ces cas de stupeur profonde succédant au délire dans le cours d'un rhumatisme articulaire aigu, ou encore l'attaque d'éclampsie survenant tout à coup et suivie de la stupeur habituelle.

Mais j'insisterai davantage sur les accidents de la nature de ceux dont je vous ai parlé à propos de cette jeune fille qui eut successivement de la rachialgie avec paraplégie, de l'hémiplégie avec amaurose, et enfin des douleurs articulaires. Il est bien évident qu'ici le rhumatisme, quelque idée qu'on s'en fasse, a successivement frappé la moelle, le cerveau et les jointures, intéressant probablement en chaque point des éléments anatomiques semblables, mais produisant chaque fois des symptômes bien différents. Toutefois les lésions ont été trop fugitives pour qu'on puisse dire qu'il y ait eu apoplexie, ainsi que l'entendaient Musgrave et Sauvages.

Nous avons actuellement comme infirmière une femme qui a présenté un exemple de ces fluctuations rapides des troubles fonctionnels. Voici son intéressante histoire :

Cette femme, nommée Séraphine, est arrivée à l'âge critique ; elle n'a plus ses règles depuis quelque temps. Il y a trois ans, elle a été atteinte d'une arthrite rhumatismale du poignet gauche, arthrite aiguë avec gonflement notable et rougeur de la peau. Tout à coup elle a éprouvé de la pesanteur de tête avec sentiment de vertige, puis ses membres se sont *paralysés* de façon qu'il lui a été impossible de continuer son service. La douleur de la tête et de la nuque diminua, et en même temps les membres supérieurs recouvrèrent leurs mouvements, mais les inférieurs restèrent considérablement affaiblis pendant que la malade ressentait d'une manière permanente une vive douleur vers la partie inférieure de la colonne vertébrale. Le traitement a surtout consisté dans l'administration de la vératrine, puis de l'essence de térébenthine. La maladie fut longtemps rebelle à la médication ; plusieurs fois cette femme essaya vainement ses forces ; ce ne fut qu'*au bout de quinze mois* qu'elle put reprendre son travail. Depuis ce temps, elle s'est assez bien portée tout en gardant toujours un peu de faiblesse dans les jambes, et en éprouva nt parfois quelques maux de tête et de l'engourdissement dans les membres.

C'est dans le courant de l'été 1859 qu'elle a eu les articulations des doigts douloureuses et gonflées. En même temps, le pied droit présentai un gonflement qui a persisté jusqu'au moment où parurent de nouveaux accidents.

Dans la nuit du 11 janvier 1860, elle fut prise d'une violente céphalalgie et de douleurs dans l'épaule droite; le mal de tête s'apaisa, mais il fut remplacé par de vives douleurs à la partie inférieure du rachis, avec engourdissement des jambes, le gonflement du pied n'existait plus. Huit jours après, les mêmes symptômes se manifestèrent. La malade accusa des douleurs de tête très intenses avec obscurcissement de la vue, pendant que les bras, surtout le droit, étaient paralysés et engourdis, puis les douleurs se fixèrent dans le dos, et les membres inférieurs principalement restèrent paralysés.

Du 20 au 31 janvier, on fait trois applications successives de ventouses scarifiées le long de la colonne vertébrale et l'on prescrit des capsules de térébenthine. La maladie est notablement amendée par ce traitement; les douleurs de tête reviennent quelquefois, mais elles n'ont plus ce caractère d'intensité qu'elles avaient au début; les douleurs du dos sont également moins fortes, mais les jambes restent très faibles.

Le 7 février, l'amélioration dans les accidents survenus du côté des jambes coïncide avec la diminution de la douleur du dos; les douleurs des mains s'exaspèrent quand la nuque et la tête sont douloureuses.

Le 8, les jambes sont moins engourdies et plus fortes, les bras demeurent engourdis, principalement le droit : nous prescrivons huit capsules de térébenthine.

Le 10, les forces reviennent; il y a moins d'engourdissement dans les membres.

Le 16, la malade va de mieux en mieux et elle peut tricoter. On continue la térébenthine.

Le 23, elle n'éprouve plus rien du côté de la colonne vertébrale, mais on constate quelques légères douleurs articulaires.

Le 1er mars, cette fille peut reprendre son service.

Le 8, à midi, elle est prise d'un violent frisson; mais après avoir éprouvé quelques douleurs dans les bras, elle est accablée d'une céphalalgie très intense, accompagnée de battements fatigants dans l'intérieur du crâne, et en même temps elle ressent quelques douleurs le long de la colonne vertébrale.

Le 9, la céphalalgie diminue, mais les douleurs du rachis sont devenues plus vives. Nous ordonnons deux pilules de vératrine de 0gr,01 chacune.

Les jours suivants, la malade est toujours faible. Nous continuons la vératrine.

Le 29, la jambe droite est toujours faible, et des douleurs surviennent, pour la première fois, dans le coude gauche. Nous insistons sur les pilules de vératrine.

Le 30, la douleur du coude est moins forte.

Le 1er avril, le pied droit est enflé, le gauche l'est quelquefois, mais plus rarement. La malade prend toujours deux pilules de vératrine.

Le 16, les règles sont arrivées il y a quelques jours, depuis ce temps la malade n'a plus les pieds enflés et se trouve assez forte pour continuer régulièrement son service.

Vous voyez, messieurs, dans ce cas, l'arthrite rhumatismale précéder de quelques années les accidents paralytiques, et donner l'explication de leur pathogénie. Si d'ailleurs quelques doutes pouvaient subsister, l'analyse des accidents les ferait bientôt disparaître : ne voyez-vous pas, en effet, de la façon la plus significative, alterner les phénomènes de paralysie et ceux du rhumatisme articulaire proprement dit? Tantôt il y a de la céphalalgie et des troubles sensoriaux; tantôt de la rachialgie et de la faiblesse des extrémités inférieures; tantôt enfin les symptômes cérébraux et médullaires sont remplacés par des douleurs et du gonflement des articles.

Il y a donc alternativement chez cette femme du rhumatisme cérébral et médullaire; et les accidents cérébraux sont de nature apoplectiforme.

Nous avons encore dans nos salles une pauvre femme du nom de Marie : elle est remarquablement grasse, et rien ne pourrait faire soupçonner chez elle l'existence de phénomènes névropathiques. Et en effet ces phénomènes ne sont pas liés à une affection hystérique; ils se rattachent évidemmemt à la diathèse rhumatismale. Comme Séraphine, la malade commença par avoir un rhumatisme articulaire aigu, qui intéressa les poignets, puis quitta ces articulations pour envahir la tête et produire de la stupeur qui dura un ou deux jours. De là ce rhumatisme passa à la moelle et détermina de la paraplégie. Et c'est ainsi que, quatre mois durant, cette pauvre femme fut en proie à des accidents mobiles, allant soudainement d'un organe à l'autre, du cerveau à la moelle, et de celle-ci à un point de la périphérie.

L'autre jour, vous l'avez vue dans l'impossibilité absolue de marcher : elle avait de la titubation vertigineuse, son regard était vague, sa langue pâteuse; elle exprimait avec lenteur et difficulté des idées péniblement associées : on aurait dit une femme ivre. Aujourd'hui elle a eu tout à coup de la mydriase et un trouble subit de la vision. D'autres fois, elle souffre de névralgies horriblement douloureuses, et je vous en ai déjà parlé à propos des *névralgies*. Ces phénomènes sont assez accentués, et leurs relations avec le rhumatisme assez évidentes, pour qu'on puisse leur donner le nom d'*apoplexie rhumatismale* du cerveau et de la moelle.

C'est ainsi, croyons-nous, qu'on doit comprendre la forme apoplectique du rhumatisme cérébral, et non pas la rattacher, comme le font Musgrave et Sauvages, à un épanchement dans les centres nerveux.

Cela dit sur la forme apoplectique du rhumatisme, voyons ce qu'est la forme *délirante*. On l'observe plus souvent que la précédente. Le plus ordinairement, le délire n'a rien qui le distingue; il ressemble au délire d'une foule de maladies, à celui de la dothiénentérie ou de la variole, à

cela près qu'il a une issue habituellement funeste. Le rhumatisme cérébral à forme délirante suit une marche ordinairement aiguë. Il se prolonge un, deux ou trois jours, aboutit à la stupeur et fait périr le malade
dans le coma, c'est-à-dire au milieu de symptômes apoplectiformes ; ce
qui fait voir, pour le dire en passant, la faible valeur des divisions sco-
lastiques. Mais d'autres fois le délire prend une allure lente et devient
véritablement chronique.

En 1861, nous avions au n° 7 de notre salle des hommes un jeune
garçon atteint de rhumatisme articulaire aigu, et qui resta dans le délire
pendant un mois. Il guérit néanmoins. Dans d'autres circonstances le
malade a un délire analogue à la manie, absolument comme chez certaines
femmes en couches qui conservent pendant huit, quinze, trente jours et
davantage un délire qui disparaît tantôt spontanément, tantôt sous l'influence d'un purgatif ou du quinquina. Tel était le cas du malade dont
mon collègue dans les hôpitaux, M. Mesnet, a rapporté l'intéressante
observation[1]. Un jeune homme de vingt-trois ans, qui venait de faire
des pertes d'argent considérables, et s'était livré à de nombreux excès,
c'est-à-dire qui se trouvait dans des conditions de dépression morale et
de débilitation physique, éprouve d'abord quelques vagues douleurs articulaires ; puis il présente des signes d'une pleurésie, qui reste stationnaire ;
puis reparaissent des douleurs vers les grandes articulations, celles des
genoux, des bras, plus tard des cous-de-pied. Ces douleurs, brusques
dans leur apparition, rendent les mouvements impossibles et sont accompagnées de rougeurs diffuses autour des jointures, sans épanchement
articulaire. Il n'y a pas de doute quant à la nature rhumatismale de ces
symptômes. Au moment où les articulations des genoux d'abord, puis les
épaules, se fluxionnèrent, l'intelligence subit comme une sorte d'engourdissement, caractérisé par l'hébétude, la lenteur des réponses, la difficulté
de trouver les mots, de rassembler les idées, l'indifférence aux choses du
monde extérieur. Quelques jours plus tard, une relation évidente s'établit
entre l'état cérébral et les douleurs articulaires : quand celles-ci disparaissaient, l'intelligence était plus lente et plus obscure ; quand elles envahis-
saient de nouveau les jointures, le malade était moins taciturne ; puis
l'affaiblissement fut remplacé par de l'agitation, de la violence, hallucinations de la vue, de l'ouïe, des illusions, des conceptions délirantes : ce
jeure homme se croyait soupçonné, poursuivi, victime de machina-
tions, etc. A quelques jours de là, il se joignit au délire un désordre des
mouvements véritablement choréique : il y avait des mouvements inces-
saints de flexion et d'extension des doigts, impossibilité de porter la main
à la bouche ; la parole était brève, entrecoupée, la déglutition rapide et
convulsive. Le délire, d'abord paroxystique, devint permanent dès que se

1. Mesnet, *Archives générales de médecine*, juin 1856.

montrèrent les symptômes de chorée. Alors le malade, cédant à ses
hallucinations, voulait sans cesse se lever pour éviter les gens malinten-
tionnés dont il se disait entouré, ou fuir les voix importunes qu'il entendait. On administra le sulfate de quinine à doses progressives, et il
survint une amélioration remarquable. Les mouvements choréiques, l'agitation, les hallucinations des sens, les conceptions délirantes disparurent;
mais l'intelligence resta obtuse près de quinze jours encore. Puis l'état
de stupidité se dissipa de lui-même peu à peu; la santé et les forces
revinrent, et la guérison fut enfin complète après deux mois et demi de
maladie.

Je reviendrai tout à l'heure sur cette coïncidence de la chorée et du
rhumatisme, je me borne à vous citer ce fait pour vous démontrer que la
forme délirante du rhumatisme cérébral peut offrir deux variétés bien
distinctes : 1° la forme aiguë, qui est grave et mortelle; 2° la forme chronique, qui est beaucoup moins redoutable. On pourrait admettre une
troisième variété, c'est celle qui accompagne l'arthrite suppurée. Mais
alors il n'y a pas de rhumatisme cérébral proprement dit. Le délire est la
conséquence de la suppuration : il est analogue à celui qu'on observe
dans l'infection purulente ou dans les affections typhoïdes. Il commence
par un léger trouble de l'intelligence, puis le délire devient plus marqué
et plus continu; il y a de la mussitation et de la carphologie. Or, cet état
diffère grandement de celui qui caractérise le rhumatisme cérébral.

Nous arrivons maintenant à la forme *méningitique*. C'est là une aussi
mauvaise dénomination que celle de délirante ou d'apoplectique : j'espère le démontrer tout à l'heure. Étudions cependant cette nouvelle
forme.

Je n'ai pas besoin de vous rappeler que, dans la méningite ordinaire,
on observe comme phénomènes d'invasion les vomissements, une céphalalgie quelquefois horrible, des convulsions chez les enfants et de la constipation. Eh bien ! on n'observe jamais cet ensemble de symptômes dans
la prétendue forme méningitique du rhumatisme cérébral. Ainsi les vomissements font le plus habituellement défaut, et il n'y a que du délire,
lequel est remarquable par sa soudaineté et aboutit rapidement à la stupeur. Telle est la marche des phénomènes, alors même qu'à l'autopsie
on trouve les lésions propres à la méningite. La forme méningitique se
confondrait donc, symptomatiquement, avec la forme délirante, dont il
est impossible de la distinguer au début.

La forme méningitique est par conséquent plutôt anatomo-pathologique
que clinique. Cependant il est certaines circonstances rares, comme dans
le cas observé par M. Marrotte, où il se forme rapidement un épanchement considérable et où se montrent les symptômes propres à la compression du cerveau, c'est-à-dire l'hébétude, la dilatation des pupilles et
le coma. Il y a véritablement alors hydrocéphale aiguë.

Il nous reste à étudier maintenant la forme *choréique*, qui n'a pas été suffisamment indiquée par les auteurs et mérite d'avoir une place distincte à côté des précédentes. Je vous ai dit déjà à propos de la chorée que M. Germain Sée[1] avait le premier tenté de rattacher cette affection à la diathèse rhumatismale, agissant sur l'encéphale ou la moelle. Cette doctrine s'appuie sur des faits authentiques, aussi doit-elle être adoptée, bien qu'avec une certaine réserve; car à l'exemple de tous les novateurs, M. Germain Sée a exagéré l'importance des faits observés par lui et des conséquences qui en découlaient; son exagération même avait pour but de frapper plus vivement le public médical.

Par exemple, M. Germain Sée prétend que quand un enfant a eu une ou plusieurs atteintes de rhumatisme articulaire aigu, il aura plus ou moins prochainement la danse de Saint-Guy. Vous savez que le rhumatisme se montre assez souvent dans la convalescence de la scarlatine. Eh bien! à la suite de ce rhumatisme, la chorée survient fréquemment. Réciproquement, chez l'enfant qui a eu une ou plusieurs attaques de chorée on peut pronostiquer tôt ou tard le rhumatisme. Il arrive même, dans quelques cas rares, que dans le cours du rhumatisme articulaire aigu, on voit survenir tout à coup une attaque de chorée. Rappelez-vous cette jeune fille dont nous vous avons déjà parlé à propos de la danse de Saint-Guy, et qui fut inopinément saisie à bras le corps dans un escalier obscur; elle fut prise aussitôt de chorée unilatérale; peu après le rhumatisme articulaire aigu remplaça cette chorée; puis, le rhumatisme passé, la chorée reparut. Mais ce n'est pas tout; l'expérience a démontré que l'endocardite chronique est assez commune chez les enfants choréiques, que la péricardite l'est également chez les enfants et chez les adultes atteints de la danse de Saint-Guy; or, vous savez que l'endocardite et la péricardite sont deux maladies qui relèvent du rhumatisme.

Ainsi les relations qui existent entre le rhumatisme articulaire et la danse de Saint-Guy sont prouvées directement et indirectement.

Enfin on peut observer des attaques de rhumatisme articulaire aigu dans le cours desquelles se manifeste d'emblée une attaque de chorée. Ici la relation n'est pas douteuse. Je vous rappellerai, à ce sujet, l'histoire que je vous ai déjà racontée dans nos conférences sur la danse de Saint-Guy, de la petite fille d'un tailleur de la rue de Richelieu, auprès de laquelle j'étais appelé par mon regrettable confrère Legroux. Cette jeune fille avait depuis quinze jours un rhumatisme articulaire aigu, et depuis deux jours une chorée furieuse avec délire, impossibilité de boire ni manger, tant les vomissements étaient continus et tumultueux. Elle succomba à la violence des accidents choréiques.

---

1. Germain Sée, *De la chorée. Rapports du rhumatisme et des maladies du cœur avec les affections nerveuses et convulsives* (*Mém. de l'Académie de médecine*, t. XV, 1850)

Nous pouvons donc induire de ces faits que, dans quelques circonstances, le rhumatisme articulaire aigu se transforme en danse de Saint-Guy, c'est-à-dire en une affection cérébrale tantôt grave, tantôt légère. On doit donc admettre, ainsi que nous l'avons proposé, une forme choréique du rhumatisme cérébral.

Cela dit sur les formes que nous nous proposions d'étudier, abordons une importante question qui est celle de la *nature* du rhumatisme cérébral.

Quand on considère la facilité avec laquelle le rhumatisme en général migre sur les membranes séreuses et les enflamme, la première idée qui se présente à l'esprit, c'est que le rhumatisme cérébral n'est autre chose qu'une méningite, une arachnoïdite. Nous voyons, en effet, l'affection rhumatismale se porter très fréquemment des articulations au péricarde, fréquemment encore à la plèvre, plus rarement au péritoine. Or, si l'on songe que l'arachnoïde est une membrane identique avec le péricarde et avec la plèvre, il n'y a pas de raison pour se refuser à admettre qu'elle puisse être envahie dans le rhumatisme articulaire comme le péricarde et la plèvre. De sorte que, lorsqu'on observe de grands troubles cérébraux dans le cours du rhumatisme, on est tenté de dire qu'il y a arachnoïdite, absolument comme on dirait qu'il y a pleurite. Le raisonnement est donc pour ceux qui soutiennent la similitude de nature entre la pleurésie et la méningite rhumatismales. Mais voyons si l'observation anatomo-pathologique confirme ces vues un peu théoriques.

Dans le plus grand nombre des autopsies qu'on a faites on n'a rien trouvé, sinon parfois un peu de congestion de la pie-mère, comme chez notre homme du n° 16; mais le plus souvent, je le répète, on ne trouve absolument rien, pas même de liquide dans la cavité ventriculaire ni dans la grande cavité arachnoïdienne, pas d'injection davantage dans la substance cérébrale.

En présence de cette absence d'altération matérielle, les partisans de la méningite invoquent alors la nature rhumatismale de la méningite et s'autorisent de ce fait que le rhumatisme est une affection dans laquelle il n'y a pas de tendance à la suppuration. Je conviens, en effet, que le rhumatisme articulaire ne tend pas à la suppuration, et qu'il ne se produit pas ordinairement de dépôts fibrineux dans les articulations par le fait du rhumatisme. Eh bien! il s'ensuit, pour les partisans de la méningite, que du moment que le rhumatisme se porte sur les méninges, il y a méningite, absolument comme il y a arthrite lorsqu'il sévit sur une articulation : et comme dans cette arthrite rhumatismale il n'y a aucune tendance à la production de dépôts fibreux, de même il ne s'en formera pas davantage dans la méningite rhumatismale.

A ce raisonnement par analogie, qui est purement théorique, nous opposerons un raisonnement également par analogie, mais pratique cette fois.

Les deux membranes séreuses du péricarde et de la plèvre sont identiques au point de vue anatomique. Or, tous les jours nous voyons le
rhumatisme se porter sur le péricarde et sur la plèvre, et à peine l'une de
ces membranes est-elle atteinte depuis quelques heures, que déjà des
signes physiques viennent révéler l'existence de lésions matérielles incontestables. Ainsi l'auscultation de la poitrine permet d'entendre le souffle
voilé, et celle du cœur, le bruit du cuir neuf. Vingt-quatre heures de plus
sont à peine écoulées, qu'on trouve tous les signes d'un épanchement ou
de l'existence de fausses membranes plus ou moins épaisses.

Or, puisque l'arachnoïde est anatomiquement identique avec la plèvre
et avec le péricarde, on se demande par quel privilège elle échapperait
à la loi commune, et pourquoi on n'y trouverait pas des lésions telles que
les dépôts fibrineux et les épanchements que l'on rencontre dans le péricarde et dans la plèvre. Et comme ces altérations ne s'observent pas chez
les individus morts par le fait d'un rhumatisme cérébral, nous sommes
autorisés à conclure qu'il n'y a pas eu de méningite.

C'est en vain qu'on prétendrait que l'absence des lésions propres à la
méningite tient à la rapidité de la mort, et qu'il en serait bien certainement de même pour la plèvre et le péricarde, si l'individu succombait au
début de l'une de ces deux affections. Cette raison est tout au plus admissible pour notre malade du n° 16, lequel mourut si rapidement;
mais on ne peut l'étendre à tous les cas qui s'offrent à l'observation.

Il arrive, en effet, que cette prétendue arachnoïdite dure deux, quatre
et six jours; or, comme alors on ne trouve pas plus de lésion que dans le
cas de tout à l'heure, nous sommes forcés de revenir à cette idée, qu'il
n'y a pas eu de méningite.

Ainsi, dans le rhumatisme cérébral. il n'y a ni les symptômes ni les lésions anatomiques ordinaires de la phlegmasie des méninges

Que se passe-t-il donc, et quelle est, selon notre opinion, la nature du
rhumatisme cérébral, sinon dans tous les cas, du moins dans les cas les
plus nombreux? Pour me bien faire comprendre, permettez-moi une digression.

En général, lorsqu'il s'agit de l'encéphale et du système nerveux central et périphérique, on se contente d'explications beaucoup trop faciles.
Ainsi, à propos d'une paralysie survenue brusquement, on invoque, soit
une congestion, soit une hémorrhagie ou un ramollissement cérébrale
Pour l'hémorrhagie et le ramollissement, la constatation est fréquente ;
mais il n'en est pas ainsi de l'hyperhémie, que nous admettons avec trop
de complaisance, et sans autre raison que l'impossibilité d'un autre acte
morbide.

Examinons cependant des faits analogues. Un individu prend une chorée
qui résiste quatre mois, et qui, ainsi qu'il arrive toujours, se complique
de phénomènes paralytiques et convulsifs. Vous savez, en effet, qu'un des

côtés du corps est toujours alors plus faible que l'autre, affaibli même au point que quelquefois il ne donne que 1 au dynamomètre, tandis quel'autre côté donne 19. Il y a donc à la fois paralysie musculaire, convulsion, et souvent même trouble de la sensibilité périphérique, anesthésie ou hyperesthésie. Certes, il y a bien alors assez de troubles nerveux pour faire penser et croire à l'existence d'une lésion de la moelle et du cerveau lui-même, car l'intelligence est souvent frappée.

Eh bien! faites l'autopsie des malades morts par suite de l'exagération de tous les phénomènes qui constituent la chorée grave, ouvrez et fouillez le cerveau comme la moelle, [et vous n'y trouverez ni congestion extrême, ni ramollissement, ni épanchement, rien, en un mot, qui légitime l'idée d'une lésion sérieuse en rapport avec les troubles observés. Au moins jusqu'à présent n'a-t-on pas constaté ces lésions.

Il en est de même pour d'autres névroses, telles que le tétanos. Un individu a subi, il y a un mois, je suppose, une opération de médiocre importance; il est presque guéri; tout au plus reste-t-il un bourgeon charnu à cautériser légèrement pour que la cicatrisation soit complète; tout à coup cet individu accuse de la roideur dans la mâchoire, puis dans le cou, sans fièvre aucune, et bientôt éclatent les convulsions terribles, la rigidité qui caractérisent le tétanos, et qui durent quatre, huit jours, jusqu'à ce que la mort termine cette scène affreuse.

Voilà une névrose bien puissante, bien sérieuse, frappant les mouvements, et finalement l'intelligence, puisque le malheureux qui en est atteint achève sa vie dans la stupeur. Eh bien! à l'autopsie, on ne trouve rien, absolument rien.

Voyez encore l'hydrophobie. Jamais on n'a découvert à l'autopsie rien qui expliquât les troubles qui caractérisent cette affrayante maladie.

Nous avons en ce moment dans nos salles une femme affectée de tétanie, c'est-à-dire de cette affection bizarre dans laquelle la main ou les deux mains sont crispées, les doigts allongés et rapprochés les uns des autres à leur extrémité de manière à former ce que l'on a justement appelé la *main du pauvre* qui demande l'aumône. Cette maladie paroxystique n'est autre chose, à tout prendre, qu'un tétanos local, frappant l'avant-bras et la main; maladie nerveuse s'il en fut. Croyez-vous qu'elle correspond à une lésion bien déterminée, à une phlegmasie, à une hémorrhagie des centres nerveux? Évidemment non. Pensez-vous qu'elle dérive d'une hyperhémie passagère, paroxystique? Le fait est possible, mais il est plus facile de l'affirmer que de le démontrer. En tout cas, il est certain qu'il doit y avoir une modalité quelconque du système nerveux.

De même encore, on a observé à l'asile Fénelon une amaurose épidémique et subite, sans que l'ophthalmoscope révélât rien d'appréciable au fond de l'œil. Dans les grandes casernes, à bord de certains navires, il suvirent fréquemment des héméralopies épidémiques, sans que l'hygiène ait été modifiée, sans que les yeux affectés présentent rien d'anomal ; et ces héméralopies guérissent à peu près toutes seules, disparaissent comme elles ont apparu, et nous laissant tout aussi ignorants de leur cause productrice que de leur raison d'être anatomique. Dira-t-on encore qu'il y a eu congestion ? Vraiment, c'est se payer de mots !

Pour en revenir à la méningite franche, nous savons que quand le malade a des troubles de l'innervation, ce n'est pas parce qu'il a une inflammation des enveloppes immédiates du cerveau, c'est parce que le mouvement fluxionnaire ou inflammatoire a gagné la pulpe cérébrale. Et de cette propagation de la phlegmasie nous trouvons des traces anatomiques après la mort. Qu'il est loin d'en être ainsi dans le rhumatisme cérébral, dans le cours duquel nous n'observons pas les véritables symptômes de la méningite, non plus qu'après sa terminaison funeste, nous ne trouvons les lésions des méninges ou de la substance cérébrale.

Nous sommes ainsi amenés à conclure, par l'observation non moins que par le raisonnement, qu'il s'est probablement accompli dans la substance nerveuse, et par le fait du rhumatisme cérébral, une modification analogue à celle que l'on croit exister dans le tétanos, dans l'hystérie, etc. ; modification obscure, insaisissable encore, matériellement parlant, mais cependant réelle, au moins tout porte à le croire, bien qu'elle ne réponde à aucun type nosologique.

Pour toutes ces raisons, que nous pourrions multiplier sans grand profit, nous croyons que les accidents du rhumatisme cérébral sont généralement bien plus ceux d'une névrose que ceux d'une phlegmasie ou même d'une congestion à caractères anatomiques nettement définis et facilement appréciables.

Parlons maintenant de la *pathogénie* du rhumatisme cérébral. Il faudrait, si l'on en croit la plupart des auteurs, que le rhumatisme existât déjà dans les articulations pour qu'il se manifestât vers le cerveau. En d'autres termes, le rhumatisme cérébral d'*emblée* serait chose impossible ou qu'on n'aurait jamais observée. Il se pourrait bien cependant que le fait fût plus commun qu'on ne pense, et qu'il y eût un rhumatisme cérébral primitif comme il y a une endocardite d'emblée. Voyons donc ce que disent les faits. Nous avions récemment dans nos salles un homme qui éprouva d'abord une douleur très vive dans la région rachidienne avec paraplégie ; notre première idée fut qu'il allait avoir la variole. Mais le moment de l'éruption étant passé sans qu'elle parût, un examen plus attentif nous fit penser à une myélite aiguë. Or, quelques jours plus tard un rhumatisme articulaire éclata. Il y avait donc eu préalablement à la manifestation du rhumatisme vers les articulations une première manifestation vers la moelle.

Je vous ai déjà parlé de cette jeune fille qui entra dans notre service il y a trois ou quatre mois, avec des symptômes qui faisaient croire également à l'imminence d'une variole. Elle eut des troubles du côté de la moelle, puis des accidents cérébraux, de l'amblyopie ; tout cessa pour faire place à un rhumatisme articulaire aigu.

Chez ces deux malades, les lésions médullaires et cérébrales avaient donc préexisté au rhumatisme articulaire. Vous comprenez que d'autres faits de ce genre peuvent se montrer et que parfois même il s'en présente qui ne s'éclairent pas par l'arrivée du rhumatisme articulaire ; ainsi, que ce rhumatisme cérébral n'eût pas été suivi d'une manifestation du côté des articulations, on l'eût appelé une fièvre cérébrale et non pas un rhumatisme cérébral. Des faits de ce genre nous autorisent donc à admettre l'existence d'un rhumatisme se portant d'emblée sur le cerveau, comme il se porte d'emblée sur les articulations ; seulement ce dernier cas est le plus fréquent. Et ce que nous disons du rhumatisme cérébral, nous l'admettons aussi pour les autres manifestations rhumatismales, telles que l'endocardite, la péricardite et la pleurésie.

Vous avez sans doute présente à la mémoire l'histoire de ce jeune homme qui entra dans notre salle avec une endocardite aiguë caractérisée par un bruit de souffle à la pointe et de la fièvre ; au bout de quelques jours la nature rhumatique de cette affection se révéla par l'invasion des douleurs articulaires. Et notez que ce jeune homme n'avait jamais eu aucune attaque rhumatismale antérieure. Il est bien évident qu'ici le rhumatisme avait frappé d'abord l'endocarde, au lieu de n'y arriver qu'après l'envahissement des articulations.

A côté de ce fait suivi de sa démonstration, il convient d'en placer un, dans lequel le complément de preuve n'est entrevu que par l'esprit. Dans ce cas, la manifestation rhumatismale portant sur l'endocarde ne fut pas suivie de manifestation du côté des articulations, absolument comme il a dû arriver parfois que le rhummtisme cérébral d'emblée ne fût pas suivi de l'affection arthritique. Il s'agit d'une jeune fille qui fut prise d'une endocardite aiguë, qui suivit son cours sans être corroborée par le rhumatisme articulaire. Rien ne nous empêche de supposer ici qu'il y a eu une endocardite rhumatismale d'emblée sans rhumatisme articulaire, absolument comme il y a des rhumatismes sans endocardite. Ce sont là des faits très rares ; dans la très grande majorité des cas, le rhumatisme articulaire préexiste aux manifestations qui peuvent se faire vers le cerveau, le cœur ou la plèvre.

Je vous ai dit que, suivant moi, le rhumatisme cérébral était une névrose et non pas une phlegmasie rhumatismale ; je vous ai dit encore que la détermination morbide pouvait se faire d'abord vers les centres nerveux avant toute manifestation articulaire ; c'est implicitement vous donner à entendre quelle est ma manière de voir à propos de cette question : le rhumatisme cérébral est-il le fait d'une *métastase ?* Il est nécessaire au préalable de préciser d'abord le sens que nous attachons et que l'on doit attacher à ce mot de métastase. Prenons des exemples pour mieux faire comprendre notre pensée.

Le rhumatisme articulaire aigu est une affection à manifestations multiples qui frappe quatre, dix, trente, quelquefois cent articulations à la fois, alors que celles de la main, du pied, de la colonne vertébrale, sont simultanément envahies. Or, nous n'avons pas l'habitude de dire, lorsque le rhumatisme se transporte du genou droit sur le genou gauche, qu'il y a une métastase; nous disons simplement que la cause rhumatismale, qui avait frappé hier le genou droit, s'est portée aujourd'hui sur le genou gauche et qu'elle se portera probablement demain sur une autre articulation. C'est la même cause morbide qui s'en va tâter successivement diverses articulations et frapper ainsi des parties avec lesquelles elle es en rapport pathologique. Il n'y a pas là de métastase.

Voyons maintenant des cas de véritable métastase.

Un individu prend les oreillons, maladie épidémique, bizarre, contagieuse au plus haut degré, et caractérisée par le gonflement soudain de l'une, puis de l'autre parotide, dont la sécrétion diminue ou se supprime, et qui est accompagnée d'une fièvre intense. Après quatre, six ou huit jours au plus, tout cesse à cela près que la sécrétion salivaire reste un peu moins abondante. Cette affection est généralement bénigne, bien qu'il n'en soit pas toujours ainsi. Il arrive parfois, en effet, que tout à coup les ourles s'effacent et que le malade est pris de phénomènes nerveux quelquefois extraordinaires; le médecin cherche alors ce qui peut être affecté. Le malade reste dans cet état pendant un ou deux jours, puis une explosion a lieu soudainement sur les testicules chez l'homme, sur la glande mammaire chez la femme.

Voilà une véritable métastase; la lésion primitive n'existe plus et il s'est fait une détermination morbide sur un organe essentiellement différent de celui qui était d'abord envahi. C'est une métastase, car il n'y a aucun rapport nécessaire entre l'accident morbide primitif et le testicule, aucun rapport analogue à celui qui existe entre le rhumatisme et les articulations.

Pour en revenir maintenant au point en discussion, l'individu qui est frappé de rhumatisme cérébral l'est-il en vertu d'une métastase? Non, car le rhumatisme ne quitte pas les articulations pour se jeter métastatiquement sur le cerveau; il s'est atténué, nous dirons volontiers dispersé pour envahir un lieu qu'il n'occupait pas la veille, mais il persiste encore dans les articulations alors qu'il a éclaté dans le cerveau. De sorte qu'il y a lieu de supposer que le rhumatisme, en passant dans l'encéphale ou les méninges, n'a fait qu'adopter un nouveau lieu d'élection, absolument comme lorsqu'il s'étend au péricarde ou à la plèvre. Il est vrai que quand la plèvre est sérieusement prise dans une grande étendue, le rhumatisme quitte les articulations au bout de quelques jours, mais encore une fois ce n'est pas par métastase, ce n'est qu'une vérification nouvelle de la loi posée par Hippocrate : *Duobus laboribus simul obortis, non in eodem loco, vehementior obscurat alterum.*

Chez notre homme du n° 16, quelques heures avant que le rhumatisme cérébral éclatât, les douleurs articulaires existaient encore ; elles s'étaient atténuées par la médication quinique, mais elles n'avaient pas tout à coup disparu, comme cela a lieu dans les faits de métastase réelle. Quant à la femme du n° 2, elle avait en même temps et la manifestation cérébrale et la manifestation articulaire. Puis les troubles cérébraux cessèrent et l'articulation resta douloureuse.

Ce qui peut faire souvent croire que le rhumatisme a quitté les articulations, alors qu'il envahit le cerveau, c'est que l'intensité du mal cérébral dissimule l'intensité du mal articulaire. L'individu pris de délire s'agite d'une manière furieuse, ploie et meut en tous sens les articulations qui tout à l'heure étaient immobilisées par la douleur, et, parce qu'il ne sent plus la souffrance arthritique, ceux qui le voient s'agiter ainsi croient que ces articulations ont véritablement cessé d'être affectées. Mais il y a là une erreur manifeste.

En effet, le rhumatisme articulaire existe encore avec son gonflement, sa rougeur, son exquise sensibilité, mais celle-ci est dominée par le délire, par les conditions nerveuses nouvelles dans lesquelles se trouve le malade. De quelque manière donc que nous envisagions la question, soit au point de vue de la pathologie générale, soit à celui des phénomènes observés dans le cours du rhumatisme cérébral, nous sommes en droit de ne point voir un fait de métastase dans l'envahissement du cerveau par le rhumatisme.

Examinons maintenant quelles sont les *causes* possibles de cette maladie, et d'abord quelles sont les causes indépendantes de la thérapeutique employée ; car on a accusé certaines médications de provoquer le transport du rhumatisme articulaire vers le cerveau.

Revenons encore à cette femme du n° 2, qui eut presque simultanément un rhumatisme articulaire et la manifestation cérébrale. Nous vous avons priés de retenir avec soin ce fait, à savoir, qu'en 1848, à la suite d'une vive émotion, cette femme avait eu des accidents cérébraux et qu'elle avait été traitée comme folle pendant treize mois à la Salpêtrière.

Voilà donc une femme qui présente une incontestable tendance aux troubles cérébraux, manie, épilepsie, lypémanie, peu importe ; elle prend plus tard un rhumatisme articulaire, et avant qu'il soit très étendu, elle a une manifestation rhumatismale vers l'encéphale, consistant en de la stupeur qui dure deux jours. Elle guérit néanmoins.

D'un autre côté, notre homme du n° 16 avait l'habitude de boire ; il était constamment excité et comme abruti par les boissons alcooliques, il avait donc un cerveau prédisposé par cette excitation permanente à des troubles particuliers ; il contracte un rhumatisme articulaire aigu et l'affection se transporte bientôt au cerveau. Celui-là en meurt.

En 1825, nous visitions, rue Saint-Martin, un négociant affecté de rhumatisme articulaire aigu ; il fut pris de troubles cérébraux graves, et nous déclarâmes d'une manière si absolue à sa famille qu'il était perdu que l'on nous donna notre congé.

Cependant au bout de quelques jours le délire furieux qui existait tomba et le malade revint à la vie et à la santé. Un peu plus tard il eut une seconde attaque de rhumatisme articulaire aigu, avec douleurs affreuses, tuméfaction considérable, teinte violacée des téguments, et nous reconnûmes dans la profondeur de quelques articulations une crépitation gazeuse qui annonçait une gangrène déjà avancée. Cette fois il mourut.

Or, tous les frères et sœurs de cet homme avaient été ou étaient fous. Aussi chacun s'étonna-t-il que lui seul ne le fût pas encore ou ne l'ait été. Il contracte un rhumatisme, et, en vertu de la prédisposition héréditaire aux maladies du cerveau qui existait dans sa famille, il est frappé de rhumatisme cérébral. Nous avons cité ailleurs le fait d'une femme appartenant à une famille dans laquelle il y avait nombre d'aliénés : elle prend un rhumatisme articulaire et, peu après, un rhumatisme cérébral qui l'emporta.

Ainsi donc, chez les individus qui ont eu ou qui ont un rhumatisme cérébral, on rencontre le plus souvent de fâcheux antécédents personnels du côté de la tête, ou il y a héréditairement dans leur famille des névroses graves.

Ce qui est vrai du rhumatisme l'est aussi d'autres maladies : ainsi dans le cours d'une variole (comme nous en avions un exemple tout récemment dans nos salles), à la suite de grands traumatismes, chez des individus qui ont dans leur famille des névrosiques, des aliénés ou des individus dont le cerveau est habituellement excité par l'usage des alcooliques, on voit également survenir des phénomènes cérébraux terribles. Il y a donc une prédisposition nerveuse héréditaire ou acquise, en vertu de laquelle certaines personnes sont prises d'accidents cérébraux ou d'affections diverses, et spécialement de rhumatisme cérébral, quand elles sont atteintes de rhumatisme articulaire.

Examinons maintenant un second ordre de causes, celles qui, dans l'opinion de quelques médecins, tiendraient à la thérapeutique mise en œuvre. Il y avait, il y a encore, à propos du rhumatisme articulaire et de son traitement, deux camps opposés : l'un qu'on pourrait appeler le camp des *saigneurs*, ou partisans de la saignée ; l'autre celui des *quiniseurs*, ou partisans de la quinine. Les médecins qui emploient de préférence la lancette accusant le sulfate de quinine de produire le rhumatisme cérébral ; et ceux qui prescrivent la quinine disant les saignées coupables du même méfait ; le tout sans trop de souci de la vérité et parfois des convenances.

Dans cette lutte, les partisans de la quinine ont paru avoir le dessous, et voici comment :

Aujourd'hui peu de médecins ouvrent la veine dans le rhumatisme articulaire aigu : sur cinquante médecins qui font le service dans les hôpitaux de Paris, il n'y en a peut-être pas plus de quatre qui saignent, tandis que les quarante-six autres donnent la quinine. Or, si l'on admet que chacun a dix rhumatismes articulaires à traiter, cela en fait 460 pour les 46 médecins de la seconde catégorie, et seulement 40 pour ceux de la première. Cela posé, de quel côté doit être le plus grand nombre de rhumatismes cérébraux ? Évidemment du côté du plus grand nombre de malades traités par les médecins de la seconde catégorie; tandis que le moins grand nombre se trouve du côté des quatre confrères qui sont restés dans l'habitude de saigner. La proportion doit donc être comme 460 : 40. Savez-vous ce qu'on en a conclu ? C'est qu'il y a plus de rhumatismes cérébraux dans le camp des quiniseurs. Dans un sens, cela est exact, dans le sens purement numérique; mais cela est faux dans le sens proportionnel et logique.

M. Beau et M. Briquet, qui donnent la quinine, prétendent que rien n'est plus dangereux que de saigner dans le rhumatisme articulaire aigu, et leur argumentation peut s'appuyer sur ce fait spécieux, à savoir que les saignées répétées font prédominer la proportion de la fibrine relativement à celle des autres éléments du sang, et qu'ainsi les saignées ne font qu'accroître l'opportunité aux manifestations inflammatoires, surtout du côté du cerveau, celui-ci étant affaibli par l'anémie. En revanche, ceux qui saignent disent que la quinine, excitant l'encéphale, y invite le processus rhumatismal. Ici le vrai se mêle au faux. Ainsi, aujourd'hui que nous avons le relevé de plus de soixante cas de rhumatismes cérébraux, nous en trouvons sept ou huit mortels, dans lesquels on a, selon l'expression de M. Briquet, saigné de la manière orthodoxe; d'autres dans lesquels on n'a fait que deux ou trois saignées, et pour lesquels on a pratiqué quelques applications de ventouses. Parmi les malades qui sont morts avec ou malgré le sulfate de quinine, il en est qui en ont pris peu, d'autres médiocrement, quelques-uns beaucoup.

Notre femme du n° 2 n'a pas été saignée et n'a pas pris de sulfate de quinine; ce qui ne l'a pas empêchée d'avoir un rhumatisme cérébral et d'en guérir.

Notre malade du n° 16 a pris pendant quatre jours 1 gramme, pendant trois jours 1^{gr},50, pendant le dernier jour 2 grammes de sulfate de quinine, et ces doses modérées n'avaient produit ni bruissements dans les oreilles ni obnubilation.

Dans les faits rapportés par MM. Bourdon, Requin, Gubler, des individus qui n'avaient encore pris que 0^{gr},50 de sulfate de quinine ont été frappés de rhumatisme cérébral. M. Beau en cite un chez lequel, voyant arriver un rhumatisme cérébral pendant qu'il traitait l'affection articulaire au moyen du sulfate de quinine, il ne s'arrêta pas dans sa médication, mais il insista, au contraire, et parvint à obtenir la guérison.

En résumé, le rhumatisme cérébral ne semble pas devoir survenir à l'occasion d'un traitement, quel qu'il soit; il tient à des dispositions spéciales acquises ou héréditaires, que je me suis efforcé de faire ressortir, et l'on ne doit en accuser ni la saignée ni le sulfate de quinine.

Et maintenant, quel *traitement* devons-nous opposer au rhumatisme cérébral? Il faut distinguer deux cas; celui du rhumatisme cérébral menaçant et celui du rhumatisme cérébral déclaré. Ainsi, lorsque, dans le cours d'un rhumatisme articulaire, un malade commence à présenter une certaine excitation nerveuse, à avoir de la loquacité; quand il accuse une chaleur notable du côté de la peau; qu'il commence à exprimer ce désespoir de lui-même, indice d'un événement sérieux; quand enfin il est dans l'imminence d'une attaque de rhumatisme cérébral; dans cette situation qui menace, sans être encore déclarée, pouvons-nous quelque chose? Nous croyons que le mieux est de respecter les manifestations articulaires, où qu'elles soient, de tout faire pour que la prééminence morbide res'e là où elle doit être. Si la fluxion articulaire a diminué, il convient donc de s'efforcer de la rappeler à l'aide de sinapismes, de vésicatoires appliqués sur les articulations; il convient encore de joindre à ces moyens l'usage intérieur de l'opium, du musc. Cette médication est celle qui nous paraît la plus rationnelle, et que nous emploierions dans le cas où il nous serait donné de prévoir l'invasion d'une manifestation cérébrale. C'est encore le traitement auquel nous aurions recours, une fois cette manifestation déclarée. Nous avons pu guérir trois malades, traités dès le début du rhumatisme cérébral, en employant le musc et l'opium; chez d'autres, ces moyens ont été insuffisants; enfin, nous en avons vu deux guérir sans l'intervention d'aucun moyen actif: de ce nombre, notre malade du n° 2 fait partie; cette femme est un exemple de la puissance médicatrice de la nature.

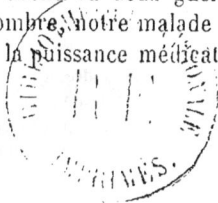

FIN DU TOME DEUXIÈME.

TABLE DES MATIÈRES

CONTENUES DANS LE TOME DEUXIÈME.

Diverses espèces. — L'incontinence nocturne de l'urine ne constituant pas un
état morbide chez les enfants paresseux, peureux. — L'incontinence nocturne proprement dite est une névrose qui se traduit spécialement par
un excès d'excitabilité et de tonicité du plan musculaire de la vessie.

FIN DE LA TABLE DU TOME DEUXIÈME.

BOURLOTON. — Imprimeries réunies B.

LIBRAIRIE J.-B. BAILLIÈRE et FILS

19, rue Hautefeuille, près le Boulevard Saint-Germain, à Paris.

NOUVEAUX ÉLÉMENTS
DE PATHOLOGIE ET DE CLINIQUE MÉDICALES

PAR LES DOCTEURS

A. LAVERAN
Professeur agrégé à l'École de médecine et de
pharmacie militaires du Val-de-Grâce.

J. TEISSIER
Professeur agrégé à la Faculté de Lyon,
Médecin des Hôpitaux de Lyon.

Ouvrage complet, 2 vol. in-8 chacun de 700 pages........ 18 fr.

Dans ces dernières années, beaucoup de maladies nouvelles ont pris rang dans la science ; de précieux moyens d'investigation ont été mis au service du clinicien ; la thérapeutique s'est enrichie et les études histologiques ont considérablement élargi le domaine de l'anatomie pathologique. Les médecins qui ont suivi jour par jour ce mouvement scientifique n'éprouvent pas le besoin de trouver ces acquisitions réunies et condensées dans un même ouvrage, mais les commençants demandent à être mis rapidement au courant de la science. En publiant ce livre, nous avons eu pour principal but de faciliter leur tâche, et c'est à eux surtout que nous nous adressons.

Dans ces *Éléments de pathologie et de clinique médicales*, nous nous sommes appliqués à faire la part des faits aussi grande que possible et à restreindre d'autant celle des théories : les théories passent, les faits restent.

La première partie de cet ouvrage est consacrée aux *maladies générales*, la seconde aux *maladies locales*.

Avant d'aborder l'étude des maladies de chaque organe en particulier, nous avons consacré quelques pages à rappeler les notions anatomiques et physiologistes indispensables pour bien comprendre l'évolution des maladies de cet organe. L'élève qui entreprend l'étude de la pathologie après celles de l'anatomie et de la physiologie ne saisit pas tout d'abord les rapports, si intimes cependant, qui existent entre ces branches des sciences médicales ; l'histoire des maladies lui paraît être une chose nouvelle, sans lien apparent avec les notions qu'il a acquises sur la structure des organes et des tissus, ni même avec la physiologie telle qu'il l'a apprise dans ses livres. L'anatomiste et le physiologiste ne se préoccupent pas, en effet, des applications à la pathologie médicale des sciences qu'ils enseignent, ou, s'ils le font, c'est d'une manière tout accessoire ; c'est au pathologiste que revient le soin de faire ressortir les détails d'anatomie et les faits physiologistes qui offrent le plus d'intérêt au point de vue de l'étude des maladies : tel fait, très secondaire en anatomie normale ou en physiologie, acquiert en pathologie une importance très grande Prendre pour base les notions déjà acquises dans les cours d'anatomie et de physiologie, tel est, croyons-nous, le but qu'il faut se proposer d'atteindre dans l'enseignement de la pathologie ; au lieu d'être lancé tout d'un coup dans un pays inconnu, l'élève possède ainsi de nombreux jalons pour se guider dans cette étude difficile.

Nous avons dû insister sur les maladies du système nerveux qui ont pris dans ces dernières années une importance exceptionnelle ; non seulement ces maladies ont été mieux étudiées et mieux décrites qu'elles ne l'avaient été jusqu'ici, mais aussi .eur fréquence s'est notablement accrue.

Dans le chapitre consacré aux maladies de l'appareil respiratoire, la phthisie pulmonaire a été l'objet d'une attention spéciale ; nous avons fait une large part aux récentes recherches anatomo-pathologiques de MM. Grancher, Taon, Rindfleisch et aux remarquables leçons de M. le professer Charcot. L'ancienne conception uniciste de la phthisie, si lumineusement formulée par Laennec, battue en brèche depuis par les travaux de Virchow et de ses successeurs, s'affirme à nouveau au lieu et place d'un dualisme factice que la clinique du reste n'a jamais pu sanctionner.

Quelques points délicats de pathologie cardiaque ont été étudiés dans ces derniers temps avec une ingénieuse patience par MM. Potain et Peter ; nous avons donné à ces recherches la place qu'elles méritent.

Nous avons fait suivre chaque article d'une courte bibliographie, qui permettra au lecteur de choisir facilement les livres à consulter quand il voudra approfondir un point spécial de la pathologie ; nous avons cité plus particulièrement les travaux récents qui ne figurent pas encore dans les bibliographies les plus répandues, nous contentant de signaler parmi les ouvrages anciens ceux qui ont une véritable importance.

Il paraîtra juste que chacun de nous assure la part de responsabilité qui lui revient dans l'œuvre que nous soumettons à l'appréciation du public médical : M. Laveran a écrit les chapitres consacrés aux *maladies générales* (sauf le saturnisme et le diabète) et aux maladies du *système nerveux*. M. J. Teissier a rédigé le reste de l'ouvrage, à savoir : *les maladies des appareils respiratoire et circulatoire, du foie, des reins, de l'estomac, du péritoine et de ses annexes.*

ENVOI FRANCO CONTRE UN MANDAT SUR LA POSTE.

NOUVEAUX ÉLÉMENTS

D'ANATOMIE PATHOLOGIQUE DESCRIPTIVE ET HISTOLOGIQUE

Par A. LABOULBÈNE
PROFESSEUR A LA FACULTÉ DE MÉDECINE, MÉDECIN DE LA CHARITÉ

1 volume in-8 de 1,078 pages avec 298 figures. Cartonné.......... **20 fr.**

Les acquisitions nouvelles de la science sur l'anatomie pathologique sont si nombreuses, si importantes, qu'on pouvait à bon droit réclamer l'apparition d'un ouvrage qui, s'appuyant sur les recherches des auteurs, se recommanderait de lui-même par la grande autorité de celui qui l'aurait écrit. M. Laboulbène vient de combler heureusement cette lacune : adonné depuis de longues années à l'étude de l'anatomie pathologique, mieux que tout autre il devait fixer la science à ce sujet.

M. Laboulbène suit un ordre naturel en traitant les divers appareils les uns après les autres.

Ainsi, le livre premier, qui est consacré à *l'appareil de la digestion,* est divisé lui-même en dix sections pour l'étude des maladies : de la cavité buccale (stomatites, gangrènes, néoplasmes, etc.), de la langue, du pharynx (maladies de la muqueuse du pharynx, des amygdales, du voile palatin), de l'œsophage, de l'estomac (inflammations, ulcérations, gangrène, tuberculose, syphilis, cancer, etc.), de l'intestin, des glandes salivaires, du foie et du pancréas, du péritoine.

On voit, par cette simple énumération qu'il est inutile de poursuivre, le soin avec lequel les matériaux immenses amassés dans ce livre sont coordonnés par son auteur. Toutes les opinions un peu importantes sont exposées avec la plus grande impartialité, et cependant, dans cet ouvrage considérable, rien qui ressemble à une œuvre de compilation, qui elle-même aurait son mérite pour l'exposé d'une science encore incertaine dans beaucoup de points. Il s'agit d'une œuvre originale où l'auteur, à côté des opinions des différents anatomo-pathologistes qui l'ont précédé, ne craint pas, pour notre instruction à tous, de donner les résultats de sa grande expérience. Si un livre d'anatomie pathologique ne devait être que l'exposé sec et ingrat des lésions trouvées après la mort, il ne mériterait d'être lu que par les hommes de science qui n'allient pas volontiers les idées théoriques avec la pratique. Mais l'anatomie pathologique ne se renferme pas seulement dans ces inscriptions stériles, il ne s'agit pas seulement de dire ce que l'on voit, il faut aussi savoir tirer de cette étude des enseignements pour la clinique et la thérapeutique. Ainsi, pour ne citer qu'un exemple, M. Laboulbène décrit des lésions tuberculeuses du col de l'utérus, très mal connues jusqu'à lui, et rend compte en même temps de l'action variable de la teinture d'iode sur le col utérin, suivant que celui-ci est sain ou lésé ; de plus, quelques observations sont intercalées dans le texte.

M. Laboulbène n'a pas oublié non plus que son livre pouvait et devait nécessairement se trouver entre les mains de tous les médecins qui, éloignés de tout foyer scientifique, absorbés par d'autres travaux, ne peuvent vérifier par eux-mêmes les faits avancés par un livre. Aussi a-t-il eu soin de représenter un grand nombre de figures qui, au nombre de 298, exposent clairement au lecteur toutes les altérations microscopiques qui ont été préalablement décrites. Un grand nombre d'indications bibliographiques, qui se trouvent placées à la fin de chaque article, permettront aussi aux travailleurs de faire des recherches sur les points qu'ils veulent principalement étudier.

Ainsi donc, ce livre s'adresse à tous, aux praticiens comme aux savants ; les uns et les autres trouveront l'anatomie pathologique exposée avec méthode, clarté, précision, sans parti pris ; se défiant des néologismes, dont on abuse tant dans certains livres, des opinions préconçues qui font reculer la science au lieu de la faire marcher en avant, il aime mieux employer des expressions qui, outre leur grand mérite d'être compréhensibles, ne préjugent pas au moins sur la nature des choses. C'est ainsi que le mot *prolifération* est un peu laissé de côté, et cela avec raison, et remplacé par celui de *multiplication d'éléments cellulaires*. C'est peut-être plus long à dire, mais c'est moins long et plus facile à comprendre.

En résumé, ce livre d'anatomie pathologique, signé du nom d'un maître aimé et estimé, fait le plus grand honneur à la médecine française ; il est l'exposé clair, net et précis des connaissances acquises ; il montre le chemin parcouru et celui qui est encore à parcourir ; il indique donc les lacunes à combler, et ce sera aussi d'un grand secours pour les travailleurs ; mais il ne s'adresse pas moins aux praticiens, qui s'intéressent toujours à leur science et qui sont attentifs à ses nombreux progrès.

La lésion, dit l'auteur, est parfois difficile où impossible à saisir ; mais, dans la plupart des maladies *sine materia*, dont on n'a pas encore trouvé la cause matérielle, il est permis de penser que l'avenir la montrera. Nous ne partagerions pas ces espérances que le livre seul de M. Laboulbène, qui marque un grand progrès dans l'histoire de l'anatomie pathologique, nous les inspirerait très certainement.

HENRI HUCHARD. *Union médicale.*

NOUVEAUX ÉLÉMENTS DE MATIÈRE MÉDICALE ET DE THÉRAPEUTIQUE

EXPOSÉ DE L'ACTION PHYSIOLOGIQUE ET THÉRAPEUTIQUE DES MÉDICAMENTS

PAR LES PROFESSEURS

NOTHNAGEL ET ROSSBACH

Traduction par le docteur ALQUIER

AVEC UNE INTRODUCTION

Par Ch. BOUCHARD

Professeur de pathologie et de thérapeutique générales à la Faculté de médecine de Paris.

1 vol. gr in-8 de 860 pages.................. 14 fr.

Notre littérature médicale s'enrichit d'un nouveau traité de thérapeutique et de matière médicale. Le succès de l'édition allemande, la notoriété scientifique des auteurs présagent à cette traduction une fortune qui n'a besoin pour s'établir d'aucune recommandation. Ce livre poursuivra son chemin et sera chez nous, comme il l'a été ailleurs, profitable aux élèves et aux médecins. A ceux qui ont été élevés à l'École de Paris, il ne fera pas oublier les leçons de Gubler; il n'affaiblira pas pour eux la trace lumineuse laissée par l'enseignement de Trousseau. Sa méthode n'a d'ailleurs rien de commun avec celle de ces maîtres; il s'écarte de leur œuvre par les tendances comme par les procédés. Sous ce rapport il offre à la critique des points intéressants de comparaison. Dégagé de toute préoccupation doctrinale, il résume avec concision, mais avec des détails suffisants, ce qui concerne la multitude des agents thérapeutiques; il est avant tout l'inventaire de la matière médicale, mais ne saurait être considéré comme le conpendium de la thérapeutique; car la matière médicale n'est pas plus la thérapeutique que les moyens d'exploration ne sont la pathologie. Ce n'est pas le livre des indications, c'est le recueil des remèdes. Il vise surtout l'application pratique immédiate. Nos compatriotes y apprendront avec intérêt ce qu'est la thérapeutique de nos voisins. Grâce à l'exposé détaillé des travaux étrangers que nous connaissons moins, et à la mention plus discrète des travaux français que nous ne pouvons pas ignorer, ils se remettront facilement en mémoire l'action physiologique des médicaments. Cette connaissance, qui date d'hier, s'impose de toute nécessité à quiconque veut pratiquer la médecine. Ce n'est pas la base de la thérapeutique; mais c'est la première condition requise pour choisir parmi les agents thérapeutiques. Connaître les effets physiologiques que provoquent les médicaments, c'est savoir comment on intervient. Si le médecin sait ce qu'il fait, il aura sans doute le désir de savoir aussi pourquoi il le fait; il recherchera les indications, se sentant capable de les remplir. Si le livre de MM. Nothnagel et Rossbach éveille cette curiosité chez le lecteur, il aura doublé les services qu'il peut rendre.

Je dois rendre hommage aux mérites de la traduction. Claire, concise, elle est en même temps d'une scrupuleuse exactitude. M. le docteur Alquier s'est acquitté avec un rare bonheur d'une tâche difficile. Grâce à lui, ce livre est devenu français, sans rien perdre de sa physionomie propre.

CH. BOUCHARD.

TRAITÉ DE CLIMATOLOGIE MÉDICALE

COMPRENANT LA MÉTÉOROLOGIE MÉDICALE
ET L'ÉTUDE DES INFLUENCES DU CLIMAT SUR LA SANTÉ

Par le Dr H.-C. LOMBARD (de Genève)

Ouvrage complet, 4 volumes in-8 et atlas in-4 de 25 cartes

Prix des 4 volumes in-8 : 40 francs.

Prix de l'Atlas : 12 francs

Ce livre est l'œuvre de toute une vie employée à étudier les questions de clima-tologie. A quelle autre époque aurait-on pu réunir assez de matériaux pour traiter avec connaissance de cause toutes les notions empruntées à la géogra-phie, à l'ethnographie, à l'anthropologie, à la démographie, aussi bien qu'à la physiologie et à la pathologie comparée? Il fallait que les documents em-pruntés à des sources si diverses fussent assez nombreux et assez exacts pour qu'on pût les réunir en une synthèse scientifique et en tirer des conséquences pratiques pour prévenir ou pour guérir quelqu'une des maladies qui affligent l'espèce humaine.

Le *Traité de climatologie médicale* se compose d'un préambule et de trois parties bien distinctes.

Le préambule comprend toutes les notions météorologiques qui sont appli-cables à la médecine; c'est le premier volume.

M. Lombard consacre les tomes II, III et une partie du IVe volume à la distribution géographique des maladies.

L'Exposé de la méthode suivie pour l'étude de la France donnera une idée suffisante de l'ouvrage. Après avoir exposé les notions géographiques, climato-logiques et etnographiques indispensables. M. Lombard passe en revue les données démographiques, en précisant celles qui se rapportent à chacune des régions de notre territoire et les combinant avec les faits climatologiques; il fait ensuite l'étude des maladies particulières à la France, en s'appliquant à déter-miner la physionomie et les allures qui revêtent celles qui sont cosmopolites, et termine par une statistique médicale des grandes villes, en commençant par Paris.

Pour compléter cette étude, M. Lombard esquisse à grands traits la patho-logie comparée.

Dans une dernière partie qui traite de l'*influence prophylactique et thérapeu-tique* des différents climats, M. Lombard donne une grande attention à tout ce qui concerne la prophylaxie qui résulte de la race, de l'habitation, de l'altitude et de la latitude. Les effets bienfaisants des climats méridionaux sont soigneu-sement étudiés dans ce quatrième volume. Les climats marins et ceux qui sont situés sur les flancs des Alpes offrent à M. Lombard une riche moisson d'obser-vations prophylactiques et thérapeutiques, et c'est par là qu'il termine la revue des questions de climatologie qu'il avait entrepris de traiter.

ATLAS
DE LA DISTRIBUTION GÉOGRAPHIQUE DES MALADIES
DANS LEURS RAPPORTS AVEC LES CLIMATS

Par le Dr H.-C. LOMBARD (de Genève)

1 vol. in-4° de 25 cartes coloriées avec texte explicatif, cartonné **12 fr.**

Cet Atlas forme un beau volume cartonné.

RECUEIL DES TRAVAUX
DU COMITÉ CONSULTATIF D'HYGIÈNE PUBLIQUE DE FRANCE
et des Actes officiels de l'administration sanitaire.

PUBLIÉ PAR ORDRE DE M. LE MINISTRE DE L'AGRICULTURE ET DU COMMERCE

Tomes I-XIII (1872-1884). Ensemble 14 vol. in-8 de 400 à 500 pages....... **111 fr.**

Chaque volume se vend séparément 8 fr., sauf le tome II, 2° partie, consacré à un rapport du Dr Baillarger sur le goitre et le crétinisme (1 vol. in-8 de 376 pages, avec 3 cartes), qui ne se vend pas séparément de la collection.

Cette importante collection comprend les travaux de MM. BAILLARGER, BERGERON, BOULEY (H.), BROUARDEL, BUSSY (A.), DAVENNE, DURAND-FARDEL, FAUVEL, GAVARRET (A.), GUIFART, ISABELLE, LATOUR, LEGOUEST, LÉVY (M.), L'HÉRITIER, MULTZER, NIVET, PASTEUR, PROUST, RABOT, RUCHARD (J.), ROLLEY, ROUX (J.), SIQUET, TARDIEU (A.), TRÉLAT (Émile), VILLE (G.), VILLERMÉ, WURTZ, etc.

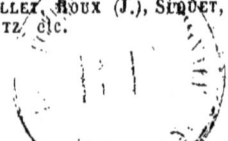

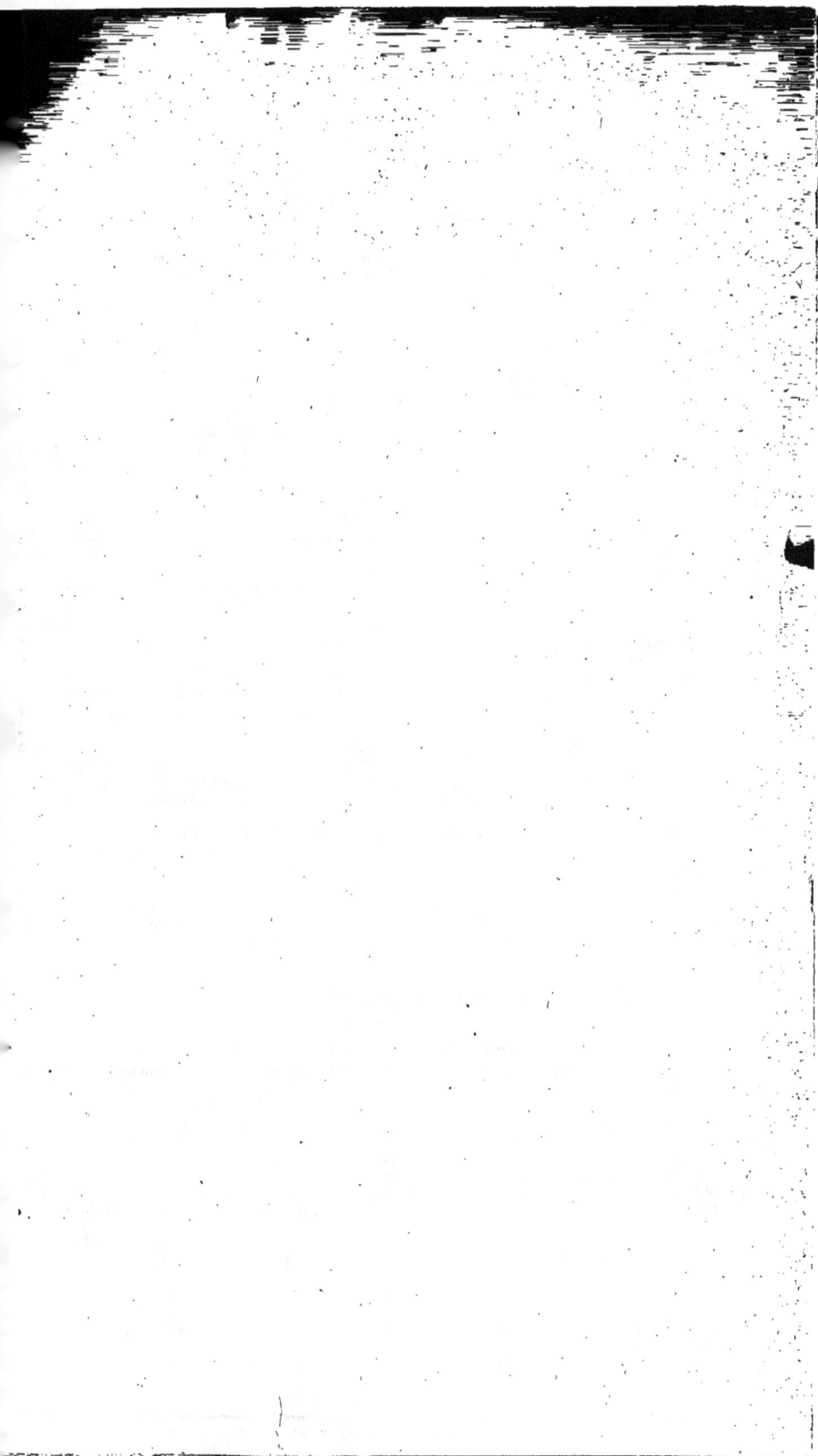

LIBRAIRIE J.-B. BAILLIÈRE ET FILS,

LEÇONS CLINIQUES SUR LA MENSTRUATION ET SES TROUBLES
Par T. GALLARD
Médecin de l'Hôtel-Dieu de Paris

1 vol. in-8° de 325 pages avec 37 figures. . . . . 6 fr.

M. Gallard défend avec beaucoup de verve et de talent la théorie de Négrier, relative aux rapports qui existent entre l'ovulation et la menstruation. Partisan convaincu de cette théorie, l'auteur en fait la base de ses leçons.

Les première, deuxième, troisième et quatrième leçons sont consacrées à l'anatomie et à la physiologie de l'ovaire et de la menstruation. Les cinquième et sixième traitent de l'aménorrhée et de la leucorrhée. L'auteur insiste, avec raison, sur le caractère toujours symptomatique des écoulements leucorrhéiques. Nous avons lu également avec plaisir les pages où il critique les divisions admises par quelques gynécologistes, pour la métrite, en métrites tuberculeuse, scrofuleuse, rhumatismale, herpétique, chlorotique, etc., descriptions qu'il qualifie d' « un véritable abus de langage ». Dans la septième leçon, où il étudie les règles supplémentaires ou déviées et les métrorrhagies, on trouve quelques faits intéressants pour l'histoire de ces phénomènes à manifestations multiples. Les huitième et neuvième leçons contiennent tout ce qui est relatif aux différentes formes de dysménorrhée et à leur traitement. Au point de vue clinique, le livre de M. Gallard est la résultante d'une longue pratique et d'une grande expérience. Comme le dit l'auteur dans sa préface, son ouvrage est *absolument personnel*.

D^r DE SINETY, *Gazette médicale de Paris*, 7 mars 1885.

L'ovaire est le point de départ, le régulateur de la physiologie génitale de la femme. De là, on le comprend, pour le médecin, et surtout pour le gynécologiste, l'importance de connaître exactement cet organe à l'état sain et à l'état pathologique.

L'auteur donne un excellent résumé de l'état actuel de la science sur l'anatomie et la physiologie de l'ovaire. Il se prononce très catégoriquement pour la théorie de Négrier, qui fait dépendre la menstruation de l'ovulation. Pas de ponte ovarienne, pas d'écoulement menstruel. L'écoulement sanguin des règles est très complètement décrit ; l'auteur fait justice du préjugé qui veut que le sang normal des règles ne soit pas susceptible de se coaguler. Il montre aussi combien sont peu fondées les accusations portées contre l'écoulement menstruel. Toutes les fois, dit Gallard, que, par le toucher vaginal combiné à la palpation abdominale, vous pouvez trouver l'ovaire, déclarez qu'il est malade. « car on ne peut jamais sentir l'ovaire sain par le toucher vaginal ».

Sans croire à la facilité avec laquelle les Anglais et les Allemands prétendent trouver l'ovaire par ce mode d'exploration, il nous semble que l'auteur a exagéré ces difficultés. Un doigt exercé pourra quelquefois découvrir l'ovaire non altéré dans sa structure, surtout lorsqu'il est en rétroversion, c'est-à-dire couché dans la fossette rétro-ovarienne ou descendu dans le cul-de-sac de Douglas.

M. Gallard étudie en détail l'aménorrhée, la leucorrhée et la métrorrhagie, montre comment ces différents troubles ne sont jamais essentiels ou idiopathiques, mais bien toujours symptomatiques de l'état général ou local pathologique de la femme.

L'auteur termine par la description de la dysménorrhée, qu'il divise d'une façon très clinique en dysménorrhée congestive ou inflammatoire et en dysménorrhée mécanique : la première constituée par la congestion ou l'inflammation soit de l'utérus, soit de l'ovaire ; la seconde, par un rétrécissement dans les voies que doit traverser le liquide menstruel.

AUVARD, *Bulletin de thérapeutique*, 15 janvier 1885.

ICONOGRAPHIE PATHOLOGIQUE DE L'ŒUF HUMAIN FÉCONDÉ
EN RAPPORT AVEC L'ÉTIOLOGIE DE L'AVORTEMENT
Par le Dr J.-G. MARTIN SAINT-ANGE

1 vol. in-4°, VIII-188 pages, avec 19 pl. dessinées d'après nature et chromolithographiées, cartonné. . . . . 35 fr.

Ce beau livre est le résultat de recherches poursuivies par l'auteur depuis plus de cinquante années. Il comprend dix-neuf planches en couleur qui reproduisent des pièces, toutes très intéressantes à divers points de vue, recueillies par M. Martin Saint-Ange, et dessinées par lui avec tout le soin et toute l'exactitude qu'elles méritaient.

Le texte qui accompagne les planches est consacré, d'une part, à donner des renseignements précis sur les circonstances dans lesquelles chaque pièce a été recueillie, d'autre part à signaler tous les détails anatomo-pathologiques, et à en montrer l'interprétation au point de vue de l'étiologie de l'avortement.

On rencontre, dans les observations publiées par M. Martin Saint-Ange, des données qui peuvent trouver leur application dans certaines expertises, bien qu'évidemment leur portée soit beaucoup plus grande, et qu'elles s'appliquent à l'histoire de l'avortement en général. L'auteur exprime le vœu que les matériaux rassemblés dans son livre « puissent être considérés comme de quelque utilité pratique ». C'est là une ambition qui a coup sûr sera dépassée. On trouvera que l'intérêt du livre est à la hauteur du temps et des soins que M. Martin Saint-Ange lui a consacrés, et ce n'est pas en faire un mince éloge.

C. VIBERT, *Annales d'hygiène publique et de médecine légale*.

BOURLOTON. — Imprimeries réunies, B.